中国新药注册与审评技术双年鉴

2022 年版

中国新药杂志 组织编写

韩 培 主 编

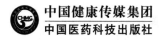

中国健康传媒集团

中国医药科技出版社

图书在版编目（CIP）数据

中国新药注册与审评技术双年鉴：2022 年版/韩培主编 . —北京：中国医药科技出版社，2022.12
ISBN 978 – 7 – 5214 – 3484 – 2

Ⅰ. ①中… Ⅱ. ①韩… Ⅲ. ①新药—注册—中国—2022—年鉴 ②新药—评价—中国—2022—年鉴 Ⅳ. ①R951 – 54

中国版本图书馆 CIP 数据核字（2022）第 203840 号

美术编辑　陈君杞
版式设计　诚达誉高

出版　**中国健康传媒集团** | 中国医药科技出版社
地址　北京市海淀区文慧园北路甲 22 号
邮编　100082
电话　发行：010 – 62227427　邮购：010 – 62236938
网址　www. cmstp. com
规格　889 × 1194mm ¹⁄₁₆
印张　28
字数　1208 千字
版次　2022 年 12 月第 1 版
印次　2022 年 12 月第 1 次印刷
印刷　北京盛通印刷股份有限公司
经销　全国各地新华书店
书号　ISBN 978 – 7 – 5214 – 3484 – 2
定价　**158. 00 元**

获取新书信息、投稿、为图书纠错，请扫码联系我们。

前　言

自 2014 年以来，《中国新药杂志》已经连续四次出版《中国新药注册与审评技术双年鉴》。本书主要汇集了 2020 ~ 2021 年期间中国新药注册审评审批方面的理论研究和新药研发成果。面对突如其来的新冠肺炎疫情，我国药学工作者深入灾区方舱医院，研究疾病特征，主持临床试验，快速研制新药和疫苗。本书的大多数作者来自国家药品监督管理局药品审评中心的审评员，还有一部分来自中国食品药品检定研究院的研究人员，以及大学、科研单位、临床试验机构等。

本书记录了近两年我国持续深化药品审评审批制度改革的过程，刊登了新冠肺炎疫情下药物和疫苗研发的成果，还增加了新药上市后再评价的内容。全书分四章，第一章为药品的科学监管，第二章为新药研发与注册管理，第三章为临床试验风险管理，第四章为药品上市后再评价。本书附录列有 2020 年度和 2021 年度国家药品监督管理局药品审评中心发布的药品审评年度报告。年度报告的附件以二维码形式呈现。

本书具有专业性、政策性、时效性、实用性的特点，对新药研发、新药注册、新药审评、临床应用的专业人员具有一定的参考意义。

在本书编写过程，策划编辑刘博文，编辑杨青、刘卓越、靳柳、王铁英、冯宇、肖瑞、达娃卓玛，排版吕华，校对石卓琪，作出了贡献，在此向他们表示感谢！

韩　培

2022 年 9 月

目　　录

第一章　药品的科学监管

第二章　新药研发与注册管理

第三章　临床试验风险管理

第四章　药品上市后再评价

附　录

第一章　药品的科学监管

1.1 注册管理创新

持续深化药品审评审批制度改革
以优异成绩迎接党的二十大胜利召开

孔繁圃

国家药品监督管理局药品审评中心

面对复杂严峻的疫情防控形势和极为艰巨繁重的药品审评任务，2020～2021 年，国家药品监督管理局药品审评中心（简称"药审中心"）在国家药品监督管理局党组的坚强领导下，以习近平新时代中国特色社会主义思想为指导，深入学习贯彻党的十九届历次全会精神和"七一"重要讲话精神，认真落实党中央、国务院决策部署，推动全面从严治党不断向纵深发展，认真开展好党史学习教育和"我为群众办实事"实践活动，全力推进新冠病毒疫苗药物应急审评审批，推动 3 款国产新冠病毒疫苗接连被纳入世界卫生组织（WHO）紧急使用清单（EUL），着力建设公开透明的审评机制，多措并举支持儿童用药研发创新，人民获得感、幸福感、安全感显著增强。

一、新冠疫苗药物应急审评成绩显著

新冠肺炎疫情发生以来，药审中心按照"统一指挥、早期介入、快速高效、科学审批"的原则，全力做好新冠药物应急审评工作。

一是按照国家药品监督管理局党组关于疫情防控应急审评审批工作部署，药审中心迅速成立抗新型冠状病毒药物特别审评领导小组，抽调 16 个部门 148 名骨干力量为工作小组成员，及时召开特别审评领导小组会议和领导小组专题会，明晰工作原则，优化工作流程，研究解决应急审评过程中遇到的问题，制定《药审中心抗新型冠状病毒药物特别审评工作方案》《关于新型冠状病毒（2019-nCoV）药物立项申请评议工作程序》《关于新型冠状病毒（2019-nCoV）药物特别专家组评估和审核工作程序》《国家药品监督管理局抗新型冠状病毒药物专家会议管理规范》，坚持"安全守底线、疗效有证据、质量能保证、审评超常规"的工作要求，依法依规、科学规范审评，标准不降，加速审批。

二是按照《国家药品监督管理局药品特别审批程序》（局令第 21 号）规定和国家药品监督管理局新型冠状病毒感染肺炎疫情应对工作组药品组的决定，药审中心先后遴选出 37 位专家（包含 11 位院士）组成了特别专家组，经国家药品监督管理局批准后开展工作。遇到新的技术难点问题时，听取专家意见建议后，由专家投票表决。目前已召开特别审批专家组会议 54 次。通过专家研讨会和专家咨询会解决特定技术问题，例如针对 mRNA 新冠疫苗在研发上存在的难点和潜在的风险，药审中心提前组织专家起草技术指导原则，研究讨论后形成技术文件，以指导相关企业的研发。

三是第一时间组织审评力量对咨询品种或注册申请立项的科学性和可行性进行评议，并在 24 小时内与申请人进行沟通交流，保证申请人尽快提交特别审批注册申请。积极参加世界卫生组织（WHO）、国际药品监管机构联盟（ICMRA）等组织召开的视频电话会议，共同探讨研发审评标准，了解新冠疫苗研发信息，指导推动研发企业赴国外开展Ⅲ期临床试验。

四是建立"早期介入、持续跟踪、主动服务、研审联动"全天候应急审评审批工作机制。边研发、边提交、边审评，为疫苗研发争取到了宝贵时间，确保疫苗药物研发走在世界前列。针对新冠病毒的特点，及时制定抗新冠病毒药物、疫苗研发技术指导原则等 28 个技术文件，指导企业高标准研发，少走弯路，科学开展审评。

五是深入贯彻落实中央部署，积极履职担当，落实孙春兰副总理在药审中心调研和召开座谈会部署要求，严守药物研发安全有效标准，全力加快重点药物应急审评审批，为应对突发公共卫生事件和新冠肺炎重大疫情提供科技保障。中心第一时间学习传达会议精神，研究贯彻落实各项要求，梳理新冠肺炎药物应急审评工作进展情况，对重点品种按照"一药一策一团队"原则，逐个制定应急审评工作方案，建立工作机制，明确上市审评技术标准，确定上市审评工作节点，制定上市审评倒排时间表、路线图，形成《新冠药物上市审评工作方案》。

截至 2021 年底，共有 140 件注册申请纳入特别审批程序并完成技术审评，其中，建议批准上市 11 件（附条件批准上市 8 件），建议批准临床 80 件，建议批准补充申请 49 件。在中药方面，批准"三药"品种（连花清瘟颗粒/胶囊、金花清感颗粒、血必净注射液）增加用于新冠肺炎适应证的补充申请，批准"三方"中的清肺排毒颗粒、化湿败毒颗粒、宣肺败毒颗粒上市；在化药方面，批准新冠病

中国新药注册与审评技术双年鉴（2022 年版）

毒中和抗体联合治疗药物安巴韦单抗注射液（BRII-196）及罗米司韦单抗注射液（BRII-198）上市；在生物制品方面，附条件批准新型冠状病毒灭活疫苗（Vero 细胞）、重组新型冠状病毒疫苗（5 型腺病毒载体）等 4 个新冠疫苗上市。

二、深化审评审批制度改革取得新成就

认真贯彻落实党中央、国务院文件精神，持续深化审评审批制度改革，改革红利逐步显现，创新药上市申请审评通过数量创历史新高。2020 年按时限完成审评审批率为 94.48%，2021 年按时限完成审评审批率达到 98.93%，实现历史性新突破。

（一）新药好药加快上市成效卓著

总结应急审评成功经验，起草《加快创新药上市申请审评工作程序》，为创新药提供"早期介入"等服务，对外帮助申请人提高申报资料质量、少走弯路，对内强化审评任务管理督导力度，确保创新药第一时间上市惠及患者急需，保障人民生命安全。

2020 年 20 个创新药获批上市，包括 1 个同类首个创新药（first in class）索凡替尼胶囊。2021 年 45 个创新药获批上市，包括 5 个同类首个创新药。我国首次批准两款 CAR-T 药物上市，在细胞治疗领域实现"零"的突破，在数量上实现了新跨越，基本与发达国家监管机构批准创新药数量相近。

（二）临床急需境外新药上市持续加快

目前已发布的三批境外已上市临床急需新药名单共计 81 个品种，已有 51 个品种批准上市或完成审评，3 个品种正在进行技术审评，27 个品种待申报，见图 1，均按照国务院常务会议要求，对治疗罕见病的药品在 3 个月内审结、对防治严重危及生命疾病的药品在 6 个月内审结。临床急需境外新药获批上市，进一步满足了临床急需，让患者更快用上救命药。

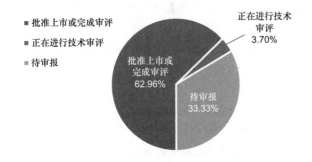

图 1 境外已上市临床急需新药名单品种情况

（三）法规配套文件制定取得新成果

为贯彻落实好党中央、国务院关于药品审评审批制度改革的要求，加快《药品注册管理办法》配套文件制定工作，药审中心共承接了 48 个（共 54 个）配套文件起草工作，占全部配套文件的 89%，已完成《药品上市许可优先

审评审批工作程序》等 46 个文件的起草工作，其中发布《突破性治疗药物审评工作程序（试行）》等 13 个，报国家药品监督管理局审核 12 个；完成其他规章制度 42 个。

（四）优先审评效率明显提高

坚持聚焦药品临床价值和临床急需，将新药好药纳入优先审评程序，较常规审评程序审评时限缩短了 70 个工作日。2020 年共有 219 件注册申请纳入优先审评审批程序，已审评通过 217 件（121 个品种），优先审评任务按时限完成率逐月提高。2021 年共有 115 件注册申请纳入优先审评审批程序，已审评通过 219 件（131 个品种），见图 2。优先审评按时限完成率高达 95.15%，再创历史新高。

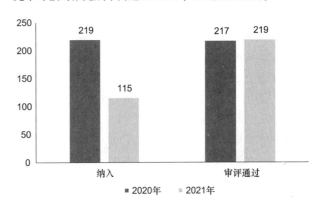

图 2 2020 ~ 2021 年优先审评审批程序中纳入、审评通过的注册申请数量情况

（五）临床默示许可更加高效

通过加强沟通交流和审评任务督导，临床试验默示许可全力加速新药研发进程。2020 年承办临床试验默示许可申请 1618 件，完成审评和默示许可 1625 件。2021 年承办临床试验默示许可申请 2451 件，完成审评和默示许可 2304 件。年均按时限完成率为 99.86%，平均审评用时已由 2015 年的 16 个月压缩至 50 日。

（六）一致性评价工作扎实推进

一是落实《国家药品监督管理局关于开展化学药品注射剂仿制药质量和疗效一致性评价工作的公告》要求，制定《仿制药注射剂一致性评价工作方案》，成立专项审评工作组，集中力量解决疑难问题。二是发布《化学药品注射剂仿制药质量和疗效一致性评价技术要求》《化学仿制药参比制剂遴选申请资料要求》等文件，指导企业研发和优化参比制剂遴选工作。三是细化分类处理措施，严格执行一次性发补，明确注射剂一致性评价注册核查的随机原则，加大按时限完成任务的督导力度。四是加强与业界沟通交流，举办化学仿制药注射剂一致性评价技术研讨会。五是新增药品规格补充申请直接申报一致性评价路径，优化申报路径；对化学仿制药参比制剂目录进行动态管理调整；强化信息公开，在中心网站及时发布一致性评价注册申请的最新要求和共性问题，更好地服务和指导申请人开展一致性评价工作。

2020 年受理一致性评价申请 914 件，完成审评 1136 件。2021 年受理一致性评价申请 908 件，审结 1158 件。一致性评价按时限审评完成率高达 98.80%，累计通过和视同通过品种 693 个，进一步满足了人民群众对高质量仿制药的迫切需求。

（七）临床试验期间风险管理持续加强

一是优化临床期间药物警戒电子接收系统，制定《药物临床试验期间安全信息评估与管理规范》《研发期间安全性更新报告管理规范》《药物临床试验登记与信息公示管理规范》等文件，对药物临床试验登记与信息公示及平台进行升级改造。二是首次制定并发布《药物警戒质量管理规范》（GVP），健全药物全生命周期管理，加强受试者保护。三是规范完善临床试验期间风险管理机制，基于风险，构建临床试验安全信息处理的三级处理方式，保护受试者安全。四是优化新冠疫苗药物临床试验期间监管模式，加强对重点品种的监测评价，实施有效风险管控。五是首次对中国新药注册临床试验现状进行全面汇总分析，发布《中国新药注册临床试验现状年度报告（2020 年）》，得到业界广泛好评，助推中国新药临床试验高质量健康发展。六是完善药物警戒系统，构建实现临床试验期间安全信息评估与风险管理工作的规范化、系统化、科学化，为保障临床试验期间受试者安全提供坚强支撑。

（八）核查检验协调机制更加协同

积极构建集中受理后与审评相关的检查和检验体系，落实基于风险启动注册核查理念，统一启动检查检验尺度，加强与检查检验工作的衔接。一是修订完善《药品注册核查检验启动工作程序（试行）》，确保启动工作程序顺利落地实施。二是推进审评与核查检验定期沟通工作，不定期召开核查检验沟通协调会，及时高效解决核查检验堵点、难点、焦点问题。三是合规信息台账和研发生产主体合规管理库建设工作取得实质性进展，充分掌握启动核查任务风险情形分布情况，科学制定基于风险启动核查任务评判标准，高效管理合规审查任务，实现闭环管理和信息可追溯。

（九）eCTD 工作取得突破性进展

起草并由国家药品监督管理局发布《关于实施药品电子通用技术文档申报的公告》，完成 eCTD 技术规范、实施指南等指导原则的修订完善，制定公告发布后的宣讲解读和培训实施计划，加强宣讲培训，与中国药品监督管理研究会联合举办近 2000 人参加的药品电子通用技术文档（eCTD）申报宣讲会，为促进申请人开展 eCTD 工作提供便利。同时，在中心网站开通 eCTD 专栏，集中公开与 eCTD 相关的国内外指导原则、培训动态、共性问题等，完成 eCTD 受理系统与信息中心药品业务应用系统的对接相关工作，打通了数据壁垒，实现从申报、受理、审评、审批的全流程电子化管理。

此外，其他重点工作也取得了积极进展。

一是落实《关于发布〈药品专利纠纷早期解决机制实施办法（试行）〉的公告》要求，建设中国上市药品专利信息登记平台并正式运行。2021 年已有 325 个上市许可持有人在中国上市药品专利信息登记平台登记专利信息 1476 条，共涉及药品 1090 个（按批准文号统计）；已公开专利声明 959 个（共涉及 942 个药品），其中一类声明 783 个，二类声明 65 个，三类声明 175 个，四类声明 97 个。

二是优化原辅包与制剂关联审评审批程序，完善原辅包审评任务分配原则，向申请人同步公示审评进度信息，对外发布通告和共性问题答复，积极回应申请人关切，与中国药品监督管理研究会联合召开原辅包企业座谈会，改进完善相关工作。2021 年原辅包平台登记公示原料药、药用辅料和药包材共 31940 件，包括原料药 14387 件，药用辅料 5013 件，药包材 12540 件。其中通过技术审评的原料药 10884 件，药用辅料 2542 件，药包材 6719 件。

三是加强指导研发服务，满足申请人在创新药不同研发注册阶段的沟通需求。2021 年共接收沟通交流会议申请 4450 件，处理沟通交流会议申请 3946 件，组织召开面对面或视频电话会议 425 次。

三、中药审评机制改革取得新亮点

（一）实现"三方"抗疫成果转化

按照国家药品监督管理局有关工作方案，充分发挥以中医药院士和抗疫临床一线专家为主的特别专家组的指导作用，批准"三药"品种（连花清瘟颗粒/胶囊、金花清感颗粒、血必净注射液）增加用于新冠肺炎适应证的补充申请，完成"三方"抗疫成果转化，批准清肺排毒颗粒、化湿败毒颗粒、宣肺败毒颗粒上市，彰显了中国特色的抗疫优势，为新冠肺炎治疗提供更多选择。

（二）完善符合中医药特点的审评技术标准体系

落实改革完善中药审评审批机制要求，探索构建中医药"三结合"审评证据体系，完善符合中医药特点的技术标准体系。一方面，针对新的中药注册分类，主动研究专业审评技术要求的体系框架，梳理有关申报资料要求、技术指导原则、审评要点的制定需求；另一方面，充分调动业界和学术界专家的积极性，通过专题研讨、书面征求意见等多种形式最大程度凝聚行业共识，并将研究成果及时转化到指导原则和审评要点的制定当中，保证各类中药能报能审。新法规体系下，围绕"三结合"审评证据体系构建，已发布施行 25 项中药审评技术要求、指导原则及相关工作方案。

（三）推动古代经典名方中药复方制剂研发

基于"三方"审评实践，逐步探索适合古代经典名方的中药复方制剂的审评程序和技术标准，制定了说明书相

中国新药注册与审评技术双年鉴（2022 年版）

关指导原则和审评要点，起草完成了专家审评委员会组建方案、管理办法、审评程序与流程等文件，国家药品监督管理局、国家中医药管理局将共同推动古代经典名方中药复方制剂专家审评委员会的组建工作。

（四）加快中药新药上市许可申请（NDA）审评进度

在多种促进中药传承创新发展的政策鼓励下，中药新药上市申请呈现出连年增长的态势。近 3 年以来，中药 NDA 受理量分别为 3 件、6 件、14 件，NDA 批准量分别为 2 个、4 个、13 个，见图 3。加快确有临床价值的中药新药审评，发挥中医药在疾病防治中的独特优势。

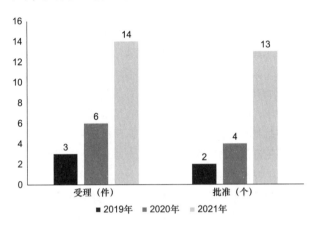

图 3 2019～2021 年中药 NDA 受理、批准数量

四、多措并举支持儿童用药研发创新

儿童是国家的未来、民族的希望。儿童用药问题是重要的民生问题。药审中心将儿童用药工作纳入"我为群众办实事"实践活动，着力解决人民群众"急难愁盼"的难事。为此，药审中心组建了儿童用药专项领导小组和工作小组，由中心主任担任领导小组组长、副主任担任副组长、相关部门作为成员单位，全面推动中心儿童用药各项工作的落实。

药审中心深入科研单位、医疗机构和生产企业进行调研，了解儿童用药研发存在的问题，协调各方共同破解儿童用药难题；对临床急需的儿童用药实施优先审评，并且设立"儿童用药"特殊标识，审评时限缩短了 35%，项目管理专人对接，督导审评进度确保按时完成；加大儿童用药审评标准体系建设力度，累计发布了 12 项指导原则，见表 1，指导儿童用药科学研发；开展已上市药品说明书儿童用药信息规范化增补工作，已发布两批品种清单；在中心网站开设"儿童用药专栏"，加大鼓励政策的宣传力度，集中公开儿童用药政策法规、指导原则、培训资料等信息。在开展这些工作的过程中，我们深入了解了行业需求与困境，加深了对儿童用药研发及生产动力不足原因的认识，积累了经验，也为做好今后的工作理清了思路。

表 1 中心已发布儿童用药指导原则清单

序号	内容
1	《儿童用化学药品改良型新药临床试验技术指导原则（试行）》
2	《化学药品和治疗用生物制品说明书中儿童用药相关信息撰写的技术指导原则（试行）》
3	《注意缺陷多动障碍（ADHD）药物临床试验技术指导原则（试行）》
4	《治疗儿科动脉性肺动脉高压药物临床试验技术指导原则》
5	《儿童用药（化学药品）药学开发指导原则（试行）》
6	《儿科用药临床药理学研究技术指导原则》
7	《真实世界研究支持儿童药物研发与审评的技术指导原则（试行）》
8	《控制近视进展药物临床研究技术指导原则》
9	《ICH S11：支持儿科用药开发的非临床安全性评价》
10	《儿科人群药代动力学研究技术指导原则》
11	《儿科人群药物临床试验技术指导原则》
12	《成人用药数据外推至儿科人群的技术指导原则》

五、审评体系和审评能力现代化取得新进展

（一）审评标准体系建设逐渐完备

加速推进指导原则标准体系建设。对标国际先进药品监管机构审评理念和思路，开展以技术指导原则为核心的审评标准体系建设。2020 年发布指导原则 71 个，2021 年发布 87 个，圆满完成"十四五期间新制/修订指导原则 300 个"第一年的工作目标。

开展审评标准体系建设以来累计发布指导原则 361 个，覆盖中药、化学药、生物制品等多个领域，目前国内指导原则已基本形成技术标准体系，为医药产业的创新发展和药品审评提供科学有力的技术支撑。

（二）ICH 工作再创佳绩

一是深度参与 ICH 工作，国家药品监督管理局发布 ICH 指导原则实施适用公告 6 个，明确 7 个 ICH 指导原则的实施时间点。截至目前，我局已落地实施 53 个 ICH 指导原则，实施比例达 84.1%。二是在国家药品监督管理局的领导下，积极开展竞选工作，2021 年国家药品监督管理局成功连任 ICH 管委会成员，既是国际社会对我国药品审评体系和审评能力的认可，也是我国药品监管国际化的里程碑事件。三是持续参与 ICH 议题协调工作，各 ICH 指导原则的专家、核心工作组成员参加工作组电话会议累计达 387 场。

（三）流程导向审评体系更加科学

药审中心持续开展以流程为导向的科学管理体系建设，

制度标准体系和风险防控机制进一步完善，审评流程更加清晰，审评审批效率明显提高，中心服务意识显著增强，以问题为导向、流程为主线、制度建设为抓手的药品审评审批工作体系基本形成。目前科学管理体系 8 个子课题（任务受理、任务分配、专业审评、综合审评、书面发补、沟通交流、专家咨询、核查检验）的试点建设运行良好，科学管理体系制度计划制/修订 28 个，已发布制度 17 个，58 项改革措施稳步推进。总结流程导向审评体系的建设成果，起草了《药品技术审评质量管理规范》（GRP），推进中心药品良好审评实践建设。以此为新起点，按照推进治理体系和治理能力现代化新要求，继续发挥以流程导向科学体系建设工作机制作用，坚持问题导向，不断发现新问题，研究新措施，持续推进审评体系和审评能力现代化。

（四）大力支持药品分中心开展工作

加快推进分中心开展审评业务工作，推动实现与药审中心业务工作"四个统一"，即统一业务管理、统一审评系统、统一审评标准、统一审评团队。一是多次召开专题会议，研究推进分中心建设工作，班子成员多次带队赴分中心现场办公，推动分中心加快推进筹建和业务工作，并派出人员进驻分中心，指导分中心建设工作。二是在分中心开展上市后变更培训，与辖区企业开展面对面沟通交流，指导分中心开展区域内企业一般技术性问题解答，推动地区企业创新发展。三是组织分中心人员来中心参加业务培训，协调分中心针对辖区内的创新药召开沟通交流会议，已组织两个分中心召开了 3 次面对面会议，14 次视频会议。四是组织分中心参与药品审评工作。

两年来，药审中心始终坚持以习近平新时代中国特色社会主义思想为指导，勠力同心、勇于担当、锐意进取、扎实工作，持续深入推进药品审评审批制度改革各项举措平稳落地。特别是新冠疫情发生以来，药品审评审批工作得到了国务院孙春兰副总理、国家药品监督管理局和社会各界的高度肯定。

步入新时代，奋进"十四五"，在国家药品监督管理局党组的坚强领导下，药审中心将继续以习近平新时代中国特色社会主义思想为指导，增强"四个意识"，坚定"四个自信"，做到"两个维护"，严格落实孙春兰副总理调研座谈会部署要求，抓好"十四五"规划的贯彻落实，持续深化药品审评审批制度改革，不断加大审评队伍建设管理力度，扎实做好新冠疫苗药物应急审评工作，全力支持中医药传承创新发展，有序推进仿制药质量和疗效一致性评价，不断提升药品审评体系和审评能力现代化水平，以优异的成绩迎接党的二十大胜利召开。

以流程导向科学管理体系建设为抓手
深化药品审评审批制度改革 持续改善研发创新环境
——根据 2021 年第五届中国创新药论坛暨中国新药杂志编委会上的演讲整理

孔繁圃

国家药品监督管理局药品审评中心

国家药品监督管理局药品审评中心（简称"药审中心"）始终坚决贯彻落实习近平总书记重要讲话和重要指示精神，坚持人民至上、生命至上，尊重科学、遵循规律，加强药品审评体系和审评能力现代化建设，积极开展流程导向科学管理体系建设，为审评工作搭建起了一条"高速铁路"，全面系统地解决药品注册过程中的问题，有效提高了科学监管和智慧审评能力。2021 年面对严峻复杂的疫情防控形势和极为艰巨繁重的药品审评任务，愈加完善的流程导向科学管理体系经受住了这次疫情大考，实现应急审评和常规审评工作"两不误、双促进"，全力服务于疫情防控工作大局，有效鼓励了药物研发创新，切实保障了人民群众用药安全、有效、可及。

一、着力构建流程导向科学管理体系

药品审评制度是一项系统化工程，各个流程之间环环相扣，长期以来积累的问题和矛盾通过小修小补已不能从根本上解决，必须从顶层设计层面入手，彻底解决制约审评质量和效率提升的深层次问题，才能把握工作目标。因此药审中心自 2019 年初启动了流程导向科学管理体系建设。通过调查问卷、座谈会等形式，广泛听取行业意见，研究梳理出了 45 个审评过程中存在的共性问题，坚持问题导向、刀刃向内，确立了任务受理、任务分配、专业审评、综合审评、沟通交流、专家咨询、书面发补、核查检验共8个子课题的科学管理体系试点。按照全面研究、试点先行、边试边改的原则，对现有审评流程进行分解细化、优化提升，8个课题组协同推进，针对性地提出改革措施，并将研究成果转化到《药品注册管理办法》及其配套文件的制/修订过程中。主要有以下几个方面的内容：规范药品注册申请受理流程，统一审查标准，明确审查意见。细化审评任务分配原则，优化任务分配系统。规范审评要求，明晰各审评员职责边界，统一审评尺度、原则。建立技术委员会、综合审评会、专家咨询会决策机制，依法依规、科学决策。制定审评标准原则，达成审评共识。构建多渠道、多层次的沟通交流机制，在三类沟通交流会议基础上，增加邮件、电话等多种途径。建立审评、核查和检验并联机制，核查检验协调机制更加通畅。建立审评结论的异议解决机制，方便申请人提出异议申请。采取问询函等多项措施落实"一次性发补"工作要求，让一次性发补或不发补成为新常态。

目前药审中心的制度标准体系和风险防控机制更加完善，审评流程愈加清晰，审评审批效率大幅提升，服务水平显著增强，以问题为导向、流程为主线、制度建设为抓手的药品审评审批科学管理体系基本形成。

二、统筹兼顾应急审评和常规审评

面对突如其来的疫情，流程导向科学管理体系建设成效逐渐突显，药品审评机制高速运转、有序衔接，药审中心充分调动审评资源，按月制定计划、项目管理和督导、定期通报审评进度、发挥绩效杠杆作用，推动审评提质增效，工作人员忠于职守，加班加点，甚至带病坚持工作，保障了应急审评工作与常规审评工作齐头并进。

(一)超常规创新开展应急审评审批

为了满足社会公众对新冠病毒疫苗、治疗药物的迫切需求，药审中心探索建立、持续优化"早期介入、持续跟踪、研审联动、科学审评"全天候应急审评审批工作机制，积极履职担当，加速新冠病毒疫苗、治疗药物研发进程，全面深度参与国际交流，推动我国新冠疫苗研发注册标准与国际接轨，为助力全球抗疫贡献了宝贵的中国药监智慧、中国药审力量。

一是科学高效完成新冠疫苗药物应急审评工作。截至2021年9月底，累计审结115件纳入特别审批程序的注册申请，7件注册申请按照常规程序完成审评，5条技术路线的新冠病毒疫苗、7个治疗新冠肺炎相关的化学药、24个治疗用生物制品（含中和抗体）获批进入临床试验，已有4个新冠病毒疫苗附条件批准上市，2款国产新冠病毒疫苗被列入WHO紧急使用清单，体现了应急审评审批的"中国质量和中国速度"。

二是应急审评彰显了中国特色的抗疫优势。药审中心稳步推进中医药"三结合"审评证据体系建设，探索建立"3.2类 其他来源于古代经典名方的中药复方制剂"中药审评标准体系，完成了中药"三方"抗疫成果转化，"三药"品种（连花清瘟颗粒/胶囊、金花清感颗粒、血必净注射液）获批增加用于新冠肺炎适应证的补充申请，"三方"中的清肺排毒颗粒、化湿败毒颗粒、宣肺败毒颗粒获批上市，为新冠肺炎治疗提供更多选择。

三是积极推进新冠病毒疫苗扩产保质保供相关工作。创新工作模式，深入江苏、北京、安徽等地新冠病毒疫苗生产企业进行现场指导、现场办公，研究解决技术问题，高效完成扩产能应急审评工作，全面提升我国疫苗年产能达数十亿剂，扩大了疫苗的可及性和可负担性，有效地保障了人民群众的接种需求。

(二)优质、高效、有序、按法定时限开展药品注册申请审评审批工作

2019～2021年注册申请受理量、完成量逐年增长，2021年1～9月受理量同比增长9.93%，完成量同比增长26.35%。整体按时限审结继续增长，2020年药品注册申请审结任务整体按时限完成率为94.48%，见图1，自2020年7月至今连续15个月保持95%以上。药品研发过程并非一帆风顺，创新审评更是在未知中摸索着前进。在过去，新药上市许可申请（NDA）、仿制药上市许可申请（ANDA）、优先审评审批程序中的注册申请，按时限审结的难度非常大，而如今这三个序列的按时限审结率均已超过90%，这是前所未有的好成绩。

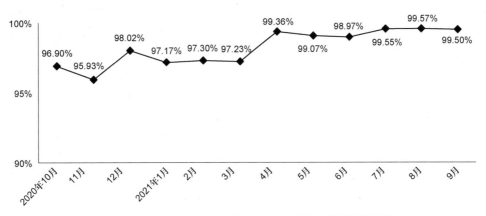

图1 2020年10月～2021年9月药品注册申请整体按时限审结率情况

（三）全面落实临床默示许可制度

为了使更多新药能够尽早进入临床试验，切实提高新药临床试验申请（IND）审评审批效率，药审中心及时公布技术要求、加强事前沟通交流、规范审评报告模板、加大审评任务管理力度，2021 年 1~9 月完成 IND 1689 件，2020 年、2021 年 1~9 月按照临床默示许可受理的注册申请按时审结率分别为 99.87%、100%，努力保证 60 日内完成 IND 审评工作，平均审评用时已由 2015 年的 16 个月压缩至 50 日，促进了创新药和临床短缺药品的及早上市。

（四）扎实推进仿制药一致性评价工作

为提升我国仿制药质量，根据国务院《关于改革药品医疗器械审评审批制度的意见》（国发〔2015〕44 号）、《国务院办公厅关于开展仿制药质量和疗效一致性评价的意见》（国办发〔2016〕8 号）等有关规定，药审中心全力推进一致性评价工作，采取了一致性评价申请单独排队、随到随审、细化分类处理措施，严格执行"一次性发补"，要求 120 日内按时限完成等一系列措施。2021 年 9 月底，累计受理一致性评价申请 3322 件，累计审结 2009 件，2021 年 1~9 月一致性评价按时限审结率达到了 98.4%，累计审评通过和视同通过一致性评价审评的品种已达 643 个（按通用名计），进一步满足了公众对高质量仿制药的迫切需求，减轻了公众用药负担，推动药品高质量发展。

（五）加快新药好药上市步伐

随着药品审评审批制度各项改革措施的落实落细，改革红利逐渐显现，政策环境积极向好，促进了创新要素的汇集，持续激发了医药行业创新研发活力。药审中心审评通过的创新药数量连年刷新。2018 年以前，审评通过的创新药品种数还是个位数，2019 年增至 10 个，2020 年翻了一番，增至 20 个，2021 年 1~9 月增至 27 个，创新药审评通过数量实现新跨越，见图 2。以前首创新药（First in Class）多在美国等发达国家申请上市，而近年国内也开始有 First in Class 获批上市，越来越多创新药能够在第一时间上市惠及患者，保障人民生命安全。

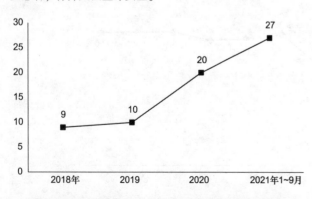

图 2　2018~2021 年 9 月审评通过的创新药品种数量情况

三、存在的问题

药品技术审评工作在流程导向科学管理体系构建的过程中愈加规范高效，在保障疫情防控大局、加快医药产业高质量发展、维护人民健康和公共卫生安全方面做出了更多积极的贡献，但也渐渐出现了一些新问题，影响药物研发创新，不利于药品高质量发展。

（一）新药研发同质化现象明显

近三年药物作用靶点相对集中，其中 PD-1、PD-L1 尤为突出，研发集中于热门靶点、同质化现象较为明显，具体表现如下。

热门靶点的研发赛道拥挤。国际上尚未批准靶向消化道肿瘤的热门靶点 Claudin 18.2 的治疗性药物，国内研发立项已十分密集，已有 20 家企业挤进了这个研发赛道。

抗肿瘤药物覆盖适应证少，创新差异化不足。截至 2021 年 9 月底，美国批准了 6 个 PD-1/PD-L1，累计覆盖超过 30 个适应证，我国批准了 6 个国产 PD-1 单抗，累计覆盖 7 个适应证，首次上市的适应证均为霍奇金淋巴瘤和恶性黑色素瘤，抗肿瘤药物适应证对国内急需治疗药物的瘤种覆盖较少。

研发未针对临床亟待解决的问题。针对突变的表皮生长因子受体酪氨酸激酶抑制剂（EGFR-TKI）是非小细胞肺癌特定突变人群的标准治疗药物，国内多家企业均集中在二代和三代产品研发，而对现有临床治疗无效、三代 TKI 治疗后耐药以及脑转移的问题关注较少。

多家企业同步开展研发，能够让更多的药物进入市场，降低药品价格，本身是一件好事，但如果过多的同靶点产品扎堆研发，就会导致非良性竞争。

（二）新靶点未针对临床急需

国内的双抗技术平台已经成熟，制造新的药物、靶点组合已不是问题，对于 PD-1、PD-L1、CTLA-4 等热门的治疗靶点，申请人也有能力将其两两结合。但在靶点组合的理论依据、患者获益、应用前景等未经过深入的研究的情况下，就投入时间精力去研发，易造成人力物力的浪费。因此新靶点的组合应针对临床需求进行研究设计。

（三）附条件批准还需妥善收尾

从 2020 年 7 月 1 日《药品注册管理办法》实施至 2021 年 9 月期间，已有 35 个药品附条件批准上市，其中主要是抗肿瘤药物（25 个），占比 71.43%，见图 3。这些品种上市时所附条件应在规定时限内完成，申请人应积极推进确证性研究，尽快获得研究结果，证明产品对患者的获益风险。

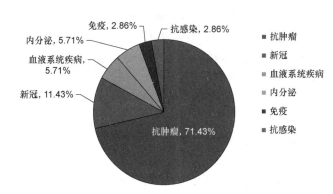

图3 2020年7月~2021年9月附条件批准上市的药品注册申请适应证情况

四、对我国药物研发的建议

（一）提高沟通交流效率

高效率沟通交流可帮助申请人少走弯路，保证研发速度，始终走在前列。一是根据沟通交流问题的性质选择合适的沟通途径，如一般性技术问题主要针对共性技术问题，不涉及具体品种细节的沟通；涉及具体品种的关键技术问题应通过沟通交流提出。二是在药物研发的关键阶段提出沟通交流申请，重视临床试验申请前、Ⅱ期临床试验结束/Ⅲ期临床试验启动前、上市申请前等节点的沟通交流。三是提出的问题应具体且清晰，不宜过于宽泛，以达到有效商榷、争取共识的目的，例如：在讨论临床终点选择合理性的时候，新增临床方案的可行性并不属于此次沟通交流的范畴。

（二）合理使用药品注册加快程序

药品加快上市注册程序中共有四条加快通道，突破性治疗药物程序、附条件批准程序、优先审评审批程序、特别审批程序，对于加快临床急需、临床价值突出、公共卫生急需等药物的上市具有重要推动作用。各个通道各有不同，申请人应注意区分，合理利用加快程序。例如，突破性治疗药物程序申请在临床试验期间提出，纳入突破性治疗药物程序和附条件批准程序的药物，均可以纳入优先审评审批程序，审评时限由200日缩短至130日，特别审批程序中的药物可以享受早期介入、沟通指导等服务。

（三）注意应急审评工作重点有所调整

根据疫情防控需要，将会提高新冠病毒疫苗、治疗药物的研发审评标准。对于新冠病毒疫苗，侧重于针对特殊人群（儿童、老年人群等）、变异株有临床价值的新冠疫苗，以及优于现有已上市国产品种的新冠病毒疫苗。对于新冠病毒治疗药物，侧重于针对新冠病毒变异株有临床价值的化学药和中和抗体类药物。此范围之外的药物则适用常规审评审批。

（四）聚焦仿制药研发临床需求

截至2021年9月底，643个通过（含视同通过）一致性评价品种包含了405个活性成分，2020版国家医保目录"西药"中包含1344个活性成分，审评通过（含视同通过）一致性评价的活性成分占医保目录"西药"活性成分的30.13%，在这些通过审评的品种中，治疗以下适应证的仿制药还比较少，需要研发单位更加关注：血液系统疾病药物、外科及其他药物、医学影像学药物、肾脏/泌尿系统疾病药物、皮肤及五官科药物、生殖系统疾病药物、风湿性疾病及免疫药物。

药审中心将坚持以习近平新时代中国特色社会主义思想为指导，坚持以人民为中心的发展思想，始终不渝担当历史使命、汇聚奋斗力量，认真落实"四个最严"的要求，忠诚履行好保障人民群众用药安全、有效的责任和使命。

中药审评审批改革与中药注册分类

——2020第四届中国创新药论坛发言

王海南

（国家药品监督管理局注册管理司，北京 100038）

[摘要] 本文讲述了2020年中药审评审批制度改革的缘由，详细阐述了中药注册分类改革的内容，论述了本次改革的几个创新的理念，包括中药新药研发中的三结合审评证据体系、中药新药研发中的质量控制和临床定位，并且介绍了这次中药审评审批制度改革的实施进度安排，为中药新药研发提供了重要指导。

非常高兴来参加这次论坛。虽然2015年开始中药新药的申报审批遇到了寒流，但是我对未来还是充满信心。从中药注册角度看，我预判2020年可能是个拐点，希望2020年之后中药注册的面貌能焕然一新。

1 中药审评审批为什么要改革？

在 2017 年发布的《关于深化审评审批制度改革，鼓励药品医疗器械创新的意见》中明确提出，要建立完善符合中药特点的注册管理制度和技术评价体系，中药创新药要突出疗效新的特点，改良型新药要体现临床应用优势；经典名方类中药要简化审批[1]。2019 年 10 月出台的《中共中央国务院关于促进中医药传承创新发展的意见》也要求，要改革完善中药注册管理，及时完善中药注册分类，加快构建中医药理论、人用经验和临床试验相结合的中药注册审评证据体系[2]。这就是现在简称的"三结合"审评证据体系。2020 年 6 月 2 日，习近平总书记在北京主持召开专家学者座谈会并发表重要讲话，明确要求：要加强古典医籍精华的梳理和挖掘，改革完善中药审评审批机制，促进中药新药研发和产业发展。

中药审评审批之所以要改革，主要是因为相关政策或要求与现实发展的需要出现了不匹配。改革不一定是说原来的做法就错了，或者是简单地否定过去。以前的审评审批仅从科学性上讲没有错，它要求拿数据证明药物的安全性、有效性，这本身没有错。但是，自 2015 年以来，每年批准上市的中药新药数量均为个位数，中药研发队伍也出现萎缩，长此以往，必然会对中药产业的发展带来不利影响。从管理的角度来讲，政策要根据实际情况进行必要的调整。如果政策空转，看似正确的政策也是"好看不中用"。所以要推动产业发展，让公众用上更好的中药，满足未被满足的临床需求，就需要调整政策，使其更接地气。目前的中药审评审批改革是按照党中央、国务院的要求，在深刻总结以往的注册管理实践经验，充分考虑产业的研发能力、产业发展现状，尊重中医药自身规律的基础上加以推进的，以期让政策更好地与研发实践相匹配，引导研发往前走。这就是改革的根本动因。

改革的思路归纳一下，主要有四点：① 尊重中药研发规律，突出中药特色。② 坚持以临床为导向，鼓励中药创新研发。③ 加强古典医籍精华梳理和挖掘，促进中药传承发展。④ 完善全生命周期管理，鼓励中药二次开发。

2 中药注册分类改革

这次分类改革是基于临床价值，而非仅基于化学成分。以前似乎是成分纯度越高，研发水平就越高。这次分类把这个概念颠覆了。归根到底，药品是特殊的商品，必须解决临床问题。谁解决临床问题解决得好，谁的价值就高。

2.1 中药创新药的注册分类

中药创新药是指：处方未在国家药品标准、药品注册标准及国家中医药主管部门发布的《古代经典名方目录》中收载，具有临床价值，且未在境外上市的中药新处方制

剂。这个定义是目前对中药创新药的比较完整、准确的定义，是全球新的概念。具体分 3 类：① 中药复方制剂；② 从单一的植物、动物、矿物等物质中提取得到的提取物及其制剂；③ 新药材。但是不管怎么新，最重要的是具有临床价值。对于中药复方制剂的组方来讲，饮片、提取物都可以作为处方药味。现在的分类是宽口径的，基本上可以说最大程度包容了各类创新研发的情形，没有哪一个不能放进来，所有创新路径都是畅通的。

对于新的中药提取物及其制剂而言，不再强调有效成分、有效部位的含量。这次没有 90% 或 50% 含量的限制，如果提取出来的提取物制成的制剂临床价值明确，有效性好，安全性高，具有高级别循证证据，那么即便没有达到 90% 或 50% 的含量，一样也可获批上市。这就把原来束缚在大家头上的成分含量的紧箍咒给去掉了。

2.2 改良型新药的注册分类

改良型新药的注册分类也作了明显的调整，除改剂型、改途径外，把增加功能主治从"补充申请"调整为改良型新药的一种情形。当然，增加功能主治不是对功能主治进行表述方面的规范性文字增减，而是增加具有临床价值的新适应证。另一个调整是将"已上市中药生产工艺或辅料等改变引起药用物质基础或药物吸收、利用明显改变的"制剂也作为改良型新药。这一调整就是要廓清已上市中药工艺变更的轮廓。今后，已上市中药的工艺变更仅是对药品进行完善，而不是"伤筋动骨"地改变。引起药品物质基础发生质的改变，或者影响到药物吸收利用明显改变的，如果能带来临床应用优势和特点，那么二次开发是值得鼓励的；反之，如果仅是借着所谓新技术、新工艺的幌子改工艺，并没有实质性的临床获益，就不宜提倡。这样就会形成一个导向，引导药品上市许可持有人理性地、合理地将新技术、新工艺运用于已上市产品的工艺变更，而不是像原来那样想变就变。这里需强调的是，无论是改剂型、改给药途径，还是改工艺，这些改良必须要体现临床应用优势和特点，这是除增加功能主治情形外的改良型新药的灵魂。

2.3 古代经典名方中药复方制剂的注册分类

古代经典名方中药复方制剂分为按古代经典名方目录管理的中药复方制剂（以下简称"3.1 类"）与其他来源于古代经典名方的中药复方制剂（以下简称"3.2 类"）两种情形，均免药效学试验及临床试验。"3.1 类"的处方均应被《古代经典名方目录》收载。为加快"3.1 类"上市，国家药品监督管理局对其审评审批程序进行了调整，即在研制工作完成后申请人一次性提出上市申请，药品审评部门不再在药物上市前做物质基准的统一工作。但是，这不等于说"3.1 类"研制者就不需要开展对物质基准的研究了，这是"3.1 类"的研制特点决定的。"3.1 类"免临床

中国新药注册与审评技术双年鉴（2022 年版）

试验，其关键工艺参数的制定只有以物质基准为依据，才能为药物有效性提供保障，因此，将物质基准作为内控标准是"3.1类"研制的必然要求。而且，随着同品种的增多，"3.1类"上市后必然会面对要求统一药品标准的压力，而物质基准的存在使"3.1类"药品标准的统一具备了坚实的基础。事实上，物质基准是借鉴汉方药的标准汤剂而提出的。汉方药为什么提出标准汤剂？因为患者喝下去的是汤剂，起效的物质就在汤剂里。按照标准汤剂确定工艺参数、制定药品标准，其实质是以临床为导向制药理念的反映，体现了对临床实践的尊重，这是非常科学、合理的。

"3.2类"包括了未按古代经典名方目录管理的古代经典名方中药复方制剂和基于古代经典名方加减化裁的中药复方制剂。"3.2类"中的古代经典名方仍然需具备《中华人民共和国中医药法》所定义的古代经典名方的特征要素。与"3.1类"相比，"3.2类"不强调对古代经典名方关键信息的权威考证，但需基于当今临床使用的人用经验，其研制带有个性化色彩。"3.2类"还要有一个临床价值的评估，这个临床价值的评估要说清楚临床到底怎么用的，患者的获益是什么，风险是什么，要有获益与风险的综合分析。

这次中药注册分类，中药创新药、中药改良型新药与古代经典名方中药复方制剂均为新药，有人对此不理解，尤其对"3.1类"也为新药不理解。其实，看历史沿革，"3.1类"在2007年发布的《药品注册管理办法》的附件1中即为新药。当然，将"3.1类"放在新药里面还有一个考虑，那就是要把经典名方转化成经典产品。"3.1类"是历代名医留给后人的宝贵公共财富。因此，对于"3.1类"，不论同品种有多少家被批准上市，都要用新药的标准对其进行审评审批，这样做，一方面是维护古代经典名方疗效声誉的需要，另一方面也是中药产业高质量传承发展的需要。有了质量的保证，对公众来说，不管用哪一家的产品都是高质量的，而品种数量多了，以后通过市场的调节作用，药价的制定会更加趋于合理，从而让利于民。

在古代经典名方中药复方制剂的审评方面，要体现以中医药理论为指导，用中医的视角讲中医故事的主旨。以后的临床审评将建立专家审评为主的审评模式，这些专家主要来源于国医大师、院士、全国名中医。可以说，古代经典名方中药复方制剂的审评，真正是开辟出了体现中医药特点的一条"纯中医"的审评路径。

关于说明书功能主治的表述，古代经典名方中药复方制剂均采用中医术语表达。另外，批准文号采用国药准字C序列，C寓意中国经典（C为英文Chinese与classical的首字母）。基于古代经典名方中药复方制剂的特点制定相应的管理规定，有利于对这类产品实施更有针对性的全生命周期管理。

2.4 同名同方药的注册分类

同名同方药主要指通用名称、处方、剂型、功能主治、用法及日用饮片量与已上市中药相同，且在安全性、有效性、质量可控性方面不低于该已上市中药的制剂。从同名同方药的内涵可看出，同名同方药不能简单等同于原来的中药仿制药，该注册分类已具备了中药自身的特色。今后，仿制药只是化学药品范畴的专有名词。对中药而言，"仿制药"的称谓已走入历史，这也是中药注册分类改革的一个成果。

作为同名同方药的研制，关键的是研制者要能正确选择同名同方的已上市中药，将其作为研究中的对照，对研制药物与对照同名同方药进行深入的对比研究，而不是根据对照同名同方药的药品标准进行简单"拷贝"。

2.5 医疗机构制剂向新药的转化

医疗机构制剂在向新药转化的过程中，一方面要注意临床、药学与药理毒理等专业的相互结合、综合分析，另一方面还要避免削足适履。不能为了制药方便而轻易改动处方药味。因为中医药理论带有经验色彩，如果脱离临床仅靠"拍脑袋"对临床经验方的处方药味进行取舍，那么极有可能损及原有处方的有效性。这方面失败的案例还是不少的。处方药味改变以后，应该再回到临床积累新的人用经验，而不是急着往申报路线走。要高质量地将医疗机构制剂转化为新药，需要临床、实验室研究、再临床的多次循环往复。

2.6 取消中药进口药分类

原来的药品注册分类中有一个进口药，但是随着新的注册分类的发布，就不再提进口药了。但是，境外已上市中药或天然药物制剂申请进口境内的情形是客观存在的。因此，在中药注册分类里设了"其他情形"，该情形就是为境外已上市中药或天然药物制剂的进口保留的注册申报路径。境外已上市中药或天然药物制剂在境内申请上市，其申报资料要求按创新药要求提供，但它本身不属于创新药。

3 中药新药研发与审评审批的新理念

3.1 中药新药研发中的三结合审评证据体系

将中医药理论、中药人用经验、临床试验三者有机结合，组成支撑中药有效性、安全性的证据，这就是目前所讲的"三结合"审评证据体系。对于其中的中药人用经验，不能理解成就是中医在临床看患者、开处方，而是指在长期临床实践中积累的用于满足临床需求且具有一定规律性、可重复性的关于中医临床诊疗认识的概括总结。强调三结合，不是说反对中药新药研发人员开展必要的药理毒理研究，事实上，重大新药创制研究项目当中已经发现古代经典名方出现肝损害的问题了。

3.2 中药新药研发中的质量控制

对中药的质量控制必须是全过程的，其中，源头的质量控制尤为重要。将质量控制延伸到田间地头，对处方药味涉及的药材开展资源评估、建立追溯体系、注重投料用饮片炮制环节的研究等，都是加强源头质量控制的重要举措。国家药品监督管理局药品审评中心近期发布了几个技术指导原则，包括中药新药用药材质量、饮片炮制要求以及中药质量标准研究等方面的，这些技术指导原则对于中药新药的质量提升非常有帮助。

3.3 中药新药研发中的临床定位

前面讲的三结合，是尊重中药自身研发规律和特点的需要。在提倡三结合的同时，不要忽略了临床试验，尤其是高质量的临床试验。坦率地说，在临床试验方面，整个中医药行业还有很大的提升空间。要提高临床试验水平，很重要的一个关键点是要讲清楚药物的临床定位。现在为什么中药研发成功率不高？是因为早期研发没有真正形成符合中药特点的思路。有的企业虽然从医院买来了医疗机构制剂，但是不清楚该制剂的临床定位，一说起来就是治这个病好、治那个病好，到底好在哪里就讲不清楚了。讲不清楚要解决什么临床问题，临床定位也就不可能清楚，必然带来疗效指标设计不清，拿着带有严重缺陷的临床试验方案做临床试验，再加上数据质量控制不好的话，怎么可能会做出令人满意的临床试验结果？到审评的时候放大镜一照，必然问题百出。因此，说随机盲法对照的临床试验不适用于中药新药的疗效评价是值得商榷的。中药早期研发这套技术没有真正建立，使得中药新药的成药性判断变得困难，而不利于中药新药研制成功率的提高。

4 中药审评审批改革的实施进度安排

最后简单讲讲《中药注册分类及申报资料要求》实施安排的总体考虑。中药注册分类方面，新修订的《药品注册管理办法》已于2020年7月1日开始施行，因此，新的中药注册分类与《药品注册管理办法》同步施行。中药注册申报资料方面，会给予合理过渡。新的申报资料要求于2021年1月1日开始施行。在此之前，鼓励申请人提前按新要求提交申报资料。

中药改革除了注册分类以外，还有一整套改革措施。现在国家药品监督管理局还在起草促进中药传承创新发展的实施意见，随着实施意见出台，大家会更多地看到中药注册监管方面的改革举措。

总的来说，只要尊重中药特点，遵循中药研发规律，将安全、有效、质量可控的基本要求与中医药传承创新发展的独特理论体系和实践特点有机结合，不断改革完善中药注册监管的政策、机制，就能助力中药事业的发展。希望学界、业界研发中药的热情越来越高，有临床价值的中药新药越来越多，中药产业的发展越来越好。这需要在座的各位以及全国的产、学、研、医、管的同道们共同努力（致谢：向为整理本文提供大力协助的国家药品监督管理局药品审评中心刘思燚同志表示衷心的感谢）。

参 考 文 献

[1] 国务院办公厅. 关于深化审评审批制度改革，鼓励药品医疗器械创新的意见 [S]. 2017.

[2] 国务院. 关于促进中医药传承创新发展的意见 [S]. 2019.

编辑：刘卓越/接受日期：2020 – 11 – 25

医疗产品紧急授权政策梳理及启示

王 雪[1,2]，左书凝[2]，许淑红[1,2]，张 绮[1]，张林琦[1]，王 涛[2]

（1 清华大学医学院药品监管科学研究中心，北京 100084；2 国家药品监督管理局药品审评中心，北京 100022）

[摘要] 新型冠状病毒感染的肺炎疫情暴发，提醒我国加强应对突发公共卫生事件能力的重要性。制定快速有效的医疗产品紧急授权制度是应对突发公共卫生事件的重要手段。本文通过梳理美国应对公共卫生突发事件的紧急授权相关政策，为我国制定紧急情况下医疗产品授权制度提供参考。

2019 年底新型冠状病毒肺炎（以下简称新冠肺炎）疫情暴发，由于其较强的传染性，短时间内造成大规模感染，威胁人民身体健康。在 2020 年 1 月 30 日北京时间凌晨 3:30，世界卫生组织召开新闻发布会，就会议结果向全球通报：本次新冠肺炎疫情构成国际关注的突发公共卫生事件（Public Health Emergency of International Concern, PHEIC）[1]。疫情的情况紧急，为了应对疫情的发展，急需针对新冠病毒特效药早日上市，故需采取特殊的审批措施加快疫情所需医疗产品紧急授权使用。同时，医疗产品紧急授权管理制度的建立有助于提高我国应对突发公共卫生事件的能力。

本文对美国在突发公共卫生事件下的医疗产品紧急授权或批准的法律、法规及政策进行研究，通过梳理紧急授权相关政策，为我国制定应对突发公共卫生事件的医疗产品紧急授权管理提供参考。

1　国际医疗产品紧急授权相关政策概述

1.1　美国

紧急使用授权（emergency use authorizations, EUAs）是美国 FDA 在实际的或潜在的紧急状态下，即在美国公众和军队因化学、生物、辐射和核制品（chemical biological radiological nuclear, CBRN）的攻击引发严重威胁生命的疾病和安全紧急情况时，FDA 对未批准上市的医药产品或已批准上市产品未批准用途的授权。EUA 允许公共卫生紧急情况下所需医疗对策（medical countermeasures, MCMs）被用于诊断、治疗或预防由 CBRN 制剂引起的严重或危及生命的疾病或情况，而且没有足够的、批准的和可用的替代方案，其中 MCMs 包括药品（如抗病毒药物和解毒剂）、生物制品（如疫苗、血液制品和生物疗法）和设备（如体外诊断和个人防护设备）等[2]。

根据美国《食品、药品和化妆品法案》[3]（Federal Food, Drug, and Cosmetic Act, FD&C Act）564 条规定，实施紧急使用授权的必要条件，基于以下 4 种情况之一：①

美国国土安全部（DHS）部长判定国内处于紧急状态，或者非常有可能会处于紧急状态。② 美国国防部（Department of Defense, DoD）部长判定国内处于紧急军事状态，或者非常有可能会处于紧急军事状态。③ 美国卫生及公共服务部（DHHS）部长判定国内存在突发公共卫生事件，或可能发生重大突发公共卫生事件。④ DHS 判定国内将处于或正处于《公共卫生保健法》[4]（Public Health Service Act, PHS Act）第 319 节所指明的那些影响或已严重影响国家安全的公共卫生紧急状态。FDA 的《医疗产品和相关部门的紧急使用授权（行业和其他利益相关者指导原则）》[5]（Emergency Use Authorization of Medical Products and Related Authorities, Guidance for Industry and Other Stakeholders）对 EUAs 制度为工业界及利益相关者做出了完整的解释，涵盖了以下几个方面：EUAs 产品的确定，包括候选产品的提出、申请资料的要求、提交数据的要求、候选产品评估原则、评估时限、EUAs 授权的优先顺序；EUA 产品的生产；EUA 产品的使用限制；EUA 公告、撤销和终止等。EUA 授权是独立的，与医疗产品的临床申请不同，其主要目的是应对以上 4 种紧急情况下临时给予的紧急使用授权，医疗产品 EUA 终止或撤销后，应遵守医疗产品研发、生产、经营的相关规定。

根据 FDA 网站公布的 2005 年以后授权的 EUAs 信息[6-7]（见表1），截至 2020 年 4 月 1 日，FDA 针对 10 种突发公共卫生事件的紧急情况，签发了 91 个 MCMs 的紧急使用授权，其中大多数为体外诊断产品，占 EUA 总数的 85.7%，EUA 涉及的药品和生物制品多为已上市药品扩大适用范围等。自 2019 年新型冠状病毒疫情暴发以来，在 2020 年 2 月~3 月间，FDA 共授权了 22 个体外诊断产品、3 个个人防护设备的 EUA、1 个医疗设备和 1 个治疗产品。

表1　FDA 紧急使用授权（EUA）信息

紧急情况	医疗对策及数量	EUA 授权时间	EUA 状态
新型冠状病毒肺炎（COVID-19）	体外诊断，22 个	2020 年	适用
	个人防护用品，3 个	2020 年	适用
	医疗设备，1 个	2020 年	适用
	治疗产品（磷酸氯喹和硫酸羟基氯喹），1 个	2020 年	适用
埃博拉病毒	体外诊断，12 个	2014~2016 年	10 个适用，2 个撤销
肠病毒 D68（EV-D68）	体外诊断，1 个	2015 年	适用
冻干血浆	生物制品（减少病原体的白细胞减少的冻干血浆），1 个	2018 年	适用于美国军人
H7N9 流感	体外诊断，3 个	2013~2014 年	适用
中东呼吸综合征冠状病毒（MERS-CoV）	体外诊断，2 个	2013~2015 年	适用
神经性毒剂	药品（阿托品自动注射器），1 个	2017 年	适用

中国新药注册与审评技术双年鉴（2022 年版）

紧急情况	医疗对策及数量	EUA 授权时间	EUA 状态
寨卡病毒（Zika）	体外诊断，20 个	2016 ~ 2017 年	15 个适用，5 个撤销
甲型 H1N1 流感	体外诊断，18 个	2009 ~ 2010 年	终止
	抗病毒药物，3 个		终止
	个人防护设备，1 个		终止
炭疽	生物制品（炭疽疫苗），1 个	2005 年	2006 年撤销
	药品（强力霉素），1 个	2011 年	2016 年被 FDA 强力霉素紧急分发命令和 CDC 强力霉素紧急使用说明（EUI）终止

1.2　其他国家

欧盟没有单独的紧急使用授权制度，但在《欧盟理事会条例第 726/2004》[8]［Regulation（EC）No 726/2004，Reg. 726/2004/EC］序言 33 段中提到"为了满足，特别是患者合法期望以及考虑到的快速发展的科学和治疗手段，应该建立加速审评程序，以用于具有重大治疗意义的药品，并且获得临时授权的程序需包含每年检查的条件"，为应对公共卫生突发事件的医疗产品紧急授权提供了法律基础。

日本也没有单独的紧急使用授权制度，仅在《药事法》[9]中第 14-3 条为用于应对突发公共卫生事件的"特殊情况的批准"，符合"特殊情况的批准"的医疗产品可迅速批准上市。条款规定"特殊情况的批准"的医疗产品必须是用于防止可能对人民的生活和健康产生重大影响的疾病传播以及其他有健康风险的传播，且该医疗产品为必须使用的药物，除了使用该医疗产品之外没有其他适当的治疗方法。在医疗产品的质量、疗效及安全性方面，"特殊情况的批准"的医疗产品的制造国家必须是与日本同等水平的，或其批准系统是日本承认的。

2　我国现有应对突发公共卫生事件采取的医疗产品审评审批政策

2.1　我国现有加快审评审批的法律及法规

涉及化学药品的审评审批方面，我国现有的《中华人民共和国药品管理法》[10]中没有关于突发公共卫生事件紧急授权的相关条款，只是规定对治疗严重危及生命且尚无有效治疗手段的疾病以及公共卫生方面急需的药品可以附条件批准，缺乏有效应对突发公共卫生事件的紧急授权的相关法律基础。2020 年 3 月 30 日刚刚发布的《药品注册管理办法》[11]中第七十二条提到，在发生突发公共卫生事件的威胁时以及突发公共卫生事件发生后，对突发公共卫生事件应急所需防治药品可以实行特别审批，也没有明确的紧急授权条款。

涉及生物制品的审评审批方面，《中华人民共和国疫苗管理法》[12]第十九条、第二十条提到有关疫苗的紧急授权相关政策，在出现特别重大突发公共卫生事件或者其他严重威胁公众健康的紧急事件，国务院卫生健康主管部门根据传染病预防、控制需要提出紧急使用疫苗的建议，经国务院药品监督管理部门组织论证同意后可以在一定范围和期限内紧急使用，并且药品监管部门应当予以优先审评审批，但仍然没有与之配套紧急授权的法规和技术指南。

2.2　我国现有加快审评审批的程序

在这次新型冠状病毒疫情期间，国家药品监督管理局药品审评中心对疫情期间的药品注册受理、资料接收和咨询等业务工作发布了《关于调整新型冠状病毒感染的肺炎疫情期间药品注册受理、资料接收及咨询等业务有关事宜的通知》[13]，明确提出"疫情期间，如有防控新型冠状病毒感染肺炎等特殊产品的申报，申请人可随时与我中心联系"，为新冠病毒相关医疗产品提供了快速的咨询、沟通渠道。

此外，我国现有 4 个药品审评审批的加快上市通道，分别是特别审批程序、突破性治疗药物程序、优先审评审批程序、附条件批准程序。

2005 年 11 月 18 日发布的《国家食品药品监督管理局药品特别审批程序》[14]中提出，"存在发生突发公共卫生事件的威胁时以及突发公共卫生事件发生后，为使突发公共卫生事件应急所需防治药品尽快获得批准，原国家食品药品监督管理局按照统一指挥、早期介入、快速高效、科学审批的原则，对突发公共卫生事件应急处理所需药品进行特别审批的程序和要求"。原国家食品药品监督管理局应设立特别专家组，对突发公共卫生事件应急所需防治药品注册申请进行评估和审核，并在 24 小时内做出是否受理的决定。注册申请受理后，应当在 24 小时内组织对注册申报资料进行技术审评。同时通知申请人所在地省、自治区、直辖市（食品）药品监督管理部门对药物研制情况及条件进行现场核查，并组织对试制样品进行抽样、检验，5 天内将现场核查情况及相关意见上报原国家食品药品监督管理局。

2020 年 7 月 8 日国家药品监督管理局发布了《突破性治疗药物工作程序（试行）》《优先审评审批工作程序（试

中国新药注册与审评技术双年鉴（2022 年版）

行)》《临床急需药品附条件批准上市技术指导原则（试行)》[15]3 份工作程序及指导原则。

《突破性治疗药物工作程序（试行)》[15]用于药物临床试验期间，用于防治严重危及生命或者严重影响生存质量的疾病且尚无有效防治手段或者与现有治疗手段相比有足够证据表明具有明显临床优势的创新药或者改良型新药等，申请人可以在Ⅰ期和Ⅱ期临床试验阶段，通常不晚于Ⅲ期临床试验开展前申请适用突破性治疗药物程序。药品审评中心在接到申请后45 天内将审核结果反馈申请人。对拟纳入突破性治疗药物程序的品种具体信息和理由予以公示，公示5 天内有异议的品种应向药审中心提交书面意见，药审中心在15 天内另行组织论证后作出决定并通知各相关方。对纳入突破性治疗药物程序的药物，药品审评中心将优先配置资源进行沟通交流，加强指导并促进药物研发。

申请《优先审评审批工作程序（试行)》[15]的药品需具有以下明显临床价值：① 临床急需的短缺药品、防治重大传染病和罕见病等疾病的创新药和改良型新药；② 符合儿童生理特征的儿童用药新品种、剂型和规格；③ 疾病预防、控制急需的疫苗和创新疫苗；④ 纳入突破性治疗药物程序的药品；⑤ 符合附条件批准的药品；⑥ 国家药品监督管理局规定其他优先审评审批的情形。对纳入优先审评审

批程序的药品上市许可申请，审评时限为130 天，其中临床急需的境外已上市境内未上市的罕见病药品审评时限为70 天。

符合《临床急需药品附条件批准上市技术指导原则（试行)》[15]中规定的附条件批准的情形和条件的药品，申请人可以在药物临床试验期间，提出附条件批准申请。附条件批准上市的药品，药品上市许可持有人应当在药品上市后采取相应的风险管理措施，并在规定期限内按照要求完成药物临床试验等相关研究，以补充申请方式申报。

2.3 医疗产品紧急授权与加快审评审批的比较

FDA 的医疗产品紧急授权与我国加快审评审批的途径和政策不同之处如表2 所示。另外，医疗产品紧急授权时一个临时药品或医疗器械的分发和使用授权，是 FDA 为了应对威胁国家公共卫生的紧急情况而授予的。在有效期内，紧急授权产品的分发和使用与正常情况可能有所不同，一旦紧急授权终止或取消，产品的分发和使用随即恢复原状，应遵守医疗产品研发、生产、经营的相关规定。而无论是突破性治疗药物程序、附条件批准程序、加快审评审批程序还是特别审批程序，最后的上市授权都不是临时的，不会随着威胁国家公共卫生的紧急情况解除而授权取消或终止。

表2 紧急授权与加快审评审批的比较

加快通道	提出阶段	支持政策
紧急授权程序	首先要确定可以签发 EUA，可在药品全生命周期提出申请	1 相对较简单的临床及非临床数据，只需证明"可能有效" 2 医疗产品可通过授予 EUA 来扩大受试范围
突破性治疗药物程序	临床试验期间提出突破性治疗药物程序申请	1 沟通指导 2 对于极端性资料进行审评和指导 3 如突破性的，上市申请时可申请纳入优先，享受优先审评的支持政策
附条件批准程序	临床试验期间和上市申请前提交附条件批准的沟通交流申请，递交上市申请时正式提交附条件批准上市申请	1 沟通指导 2 符合附条件的，上市申请时可申请纳入优先，享受优先审评的支持政策 3 可基于替代终点、中间临床终点或早期临床终点或早期临床试验数据而附条件批准上市
加快审评审批程序	上市申请递交前提出沟通交流申请，递交上市申请时正式提出	1 审评时限缩短（从200 天缩短至130 天，罕见疾病治疗药物70 天） 2 优先安排核查、检验和通用名核准 3 审评中可主动补充提交技术资料
特别审批程序	申报前沟通，递交注册申请时提出特别审批程序申请	1 沟通指导 2 受理审评审批时限缩短（受理24 小时，审评15 天，审批3 天）

3 建立我国医疗产品紧急授权相关政策的思考

在这次新冠肺炎疫情中，我国药品监管部门为赢得疫情胜利发挥了非常重要的作用。我国药监部门对符合疫情

要求的药品开启特别审批通道，及时附条件批准了临床所需的治疗药物。根据国家药品监督管理局网站公布的信息，新冠肺炎疫情开始后，截至2020 年3 月26 日，已有2 个通过特别审批程序附条件批准上市的药物，分别是抗流感药物法维拉韦片和治疗急性呼吸窘迫综合征药物注射用西维

来司他钠。另外，还有5个治疗生物制品及化学药品通过特别审批程序获得临床批件，分别是注射用瑞德西韦、法维拉韦片、BDB-001注射液、CAStem细胞注射液和CD24Fc注射液。

但是，我国的法律法规中还没有应对突发公共卫生事件时"紧急授权"这一紧急状态下的临时应急授权的概念，只能通过特别审批途径实现，医疗产品紧急授权缺乏其相应的上位法依据、配套的法规及相关政策。我国药品监管机构紧急状态下的医疗产品监管可以借鉴美国、欧盟及日本应对公共卫生突发事件的紧急授权相关制度的经验，建立符合我国国情的紧急授权的政策框架[16]。

首先，建立我国应对公共卫生突发事件的医疗产品紧急授权制度，并且完善紧急授权的政策框架。建议在《药品管理法》引入医疗产品紧急授权条款，建立医疗产品紧急授权制度，明确紧急授权程序和上市后风险控制机制，为医疗产品紧急授权提供法律依据。随后，制定紧急授权配套的法规和技术指南。同样，疫苗管理法中有相应紧急授权的条款，需要尽快完善配套细则及技术要求。

同时，药品监管部门成立应对突发公共卫生事件的医疗产品紧急授权委员会。在国家或相关部门宣布进入紧急状态后，紧急授权委员会负责召集相关领域的专家，遴选紧急授权的候选医疗产品，对申请紧急授权医疗产品进行认定、审评，为申请紧急授权的申请人提供专家咨询等工作。

另外，制定相对灵活的政策鼓励企业及药物研发机构研发用于突发公共卫生事件的医疗产品。可以从以下几个方面进行：① 在紧急状态下，当没有替代治疗手段时，可以仿效FDA紧急使用授权，降低审评门槛，授予"可能有效"的医疗产品紧急使用授权，在紧急状态结束时，该使用授权也随之失效，例如FDA签发奥司他韦（达菲）、扎那米韦（乐感清）EUA用于治疗甲型H1N1流感（2009年）。② 可附条件批准用于应对突发公共卫生事件的医疗产品，例如附加药品不良反应监测、定期安全性更新报告和1年或一定时期内再评价等要求，例如2020年7月3日欧盟批准瑞德西韦有条件上市许可，并且在2021年6月30日前完成相关研究。③ 在科学的角度下，豁免或部分豁免临床试验申请。④ 政府设立紧急授权相关基金，奖励研发用于突发公共卫生事件的医疗产品的企业及药物研发机构，对涉及紧急授权产品的各个环节有关人员提供有条件的赔偿责任豁免，对使用或管理紧急授权产品遭受或可能遭受严重身体伤害的人进行补偿。

参考文献

［1］ WHO. WHO Director-General's statement on IHR Emergency Committee on Novel Coronavirus（2019-nCoV）［EB/OL］.［2020-01-30］. https：//www.who.int/dg/speeches/detail/who-director-general-s-statement-on-ihr-emergency-committee-on-novel-coronavirus-（2019-ncov）.

［2］ FDA. Emergency use authorization［EB/OL］.［2020-03-25］. https：//www.fda.gov/emergency-preparedness-and-response/mcm-legal-regulatory-and-policy-framework/emergency-use-authorization.

［3］ FDA. Federal Food, Drug, and Cosmetic Act［EB/OL］.［2019-12-20］. https：//legcounsel.house.gov/Comps/Federal Food, Drug, And Cosmetic Act.pdf.

［4］ FDA. Public Health Service Act［EB/OL］.［2009-12-03］. https：//www.fda.gov/media/88045/download.

［5］ FDA. Emergency Use Authorization of Medical Products and Related Authorities, Guidance for Industry and Other Stakeholders［EB/OL］.［2017-01-13］. https：//www.fda.gov/media/97321/download.

［6］ FDA. Emergency Use Authorization［EB/OL］.［2020-03-31］. https：//www.fda.gov/emergencypreparedness-and-response/mcm-legal-regulatory-andpolicy-framework/emergency-use-authorization.

［7］ FDA. Emergency Use Authorization-Archived Information［EB/OL］.［2019-10-28］. https：//www.fda.gov/emergency-preparedness-and-response/mcm-legal-regulatory-and-policy-framework/emergencyuse-authorization-archived-information.

［8］ EMA. Regulation（EC）No 726/2004, Reg. 726/2004/EC［EB/OL］.［2004-3-31］. https：//ec.europa.eu/health/sites/health/files/files/eudralex/vol1/reg_2004_726/reg_2004_726_en.pdf.

［9］ 日本众议院. 药事法［EB/OL］.［2016-12-16］. https：//elaws.e-gov.go.jp/search/elawsSearch/elaws_search/lsg0500/detail? lawId=335AC0000000145.

［10］ 全国人民代表大会常务委员会. 中华人民共和国药品管理法［EB/OL］.［2019-08-26］. http：//www.nmpa.gov.cn/WS04/CL2076/357712.html.

［11］ 国家药品监督管理局. 药品注册管理办法［EB/OL］.［2020-03-30］. http：//www.nmpa.gov.cn/WS04/CL2077/376150.html.

［12］ 全国人民代表大会常务委员会. 中华人民共和国疫苗管理法［EB/OL］.［2019-06-29］. http：//www.npc.gov.cn/npc/c30834/201907/11447c85e05840b9b12c62b5b645fe9d.shtml.

［13］ 国家药品监督管理局药品审评中心. 关于调整新型冠状病毒感染的肺炎疫情期间药品注册受理、资料接收及咨询等业务有关事宜的通知［EB/OL］.［2020-02-02］. http：//www.cde.org.cn/news.do? method=largeInfo&id=a163621ebb309e1e.

［14］ 国家药品监督管理局. 国家食品药品监督管理局药品特别审批程序［EB/OL］.［2005-11-18］. https：//www.nmpa.gov.cn/yaopin/ypfgwj/ypfgbmgzh/20051118010101724.html.

[15] 国家药品监督管理局. 国家药品监督管理局关于发布《突破性治疗药物审评工作程序（试行）》等三个文件的公告 [EB/OL]. [2020 – 07 – 08]. https：//www.nmpa. gov. cn/yaopin/ypggtg/ypqtgg/20200708151701834. html.

[16] 李轩，杨婷婷，周斌. 欧盟药品条件上市许可政策及效果分析 [J]. 中国医药工业杂志，2019，50 (9)：141 – 146.

编辑：杨青/接受日期：2020 – 10 – 10

我国药品注册法规体系的演变分析——基于文本挖掘方法

李树祥，褚淑贞，庄　倩

（中国药科大学商学院，南京 211198）

[摘要]　药品注册是药品监管的重要组成部分，随着我国药品注册不断完善和发展，我国药品注册法规的体系逐渐形成。本文应用定量分析方法，选取 1978～2018 年共 40 年我国药品注册法规为研究样本，系统分析了我国药品注册法规体系的发展演变，并对当前药品注册法规体系存在的问题进行了探讨。

药品注册评审是药品上市的第一个关卡，它和我国国民的健康生活有着密切的联系，也严格规范了药品生产企业的药品研发、试验和生产行为。很多国家都制定了规范的药品注册评审法规体系，中国也建立了一系列的药品注册法规，来规范我国医药企业药品研发、试验和生产活动。中国药品注册评审体系自建立以来，经历了数次变革，取得了极大的成绩，本文将应用文献定量分析方法对我国药品注册评审法规体系的发展演化过程进行分析。根据国家《药品注册管理办法》（2017 年修改稿）第三条，药品注册是指药品注册申请人（以下简称申请人）依照法定程序和相关要求提出申请，药品监督管理部门对拟上市药品的安全性、有效性、质量可控性等进行审查，作出行政许可决定的过程。

新中国药品管理法规发端于 1953 年的《中华人民共和国药典》，此后我国开始不断完善药品管理法规体系，1963 年当时的卫生部、商务部和化工部联合出台了《关于药政管理的若干规定》，正式开始我国药品注册评审管理，但是由于之后的历史原因导致药品管理陷于停滞。1978 年改革开放之后，国务院分别在 1978 和 1979 年出台了《药政管理条例》和《新药管理办法》，虽然和 1963 年的《关于药政管理的若干规定》相比没有太大的区别，但是仍然表明了我国药品管理开始进入全新的阶段。

1984 年之后我国药品注册评审开始逐步正规化发展，1984 年我国出台了《药品管理法》，成为我国第一部药品注册评审的法律。之后相继出台了一系列的药品注册评审法规，构成了我国药品评审法规的形成阶段。2001 年后我国对《药品管理法》进行了修订，出台了《中华人民共和国药品管理办法》，之后又出台了一系列的相关法规，成为我国药品评审法规的发展期。2015 我国对药品管理法进行了第二次修订，对药品价格的政府指导原则删除。2017 年我国政府对《药品注册管理法》进行了再次修订。同时 2016 年推出了"药品上市持有人制度"，可以说我国药品注册法规不断完善，形成了有中国特色的药品注册体系。本文将在系统分析我国药品注册相关法规的基础上，对我国药品注册法规体系进行探讨并提供可参考的建议。

1　研究现状

药品注册审批是我国药品管理的重要环节，当前我国有很多学者对药品注册进行研究，也有一些是针对药品注册审批政策的分析研究，例如郭薇等[1]对我国药品审评规制体系的历史脉络和现状进行了梳理和研究，通过分析发现了当前我国药品评审规制中存在的问题并给出了建议。朱丹[2]则对比分析了澳大利亚、加拿大、新西兰和英国的药品评审制度，为我国药品评审制度提出了建议。中药是中国传统医药的中药变现形式，关于中药的注册已有不少学者进行了分析，陶晶等[3]分析了中药注册管理的发展历程，并对我国中药注册效率低的问题提出了建议。邵辰杰等[4]对我国中药注册程序和国外的注册程序进行了对比分析，并结合分析提出了建议。药物创新是医药产业发展的重要动力，对于创新药品的注册也有一些学者进行了研究，例如谷泓铮等[5]则是对中美创新药注册制度进行了比较分析，并在此基础上提出了改进我国药品注册审批制度的建议。当前生物制药成为药品发展的一个重要方向，对于生物制药的注册也有学者进行了研究，例如刘志磊等[6]分析了我国生物制品的注册，作者以时间轴为顺序，分析了生物制品注册法规的发展演变。

从当前的研究可以看出,现有的药品注册评审政策研究大多数是基于国内外政策对比分析或者是对药品注册政策的某一特殊领域进行分析,或者是对某一特点的药品注册法规的分析,从整体的药品注册法规体系进行研究的论文较少。本文将应用文本挖掘的方法对我国药品注册审批的法规体系进行研究。

2 研究方法

文本挖掘是从大量的文本数据中发掘隐含、有价值信息的过程,简单来说文本挖掘主要包括文本预处理、数据分析、结果可视化 3 个步骤[7]。文本挖掘的对象一般来说是非结构化的文本文档,要进行文本挖掘就需要对非结构化的文档结构化,成为可分析的数据集。通过文本挖掘可以发现大量文本数据的发展规律和趋势,为研究人员提供定量研究的新思路。相关研究表明,近年来国际上关于文本挖掘的研究论文呈不断上升趋势,且主要集中在自然科学领域[8]。文本挖掘通过应用统计分析和社会网络分析方法对研究样本进行定量分析得到关键信息,以期为管理决策提供参考。文本挖掘在社会科学研究中的应用也逐渐增长,也有大量的文献出现。

3 样本收集与文本分析

本研究参考了陈永法[9]和郭薇等[1]对我国药品注册法规体系的发展阶段分类,将我国的药品注册法规体系发展阶段分为以下 4 个阶段。

第一阶段(1978~1979 年),处于改革开放初期,我国药品注册评审法规初始阶段;在该阶段我国主要提出了《药政管理条例(试行)》和 1979 年的《新药管理办法》,这两个法规对我国药品研发、生产和监管活动进行了规范,对我国医药行业的规范发展起到了积极的探索作用。

第二阶段(1984~1999 年),在这一阶段我国出台了大量的药品注册评审法规,处于药品注册评审法规的发展期;在这一时期,我国政府出台了我国第一部药品管理法规《药品管理法》,同时为了配合该法律的实施出台了一系列的法规,如《新药审批办法》《中药审批办法》《生物制品审批办法》《新药保护和技术转让规定》《仿制药品

审批办法》和《进口药审批办法》等,其中《新药审批办法》《新生物制品审批办法》《仿制药品审批办法》《进口药品管理法》《新药保护和技术转让的规定》等 5 个规章又重新进行了修订,在这一时期我国药品注册体系的雏形开始显现。

第三阶段(2001~2009 年),这一时期我国药品注册法规体系不断完善,一些法规进行了一些修订。在这一阶段我国为了满足加入世界贸易组织的要求对大量的药品注册法规进行了修订,并提出了一些新的法规,主要以 2001 年《药品管理法》的修订为开始标志,同时我国政府为了配合药品管理法的实施还制定颁布了《中华人民共和国药品管理法实施条例》,开始将药品监管向市场化和规范化转变。在这一阶段,我国政府还出台了《药品注册管理办法(试行)》,将《新药审批办法》《新生物制品审批办法》《仿制药品审批办法》《药品进口管理办法》和《新药保护和技术转让的规定》等 5 个规章合并[10],明确了"药品注册"的概念,并指出了药品注册应该遵循的规范,对之后的药品注册管理产生了重要影响。在这一阶段,我国政府还出台了《国家食品药品监督管理局药品特别审批程序》《药品注册管理办法》《医疗机构制剂注册管理办法》等法规,作为药品注册管理办法的补充,对我国药品注册法规体系的完善起到了非常重要的作用。

第四阶段(2010~2018 年),随着之前药品注册法规出现的一些问题,我国政府部门开始不断调整法规内容,同时根据国外相关法规体系的变化也做了进一步的完善。在这一阶段,我国对《药品注册管理办法》和《药品管理办法》进行了修订,同时随着医疗器械的广泛使用,药品医疗器械审评审批中存在的问题也日益突出,2015 年我国政府出台了医疗器械审批审评的办法《关于改革药品医疗器械审评审批制度的意见》和《国际多中心药物临床试验指南(试行)》,在 2017 年出台了《药品注册管理办法(修订稿)》,进一步对我国药品注册法规进行了修订和完善。

根据 4 个阶段的划分,本研究分别分析了各阶段的高频词和高频词频率,本研究通过应用 ROSTCM 6.0 软件对文本进行分词、词频统计以及无意义词过滤,得到了高频词和词频,见表 1。

表 1 我国药品注册法规各阶段高频词/词频

第一阶段	词频	第二阶段	词频	第三阶段	词频	第四阶段	词频
药品	46	药品	156	药品	1 050	药品	227
新药	41	新药	74	国家食品药品监督管理局	623	申请人	163
供应	30	批准	62	申请人	610	审评	132
卫生局	30	卫生部	58	申请	559	机构	129
药品质量	28	卫生行政部门	57	批准	539	药物临床试验	98

中国新药注册与审评技术双年鉴(2022 年版)

续表

第一阶段	词频	第二阶段	词频	第三阶段	词频	第四阶段	词频
检验	26	检验	42	检验	391	药品监督管理部门	86
药检所	20	申请	40	临床试验	388	申请	75
临床试用	19	进口	36	药品监督管理部门	350	变更	74
质量	19	经营	32	新药	314	国家	74
中西药品	17	国务院卫生行政部门	32	审批	310	药品注册	60
卫生部	17	进口药品	31	受理	298	批准	59
临床	16	销售	30	国家	285	受理	48
批准	16	批准文号	30	样品	251	研究	47
制剂	14	审批	28	药品注册	234	提交	47
研究	14	审核	27	研究	219	报告	46
质量标准	13	国家	27	审查	219	安全性	40
审批	13	药检	26	申报资料	202	时限	38
卫生行政部门	13	药品生产企业	22	报送	199	药物	38
……		……		……		……	
卫生	6	机构	13	提交	99	批件	18
临床验证	6	执行	13	上市	98	技术审评	18

当前药品注册法规已有很多废止，本文为了分析在不同阶段我国药品注册审评法规的演化特点，仍然将其作为对象文本进行分析。本表只选择前50个高频词

由于样本较多，得到的高频词汇较多，所以本文主要选取了排名前50的高频词（表1）。从表1中的各阶段高频词变化来看，有些高频词是一直稳定处于前列，例如"药品""检验""质量"，也有一些高频词发生了变化，例如随着我国药品监管的不断专业化和政府机构的调整，相应的监管部门的称呼发生了显著变化，由卫生行政部门改为专业的药品监督管理部门。

第一阶段（1978～1979年）的关键词中卫生局出现的频次较高，显示当时的药品管理的主要工作在省/市/自治区卫生局层级，高频词还有"供应"，强调了保障药品供应的重要性，这也反映了在改革开放初期我国药品监管的一个特点。在第二个阶段，高频词有了一些变化，药品监管主体地方"卫生局"出现的频次显著降低，"卫生部"成为主要监管部门，并且卫生部出台了多个药品注册法规，例如对于进口药品、新药药品技术转让等有了专门的法规，进口药品和新药相关的高频词表现出较高的频率，"临床试验"代替了"临床试用"，而且在第二阶段对于一些在药品注册审评中出现的违法问题，也给出了相应的惩罚性表述。同时批准文号的出现，也标志着我国药品都有了"身份证"，对于药品监管的规范化和标准化有着重要的作用。

第三阶段，我国药品注册管理开始逐渐完善，"申请人"成为高频词出现，表明药品注册主体的进一步明确，

并同时明确了责任主体，同时"国家食品药品监督管理局"随着政府机构改革成为新的药品监督管理机构，也成为高频词出现。同时《药品注册法》的颁布使得药品注册成为高频词出现，药品注册过程中的一些流程和标准要求也成为高频词出现。第四个阶段，出现的新高频词有"现场核查"，国家药品监督管理部门为了保证药品生产操作和注册规范的一致性，提出了现场核查这一流程，现场核查是注册工作的重点和核心之一，如何确保药品研制数据的真实，保证药品注册环境的公平、公正，是省局药监部门药品注册管理工作的重心。同时"上市许可申请"和"上市许可持有人"这两个高频词也有较高的频率。上市许可持有人是指有药品技术的药品研发机构、科研人员、药品生产企业等主体，通过提出药品上市许可申请并获得药品上市许可批件，并对药品质量在其整个生命周期内承担主要责任的制度，通过引入上市许可持有人可以将药品的上市学科和生产学科分离，释放药品研发的动力同时还可以充分利用药品制造企业的产能。上市许可持有人制度提出后，对药品注册产生了重要影响。

文本挖掘中高频词的分析可以使研究者看到文本中哪些词汇出现的次数较高，并以此推断相关内容的重要性，在文本分析中除了高频词的分析还包括高频词之间的语义关联性分析。本研究应用文本挖掘中的语义网络分析，绘

制了不同阶段的语义网络图，通过该网络图可以从整体上看出不同阶段我国药品注册法规的变化。由图1可以看出，在药品、供应、卫生局和新药这4个高频词形成了较为明显的子群，"药品"主要关注了药品质量、药品检验、药品研发等内容，"新药"的语义网络连接词主要是新药的批准、临床使用、新药研发以及新药的鉴定和审批，而卫生局则更多是和批准、监管、审批、审查等密切相关。图2可以看出进入20世纪80年代后，我国药品注册法规开始不断完善，高频词语义网络也发生了一些变化，进口药品的监管

政策出台，进口药品相关高频词也形成了一个子群，主要是进口药品的注册、检验和口岸管理。对于"新药"子群来说相关的高频词也出现了一些变化，例如技术转让的出现激发了药品研发企业的研发动力。图3表明，进入2000年后我国药品注册法规进一步完善，出台了大量的细分药品注册法规，使得药品注册法规体系不断完善，语义网络也发生了变化，首先是药品监管部门随着国家机构改革发生了变化，由之前的卫生行政部门改为专业的监管机构"国家食品药品监督管理局"负责药品的审批、审查和申请等职能管理。

中国新药注册与审评技术双年鉴（2022年版）

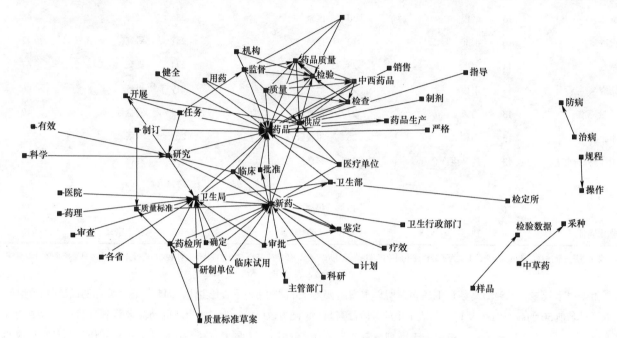

图1 第一阶段1978～1979年药品注册法规体系语义网络分析图

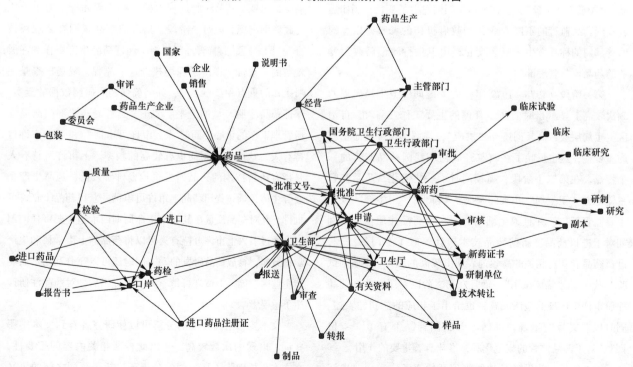

图2 第二阶段1980～1999年药品注册法规体系语义网络分析图

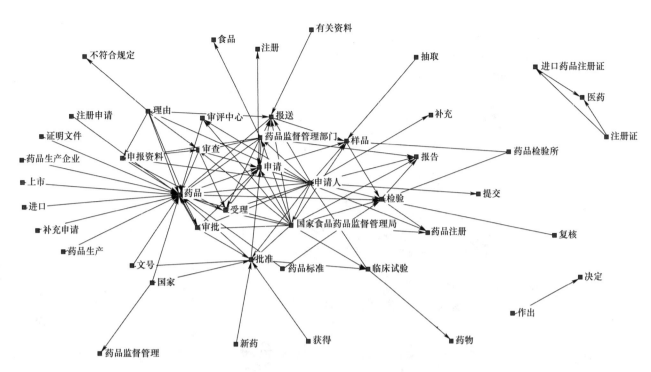

图3 第三阶段2000~2010年药品注册法规体系语义网络分析图

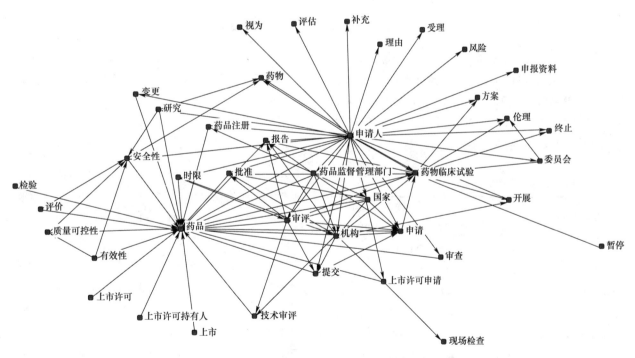

图4 第四阶段2011~2018年药品注册法规体系语义网络分析图

我国药品注册法规已经历40多年的发展，从无到有再到完善，其间出台了大量的药品注册法规文件，也有一些文件随着不断地修订和调整而废止。为了分析我国药品注册法规体系的特点，本文将所有现行的药品注册审评法规作为研究样本进行了分析，本研究对高频词的语义网络进行了分析，见图5。

从图5可以看出，"药品"和"申请人"形成了整个网络的两个较为明显的重要凝聚子群，在两个子群之间通过其他的高频词进行链接，例如"申请""技术评审""药品监督管理部门"和"药物临床试验"等。对于药品高频词来说，更多指向于质量、监管、评价，同时2016年我国提出了上市许可持有人试点，成为药品注册政策中的重要改革，其在语义网络中也出现。

中国新药注册与审评技术双年鉴（2022年版）

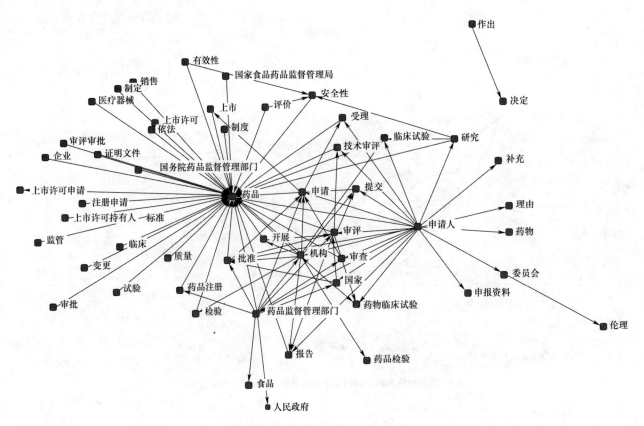

图 5　我国现行药品注册法规政策语义网络图

"申请人"更多指向评审、临床试验、申报资料、提交等。其中"药品"和"申请人"之间通过申请、审查和药品监督管理部门等高频之间连接。本研究利用共词矩阵计算了网络中各节点中心度指标，用来反映高频词在语义网络中的地位。

表 2　语义网络节点中心度分析

高频词节点	度数中心度	接近中心度	中间中心度	特征中心度
药品	35.833	1.448	14.317	69.081
申请人	17.5	1.444	4.555	50.804
机构	11.667	1.442	1.02	43.137
审评	8.333	1.442	0.107	36.525
药品监督管理部门	9.167	1.442	1.538	35.253
批准	5.833	1.441	0.005	31.526
申请	7.5	1.442	0.176	32.183
临床试验	3.333	1.44	0.009	19.105
国家	5	1.441	0	28.423
药物临床试验	3.333	1.44	0	21.296
变更	0.833	1.439	0	7.372
研究	3.333	1.44	0.056	15.997
检验	1.667	1.439	0	11.976

续表

高频词节点	度数中心度	接近中心度	中间中心度	特征中心度
药品注册	1.667	1.439	0	11.135
受理	2.5	1.44	0	16.229
提交	4.167	1.441	0.002	24.731
报告	3.333	1.44	0	21.296
审批	0.833	1.439	0	7.372
上市	1.667	1.439	0	10.807
企业	0.833	1.439	0	7.372
安全性	3.333	1.439	0.021	10.902
审查	3.333	1.441	0	19.991
药物	0.833	1.435	0	5.422
开展	2.5	1.44	0	17.398

通过表 2 可以看出，药品监督管理部门的中间中心度较高，说明在语义网络中，各高频词之间的连接很大程度依赖于药品监督管理部门来进行，也就是药品注册法规主要依赖于药品监督管理部门的监督和执行。度数中心度表明网络节点在网络中所处的位置的重要性，药品、申请人和机构这 3 个节点在语义网络中处于重要地位，药品注册法规基本围绕着这 3 个高频词来描述。

中国新药注册与审评技术双年鉴（2022年版）

4 结论

改革开放 40 多年来，我国药品注册法规不断修订、完善，逐步形成了有中国特色的药品注册法规体系。本研究从定量分析方法入手，对我国药品注册法规的发展演变进行了分析，通过分析可以看出，当前我国药品注册法规有以下几个特点：① 虽然在不同的时期高频词会出现一些变化，但是也有一些高频词具有很大的相似性，显示了整个政策体系的相对稳定性和动态调整性的特点，例如在不同阶段药品、质量、检验等高频词均有出现并且出现的频次都比较高，但是随着医药产业的发展和内外部环境的变化，药品政策也进行了相应的调整，某些高频词也出现了明显的变化，例如"供应""卫生部"等等。② 不同时期语义网络的变化也揭示了我国医药产业的发展和药品注册政策的完善；在不同的阶段高频词出现了变化，而且相互之间的关系也发生了变化：在第一阶段，各地方卫生主管部门承担了药品的批准和临床试验的监管；在第二阶段，药品的审评主要集中于卫生部，同时药品批准文号也成为一项重要内容出现，同时对于新药和进口药品也有了专门性规定；第三阶段，国家食品药品监督管理局取代了卫生部成为药品主管部门出现在网络中，同时申请人作为药品注册申报的主体也开始出现；第四阶段，药物临床试验高频词出现，而且处于相对重要的位置，同时药物安全性也受到了更多的重视。③ 随着我国药品注册法规的不断完善，一些新型的药品注册监管法规出台或者试行，但是相关的政策文件仍需要不断完善，例如"仿制药一致性评价"和"生物等效试验"等问题，需要进一步的细化和规范。④ 药品注册审评审批周期过长，导致大量的药品上市被推后。当前药品监管部门虽然进行了很多审评审批改革，但是药品注册审批仍然需要较长时间，因此需要进一步改革审评机制，加快审评速度，扩大专家库，同时重视推动人体生物等效性试验作用，简化程序，提高审评效率。

药品注册是药品上市的重要环节，药品注册法规体系不仅确保药品的安全和有效性，同时也要提高审评效率和激励医药企业创新。我国的药品注册法规虽然经过了 40 年的发展，但是随着环境的不断变化，我国药品注册体系需要不断进行修订和调整，提高审评审批的效率，完善审评审批机制，使我国药品组织体系不断完善。

参 考 文 献

[1] 郭薇, 薛澜. 中国药品审评规制体系的历史演变及未来走向 [J]. 公共管理学报, 2017, 14 (2): 26 – 38, 153 – 154.

[2] 朱丹. 国外药品审评制度与我国制度的比较 [J]. 山西财经大学学报, 2008 (S2): 1.

[3] 陶晶, 操玮, 陆巍. 中药注册管理的历史沿革及现状分析 [J]. 中成药, 2014, 36 (7): 1509 – 1512.

[4] 邵辰杰, 田侃, 臧运森. 我国中药注册程序的比较研究 [J]. 时珍国医国药, 2016, 27 (11): 2763 – 2765.

[5] 谷泓铮, 朱建英, 周斌. 中美创新药注册制度的比较研究 [J]. 中国医药工业杂志, 2016, 47 (5): 656 – 659.

[6] 刘志磊, 张彦彦, 李小芳. 我国生物制品的注册历程分析 [J]. 中国新药杂志, 2018, 27 (21): 2584 – 2587.

[7] 徐德金, 张伦. 文本挖掘用于社会科学研究: 现状、问题与展望 [J]. 科学与社会, 2015, 5 (3): 75 – 89.

[8] 郭金龙, 许鑫, 陆宇杰. 人文社会科学研究中文本挖掘技术应用进展 [J]. 图书情报工作, 2012, 56 (8): 10 – 15.

[9] 陈永法. 药品注册法律法规 [M]. 北京: 中国医药科技出版社, 2011.

[10] 张晓东, 李连达. 我国药品注册管理法规体系的形成及现状思考 [J]. 中国新药与临床杂志, 2010, 29 (2): 155 – 158.

编辑: 王宇梅/接受日期: 2019 – 06 – 02

探索我国罕见病患者药物可及的新途径：疫情下的同情用药制度

袁妮[1,2]，周娜[2]，蒋蓉[1]，胡骏[3]，王勇[1]

(1 中国药科大学国际医药商学院, 南京 211198; 2 大连医科大学公共卫生学院, 大连 116044; 3 上海市食品药品监督管理局科技情报研究所, 上海 200233)

[摘要] 新型冠状病毒肺炎疫情的暴发下，美国为治疗首例确诊新型冠状病毒肺炎患者，遵循同情用药（compassionate use）原则，使用了尚未获批准的试验性药物瑞德西韦（remdesivir），同情用药制度的应用也给罕见病患者药物可及提供了新的途径。通过查阅美国、欧盟、法国、英国的相关官方网站、法律法规、指

南文件以及国内外文献，重点分析同情用药制度在美国、英国和法国的使用情况，为我国拓展性同情使用临床试验用药物在罕见病方面的应用提供借鉴。美国的药物扩展使用（expanded access，EA）及药物尝试权（right to try）制度均给患者提供了提前获取试验性药物的途径；法国临时使用授权（autorisation temporaired utilisation，ATU）缩短了患者获取药物的等待时间，在3年内加快了对20 000多例（罕见病和非罕见病）患者的治疗；英国早期获取药物计划（early access to medicines scheme，EAMS）与后续药品上市及报销相结合，缩短了药品相应的审批时间。建议我国实施符合我国国情的罕见病药物同情用药制度时，能充分考虑"简单灵活的方式，快速获批的程序，合理的费用分担机制，保障药品安全性的制度，确保患者的用药知情权，公开共享的信息平台，有效的激励政策"等重要方面。

2019年1月31日，新英格兰医学杂志（NEJM）报道美国首例确诊新型冠状病毒肺炎（简称新冠肺炎）患者病情出现好转的诊疗中提到，基于"同情用药原则"，医生使用了吉利德公司一种尚未获批准的试验性药物remdesivir（瑞德西韦），同情用药制度首次出现在公众视野[1]。随后，瑞德西韦于2月2日在中国获批Ⅲ期临床试验，首批新冠肺炎重症患者于2月6日开始接受用药，该试验于4月27日结束。在此期间其他重症患者难以通过入组临床试验获得药物治疗，另外，即使药物Ⅲ期获批，到正式上市还需要一段时间。那么在这段时期里，"同情用药原则"很可能成为新冠肺炎患者获取未上市药物的唯一可能。

2019年新修订的《药品管理法》第二十三条规定：对正在开展临床试验的用于治疗严重危及生命且尚无有效治疗手段的疾病的药物，经医学观察可能获益，并且符合伦理原则的，经审查、知情同意后可以在开展临床试验的机构内用于其他病情相同的患者。按照此法条的规定，目前未纳入临床试验的新冠肺炎重症患者仅可以在开展临床试验的医疗机构内部提前获得未上市药物，虽然具有局限性，但这无疑给患者带来了希望。然而，该法条却缺乏实施细则，虽然原国家食品药品监督管理总局于2017年12月发布了《拓展性同情使用临床试验用药物管理办法（征求意见稿）》，但没有正式公布，因此不具备法律效力。因此，下文中所讨论的同情用药制度，借鉴了欧美国家的现有制度规范。

在国外，与同情用药制度类似的制度有不同的名称，包括Compassionate Use（CU）、Expanded Access（EA，美国）、Named Patient Programme（NPP，欧盟）、Early Access to Medicines Scheme（EAMS，英国）、Autorisation Temporaired utilisation（ATU，法国），这些也可统称为特殊用药计划。纵观这些制度，都有几个共同特征：① 针对未上市药品。② 临床急需。③ 用于临床试验以外的患者。这也适用于罕见病患者的用药条件（罕见病是指发病率很低、很少见的疾病，一般为慢性、严重的疾病，常常危及生命）。自2015年以来，我国政府已出台多项政策措施[2-4]，鼓励罕见病药物的引进、研发和生产，并加快罕见病药物的注册审评审

批，以提高罕见病患者的药物可及性。同情用药制度在中国的实施将给我国罕见病患者药物可及提供一种新途径。本文通过分析同情用药制度在美国、英国和法国的使用情况，为我国提供借鉴。

1 美国的药物扩展使用及药物尝试权制度

1.1 药物扩展使用

美国FDA将扩展使用（expanded access）也称为"同情使用"（compassionate use）[5]，是针对患有立即威胁生命的疾病或严重疾病或症状的患者获得试验性医疗产品（investigational medical product），包括药物、生物制品或医疗设备，在没有可比较或令人满意的替代疗法可供选择时，用于临床试验以外的治疗。这些产品尚未获得FDA的批准，即FDA尚未确定这些产品对于其特定用途是安全有效的。此外，试验性医疗产品在治疗病症时可能有效或无效，使用该产品可能会导致意想不到的严重不良反应。

早在20世纪70年代，美国FDA就开始允许在对包括心血管、病毒性、肿瘤性的严重、威胁生命的疾病进行治疗时使用试验性药物（investigational new drug，IND）。根据美国FDA官网公布的数据，美国药品审评研究中心（CDER）和生物制品评估和研究中心（CBER）在2010～2016年共收到了8980份临床试验用药物扩展使用申请，其中8895个申请获批，批准率约为99.0%[6]。2016年，美国国会通过的《21世纪治愈法案》（21st Century Cures Act）中对同情用药作出了新的规定，要求药物研发企业在公共网站发布同情用药的实施计划，促进病危或者急需治疗的患者参加同情用药项目。

1.1.1 非入组患者拓展使用的要求 根据FDA的说法，临床试验是"为最大数量的患者提供安全有效治疗的最有效方法"。此外还可以有3种类型针对非入组患者的扩展使用，遴选要求包括：① 患者患有严重的疾病或状况，或者其疾病或状况立即威胁生命；② 没有可比或令人满意的替代疗法来诊断、监测或治疗疾病及状况；③ 无法将患者纳入临床试验；④ 潜在的患者利益证明了治疗的潜在风险；⑤ 提供研究性医疗产品不会干扰"可以支持医疗产品开发或销售治疗指征的研究性试验"。

1.1.2 3 种类型的主要区别 与扩展使用 IND 相对应的为扩展使用试验方案（expanded access protocol），是针对现有 IND 的患者扩展使用 IND 的方案[7]。3 种扩展使用的主要区别在于参与的患者数量。治疗 IND/试验方案常用于为大量人群提供治疗，以及临床试验完成至市场批准的时间差之间所提供的治疗。中型人群 IND/试验方案没有固定的数字要求，但适用于多于 1 例患者，通常在试验药物尚未被完全认可时。单个患者 IND/试验方案用于单个患者的治疗，且是在紧急情况下提供访问权限的首选机制。这也是大多数公众辩论的类型，此次吉利德公司的瑞德西韦治疗美国第 1 例新型冠状病毒感染患者，即属于此种类型。具体如表 1 所示。

表1 3 种扩展使用方案的类比

扩展使用类型		发起主体	FDA 审批时间
单个患者扩展使用	单个患者 IND	执业医生/临床研究发起人	30 天或更短
	单个患者 IND（紧急）	—	授权使用后 15 天内提交书面材料
	单个患者试验方案	临床研究发起人	无，提交方案即可
	单个患者试验方案（紧急）	—	无，使用后 15 天内提交书面材料
中型人群扩展使用	中型人群 IND	执业医生/临床研究发起人	30 天或更短
	中型人群试验方案	临床研究发起人	无，提交方案即可
广泛使用扩展使用	治疗 IND	临床研究发起人	30 天或更短
	治疗试验方案	—	—

1.1.3 药物扩展使用的应用 单个患者 IND 的申请需由医生（代表患者）首先联系药物公司以确保其愿意提供药物。制药公司同意后，医生必须获得伦理委员会（institutional review board，IRB）批准并向 FDA 申请，并且医生必须在使用试验性药物之前获得患者的知情同意，如图 1 所示。

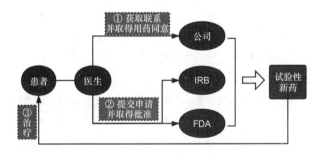

图1 单个患者 IND 的申请流程

FDA 批准对申请同情用药的患者收取费用，包括直接费用，即专门和专有地归因于提供该药物产生的费用，如制造药物的单位成本；以及间接费用，即为生产用于商业销售的药物而产生的费用，是申办者所产生的费用。自 FDA 批准之日起，为扩展使用范围的试验性药物收费可能会持续 1 年，除非 FDA 规定更短的期限（21 CFR 312.8（c）（4））。但 FDA 并不能决定如何收取费用，也无权要求政府医疗保险（Medicare 和 Medicaid）以及任何其他实体（包括私人健康保险提供商）对扩展使用产生的费用予以报销。实际上，美国的大多数州都不予以报销。

美国扩展使用制度的应用不仅使无法纳入临床试验且急需药物的罕见病患者可以提前得到药物救治，对于罕用药制药公司而言，也增加了更多贴近真实临床情况的数据。Epidiolex（cannabidiol）在治疗两种罕见和严重的癫痫病（Lennox-Gastaut 综合征和 Dravet 综合征）相关的癫痫发作中的安全性，得到了美国和澳大利亚38 个地区的罕见癫痫患者扩展使用计划的大力支持。这些安全性数据几乎代表了半数癫痫患者，Epidiolex 于 2018 年 6 月获得 FDA 批准[8]。

1.2 药品尝试权

《尝试权》（right to try）[9] 于 2018 年美国修订的《联邦食品、药品和化妆品法》中被明确规定，是被诊断患有威胁生命的疾病且尝试过所有批准的治疗方案并无法参加临床试验的患者，以获取某些未经批准的治疗方法的另一种方式。当患者申请同情用药，但被美国 FDA 和 IRB 拒绝后，尝试权则允许患者绕过上述机构的审查来使用试验性药物。适用于尝试权的试验性药物：① 对于其中 I 期（初始、小规模）临床试验已经完成；② 尚未经 FDA 批准或许可用于任何用途；③ 目前正在美国 FDA 批准的临床试验中接受审查；④ 正在积极进行开发或生产，而制造商尚未中止或尚未被 FDA 搁置在临床上。

药品尝试权是从拓展性同情用药的基础上发展而来，两者都是致力于在临床试验之外建立一条新的路径以便于终末期患者获得试验性药物，也将医疗决定权归还患者和医师，同时脱离了美国 FDA 的监管。众多罕见病患者对此提出了反对意见，代表美国 3000 万例罕见病患者的非营利罕见疾病组织（NORD）也曾公开表示"药品尝试权将取消 FDA 的批准和咨询，并且不会为我们的患者增加获得有希

中国新药注册与审评技术双年鉴（2022 年版）

望的治疗方法的机会，因为它无法解决这类访问的主要障碍即安全性问题。通过扩展使用计划，FDA已经提供了使用试验性疗法的途径，同时始终将患者安全放在首位"。有关扩展使用计划与药品尝试权的比较如表2所示[10]。

表2 药品尝试权与药物扩展使用的比较

类别	药物扩展使用	药品尝试权
监管	美国FDA；IRB	无监督机构；无独立审查要求
持续时间	治疗通常限于单个疗程或指定的治疗持续时间，除非另有授权	无限制
责任分配	医师/研究者/赞助者需要获得IRB的批准，签署知情同意文件，报告不良事件，保留准确的病史和药品处置记录，并在治疗结束时向美国FDA提交摘要报告	医师需要履行告知义务，签署知情同意文件
支付	如果符合CFR 312.8（c）的标准，制造商可以要求收费，且美国FDA必须批准；不要求保险公司或政府健康护理计划提供保险	制药公司可以要求收费；不要求保险公司或政府健康护理计划提供保险
试验性药物的认定	用于临床研究的新药或生物药	已成功完成临床试验第I阶段的药品、生物制品，尚未被美国FDA批准用于一般用途，目前必须在美国FDA临床试验中进行上市批准并接受审查
药品可及性	由制造商决定；没有强制要求	由制造商决定；没有强制要求
审批期间	紧急申请：数小时至数天；非紧急申请：30天，但通常更短	无审批延迟

2 欧盟的同情用药计划

2004年欧盟法规726/2004/EC第83条首次引入"同情用药计划"（compassionate use programme，CUP），明确纳入欧盟EMA集中审批程序的药物，可以同情为由向患有慢性疾病、严重衰竭性疾病或危及生命的疾病，并且已有上市药物无法满足治疗需求的患者群体提供药物[11]。2010~2016年，由于患者和医护人员积极倡导CUP，申请CUP的数量增加了近25%，其中大部分来自罕见病患者群[12]。申请同情用药计划的情况如图2所示。

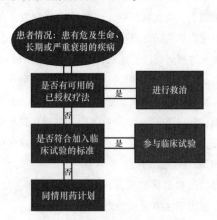

图2 同情用药在欧盟的使用途径

在欧盟法规与指南的指导下，各成员国可自行确定实施方式、审批程序及其他相关规定。目前，在欧盟28个国家中，至少有20个国家建立临床试验药物拓展使用的路径，有18个国家建立了相应的法规体系并明确了申请、使用流程[13]。按照不同的申请人与责任主体，欧盟临床试验药物拓展使用的实施分为命名患者用药计划（named patient programme，NPP）和CUP，其中NPP由医生申请并承担相应责任，CUP则为由制药公司申请的同情用药类型。本文具体介绍法国和英国的同情用药制度及其在罕见病药物可及性上的应用情况。

2.1 法国的临时使用授权

2005年法国成为第一个制定国家孤儿药物计划的欧盟国家，该计划中就包含同情用药制度。同情用药制度，在法国又称为临时使用授权（autorisation temporaired utilisation，ATU），针对药物在法国尚未获取市场授权（marketing authorizations，MA），在没有适当治疗且无法推迟开始治疗的情况下，用于治疗严重或罕见的疾病。ATU由监管机构法国国家安全与发展委员会（Agence Nationale de Sécurité du Médicament et des Produits de Santé，ANSM）发布[14]。

在欧洲，从获得市场准入到全额报销仍然需要很长一段时间，以法国为例，药品从上市到纳入医保报销需要530天，而对于罕见病药物，则可以达到551天[15]。申请ATU可缩短患者获取药物的等待时间，自2007年以来，在3年内加快了对20000多例（罕见病和非罕见病）患者的治疗[16]。通过申请ATU，则在MA之前210天就可以为患者提供申请的药物。根据文献显示[17]，在法国64种罕见病药物中的72%，于获取MA前平均35个月被患者使用，且法国国家医疗保障体系对于ATU予以全额报销。

在法国，存在两种类型的 ATU，即 Cohort ATU（cATU）与 Nominative ATU（nATU），二者的适用情况与主要区别如表 3 所示。cATU 与 nATU 的申请流程如图 3 所示[18]。

表 3　法国 cATU 与 nATU 的比较

类别	cATU	nATU
患者数量	同一种症状的一组患者	1 例患者
发起人	制药公司	执业医生
持续时间	1 年，可续签	治疗期间使用，不能超过 1 年
治疗数据	按照治疗方案进行所有患者的随访和数据收集（安全性和有效性）；定期向 ANSM 报告数据（包括任何可能影响患者安全的新数据）	按照治疗方案进行所有患者的随访和数据收集（安全性和有效性）

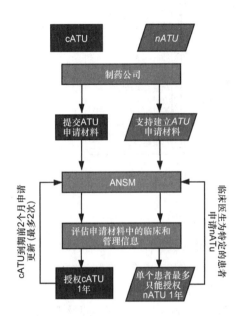

图 3　法国 cATU 与 nATU 的申请流程

其中，在 ANSM 和药品分销权持有人之间通过制定治疗性使用和信息收集协议（Protocol for Therapeutic Use and the collection of information，PTU），规定了治疗患者的监测程序以及功效、不良事件、实际使用情况与被治疗患者人群特征有关的数据收集等信息。通过 cATU 与 nATU 可使患者提前获取药物，根据 ANSM 公开的数据，截至 2020 年 1 月 23 日，共批准了 62 个 cATU，以及 392 个 nATU。2015 年至 2018 年批准的 49 个 cATU 中，有 17 个为罕见病用药，占比 35%[19]。

2.2　英国的早期获取药物计划

按照欧盟同情用药的分类标准，在英国也存在 NPP（医生申请）和 CUP（制药公司申请）两种同情用药，均由制药公司免费提供，前文对美国和法国由医生申请类型的同情用药制度已详细描述，下文将主要针对英国由制药公司申请的早期获取药物计划（early access to medicines scheme，EAMS）进行分析。

EAMS 由英国药品和医疗产品监管局（Medicines and Healthcare products Regulatory Agency，MHRA）授权，于 2014 年 4 月启动[20]。EAMS 针对已完成Ⅲ期临床试验（特殊情况下可能适用于已完成Ⅱ期临床试验）的前景创新药物（promising innovative medicine，PIM），对患有威胁生命或严重破坏生命状况患者，在没有令人满意或现有的治疗方法存在较大局限性时可供选择。PIM 指的是用于治疗危及生命或严重衰弱性疾病的药物，且存在高度未被满足的医疗需求；与英国目前已有的治疗手段相比，该药物可能具有更大的优势；收益可能会抵消潜在的不良反应，从而可以合理预期积极的收益风险平衡。

制药公司在向 MHRA 提交非临床和临床Ⅰ/Ⅱ期数据，并申请 PIM 之后，提交 EAMS 申请材料（包括申请表、药物警戒体系文件摘要、风险管理计划等）之前，公司与 MHRA 将通过召开提交前会议（pre-submission meeting），与英国国立卫生研究院（National Institute of Clinical Excellence，NICE）、国家医疗服务体系（National Health Service，NHS）就该产品是否适合继续申请 EAMS 进行讨论，并由 MHRA 发表科学意见。但是，最终还是由申请人决定是否继续进行申请 EAMS。在此过程中，MHRA 通过两步评估过程提供科学意见：① PIM 指定；② 就试验性药物是否适合申请 EAMS 提供科学意见。从 2014 年 4 月至 2019 年 9 月 MHRA 发表科学意见情况如表 4 所示。其中，2015~2018 年批准的 22 个 EAMS 中，4 个为罕见病用药，占比 18%[19]。

表 4　2014 年 4 月~2019 年 9 月 MHRA 评估 EAMS 申请的情况

个

项目	收到申请	授予/同意	拒售	撤销	拒绝
PIM 指定	105	77	18	4	6
EAMS 科学意见	36	28	3	4	1

随后，MHRA 将会在其网站上发布公共评估报告（public assessment report，PAR），PAR 包括：药品使用方式以及作用机制、关键临床研究摘要、风险和收益、EAMS 给予科学意见的原因、存在的不确定性、正在进行的临床研究的

信息和监控、管理风险的措施等内容。该报告的内容也将为临床医生和患者提供额外的信息，以帮助他们决定在药物获得市场授权之前是否申请使用该药物。从申请 PIM 指定至 EAMS 正式执行前，需耗费 75～90 天[21]。英国将申请

EAMS 的药物与后期的 NICE 审评与 NHS 相联系，已申请 EAMS 的药物在获得市场授权后，若申请进入 NHS，则相比起未申请 EAMS 的药物缩短 60 天的 NHS 审核时间。申请 EAMS 流程如图 4 所示[22]。

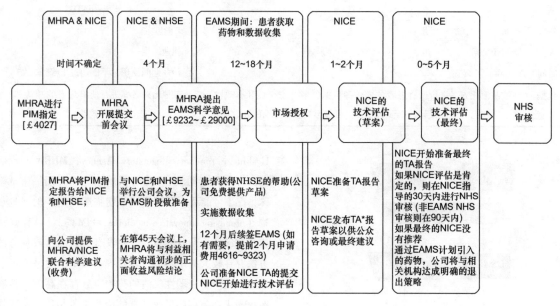

TA：卫生技术评估（technology assessment）

图 4 申请 EAMS 流程图

3 同情用药制度在罕见病领域应用的对策建议

截至 2018 年 12 月，在《第一批罕见病目录》中共计有 74 种罕见病是"有药可治的"，即在美国或欧盟、日本有药物针对这 74 种罕见病的适应证获批上市。这 74 种罕见病已在美国、欧盟、日本上市 162 种治疗药物，涉及 197 次适应证获批。在这 162 种治疗药物中，有 83 种（51%）已在中国上市，涉及 53 种罕见病。然而，在我国明确注册罕见病适应证的药物仅有 55 种，涉及 31 种罕见病[23]。我国罕见病患者面临"境外有药、境内无药"，且仍存在罕见病在"超适应证"使用治疗药物，罕见病患者药物可及现状亟待改善。同情用药制度可以让罕见病患者提前使用处于临床阶段的试验性药物，也包括申请在国外尚未上市的试验性药物[24]。

目前，在中国现有同情用药制度的基础上，指定实施细则，进一步完善该制度。新版《药品管理法》第二十三条基础上，尽快完善《拓展性同情使用临床试验用药物管理办法》或类似的实施细则，对同情用药类型、审批流程、责任主体医学伦理学等进行明确，确保用药者安全与健康权益。

在罕见病药物可及层面：① 在流程设置上应明确不同申请类别的审批程序及责任主体，采取分类管理的方法，设计合理的审批时限，最大限度简化程序，加快患者用药

速度。② 建立专门的职能部门负责同情用药相关申请，用专业化水平来审核申请材料，在审批过程中应侧重药品的安全性，保障患者用药安全，确保患者的用药知情权，体现医学伦理学的重要地位。③ 制定符合中国国情的同情用药申请标准、用药费用、药品进口以及事件报告等制度；借助公共信息平台对符合条件的试验药物、患者疾病相关信息进行公布，以及发表政府授权机构对申请药物的评价报告，以供更多的患者、医生及制药公司进行参考。最后，将同情用药这种早期获取药物的途径与后续药品上市及医保报销政策相结合，通过缩短相应的审批时间可激励制药公司提供药物，让患有罕见病等迫切需要治疗药物的患者早日得到治疗。

总之，"简单灵活的方式，快速获批的程序，合理的费用分担机制，保障药品安全性的制度，确保患者的用药知情权，公开共享的信息平台，有效的激励政策"是实施罕见病药物同情用药制度需考虑的重要方面。

参 考 文 献

[1] MICHELLE L, DEBOLT C, LINDQUIST S, et al. First Case of 2019 Novel Coronavirus in the United States [J]. N Engl J Med, 2020, 382：929 –936. DOI：10. 1056/NEJMoa2001191.

[2] 国务院.《关于改革药品医疗器械审评审批制度的意见》（国发〔2015〕44 号）[S]. 2015.

[3] 中共中央办公厅，国务院办.《关于深化审评审批制度改

革鼓励药品医疗器械创新的意见》（厅字〔2017〕42 号）〔S〕. 2017.

［4］ 国家药品监督管理局，国家卫生健康委员会.《关于优化药品注册审评审批有关事宜的公告》（2018 年第 23 号）〔S〕. 2018.

［5］ FDA. Expanded Access（Compassionate Use）〔EB/OL〕.（2016 – 12 – 15）〔2020 – 02 – 03〕. http：//www. fda. gov/newsevents/publichealthfocus/expandedaccesscompassionateuse/default. htm.

［6］ 孙宇昕，魏芬芳，冯霄婵，等. 美国临床试验用药物扩大使用制度沿革与发展〔J〕. 中国新药杂志，2017，26（16）：1880 – 1886.

［7］ FDA. Expanded Access to Investigational Drugs for Treatment Use-Questions and Answers Guidance for Industry〔EB/OL〕.（2016 – 06 – 12）〔2020 – 02 – 05〕. http：//www. fda. gov/downloads/Drugs/GuidanceComplianceRegulatoryInformation/Guidances/UCM351261. pdf.

［8］ FDA. FDA approves first drug comprised of an active ingredient derived from marijuana to treat rare, severe forms of epilepsy〔EB/OL〕.（2018 – 06 – 25）〔2020 – 02 – 23〕. https：//www. fda. gov/news-events/press-announcements/fda-approves-first-drug-comprised-active-ingredient-derived-marijuana-treat-rare-severe-forms.

［9］ FDA. Right to Try〔EB/OL〕.（2020 – 01 – 14）〔2020 – 02 – 03〕. https：//www. fda. gov/patients/learn-about-expanded-access-and-other-treatment-options/right-try.

［10］ 薛晓，王岳. 美国药品尝试权立法的历史沿革及思考〔J〕. 中国药房，2019，30（18）：2455 – 2460.

［11］ European Union. Regulation（EC）No 726/2004 of The European Parliament and of The Council〔EB/OL〕.（2019 – 01 – 28）〔2019 – 12 – 30〕. https：//eur-lex. europa. eu/legal-content/EN/TXT/? uri = CELEX：02004R0726-20190128.

［12］ HOWES M. Compassionate use and the impact on Clinical research〔EB/OL〕.（2016 – 06 – 16）. http：//www. centerwatch. com/newsonline/2016/04/11/compassionate-use-impact-clinicalresearch.

［13］ GAYATHRI B, SUMAN M, PANKDEEP C, *et al.* An overview of Compassionate Use Programs in the European Union member states〔J〕. *Intract Rare Dis Res*, 2016, 5（4）：244 – 254.

［14］ ANSM. Notice to applicants for marketing for Temporary Authorisation for Use（ATU）〔EB/OL〕.（2015 – 07 – 12）〔2020 – 02 – 10〕. https：//ansm. sante. fr/var/ansm_ site/storage/original/application/cadfbcf9594614d59c8915670853a28b. pdf.

［15］ Michel Haering. French Early Access Compassionate Use Program ATU：Still an Eternal Flame〔EB/OL〕？. ResearchGate.（2019 – 07）. https：//www. researchgate. net/publication/330223086_ French_ Early_ Access_ Compassionate_ Use_ Program_ ATU_ Still_ an_ Eternal_ Flame.

［16］ HYRY HI, MANUEL J, COX TM, *et al.* Compassionate use of orphan drugs〔J〕. *Orph J Rare Dis*, 2015, 10（1）：100.

［17］ Houÿez, François, *et al.* Compassionate use programmes for rare diseases：proposals for actions〔J〕. *Orph J Rare Dis*, 2012, 7（Suppl 2）：S28.

［18］ KENNELL N. Insights into Utilization of French Compassionate Use Programs（ATU）〔EB/OL〕.（2018 – 04 – 11）〔2020 – 02 – 15〕. https：//www. linkedin. com/pulse/insights-utilization-french-compassionate-use-programs-nathan-kennell.

［19］ MACAULAY R, HALL A. PNS84 vs. ATU：comparing early access to unlicensed medicines in UK and France〔J〕. *Value Health*, 2019, 22（Suppl 2）：S300.

［20］ MHRA. Apply for the early access to medicines scheme（EAMS）〔EB/OL〕.（2019 – 04 – 26）〔2020 – 02 – 20〕. https：//www. gov. uk/guidance/apply-for-the-early-access-to-medicines-scheme-eams.

［21］ MHRA. Guidance for Applicants for the Early Access to Medicines Scheme（EAMS）-StepII.〔EB/OL〕.（2014 – 09 – 18）〔2020 – 02 – 20〕. https：//assets. publishing. service. gov. uk/government/uploads/system/uploads/attachment_ data/file/375408/guidance_ on_ applying_ for_ a_ scientific_ opinion_ including_ the_ pre-submission_ meeting. pdf.

［22］ MHRA. The Early Access to Medicines Scheme（EAMS）：Operational Guidance.〔EB/OL〕.（2016 – 05 – 10）〔2020 – 02 – 20〕. https：//assets. publishing. service. gov. uk/government/uploads/system/uploads/attachment_ data/file/520967/eams-operational-guidance. pdf.

［23］ IQVIA，罕见病发展中心（CORD）. 2019 中国罕见病药物可及性报告〔S〕. 2019.

［24］ 林禹鸿，吴晓明. 欧盟罕用药管理的成就与经验及其对中国的启示〔J〕. 中国现代应用药学，2012，29（12）：1154 – 1158.

编辑：王宇梅/接受日期：2020 – 04 – 25

中国新药注册与审评技术双年鉴（2022 年版）

中国麻醉药品和精神药品管制品种目录变动历程研究（1949～2019年）

陈帅锋[1,2]，甄　橙[1]，史录文[3]

（1 北京大学医学人文学院，北京 100191；2 中国人民公安大学侦查学院，北京 100038；
3 北京大学药学院，北京 100191）

[摘要]　　新中国成立后的不同时期，随着国内外麻醉药品和精神药品（以下简称"麻精药品"）种类和药物滥用情势的不断变化，我国麻精药品管制的政策和制度在传承中不断调整改革，进而跟进调整我国麻精药品管制品种目录，以适应当时药品监管形势和禁毒斗争形势的需要。以新中国麻精药品管制重要法律法规的颁布实施为研究基础，以麻精药品管制品种目录或麻精药品列管制度的重大变动为分期依据，可将 1949 年新中国成立至 2019 年期间麻精药品管制品种目录的变动历程分为 5 个时期，依次分析各个时期目录调整和变动的主要内容、特点、原因和意义等，为应对当前日益复杂的麻精药品管制问题和探讨改进我国麻精药品列管制度提供回顾性研究视角。

中国新药注册与审评技术双年鉴（2022年版）

由于麻醉药品和精神药品（以下简称"麻精药品"）特殊的医药理化性质，医疗目的连续使用或非医疗目的滥用均可致生理依赖性甚至精神依赖性，合法麻精药品流入非法渠道或者非法来源麻精药品引发的毒品运输、贩卖、消费及衍生弊害等问题，可致严重的公共卫生问题和公共安全问题，这也是国家实施严格的麻精药品管制，开展严厉禁毒斗争的重要原因。我国对麻精药品实施国家管制最早可追溯至清朝雍正七年（1729 年）颁布的《惩办兴贩鸦片烟及开设烟馆条例》，此后对以鸦片为代表的"麻醉药品"类物质和随后的"精神药品"都实施了性质不一、成效不一的国家管制。新中国成立后，政府高度重视麻精药品的管制工作，1950 年 11 月 1 日，由当时的原政务院核准原卫生部发布了《管理麻醉药品暂行条例》和《供应麻醉药品暂行范围表》，这是新中国首次发布麻醉药品管理法规，并同时发布《麻醉药品暂行范围表》，开启了新中国对麻醉药品及随后的限制性剧药（新中国早期对精神药品的称谓）、精神药品、非药用类麻醉药品和精神药品等精神活性物质实施国家管制的历程。可以说，新中国麻精药品的管制工作是伴随着解决旧中国遗留下的鸦片问题开启的，并随着国内外麻精药品管制情势的日益复杂和毒品问题的不断变化逐步调整麻精药品管制种类，以适应当时药品监管形势和禁毒斗争形势的需要。麻精药品有效管制的前提是明确麻精药品管制的品种目录和种类范畴。我国现行麻精药品的管制品种目录是依照联合国药物管制公约的附表清单，并根据我国药品管理的相关法律法规等综合考虑制定发布的。麻精药品按特殊药品管理，列入目录的药品和其他物质还是《刑法》和《禁毒法》授权认定为毒品品种的范畴。因此，清晰明确、科学合理、规范调整的麻精药品管制品种目录是开展特殊药品监管、医疗机构临床合理使用及禁毒部门开展毒品问题治理的前提和基础。当前，关于现行麻精药品监管制度及运行的研究成果较多，不乏从毒品角度分析毒品列管制度的研究成果，但从历史角度对麻精药品管制品种目录展开回顾性分析的研究成果较少。基于此，本文以法律文件、文献资料和历史背景为研究依据，以 1949 年 10 月新中国成立至 2019 年 4 月我国对芬太尼类物质实施整类列管为研究时间范围，以麻精药品管制品种目录的变动历程为研究对象，依托我国麻精药品管制相关重要法律法规的颁布实施为分期基础，以麻精药品管制品种目录或麻精药品列管制度的重大变动为分期依据，将中国麻精药品管制品种目录变动的历程（1949～2019 年）大致分为 5 个时期，并依次梳理分析各个时期目录调整和变动的主要内容、特点、原因和意义等，多视角分析中国麻精药品监管制度和管制品种的变迁，这对于有效应对当前日益复杂的麻精药品管制问题和毒品治理问题，进一步探讨麻精药品列管制度的改进方向等，均具有重要的理论意义、历史意义和现实意义。

1　发布麻醉药品单一管制品种目录时期（1949～1963 年）

新中国成立之初，旧社会遗留的鸦片烟毒问题成为亟待大力整治的主要社会问题之一。1950 年 2 月，原政务院发布《关于严禁鸦片烟毒的通令》，掀起了保护人民健康、恢复与发展生产、肃清鸦片烟毒流行的大规模禁止烟毒运动，并取得了举世瞩目的成效，产生了深刻的政治和社会影响。与此同时，合法的"非传统意义上毒品"，即医药和研究科学上必需的麻醉药品管理问题受到国家重视并予以应对，遂开始着手加强药品管制，特别是麻醉药品的管制工作。

为供应医药及科研上必需的麻醉药品，防止不正当使用，充分发挥麻醉药品保障人民健康和福祉的医疗需要，1950 年 11 月 1 日原政务院核准原卫生部发布《管理麻醉药品暂行条例》《管理麻醉药品暂行条例施行细则》和《供应麻醉药品暂行范围表》，随后原政务院又核准原卫生部发布《麻醉药品临时登记管理办法》，这些条例、细则、范围表和办法等规范性文件的制定和发布是新中国麻精药品实施国家管制和发布品种目录的开端。《管理麻醉药品暂行条例》规定对阿片类、古柯（高根）类、大麻类及其他经原卫生部指定有毒性、能成瘾癖的化学制品等麻醉药品的输入、制造、供应、购用及稽核依照本条例管理[1]。在首份《供应麻醉药品暂行范围表》中共有 9 大类 34 种麻醉药品纳入管制[1]，见表 1。虽然我国社会长期以来深受鸦片烟毒危害而对鸦片形成了高度负面印象，但鸦片类物质的医药价值及科研的需求应给予保障。《管理麻醉药品暂行条例施行细则》第 5 条和第 6 条规定：麻醉药品的详细名称暂以《供应麻醉药品暂行范围表》所载者为标准，若有科学机关和团体提出正式报告，经原中央卫生研究机关审查，认为可供医药科学试验研究应用者，由原卫生部呈请原政务院特许[1]。这些条款可以视作当时麻醉药品列管的实体和程序标准的初步规定。据单一资料源显示[1]，1951～1963 年，原卫生部又陆续发布了应予管理的麻醉药品种类的通知达 13 次，不断增列需要管制的麻醉药品累计达 17 种，这一时期共将 51 种麻醉药品纳入管制范围。这一系列举措显示在新中国成立初期麻醉药品的增列或变动已呈现动态调整的特征，主要是通过原卫生部发布通知、回复批复等形式，及时将需按麻醉药品管制的药品纳入管制。

表 1　麻醉药品暂行范围（1950 年版）及增列品种（1951～1963 年）示例表

品种类别	品种示例	品种数
阿片类	阿片粉等	6
吗啡类	硫酸吗啡等	8
可待因类	硫酸可待因等	8
阿扑吗啡类	盐酸阿扑吗啡等	2
怕怕非林类（罂粟碱类）	盐酸怕怕非林	1

续表

品种类别	品种示例	品种数
盐酸乙基吗啡（狄奥宁）类	盐酸乙基吗啡等	3
全阿片素（潘托邦）类	全阿片素等	3
可卡因类	盐酸可卡因等	2
大麻类	大麻浸膏	1
陆续增列管理的麻醉药品（1951—1963 年）	派拉可定、罂粟壳等	17

值得注意的是，此时期尚无精神药品称谓和概念，国家层面也没有发布规范性的法律文件管制具有现今意义上的精神药品类的物质，但此类物质同样存在滥用的问题。例如，1952 年重庆市发生去氧麻黄碱（同去氧麻黄素、甲基苯丙胺）成瘾问题，原卫生部首次发布关于去氧麻黄碱应按剧药范围管理的通知[1]。随着类似滥用事件的发生，多个部门先后发布了相关文件管理此类药品，逐步加强对去氧麻黄碱的管制力度。对现今意义上的精神药品以剧药等为名称进行探索性管制的做法，为下一步制定规范性的法律文件依法管制精神药品类物质奠定了基础，所以此时期称为发布麻醉药品单一管制品种目录发布时期。综上可知，新中国成立初期的麻醉药品管理逐渐进入有法可依的阶段，一系列法律条款防止了合法渠道的麻醉药品流入非法渠道，没有造成严重的流弊和产生不良社会影响，进而对鸦片烟毒形成全方位管制，为正在进行的禁止鸦片烟毒运动的顺利开展并取得最终胜利发挥了重要促进作用[2]。

2　以麻醉药品和限制性剧药称谓发布品种目录时期（1964～1984 年）

新中国成立初期，原卫生部将现今意义上的一些精神药品或类似精神药品物质曾分别以"剧药""毒剧药品""限制性剧药"等称谓进行管理[3]，这些名称的内涵在当时也是有差异的，称谓的频繁变动和混合使用表明当时对此类药品药理性质和药品管理定位认识不断深化。例如，1963 年原卫生部党组在《关于加强去氧麻黄素等毒剧药品管理的报告》中以毒剧药品指代在一些地区出现滥用的去氧麻黄素等物质[4]。由于此时期我国药品行业并未真正形成一个独立的产业，化学制药业、药品商业流通分别作为化工和商业领域的组成，使得药品监管的职能设置呈现多部门共管的局面，药政管理的法律文件也多由多部门共同发布[5]。1963 年 10 月，原卫生部会同原化学工业部、原商业部共同发布《关于药政管理的若干规定（草案）》，这是新中国成立后有关药政管理的第一个综合性法规文件，该规定设置专章对麻醉药品、毒药和限制性剧药的管理进行规范，该药品法规由多部门联合发布。1964 年 4 月，原卫生部联合化工部、商业部，根据《关于药政管理的若干规定

（草案）》第 46 条~第 49 条的规定，出于"为了保证防止疾病的需要，正确使用毒药、限剧药，防止乱产、乱销和乱用，保障人民健康"的目的，正式制定发布了《管理毒药、限制性剧药暂行规定》，并以附件形式发布《西药毒药、限制性剧药品种及分类表》，这是我国首个国家层面关于限制性剧药管理的规范性法律文件和品种及分类表。该规定除了明确毒药、限剧药的品种范畴和管理办法外，对增列品种的途径也做了规定，即"各省、自治区、直辖市卫生厅、局可结合当时、当地具体情况，研究增订品种，报原卫生部审批"，为了便于管理，该规定暂将毒药、限制性剧药分为 3 类进行管理，不同类别药品的生产、供应、购买和使用具有不同的管理规定。《西药毒药、限制性剧药品种及分类表》中将西药毒药和限剧药混列在一起分类列示，其中限制性剧药第一类 3 种、第二类 1 种、第三类 14 种，这可看作是新中国最早的精神药品品种目录，也是对精神药品实施分类管理的最早雏形，见表 2[1]。需要说明的是，这一分类表虽将西药毒药与限剧药混在一起，但对每一品种的归属和例外情况都做了明确标注。例如，当时认为麻醉药品是指能成瘾癖的毒性药品，此规定不包括属于麻醉药品的毒、限剧药及中药毒性药品，但附表第二类的"复方樟脑酊、含阿片的复方甘草片和复方甘草合剂"虽含麻醉药品，但不属于限剧药范围，因容易发生流弊，一并列入附表加强管理。这些分类设置和名称称谓看上去略显混乱，一方面反映了当时对毒药（又分中药毒药和西药毒药）、剧药、限剧药、麻醉药品认识上的模糊，另一方面也可看出当时对此类物质开展分类列管的积极探索。

表 2 限制性剧药品种及分类示例表（1964 年版）

品种分类	品种示例	品种数
第一类	苯丙胺（苯异丙胺）及其针、片剂；咖啡因粉剂等	3
第二类	洋地黄毒苷及其针、片剂	1
第三类	麻黄素及其盐类和针、片剂；安钠咖针、片剂；枸橼酸咖啡因；巴比妥及其钠盐和针、片剂；氨茶碱及其针、片剂等	14

1978 年 7 月，国务院批准颁布了原卫生部制定的《药政管理条例（试行）》，这是新中国成立后药政管理领域的第 2 个系统管理法规，该法规成为后来原卫生部牵头起草《药政法（草案）》（《药品管理法》的前身）的基础。根据《药政管理条例（试行）》的第 39 条、第 40 条的规定，原卫生部出于"为防病治病的需要，防止流弊"的目的，于 1979 年 6 月发布《关于医疗用毒药、限制性剧药管理规定》。该规定将毒药、限剧药分为两类，以《西药毒药、限剧药品种及分类表》的形式分类列示，其中第一类毒药和

限剧药共 14 种，第二类毒药和限剧药共 17 种，见表 3。与 1964 年版的"西药毒药、限制性剧药品种及分类表"不同的是，该分类表将"西药毒药""限剧药"由 1964 年版的三大类调整为两大类，且没有标明各品种是西药毒药还是限剧药，也没有明确说明分类的依据。但整体上第一类比第二类在供应范围、零售范围和保管措施等方面均较严格，且很多品种的归类相较于 1964 年版出现调整。该规定第 17 条"附表未包括的毒、限剧药，如有必要管理，各省、市、自治区卫生局、医药管理局，可结合当地情况增订，并报原卫生部及原国家医药管理总局备案。"可视为是"增列品种"的规定，这一规定虽对增列品种的情形表述模糊，但也指明了增列品种的主体部门、部门层级以及报批程序。

表 3 西药毒药、限制性剧药品种及分类示例表（1979 年版）

品种分类	品种示例	品种数
第一类	苯丙胺（苯异丙胺）及其针、片剂；洋地黄毒苷；咖啡因粉剂；安钠咖粉；去氧麻黄素等	14
第二类	盐酸麻黄碱；安钠咖剂、片剂；巴比妥及其钠盐及针、片剂；硫喷妥钠及其针剂；洋地黄针、片、酊剂；莨菪酊、浸膏、流浸膏；水合氯醛；安眠酮；氟奋乃静及针、片剂等	17

在麻醉药品管制方面，国务院根据当时麻醉药品管制形势和需要，于 1978 年 9 月重新修订并发布施行新的《麻醉药品管理条例》，重新加强麻醉药品的管理。该条例将麻醉药品界定为能成瘾癖的毒性药品，并进一步指出"使用得当，可以治病，使用不当，就会发生流弊，危害人民"，麻醉药品的管理范围包括阿片类、吗啡类、可卡因类及原卫生部指定的其他易成瘾癖的毒性药品。这些关于麻醉药品内涵和范围的界定，从某种意义上讲是兼具科学判断和朴素认知的综合概括。根据 1978 年 9 月发布的《麻醉药品管理条例》所附《麻醉药品品种范围表》，将麻醉药品分为 12 大类，共 39 种，见表 4。

表 4 麻醉药品品种范围示例表（1978 年版）

品种类别	品种示例	品种数
阿片类	阿片粉；阿片片；复方桔梗散等	5
吗啡类	盐酸吗啡；盐酸吗啡注射液；盐酸吗啡片等	4
盐酸乙基吗啡类	盐酸乙基吗啡；盐酸乙基吗啡注射液；盐酸乙基吗啡片	3

续表

品种类别	品种示例	品种数
罂粟碱类	罂粟碱；盐酸罂粟碱注射液；盐酸罂粟碱片	3
可待因类	磷酸可待因；磷酸可待因注射液；磷酸可待因片等	4
福尔可定类	福尔可定；福尔可定片	2
可卡因类	盐酸可卡因；盐酸可卡因注射液	2
全阿片素	全阿片素；全阿片素注射液；全阿片素片	3
阿扑吗啡类	盐酸阿扑吗啡；盐酸阿扑吗啡注射液	2
大麻类	大麻浸膏	1
合成类	哌替啶；哌替啶注射液；枸橼酸芬太尼注射液等	8
烯丙吗啡类	烯丙吗啡；烯丙吗啡注射液	2

此次麻醉药品品种范围表是继 1950 年首版《供应麻醉药品暂行范围表》后的第 2 版麻醉药品管制品种范围表，并于 1979 年 2 月发布《每季购用限量表》。此条例明确了麻醉药品属于计划供应范畴，进一步强化政府主管部门管制，但客观上给医疗机构的使用带来不便，严格管制和合理使用之间的矛盾逐渐呈现。

3 以麻精药品称谓发布品种目录时期（1985 ~ 2004 年）

1985 年实施的《药品管理法》第一次以法律文本的形式对药品的研制、生产、经营和使用作出规定，标志着我国药品监管开始进入法制化轨道[6]。1964 ~ 1984 年，我国法律文件中一般将精神药品笼统称为毒药、限制性剧药，而《药品管理法》为了在称谓上与国际药物管制公约接轨，将这类药品正式更名为精神药品，属于特殊管理的药品。《药品管理法》的颁布为系统地建立我国麻精药品管制相关法律法规提供了上位法依据。与此同时，为积极参与国际药物管制合作，履行国际禁毒义务，1985 年我国同时决定加入联合国《经 1972 年议定书修正的 1961 年麻醉品单一公约》和《1971 年精神药物公约》，正式融入全球药物管制体系，积极响应麻精药品的国际管制义务。随后，依照国内《药品管理法》的规定和国际药物管制公约对缔约国的一般义务要求，在总结了我国麻精药品管理经验的基础上，国务院分别于 1987 年 11 月和 1988 年 12 月颁布施行了《麻醉药品管理办法》和《精神药品管理办法》，对我国麻精药品的管理作了全新的系统规定。

在《麻醉药品管理办法》颁布施行前，在原卫生部

发布的《关于罂粟碱、阿扑吗啡和烯炳吗啡不再列入麻醉药品管理范围的通知》中指出，基于"临床使用中均未发现有产生药物依赖性的作用，国内外医学文献未见有产生药物依赖性的报道，征求各方面临床医学专家的意见"3 个方面的考虑做出关于这 3 种药品不再列入麻醉药品管理范围的决定[7]。在之前讨论的卫生主管部门等授权部门发布的规范性文件中曾多次出现增订品种的实体或程序条款，但从未出现过"退出或移除"的条款规定。这一通知的发布意味着我国事实上已经建立了管制药物的退出和增订的动态调整机制。这一动态调整机制其实是符合国际药物管制公约的精神，不排除是借鉴或根据国际药物管制公约的相关条款的精神做出的上述调整。但新办法的条文中没有明确指出麻醉药品增列调整的途径，通过列举加概括的方式指出麻醉药品包括阿片类、可卡因类、大麻类、合成麻醉药类及原卫生部指定的其他易成瘾癖的药品、药用原植物及其制剂，这一界定为原卫生部后续发布新版品种表提供了依据。1988 年 2 月，原卫生部根据《麻醉药品管理办法》第 3 条、联合国《1961 年麻醉品单一公约》及我国麻醉药品使用情况，发布新版《麻醉药品品种表》通知[8]，共分七大类，120 种麻醉药品，主要是大幅增加了合成麻醉药类品种，见表 5。

表 5 麻醉药品品种示例表（1988 年版）

品种类别	品种示例	品种数
阿片类	阿片；复方桔梗散；阿片酊等	5
吗啡类	吗啡；盐酸吗啡；盐酸吗啡片等	3
盐酸乙基吗啡类	盐酸乙基吗啡；盐酸乙基吗啡注射液；盐酸乙基吗啡片	3
可待因类	可待因；磷酸可待因；磷酸可待因注射液等	4
福尔可定类	福尔可定；福尔可定片	2
可卡因类	可卡因；盐酸可卡因；盐酸可卡因注射液	2
合成麻醉药类	哌替啶（度冷丁）；枸橼酸芬太尼注射液；埃托啡；异美沙酮；羟氢吗啡酮；蒂巴因；海洛因；去甲可待因等	101

在《精神药品管理办法》颁布施行前，1986 年 6 月，原卫生部、原国家医药管理局发布《关于将强痛定列入精神药品管理的通知》，这是我国 1985 年实施《药品管理法》和 1985 年加入《1971 年精神药物公约》后，第一个按精神药品管理的药品。根据《精神药品管理办法》规定，精神药品是指直接作用于中枢神经系统，使之兴奋或

抑制，连续使用能产生依赖性的药品。并依据精神药品使人体产生的依赖性和危害人体健康的程度，分为第一类和第二类，各类精神药品品种由原卫生部确定。1989 年 2 月，原卫生部根据《精神药品管理办法》、我国精神药品临床使用情况和联合国《1971 年精神药品公约》公布的精神药品品种及分类，第一次以精神药品称谓发布《精神药品品种及分类表》[9]，该分类表采用了类似 1979 年版限制性剧药的分类方法，将精神药品分为第一类和第二类分别管理，其中第一类精神药品 39 种，第二类精神药品 65 种，见表 6。

表 6　精神药品品种及分类示例表（1989 年版）

品种分类	品种示例	品种数
第一类	二甲氧基溴代安非他明；卡西酮；二乙基色胺；二甲氧安非他明；二甲基色胺；二甲氧基乙基安非他明；乙环利定；麦角酰二乙胺；二亚甲基双氧安非他明；麦司卡林等	39
第二类	异戊巴比妥；布他比妥；去甲麻黄碱；环己巴比妥；格鲁米特；镇痛新；戊巴比妥；阿洛巴比妥；阿普唑仑；安非普拉蒙等	65

上述麻精药品品种目录的发布基本奠定了现今我国麻精药品品种目录设置和分类的基础，后续麻精药品品种目录的不断变动是在此版目录基础上的增加、减少、调整及创新，并随国际管制药物公约目录的变动调整。例如，1996 年 1 月，原卫生部发布更新《麻醉药品品种目录》（118 种）和《精神药品品种目录》（第一类精神药品 47 种、第二类精神药品 72 种）。这次调整的背景也是根据《1971 年精神药物公约》所附清单品种种类变动而大幅度增加了精神药品管制品种的种类，因为国际药物管制公约规定缔约国应最低限度将公约附表所列物质纳入本国管制品种目录。例如，2001 年 5 月，原国家药品监督管理局发布《关于将唑吡坦等 4 种药物纳入精神药品管理的通知》[10]，该通知直接点明本次增列就是根据联合国麻醉药品委员会的决议而做出的相应调整。纵览 20 世纪 80 年代中期至 21 世纪初，自我国加入国际药物管制公约后，我国麻精药品的管制制度和品种目录逐步与国际接轨，并呈现出法制化和国际化的特征。

4　统一发布麻醉药品和精神药品品种目录时期（2005 ~ 2014 年）

2005 年 8 月国务院发布《麻醉药品和精神药品管理条例》后，2005 年 11 月原国家食品药品监督管理局、公安部、原卫生部联合发布 2005 年版"麻醉药品和精神药品品种目录"，其中麻醉药品 121 种，第一类精神药品 52 种，第二类精神药品 78 种，共计 251 种。自此，我国麻醉药品和精神药品进入统一管理、统一发布麻醉药品和精神药品品种目录时期。此次条例和目录的调整主要是根据上位法《药品管理法》的修订和国务院药监机构改革而做出的调整，此外也包括国际药物公约管制目录的变动和国内药物滥用的新形势做出的调整。若从麻精药品管制品种种类的角度审视该条例，呈现出以下新变化：① 进一步明确了我国麻精药品管制的目的，相较以往更加强调麻精药品的"合法、安全、合理使用"。② 对麻精药品的概念做出较大调整，即"是指列入麻醉药品目录、精神药品目录的药品和其他物质"。这一表述是以"列举目录"的方式界定麻精药品的概念，并且说明麻精药品不仅包括列入麻精药品目录中的"药品"，还包括"其他物质"，这一表述为拓展麻醉药品和精神药品的管制种类范围预留了解释空间。③ 明确指出麻精药品的目录由国务院药品监督管理部门会同国务院公安部门、国务院卫生主管部门制定、调整并公布。这是我国首次明确国务院药品监督管理部门为麻精药品目录制定、调整和发布的主体部门，首次明确国务院公安部门是麻精药品目录制定、调整和发布的参与部门。④ 对增列新品种和调整精神药品分类的标准和程序也作出了基本规定，标准为"发生滥用""已经造成或者可能造成严重社会危害的"，程序是"国务院药品监督管理部门会同国务院公安部门、国务院卫生主管部门应当及时将该药品和该物质列入目录或者将该第二类精神药品调整为第一类精神药品"。这些规定标志着我国麻精药品目录的制定、调整和发布等变动机制已进入规范化、法制化阶段。其后，国务院药品监督管理部门会同国务院公安部门和卫生主管部门分别于 2007 年 10 月和 2013 年 11 月两次统一发布《麻醉药品和精神药品品种目录》，继续保持麻醉药品和第一类、第二类精神药品统一、分类管理的制度，麻醉药品和精神药品管制品种的数量均发生一定变动，总体变动情况见表 7。

表 7　麻醉药品和精神药品管制品种数量变动表

（2005 ~ 2013 年，含 1996 年版）

发布年份	麻醉药品	精神药品		合计
		第一类精神药品	第二类精神药品	
1996 年版	118	47	72	237
2005 年版	121	52	78	251
2007 年版	123	53	79	255
2013 年版	121	68	81	270

中国新药注册与审评技术双年鉴（2022 年版）

5 非药用类麻精药品管制品种增补目录开始发布时期（2015～2019 年）

2015 年 9 月，公安部、原国家卫生和计划生育委员会、原国家食品药品监督管理总局、国家禁毒委员会办公室联合发布《非药用类麻醉药品和精神药品列管办法》，并同步发布《非药用类麻醉药品和精神药品管制品种增补目录》。该办法所称的非药用类麻醉药品和精神药品是指未作为药品生产和使用，具有成瘾性或成瘾潜力且易被滥用的物质。这是我国首次使用"非药用类麻醉药品和精神药品"的表述，增补的非药用类麻精药品管制品种以附表列示，一次性列管共计 116 种[11]。该办法首次规定我国"麻醉药品和精神药品按照药用类和非药用类分类列管"，并详细规定了新增非药用类麻精药品管制品种的列管办法，包括列管目的、非药用类麻精药品的界定、非药用类麻精药品的列管主体、非药用类麻精药品调整至药用类的麻精药品目录的条件、增列非药用类的麻精药品的程序和步骤等。非药用类麻精药品列管办法和增补管制品种目录主要是应对国内外日益突出的新精神活性物质（new psychoactive substances, NPS）问题而设计发布的。其实，早在 2001 年我国已将氯胺酮列入第二类精神药品管制[12]，这是我国最早开始管制的新精神活性物质。自 2010 年以来，四甲基甲卡西酮等 13 种新精神活性物质已先后列入《麻醉药品和精神药品目录》中[13]。2015 年《非药用类麻醉药品和精神药品列管办法》颁布实施后，该办法已成为我国常态化增列新精神活性物质的重要依据。2017～2018 年，我国先后 3 次发布公告增列 40 种新精神活性物质列入《非药用类麻精药品管制品种增补目录》[14-16]；2019 年 4 月，公安部、国家卫生健康委员会和国家药品监督管理局发布公告将芬太尼类物质列入非药用类麻醉药品和精神药品管制品种增补目录[17]。这是我国首次对某单一类物质实行整类列管，这意味着此后可能出现的所有芬太尼类物质在我国均被视为非药用类麻醉药品和精神药品而受到严格管制，这标志着我国"芬太尼类物质"整类列管制度的正式建立，这是我国麻醉药品和精神药品列管制度的重大创新，也是中国禁毒法制建设历程中的重要事件。至此，我国已累计列管的新精神活性物质达"170 + n"种，因芬太尼类物质衍生物质种类不确定，笔者将该类物质管制品种数暂定为 n 进行计数，且为 ≥ 0 的整数，见表 8。

表 8 我国新精神活性物质管制品种目录增补示例表

发布年份	品种示例	品种数
2001	氯胺酮	1
2010～2015	四甲基甲卡西酮等	13

发布年份	品种示例	品种数
2015	N-（2-甲氧基苄基）-2-（2，5-二甲氧基-4-溴苯基）乙胺等	116
2017	卡芬太尼等	4
2017	N-甲基-N-（2-二甲氨基环己基）-3，4-二氯苯甲酰胺等	4
2018	4-氯乙卡西酮等	32
2019	芬太尼类物质	n

非药用类麻醉药品和精神药品目录中列管的品种大多是没有或暂时没有发现医药价值的一类具有成瘾性或者成瘾潜力且易被滥用的物质，同样可引发严重的公共卫生问题和公共安全问题。但国内外对新精神活性物质的关注更多出于公共安全问题的忧虑，而非物质本身所蕴含的医药价值，这是此类物质与以往纳入监管的麻精药品的关注点的最大不同。新精神活性物质具有制造上的主观故意性、合理用途的不确定性、法律上的非全管制性、种类上的多样性和快速更新性、滥用人群的广泛性以及社会危害的严重性等特点[18]。新精神活性物质出现的最主要原因是规避现行管制制度的法律制裁，它的出现对传统的毒品管制制度或麻精药品管制制度提出了挑战。新精神活性物质的产生与泛滥，并非毒品品项或功能的自然进化，而是毒品列管制度的缺陷与难以根除的毒品消费需求之间固有矛盾的衍生现象[19]。全球毒品在滥用种类、滥用结构、制造贩运方面不断发生新的变化，如何强化新精神活性物质的管制，及时增列至管制品种目录，防止其非法生产、经营、运输、使用和进出口是国内外禁毒执法部门和药物滥用防治研究者关注的焦点和热点问题。因此，《非药用类麻醉药品和精神药品列管办法》的颁布实施，在我国麻精药品管制制度和毒品列管制度上具有重大理论意义和现实意义。该办法的出台受到国内外的高度关注，对我国麻精药品管制制度的完善，增进国际药物管制执法合作，打击毒品违法犯罪活动提供了制度基础和法律依据。

6 结语

麻精药品兼具特殊的医药理化性质、丰富的文化社会内涵、沉重的历史负担和现实压力等特征，历来是各国政府管制的重点。截至 2020 年 1 月 1 日，中国现行列管的药用类和非药用类麻醉药品和精神药品的品种种类累计已达 431 + n 种，其中，麻醉药品 121 种、精神药品 154 种（第一类精神药品 69 种，第二类精神药品 85 种）、非药用类麻精药品 156 + n 种，分别归类至《麻醉药品品种目录》2013 年版、《精神药品品种目录》2013 年版、《非药用类麻醉药品和精神药品管制品种增补目录》2015 年版，以及陆续以公告的形式增列于上述目录中的品种。

　　本文通过系统梳理分析 1949 年新中国成立至 2019 年麻精药品管制品种目录变动的脉络，并以此视角观察中国麻精药品管制乃至毒品问题治理的理念和思路。通过新中国 70 年麻精药品管制品种目录变动的历程可知，这种变动和调整是常态的、动态的和多样的，主要包括目录的增设、列管的方式、品种的调整等，既有管制品种的增列和转移，也有管制品种的减列和更名，更有列管标准和程序的创新和丰富等。这些丰富的麻精药品管制实践为解决现今麻精药品管制难题和改进麻精药品列管制度提供了丰富的历史视角和经验参考。一个清晰明确、科学规范、符合实际、具有可预期的动态调整机制应是未来我国麻精药品管制品种目录发展的方向。纵览新中国 70 年麻精药品管制品种目录变动的历程还可发现，我国麻精药品管制品种目录的调整和变动深受历史背景、政治因素、国际环境、科技水平、滥用形势等的综合影响，从麻精药品的称谓名称、内涵界定、管制目的、种类范围、增列减列以及发布主体、列管标准、列管程序、变动时间、调整频次等诸多方面，在传承和调整中不断优化、改进、创新列管制度，保障我国麻精药品在医疗、教学、科研、工业等方面的合理、合法和安全使用，这对有效预防和打击麻精药品流入非法渠道引发的毒品违法犯罪行为，推动麻精药品在保障合理使用与严格管制之间取得平衡，适应药品监管形势和禁毒斗争形势的需要意义重大。

　　当前，我国麻精药品监管和毒品问题治理的形势依然严峻复杂，面对不断出现的新形势、新问题、新挑战，从新中国成立 70 年来麻精药品管制品种目录变动的脉络中发现可借鉴的经验和做法，为构建和创新符合我国实际的麻精药品列管制度提供史学视角和决策参考，为进一步探究国际麻精药品管制目录变动问题提供研究基础，为深度参与国际药物管制事务贡献中国智慧。

参 考 文 献

[1] 北京市卫生局编印，药政管理文件汇编（第一辑）[M]. 1965.

[2] 王金香. 中国禁毒史 [M]. 上海：上海人民出版社，2005：296 - 298.

[3] 周邦元. 谈毒剧药的管理 [J]. 中国药学杂志，1957，5 (1)：15 - 17.

[4] 中央批转卫生部党组关于加强去氧麻黄素等毒剧药品管理的报告（中发 [63] 132 号）[S]. 1963.

[5] 陆悦. 壮丽 70 年·中国药监记忆法律法规篇：在依法治药轨道上阔步前行 [N]. 中国医药报，2019 - 09 - 27.

[6] 刘子晨. 医药工业 70 年变迁：腾云巨变 [EB/OL]. (2019 - 10 - 07). "E 药经理人"微信公众号.

[7] 卫生部. 关于罂粟碱、阿扑吗啡和烯丙吗啡不再列入麻醉药品管理范围的通知 [S]. 1987.

[8] 卫生部. 关于贯彻执行《麻醉药品管理办法》的通知 [S]. 1988.

[9] 海关总署. 关于转发"精神药品品种及分类"的通知 [S]. 1989.

[10] 国家药品监督管理局. 关于将唑吡坦等 4 种药物纳入精神药品管理的通知 [S]. 2001.

[11] 公安部，国家卫生和计划生育委员会，国家食品药品监督管理总局，国家禁毒委员会办公室. 关于印发《非药用类麻醉药品和精神药品列管办法》的通知 [S]. 2015.

[12] 国家药品监督管理局. 关于氯胺酮管理问题的通知 [S]. 2001.

[13] 新华网. 国家禁毒办：又有 32 种新精神活性物质列入管制！[EB/OL]. [2018 - 08 - 29]. http://www.xinhuanet.com/legal/2018 - 08/29/c_ 129942388. htm.

[14] 公安部，国家食品药品监督管理总局，国家卫生和计划生育委员会. 关于将卡芬太尼等四种芬太尼类物质列入非药用类麻醉药品和精神药品管制品种增补目录的公告 [S]. 2017.

[15] 公安部，国家食品药品监督管理总局，国家卫生和计划生育委员会. 关于将 N-甲基-N- (2-二甲氨基环己基) -3，4-二氯苯甲酰胺（U-47700）等四种物质列入非药用类麻醉药品和精神药品管制品种增补目录的公告 [S]. 2017.

[16] 公安部，国家卫生健康委员会，国家药品监督管理局. 关于将 4-氯乙卡西酮等 32 种物质列入非药用类麻醉药品和精神药品管制品种增补目录的公告 [S]. 2018.

[17] 公安部，国家卫生健康委员会，国家药品监督管理局. 关于将芬太尼类物质列入《非药用类麻醉药品和精神药品管制品种增补目录》的公告 [S]. 2019.

[18] 肖扬. 新精神活性物质蔓延成国际禁毒一大难题 [J]. 上海化工，2017，42 (3)：52 - 53.

[19] 包涵. 新精神活性物质管制的国际经验和中国路径 [J]. 公安学研究，2018，1 (3)：44 - 63，123.

编辑：王宇梅/接受日期：2020 - 09 - 09

药品连续生产及全球监管趋势

胡延臣

（国家药品监督管理局药品审评中心，北京 100022）

[摘要] 连续生产工艺，相比传统的批生产工艺，显示出一定的灵活性、高效性和便捷性，近年来受到越来越多的关注。由于连续生产在制药领域是相对新兴的技术，目前在关键技术的理解和实施以及监管考虑方面，都缺乏协调一致，ICH 已将连续生产作为 ICH 新的质量议题之一，希望促进国际间的协调一致，减少实施和监管上的障碍。本文对连续生产全球的监管进展进行汇总，同时对国内现状进行分析和介绍，希望引起国内相关研发机构关注。

药品生产现代化不断发展，制药技术的不断创新，有助于改进药品设计和生产工艺，提高药品质量，带来更加稳定、成本更低的供应链等[1]。连续生产技术，作为近年来制药领域非常热门的一种新兴技术，相比传统的批生产工艺，显示出一定的灵活性、便捷性和高效性，近年来受到越来越多关注，尤其得到 FDA 等国外监管机构的大力提倡和鼓励，ICH 也于 2018 年将连续生产作为新的质量议题之一，希望在关键技术的理解和实施以及监管预期方面促进国际间的协调一致，减少技术的实施和监管障碍。本文对连续生产全球的监管形势进行汇总，同时对国内现状进行分析，希望引起国内关注。

1 连续生产工艺介绍

连续生产工艺是和传统的批生产工艺相对应的，目前并未有统一的定义。在传统批生产工艺中，物料在每一步单元操作后统一收集，然后再转至下一单元操作，中间一般会存在中间体的储存和检测过程。在连续生产工艺中，通过计算机控制系统将多个单元操作（至少两个）进行高集成度的整合，输入物料持续不断地流动进入系统中，加工后输出物料被持续稳定输出，生产过程中充分运用过程分析技术（PAT），整个生产系统始终处于受控状态[2]。图 1 为连续生产工艺和典型片剂批生产工艺的比较[2]，图示的连续生产工艺为一种理想化的集成工艺，涉及从原料药合成到制剂成品的全部单元操作的连续，实现起来存在一定的技术挑战，目前技术上较为成熟的是局部单元操作的连续。

与传统的批生产工艺相比，连续生产往往涉及更高水平的工艺设计以确保充分的工艺控制和产品质量。相比传统的批生产工艺，连续生产具备下列优势[2-3]：连续生产中，物料在工艺起点持续加入，终产品在终点持续输出，通过这种连续不间断的生产工艺，消除了批生产工艺中步

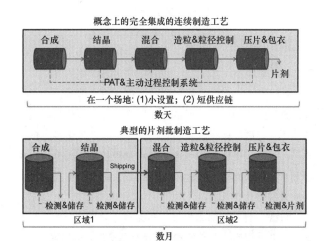

图 1 集成连续生产工艺（上）和传统
批生产工艺（下）

骤之间的间歇和停顿，减少了缺陷和错误的机会，还可以缩短生产周期，提高生产效率；连续生产工艺集成度高、自动化程度高，减少人工成本；连续生产可以通过过程分析技术做到实时的质量监控和反馈，随时弃掉不合格物料，从而让产品更可靠并减少浪费，降低生产成本；连续生产需要更小的设备占地，可以实现设备小型化，高效利用厂房空间；连续生产批量易于调节，可以根据运行时间或者运行速度灵活调整批量，方便适应不断变化的市场需求，尤其是当突破性疗法和临床急需产品出现市场需求时，能够迅速满足临床需求，更容易应对药品短缺和疫情暴发，这种操作灵活性也可能会减少上市后的变更申请，减少传统工艺放大所面临的诸多问题。

据了解，全球范围内至少已有 5 个产品采用连续生产工艺获批上市，均为小分子口服固体制剂，品种信息详见表 1[3]。

表1 全球已上市药物（连续生产工艺）

上市时间/年	公司	商品名（通用名）	适应证	批准类型
2015	Vertex	Orkambi（lumacaftor/ivacaftor）	囊性纤维化药物	新药上市
2016	Janssen	Prezista（darunavir）	HIV-1 药物	上市变更
2017	Eli Lilly	Verzenio（abemaciclib）	乳腺癌	新药上市
2018	Vertex	Symdek（Ivacaftor/Tezacaftor）	囊性纤维化药物	新药上市
2018	Pfizer	Daurismo（glasdegib）	急性髓系白血病	新药上市

其中，Janssen 公司的 Prezista（darunavir）是全球首个以上市后变更途径（批生产变更为连续生产）获批的品种。据了解，Prezista 的连续生产线，是 Janssen 公司与罗格斯大学和波多黎各大学耗时 5 年设计建造完成的，将原来批生产工艺所有工序（称量、粉碎、混合、压片、包衣）集成为一条直接压片固体制剂连续生产线。新生产线将产品的生产和检测时间缩短了 80%，产品的生产周期可以从 2 周缩短到 1 天，同时生产废料减少了 1/3[4]。

2 各地区的监管现状

2.1 美国

FDA 认为，产品的质量问题及设施设备等生产相关问题，是导致药物供应中断的主要因素，对现代化新兴技术的鼓励会促进药物的创新和现代化，可以带来更科学的药物产品设计、更稳健的生产工艺和过程控制，减少生产中断和产品失败概率，从而在整个产品生命周期中提高产品的质量和可及性[1]。

FDA 一直以来都大力推广和支持连续生产技术，也是截至目前采用连续生产工艺上市产品数量最多的国家。FDA 前局长 Scott Gottlieb, M. D. 在 FDA 官网公开表态支持连续生产先进技术，认为连续生产可以提高产品质量，降低生产成本，减少产品缺陷，生产步骤和生产工厂相对集中允许快速发现并解决问题，有助于从根本上解决药品短缺[5]。

同时，FDA 也意识到新兴技术的实施可能带来的技术和监管挑战，甚至制药企业实施存在顾虑（如监管不确定性、审评员对新技术的认识和熟悉等），FDA 药品审评与研究中心药品质量办公室启动了新兴技术项目（emerging technology program）来推动新兴技术的实施[5]。通过该项目，制药公司可以在申报之前向 FDA 的新兴技术团队提交关于使用特定新兴技术的问题和建议，制药企业可以与新兴技术团队成员以及审评员开展更早期的沟通交流或者额外的面对面会议，来共同研究解决新兴技术开发和实施过程中遇到的相关问题，比如：新制剂或包装技术、新生产工艺（工艺的设计、放大或者生命周期）、控制策略（如检测技术或者工艺控制）等相关议题。连续生产技术是目前新兴技术小组主要关注和大力推动的新兴技术之一。

此外，为了发挥并利用好这些先进生产技术的优势，

FDA 一直致力于技术指南的起草，以指导企业实施，明确监管路径。截至目前，FDA 已公开发表两个关于连续生产技术指南的公开征求意见。第一个为 2017 年 6 月 23 日 FDA 通过《联邦公报（Federal Register）》发布的口服固体制剂的连续生产指南文件[6]公开征求意见。该文件发布的背景，是 FDA 曾于 2015 年 5 月 7 日的"未来药品生产"研讨会上向业界征集关于连续生产的科学、技术和最佳实践的相关指南草案或材料，C-SOPS 于 2016 年 6 月向 FDA 提交了一份经过工业界协商的连续生产最佳实践文件，该文件简单阐述了口服固体制剂连续生产的相关概念、生命周期内的应用、上市后变更等内容。另一个为 2019 年 3 月 FDA 在官网发布的连续生产质量属性考虑行业指南草案[7]，该指南聚焦于连续生产特有的技术和监管方面的考虑，如工艺动态、批定义、控制策略、工艺验证、药品质量体系（PQS）、批量放大、稳定性、批生产工艺到连续生产工艺的变更等，适用于小分子口服固体制剂的新药申请、仿制药申请以及上市后变更申请。根据该指南，连续生产作为一种新兴技术，能促进制药现代化并为行业和患者带来潜在的益处，FDA 预期连续生产用于药品生产将会减少药品质量问题，降低生产成本并提高高质量药品的患者可及性。

为进一步推动和鼓励该技术的实施，FDA 于 2018 年向 3 个连续生产项目提供近 600 万美元资金支持[8]，2019 总统财政支出 5800 万美元以希望能解决连续生产技术和监管方面存在的问题[5]。此外，美国拟建立连续生产卓越中心来帮助仿制药企业采纳连续生产技术[9]，同时计划于 2021 年在 FDA 总部附近建立一座实验室，以容纳一个用于模拟原料药和制剂生产过程的试验工厂，促进对新兴技术（包括连续生产）的推广和评估[10]。

除 FDA 多方面的行动和举措外，美国药典（USP）也采取系列措施来应对连续生产技术。USP 致力于通过标准建立来保证产品质量的始终如一，新技术如连续生产的出现为持续高效生产药品提供了机会，USP 希望能够利用自身资源来实现这种利益的最大化。2016 年 USP 与 C-SOPS（Rutgers 大学一个连续生产技术的引领者）共同召开圆桌会议，讨论产品和辅料的质量标准体系如何影响连续生产，这次研讨会的成果就是形成了由学术、工业和监管机构成员组建的 USP 专家组，专家组希望寻找机会通过标准开发和实

中国新药注册与审评技术双年鉴（2022年版）

施来推进连续生产技术。2017 年在印度召开了第一届国际 USP 连续生产研讨会，会议目的主要是分享连续生产技术知识，同时对关键技术和质量的挑战和机会进行互动讨论[11]。2018 年 11 月 USP 专家组发布了 USP 视角对连续生产的一般考虑指南[12]，内容涉及连续生产的概念介绍（如批、流速、滞留时间、受控状态、稳态等）、物料属性表征、风险管理、PAT、监管预期等方面。USP 总则章节负责人 Horacio Pappa 认为，该指南对帮助企业向连续生产转变并实现连续生产技术优势最大化具有重要作用，也为 USP 开通了一个通往新领域的大门[11]。

2.2 日本

日本监管机构对于连续生产也采取了系列举措，日本药品和医疗器械管理局（PMDA）官员经常参与国际性的制药会议，传达他们对于连续生产的监管考虑。

日本 PMDA 于 2016 年成立了 IMT 工作组（先进生产技术工作组），主要目标是探讨与质量和 GMP 检查有关的监管问题，以便推进先进生产技术的应用，并将连续生产技术作为主要的目标。该工作组的主要工作涉及：与欧美药监机构进行面对面会议、参观连续生产的工厂、参与 PMDA 组织的连续生产方面的沟通交流会议、发布相关指南等[13]。IMT 工作组于 2018 年 3 月起草并发布连续生产的指南草稿[14]，阐述 PMDA 对化学合成小分子的口服固体制剂连续生产技术的当下观点，该草案就连续生产有关的控制策略制定、批定义、工艺验证、稳定性研究 4 方面进行了阐述。同时，PMDA 也鼓励申请人就单个产品与 PMDA 审评部门召开面对面咨询会。

日本医学研究开发局（AMED）也资助成立了专项研究小组，成员来自工业界、监管机构（审评员和 GMP 检查员）、学术界，通过解决连续生产问题以及知识分享，来推动连续生产在日本的实施，该小组也已经发布两个连续生产相关文件，包括连续生产的关注点和受控状态[13]，与 IMT 工作组发布的指南内容和关注点基本一致。

2.3 欧盟

欧盟在 2003 年成立了 PAT 小组，小组成员包括 GMP 检查员和审评员，负责解决 PAT 实施和监管相关问题，如指南起草和修订、通用技术文件（CTD）资料审评等。PAT 小组为质量工作组（QWP）、生物制品工作组（BWP）、GMP 检查员工作组提供了一个互相对话的平台。此处的 PAT 是一个广义的概念，泛指新的生产和控制技术以及质量源于设计（QbD）原理的运用，也包括连续生产[15]。

欧盟目前尚无连续生产方面的特定指南发布，但欧盟现有的指南框架，如，工艺验证指南[16]、实时放行检测指南[17]以及欧洲药典的 NIR 光谱、拉曼光谱、过程分析技术等标准[18]，都是支持连续生产技术的实施和监管的。与美国一样，欧盟也有多个连续生产的产品获批上市。

3 全球范围的协调进展

3.1 连续生产国际研讨会[19]

在 FDA 药品审评中心（CDER）主任 Janet Woodcock 提议下，MIT-诺华连续生产合作中心和 CMAC 于 2014 年 5 月共同组织召开连续生产国际范围的技术研讨会，来促进连续生产技术的进步和协调，作为第一届连续生产国际研讨会，邀请了来自学术界、工业界、监管机构的代表参与，形成并公开发布了连续生产的系列白皮书。在 2014 年第一届研讨会基础上，2016 年 9 月继续召开了第二届连续生产国际研讨会，会议结合真实案例进行分析，形成发布了《连续生产的监管角度：从理论到实践》监管白皮书。两届研讨会的举办，为后期新 ICH 议题的确定奠定了基础。随后，2018 年 10 月在伦敦举办了第 3 次连续生产国际研讨会，会议在前两届基础上，继续推进连续生产技术的实施，会议主题涉及小分子、生物加工、供应商、供应链、监管五个方面。2020 年 11 月还将继续举办第四届连续生产国际研讨会，会议将聚焦连续生产的实施障碍，以期加快该技术的实施推广。

3.2 ICH 国际范围的监管协调[20]

为应对连续生产发展带来的技术理解和监管上的不统一，进一步推动该技术的发展和实施，2018 年 6 月，日本神户举行的 ICH 会议上，ICH 推荐将连续生产作为新的 ICH 议题（Q13）。2018 年 11 月，美国夏洛特召开 ICH 区域协调会议，作为 Q13 的首次面对面会议，会议确定了 Q13 议题的正式题目：原料药和制剂的连续生产。同时，本次会议还成立了正式的 EWG 专家工作组，并在官网公开，成员来自监管机构（美国、欧盟、日本、加拿大、中国、韩国、新加坡、巴西、瑞士）、行业协会（EFPIA, IFPMA, IGBA, IPEC, JPMA, PhRMA, APIC, BIO）、美国药典、EDQM 等。其中，美国 FDA 的 Sau Lee 作为议题报告人，日本 PMDA 的 Yoshihiro Matsuda 作为议题监管主席，国家药品监督管理局也派员参加。

2018 年 11 月，ICH 官网公开了 Q13 的概念文件和商业计划书。概念文稿中对该指导原则要解决的问题、主要目标、重要性、可行性等多个方面进行了阐述。与美国和日本已经发布的指南不同，该 ICH 指导原则将适用范围扩展到了化学药和生物药物，包括原料药和制剂。该指南将实现三大目标：① 促进连续生产在科学和监管方面的协调，包括部分 GMP 的考虑。② 推动制药企业采用灵活方法来开发和实施原料药/制剂的连续生产，包括小分子和治疗蛋白。③ 为企业和监管机构在连续生产技术的开发实施和评价提供指导。2019 年 2 月份官网公开的整体工作计划显示，预计在 2021 年 11 月结束第三阶段进入第四阶段。

4　国内现状

相比美国、欧盟和日本，连续生产在国内的起步较晚。受限于人才、知识储备和政策环境等多方面因素的制约，国内本土制药企业有意愿实践连续生产工艺的较少。国内仿制药企业体量巨大，连续生产在厂房设备、工程设计、产品研发和过程控制上，前期投资巨大，依靠低成本获利的仿制药行业难以在连续生产中发现合理的盈利模式和可持续的发展动力。从国内监管和政策层面，国内尚未有针对连续生产的政策导向及技术指南发布。

然而，国内并非悄无声息。2016 年 3 月北京大学曾举办连续制造研讨会[21]，具备连续生产经验的企业专家、美国、欧盟和我国药监机构的代表参会，系统介绍讨论了连续生产的最新进展和实践案例。近年来，国内部分制药企业已开始进行实践连续生产。国内部分制药设备公司也已经着手研发设计连续生产相关设备（如喷雾冻干、连续流反应器）。从监管层面，国家药品监督管理局 2017 年正式成为 ICH 成员，自 2018 年 ICH 成立 Q13 连续生产的质量议题以来，国家药品监督管理局 ICH 工作办公室也相应成立了连续生产国内核心工作组，派员积极参与 ICHQ13 指南的起草工作，同时积极筹备具备连续生产经验的国内专家工作组。药审中心目前也已收到部分采用连续生产工艺的品种的进口注册申报，并就连续生产相关的技术及监管问题与专家代表召开多次技术研讨会及沟通交流会，深入了解连续生产的技术和监管趋势。对于类似采用新兴技术产品的研发注册申报，药审中心也提供了沟通交流渠道[22]。

5　总结

由于连续生产在制药领域是相对新兴的技术，目前在关键技术的理解和实施以及全球监管方面，都缺乏协调一致，使得该技术的开发、监管、实施、监管审批、生命周期管理等系列方面都面临挑战。虽然目前已有许多国际制药企业都在尝试开发设计连续生产线，但真正落地和实施一直很缓慢，全球范围内批准产品的数量仍然较少，目前只有强生、Vertex、礼来、辉瑞四家品牌药制药企业的产品上市。受限于成本和技术知识，大多数仿制药企业对于连续生产的实践经验较少，甚至仿制药企业担忧品牌药企业可能会使用连续生产方式，使得他们难以用传统的批生产来达到等效[3]。

笔者认为，不管是批生产还是连续生产，都需要基于可靠稳健的生产工艺保证产品质量，这种监管目标是一致的。连续生产工艺并不是对现有批生产工艺的否定，而是一种技术革新，为药品生产提供了一个新的选择。希望随着后续工业界对连续生产工艺知识和实践的不断积累，以及 ICH 国际协调工作的逐步推进，连续生产的定位能够更

加清晰，连续生产的潜在优势能够被最大化挖掘。同时也鼓励有意愿实践连续生产的国内制药企业与具备连续生产经验的行业专家加强交流，根据需要与药审中心开展沟通交流，共同解决实践过程中可能遇到的技术和监管上的问题，共同推动国内先进生产技术的发展。

参 考 文 献

[1]　FDA. Advancement of Emerging Technology Applications for Pharmaceutical Innovation and Modernization [S]. 2017.

[2]　LEE SL, O'CONOR TF, YANG X, et al. Modernizing pharmaceutical manufacturing：from batch to continuous production [J]. J Pharm Innov, 2015, 10 (3)：191 – 199.

[3]　BADMAN C, COONEY CL, FLORENCE A, et al. Why we need continuous pharmaceutical manufacturing and how to make it happen [J]. J Pharm Sci, 2019, 108：3521 – 3523.

[4]　FDA Approves Tablet Production on Janssen Continuous Manufacturing Line [EB/OL]. (2016). http：//www. pharmtech. com/fda-approves-tablet-production-janssen-continuous-manufacturing-line.

[5]　FDA Voices FDA Budget Matters：Investing in Advanced Domestic Manufacturing [EB/OL]. (2018). https：//www. fda. gov/news-events/fda-voices-perspectives-fda-leadership-and-experts/fda-budget-matters-investing-advanced-domestic-manufacturing.

[6]　C-SOPS. Current Recommendations for Implementing and Developing Continuous Manufacturing of Solid Dosage Drug Products in Pharmaceutical Manufacturing [S]. 2017.

[7]　FDA. Guidance for industry：Quality Considerations for Continuous Manufacturing [EB/OL]. (2019). https：//www. fda. gov/media/121314/download.

[8]　FDA supports critical research to spur innovation for continuous manufacturing technology to support and advance drug and biologics development [EB/OL]. (2018). https：//www. fda. gov/news-events/fda-newsroom/fda-voices.

[9]　美国拟建连续制造卓越中心帮助仿制药商采纳新技术 [EB/OL]. [2020 – 01]. https：//www. lib. shilinx. com/news/categorylist.

[10]　FDA 将于 2021 年新建先进制造实验室促进连续制造的发展 [EB/OL]. [2020 – 03]. https：//www. lib. shilinx. com/news/categorylist.

[11]　USP. Exploring Pharmaceutical Continuous Manufacturing [EB/OL]. [2018]. https：//www. usp. org/research-innovation/pharmaceutical-continuous-manufacturing.

[12]　USP44 (6) Stimuli to the revision process：USP perspective for pharmaceutical continuous manufacturing [EB/OL]. (2018). https：//www. usp. org/sites/default/files/usp/document/our-work/research-innovation/pf-44-6-pcm-stimuli-article. pdf.

[13]　日本药品和医疗器械管理局 [EB/OL]. (2016). https：//

www. pmda. go. jp/.

［14］ PMDA Views on Applying Continuous Manufacturing to Pharmaceutical Products for Industry ［EB/OL］. （2018）. https：//www. pmda. go. jp/files/000223712. pdf.

［15］ Mandate for Process Analytical Technology Team ［EB/OL］. （2006）. https：//www. ema. europa. eu/en/documents/other/mandate-process-analytical-technology-team_ en. pdf.

［16］ EMA. Guideline on process validation for finished products-information and data to be provided in regulatory submissions ［EB/OL］. （2014）. https：//www. ema. europa. eu/en/documents/scientific-guideline/guideline-process-validation-finished-products-information-data-be-provided-regulatory-submissions_ en. pdf.

［17］ EMA. Guideline on Real Time Release Testing ［EB/OL］. （2012）. https：//www. ema. europa. eu/en/documents/scientific-guideline/guideline-real-time-release-testing-formerly-guideline-parametric-release-revision-1_ en. pdf.

［18］ 欧洲药典专论. EP5. 21/EP2. 2. 40/EP2. 2. 48/EP2. 9. 47/EP5. 25 ［S］. 2020.

［19］ 连续生产国际研讨会 ［EB/OL］. （2014）. http：//isc-mp. mit. cdu/.

［20］ ICH Q13 Continuous Manufacturing for Drug Substances and Drug Products ［EB/OL］. （2018）. https：//www. ich. org.

［21］ 北京大学连续制造研讨会 ［EB/OL］. （2016）. http：//www. cpier. pku. edu. cn.

［22］ 国家药品审评中心. 药品研发与技术审评沟通交流办法 ［S］. 2018.

编辑：杨青/接受日期：2020 – 05 – 25

新药注册适应性批准路径研究

杨　莉，陈玉文，吴　迪，韦彦伊，王祖光

（沈阳药科大学工商管理学院，沈阳 110016）

［摘要］　适应性批准是基于监管科学理念下前瞻性、灵活地对药品和生物制品进行审评审批的路径。该路径建立在监管机构、患者、医药企业和医疗付费者的新药研发合作伙伴模式之上，兼顾各方利益，尽可能地减少风险，提高效率和效益，加快新药研发和上市批准进程。本文梳理了适应性批准的产生与发展，对适应性批准的原理和设计思想进行了深入分析，并对适应性批准中的风险管理和保障措施进行了探讨，为我国适应性批准路径的构建提供理论和实践参考。

适应性批准（adaptive licensing，AL），又称适应性许可、交错审批、管理进入、自适应批准和渐进式授权等，是一种基于监管科学理念下的前瞻性、灵活地对药品和生物制品进行审评审批的路径。适应性批准路径采用步进式学习方法，通过对采集来的证据进行迭代以降低不确定性风险，在此基础之上进行监管评估和自适应许可。适应性批准的目的是在患者获得及时有效的救助用药的可及性需求和监管机构基于充分和不断发展的风险效益评估证据对药品授予批准的监管需求之间寻求平衡，以实现公众健康利益的最大化。

1　适应性批准的产生及发展

进入 21 世纪以来，药品市场准入监管面临前所未有的挑战：患者方面要求尽早获得能够挽救生命的药物，解决未满足的医疗需求；医药企业则面临研发压力增大，研发效率低下的困境，迫切需要监管机构能够创造更有利的研发条件；监管机构则在一系列上市后药物因为风险撤市后面临来自公众、社会媒体、医药企业等各方的质疑。在这样的背景下，各国都开始探索更加灵活和科学的新药上市批准路径，以期解决上述矛盾。因此，在传统的批准路径之外，美国引入了加速上市（accelerated approval，AA）路径、欧盟引入了条件性上市许可（conditional marketing authorization，CMA）路径等，借助于生物标记物、替代终点等技术对临床试验设计进行改革和创新，让药品能够提前用于医疗需求未得到满足的严重疾病。

虽然上述路径实施以来发挥了积极的效果，但是以上路径适用的范围有限，主要针对的是具有强烈临床需求、应对公共卫生危机紧急情况和严重危及生命的疾病的治疗药物，同时在医疗费用支付、患者利益保障等方面具有局限性。因此，适应性批准路径逐渐被各国提出并实施。该路径建立在监管机构、患者、医药企业和医疗付费者的新药研发合作伙伴模式之上，兼顾各方利益，尽可能地减少风险，提高效率和效益，加快新药研发和上市批准进程。同时适应性批准路径适用的药品范围会更广。表1依照时间序列梳理了各国关于适应性批准路径的相关提案或建议。

表1　各国关于适应性批准路径的相关提案或建议

年份	机构	提案/建议	相关内容
2005	加拿大卫生部	Progressive Licensing Project	建立全生命周期的，基于证据的许可路径；设立持续性许可的标准；明确审评时限、证据更新机制等
2006	美国国家科学院	Future of Drug Safety	在整个生命周期内积极评估药物的效用；上市后的评估引入公私合作伙伴模式；全方位的药品不良反应报告；开展流行病学评价；上市后的持续性安全性和有效性报告；5年的再评价期
2010	欧洲医药管理局	Road Map to 2015	在条件性上市许可之外设立交错审批路径；初次许可建立在严格筛选的试验人群的证据上，随着实际证据的扩大和可获得，对许可进行变更或修订；适应性批准并不降低对证据的要求
2011	新加坡健康科学局	Biomedical Innovation's NEW Drug ParadIGmS	针对特定的创新药物设立适应性批准路径，使患者在不违背安全性原则的前提下尽早获得药品；该路径建立在对药物临床数据的持续主动监测下，通过前瞻性设计不断累积证据
2019	美国众议院	Promising Pathway Act	FDA应针对用于治疗、预防或诊断严重或危及生命的疾病的药物建立一个滚动的、实时的、优先的审查途径；基于实质性的安全性证据和早期的积极的有效性证据基础之上，FDA为符合条件的药品颁发临时性许可

EMA在2014年3月19日面向生物医药公司正式推出适应性批准试点项目[1]。加拿大在2012年提出的《罕用药框架》中提出首先在罕用药上市许可中引入适应性批准路径。新加坡健康管理局被授权发放适应性许可，并且在证据标准认定、药品监测、许可条件和范围方面享有充分的自由裁量权。美国FDA于2010年发布《药品和生物制品的适应性临床试验设计行业指南草案》，2019年11月发布《药品和生物制品的适应性临床试验设计最终指南》[2]，但是还未颁发过适应性许可。由于适应性批准项目的实施需要协调多方利益，对现有审批流程进行重新设计，并且引入新的审评工具，因此总体上，适应性批准目前在很多国家仍然处于设计阶段。

2　适应性批准的原理和设计思想

传统的审批范式下，新药通过批准的那一"神奇时刻"将药品分为两个不同的阶段：上市前和上市后。上市前严格控制试验入组、排除标准和其他条件，并进行随机化分组，开展随机临床对照试验（RCT）获取药物的安全性和有效性证据。一旦批准上市，用药人群迅速扩大，在混杂人群中搜集药物的安全性和有效性证据。由于RCT的试验结果来于严格筛选的试验人群和有限的样本量及较短的随访时间，这就导致RCT的研究结论无法完全外推于临床实际应用；二是对于某些疾病领域，如某些缺乏有效治疗措施的罕见病和危及生命的重大疾病，传统RCT难以实施；三是传统RCT需要高昂的时间成本。而上市后的用药人群存在的共病现象、多药治疗、依从性差和长期暴露都会影响证据的可靠性。适应性批准则是通过步进式学习方法，替代传统审批范式下上市前和上市后的两阶段批准模式，将审批扩展为三阶段或多阶段，以降低不确定性风险。同时，除了RCT证据以外，非随机的观察性研究数据和真实世界的数据都纳入审评审批的证据范围。

2.1　适应性批准和传统批准的区别

与传统的药品批准模式相比，适应性批准在受试人群选择、证据采集方法和药物使用限制等方面都有所区别。见表2。

表2　适应性批准和传统批准的区别

项目	传统批准	适应性批准
管理模式	划分为上市前和上市后两阶段，新药通过批准那一刻完成转换。上市前监管较为严格，上市后则相对宽松	审批扩展为三阶段或多阶段，新药获得初始许可之后仍需持续搜集其安全性和有效性证据，并且基于采集来的证据重复进行"学习-确认-再许可"。决策者在药物开发的早期就需对新药许可、医疗费用报销、临床实践的应用以及治疗结果的监测等事项进行综合规划

项目	传统批准	适应性批准
证据支持	更加看重批准前监管。对上市前的药物安全性和有效性证据的等级要求较高，特别强调证据的预测功能	重视批准后监管，通过登记注册、电子医疗记录、上市后研究、控制混杂等方法对上市后的药品安全性和有效性数据进行持续监测，强调证据的预警功能
证据采集	RCT一般被认为是评价药物安全性和有效性的金标准，并为药物临床研究普遍采用	综合运用多种证据，包括RCT证据、非随机的观察性研究证据和真实世界的证据等。特别是真实世界的证据对于初始许可之后的再许可具有重要的意义
受试人群	先探寻药物在广泛人群（普通人群）身上应用的风险效益，再进行特殊人群的药物应用研究	先探寻药物在特定人群中应用的积极的风险效益结果，通过继续开展临床试验和研究搜集新的证据，逐步扩大药物的适用群体
研发导向	药物研发以通过上市注册为首要目的	药物研发以满足患者的用药可及性为主要目的
使用限制	医生允许超说明书用药，而无须证据支持	严格限定用药人群，超说明书用药行为受到限制

2.2 适应性批准的路径

在适应性批准路径下，上市前的临床试验可以选取少量的受试者开展小规模RCT。如果药物适应证面向的是一些罕见疾病，符合条件的受试人群很难招募，则可以考虑开展非随机、安慰剂对照、双盲设计的小样本关键性试验[3]。基于以上有限证据，药品监管机构可以发放初始批准（initial approval），同时上市许可持有人要承诺继续开展确证性的研究，进一步完善已批准适应证的临床证据，并且申请人基于产品研发计划可以继续开展适应证扩大的研究。通过初始批准的药物将在受监控的环境下分发给特定的患者人群，

这些患者人群通常需要进行注册。接受治疗的患者还需要签署知情同意，充分被告知药物的不确定性风险。由于受到严格的处方限制，接受治疗的患者数量将会呈现缓慢上升趋势。接受治疗的患者将会被纳入新的RCT或者观察性研究试验。但是在很多情况下，初始许可一旦获得，开展RCT的难度会增大，因为很多患者不愿意被分入控制组。所以只有在极少数情况下，RCT才可行，大部分迭代证据的生成来自观察性研究，从而产生来自真实世界的数据。随着证据的不断迭代，直至达到预期的临床终点，则该药物可以由初始许可过渡到完全批准。适应性批准路径见图1。

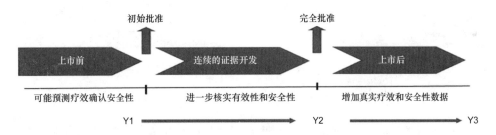

Y1，Y2，Y3代表不断扩大的适应证人群

图1 适应性批准路径

2.3 适应性批准的设计思想

现代医学已经进入"精准医疗"时代，推动药物研发从"重磅炸弹"（blockbuster）时代迈入"利基炸弹"（nichebuster）时代。因此，适应性批准的设计因具体产品和治疗领域的不同而各异。以下选取几个常见的适应性批准适用的药品类别及其设计特点进行阐述。

2.3.1 使用替代终点加速评价疗效
替代终点（surrogate endpoint）是指用于间接反映临床获益的终点指标，可以是实验室检查项目、放射影像学、体征或其他指标，其本身并不衡量临床获益，但可以预测临床获益。传统的药物疗效评价一直是以临床终点指标进行评价的，是最可靠的终点指标。临床终点是指反映患者感觉、功能或生存状态的

临床特点会变化的观测与评级指标，例如存活率、严重疾病发生率或症状缓解率等[4]。但是大部分临床终点指标评价需要的时间长、样本量大、研究成本高，有的还存在医学伦理风险，导致临床终点指标的观测存在困难或不合理。当临床终点指标不可行，或者需要加速临床获益评价的进程时，就会选择替代终点指标。

替代终点已经在美国AA上市路径和欧盟CMA上市路径中得到了广泛应用。同样，替代终点也可以应用于初始批准的发放。但是替代终点并不能都达到理想地预测疾病和临床终点的目标。FDA将基于风险将替代终点分为三类：经过验证的替代终点、可能有效的替代终点和候选的替代终点。纳入AA、CMA和适应性批准路径

的通常都是第二类替代终点[5]。这类替代终点并不能反映药品的整体风险和效益，这些局限性要求在获得初始批准后，需要继续对药品进行持续评估，直至达到临床终点，才能获得完全批准。因此，使用替代终点进行适应性批准通常针对的是严重危及生命，且无有效治疗方案的药物的开发。

2.3.2　运用富集设计识别有效性分析的亚组　富集（是指在临床试验中根据受试者的某些特征，如人口学、病理生理学、组织学、基因组和蛋白质组学等）前瞻性地精准定义从试验药物中获益最大化的目标人群[6]。富集设计的主要目的在于及早发现具有可能获益的特征因素的优势人群，针对这些具有特异性的患者人群开展研究，尽快获得有效性数据，同时使得获益可能性较少的患者避免暴露在不必要的安全性风险之中[7]。这样可以减少不获益人群对整体获益的稀释，使药物在相对小样本量的特定人群中的有效性更容易显现，提高临床试验效率，缩短临床试验周期，并且降低新药研发成本。

基于富集设计的临床试验取得的积极结果可以作为证据支持获得初始批准，同时需要许可持有人对非富集人群的后续研究做出承诺。初始批准后的药物在使用中需要受到严格的监管：在药品的说明书和标签上需标明"初始批准"字样，并且在适应证部分明确定义适应人群；严禁面向普通患者人群发布初始批准的药物的广告；通过注册或电子医疗记录监测用药人群的获益和风险数据；对开具处方的医生实行处方权资格准入，禁止医生进行超说明书用药，并要实行密切的患者随访和跟踪调查等。

此外，在初始批准的药品使用的同时，可以在不同的更广泛的亚组人群中平行开展 RCT 研究，RCT 可以采取安慰剂对照或阳性对照的方式开展。如果试验结果是显著，或者从真实使用人群中获得的观察性研究结果是积极的，就可以扩大逐步适应人群，放宽处方限制，直至获得完全许可。基于富集设计的适应性批准主要应用于抗肿瘤、肥胖、糖尿病、免疫性疾病和心血管等领域。传统批准路径和适应性批准路径患者数量变化见图2。

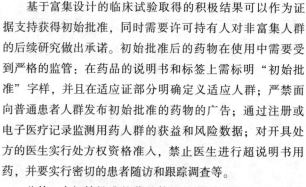

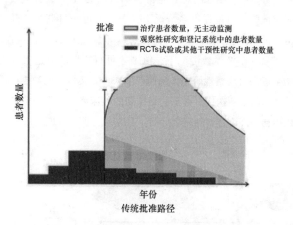

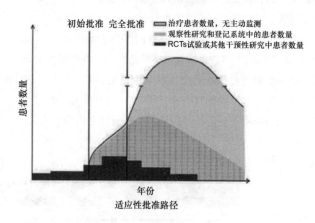

图2　传统批准路径和适应性批准路径患者数量变化

2.3.3　通过实用性临床试验提高 RCT 的外部真实性　常规的 RCT 设计有严格的入选排除标准和研究流程，在研究中对合并用药等均有明确的限制和规定，具有较高的内部真实性和准确性，但是一旦药物被批准后进入到真实世界中，由于临床中的实际患者和入组试验患者存在较大的差距，导致临床医生常会发现 RCT 研究中得到的研究结果在临床实践中难以重现，造成 RCT 的外推性较差。

1967 年法国两位统计学家 Schwartz 和 Lellouch 提出将 RCT 分为解释性 RCT（exploratory randomized controlled trial，eRCT）和实用性 RCT（pragmatic randomized controlled trial，pRCT）。其中，eRCT 通过控制除干预措施之外的所有变量来达到最大化内部准确度，目的是评价某种干预措施在理想的、严格控制环境下的效力，可以为药物上市前效力评价提供最佳证据。pRCT 则是在真实临床医疗环境下，采用随机、对照的方式，比较不同干预措施的治疗结果，目的是衡量某治疗方法在常规临床实践中的疗效[8]，追求最大

程度的外部准确度以使结果具有外推性[9]。pRCT 可以为药物上市前效力评价提供最佳证据。pRCT 通常选择在常规医疗机构开展，选择真实世界中的医疗患者为研究对象。为保证统计分析具有足够的检验效能，pRCT 所需样本量相对较大。同时 pRCT 的干预措施较为灵活和可变，通常以常规治疗、标准治疗或公认有效的治疗措施为对照，且需要对患者开展长期随访。对于一些真实世界效果不确定的药物，比如说最典型的中医药，pRCT 具有非常重要的意义。一些中医药在临床使用时常常存在复合干预，运用 pRCT 可以对这种复合干预作出整体评价。在适应性批准中，可以依据 eRCT 获得初始批准，随后根据 pRCT 的证据发放完全许可。

2.3.4　采用非劣效阳性设计识别创新药　临床验证大致可以分为以下三种类型：优效性设计、等效性设计和非劣效设计。这三者的区别在于研究者期望新药的疗效是优于、等于还是不劣于标准治疗药物。通常，理想的选择是优效试验。优效试验主要通过与安慰剂治疗的对比，验证试验

药物的疗效优于安慰剂治疗，充分展现药物的有效性。但是 ICH E10 指出，如果已知可用的治疗可以预防研究人群的死亡或不可逆转的发病等严重危害，则通常不宜使用安慰剂对照[10]。因为，出于伦理方面的考虑，当有标准治疗药时，使用安慰剂作为对照被认为是不道德的[11]。此时则需要开展阳性对照研究，验证目的则不再是试验药物的疗效优于对照治疗，而是不逊于对照治疗。这时所采用的设计方式则为等效性或非劣效性研究设计。因此对于已经拥有了治疗研究疾病的有效方法，且患者病情急迫的情况下治疗药物可以选择非劣效设计。另外，当与标准治疗药物相比更优效的药物难以实现，研究者将目标转向了与标准治疗药相比，不良反应更少、使用更加方便灵活、价格更便宜等药物开发时，非劣效试验也是药物临床试验的方法选择。

但是，与优效试验相比，非劣效试验设计复杂，是建立在难以验证的假设之上的，结果不如优效试验可信，并且面临固有偏倚风险，因此可能会导致高估试验药的真实疗效。所以对于使用非劣效阳性设计的药物可以颁发初始批准，并且患者应该被告知药物存在的不确定性风险。随后通过观察性数据的支持发放完全批准。

2.3.5　适应性批准的总体设计思想　适应性批准应该密切结合药物研发的目的以及药物的特点进行设计，每一条具体的适应性批注路径都不相同。例如糖尿病药物存在的一个最大问题就是不良事件对患者的损伤很大，因此发现不良事件，特别是罕见的不良事件是糖尿病研发的一个主要目的。而 RCT 由于有限的样本量和较短的随访时间对罕见不良事件的探测不足，因此对于这类药物可以基于有效性研究试验发放初始许可，随后结合真实世界的数据在混杂人群中进一步识别罕见不良事件，并发放完全批准。

3　适应性批准中的风险管理

基于风险理念的药品研发与审评的科学管理体系的构建，是现代药品注册的突出特点。适应性批准在实施的过程中应该始终采用灵活的风险管理措施，对适应性批准过程中产生的风险信息实行良好的沟通、标识、控制和监测。

3.1　风险沟通

获得初始批准的药物由于建立在有限的药物安全性和有效性证据之上，因此属于风险较高的药物。适应性批准涉及监管机构、患者、医药企业、医疗付费者和学术机构等众多利益相关者，所以一个适应性批准项目应该在发起之初就应该在申请人、监管机构和付费者之间达成共识，特别是让医疗付费者在知晓药物风险的前提下提供医疗费用服务。同时，对于使用药物的患者需要开展良好的风险沟通，与患者签署知情同意书，充分告知患者药物存在的风险和当下的风险效益评估结果，保证患者基于自愿参加

适应性批准项目。

3.2　目标人群和特殊标识管理

通过适应性批准上市的药物应该在药品标签或说明书上标明"初始批准""后续批准"或"完全批准"的字样，并在标签上对适应人群进行限定和说明。从"初始批准"到"后续批准"，再到"完全批准"，药物适应人群逐步扩大，同时患者的风险意愿也依次递减。

3.3　处方限制和药物治疗管理

对于通过适应性批准上市的药物，需要执行严格的处方管理措施，包括对开具处方的医师和调配处方的药师都要进行资格认定，对初始批准的药物要实施严格的用药监控，严禁超说明的用药行为。同时对于适应性批准药物实行药物治疗管理。药物治疗管理起源于美国，是通过一系列服务提高患者用药依从性，及时发现用药问题，加强患者的自我用药管理，提高收益产出的新型药学服务模式[12]。药物治疗管理包括五个核心元素：药物治疗回顾（medication therapy review，MTR）、个人药物记录（personal medication record，PMR）、药物相关活动计划（medication related action plan，MAP）、干预和/或建议咨询医疗服务人员（intervention and/or referral），以及文档记录和随访（documentation and follow-up）[13]。通过处方限制和药物治疗管理降低药物在使用过程中的风险。

3.4　持续的风险效益评估

适应性批准的一个主要特点就是贯穿全生命周期的风险效益评估。在传统的批准模式下，风险效益评估证据主要来自上市前的临床试验，上市后非试验患者的药品使用数据对风险效益评价证据并没有显著的贡献。而适应性批准通过对风险效益的持续评估不断修正批准状态，大部分证据都是来自真实的患者使用数据。因此，相对于传统批准，适应性批准的风险效益证据来源更加广泛，不仅包括 RCT，还包括基于实用性临床试验、组群随机试验、扩展队列试验的试验数据和基于卫生信息系统、医保系统、疾病登记系统等的观察性研究数据，以及哨点监测和不良反应报告系统等主动和被动监测体系。持续的风险效益评价的主要目的就是降低药品的不确定性风险，因此，依据先进的信息技术解决适应性批准各方利益相关者之间的连接和信息交流至关重要。

4　适应性批准的保障措施

适应性批准在具体实施的过程中会面临一些风险与挑战，例如适应性批准打破了传统的上市前和上市后"两阶段审批"模式，而是扩展为"三阶段"或"多阶段"审批，需要对现有的审批模式进行重构；适应性批准建立在监管机构、患者、医药企业和医疗付费者的新药研发合作伙伴模式之上，但是这几方的利益诉求并不完全一致，因此需

要一个独立的沟通平台介入；适应性批准带来的一个不容忽略的问题就是适应性批准药物的知识产权保护：现有的药品知识产权保护制度，例如专利期延长和行政保护在适应性批准药物的适用上会存在一些争议，因此，有必要对适应性批准药物的知识产权保护问题进行深入探讨；适应性批准药物需要在批准之后持续开展上市后的试验研究，继续搜集风险效益证据。如何确保批准后的研究按照要求开展需要相应的制度作保障；适应性批准从设想落地到实施离不开新技术的发展和应用，强大的技术支持不可或缺。因此，适应性批准制度的需要建立从法律、政策、组织和技术四个方面建立相应的保障措施。

4.1 法律保障

美国在2016年颁布的《21世纪治愈法案》可以看作是推动美国药品审评审批程序改革的一项重要法案，该法案明确FDA在药品审评时接受患者体验数据，强化生物标记物、动物模型、临床结局等药物开发工具在特定使用背景下有效性的认定，创新适应性临床试验设计，建立有限患者抗菌药（LPAD）审批通道，优化Medicare、Medicaid项目[14]。同时美国早在2007年的《食品药品监管修正案》（FDAAA）里面就规定了：通过"风险评估与降低策略"（risk evaluation and mitigation strategy，REMS）对药品的风险进行持续性评价，将继续开展上市后安全性和有效性评价研究作为颁发新药许可的前置条件，同时还授权FDA对一些特殊药品实施专有标签管理，并及时通过修改说明书来对药品的适用范围进行修正。欧盟在2012年实施了新的药物警戒法规Regulation（EU）No1235/2010和Directive2010/84/EU，并发布了药物警戒法规的实施方案Commission Implementing Regulation（EU）No 520/2012。新的药物警戒法规授权EMA对上市后药物的持续安全性和有效性评价作出强制规定，对处方进行严格的控制和管理，开展患者登记，定期更新安全报告，实施信号管理，对特定药品开展额外监测等[15]。以上法规都为适应性批准路径的实施提供了法律支持。

4.2 政策保障

对于适应性批准来讲最重要的两项政策支持是沟通交流和研发激励。

EMA于2014年3月~2016年8月开展了适应性批准试点项目，所有申请试点的项目都可以与EMA开展面对面的会议，并要求EMA就适应性批准的开展提出平行建议。同时，EMA通过召开研讨会的方式从研发早期就对适应性批准项目进行介入，与利益相关方合作，积极主动规划获取证据的最佳方式和生成证据的最佳工具。同时，有意愿采取适应性批准路径的医药企业可以向EMA提交建议书，EMA将通过研讨会的方式与利益相关方交流。

通过适应性批准上市的药物在知识产权方面会面临一些问题。例如对于药品而言，最重要的两项知识产权保护制度是专利期延长和市场独占。这两项知识产权保护都以药品批准上市之日作为保护的起点。但是适应性批准的药物可能会有两个或更多个批准入口，从哪个时间点开展保护，如何保护是值得思考的问题。美国、欧盟、日本、加拿大等国家为了促进儿科用药、罕见病药物的研发，针对这两类药物设立了专门的市场独占保护。可以考虑为适应性批准药物设立专门的市场独占保护。另外，也可以引入税收减免、专项资金支持、优先审评等其他激励措施。

4.3 组织保障

欧盟依托麻省理工学院（MIT）的新药开发模式项目（new drug development paradIGmS，NEWDIGS）为适应性批准提供"安全港环境"。适应性批准涉及医药企业、监管机构、医疗付费者、学术研究人员和患者多方利益群体，所有这些利益相关者都在一个动态的社会、政治和经济环境中运作，每个利益相关者的利益诉求方向并不完全一致，不同的行动方向会损害集体统一利益的形成。NEWDIGS通过将不同的利益相关者聚集在一个安全的环境中，并利用MIT在系统工程方面的专业知识，能够提供信息并实现有意义的高影响力的变革，实现适应性批准所需的技术、政策和人员的协调发展[16]。

4.4 技术保障

适应性批准与其他批准路径的显著区别就在于证据标准，证据标准的发展主要依赖于新型的研发工具和创新的临床试验方法，包括生物标志物、替代终点、前瞻性药物安全监控证据、早期临床试验证据、富集设计证据、实用性临床试验证据、非劣效临床试验证据、扩展队列证据、动物法则证据、无缝设计证据、计算机建模与模拟证据、真实世界的证据等。因此，各国的适应性批准路径的发展离不开持续的技术支持做保障。

5 结论与启示

我国在《"健康中国2030"规划纲要》中提出：深化药品审评审批制度改革，加快创新药和临床急需药的审评审批。2017年国办发布实施《关于深化审评审批制度改革鼓励药品医疗器械创新的意见》，标志着我国药品审评审批制度真正进入了实质性改革阶段。2019年新的《药品管理法》颁布实施，其中第26条提出：对治疗严重危及生命且尚无有效治疗手段的疾病以及公共卫生方面急需的药品，药物临床试验已有数据显示疗效并能预测其临床价值的，可以附条件批准，并在药品注册证书中载明相关事项。2020年7月新的《药品注册管理办法》正式实施，在第4章中明确了我国的药品加快上市注册程序，特别是在第63~67条对附条件批准程序做出了详细规定。我国附条件批准程序的建立可以看作是为适应性批准程序的设计和实施提供了一定的制度基础。同时，我国在新的《药品注册管理办法》颁布之后相继出台了一系列技术指南，包括《药物临床试验适应性设计指导原则（征求意见稿）》《药物临床试验富集策略与设计指导原则（征求意见稿）》《用于产生真实世界证据的真实世界数据指导原则（征求意见稿）》、《药品附条件批准上市技术指导原则（试行）》等，这些技术指南说明我国正在探索和实施灵活的、科学的药品风险效益评估证据，也为适应性批准的设计和实施提供了一定的技术保障。

患者和社会公众对疾病过程的理解和药品风险理念的进步、创新临床试验方法的兴起、能够将治疗人群进行细分并在早期阶段进行疾病干预的新兴科学的发展以及真实世界证据支持药物研发与审评的应用等都为适应性批准从设想变为现实提供了驱动[17]，适应性批准必然是未来药品注册制度改革的一个重要方向。美国、欧盟、加拿大等国家在积极推进本国适应性批准落地过程中，也充分强调了出于跨国研发和注册的需要，适应性批准需要建立国际统一的标准和实施路径。药品注册的国际化和标准化是现代药品注册制度的显著特点，在全球注册协调的背景下，尽早开展我国新药适应性批准路径的研究和设计具有重要意义。

参考文献

[1] European Medicines Agency. Press release：European Medicines Agency launches adaptive licensing pilot project［EB/OL］.（2014 – 03 – 19）［2020 – 12 – 25］. http：//www. ema. europa. eu/ema/index. jsp？curl = pages/news_ and_ events/news/2014/03/news_ detail_ 002046. jsp&mid = WC0b01ac058004d5c1 > （2014）.

[2] 衡雪莉，王北琪，王骏. 对美国FDA适应性设计指导原则的介绍［J］. 中国临床药理学杂志，2019，35（12）：1316 – 1320.

[3] 白桦，张抒扬. 有关促进国内罕见病药物临床试验的几点建议［J］. 国际药学研究杂志，2019，46（9）：679 – 684.

[4] 刘炳林. 药物临床试验中有效性指标的分类［J］. 中国新药杂志，2016，25（10）：1103 – 1107.

[5] 孙宇昕，魏芬芳，杨悦. 美国FDA药品审评中替代终点开发与应用［J］. 中国药学杂志，2017，52（5）：414 – 419.

[6] 国家药品监督管理局药品审评中心. 药物临床试验富集策略与设计指导原则（征求意见稿）［S］. 2020.

[7] 杨志敏，李宁，高晨燕，等. 富集设计的理论与方法及其在新药临床开发中的应用［J］. 中国新药杂志，2014，23（8）：915 – 920，947.

[8] ROLAND M, TORGERSON DJ. What are pragmatic trials［J］？ *BMJ*，1998，316（7127）：285.

[9] SINGH J. International conference on harmonization of technical requirements for registration of pharmaceuticals for human use［J］. *J Pharmacol Pharmacother*，2015，6（3）：185 – 187.

[11] KESHAV BS. Non-inferiority and equivalence trials：Need for a standardized process［J］. *Perspect Clin Res*，2011，2（4）：115 – 118.

[12] 毛静怡，柳丽丽，潘永卉. 美国药物治疗管理对我国药学服务的启示［J］. 现代药物与临床，2017，32（10）：2031 – 2035.

[13] Medication therapy management in pharmacy practice：core elements of an MTM service model（version 2.0）［J］. *J Am Pharm Assoc*，2008，48（3）：341 – 353.

[14] 杨悦.《21世纪治愈法案》［M］. 北京：中国医药科技出版社，2018：5 – 7.

[15] 董铎，吴桂枝，程刚. 欧盟新法规下的药物警戒制度简介［J］. 中国药物警戒，2012，9（11）：662 – 665.

[16] MIT. About MIT NEWDIGS［EB/OL］.（2020 – 10 – 23）［2020 – 12 – 23］. http：//newdigs. mit. edu/about.

[17] EICHLER HG, BAIRD LG, BARKER R, *et al*. From adaptive licensing to adaptive pathways：delivering a flexible life-span approach to bring new drugs to patients［J］. *Clin Pharmacol Ther*，2015，97（3）：234 – 246.

编辑：王宇梅/接受日期：2021 – 05 – 05

境外已批准用于儿科人群品种的数据外推策略及一般考虑

耿 莹，孙艳喆，李 强，张 豪，赵德恒，杨志敏

（国家药品监督管理局药品审评中心，北京 100022）

[摘要]　境外已批准用于儿科人群的品种采用数据外推策略申请批准中国儿科应用的申报数量逐年增加。为避免不必要的儿科重复研究，进一步规范数据外推策略在儿科用药中的应用，尽快满足我国儿科临床需

求。本文针对境外已批准用于儿科人群品种的数据外推策略和一般考虑进行讨论，同时，对申报资料需要注意的问题给予建议。

自 2017 年 5 月 16 日发布《成人用药数据外推至儿科人群的技术指导原则》（以下简称"外推指导原则"）以来，境外已批准用于儿科人群品种采用数据外推策略申报中国儿科应用的数量越来越多，主要包括已进口原研药和已上市的国内仿制药。在外推指导原则的第五章 5.1 节"已有中国成人数据且国外已获批儿科人群适应证的数据使用"明确了对于此类申报的技术要求[1]。药品研发单位和儿科临床研究单位在实践过程中积累了一定经验，值得总结与提升。

采用外推策略的意识提高。药品研发单位积极关注同品种的境外儿科应用批准情况。越来越多的进口原研药（或原研地产化产品）在境外获得了儿科应用批准之后来中国申请扩展适应证人群范围至儿童，同时，也有越来越多的国内仿制药申请增加原研药在境外已获批的儿科应用范畴，外推思路逐步建立。药品研发单位参照外推指导原则的建议，将数据外推策略写入申报资料中，并尝试采用数据分析的方法支持外推结论的获得，体现外推思路。儿科临床研究单位的支持。儿科临床研究单位在参与药品临床开发的过程中，积累了对于数据外推策略和分析方法的经验，加深了对于儿科临床试验方法学的理解，并且，从我国本土临床研究条件的角度，给予研发单位以有益的意见和建议。

但是，在收获经验的同时，也出现了一些值得关注的问题。最常见的问题包括：外推条件不充分，缺乏支持外推的数据分析过程，申报资料缺少重要的临床研究信息等。此类问题往往造成审评过程中的书面发补或者无法通过技术审评。

因此，本文将重点围绕境外已批准用于儿科人群品种的数据外推策略和一般考虑进行讨论，同时，针对申报资料要求和需要注意的问题给予建议，进一步鼓励和推动数据外推在儿科用药中的应用，尽快满足我国儿科临床需求。

1 数据外推策略

目前，境外已批准用于儿科人群品种采用数据外推策略申报中国儿科应用的最常见类型主要包括以下两类：① 进口原研药（或原研地产化产品），已进口（或已上市），在境外已获批用于成人和儿科人群，在中国已获批用于成人，补充申请扩展适应证人群范围至中国儿科人群。② 国内仿制药（或进口仿制药），已上市（或已进口），已批准用于与原研药相同的成人人群，补充申请增加原研药在境外已批准的儿科人群使用[2-3]。

1.1 进口原研药（或原研地产化产品）

1.1.1 外推条件 外推建立在以下 3 个条件均具备的基础上：① 该产品用于儿科人群的剂量合理性。② 地区间适应

证（疾病）特征及医疗实践的相似性。③ 种族间差异不会对该产品的临床药理学和临床治疗学产生明显影响，境内外成人临床研究数据支持此结论。

1.1.2 分析策略 首先，基于该产品在境外完成的儿科临床研究数据（包括数据外推数据），包括临床药理学研究和临床治疗学研究，分析该产品用于儿科人群的剂量合理性。其次，阐述适应证（疾病）的流行病学、病因、发病机理和疾病进展预后等，分析境内外儿科人群间的差异，差异的可能原因，以及差异是否影响外推。然后，分析该产品的种族敏感性，以及种族敏感性是否产生临床药理学和临床治疗学方面的差异，差异的可能原因，以及差异对儿科人群给药剂量的影响。该产品境内外成人临床研究数据是种族敏感性分析的重要证据。最后，结合以上三个外推条件的分析结果，形成外推结论。

1.1.3 外推结论 外推结论围绕以下三个方面：① 基于国内外已有临床研究数据豁免中国儿科临床研究，采用与境外相同的剂量治疗中国儿科患者的合理性。② 评估"第一"结论的不确定性，包括不确定产生的主要原因（对疾病的认知有限，靶点作用不明确，缺乏长期临床应用数据等）和不确定性对上市应用于中国儿科人群的可能影响（安全性风险是否可控，是否需要针对性的上市后风险管理计划，是否需要开展上市后儿科临床研究等）。③ 基于"第二"的分析，提供批准上市应用后的相关临床研究计划，包括拟开展哪些试验或数据监测等。

1.1.4 临床研究考虑 一般情况下，对于外推结论成立且结论的不确定性小的情况，可以考虑豁免儿科临床试验，同时，建议收集批准上市应用后的儿科临床处方数据（包括安全性和临床疗效）。收集儿科临床处方数据的主要目的包括：验证基于外推的中国儿科人群剂量合理性，收集中国儿科人群用药的安全性数据，以及为可能的中国儿科人群剂量优化提供依据。另外，结合产品特征和我国儿科临床的实际需要，如果适应证涵盖/针对低龄儿科人群或其他需关注的特殊儿科人群，和/或涉及制剂、剂型、给药方式、医疗行为等方面的特殊问题时，可考虑在批准上市应用后开展有针对性的儿科临床研究[4]。

1.2 国内（或进口）仿制药

此类需首先提供与原研药质量一致性的资料，在物质基础一致的情况下再考虑应用外推策略。外推策略与以上针对进口原研药（或原研地产化产品）的一般考虑基本一致。

2 特殊情况及需要注意的问题

2.1 低龄儿科人群或其他需关注的特殊儿科人群

在 ICH E11（R1）用于儿科人群的医学产品的临床研

究指南中建议的一种年龄段分类方法是早产新生儿、足月新生儿（0～27天）、婴幼儿（28天～23个月）、儿童（2～11周岁）和青少年［12至16～18周岁（取决于不同地区）］。但是文中明确指出，应结合药物特征和儿科人群发育生理学和药理学，综合考虑临床研究中的年龄分层。根据实际评价需求，有针对性地选择相应年龄段人群进行试验[5-6]。这个原则同样适用于针对境外已批准儿科应用的品种的数据外推策略和临床研究考虑。通常，婴幼儿（28 d～23个月）时期是身体生长迅速，免疫系统快速发育，中枢神经系统快速成熟的阶段。此年龄阶段儿科人群的肝脏和肾脏对于许多药物的清除率可能超过成人，并且存在较大的个体间差异。儿童（2～11周岁）时期需经历青春期，青春期可能影响药物代谢酶的活性，从而导致给药剂量的调整。由于目前针对中国低龄儿科人群或其他需关注的特殊儿科人群（如青春期青少年）的生理学和病理性等基础研究数据和临床研究数据均较有限，基于数据外推获得的中国儿科人群剂量推断结论存在一定的不确定性。因此，在批准上市应用后，有针对性地开展中国低龄儿科人群或其他需关注的特殊儿科人群的临床研究，以对该儿科人群的剂量合理性进行验证是必要的，并且，临床研究数据可以作为该人群剂量优化的依据。

2.2 涉及制剂、剂型、给药方式、医疗行为等方面的特殊问题

应用于儿科人群的药品除了具备良好的安全有效性之外，通常还需要具备良好的给药便利性和服药依从性。这两方面也是考虑是否开展儿科临床研究的关键出发点。对于我国儿科人群来说新的剂型和新的给药方式或途径、特殊操作给药、需儿童配合度高的给药方式、医疗行为存在明显差异的适应证领域等方面，属于无法通过数据外推策略获得可靠推断的特殊问题，通常需要开展有针对性的儿科临床试验，以提供支持该产品应用于我国儿科人群的给药便利性和服药依从性的证据。

2.3 同品种在不同国家批准的儿科人群剂量不同的情况

在实际药品研发与注册过程中，会遇到同品种在不同国家批准的儿科人群剂量不同的情况。在考虑数据外推策略之前，需要对剂量不同的原因和合理性进行分析，并结合我国医疗实践，提供中国剂量选择的依据。

2.4 以我国儿科临床需求为导向，以品种质量和安全有效性为核心决策标准

对于药效机制不明确，儿科应用的安全性风险较大或难以预期，境外儿科应用批准时间较早（已非临床治疗主流品种），缺乏充分可靠的儿科剂量合理性证据，国内已上市有多个安全有效性特征类似的品种且适应证人群已覆盖全面的情况，需谨慎评价品种价值和外推条件。

2.5 提高临床资料质量，加强外推分析过程

与儿科人群临床研究相关的数据外推，其核心价值在于充分利用已有数据资源，减少不必要的儿科人群试验，是一种符合科学评价要求的药品研发策略。片面理解为申报流程或申报要求的“简化”是错误的。一般情况下，申请基于数据外推策略支持儿科应用的批准时，所需准备的临床资料同样需要全面和充分。境外已批准用于儿科人群的品种，通过数据外推策略，推断出中国儿科人群采用同等剂量用法将会获得与境外儿科人群相同/可接受范围内相似的治疗获益风险比，从而支持该产品/仿制产品不再需要开展中国儿科人群临床研究，直接获得中国儿科应用的批准。这是一个科学的推断过程，需要在现有数据资料的基础上，借助适当的统计分析方法呈现推断过程，以支持推断所得结论的合理性。仅仅进行外推概念和结论的描述，而缺乏科学分析过程的做法是不可接受的。临床资料质量和外推分析过程非常重要，关系到外推结论和后续可能涉及的儿科临床研究计划和试验方案设计。

2.6 批准上市应用后的儿科临床研究计划和试验方案设计[4]

如前文所述，在外推条件具备的情况下，遇到特殊关注的问题时，可能涉及在批准上市应用后在儿科人群中开展相关临床研究或真实世界数据的收集。在设计此类临床研究时，应明确研究目的，选择合适的受试者和合理的评价指标和标准。在确保达到研究目的的前提下，尽可能节省儿科受试者资源，科学合理设计采样点和采样量，减少儿科受试者试验中的痛苦。可考虑使用群体药动学、适应性设计、建模模拟等方法，优化试验设计和数据分析。

2.7 鼓励沟通交流

积极开展沟通交流是推动儿科药物研发和儿科临床研究向着更科学、更高效、更高质量方向发展的重要举措。将数据外推方法应用于我国儿科用药研发和注册的工作刚刚起步，良好的沟通交流有助于明确开发策略，理清申报思路，解决实际问题，积累经验和优化流程。

3 总结

本文的目的是讨论境外已批准用于儿科人群品种采用数据外推策略申报中国儿科应用时需要关注的重要问题和数据分析策略。同时，本文还提出了几种特殊情况的考虑和几个提醒注意的问题，并给出了相应的解决建议。本文内容为一般考虑，依据品种特征与适应证特点，在应用数据外推策略时可能存在差异，鼓励通过沟通交流的方式进行讨论。本文没有对数据外推的具体分析方法进行阐述。请关注ICH E11（R1）指南及外推指导原则的相关内容。科学合理的利用数据外推策略可以减少不必要的重复的儿科临床研究，尽快满足我国儿科患者的临床需求。

参考文献

[1] 国家食品药品监督管理总局. 成人用药数据外推至儿科人群的技术指导原则 [EB/OL]. (2017 – 05 – 18). http://samr. cfda. gov. cn/WS01/CL0087/172743. html.

[2] 国家食品药品监督管理总局. 儿科人群药物临床试验技术指导原则 [EB/OL]. (2016 – 03 – 07). http://www.sfda. gov. cn/WS01/CL0087/146408. html.

[3] 耿莹, 赵德恒, 杨志敏. 基于新化药注册分类的儿科人群临床研究要求的考虑 [J]. 中国新药杂志, 2018, 27 (18): 26 – 29.

[4] 耿莹, 赵德恒, 杨志敏. 我国儿童用药进行上市后真实世界数据收集的考虑 [J]. 中国新药杂志, 2018, 27 (11): 1245 – 1248.

[5] 国家食品药品监督管理总局. 儿科人群药代动力学研究技术指导原则 [EB/OL]. (2014 – 07 – 11). http://www. sfda. gov. cn/WS01/CL0844/103095. html.

[6] ICH Guideline E11 (R1). Addendum To Ich E11: Clinical Investigation Of Medicinal Products In The Pediatric Population [EB/OL]. http://www. ich. org/fileadmin/Public _ Web _ Site/ICH _ Products/Guidelines/Efficacy/E11/E11-R1EWG _ Step4_ Addendum_ 2017_ 0818. pdf.

编辑：王宇梅/接受日期：2019 – 12 – 11

中国新药注册与审评技术双年鉴（2022 年版）

真实世界证据与随机对照试验证据比较研究

张 喻[1,2]，曲 艺[1,2]，董 丽[1,2]，孟令全[1,2]，黄 哲[1,2]，陈玉文[1,2]

（沈阳药科大学 1 工商管理学院，2 药品监管科学研究院，沈阳 110016）

[摘要]　大样本双盲的随机对照试验（RCT）结果历来代表循证医学临床证据的最高等级，但它无法解决所有的临床研究问题，因此基于真实世界研究（RWS）视角下的真实世界证据（RWE）得到了迅速发展。本文通过对比生成真实世界证据与随机对照试验证据在数据来源、内外部有效性、证据等级、应用范围、试验设计、实施要素、实施成本中的差异，旨在为真实世界证据的进一步应用发展提供参考。

2020 年 1 月 7 日，国家药品监督管理局（NMPA）发布《真实世界证据支持药物研发与审评的指导原则（试行）》，3 月 26 日，运用临床真实世界证据（RWE）首个批准艾尔建公司关于青光眼引流管 Xenxen®（赞宜®）产品的注册；4 月 10 日，"博鳌乐城真实世界数据研究创新中心"在海南博鳌乐城国际医疗旅游先行区揭牌成立，从中可以看出 RWE 已成为当下研究的热门话题。从循证临床医学角度来看，与 RWE 相对应的是随机对照试验证据，由于 RWE 存在许多优势，近年来发展迅猛，但其研究处于初期，仍存在许多问题[1-2]。

1　真实世界数据（RWD）和 RWE

至今，国际上对 RWD 与 RWE 的单一定义尚未达成一致[3]。早在 2016 年 12 月美国国会通过《21 世纪治愈法案》，对 RWD 以及 RWE 进行了相关的定义，2018 年 12 月美国 FDA 发布的《FDA 真实证据框架》又对 RWE 进行新的定义[4]。紧随其后例如欧盟、日本[5]以及我国有关部门也做了相关概念的界定[6]，详见表 1。

表 1　主要国家对 RWD 和 RWE 的相关定义

监管机构（国家）	RWD	RWE
国会或 FDA（美国）	与患者健康状况和/或卫生保健提供有关的数据，这些数据通常从各种来源收集而来。包括来自电子健康记录（EHRs）的数据、医疗索赔和账单数据、产品和疾病注册表以及患者生成的数据（2018 年 12 月）	关于随机临床试验以外来源的药物的使用或潜在利益或风险的数据（2016 年 12 月，美国国会）；从真实世界的数据分析中得出的关于医疗产品的使用和潜在利益或风险的临床证据（2018 年 12 月，FDA）
EMA（欧盟）	在随机临床试验之外收集的保健相关数据	来自登记处、电子健康记录和保险数据的证据
PMDA（日本）	医疗机构以电子方式产生和存储的数据	目前还没有官方的定义

续表

监管机构（国家）	RWD	RWE
NMPA（中国）	来源于日常所收集的各种与患者健康状况和（或）诊疗及保健有关的数据（2020 年 1 月）	对适用的真实世界数据进行恰当和充分的分析所获得的关于药物的使用情况和潜在获益-风险的临床证据，包括通过对回顾性或前瞻性观察性研究或者实用临床试验等干预性研究获得的证据（2020 年 1 月）

PMDA：日本药监局

2 RWE 与随机对照试验（RCT）证据比较

2.1 数据来源

RCT 证据的数据则源自通过随机对照试验产生的数据，通过随机化、双盲、严格的纳排标准将试验的偏倚降到最小。而 RWE 数据总体而言来自 RWD，如电子健康记录（EHRs）的数据、医疗索赔和账单数据、产品、疾病注册患者生成的数据以及观察性研究和实效性临床试验（PCT）根据临床试验依据研究设计收集到的数据，但目前各个国家对 RWD 来源并没有统一的标准，且在数据收集方面存在较大的偏倚[7-9]。

2.2 内外部有效性

2.2.1 RWE 具有更好的研究外部有效性，但内部有效性不足 RWE 更加关注临床实践，是在真实世界更加广泛的人群中进行探讨，应用的是更加常用的数据收集系统，通过最大限度地提高内部有效性的过程，临床试验更有可能包括更好的表现状态和较少共病的患者，最终更大程度和更广泛地收集到临床数据，具有较高的外部有效性[10]。然而 RWE 研究中因为容易受到数据偏倚的影响，同时对其来源于基础数据的 RWD 也存在不完整或缺失的可能，例如与特定研究问题或研究相关的必要或重要潜在数据元素，这最终增加了不可测量的混淆可能性，导致其内部有效性不足[11]。

2.2.2 RCT 证据具有更好的研究内部有效性，但外部有效性不足 RCT 通常是在标准化双盲条件下，在一个偏倚和/或混杂因素最小化的狭隘人群中，比较干预组和对照组或安慰剂组的有效性和安全性。在 RCT 中，偏倚不是一个特别关注的问题，因为随机化分组、严格的纳排标准以及设置对照组将试验过程中的偏倚降到了最低，这使得其具有较高的内部有效性。通过最大限度地提高内部有效性的过程，临床试验更有可能包括更好的表现状态和较少的共病患者[12-13]。同时由于 RCT 缺乏普遍性，由于不确定的证据转移到更广泛的患者群体，其研究报告的结果有限地外推到日常临床实践中观察到的不同患者和治疗环境。RCT 还往往低估长期毒性，很少延伸探索某些研究主题，如对新药物或干预措施的面对面比较，对各种临床结果的分析，尤其较少提及长期和生活质量参数的分析，此外，大量的 RCTs 只关注替代参数，而不是临床化的临床参数[14]。

2.3 证据等级

RWE 与随机对照试验证据在循证等级方面具有一致性。基于多数人对"证据等级"存在一种固有观点，一直认为 RWE 的可信度与 RCT 研究产生的证据相比较弱。对此，2011 年英国制药工业协会明确提出，RWE 与 RCT 证据是相互补充的关系，两者在"证据等级"中处于相同的地位，因此两者在循证医学上的证据等级上具有一致性[15]。实际上，研究问题决定研究设计，没有任何一种研究设计可以解决所有研究问题，因此也就不存在任何一种研究设计绝对优于其他设计[16]。

2.4 应用范围

传统的 RCT 研究产生的证据只是用于评价药品上市前或某种治疗方法的安全性和有效性，而 RWE 展示了上市后的证据，越来越多的人对监管机构使用 RWE 来评估药物治疗的安全性和有效性产生了兴趣[17-18]。RWE 的主要需求与机会见表 2。

表 2　RWE 的主要需求和机会

重要领域	举例
药械监管部门监管决策	制定支持新适应证的治疗策略
	对于医疗器械上市前的审评审批提供新的依据
	上市后监测，以监测药物安全性和检测不良事件
	加快国外药械在本国的上市审批审评
	对 RCT 证据进行补充

重要领域	举例
测量批准后的安全性和有效性	整合多种 RWD 研究设计,利用现代统计方法更好地评估治疗效果
	比较效力与效果的差异
	建立最佳实践、指导方针和报告标准
	跟踪加速批准和替代终点试验,以了解对传统终点的长期影响
未来疗法的发展	确定目前治疗和临床试验服务不足的人群
	发现可能受益于新的治疗模式的疾病亚型或潜在患者亚群
	促进在不同临床地点的试验招募,并在未来的研究中纳入不同的人群
衡量医疗保健的价值和质量	确定基于价值的药物报销
	评估临床指南的严格程度,以及指南是否会带来积极的结果

中国新药注册与审评技术双年鉴(2022年版)

2.5 试验设计

2.5.1 RWE 试验设计 RWE 同样可以通过不同的研究类型获得,如观察性临床研究和 PCT[19]。① 观察性研究是从传统临床试验以外的来源产生一些有用的 RWE,是一种非介入性研究设计,即在医疗护理的背景下收集患者数据,其中包含回顾性观察性研究和前瞻性观察性研究:回顾性观察研究确定一个人群,并根据研究开始前产生的历史数据确定治疗类型;前瞻性观察研究在研究开始时就确定了对象的入选标准。② 实用性临床研究又称实操/实效临床试验,指尽可能接近临床真实世界环境的临床试验,是介于 RCT 和观察性研究之间的一种研究类型,Patsopoulos[20] 总结了关于 PCT 设计的特点如下:① 没有纳入或排除标准;② 实践者不受如何应用实验性干预的指导方针的限制;③ 实验干预被所有的实践者应用,因此覆盖了临床设置的全部;④ 最好的替代治疗是用于比较,没有限制他们的应用;⑤ 比较治疗适用于所有的医生,涵盖临床设置的全部;⑥ 没有正式后续随访约束;⑦ 主要的结果是一个临床意义的结果,不需要广泛的培训来评估;⑧ 目前还没有改善或改变试验性或比较治疗依从性的计划;⑨ 没有特别的策略来激励从业者坚持试验的协议;⑩ 该分析以一种意图治疗的方式包括所有参与者。

2.5.2 RCT 试验设计 RCT 是一种研究性研究,其中受试者被前瞻性地分配到 1 个或多个干预措施,以评估干预措施对健康相关结果的影响。传统的临床试验通常由与常规临床实践分离的研究基础设施支持,其设计目的是控制可变性和最大限度地提高数据质量[21]。

从中可以看出,RWE 试验设计与传统的 RCT 研究设计存在明显的不同。以 PCT 设计为例,与 RCT 试验差异主要体现在以下几点:① 从试验的随机化角度,与 RCT 相比 RWS 的实施同样可以应用随机化,如 PCT,其中随机主要用于将受试者的基线资料进行均衡,而后续的随访方式以及临床观察均符合真实世界临床实践。② 从患者选择以及

治疗角度,PCT 所选择的受试人群为该治疗措施欲施加的全部人群,尽可能保证了研究的外部真实性,PCT 是一种用于衡量某种治疗方案在日常临床实践中的效果,而 RCT 是用来衡量某种治疗方案在理想实验条件下对严格符合受试条件的受试者的治疗效能。③ 从是否设立安慰剂做对照组,PCT 所应用的干预手段均为临床实践当中所应用的治疗方式,通常为一整套的干预措施,所选择的对照也是另外一种干预措施,而不会应用安慰剂[22-23]。

2.6 实施要素

在研究实施方面,RCT 专注于药物的有效性,RWE 则专注于流行病学下有效性、安全性、成本效益以及该药物有关的治疗方法。两者在研究实施要素存在较大的差异,特别是对于治疗方案、研究者主体、临床结局有一定的区别[24-25],见表3。

表3 RWE 与 RCT 研究试验实施要素区别

试验实施要素	RWE	RCT
研究主体	许多医务人员	主治医师
治疗方案	个体化,可参照方案多	对照研究,方案有限
临床结局	直接临床终点	次要终点
试验环境	真实环境	试验设定下的环境
样本量	相对较大	相对较小

2.7 实施成本

2.7.1 RWE 节省经费 许多 RWE 相关的成本都是预先支付的并且用于开发计费和临床信息系统(EHRs)。因此,使用可用数据存储库的成本大大低于即使是最实用的临床试验所需的成本。此外,用于 RWE 的数据收集机制可用于多种目的,包括促进质量改进,并为未来的随机研究形成基础设施[26-27]。

2.7.2 RCT 证据生成更耗时耗资 RCT 从研究构思到研究

开始的平均时间通常是几年，从开始到报告主要结果的时间长达10年。目前估计，进行第三阶段药物注册试验的成本约为1900万美元，2016年的一份报告估计，通过使用RWE，制药公司每年可以节省10亿美元[28]。随着人力资本和原料药成本的不断上涨，在不提高药品价格的情况下继续创新的外部压力越来越大，制药公司给出的反应是继续削减成本，这是一种自我限制的做法，真正的目标是提高效率和生产力，而RWE是一个推动者。某项研究中发现每10个临床试验中就有7个遇到了注册障碍，而且每增加一个投入市场，每多花1周时间进入市场，销售额就会减少30万美元[29]。

3 结语

通过对RWE与RCT证据进行比较研究，RWE在试验外部有效性、应用领域以及实施成本方面存在一定的优势，但对于试验内部有效性以及实验方案设计的规范性同样存在一定的局限性。在将RWE应用于相关领域提供证据的过程中，需要在数据的可适用性、试验设计的合理性、试验实施过程的严谨性等多角度考虑制定完善配套的规章制度。早在1954年Meldrum[30]开展一项关于评价脊髓灰质炎疫苗有效性及安全性的研究，便已部分采用了干预性真实世界研究的研究设计。我国学者谢雁鸣等[31]于2010年首次采用了真实世界研究探讨中药上市后临床再评价中应用前景，但直到2020年我国才颁布相关指导办法，相对于欧美在规章制度方面存在一定的滞后性，需要加强RWE规章制度的建设发展。

参 考 文 献

[1] BURCU M, DREYER NA, FRANKLIN JM, et al. Real world evidence to support regulatory decision aking for medicines: considerations for external control arms [J]. Pharmacoepidemiol Drug Saf, 2020, 29 (10): 1228 – 1235.

[2] O'LEARY CP, CAVENDER MA. Emerging opportunities to harness real world data: An introduction to data sources, concepts, and applications [J]. Diabet Obes Metab, 2020, 22 (Suppl 3): S3 – S12.

[3] SNYDER JM, PAWLOSKI JA, POISSON LM. Developing real-world evidence-ready datasets: time for clinician engagement [J]. Curr Oncol Rep, 2020, 22 (5): 45.

[4] WU J, WANG C, TOH S, et al. Use of real world evidence in regulatory decisions for rare diseases in the United States: current status and future directions [J]. Pharmacoepidemiol Drug Saf, 2020, 29 (10): 1213 – 1218.

[5] BAUMFELD ANDRE E, REYNOLDS R, CAUBEL P, et al. Trial designs using real-world data: the changing landscape of the regulatory approval process [J]. Pharmacoepidemiol Drug Saf, 2020, 29 (10): 1201 – 1212.

[6] 国家药品监督管理局. 真实世界证据支持药物研发与审评的指导原则（试行）[EB/OL]. [2020 – 01 – 07]. http://www.nmpa.gov.cn/WS04/CL2182/373175.html.

[7] KLONOFF DC. The new FDA real-world evidence program to support development of drugs and biologics [J]. J Diabetes Sci Technol, 2020, 14 (2): 345 – 349.

[8] TSENG HF, SY LS. Use of real-world evidence to evaluate the effectiveness of Herpes zoster vaccine [J]. J Infect Dis, 2018, 218 (Suppl 2): S63 – S67.

[9] SABRINA M, FRAENCE G, ANTJE G, et al. Primary data, claims data, and linked data in observational research: the case of COPD in Germany [J]. Respir Res, 2018, 19 (1): 161.

[10] 李敏, 时景璞, 于慧会. 真实世界研究与随机对照试验、单病例随机对照试验在临床治疗性研究中的关系比较 [J]. 中华流行病学杂志, 2012, 33 (3): 342 – 345.

[11] BRECKENRIDGE AM, BRECKENRIDGE RA, PECK CC. Report on the current status of the use of real-world data (RWD) and real-world evidence (RWE) in drug development and regulation [J]. Br J Clin Pharmacol, 2019, 85 (9): 1874 – 1877.

[12] 田磊, 岳彩宾, 管欣, 等. 真实世界研究与随机对照试验在临床实践及卫生决策中应用的比较 [J]. 中国医院药学杂志, 2019, 39 (3): 274 – 277.

[13] 周智广. 浅谈真实世界证据的意义与实施 [J]. 中华糖尿病杂志, 2018, 10 (10): 695 – 696.

[14] KLONOFF DC. The expanding role of real-world evidence trials in health care decision making [J]. J Diabet Sci Technol, 2020, 14 (1): 174 – 179.

[15] FLOSSMANN E, ROTHWELL PM. Effect of aspirin on long-term risk of colorectal cancer: consistent evidence from randomised and observational studies [J]. Lancet, 2007, 369 (9573): 1603 – 1613.

[16] LONJON G, BOUTRON I, TRINQUART L, et al. Comparison of treatment effect estimates from prospective nonrandomized studies with propensity score analysis and randomized controlled trials of surgical procedures [J]. Ann Surg, 2014, 259 (1): 18 – 25.

[17] BOWRIN K, BRIERE JB, LEVY P, et al. Cost-effectiveness analyses using real-world data: an overview of the literature [J]. J Med Econ, 2019, 22 (6): 545 – 553.

[18] BHATT A. Conducting real-world evidence studies in India [J]. Perspect Clin Res, 2019, 10 (2): 51 – 56.

[19] CHAN K, NAM S, EVANS B, et al. Developing a framework to incorporate real-world evidence in cancer drug funding decisions: the Canadian Real-world Evidence for Value of Cancer Drugs (CanREValue) collaboration [J]. BMJ Open, 2020, 10 (1): e032884.

[20] PATSOPOULOS NA. A pragmatic view on pragmatic trials [J].

Dialogues Clin Neurosci, 2011, 13: 217 – 224.

[21] FRANKLIN JM, PAWAR A, MARTIN D, *et al.* Nonrandomized real-world evidence to support regulatory decision making: process for a randomized trial replication project [J]. *Clin Pharmacol Ther*, 2020, 107 (4): 817 – 826.

[22] BEAULIEU-JONES BK, FINLAYSON SG, YUAN W, *et al.* Examining the use of real-world evidence in the regulatory process [J]. *Clin Pharmacol Ther*, 2020, 107 (4): 843 – 852.

[23] SUVARNA VR. Real world evidence (RWE) -are we (RWE) ready? [J]. *Perspect Clin Res*, 2018, 9 (2): 61.

[24] HAMPSON G, TOWSE A, DREITLEIN WB, *et al.* Real-world evidence for coverage decisions: opportunities and challenges [J]. *J Comp Eff Res*, 2018, 7 (12): 1133 – 1143.

[25] VEGA SJ, RÍOS RM, DAYI H, *et al.* Efficacy and effectiveness of valsartan/amlodipine and valsartan/amlodipine/hydrochlorothiazide in hypertension: randomized-controlled versus observational studies [J]. *Curr Med Res Opin*, 2018, 34 (3): 501 – 515.

[26] WISE J, ANGELI MÖLLER, CHRISTIE D, *et al.* The positive impacts of Real-World Data on the challenges facing the evolution of biopharma [J]. *Drug Discov Today*, 2018, 23 (4): 788 – 801.

[27] 徐菲, 蒋蓉, 邵蓉. 基于全球价值链视角下的我国医药产业发展水平测度 [J]. 中国新药杂志, 2021, 30 (8): 680 – 684.

[28] OLSON MS. Can real-world evidence save pharma US $ 1 billion per year? A framework for an integrated evidence generation strategy [J]. *J Comp Eff Res*, 2020, 9 (2): 79 – 82.

[29] REYNALDO M, DAVID J, SYLWIA B, *et al.* The inclusion of real world evidence in clinical development planning [J]. *Trials*, 2018, 19 (1): 468.

[30] MELDRUM M. A calculated risk: the Salk polio vaccine field trials [J]. *BMJ*, 1998, 317: 1233 – 1236.

[31] 谢雁鸣, 毛平, 田峰. 真实世界研究在中药上市后临床再评价中应用前景的探讨 [J]. 中药新药与临床药理, 2010, 21 (3): 324 – 327.

编辑: 王宇梅/接受日期: 2020 – 11 – 29

国际生物类似药审批、互换使用及外推管理分析

陈明艳, 徐 伟

(中国药科大学, 南京 211198)

[摘要] 本文从审评审批、互换使用、适应证外推等方面对美国、欧盟、澳大利亚、日本等国家或地区的生物类似药监管政策现状进行分析, 为我国生物类似药监管体系的完善提供参考。生物类似药的国际命名方式未统一, 主要有与原研药相同、区别于原研药两种方式。各国对于生物药之间的互换使用十分谨慎。适应证外推对生物类似药医保管理形成挑战。

1 全球生物药及生物类似药的发展

生物药已成为癌症、糖尿病、特异性免疫疾病等疾病的新型疗法。如欧洲克罗恩病和结肠炎组织 (European Cron's and Colitis Organisation, ECCO) 和美国胃肠病学协会 (American Gastroenterological Association, AGA) 形成专家共识, 建议对于未对皮质类固醇或硫嘌呤有反应或类固醇依赖性的溃疡性结肠炎患者, 使用抗肿瘤坏死因子药 (tumor necrosis factor, TNF) 来诱导缓解[1-2]。全球畅销药品在近10年内也从化学药转变为生物药。2002年全球畅销药均为化学药品, 而2018年全球畅销前10名的品牌药中, 生物药有7个[3]。2015年的全球药物支出为776亿美元, 生物药占比为24%[4]。

高昂的价格阻碍生物药可及性的改善。近年来, 随着一些创新生物药专利到期, 生物类似药正在兴起。生物类似药与创新生物药的治疗作用相似, 并且价格更低, 缓解了生物原研药的高价困境, 同时具有与生物原研药进行广泛竞争及替代使用的潜力, 未来可以提高生物药的可及性、缓解医疗成本的增加、减轻医保基金支出压力。

本文选取欧盟、美国、澳大利亚和日本等国家为研究对象, 从审评审批、互换使用、适应证外推等方面对各国生物类似药的发展现状进行分析, 同时结合我国生物类似药管理现状, 以提出完善我国生物类似药管理的建议。

2 各国生物类似药审评审批现状

2.1 命名

全球未对生物类似药的命名进行协调统一。欧盟生物原研药与生物类似药使用世界卫生组织 (WHO) 的国际非专利名称 (international nonproprietary name, INN) 命名规则, 为了进行区分, 欧盟通过立法规定成员国在生物药处

方、发药、销售和不良事件报告时使用商品名和批号[5]。美国生物原研药与生物类似药的命名方式为：国际非专利名称（INN）-4 位无意义小写字母（至少 3 个字母不同）。日本规定生物原研药采用 WHO 的 INN 命名规则；生物类似药在原研药 INN 名称后添加"biosimilar"进行标识，同时用阿拉伯数字以区分同一原研药对应的不同生物类似药；在生物类似药的品名中也会加入"BS"标记。我国发布的《生物制品通用名命名指南》中规定生物原研药与生物类似药使用 WHO INN 命名规则。生物原研药和生物类似药的命名示例见表 1。

表 1 欧盟、美国、日本与中国生物原研药及生物类似药命名示例（以利妥昔单抗为例）

地区/国家	生物原研药	生物类似药
欧盟	rituximab	rituximab
美国	rituximab	rituximab-abbs
日本	成分名： 日文：リッキシマブ（遺伝子組換え） 英文：rituximab（genetical recombination） 商品名：リッキサン点滴静注 500 mg	成分名： 日文：リッキシマブ（遺伝子組換え）［リッキシマブ後続 1］ 英文：rituximab（genetical recombination）［Rituximab biosimilar 1］ 商品名：リッキシマブBS 点滴静注 500 mg「KHK」
中国	中文：利妥昔单抗 英文：rituximab	中文：利妥昔单抗 英文：rituximab

2.2 生物类似药研发要求及成本

生物类似药在质量、安全性和有效性三方面与参照药具有相似性，因此，生物类似药研发步骤主要有三个：质量比对研究、非临床比对研究及临床比对研究。从研发时间来看，创新生物药的研发大概需要 12 年，生物类似药大概需要 8 年，而化学仿制药仅需 3 ~ 5 年。从研发成本来看，创新生物药研发成本高于 10 亿美元，而生物类似药的研发成本相对较低，为 1 亿 ~ 2 亿美元，而化学仿制药的研发成本仅需 200 万 ~ 300 万美元（图 1）[6]。

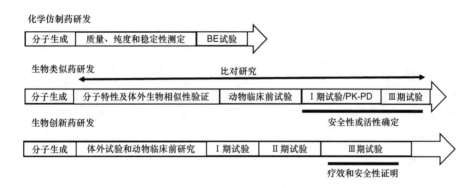

图 1 化学原研药与仿制药、生物原研药与类似药的研发与审批程序[7]

2.3 各国生物类似药审评审批情况

欧盟最早建立了生物类似药审评审批的法规体系，同时世界上第一个生物类似药生长激素（商品名：Omnitrope）于 2006 年在欧盟获批。截至 2019 年 5 月，欧盟仍然是生物类似药获批最多的地区。日本于 2009 年获批第一个生物类似药生长激素，澳大利亚于 2010 年获批首个生物类似药阿法依泊汀（商品名：Novicrit），这两个国家每年获批的生物类似药数为 1 ~ 3 个，2018 年获批数均增加至 6 个。美国首个生物类似药非格司亭（商品名：Zarxio）于 2015 年获批，之后每年获批数逐渐增加。尽管各国对生物类似药的管理在近 10 年内才兴起，但各国生物类似药的获批数整体呈现上升趋势，说明各国在摸索审评生物类似药的道路上已积累了一些实践经验（图 2）。

截至 2019 年 5 月，美国、欧盟、日本与澳大利亚总计对 17 个生物原研药的生物类似药进行上市审批。从各国或地区获批的生物药数量可知，生物类似药的获批数量为：欧盟＞澳大利亚＞美国＞日本，数量分别为 60、20、19 和 17 个；生物类似药对应的生物原研药数量为：欧盟＞澳大利亚＞美国＝日本，分别为：16、10、9 和 9 个。从生物类似药在各国的审批情况可知，有 6 个生物原研药对应的生物类似药在欧盟、美国、日本与澳大利亚 4 个国家或地区均获批，分别为阿法依泊汀、非格司亭、利妥昔单抗、曲妥珠单抗、依那西普和英夫利昔单抗；有 3 个生物原研药的生物类似药在欧盟、美国、日本与澳大利亚中的 3 个国家或地区获批，分别为甘精胰岛素、培非格司亭和阿达木单抗（表 2）。

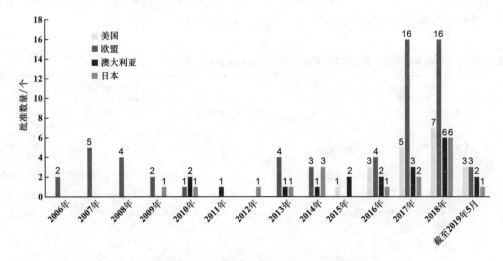

图 2 历年美国、欧盟、澳大利亚与日本的生物类似药批准情况

表 2 美国、欧盟、日本与澳大利亚针对不同生物原研药审批的生物类似药情况

序号	有效成分中文名	有效成分英文名	美国	欧盟	日本	澳大利亚
1	阿法依泊汀	epoetin alfa	1	3	1	1
2	非格司亭	filgrastim	2	9	3	3
3	利妥昔单抗	rituximab	1	6	1	2
4	曲妥珠单抗	trastuzumab	4	5	3	3
5	依那西普	etanercept	2	2	2	2
6	英夫利昔单抗	infliximab	3	4	3	2
7	甘精胰岛素	insulin glargine	—	3	2	2
8	培非格司亭	pegfilgrastim	2	5	—	1
9	阿达木单抗	adalimumab	3	10	—	3
10	重组人生长激素	somatropin	—	2	1	—
11	贝伐珠单抗	bevacizumab	1	2	—	—
12	促卵泡素 α	follitropin alfa	—	2	—	1
13	阿加西酶 β	agalsidase beta	—	—	1	—
14	依泊汀 ζ	epoetin zeta	—	2	—	—
15	赖脯胰岛素	insulin lispro	—	2	—	—
16	特立帕肽	teriparatide	—	2	—	—
17	依诺肝素钠	enoxaparin sodium	—	2	—	—
	合计		19	60	17	20

3 生物类似药的互换使用

3.1 互换、替代、转换的定义

欧洲药品管理局（EMA）定义的互换性（interchangea-bility）、替代（substitution）、转换（switching）如表 3 所示，其中互换性是药品之间相互替代使用的可能性，替代发生在药房层面，转换的决定权在处方医生手上[7-8]。美国 FDA 在审批生物类似药时，分为生物类似药和生物可互换

药两种类型，其中生物可互换药除了满足生物类似药的审批要求之外，还需要满足与可互换有关的要求，但FDA至今未批准生物可互换药[9]。

表3 欧盟对互换性、替代和转换的定义

概念	定义
互换性	互换性是指将一种药物换成预期具有相同临床效果的另一种药物的可能性。这可能意味着用生物类似药代替参照药（反之亦然）或用一种生物类似药代替另一种生物类似药
替代	没有咨询处方者的情况下，在药房层面发生的等效药或可互换药之间的替代使用
转换	处方者决定将具有相同治疗目的的一种药物转换为另一种药物

3.2 各国对互换使用的规定

化学原研药与仿制药可以互换使用，而生物原研药与生物类似药互换使用可能造成风险，如出现安全性问题时，追溯困难；增加抗药性风险，导致不良免疫反应和降低药效。因此，各国制定生物药之间互换使用政策时十分谨慎。

美国生物药的互换使用由各州决定，有25个州已经立法，其中有14个州允许生物类似药替代使用，并规定替换条件，包括：药师在合理时间内通知医生其提供给患者的特定产品，包括产品名称和制造商；通知方式通过电子信息系统进行，以减少药师负担；药师不需要等待医生的批准，从而减少用药延误；规定替代记录保存时限等[10]。

欧盟仅有少部分国家规定生物药可以替代使用，如法国立法允许在治疗开始时自动替代生物仿制药，并陆续发布药品清单；荷兰药品评估委员会最近支持对于未使用过生物药的患者进行生物类似药的替代使用。德国允许特定的生物类似药分组在治疗开始时进行替代治疗[11]。

2015年4月，澳大利亚的药品福利咨询委员会（Pharmaceutical Benefits Advisory Committee，PBAC）建议，将适合在药房进行替代使用的生物类似药与原研药，在药品福利计划目录（Pharmaceutical Benefits Scheme，PBS）中标记为"a"。替代使用的考虑因素为：生物类似药与原研药的有效性或安全性没有显著差异；没有因使用生物类似药而使风险不成比例增高的特定人群；有支持切换使用生物原研药和类似药的数据；为未经治疗的患者提供生物类似药的数据；澳大利亚治疗用品管理局（Therapeutic Goods Administration，TGA）是否认为生物类似药与原研药具有相似性。目前澳大利亚共有8个生物类似药纳入PBS中，其中可与生物原研药进行互换使用的生物类似药有5个[12]。

4 适应证外推

适应证外推是指将生物类似药适应证从经临床确证的适应证外推到参照药的其他已批准适应证。各国对生物类似药的外推要求均进行了规定，且审批要求及时限等存在差异[13]。如英夫利昔单抗生物类似药，加拿大在2014年批准了其部分适应证，2年后批准了其他适应证，说明生物类似药不同适应证的外推存在时间差的现象。依那西普生物类似药的外推在加拿大同样存在这一现象，加拿大至今仅批准了青少年特发性关节炎和斑块状银屑病这两种适应证（表4）[14]。

表4 英夫利昔单抗和依那西普生物原研药及生物类似药在各国或地区批准的适应证

药品名称	生物原研药	生物类似药
英夫利昔单抗	类风湿关节炎、银屑病关节炎、强直性脊柱炎、克罗恩病、斑块状银屑病和溃疡性结肠炎	欧盟、美国、韩国、日本：已批准参照药的所有适应证 加拿大（商品名：Inflectra）2014年批准治疗类风湿关节炎、斑块状银屑病、银屑病关节炎、强直性脊柱炎，2016年批准其他适应证：克罗恩病和溃疡性结肠炎
依那西普	类风湿关节炎、青少年特发性关节炎、银屑病关节炎和强直性脊柱炎、斑块状银屑病	欧盟、美国：批准参照药的所有适应证 加拿大：未批准青少年特发性关节炎、银屑病关节炎、斑块状银屑病

表5为英夫利昔单抗和依那西普原研药在我国部分地区医保报销时的支付范围，可知现行医保报销范围为生物原研药的部分适应证，若未来医保将生物原研药的其他适应证纳入医保保障范围，那么生物类似药是自动获得生物原研药的医保支付范围，还是需要由医保重新评估以确定生物类似药的支付范围。如果生物类似药自动获得与生物原研药相同的医保支付范围，当临床以通用名处方时，可能存在超说明书用药。

中国新药注册与审评技术双年鉴（2022年版）

表5 我国部分地区对英夫利昔单抗和依那西普原研药的医保支付范围

药品	地区	报销目录	限定支付范围
英夫利昔单抗	苏州	大病保险合规自费药品目录	类风湿关节炎、强直性脊柱炎、克罗恩病、银屑病
	青岛	全民补充医疗保险目录	类风湿关节炎、强直性脊柱炎、克罗恩病
依那西普	苏州	大病保险合规自费药品目录	类风湿关节炎、强直性脊柱炎
	西藏	2017版医保目录	类风湿关节炎、强直性脊柱炎（不含放射学前期中轴性脊柱关节炎）
	青岛	全民补充医疗保险目录	类风湿关节炎、强直性脊柱炎

5 启示

5.1 命名或标识中区分生物原研药和生物类似药以便于追溯

美国、日本在对生物原研药和生物类似药进行命名时，对于同一有效成分，通过其他字母或数字进行区分，使得生物药在整个生命周期过程中易于辨别、追溯。尽管欧盟在命名时未区分生物原研药与生物类似药，但是在整个供应链中需要使用商品名和批号。尽管我国目前仅批准一个生物类似药，但是随着各种创新生物药的专利到期，之后将有越来越多的生物类似药上市，可以采取美国、日本的命名理念或欧盟的管理经验以完善生物药的追溯管理。

5.2 谨慎对待生物药互换使用，明确医师药师责任

由于生物药本身的结构特性，使生物类似药只能与原研药相似而不是完全相同，因此美国、欧盟、澳大利亚尽管有允许生物原研药与生物类似药、生物类似药之间的互换使用，但是在落地时多采取逐个药品审评的方式。我国目前对生物药互换使用的政策还较少，为了保证患者的用药安全，应分别对每一种生物药的互换性进行单独评估，同时可以借鉴美国一些州的做法，明确医师药师的责任，保证互换使用记录及时、真实、方便追溯。

5.3 生物类似药医保准入区别于生物原研药

生物类似药在注册审批时存在适应证外推现象，但是各国对外推的要求有所不同，同时外推也有时间差。因此，在生物类似药医保准入时，除了考虑其原研药的医保支付范围之外，还要考虑生物类似药的获批适应证。另外，生物类似药具有与原研药相似的疗效，在医保准入时需要重点考察其经济性，从而制定生物类似药的医保支付标准。

参 考 文 献

[1] BRESSLER B, MARSHALL JK, BERNSTEIN CN, et al. Clinical practice guidelines for the medical management of nonhospitalized ulcerative colitis: the Toronto consensus [J]. Gastroenterology, 2015, 148 (5): 1035 – 1058.

[2] HARBORD M, ELIAKIM R, BETTENWORTH D, et al. Third european evidence-based consensus on diagnosis and management of ulcerative colitis. Part 2: current management [J]. J Croh Colitis, 2017, 11 (7): 769 – 784.

[3] （美）西蒙，（美）科特勒. 《医药营销大趋势》[M]. 北京：电子工业出版社，2011：106.

[4] MICHAEL E. Bring on the biosimilar [J]. Nature, 2019, 569 (7755): S2 – S3.

[5] 王冲，周耘，杨建红，等. 各国生物类似药命名原则的比对研究及完善我国生物类似药命名原则的建议 [J]. 现代药物与临床，2019，34 (4): 911 – 915.

[6] Pharmaceutical Technology. Biosimilar development: the incentives and challenges [EB/OL]. (2017 – 02 – 28) [2019 – 05 – 20]. https://www.pharmaceutical-technology.com/comment/commentwhat-are-the-incentives-and-challenges-to-biosimilar-development-5751024/.

[7] GÁMEZ-BELMONTE R, HERNÁNDEZ-CHIRLAQUE C, ARREDONDO-AMADOR M, et al. Biosimilars: concepts and controversies [J]. Pharmacol Res, 2018, 133 (7): 251 – 264.

[8] EMA. Biosimilars in the EU. Information guide for healthcare professionals [EB/OL]. (2017 – 05 – 05) [2019 – 05 – 20]. https://www.ema.europa.eu/en.

[9] FDA. Biosimilar and Interchangeable Products [EB/OL]. (2017 – 10 – 23) [2019 – 05 – 20]. https://www.fda.gov/drugs/biosimilars/biosimilar-and-interchangeable-products.

[10] DERBYSHIRE M. Interchangeability of biosimilars in the US and around the world [J]. Gene Biosim Initiat J, 2017, 6 (2): 97 – 98.

[11] REILAND JB, FREISCHEM B, ROEDIGER A. What pricing and reimbursement policies to use for off-patent biologicals in Europe? - Results from the second EBE biological medicines policy survey [J]. Gene Biosim Initiat J, 2017, 6 (2): 61 – 78.

[12] Australian Government Department of Health. Biosimilar medicines subsidised on the Pharmaceutical Benefits Scheme [EB/OL]. (2017 – 11 – 01) [2019 – 05 – 20]. https://www.health.gov.au.

[13] 吴其威，王海辉，张彦彦，等. 各国生物类似药适应证外推技术要求的比对研究及完善我国生物类似药适应证外推技术要求的建议 [J]. 现代药物与临床，2019，34 (4):

904 – 906.

[14] Pfizer. Health Canada approves inflectra® (biosimilar infliximab) for three additional indications:crohn's disease,fistulising crohn's disease and ulcerative colitis [EB/OL]. (2016 – 06 – 14)[2019 – 05 – 20]. https://www.pfizer.ca/node/1731.

编辑:王宇梅/接受日期:2019 – 12 – 18

加拿大、韩国、新加坡和马来西亚新药注册申请监管程序对我国的启示

陈丽钻[1,2],孙 爽[1],胥 煜[1],丁选胜[2],刘 川[1]

(1 北京科林利康医学研究有限公司,北京 100045;2 中国药科大学基础医学与临床药学学院,南京 211198)

[摘要] 近年来,在国家政策的大力引导下,我国新药研发领域不断向前迈进,成果瞩目。在此基础上,中国新药产品进入国际市场已成为必然趋势。本文对比研究加拿大、韩国、新加坡和马来西亚 4 个国家新药注册申请监管程序,以期为我国药品监管程序提供切实可行的建议,促进监管体制的完善。

2016 年,我国相继颁布"重大新药创制""健康中国 2030"等一系列规划及举措。在此推动下,新药研发领域取得了显著成绩。2016 ~ 2019 年,国家药品监督管理局药品审评中心受理国产创新药注册申请数目分别为 212 件(77 个品种)、402 件(181 个品种)、448 件(222 个品种)、528 件(244 个品种)[1-4]。3 年时间里我国创新药注册申请数目增长 1 倍多。多年以来,我国一直同世界多个国家保持友好合作关系,互利往来,例如中国是亚太经济合作组织、中国-东盟自由贸易区、上海合作组织等国际组织的成员之一。新药在满足国内市场需求的同时,继而进入国际市场,期待惠及全球民众。中国药品进驻海外市场是新药研发领域蓬勃发展的新成果。近年来,我国对加拿大、韩国、新加坡和马来西亚药品出口额整体呈增长趋势,出口金额均在亿元以上(见图 1)[5],其中韩国是我国药品的主要出口目的地国家之一。随着"一带一路"的快速实施,开发沿线国家医药产品市场潜力较大。

本文通过对比加拿大、韩国、新加坡和马来西亚 4 个与我国有合作交流关系国家新药注册申请监管程序,促进国内药企对海外注册事务的认知,同时提炼出可供我国新药注册申请程序参考的借鉴点,助力监管部门完善监管体系建设。

1 新药注册申请申报资料格式对比

1.1 ICH CTD 格式

通用技术文档(common technical document, CTD)是国

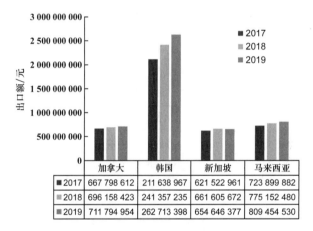

图 1 2017 ~ 2019 年中国对加拿大、韩国、新加坡和马来西亚四国的药品出口额

际人用药品注册技术协调会(International Conference on Harmonization of Technical Requirements for Registration of Pharmaceuticals for Human Use, ICH)为统一药品注册申报资料组织而撰写、发布的通用文件格式。CTD 由 5 个模块(module, M)组成,M1 是区域性要求,M2 ~ M5 则基本上是全球内容标准统一。对于国际申报的产品而言,CTD 格式可提高申请人编纂注册资料的效率,促进申请人与监管机构间的交流,有利于药政审批规程的标准化,进而加快药政审评审批过程。2003 年 7 月,CTD 成为欧盟和日本新药申请的强制格式。随着全球化标准的日益发展,如今较多国家和地区的新药注册申请都采用 CTD 格式,如中国、加拿大、新加坡、韩国等。

中国新药注册与审评技术双年鉴(2022 年版)

CTD 格式在中国的应用相对较迟。2010 年 9 月，原国家药品监督管理总局（CFDA）发布《化学药品 CTD 格式申报资料撰写要求》，接受化学药品注册分类 3、4、5 和 6 生产注册申请的药学部分申报资料按照 CTD 格式申报，同时提交电子版，可予以单独按序审评[6]。2018 年 2 月 1 日起，化学药品注册分类 1 类、5.1 类以及治疗用生物制品 1 类和预防用生物制品 1 类注册申请适用 CTD 格式[7]，CTD 格式应用范围进一步扩大。2019 年 4 月，国家药品监督管理局（NMPA）公布 CTD 格式模块 1 文件，于 2019 年 7 月 1 日开始实施。

1.2 ACTD 格式

东南亚国家联盟（Association of Southeast Asian Nations，ASEAN）简称东盟，是东南亚国家本着共同促进本地区发展而于 1967 年成立的联盟组织，新加坡和马来西亚都是其成员国。东盟为了统一成员国的药品质量政策方针，成立了治疗标准咨询委员会和药品生产工作小组[8]。2012 年，ASEAN 提出应用于药品注册申请的东盟通用技术文档（ASEAN Common Technical Dossier，ACTD）要求。ACTD 从 ICH CTD 转化而来，但结构与其有较大的不同，具体见表 1。ACTD 由 4 部分组成，其中 Part Ⅰ 是区域性内容。新加坡和马来西亚新药申请都适用 ACTD 格式。

表1 ICH CTD 与 ACTD 结构组成对比

文件内容	ICH CTD	ACTD
行政文件和产品信息	M1	Part Ⅰ
CTD 概述和总结	M2	并入 Part Ⅱ、Ⅲ、Ⅳ
质量研究报告	M3	Part Ⅱ
非临床研究报告	M4	Part Ⅲ
临床研究报告	M5	Part Ⅳ

1.3 各国新药注册申请 CTD 格式区域性资料对比

使用 CTD 格式撰写药品注册申报资料，各国之间最大的区别是 M1/Part Ⅰ。通常各监管机构根据国情需要各自制定、颁布 M1/Part Ⅰ 的编写指南，并不定时更新。2019 年 4 月，NMPA 首次发布 CTD 格式 M1 文件要求[9]。2020 年 7 月，国家药品监督管理局药品审评中心制定、更新发布模块一文件[10]。各国新药注册申请 M1/Part Ⅰ 内容在结构、文件要求等方面存在较大的差异（表 2）[11-13]。值得一提的是，根据《加拿大环境保护法》（Canadian Environmental Protection Act，CEPA），新药注册申请人必须向加拿大卫生部（Health Canada，HC）提交一份环境评估声明。相比之下，韩国食品药品管理局（Ministry of Food and Drug Safety，MFDS）对于 M1 的资料要求偏向于数据方面。

表2 各国新药注册申请 CTD 格式 M1/Part Ⅰ 资料要求对比

中国（ICH CTD）	加拿大（ICH CTD）	韩国（ICH CTD）	新加坡（ICH CTD/ACTD）	马来西亚（ACTD）
1.0 说明函	1.0 沟通交流信息	1.1 M1 目录	1.0 PRISM 申请表	第一部分：产品详情
1.1 目录	1.1 目录（M1～5）	1.2 证明性文件	1.1 说明函	第二部分：产品处方
1.2 申请表		1.3 注册资料准备人员信息和声明	1.2 目录	第三部分：包装信息
1.3 产品信息相关材料	1.2 行政文件	1.4 注册资料翻译人员声明和签字信息（如适用）	1.3 简介	第四部分：标签和说明书等
1.4 申请状态（如适用）	1.3 产品信息	1.5 境外数据使用状态	1.4 拟定的标签、包装说明书和使用说明书	第五部分：附件
1.5 加快上市注册程序申请（如适用）	1.4 综述报告	1.6 与国内同类产品数据对比	1.5 其他机构批准的包装说明书、使用说明书和产品特性概要	
1.6 沟通交流会议（如适用）	1.5 环境评估声明	1.7《药品安全法》规定的其他数据	1.6 参考监管机构的审评报告	
1.7 临床试验过程管理信息（如适用）	1.6 区域临床信息	1.8 数据转让等证明性文件（如适用）	1.7 批次编号体系说明	
1.8 药物警戒与风险管理（如适用）	1.7 临床试验信息	1.9 数据提交证明（如适用）	1.8 证明性文件	
1.9 上市后研究（如适用）	1. A 附件	1.10 附件	1.9 参考监管机构的证明性文件	
1.10 上市后变更（如适用）	1.8 数据转让等证明性文件（如适用）	1.11 其他（如适用）	1.10 授权书	
1.11 申请人/生产企业证明性文件	1.9 数据提交证明（如适用）		1.11 GMP 资质证明	
1.12 小微企业证明文件（如适用）	1.10 附件		1.12 专利声明表	
	1.11 其他（如适用）		1.13 拒绝、撤回及延期声明	
			1.14 NDA 验证声明	
			1.15 境外注册状态	
			1.16 参考监管机构关于 CMC 资料的意见	

中国新药注册与审评技术双年鉴（2022 年版）

2 新药注册申请监管程序对比

2.1 加拿大新药注册申请监管程序

加拿大药品注册申请分类比较细致，主要分为新药申请（new drug submission，NDS）、新药补充申请（supplement to a new drug submission，SNDS）、简略新药申请（abbreviated new drug submission，ANDS）和药物识别码申请（application for a drug identification number，DIN）等。申请人向 HS 递交 NDS 后，递交于知识产权办公室（Office of Submission and Intellectual Property，OSIP）在 10 个自然日内审核、处理基本信息后移交至审评办公室。审评流程一般为四个阶段：① 形式审查期：审查新药申请的类别是否正确、必要资料是否齐全、费用是否缴纳等信息，若缺失资料则向申请人发放形式审查期资料缺失通知函（screening deficiency notice，SDN），申请人需在 45 个自然日提交回复。② 科学审查：一般在 300 个自然日内完成。③ 发放科学审评通知函：新药申请通知函分为合格通知函（notice of compliance，NOC）、发补通知函（notice of deficiency，NOD）、数据资质符合通知函（notice of compliance with conditions qualifying notice，NOC/c-QN）、不合规通知函（notice of non-compliance，NON）等四种，申请人收到 NOD、NOC/c-QN 或者 NON 后需在 90、30、90 个自然日提交回复。④ 审查期 2：审评办公室接收并认可申请人对 NON 的回复后，启动审查期 2 审评工作[14]。

2012 年 6 月，HC 发布公告声明新药申请等多种注册类型适用 CTD 格式，明确 M1 和 M3（3.2.R）等区域性内容的要求。经过多年的发展，药品注册申请 CTD 格式的应用日趋成熟、完善，为电子通用技术文档（electronic common technical document，eCTD）的实施夯实基础。加拿大是目前已经实施 eCTD 格式申报的国家或地区之一。2018 年，HC 新药申请等注册类型的强制格式为 eCTD；2019 年，HC 进一步扩大 eCTD 格式的适用范围[15]。eCTD 格式申报资料通过 CESG（common electronic submission gateway）电子门户递交。目前，HC 所有的注册申请资料均不接受纸质递交，非 eCTD 格式申报资料可使用光盘、U 盘等物理介质递交[16]。

2.2 韩国新药注册申请监管程序

韩国药品注册申请分为新药申请（new drug application，NDA）、仿制药申请（generic drug application）等。其国家食品药品安全评估研究院（National Institute of Food and Drug Safety Evaluation，NIFDS）是韩国药品审评机构，新药申请审评审批程序包括以下 5 个步骤（图 2）：① 受理：费用评估、确认；② 预审：确认提交数据是否符合要求、准备初步评估报告、指派产品经理等；③ 审评：审查数据的安全性和有效性、产品规格、检测方法、主文件档案（drug master files，DMF）、证明性文件（进口药物）等；④ 批准；⑤ 制证发放。含 DMF 审查的新药申请审评工作时限为 120 天，反之则为 90 天。新药申请的注册费用按照申请方式计费，线上申请的费用为 6177850 韩元（约合 5232 美元），邮寄或现场申请的费用为 6828150 韩元（约合 5783 美元）[17]。新药申请适用的加快上市注册程序有预先审查（prior review）和快速审查（expedited review）两种。

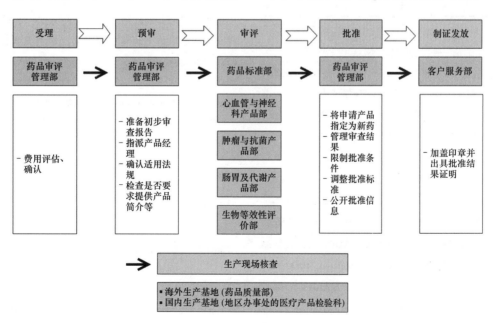

图 2　韩国新药申请审评一般流程图

2.3　新加坡新药注册申请监管程序

新加坡卫生科学局（Health Sciences Authority，HSA）是其药品监管机构，药品注册申请类型分为新药申请（NDA）和仿制药申请（generic drug application，GDA）两种类型，NDA 包括 NDA-1、NDA-2 和 NDA-3。新药的首次申请按 NDA-1 申报，获批后改变剂型、处方、包装规格、增加适应证等申请按 NDA-2 申报，改变规格则按照 NDA-3 申报[18]。NDA 适用的审评程序有三种：① 完整审评程序（full NDA）：未被任一药品监管机构批准的新产品；② 简略审评程序（abridged NDA）：经至少 1 个药品监管机构批准的新产品；③ 验证审评程序（verification NDA）：经相关药品监管机构批准的产品，相关药品监管机构包括澳大利亚治疗产品管理局（Therapeutic Goods Administration,

TGA）、HC、美国 FDA、欧洲药品管理局（European Medicines Agency, EMA）、英国药品和保健品产品监管局（UK Medicines and Healthcare Products Regulatory Agency, UK MHRA）。不同的审评程序对申报资料的要求不同，完整审评程序要求的资料最多，见表 3。NDA 审评程序工作时限由形式审查期和审评期两个阶段构成，形式审查期为 50 个工作日，完整、简略、验证审评程序的审评期分别为 270、180、60 个工作日。不同 NDA 类型的评估费用不同，见表 4[19]。

表3 新加坡 NDA 申报资料要求

文件内容	ICH CTD	ACTD	完整审评程序	简略审评程序	验证审评程序
行政文件和产品信息	M1	Part Ⅰ	√	√	√
CTD 概述和总结	M2	并入 Part Ⅱ、Ⅲ、Ⅳ	√	√	√
质量研究报告	M3	Part Ⅱ	√	√	√
非临床研究报告	M4	Part Ⅲ	√	ICH CTD：不要求 ACTD：仅包括总结报告	ICH CTD：不要求 ACTD：仅包括总结报告
临床研究报告	M5	Part Ⅳ	√	关键性研究报告和所有临床研究摘要（Ⅰ期~Ⅳ期）	关键性研究报告和所有临床研究摘要（Ⅰ期~Ⅳ期）

表4 新加坡 NDA 费用明细表

审评程序	形式审查费/美元	审评费/美元		
		NDA-1	NDA-2	NDA-3
verification NDA	565	16700	16700	5665
abridged NDA	565	11200	11200	5665
full NDA	2830	82700	82700	82700

与国际现行做法一致，新加坡 NDA 申报资料格式为 CTD 格式。与其他国家不同的是，HSA 接受的 CTD 格式有两种：ICH CTD 和 ACTD。新药申请 CTD 格式申报资料为电子递交，有两种方式：一是全部资料通过 PRISM 门户提交；二是 M1/Part Ⅰ 文件经 PRISM 门户传输，其余文件使用 CD/DVD 光盘提交[20]。

2.4 马来西亚新药注册申请监管程序

马来西亚国家药品管理局（National Pharmaceutical Regulatory Agency, NPRA）是其药品监管机构，NPRA 监管的药品类型分为新药（new drug products, NDP）、生物制品（biologics）、仿制药、保健品（health supplement, HS）和天然产品（natural products）等。新药申请分为两类：一类是含单一活性物质的新产品（new chemical entity, NCE），另一类是已注册产品的新组合类型或改变新产品的剂型、规格、给药途径等（hybrid）。新药申请申报资料适用 ACTD 格式，不同的申请类型资料要求不同，见表 5。新药申请的审评程序有三种：① 完整审评程序（full evaluation）；② 有

条件批准的完整审评程序 [full evaluation (conditional registration)]；③ 简化审查或验证审查的完整审评程序（full evaluation via abbreviated and verification review）。新药注册申请的费用由产品所含的活性物质决定，单一活性物质产品需 4000 林吉特（约合 956 美元），含两种或多种活性物质产品需 5 000 林吉特（约合 1194 美元）。马来西亚药品注册申请所有申报资料采用线上递交的方式，通过 QUEST 系统提交。注册申请受理审核通过后，申请人再按照要求提交 CD、纸质副本资料[21]。

表5 马来西亚新药申请资料要求和审评时限

ACTD	改剂型、规格、给药途径等	含单一活性物质的新产品
Part Ⅰ	√	√
Part Ⅱ	√	√
Part Ⅲ	√	√
Part Ⅳ	BA/BE/关键性研究报告 风险管理计划	√
审评时限	210 个工作日	245 个工作日

2.5 我国新药注册申请监管程序

2020 年 3 月，国家药品监督管理局（NMPA）发布《药品注册管理办法》，此后相关配套文件陆续出台，药品

注册管理愈加规范。我国药品申请类型涵盖新药申请、仿制药申请、补充申请、再注册申请等。2020 年 6 月，NMPA 发布公告要求化学药品和生物制品的新药申请从 2020 年 10 月 1 日起按照 CTD 格式准备申报资料[22-23]。国产新药申请费用为 43.2 万元（约合 61857 美元），进口新药申请费用为

59.39 万元（约合 85038 美元）。新药申请审评工作时限一般为 200 个工作日（图 3），纳入优先审评程序的工作时限为 130 个工作日。2020 年 7 月 1 日，新版《药品注册管理办法》正式实施后，将原来的审评、核查和检验由"串联"改成"并联"，缩短审评时限，保证总时限可控。

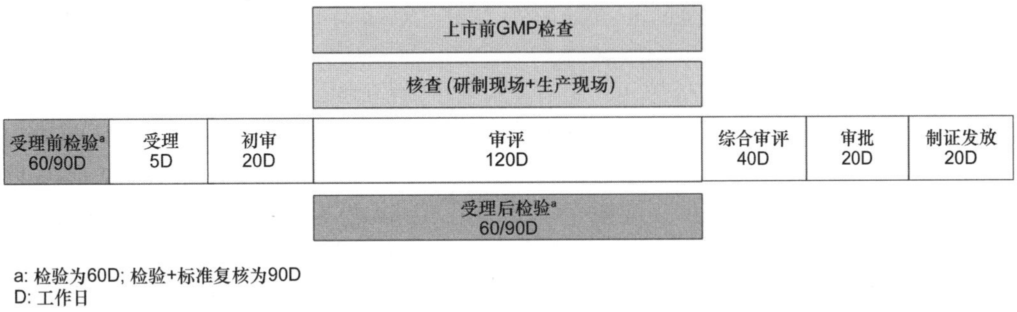

a: 检验为 60D; 检验+标准复核为 90D
D: 工作日

图 3　我国新药申请审评一般流程图

3　我国新药注册申请程序可资借鉴点

3.1　扩大电子递交的范围

目前我国药品注册申请电子递交的覆盖面较窄，只有原料药、辅料、包材等申请类型采用光盘递交的方式，绝大部分申请类型如新药申请、仿制药申请等还是采取传统的纸质递交方式。药品注册申请申报资料实行"2 + 1"模式，即 2 套完整申请资料与 1 套综述资料[24-25]。相比于纸质资料，电子提交具有节约资源、节省空间、便于审评交流等优点。我国药品监管有关部门应加快出台电子递交的政策，全面实现注册申请资料的电子化提交，减少申请人申报资料准备时间，进一步与国际监管接轨。对于一些必要的证明性文件，如公证认证文书等，为保证材料的真实性，可执行线下纸质递交的方式。

3.2　促进与国际药品监管机构间的交流，增强相互认可度

对于经过相关药品监管机构批准的药品，HSA 实行的是简略或验证审评程序。此类程序的申报资料要求、注册费用以及审评工作时间都低于完整审评程序，大大加快了药品上市时间。但是，NMPA 目前并不属于新加坡"相关药品监管机构"成员。未来我国药监部门与国际药品监管机构开展更多交流合作，加深相互了解，提升我国研发能力，带动药监管理能力，增强国际药品监管机构对 NMPA 批准药品的认可度，为国产药品的国际注册争取"绿色通道"。希望通过国际合作交流，形成我国监管机构的"绿名单"，对于符合我国药品监管理念的机构，予以一定的认可，简化其批准产品在我国的注册申请程序，一方面能减轻审评人员的工作负担，另一方面可以加快产品上市时间，满足人民的医疗用药需求。

4　总结

我国新药研发领域发展态势良好，国产新药参与国际市场竞争是下一步进展走向。促进与国际药品监管机构间的沟通，建立相互认可合作体系，是国产新药走出国门的良好助力。

参 考 文 献

[1] 国家食品药品监督管理总局药品审评中心. 2016 年度药品审评报告 [EB/OL]. (2017 - 03 - 17) [2020 - 08 - 06]. http: //www. cde. org. cn/news. do? method = largeInfo&id = a24c 326f122b243e.

[2] 国家药品监督管理局. 2017 年度药品审评报告 [EB/OL]. (2018 - 03 - 22) [2020 - 08 - 06]. https: //www. nmpa. gov. cn/xxgk/fgwj/gzwj/gzwjyp/20180322103801253. html.

[3] 国家药品监督管理局. 2018 年度药品审评报告 [EB/OL]. (2019 - 07 - 01) [2020 - 08 - 06]. https: //www. nmpa. gov. cn/xxgk/fgwj/gzwj/gzwjyp/20190701175801236. html.

[4] 国家药品监督管理局. 2019 年度药品审评报告 [EB/OL]. (2020 - 07 - 30) [2020 - 08 - 06]. https: //www. nmpa. gov. cn/yaopin/ypjgdt/20200731114330106. html.

[5] 中华人民共和国海关总署. 海关统计数据查询平台 [EB/OL]. (2020 - 08 - 11) [2020 - 08 - 11]. http: //43. 248. 49. 97/.

[6] 国家食品药品监督管理局. 关于按 CTD 格式撰写化学药品注册申报资料有关事项的通知 [EB/OL]. (2010 - 09 - 25) [2019 - 12 - 03]. http: //www. nmpa. gov. cn/WS04/CL2196/323787. html.

[7] 国家药品监督管理局. 总局关于适用国际人用药品注册技术协调会二级指导原则的公告（2018 年第 10 号）[EB/OL]. (2018 - 01 - 25) [2020 - 03 - 05]. http: //www.

nmpa. gov. cn/WS04/CL2138/300493. html.

［8］　颜建周，赵丹，张晓宇，等.“一带一路”背景下我国与东盟国家仿制药注册制度对比研究［J］.中国医药工业杂志，2020，51（2）：284－289.

［9］　国家药品监督管理局.关于发布《M4：人用药物注册申请通用技术文档（CTD）》模块一文件及 CTD 中文版的通告（2019年第17号）［EB/OL］.（2019－04－17）［2020－08－07］. https：//www. nmpa. gov. cn/xxgk/ggtg/qtggtg/20190417174001488. html.

［10］　国家药品监督管理局药品审评中心.国家药品监督管理局药审中心关于发布《M4 模块一行政文件和药品信息》的通告（2020年第6号）［EB/OL］.（2020－07－01）［2020－08－07］. http：//www. cde. org. cn/news. do? method = largeInfo&id =7e71bc17436bcafa.

［11］　HEALTH SCIENCES AUTHORITY. APPENDIX 2A APPLICATION CHECKLIST（ICH CTD-NDA AND GDA）［EB/OL］.（2018－08）［2020－08－10］. https：//www. hsa. gov. sg/docs/default-source/hprg/therapeutic-products/guidance-documents/appendix-2a_ application-checklist_ ich-ctd_ nda_ gda. pdf.

［12］　HEALTH SCIENCES AUTHORITY. APPENDIX 3A APPLICATION CHECKLIST（ASEAN CTD-NDA and GDA）［EB/OL］.［2020－08－10］. https：//www. hsa. gov. sg/docs/default-source/hprg/therapeutic-products/guidance-documents/appendix-3a_ application-checklist_ actd_ nda_ gda. pdf.

［13］　MINISTRY OF FOOD AND DRUG SAFETY. Regulation for Pharmaceutical Approvals，Notifications and Reviews View | Regulations | Minisry of Food and Drug Safety［EB/OL］.（2020－05－14）［2020－08－10］. https：//www. mfds. go. kr/eng/brd/m_ 18/view. do? seq =71477.

［14］　CANADA H. Guidance Document：Management of Drug Submissions and Applications［EB/OL］.（2019－11－14）［2020－08－07］. https：//www. canada. ca/en/health-canada/services/drugs-health-products/drug-products/applications-submissions/guidance-documents/management-drug-submissions/management-drug-applications-2019/document. html.

［15］　CANADA H. Notice-Mandatory Use of the Electronic Common Technical Document（ECTD）Format［EB/OL］.（2019－09－13）［2020－08－07］. https：//www. canada. ca/en/health-canada/services/drugs-health-products/drug-products/activities/announcements/notice-mandatory-use-electronic-common-technical-document-ectd-format. html.

［16］　CANADA H. Updated-Guidance Document：Preparation of Regulatory Activities in the《Non-ECTD Electronic-Only》Format［EB/OL］.（2016－11－16）［2020－08－07］. https：//www. canada. ca/en/health-canada/services/drugs-health-products/drug-products/applications-submissions/guidance-documents/common-technical-document/updated-guidance-document-preparation-regulatory-activities-non-ectd-electronic-only-format. html.

［17］　NATIONAL INSTITUTE OF FOOD AND DRUG SAFETY E-VALUATION. Drug Approval System in Korea［EB/OL］.（2017－05－19）.［2020－08－10］. http：//www. nifds. go. kr/brd/m_ 18/view. do? seq = 10979&srchFr = &srchTo = &srchWord = % EC% 9D% 98% EC% 95% BD% ED% 92% 88&srchTp =0&itm_ seq_ 1 = 0&itm_ seq_ 2 =0&multi_ itm_ seq =0&company_ cd = &company_ nm = &page =2. ”

［18］　HEALTH SCIENCES AUTHORITY. GUIDANCE ON THERAPEUTIC PRODUCT REGISTRATION IN SINGAPORE［EB/OL］.（2019－01－15）［2020－08－07］. https：//www. hsa. gov. sg/docs/default-source/hprg/therapeutic-products/guidance-documents/guidance-on-therapeutic-product-registration-in-singapore_ jan2019. pdf.

［19］　HEALTH SCIENCES AUTHORITY. Fees and Turnaround Time for Therapeutic Products［EB/OL］.（2020－04－01）［2020－08－07］. https：//www. hsa. gov. sg/therapeutic-products/fees.

［20］　HEALTH SCIENCES AUTHORITY. APPENDIX 17 GUIDELINE ON PRISM SUBMISSION［EB/OL］.（2018－04）［2018－08－07］. https：//www. hsa. gov. sg/docs/default-source/hprg-tpb/guidances/appendix-17_ guideline-on-prism-submission. pdf.

［21］　NATIONAL PHARMACEUTICAL REGULATORY AGENCY. Drug Registration Guidance Document（DRGD）Second Edition［EB/OL］.（2020－07）［2020－08－07］. https：//www. npra. gov. my/easyarticles/images/users/1047/Drug-Registration-Guidance-Document-DRGD-Second-Edition---July-2020-Revisio_ 20200806-06Augth_ 1. pdf.

［22］　国家药品监督管理局.国家药品监督管理局关于发布化学药品注册分类及申报资料要求的通告〈br〉（2020年第44号）［EB/OL］.（2020－06－30）［2020－08－12］. https：//www. nmpa. gov. cn/xxgk/ggtg/qtggtg/20200630180301525. html.

［23］　国家药品监督管理局.国家药品监督管理局关于发布生物制品注册分类及申报资料要求的通告〈br〉（2020年第43号）［EB/OL］.（2020－06－30）［2020－08－12］. https：//www. nmpa. gov. cn/xxgk/ggtg/qtggtg/20200630175301552. html.

［24］　范乙.实施 eCTD 面临的机遇、挑战和对策［J］.中国新药杂志，2019，28（16）：1997－2003.

［25］　国家药品监督管理局药品审评中心.国家药品监督管理局药审中心关于发布《药品注册申报资料格式体例与整理规范》的通告（2020年第12号）［EB/OL］.（2020－07－08）［2020－08－10］. http：//www. cde. org. cn/news. do? method = largeInfo&id =4fcb14858a8d3037.

编辑：杨青/接受日期：2020－12－17

结合 ICH Q12 草案浅析药品生命周期管理的相关要求

徐立华[1]，连潇嫣[1]，张凌超[2]，张　宁[1]

（1 国家药品监督管理局药品审评中心，北京 100022；2 国家药品监督管理局，北京 100037）

[摘要]　　药品生命周期包括一个产品从开始研发到上市，直至退市的所有阶段。ICH 于 2014 年提出了 Q12《药品生命周期管理的技术和法规考虑》概念稿，目前已经进入第 3 阶段。中国 ICH 工作办公室于 2018 年 5 月向社会公开征求意见。本文结合 ICH Q12 草案，简要介绍 Q12 的主要内容，理清既定条件的定义和识别方法，阐述上市后变更方案的工作程序，分析说明已上市产品批准后变更的研究方法，以期对药品全生命周期管理有更深的认识。

2003 年，国际人用药品注册技术要求协调会（The International Council for Harmonisation of Technical Requirements for Pharmaceuticals for Human Use，ICH）在原质量愿景的基础上确立了一个新的质量愿景，即建立一个贯穿于产品整个生命周期的协调统一的质量体系，同时强调基于风险管理和科学的综合方法。ICH 希望通过 Q8、Q9、Q10、Q11 这 4 个指导原则来实现该愿景，为药物开发和基于风险的法规决策提供科学和基于风险的方法。这些指导原则为评价整个产品生命周期中的化学、制造和控制（chemical，manufacture and control，CMC）变更提供了详细的方法，对药物开发及变更具有重要的指导意义。

多年指导原则实施的经验显示，Q8 ~ Q11 为评估产品全生命周期的变更创造了更多机会，很大程度上实现了生产的灵活性。ICH Q8 和 Q11 主要关注于产品的生命周期早期阶段，随着其实施，业界及监管机构对产品生命周期的商业化阶段给予更多关注。制药工业界希望能够加强前瞻性的变更管理，提高生产效率，降低生产成本，增加创新机会，并通过持续改进降低产品变异性；而监管方则希望通过基于风险的法规实现监管灵活性，提高审评效率；广大患者则希望能够满足高品质药品的供应。在制药工业界、监管方及患者的共同利益驱使下，2014 年 ICH 提出了 Q12 的概念稿[1]，2017 年 6 月蒙特利尔会议上提出了第 1 阶段文件，2017 年 11 月进入 2b 阶段[2]，目前已经进入第 3 阶段，中国 ICH 办公室已于 2018 年 5 月向社会征求意见。

ICH Q12 主要着眼于药品生命周期管理的商业化阶段，适用于原料药（即活性药物成分）和制剂，包括已上市的化学药品和生物技术/生物产品，也适用于符合药学或生物技术产品/生物制品定义的药械组合产品。ICH Q12 包括基于风险的 CMC 变更分类、既定条件（established conditions，ECs）、批准后变更管理方案（post-approval change manage-

ment protocol，PACMP）、药品生命周期管理（product lifecycle management，PLCM）、药品质量体系（pharmaceutical quality system，PQS）和变更管理、监管评估和检查的关系及已上市药品的批准后变更等内容，将药品生命周期的不同阶段连接，为申请人和监管机构提供了统一的风险控制框架，加强批准后变更的管理。本文就 Q12 中涉及的这几个重要方面进行剖析，理清既定条件的定义和识别方法，阐述上市后变更方案的工作程序，说明已上市产品的批准后变更研究方法，以期对药品全生命周期管理有进一步认识。

1　基于风险的变更分类体系

基于风险分析将变更分为事先批准、通知及在质量管理体系中管理和记录三种。申请人通过风险评估认为变更具有较高风险，需要向监管机构提出申请，经过监管机构审评和批准后才可执行。某些情况下，这些变更可能需要进行现场检查。对于中等风险的变更一般认为不需要事先批准，仅需按照当地监管机构的要求将此类变更正式通知监管部门。而对于风险度较低的变更只需要在质量管理体系中管理和记录，不需要向监管机构报告。

美国、欧盟、日本等国均有各自监管体系下的批准后变更管理模式，各国的审批方式及审评时限也各不相同。FDA 将对药品特征、剂量、质量、纯度或疗效有重大潜在不良影响、可能与药品的安全性和有效性相关的变更定义为重大变更，此类变更需要批准后才能实施（prior approval supplement，PAS）；对药品特征、剂量、质量、纯度或疗效有中等程度的潜在不良影响、可能与药品的安全性和有效性相关的中等变更在提交申请后可以立即实施（CBE-0）或等待 30 天后实施（CBE-30）；对药品特征、剂量、质量、纯度或药效有较小的潜在不良影响、可能与药品的安全性和有效性相关的微小变更在年报中提交（annal report，AR）。欧盟根据风险大小将变更分为 Type Ⅱ、Type Ⅰ A、Type Ⅰ B 这三类，Type Ⅱ 类为重大变更，经 EMA 批准后才能实施。中国监管机构发布的《已上市化学药品变更的指导原则（一）》及《已上市化学药品生产工艺变更研究技术指导原则》中根据变更对药品安全性、有效性和质量可控性产生的影响将变更分为重大变更、中等变更和微小变更。2007 年颁布的《药品注册管理办法》规定，新药申请、仿制药申请或进口药品申请经批准后，改变、增加或者取消

原批准事项或内容时均需提出补充申请，补充申请注册事项分为原国家食品药品监督管理总局审批的补充事项、原省级食品药品监督管理部门批准原国家食品药品监督管理总局备案或原国家食品药品监督管理总局直接备案的进口补充事项及原省级食品药品监督管理部门备案的补充申请事项。其中需要技术审评的补充申请，如变更药品规格、变更影响药品质量的生产工艺、修改药品注册标准等，技术审评时限为 40 天。表 1 比较了美国、欧盟、日本及中国的上市后变更的分类及批准方式。

表 1　美国、欧盟、日本及中国上市后变更的分类比较

变更分类	美国[3]		欧盟[4-5]		日本		中国	
	分类	批准方式	分类	批准方式	分类[6]	批准方式	分类[7-8]	批准方式[9]
微小变更	AR	年报	Type Ⅰ A	实施后 12 个月内通知；审评时限 30 天	非批准事项	年报	Ⅰ类变更	补充申请：按照审评事项进行审批或备案，技术审评时限 40 天
中等变更	CBE-0 CBE-30	提交申请后立即实施等待 30 天后实施	Type Ⅰ B	递交 30 天后实施；审评时限 30 天	MCN	实施后 30 天通知	Ⅱ类变更	
重大变更	PAS	批准后实施；审评时限 4 个月	Type Ⅱ 变更	批准后实施；审评时限 60～90 天	PCA	批准后实施；审评时限 12 个月	Ⅲ类变更	

2　ECs 的定义及识别

ECs 是指具有法律约束力的信息或批准事项，包括产品描述、生产工艺要素、设施设备、质量标准以及相关控制策略的其他要素。一个产品完整的 ECs 信息，包括产品的生产工艺和过程控制、物料控制、关键步骤和中间体控制、质量标准、分析方法、稳定性结论、生产地址和设备等，而产品开发、稳定性数据、批生产记录、结构确证、批检验报告、验证报告（如工艺验证报告、分析方法验证报告等）均属于支持性信息。提交支持性信息的目的是向监管机构提供产品开发和生产信息，证明初始确定 ECs 及其报告类别的合理性。建议申请人在 CTD 模块 3 的章节中提供 ECs 和报告类别的理由。ECs 的任何变更均需向监管机构提交，还需同时提交支持性信息。

FDA 最早在 21 CFR 314.70（a）（1）（i）提出既定条件一词，该法规中指出，除了 21 CFR 314.70（a）（1）（ii）规定外，申请人若对申报资料中已建立的条件进行变更，并且变更超出了原变量范围，应通知 FDA。但是该法规中并没有对 "each condition established in an approved application" 进行解释。2015 年 5 月 FDA 发布《既定条件：已获批的药品、生物制品需要报告的 CMC 变更》草案[10]，该草案中定义了 ECs，是指在申报资料中描述的产品、生产

工艺、设施设备和相关控制策略等内容，目的是为保证获批产品的工艺性能和质量。建议 NDA，ANDA，BLA 申请人在申报资料中提供 ECs；变更的参数属于 ECs 的，应向 FDA 报告。该指导原则旨在指导申请人避免递交不需要报告的变更，或者需要报告的变更却未进行报告，而导致企业收到 "483 报告"。FDA 建议在申报资料中 CTD 的 2.3 节中以表格或文本内超链接形式提交 ECs 内容。FDA 审评员会对 ECs 进行审评，如果企业拟定 ECs 的依据不充分，会要求申请人进行修订。

既定条件是确保产品质量所必需的信息，它的界定是基于对产品、工艺的深入理解而做出的。对于生产工艺而言，当工艺参数是主要工艺参数（key process parameters，KPP）或关键工艺参数（critical process parameters，CPP）时，应定义为 EC，根据风险控制策略来确定变更的报告类别。由于对生产和工艺的理解深度不同，产品的研发方式以及质量的潜在风险不同，可能会导致主要工艺参数和关键工艺参数的定义也可能不同，最终导致 ECs 的数量可能不同。建议申请人根据企业多年的生产经验，结合产品开发、小试、中试放大、大生产、工艺验证、商业化生产时积累的生产经验和总结的数据，逐步加深对产品及工艺的认知，在此基础上识别 ECs。

生产过程中的 ECs 的识别主要有三种方法，即传统的

基于参数的方法、增强的方法和基于性能的方法。当对产品输入值和产品质量属性认知有限时，基于参数的方式确定的 ECs 包括大量的输入值和输出值；随着对输入值和产品属性之间理解的加深，结合相应的控制策略，可以将一些重要工艺参数定义为非 ECs；当随着新知识、新技术的应用，如在线监测技术［如采用近红外（NIR）控制混合工艺］的应用，此时 ECs 的识别更关注于单元操作输出值而不是过程输入值。总之，基于参数的方法着眼于工艺的输入，而基于性能的方法侧重于工艺输出。当采用传统方法时，有许多需要事先批准的工艺参数。此时的工艺参数是固定的，范围较窄，识别的 ECs 可能是诸如搅拌速度和搅拌时间等。而在基于性能的方法下，需要重新理解工艺参数，搅拌时间和搅拌速度不再作为 ECs。相反，混合均匀性的在线监测变成了 ECs。随着科技的进步，新技术的应用及申请人对产品认识的加深，采用基于性能的方式可帮助申请人更轻松地实现药品生命周期改进。

ICH Q12 举例说明生产工艺和分析方法的 ECs 识别方法，类似方法可以用于定义其他类型的 ECs。可以用生产工艺中的 ECs 和相关报告类别的决策树对生命周期内的关键属性和风险进行定期评估，基于获得的知识更新 ECs。在产品生命周期内，ECs 不是固定不变的，随着知识和生产经验的积累、控制方法的改进及新技术的引入，可能需要对已经批准的 ECs 进行修订。

3 PACMP 及工作程序

批准后变更管理方案是申请人对拟实施变更的管理计划，该计划的实施有利于加强批准后变更的管理，使批准后变更的实施更具可规划性和可预测性。建议申请人在批准后变更管理方案（PACMP）中详细描述计划实施的变更，说明变更理由，评估拟定变更对产品质量的影响，提供支持 CMC 变更所需信息，并说明基于风险评估后对变更拟开展的研究和可接受标准及拟定的变更申报类别。申请人基于对产品及生产工艺的认识和理解，对拟定变更进行风险评估，在 PACMP 中论证拟定变更对产品质量的影响。一般来说，越复杂的变更越需要对产品及工艺有更深入的了解。

美国和欧盟现有监管体系中已有 PACMP。FDA 最早在 2003 年提出了可比性方案（Comparability Protocols-Chemistry,

Manufacturing, and Controls Information[11]）。2016 年 FDA 发布人用药品和生物制品可比性方案草案[12]，适用范围包含了生物制品。该指导原则简称为 CP，与 PACMP 理念类似，是一份综合性的书面计划，用于评估批准后 CMC 变更对药品鉴别、质量、纯度和效价的影响。它鼓励申请人采用一些监管工具，包括对产品和工艺的认知和理解、完善的控制策略、整个生命周期的风险管理及有效的药品质量体系，来推动药品质量的提高。CP 可以与上市许可申请一起提交，也可以随 PAS 一起提交。2012 年 EMA 发布实施的《批准后变更管理方案问与答[13]》对 PACMP 进行了阐述，它与 ICH Q12 的 PACMP 理念是相同的，适用于采用传统方法和 QbD 方法生产的所有产品。欧盟的 PACMP 可以与上市申请或延伸申请（extension application）一起提交，也可后续单独提交。FDA 和欧盟都不强制实施 PACMP。不管是美国的 CP 还是欧盟的 PACMP，它们均认为拟定的变更需建立在对产品、活性物质及工艺的持续认知及深刻理解的基础上，基于先前的经验，结合产品小试、中试及商业化生产的生产经验，对产品进行质量风险管理[14]。建议申请人充分运用已有知识，在产品的开发过程、工艺验证、商业化生产过程中积累经验。

相比 PACMP，传统的 CMC 变更需要向监管机构提交拟定变更及支持性数据，变更策略及结果作为一个整体来评估变更。PACMP 将变更分为两步：首先，申请人向监管机构提交一份书面变更方案，在方案中描述拟定变更、变更理由、风险控制措施、拟定研究和可接受标准、其他需要满足的条件、拟定的变更申报类别及支持性信息。监管机构对申请人提交的方案进行审查和批准。第二步，当变更发生时，申请人按照 PACMP 中制定的研究方案开展研究，获得的结果/数据如果符合方案中的可接受标准并满足其他条件，可按照方案中的申报类别向监管机构递交资料。由于监管机构已对该方案进行审评，且申请人按照方案中制定的研究及验证方案进行研究，获得的结果满足拟定可接受标准，此时监管机构可以缩短审评时间，提高审评效率。通常情况下 PACMP 拟定的变更申请级别低于没有提交 PACMP 的变更申请级别，如从 PAS 降为 CBE-30、CBE 或 AR。表 2 分析了采用 PACMP 增加小分子口服固体制剂的原料药产地的步骤及基本内容。

表 2 采用 PACMP 增加小分子口服固体制剂的原料药产地的步骤

项目	PACMP 步骤 1（方案申报）	PACMP 步骤 2（方案实施）
拟定变更及变更理由	增加小分子口服固体制剂的原料药产地	证明变更范围的要求得到满足
风险分析和控制措施	评估产地变更可能的潜在风险： 生产场地的变更，可能会伴随生产设备、起始物料、合成路线、工艺参数等变更，这些变更都可能带来风险，应对可能的潜在风险进行分析，制定控制策略	确认进行的风险评估没有改变；如果有新的信息影响风险评估，则需提供更新的风险评估

续表

项目	PACMP 步骤 1（方案申报）	PACMP 步骤 2（方案实施）
	应采用变更后产地生产的原料药及该原料药生产的制剂进行稳定性研究	
在实施前需要满足的其他条件	按照区域性要求符合 GMP 要求	实施前这些条件均满足
	完成技术转移和工艺确认	
	采用类似生产设备或相同类型结构、材料的设备	
	不改变合成路线，控制策略不变，杂质谱、物理化学性质不改变	
	不改变起始物料、中间体的质量标准及分析方法	
	不改变原料药放行和货架期标准及分析方法	
可接受标准	变更产地生产的连续 3 批原料药应符合已批准的质量标准，证明变更前后样品质量一致	根据提供的数据证明符合可接受标准

4 PLCM

申请人在申报资料中提出 PLCM 的具体计划，包括控制策略总结、ECs、ECs 变更的拟定报告类别、PACMP 及批准后 CMC 承诺。该文件作为上市申请的 ECs 和 ECs 变更报告类别的中心储库，目的是鼓励申请人采用更具策略性的措施进行产品全生命周期管理。最初的 PLCM 可以和上市申请文件一起提交，也可以与已上市产品的补充申请一起提交，根据区域性的要求，该部分资料可以以表格形式呈现在 CTD 模块 1、2 或 3 中。

5 已上市产品的批准后变更

已上市产品可能会有频繁的 CMC 变更，常见的有生产地址变更、生产工艺变更、分析方法变更等。以分析方法为例简要说明已上市产品批准后变更的研究方法。

分析方法变更建议遵循以下原则：变更后的方法需建立系统适用性要求，保证可接受标准不变；变更后的方法需与原方法等效或更好，采用两种方法对变更前的样品进行对比，应得出同样的判定结果。

变更后的分析方法建议按照 ICH Q2 指导原则制定验证方案，并进行系统的方法学验证，验证方案的可接受标准需满足原方法的可接受标准，采用多批代表性批次样品证明变更后方法的检出能力与原方法相同或更好。采用变更前后方法对同一批样品进行测定时应得到同样的质量判定。

用于支持上市后 CMC 变更进行的稳定性研究的目的是确认已批准的有效期和贮藏条件。首先确定稳定性相关的质量属性和限制货架期的质量属性，对稳定性进行风险评估，确定可能影响稳定性的因素。采用中试或实验室规模代表性产品进行加速和/或强制降解试验，可以评估拟定变更对产品的影响。同时，对代表性批次样品进行变更前后的对比研究，对非正式和正式稳定性研究或其他数据进行统计学评估，承诺在变更后的批次中完成正在进行的稳定性研究，以确保实施 CMC 变更后，已批准的有效期和贮藏条件继续适用。可以在 PACMP 中提交用于支持上市后变更的稳定性研究，这样可以更及时地提交、批准和实施变更。

6 结语

产品生命周期包括一个产品从开始研发到上市直至退市的整个过程。Q8～Q11 中运用了科学和风险的方法对产品的全生命周期的产品质量进行管理。在产品全生命周期中，运用质量源于设计的理念和 Q11 对产品生产工艺进行开发，确定一个能够持续生产出符合预期质量要求的商业化生产工艺。基于科学知识进行系统的质量风险评估，建立科学的质量风险管理体系，同时基于 ISO 质量管理体系的质量概念建立质量体系。Q12 建立在 Q8～Q11 良好实施的基础上。它更注重产品的商业化阶段，基于风险管理和科学的措施加强产品的批准后变更管理。在产品开发过程中形成产品的控制策略，识别既定条件，在企业质量管理体系下进行产品的所有变更。此时采用批准后变更管理方案和产品生命周期管理文件，可以使批准变更的实施更具可规划性和可预测性。在综合运用 Q8～Q11 基础上，申请人在产品的上市后 CMC 变更时合理运用 Q12 中的这些理论，可以获得更多的灵活性，监管机构也能提高审评效率。总之，申请人作为药品研发及生产的责任主体，应对产品有全面、深入的认识和理解，在有效的质量体系下，经过系统的风险评估，对产品进行 CMC 变更，有助于实现产品的生命周期管理。

原国家食品药品监督管理总局于 2017 年 6 月成为 ICH 正式成员，并于 2018 年 6 月当选为 ICH 管理委员会成员。加入 ICH 意味着中国药监部门、制药行业和研发机构将逐步转化和实施 ICH 指导原则，并积极参与规则制定，推动国际创新药品早日进入中国市场，满足临床用药需求。对于国内制药企业来说，加入 ICH 后，ICH 系列指导原则可以直接运用到产品开发及生产中，给制药企业提供了更多的

中国新药注册与审评技术双年鉴（2022 年版）

技术指导，有助于国内企业按照全球药物研发理念开发药物，提高国内制药企业的整体实力。

当然，加入 ICH 既有机遇，同时也面临着很多挑战。中国医药行业起步较晚，行业发展水平参差不齐。中国现有的法规政策与一些 ICH 指导原则还不相适用，通过修订法律法规和技术指导原则，使监管法规政策与 ICH 技术指导原则接轨，这是一项复杂而艰巨的任务，我们需要分析中国现有条件，结合中国现有的法规框架和技术要求，理清可能会遇到的问题和困难及带来的挑战，制定出相应的应对措施和工作计划。

参 考 文 献

[1]　ICH. Final concept paper Q12：technical and regulatory considerations for pharmaceutical product lifecycle management［EB/OL］.（2014 - 07 - 28）［2019 - 04 - 14］. https：//www. ich. org/ fileadmin/Public_ Web_ Site/ICH_ Products/Guidelines/Quality/Q12/Q12_ Final_ Concept_ Paper_ July_ 2014. pdf.

[2]　ICH Q12 Draft harmonised guideline：technical and regulatory considerations for pharmaceutical product lifecycle management［EB/OL］.（2017 - 11 - 16）［2019 - 04 - 16］. https：//www. ich. org/fileadmin/Public_ Web_ Site/ICH_ Products/Guidelines/Quality/Q12/Q12_ Draft_ Guideline_ Step2_ 2017_ 1116. pdf.

[3]　FDA 21 CFR 314. 70［EB/OL］. ［2019 - 04 - 14］. https：//www. ecfr. gov/cgi-bin/text-idx? SID = 97c927506abe 8216ee6c 1d87ebf5e2b9&mc = true&node = pt21. 5. 314&rgn = div5#se21. 5. 314_ 170.

[4]　EMA. Post-authorisation procedural advice on variation regulation（EC）No 1234/2008［EB/OL］. ［2019 - 04 - 17］. https：//www. ema. europa. eu/en/documents/regulatory-procedural-guideline/post-authorisation-procedural-advice-human-medicinal-products-new-variation-regulation-ec-no-1234/2008_ en. pdf.

[5]　EMA. Guidelines on the details of the various categories of variations, on the operation of the procedures laid down in Chapters II, IIa, III and IV of commission regulation（EC）No 1234/2008 of 24 November 2008 concerning the examination of variations to the terms of marketing authorisations for medicinal products for human use and veterinary medicinal products and on the documentation to be submitted pursuant to those procedures［EB/OL］. ［2019 - 05 - 17］. https：//ec. europa. eu/health/sites/health/ files/files/eudralex/ vol1/c_ 2013_ 223/ c_ 2013_ 2804_ en. pdf.

[6]　JAPAN. Guideline for descriptions on application forms for marketing approval of drugs, etc. under the revised pharmaceutical affairs law［EB/OL］. ［2019 - 04 - 14］. http：//ss. pmda. go. jp/en/ all/muv_ ajax. x? u = http% 3A% 2F% 2Fwww. pmda. go. jp% 2Ffiles% 2F000153677. pdf% 23pagc% 3D1&p = 1&t = Guideline + for + Descriptions + on + Application + Forms + for + Marketing + Approval + of + Drugs + etc. + under + the + Revised + Pharmaceutical + Affairs + Law&q = + Guideline + for + Descriptions + on + Application + Forms + for + Marketing + Approval + of + Drugs&s = Kd3V6nc3HDBsyPAIPsw vchfMmtxTnPi4Jz 95RJcR4v_ QPRzEVkRBpojf98MWRg_ oBLxgDYpIaACw0UfB9S 71uO2_ tnFQ38n7u3UzaFik1M4WIopKQ foJ1_ ISoDuSuh0JQNOM 4zicLcByVxkFqngMA0-TQqwMT0Hg JXuNo. &lang = en.

[7]　国家食品药品监督管理总局. 已上市化学药品变更的指导原则（一）［S］. 2008.

[8]　国家食品药品监督管理总局. 已上市化学药品生产工艺变更研究技术指导原则［S］. 2017.

[9]　国家食品药品监督管理总局. 药品注册管理办法［S］. 2007.

[10]　FDA. Draft guidance for industry. Established conditions：reportable CMC changes for approved drug and biologic products［EB/OL］. ［2019 - 04 - 17］. https：//www. fda. gov / downloads/Drugs/GuidanceComplianceRegulatoryInformation/ Guidances/UCM448638. pdf.

[11]　FDA. Guidance for industry：comparability protocols-chemistry, manufacturing, and controls information［EB/OL］. ［2019 - 04 - 14］. https：//www. fda. gov/ucm/groups/fdagov-public/@ fdagov-drugs-gen/documents/document/ucm070545. pdf.

[12]　FDA. Comparability protocols for human drugs and biologics：chemistry, manufacturing, and controls information［EB/OL］. ［2019 - 04 - 14］. https：//www. fda. gov/ucm/groups/fdagov-public/@ fdagov-drugs-gen/documents/document/ucm496611. pdf.

[13]　EMA. Questions and answers on post approval change management protocols［EB/OL］.（2012 - 10 - 01）［2019 - 06 - 20］. https：//www. ema. europa. eu/en/documents/scientific-guideline/questions-answers-post-approval-change-management-protocols_ en. pdf.

[14]　李晓宇, 柴倩雯, 田德龙, 等. 欧美已批药品生产变更研究［J］. 中国药物警戒, 2016, 13（8）：476 - 481.

编辑：杨青/接受日期：2019 - 10 - 21

ICH M3（R2）实施中生殖毒性试验需关注问题

黄芳华，王庆利，王海学，韩　玲

（国家药品监督管理局药品审评中心，北京 100022）

[摘要]　生殖毒性试验是药物非临床安全性评价的重要内容。我国于 2017 年加入 ICH 后，对申请临床试验和上市的生殖毒性的阶段性要求可参考 ICH M3（R2）指导原则。根据药物开发的研究人群和开发阶段所致生殖毒性风险的不同，加上临床试验过程中严格的生殖毒性风险控制措施，可分阶段提供支持相应临床试验和上市的生殖毒性试验。本文阐述 ICH M3（R2）中支持不同药物开发阶段的生殖毒性试验要求，以及在该指导原则实施过程中需要关注的问题。

药物开发是一个逐步递进的过程，对动物和人体有效性和安全性的研究评价随着开发进程不断往前推进。生殖毒性试验是药物非临床安全性评价的重要组成部分。在药物开发的过程中，通过动物生殖毒性试验来反映所研究药物对哺乳动物功能和发育过程的影响，预测其可能产生的生殖细胞、受孕、妊娠、分娩、哺乳等亲代生殖机能的不良影响，以及对子代胚胎-胎仔发育、出生后发育的不良影响，从而在限定临床试验受试者范围、降低临床试验受试者和药品上市后使用人群的用药风险方面发挥重要作用[1-2]。

生殖毒性试验常规采用的试验方案为三段式试验方案，即生育力与早期胚胎发育毒性试验（Ⅰ段）、胚胎-胎仔发育毒性试验（Ⅱ段）、围产期毒性试验（Ⅲ期）。三段式试验通过在不同阶段的给药和不同的观察指标，来全面观察对生殖整个过程的影响。在药物开发的不同阶段，基于风险的大小可分阶段提供生殖毒性试验资料以支持不同阶段的临床试验。

关于生殖毒性试验的阶段性要求，我国于 2006 年发布的《药物生殖毒性研究技术指导原则》中，从保障受试者安全性角度出发，结合我国临床研究风险控制及非临床研究风险识别的特点，要求：通常情况下在Ⅰ期临床试验开始前提供完整的Ⅰ段、Ⅱ段生殖毒性试验资料，以期在临床研究开始前尽可能了解受试物对雌雄动物生殖能力、生殖器官、生殖细胞以及胚胎发育的影响；围产期毒性试验资料可在上市申请时提供。

中国于 2017 年加入 ICH 后，对申请临床试验和上市的生殖毒性的阶段性要求可参照 ICH M3（R2）指导原则，基于生殖毒性担忧的大小，与临床试验过程中严格的生殖毒性风险控制措施，分阶段提供支持相应临床试验阶段的生殖毒性试验。这其中，生殖毒性的担忧与拟进行临床试验

的期限、样本量和入组受试者人群特点有关。本文阐述 ICH M3（R2）中支持不同药物开发阶段的生殖毒性试验要求，以及在该指导原则实施过程中需要关注的问题。

1　支持不同药物开发阶段的生殖毒性试验要求[3]

ICH M3（R2）中规定针对不同的开发阶段和临床试验中拟纳入的人群，在适当的时间进行生殖毒性试验。

1.1　男性受试者

在重复给药毒性试验中对雄性生殖器官进行了详细检查（包括全面的组织病理学检查），雄性生育力试验完成前，男性受试者可以纳入Ⅰ和Ⅱ期临床试验。

雄性生育力试验应在大规模或长期的临床试验开始前完成。大规模或长期的临床试验，包括但不限于Ⅲ期临床试验，视临床方案确定，如大于 150 人或时间超过 3 个月。

1.2　女性受试者

1.2.1　无生育可能的妇女

无生育可能妇女定义为绝育或绝经后妇女。绝经后定义为在无替代医疗措施的情况下停经 12 个月。如果在重复给药毒性试验中对雌性生殖器官进行详细检查，无生育可能妇女在缺少动物生殖毒性试验的情况下可纳入临床试验。

1.2.2　妊娠妇女

在妊娠妇女纳入临床试验前，各项生殖毒性试验和遗传毒性标准试验组合均应完成。另外，还应对药物以往人体暴露的安全性数据进行评价。

1.2.3　有生育可能的妇女（WOCBP）

对于有生育可能的妇女，在潜在风险与获益信息获得之前，对胚胎或胎儿的非预期暴露具有较高水平的担忧。当临床试验中纳入 WOCBP 时，对胚胎或胎儿非预期暴露风险进行表征并将风险降至最小化非常重要。

1.2.3.1 Ⅱ段生殖毒性试验 为使胚胎或胎儿风险降至最低，有两种方法：① 进行生殖毒性试验以表征药物本身的固有风险，并在临床试验 WOCBP 的暴露过程中采取适当的防控措施。② 临床试验过程中通过采取避孕措施以控制风险，此时胚胎-胎仔发育影响的评价可延迟至Ⅲ期临床试验前完成（视临床试验规模和时间）。

避孕措施包括：① 妊娠检测（如测定 β-HCG）、采用高效的避孕方法，并仅在证实月经期后进入试验。② 进行受试者教育。试验期间的妊娠检测和受试者教育，应足以确保受试者在整个药物暴露期间（并可能超过临床试验期限）能够依从为避免妊娠而设计的措施。为支持这些避孕措施，应基于任何现有与生殖毒性相关的信息起草知情同意书，如具有相关结构或药理学作用的药物的潜在毒性的综合评价。如果无相关生殖毒性信息，应与受试者交流告知药物对胚胎或胎儿存在未知风险。

在某些特殊情况下，在未进行动物发育毒性试验（如胚胎-胎仔试验）时，WOCBP 也可纳入早期临床试验。一种情况是在短期（如 2 周）临床试验中加强妊娠风险控制。另一种情况是疾病在女性中高发，不纳入 WOCBP 无法有效地达到临床试验目的，且有足够的预防措施以避免妊娠（具体措施见上述）。

在缺乏动物发育毒性试验的情况下，临床试验纳入WOCBP，还需考虑的其他因素包括对药物作用机制、药物类型、药物在胎儿暴露的程度，或在合适的动物模型中进行发育毒性试验的难度的认识。例如，根据当前的科学认识，单克隆抗体在人类的器官发生期给药，胚胎-胎儿的暴露量较低，因此发育毒性试验可在Ⅲ期临床试验期间进行，在申请上市时应提交完整的试验报告。

通常情况下，若能获得在两种动物种属中进行的适当的初步生殖毒性数据，且在临床试验中采取严格的避孕措施，在最终的生殖毒性试验完成之前，临床试验中可纳入WOCBP（小于 150 人）进行相对短期（不超过 3 个月）的研究性给药。允许 WOCBP 进行该种规模和给药期限的试验，是基于此种规模和期限的严格控制的临床试验中受试者的妊娠概率非常低，而设计合理的初步生殖毒性试验能够检出临床试验纳入 WOCBP 时可引起担忧的大部分发育毒性发现。WOCBP 的样本量和试验期限，可受到改变妊娠率的人群特征（如年龄、疾病）的影响。

1.2.3.2 Ⅰ段生殖毒性试验 在重复给药毒性试验中对雌性生殖器官进行了评价的前提下，在雌性生育力试验进行之前，多次给药的Ⅰ和Ⅱ期临床试验可以纳入 WOCBP。为支持大规模或长期给药的临床试验（如Ⅲ期试验）纳入WOCBP，应完成专门的雌性生育力试验。

1.2.3.3 Ⅲ段生殖毒性试验 围产期生殖毒性试验应在申请上市时提交。但是，在未采取有效避孕措施的 WOCBP 或妊娠状况不明的妇女纳入临床试验前，所有雌性动物生殖毒性试验和遗传毒性标准试验组合均应完成。

2 关注问题

随着 ICH 指导原则在国内落地实施，与之前一般在临床试验前开展了Ⅰ和Ⅱ段生殖毒性试验相比，目前越来越多的品种在未进行正式的生殖毒性试验的情况下申请进行临床试验。但是，基于申报资料提交情况，发现存在一些认识的误区，例如认为早期临床试验不需要生殖毒性试验的支持，甚至有些申报资料直接在生殖毒性试验项下标注"不适用"，而未提供任何生殖毒性风险评估。实际上，生殖毒性试验适当延迟的前提条件是在已获得信息的基础上加上临床试验期间严格的控制措施，能控制临床试验受试者的生殖毒性风险。以下阐述几个需要重点关注问题。

2.1 重复给药毒性试验中生殖系统组织病理学检查的要求

ICH M3（R2）提出：在期限至少 2 周的重复给药毒性试验（通常为啮齿类动物）中对睾丸和卵巢进行全面标准（thorough standard）的组织病理学检查，用于对雌雄生育力进行评估，被认为与检测雌雄生殖器官毒性的生育力试验同样灵敏；因为重复给药毒性试验评估了药物对雄性生殖器官的影响，在雄性生育力试验完成前男性受试者可以入选Ⅰ和Ⅱ期临床试验；在重复给药毒性试验中对雌性生殖器官进行了评价的前提下，在雌性生育力试验进行之前，多次给药的Ⅰ和Ⅱ期临床试验可以纳入 WOCBP。

对于 M3（R2）中提出的生殖器官的检查要求，ICH S5（R2）[4]提出：良好的雄性动物生殖器官病理学和组织病理学检查（如通过 Bouin's 液固定、石蜡包埋、睾丸 2～4 μm 横切片，附睾纵切片，PAS-苏木素染色）是检查对精子发生的影响的一种更为敏感和快捷的方法。为了进一步证实其他试验方法所观察的试验结果或进一步阐述受试物的作用特点，精子分析试验（精子计数、精子活力、精子形态学）可作为一种可选方法而采用。在进行精子分析试验时，如果受检样品取自于输精管或附睾，这种精子分析试验结果对生育力的评价更具有相关性。

ICH 对 S5 正在修订过程中，于 2017 年发布 S5（R3）草案进行征求意见，该草案提出的相关要求为：重复给药毒性试验全面的生殖器官组织病理学是检测大多数雄性和雌性生育力影响的敏感方法（动物是性成熟的）；如果使用重复给药毒性试验来评估生育力影响，应对雄性和雌性动物的生殖器官进行全面的组织病理学检查；当基于作用方式或先前试验数据引起担忧时，可在重复给药毒性试验中包括附加的检测，例如精子收集和分析、监测发情或月经周期；如果其他试验的数据表明雄性或雌性生殖器官的重量或组织病理学有影响，则应考虑更全面的试验[5]。

中国新药注册与审评技术双年鉴（2022 年版）

目前审评中存在的一个常见问题是，申请人称根据 ICH M3（R2）要求，因为已进行了重复给药毒性试验，要求在没有完成雄性和（或）雌性生育力试验的情况下进行 Ⅰ 和 Ⅱ 期临床试验，但是申请人往往忽略了一个重要问题：重复给药毒性试验对生殖器官影响的检查是否达到生殖毒性评价的要求。根据国内的研究现状，重复给药毒性试验中常常未充分关注生殖系统毒性评价，未能全面检测和评估。综合以上 ICH 所阐述的要求，拟通过重复给药毒性试验反映的生殖毒性试验信息，在设计重复给药毒性试验时要特别关注对生殖系统的影响，进行专门的设计。在重复给药毒性试验中是否可初步评价生育力的关键因素是：重复给药毒性试验中的生殖系统组织病理学检查结果的全面性、可靠性。需要达到的基本要求：① 动物要性成熟，有足够数量。② 组织病理学检查要全面，雄性：睾丸和附睾（含精子发生周期）的详细定性镜检，精子阶段（分期）的定量分析可用于对已确定的影响进一步表征研究；雌性：卵巢（包括卵泡、黄体、基质、间质、脉管系统）、子宫和阴道的详细定性镜检等，并特别关注对原始和初级卵泡的定性评估。③ 此外，目前国内的组织病理学检查水平参差不齐，组织病理学的检查质量要经得起同行评议（必要时要求提供病理切片邀请病理学专家复阅查）[6]。

2.2　初步胚胎-胎仔发育毒性试验的要求

ICH M3（R2）中要求，通常情况下获得两种动物种属中的初步 EFD 试验（preliminary EFD, pEFD）结果，并在临床试验中采取严格避孕措施后，WOCBP 可入组小规模、短时间的临床试验（小于 150 人、不超过 3 个月）。如果临床试验超过上述规模和时间，需要完成正式 EFD 试验。根据该要求，并非 Ⅱ 段试验直接延伸至 Ⅲ 期临床试验前，在几期临床试验前完成需要根据临床试验受试者规模和期限而定，而且需要初步 EFD 试验结果的支持。因此，需要充分认识初步 EFD 试验，并合理地评价其结果对初步生殖风险评估的贡献。

M3（R2）对初步的胚胎-胎仔发育毒性试验要求为：应具有足够的剂量，包括对胎仔存活率、体重、外观和内脏检查的评价，每组至少 6 只母体动物，母体动物在整个器官生成期给药。该初步试验应在符合高质量的科学标准且随时可获得数据采集记录的条件下进行，或在 GLP 条件下进行[3]。

因此，pEFD 试验并非简单的预试验，在设计上与正式的 EFD 试验相似，除每组动物略少、少个别指标、在保持试验质量的条件下不强求在 GLP 条件下进行外，在评价初步试验时，因其动物数有限，所以面对结果要谨慎评价（尤其阴性结果），如有其他相关的生殖毒性信息资料（如同类药物）可参考，要尽可能地综合分析。

2.3　生育力试验雄性动物交配前给药时间的选择

对于 Ⅰ 段试验雄性动物交配前给药时间，国内生殖毒性指导原则[1-2]要求，生育力试验尤其是减少雄性动物交配前给药期，应根据前期试验所积累的资料以及对精子发生过程基础研究的再评价而设计。一般情况下为 4~10 周。重复给药试验可提供受试物对精子发生的潜在影响信息。如果在 1 个月以上的重复给药毒性试验中未发现任何毒副作用，在交配前雄性动物交配前给药时间可缩短至 4 周。

ICH S5（R2）指导原则[4]认为：对于给药时间，尤其是评价受试物对精子生成影响时，应利用已有的毒性研究资料（如组织病理学检查、生殖器官重量、在一些情况下的激素检测和遗传毒性数据）。如果在至少 2 周的重复给药毒性试验中未发现任何影响，交配前雄性动物给药 2 周便可。应说明选择给药时间的理由并提供依据。此外，针对其余试验资料提示可能有担忧或无资料时，ICH S5（R2）指导原则提出：如果其他的研究资料显示对雄性或雌性生殖器官重量或组织学有影响，或如果对试验检查结果的质量有疑问，或如果完全没有其他的研究资料，应考虑进行更全面研究的必要性[4]。

需要关注的是大鼠精子发生（包括精子成熟）整个过程需要 63 天（即 9 周），雄性交配前给药时间缩短为 2 周并不能覆盖整个生精周期。而且，雄性生育力试验可评价受试物对雄性生育力的功能性影响，这种功能性影响无法在重复给药毒性试验中用组织病理学的方法进行评价。因此，按照 ICH 指导原则要求执行（雄性动物交配前给药 2 周）时要关注其前提条件，一是要基于已有毒性试验中对雄性生育力影响的观察是否足够，二是重复给药毒性试验中未发现对雄性生殖毒性相关指标的任何影响，而这两点往往是现有申报资料中关注不够或未关注的。

综合考虑，对于雄性动物交配前给药时间的选择，应具体问题具体分析，兼顾科学性、合理性、风险效益评估，在规范、仔细地重复给药毒性试验（尤其雄性生殖器官组织学检查）未发现明显毒性反应结果的支持下可适当缩短交配前给药时间。对于同类品种提示有潜在生殖毒性风险的或毒性信息较少的创新药，建议采用较长的给药时间，并配合仔细的精子分析和生殖系统病理组织学检查[7]。

2.4　综合评价及临床试验风险提示

所有的生殖毒性试验最终都是为了人体的生殖/发育风险评估，最终的生殖/发育风险评估结论对于临床试验或临床应用中人体生殖发育风险的预防管控有着很高的指导价值。这需要在评估生殖发育风险时，要综合所有可用的数据（包括动物生殖毒性数据、其他毒性试验数据、可能有的临床安全性及药动学等数据、受试物作用机制靶标等背景信息、同类/相关药物审评经验或毒性提醒等），以及临床治疗的效益考虑，给出客观、谨慎、基于暴露的人体风险评估结论，并基于生殖毒性风险评估，提示临床试验应采取的生殖毒性风险控制措施。

ICH M3（R2）对避孕措施进行了阐述（见上文），包括通过受试者纳入限制、高效的避孕方法、试验期间的妊娠检测和受试者教育、知情同意书中的信息反映等，但是目前国内临床试验的避孕措施有些未达到此要求。而且，从临床试验实际情况看，确实存在风险控制措施不足而导致试验过程中妊娠或流产的事件发生。因此，无论是对于在无正式的生殖毒性试验进行临床试验，还是已有试验信息提示具有生殖毒性风险时，均需按照 ICH M3（R2）要求采用严格的生殖毒性风险控制，以保护好受试者安全性。

参考文献

[1] 国家食品药品监督管理局. 药物生殖毒性研究技术指导原则[S]. 2006.

[2] 王庆利，黄芳华，彭健，等. 药物生殖毒性研究的考虑要点[J]. 中国新药杂志，2007，16（10）：737-739.

[3] ICH. M3（R2）Guidance on nonclinical safety studies for the conduct of human clinical trials and marketing authorization for pharmaceuticals［EB/OL］. (2009-06-11). http：//www. ich. org.

[4] ICH. S5（R2）：Detection of toxicity to reproduction for medicinal products & toxicity to male fertility［EB/OL］. （2005-11）. http：//www. ich. org.

[5] ICH. S5（R3）（draft）：Detection of toxicity to reproductionfor human pharmaceuticals［EB/OL］. (2017-07-05). http：//www. ich. org.

[6] 张立将，黄芳华. 浅析 ICH S5（R3）药物生殖毒性研究指导原则草案的新技术要求及其挑战［J］. 中国新药杂志，2018，27（18）：2088-2097.

[7] 张立将，黄芳华，王庆利，等. 药物雄性生殖毒性评价考虑要点及 FDA 相关指导原则介绍［J］. 中国新药杂志，2016，25（24）：2766-2772.

编辑：王宇梅/接受日期：2019-10-18

ICH 指导原则 S9 转化实施需关注的问题

叶 旋，张 旻，闫莉萍，于 冰，王海学

（国家药品监督管理局药品审评中心药理毒理学部，北京 100022）

[摘要]　人用药品注册技术国际协调会议（International Council for Harmonisation of Technical Requirements for Pharmaceutical for Human Use, ICH）指导原则《S9 抗肿瘤药物非临床评价》已在国内正式转化实施。为了更好理解和实施 S9 指导原则，使抗肿瘤药物研发理念、策略与国际通行规则相适应，本文将结合国内研发现状，分析与讨论抗肿瘤药物非临床研究中药理学研究、动物种属选择、联合用药、杂质评价、临床试验期间的非临床试验等方面的考虑和要求。

2017 年 6 月原国家食品药品监督管理总局（China Food and Drug Administration, CFDA）正式加入人用药品注册技术国际协调会议（ICH）。随后，CFDA 派出专家代表参与 ICH 指导原则的起草及修订工作，我国药品监管机构开始正式参与国际药物研发规则的制定。

ICH 于 2009 年发布《S9：抗肿瘤药物非临床评价》（以下简称 S9），于 2014 年开始起草 S9 问答文件，于 2018 年 4 月正式发布 S9 问答文件。国家药品监督管理局（National Medical Products Administration, NMPA）药品审评中心（Center for Drug Evaluation, CDE）于 2018 年 9 月发布《S9 抗肿瘤药物非临床评价》及问答文件中文翻译稿，并公开征求意见；于 2019 年 7 月就 S9 及问答文件的转化实施公开征求意见。在中国注册申报的抗肿瘤药物，其非临床评价将主要参考 S9。

S9 及问答文件是药品监管机构与药品研发企业共同探讨确定，旨在促进和加速抗肿瘤药物研发。恶性肿瘤严重威胁生命，尚缺乏有效治疗手段，抗肿瘤药物的研发策略和风险考虑有别于其他适应证药物，S9 也是目前 ICH S 系列中唯一针对具体适应证的指导原则。S9 系统介绍了支持抗肿瘤药物非临床评价的研究、支持抗肿瘤临床试验设计和上市的非临床数据，以及研发过程中的特别考虑。

S9 及问答文件已明确了抗肿瘤药物非临床研发中诸多方面的技术要求，但国内抗肿瘤药物研发理念、策略与国际通行规则存在一定差异，对 S9 建议的理解也有一些需要细化明确的地方。药理学研究、动物种属选择、联合用药、杂质评价、临床试验期间的非临床试验是抗肿瘤药物实际审评工作中关注和沟通较多的几个问题。本文结合国内抗肿瘤药物研发的情况，针对上述问题进行讨论和说明。S9及问答文件已在我国正式转化实施，国内创新药物研发应积极调整研发理念，改进研发策略，努力实现我国抗肿瘤药物研发的高质量发展。

1　药理学研究

抗肿瘤药物非临床评价工作主要包括三个方面：① 确定药物的药理学特性；② 确定首次人体暴露的安全起始剂量水平；③ 了解药物的毒理学特征（如确定靶器官、暴露量-反应关系和可逆性）[1]。通过一系列的药理学研究，确定药物的药理学特征，是抗肿瘤药物非临床评价工作的重要一环。S9建议，在Ⅰ期临床试验前，药理学需要完成药物作用机制、给药方案及抗肿瘤活性的初步研究。这些药理学研究将提供作用机制的非临床证据，指导用药方案和剂量递增计划，为选择实验动物种属提供信息，帮助选择起始剂量和合适的生物标志物，必要时证明药物联合应用的合理性。

纵观抗肿瘤药物的发展，从细胞毒类药物到信号通路靶向药物，再到免疫调节的抗体类药物，抗肿瘤药物的作用方式越来越特异，对肿瘤细胞与非肿瘤细胞的区分也越来越深入。抗肿瘤药物对于药物靶点的选择性作用越强，一方面意味着更少的不良反应，但另一方面也意味着与药效相关的安全性风险也更需要关注。抗肿瘤药物安全性与有效性评价工作趋于更多的结合。如在具有免疫激动作用的抗肿瘤药物选择首次临床起始剂量时，主要参考的是药效学（最低预期生物活性剂量）数据。抗肿瘤药物的药效学研究不应再是单纯地关注体内药效实验的抑瘤率，而是应根据不同产品的药理作用特点，针对药效作用的各个环节，设计不同的药理学实验，综合考察和判断药物的有效性。

药理学研究并不仅仅在临床前阶段开展，在临床试验期间仍应根据不同产品的具体情况，结合临床试验获得的研究信息，继续完善药理学研究。临床期间开展的药理学研究可以丰富产品安全有效性评估数据，为拓展适用范围提供依据，提升产品研发的质量。

以药物有效性为主的药理学研究属于申请人的主体责任。考虑到药物作用机制、作用方式的多样性，监管机构一般不对药物的药理学提出强制性的规范要求，但并不意味着缺少药理学研究的药物可以获准进入临床试验阶段。成熟的申请人应该从产品研发的整体上考虑和安排研发计划，减少潜在风险，增加研发成功概率。

2　相关动物种属选择

药物的非临床安全性研究应在相关动物种属中开展。考虑到安全性风险主要来源的差异，小分子化合物和生物制品在非临床安全性研究中采用不同策略选择相关动物种属。

小分子化合物一般根据不同动物种属中体外药动学结果，选择与人最为接近的动物作为相关动物种属开展非临床安全性研究。在分析不同种属体外药动学数据时，需要考虑小分子化合物在不同种属代谢体系中的代谢程度，同时需要考虑相关动物种属中的代谢谱覆盖了人体中可能的代谢情况。小分子化合物非临床安全性研究通常需要选取两个动物种属，分别为啮齿类和非啮齿类。小分子化合物的相关动物种属选择一般在开展临床试验之前完成。如果临床试验期间发现人体代谢与动物代谢存在较大差异，已有的非临床试验数据不足以暴露受试物的临床试验风险，则有必要采用与人体代谢更为相近的动物种属开展非临床安全性试验以支持后续的临床研究。

生物制品选择相关动物种属时主要参考ICH S6的建议进行综合考虑。首先应考虑不同种属间靶点的序列同源性，然后体外定量定性比较不同种属间的亲和力差异、受体/配体结合情况，推荐功能活性评价[2]。所选择的相关动物种属应该能够体现靶点引起的不良后果。由于肿瘤抗原一般在正常生理状态下表达极低，抗肿瘤生物制品选择相关动物种属时，需要着重关注不同种属间靶点的序列同源性、重组蛋白水平的亲和力、细胞水平的亲和力和生物学活性。

生物制品的非临床安全性研究中，当有两个相关动物种属时，一般进行两个动物的短期的一般毒性试验。如果这两个动物种属中的毒性反应相似或者毒性机制已经清楚，更长期的一般毒性试验可采用1个动物种属进行。当仅有1个相关动物种属时，一般只在该动物种属中进行一般毒性试验。一般不通过非相关第2种动物的短期一般毒性试验进行脱靶毒性考察，可以通过人体组织交叉反应试验来考察产品出现脱靶毒性的可能性。

3　联合用药的支持性数据要求

肿瘤适应证的临床治疗中经常采用联合用药。抗肿瘤药物研发过程中，为了达到更好的治疗效果也会采取联合给药的方式。根据单药安全有效性信息的不同，需根据具体情况开展联合用药的非临床研究来支持临床用药方案。

ICH S9及Q&A在抗肿瘤药物联合用药方面进行了专门说明[1,3]。计划联合应用的药物在毒理学评价中应分别进行良好的单个药物研究，足以支持每个药物单独进行临床试验。在开始临床研究之前，应提供支持联合用药合理性的数据。通常为药理学研究（如动物肿瘤模型、基于靶点生物学机理的体外或体内研究），证明药物联合应用可在毒性没有实质增加的情况下提高抗肿瘤活性的数据。这些数据可以来自内部研究或科学文献。对于至少一个化合物仍处

中国新药注册与审评技术双年鉴（2022年版）

于早期研发阶段（即其人体毒性特征尚未明确）的联合用药研究，应提供一个药理学试验以支持联合用药。如果单药已有足够的临床资料（如完成的 I 期试验或 I 期试验中的单药治疗），药物的人体毒性特征已经明确，则可能不需要额外的非临床毒理学数据。通常没有必要开展拟用于晚期肿瘤患者联合用药的安全性毒理学研究。

在抗肿瘤药物联合用药研发中，需要根据联合用药具体品种的研究数据评估联合用药的临床试验风险，根据联合用药品种的具体信息确定临床试验的具体注册技术要求。原则上，拟联用的两个受试物均没有临床研究信息的情况下，应提供联合用药合理性的证明，进行二者联用的药理学研究，证明二者联用在不增加毒性的情况下增强抗肿瘤药效；如果受试物已有的单药临床研究数据可支持联合用药的临床试验（如联合应用的剂量选择、给药时序等），受试物的人体毒性特征已经明确，则对联用的药效学研究不再要求；如受试物已有的单药临床研究数据不足以支持联合用药的临床试验，仍需提供联合用药合理性的证明，通常为联合用药的药理学研究。如受试物已有的临床试验数据和非临床数据不足以确定二者联用的临床试验剂量，考虑对药物联用人体安全起始剂量进行专门的毒理学试验。

案例 1：nivolumab 和 ipilimumab 联用的非临床研究[4-5]。nivolumab 为 PD-1 单克隆抗体，ipilimumab 为 CTLA-4 单克隆抗体，二者联用的临床试验于 2009 年开始进行。在联用临床试验开始前，除各自的单药临床试验之外，至少完成了下列相关非临床研究（研究 I、II、III、IV、V、VI 均采用鼠源替代抗体），见表 1。

表 1   nivolumab 和 ipilimumab 联用的非临床研究

编号	研究内容	报告时间
I	MC38 结肠癌（colon adenocarcinoma）鼠源模型中阻断 PD-1 和 CTLA-4 的作用	2009
II	CT26 结肠癌（colon carcinoma）鼠源模型中阻断 PD-1 和 CTLA-4 的作用	2006
III	SA1/N 纤维肉瘤（fibrosarcoma）鼠源模型中阻断 PD-1 和 CTLA-4 的作用	2009
IV	B16-F10 黑色素瘤（melanoma）和 J558 多发性骨髓瘤（myeloma）鼠源模型中阻断 PD-1 和 CTLA-4 后的肿瘤反应	2006
V	鼠源 FcγRIIb-/-自身免疫模型中联合阻断 PD-1 和 CTLA-4 的作用	2009
VI	在 NOD 自身免疫性鼠源模型中联用抗 PD-1 单克隆抗体和 CTLA-4 单克隆抗体的作用	2007
VII	食蟹猴静脉注射 ipilimumab 和 nivolumab 4 周毒性试验伴 1 个月恢复期	2008
VIII	ipilimumab 和 nivolumab 联用对人外周血细胞的细胞因子释放作用（ex vivo）	2009

非临床有效性（药效）方面（研究 I、II、III、IV）研究显示，在多种移植瘤体内模型中，二者联用可增强抗肿瘤活性，而实验动物的体重并未见明显影响。药效研究主要关注概念性验证，均采用鼠源替代抗体进行，主要目的为联合用药的合理性提供证明，并未过多考虑产品本身的量效关系。

二者合用的非临床安全性研究分为作用机制相关的安全性和具体产品的安全性两方面。作用机制相关的安全性研究（研究 VI）仍采用鼠源替代抗体进行概念验证，定性提示二者联用的机制性风险。ipilimumab 和 nivolumab 均为免疫激动剂，采取了较为保守的研究策略，在单药临床数据的情况下，仍进行了二者联用的重复给药毒性试验。二者联用的重复给药毒性试验提示出联用的大致安全范围，结合已有的单药重复给药毒性试验数据、单药临床试验数据，为二者联用的临床试验剂量提供一定程度的定量支持。

nivolumab 与 ipilimumab 联用的研究策略很好地体现了 ICH S9 关于联合用药的建议，对临床试验的安全性和有效性进行了全面考虑。最终，以单药非临床研究数据、单药的临床研究数据、二者联用的药效学合理性证明、二者联用的非临床安全性研究数据支持 nivolumab 与 ipilimumab 联用的临床试验。

4   杂质研究和评价

杂质研究和评价是新药研发过程中风险评价和药品质量控制的重要内容之一，可分为一般杂质和遗传毒性杂质。一般杂质评价通常遵循的技术指导原则是 ICH Q3A/Q3B，遗传毒性杂质或有潜在遗传毒性杂质时应遵循 ICH M7。ICH Q3 系列指导原则明确指出，其不适用于临床研究期间/临床开发阶段所用的原料药、制剂、辅料、溶剂和金属元素。ICH M7 适用范围包括 IND 和 NDA 阶段。在 IND 阶段，受试物的生产工艺仍在改进或优化中，新药研发过程中应尽量降低杂质含量。

由于肿瘤属于严重危及生命的疾病，受试者预期生存期较短，为了支持开展用于治疗晚期且治疗有限的抗肿瘤新药研发，抗肿瘤药物可能接受超过 ICH 技术指导原则中确定的杂质限度，并应在上市申请时论证其合理性[1]。论证中需综合考虑所治疗的疾病和患者人群、母体药物特性（药理学特性、遗传毒性、致癌性等）、治疗周期和降低杂质对生产过程的影响。此外，定量评估可包括非临床试验中给药剂量或浓度水平与临床水平相关性的考虑。

对于抗肿瘤药物而言，杂质评价可重点放在上市申请阶段。对于预期生存期较短的复发难治的晚期肿瘤患者，在 IND 阶段不过于关注杂质及其限度，主要关注 API + 杂质的整体有效性和安全性，评估临床试验起始剂量下的杂质摄入水平是否具有安全性支持依据。若剂量爬坡试验中杂质摄入水平明显高于安全性支持水平，应提醒申请人在人体试验剂量爬坡中控制用药剂量下的杂质总量，原则上不超过动物毒性试验可支持的杂质水平，若超过时应结合早期临床和/或非临床安全性数据进行风险评估。对拟用于预期生存期较短的晚期肿瘤患者的药物，一般杂质、遗传毒性杂质均根据 ICH Q3A/B 所述的观点进行控制；遗传毒性杂质控制不适用 ICH M7[3]。当治疗人群转变为更长生存期的不同人群时（如为减少肿瘤复发风险而长期服用的药物），应参考 ICH Q3A/B（一般杂质）和 ICH M7（遗传毒性杂

质）来进行杂质控制。

若存在遗传毒性杂质或潜在遗传毒性杂质，仅当 API 遗传毒性试验结果为阴性，且杂质水平超过 Q3A/B 质控限度时，考虑开展抗肿瘤药物杂质的遗传毒性试验研究[3]。

案例 2：P 胶囊的杂质控制[6]。P 胶囊系用于晚期肿瘤患者的抗肿瘤药物，用药人群为晚期或转移性乳腺癌，用药周期 >1 年，其中特定杂质 PF 和非特定杂质 C（3 类潜在遗传毒性杂质）限度制定原则为：根据 ICH S9 Q&A 指出，治疗 ICH S9 适用范围内适应证（即用于无有效治疗的晚期肿瘤患者时）的产品中的致突变杂质应根据 ICH Q3A/B 的建议进行控制，M7 技术指导原则不适用。为此，该品种的杂质限度制定策略基于相关研究数据和整体的获益/风险评估进行综合判断，最终制定的限度及制定依据见表 2。

表 2　P 胶囊的杂质控制最终制定的限度及制定依据

杂质代号	质控限度/%	制定依据
F	0.5	遵循 ICH Q3A； 主要基于毒理数据：① 大鼠 15 周毒性试验，杂质 0.23%。② 大鼠 3 周毒性和体内微核试验，杂质 0.94%
C（3 类潜在遗传毒性杂质）	0.10	基于适用人群以及风险效益评估，未遵循 ICH M7；3 类潜在遗传毒性杂质遵循 ICH Q3A 按一般杂质进行限度控制 基于毒理学数据：大鼠 15 周毒性试验中，单个非特定杂质含量为 0.06%

F：大鼠 15 周毒性试验中，MTD 为 30 mg/kg，杂质剂量 30 mg/kg × 0.23% = 69 μg/kg，折算为人体剂量为 11 μg/kg，可支持的限度为 11 μg/kg ÷ (125 mg ÷ 60 kg × 1 000) = 0.52%。大鼠 3 周毒性试验主要用于支持 IND 研究，剂量和杂质含量均高于 15 周试验，未按该数据进行计算。此外，分别采用 Derek（基于结构）和 Sarah（基于统计）系统对遗传毒性风险进行了评估，认为无警戒结构，无遗传毒性风险；开展了 Ames 试验，结果为阴性，提示无临床相关风险，确认该杂质限度为 0.5%。

C（潜在遗传毒性杂质）：经软件评估认定 C 为 3 类潜在遗传毒性杂质。根据毒理数据，雄性动物 MTD 为 30 mg/(kg·d)，单个非特定杂质的剂量为 30 mg/kg × 0.06% = 18 μg/(kg·d)，转换为人体剂量为 2.9 μg/(kg·d)，可支持的限度为 2.9 (μg/kg) ÷ (125 mg ÷ 60 kg × 1000) = 0.13%。结合原研公司申报 FDA 和 EMA 的限度标准，选择 0.10% 作为限度，符合 ICH Q3A 中 ≤0.10% 或每天摄入 1.0 mg（取限度低者）鉴定限度的要求，未要求进一步的遗传毒性试验研究等。

5　临床试验期间开展非临床研究

创新药物的临床试验一般分阶段开展，分阶段释放受

试物的潜在风险。在临床试验期间需要开展相应的重复给药毒性试验和特殊毒性试验，以支持更长周期的临床试验乃至上市。开展这些常规非临床研究的时间和周期要求，在 S9 中均已有较为明确的建议。需要特别关注的是更长周期重复给药毒性试验中新发现的毒性反应和临床试验期间出现的非预期严重不良反应，二者往往意味着受试物的人体安全性风险在前期非临床安全性研究中未能充分暴露。

由于受试物各项风险因素持续累积，更长周期的重复给药毒性试验中可能会出现新增的毒性反应。对于新增毒性反应，需要分析其临床相关性，结合已有的临床数据综合评估受试者的风险获益。针对新的安全性风险，调整临床试验方案，完善风险控制措施。

临床试验出现非预期严重不良反应，可能是源自受试物在动物与人体内药动学特征差异、作用靶点反应性或分布差异、动物实验观察的局限性等。非预期严重不良反应直接影响临床试验进程和安全性有效性的最终评价。此种情况下需进一步加强临床试验的风险控制措施，甚至暂停或终止临床试验，必要时还需要开展新的非临床研究。通过分析非预期严重不良反应的原因，制定有效的风险管理措施，包括修订临床试验方案和风险最小化措施。

案例 3：JV 片非临床研究新增的毒性反应[7]。JV 片为

中国新药注册与审评技术双年鉴（2022 年版）

小分子 CD4/6 激酶抑制剂，用于晚期乳腺癌患者的治疗。JV 片在临床试验期间，开展了更长周期的重复给药毒性试验。在大鼠 6 个月重复给药毒性试验中，发现了新的毒性反应：眼科白内障和心脏毒性。雌雄性大鼠均可见剂量相关性视网膜萎缩和晶状体纤维变性，雄性大鼠毒性反应比雌性更为明显；雄性大鼠心脏瓣膜可见空泡巨噬细胞及炎症。

对于非临床新增毒性反应，开展临床相关性分析，评估受试者风险获益。JV 片新增毒性反应的暴露量约为临床使用剂量下暴露量的 3 倍，可能会具有临床意义。对于新增的眼科毒性反应，在多项 JV 片大样本临床试验中，受试者白内障发生率虽高于对照组，但发生率很低，未出现导致治疗终止的病例。进一步分析显示，受试者出现白内障的关键危险因素是年龄，所有出现白内障受试者均 > 60 岁。对于心脏瓣膜的空泡巨噬细胞，在大鼠毒性试验中并未观测到相应的功能变化；在多项 JV 大样本临床试验中，亦未发现给药相关的瓣膜病安全性信号。综合分析，对于晚期肿瘤患者，JV 片的获益大于风险，临床试验继续推进，需要完善临床试验方案和风险控制措施，增加受试者眼科检查，关注受试者保护。

案例 4：TGN1412 的非预期严重不良反应。TGN1412 为 CD28 单克隆抗体，与 CD28 结合后可直接活化 T 细胞，促进 T 细胞增殖分化，进一步激活免疫系统，拟用于白血病、类风湿关节炎等疾病的治疗。在 TGN1412 的 I 期临床试验中，6 例受试者均出现了严重的细胞因子风暴和心血管休克，危及生命。TGN1412 的食蟹猴一般毒性试验并未提示相关风险。调查报告认为，TGN1412 上述严重不良反应并非由于受试物质量或内毒素引起的，非预期原因造成了非临床研究未能提示临床试验的重大风险[8]。

临床试验出现非预期严重不良反应后，TGN1412 开展了进一步的非临床研究[9]。体外药效试验改进了试验体系，TGN1412 进行固定后，可明显促进人外周血单核细胞（peripheral blood mononuclear cell，PBMC）释放 TNF-α，IL-6，IL-8，可明显促进人淋巴细胞增殖；TGN1412 促进细胞因子释放的作用明显强于先前未固定的试验体系；在新试验体系中，TGN1412 仍未引起食蟹猴 PMBC 的明显响应。新的非临床研究提示，先前采用的体外活性检测系统可能未能恰当地模拟 TGN1412 在体内发挥作用的过程；食蟹猴白细胞对 TGN1412 的反应性远低于人白细胞。以上这两点可能是 TGN1412 非临床研究未能充分暴露风险的原因，进而临床试验出现非预期严重不良反应。TGN1412 事件后，其临床试验中止，EMA 也因此修改了首次临床试验起始剂量相关的指导原则。

6 总结

包括 S9 在内的一系列 ICH 指导原则将在国内正式实施，旨在协调各监管机构在药物研发中的技术标准，为企业的药物研发实践提供原则性的指导，而并非药物研发工作格式化表格化的要求。企业的药物研发应从具体品种的实际出发，进行合适的非临床研究以支持拟开展的临床试验，减少受试者风险，增加患者获益。

S9 及 Q&A 系统阐述了抗肿瘤药物非临床研究的一般原则、支持临床试验的非临床研究、支持临床试验设计和上市的非临床数据要求。恶性肿瘤严重威胁生命，尚缺乏有效治疗手段，因此 S9 及 Q&A 对于药物研发策略和风险考虑有别于 ICH 指导原则 M3，在药动学、重复给药毒性试验的周期、首次临床试验起始剂量、特殊毒性试验的时间安排、联合用药等方面均采用了更为积极的建议。S9 及 Q&A 从肿瘤患者风险与获益的角度评估药物的非临床研究，希望通过更合理的非临床研究阶段性安排、更合适的临床定位和临床研究方案、更科学的风险控制措施来加速抗肿瘤药物的研发。

本文所讨论的药理学研究、相关动物种属选择、联合用药、杂质的评价、临床试验期间的非临床研究，是目前在国内抗肿瘤药物的实际研发工作中关注较多的几个方面，也是国内抗肿瘤药物研发参与国际竞争遇到的新挑战。本文立足于 S9 及其问答在国内的实施，讨论说明了目前监管机构对上述问题的考虑，希望能够减少国内企业在抗肿瘤药物研发中的疑惑和障碍，从而促进国内抗肿瘤药物的研发，使国内药物研发企业能够更为顺利和有效地参与国际竞争。

参 考 文 献

[1] ICH. ICH S9 guideline：nonclinical evaluation for anticancer pharmaceuticals［EB/OL］. 2009. https：//database. ich. org/ sites/default/files/S9_ Guideline. pdf.

[2] ICH. ICH S6 guideline：preclinical safety evaluation of biotechnology-derived pharmaceuticals［EB/OL］. 2011. https：//database. ich. org/sites/default/files/S6_ R1_ Guideline_ 0. pdf.

[3] ICH. ICH. ICH S9 guideline：nonclinical evaluation for anticancer pharmaceuticals questions and answers［EB/OL］. 2018. https：//database. ich. org/sites/default/files/S9_ Q%26As_ Q%26As. pdf.

[4] FDA. FDA CEDR nivolumab BLA reviews［EB/OL］. 2014. https：//www. accessdata. fda. gov/drugsatfda_ docs/nda/2014/125554 Orig1s000PharmR. pdf.

[5] FDA. FDA CEDR ipilimumab bla reviews［EB/OL］. 2011. https：//www. accessdata. fda. gov/drugsatfda_ docs/nda/2011/125377 Orig1s000PharmR. pdf.

[6] NMPA CDE P 胶囊审评报告［S］.

[7] NMPA CDE JV 片剂非临床安全性报告［S］.

[8] DUFF G. Expert scientific group on phase one clinical trials：final

中国新药注册与审评技术双年鉴（2022 年版）

report ［EB/OL］. 2006. http：//www.dh.gov.uk/en/Publi-cationsandstatistics/Publications/PublicationsPolicyAndGuid-ance/DH_ 063117.

［9］ STEBBINGS R, FINDLAY L, EDWARDS C, *et al*. "Cytokine Storm" in the phase I trial of monoclonal antibody TGN1412：bet-

ter understanding the causes to improve preclinical testing of im-munotherapeutics ［J］. *J Immunol*, 2007, 179（5）：3325 - 3331.

编辑：杨青/接受日期：2020 - 06 - 08

中国新药注册与审评技术双年鉴（2022 年版）

1.2 新药研发激励政策与模式创新

中美欧新药上市加快审评审批政策研究

任晓星[1,3]，史录文[1,2]

（1 北京大学药学院，北京 100191；2 北京大学医药管理国际研究中心，北京 100191；
3 诺思格（北京）医药科技股份有限公司，北京 100044）

［摘要］ 本文梳理了中国新药加快审评审批政策的演变、现状，以及美国、欧盟现行的政策，对比了中美欧加快政策的执行效果。与美、欧相比较，中国目前没有从药物研发到上市监管的全生命周期、"全覆盖"理念的加快审评审批政策；中国的新药加快审评政策由强调物质创新向强调药品临床价值转化，但加快审评政策之间适用条件重叠，政策联用时不能更好地加速药品上市；中国加快审评时长的中位值先升后降再升，标准审评时长的中位值趋势逐年上升，而美国、欧盟标准审评、优先审评时长整体呈下降趋势。我国新药上市获批的中位时间较长且逐年增加。建议积极推进药品审评审批制度改革以形成稳定成熟的监管体系，增加监管政策的灵活性，更新法律法规和修订技术指南等。

党的十八大提出实施创新驱动发展战略，将创新摆在了国家发展全局的核心位置[1]。李克强总理的政府工作报告将"加强供给侧结构性改革，增强持续增长动力"确定为需重点做好的工作之一。医药产业作为我国国民经济的重要组成部分，医药创新不仅可以为经济发展提供长远动力，也是解决民生问题的根本要求。

目前我国医药事业所面临的一个难题是人民对于健康的渴望由于缺少可治疗的新药而无法实现，特别是罕见病药物和危及生命疾病的治疗药物。为促进中国医药企业的创新，满足国内患者的用药需求，中国政府开始药品审评审批制度改革。2015 年国务院发布《关于改革药品医疗器械审评审批制度的意见》（国发〔2015〕44 号），提出优化创新药的审评审批程序、鼓励以临床价值为导向的药物创新[2]。2019 年 8 月《药品管理法》二次修订版颁布，其中第 3 条例提出"全面提升药品质量，保障药品的安全、有效、可及"[3]。

药事管理上一系列的优化政策极大地促进了中国医药产业的发展，但面对新的医药产业形势，如何维持制药企业研发创新热情及可持续发展，在保证药品临床获益大于风险的条件下，对具有临床治疗价值的新药加快审评

批，这需要总结中国药事监管方面的经验，同时借助他山之石，辨明国外监管科学的经验。本文在梳理中、美、欧新药上市申请加快审评审批政策基础上，定量分析并比较了政策效果。

1 政策内容

我国新药上市加快审评审批政策包括四种类型，分别是特别审批、特殊审批、优先审评、有条件批准。由于美、欧分别规定在 IND 期间获得突破性疗法或 PRIME 通道认定的品种，申请上市时若临床试验结果符合条件，可自动适用加快审评审批政策，因此美国的新药上市加快审评审批的政策有三种，分别是突破性疗法（breakthrough therapy）、优先审评（priority review）、有条件批准（accelerated approval）；欧盟的新药加快审评审批政策有四种，分别是 PRIME 通道（priority medicine）、加速审评（accelerated assessment）、有条件批准（conditional approval）、特例批准（exceptional approval）。

1.1 中国新药加快审评审批政策

1.1.1 政策演变 主要历史事件见图 1。

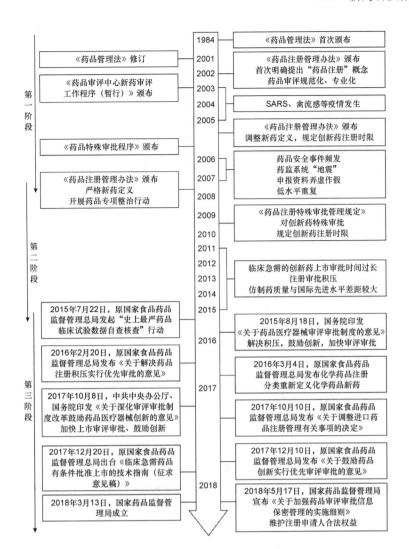

第一阶段

《药品管理法》修订

《药品审评中心新药审评工作程序（暂行）》颁布

《药品特殊审批程序》颁布

《药品注册管理办法》颁布
严格新药定义
开展药品专项整治行动

第二阶段

2015年7月22日，原国家食品药品监督管理总局发起"史上最严药品临床试验数据自查核查"行动

2016年2月20日，原国家食品药品监督管理总局发布《关于解决药品注册积压实行优先审批的意见》

2017年10月8日，中共中央办公厅、国务院印发《关于深化审评审批制度改革鼓励药品医疗器械创新的意见》加快上市审评审批、鼓励创新

第三阶段

2017年12月20日，原国家食品药品监督管理总局出台《临床急需药品有条件批准上市的技术指南（征求意见稿）》

2018年3月13日，国家药品监督管理局成立

1984 《药品管理法》首次颁布

2001

2002 《药品注册管理办法》颁布
首次明确提出"药品注册"概念
药品审评规范化、专业化

2003

2004 SARS、禽流感等疫情发生

2005 《药品注册管理办法》颁布
调整新药定义，规定创新药注册时限

2006

2007 药品安全事件频发
药监系统"地震"
申报资料弄虚作假
低水平重复

2008

2009 《药品注册特殊审批管理规定》
对创新药特殊审批
规定创新药注册时限

2010

2011

2012 临床急需的创新药上市审批时间过长
注册审批积压
仿制药质量与国际先进水平差距较大

2013

2014

2015 2015年8月18日，国务院印发《关于药品医疗器械审评审批制度的意见》解决积压，鼓励创新，加快审评审批

2016 2016年3月4日，原国家食品药品监督管理总局发布化学药品注册分类重新定义化学药品新药

2017 2017年10月10日，原国家食品药品监督管理总局发布《关于调整进口药品注册管理有关事项的决定》

2017年12月10日，原国家食品药品监督管理总局发布《关于鼓励药品创新实行优先审评审批的意见》

2018 2018年5月17日，国家药品监督管理局宣布《关于加强药品审评审批信息保密管理的实施细则》维护注册申请人合法权益

图1　中国新药加快审评审批政策的变迁

以新中国成立以后为起点，对我国新药加快审评审批政策进行梳理。由于目前现行的《药品注册管理办法》为 2007 年颁布，且 2015 年国务院发布《关于改革药品医疗器械审评审批制度的意见》（国发〔2015〕44 号），因此本文以《药品注册管理办法》和国务院 44 号文为节点，将新药加快审评审批政策的演变分为三个阶段，分别为 2007 年以

前、2007 年以后至 2015 年之前、2015 年以后。

1.1.2　现行政策　由于"特别审批"涉及重大突发卫生公共事件，满足条件的品种很少，因此，通常情况下中国新药上市加快审评类型可以归纳为三种，分别是特殊审批、优先审评、有条件批准。对比分析的详细情况见表 1。

表1　中国 3 种新药加快审评政策比较

项目	特殊审批	优先审评	有条件批准
颁布时间	2009 年	2016 年	2017 年
作用阶段	临床申请 上市申请	临床申请 上市申请	上市申请
适用条件	新化合物、未在国内外上市的药品 有明显临床治疗优势的新药 无治疗手段的新药	具有明显临床价值的药品 有明显临床治疗优势的药品 其他类，如临床急需、市场短缺的药品等	未在中国境内上市销售的、用于治疗严重或危及生命的疾病或罕见病的药品
审评时长	临床申请：90 天 上市申请：120 天	暂无规定（只规定了某些检查环节的时限）	暂无规定
科学数据链完整度	完整或不完整	完整或不完整	不完整，不是正式批准

续表

项目	特殊审批	优先审评	有条件批准
政策特点	中国食品药品检定研究院优先安排样品检验和质量标准复核	药品审评中心优先配置审评资源 药品审评中心优先安排 GCP 核查 药品审评中心优先安排沟通交流会	同优先审评

从适用条件看，特殊审批包括新化合物、未在国内外上市的药品，准入门槛较低；优先审评强调临床治疗价值，准入门槛提高但适用范围宽泛；有条件批准更强调临床价值，仅对用于治疗严重或危及生命的疾病或罕见病适用。从政策制定的早期重点鼓励创新，到提出药品临床价值与临床优势，到重点强调临床价值，加快审评审批政策的确立过程逐渐提高了临床治疗价值的权重，符合危重疾病患者的利益。特殊审批、优先审评、有条件批准政策的制定，是一个不断完善、不断提高准入标准的过程。

从审评时长看，特殊审批为 2007 年《药品注册管理办法》中首次提出，对审评时长有明确规定；优先审评、有条件批准为 2015 年以来新颁布的加快审评审批政策，虽然优先审评对某些检查、核查环节的工作时限做了规定，但只是"碎片化"的管理，对于整体技术审评时长没有明确规定，这方面仍需要政策的探索与优化。

从科学数据链完整度看，如果经过特殊审批或优先审评的新药为正式批准上市，则数据链完整；如果为有条件批准上市，则数据链不完整，申请人需要开展承诺性上市后临床研究。

从政策特点看，特殊审批的药品只规定药检部门优先安排样品检验和质量标准复核工作，对于其他环节没有规定优先配置资源；对优先审评的药品，药品审评中心会优先配置审评资源、优先安排某些环节的工作，但对于样品检验和质量标准复核环节，没有规定优先配置资源；有条件批准的药品，由于是临床急需或者为罕见病用药，通常会被认定为优先审评，因此特点与优先审评相似。

综上所述，从特殊审批的提出，到优先审评的确立，再到有条件批准的建立，我国新药加快审评审批政策逐级演变，与我国药品创新研发水平及临床需求进展相适应，符合我国药品产业发展规律及人民群众的需求。

1.2　美国新药加快审评审批政策

加快新药审评审批的制度最早起源于美国 20 世纪 80 年代。当时美国 FDA 并不像现在这样是一个专业、高效、权威、公正的机构，而是被指责其官员贪污腐败、官僚作风严重、药品审评效率低下等问题，广泛受到专业组织（如美国医师协会）、消费者团体、制药厂商、媒体的反对。恰巧艾滋病危机爆发，一些艾滋病患者由于美国国内没有可供治疗的药品，为了获得健康参加具有高风险性的"地下"药物临床试验。当时艾滋病团体发动大规模游行运动，极力反对 FDA，认为正是由于其新药审评过于严苛，导致了患者无药可用的局面。面对民众对于健康的强烈渴求，加上医生团体的压力及媒体的广泛宣传，FDA 开始加快对抗艾滋病新药的审评，并于 1988 年首次提出"加快治疗严重危及生命药品审评"的概念。

1992 年 FDA 颁布《处方药用户付费法案》（Prescription Drug User Fee Act，PDUFA），从法律层面正式确立了加快新药审评审批制度。在保证新药安全、有效、质量可控的前提下，随着 PDUFA 法案的实施，美国新药审评审批的速度明显加快，逆转了"上市迟滞"（drug lag）现象，促进药品研发创新。

美国的新药上市加快审评审批的政策为三种，分别是突破性疗法、优先审评、有条件批准，政策汇总见表 2。

表 2　美国 3 种加快新药上市审评审批政策比较

项目	颁布年份	法律依据	条件	评价依据	加速作用	政策特点	其他
有条件批准	1992	《处方药付费法案》（PDUFA）	治疗严重疾病，且药物与现有疗法相比优势显著	可合理预测临床获益的、非完全验证的替代终点或中间终点	缩短临床研发时间	适用于罕见病、无有效治疗手段、临床急需的药品	上市后承诺：需开展临床验证疗效，提交并审查宣传材料。若未能证明疗效则撤市
优先审评	1992	《处方药付费法案》（PDUFA）	治疗严重疾病，且药物安全性或/和疗效显著改善	安全性或/和疗效数据	缩短审评时间（10 个月变为 6 个月）	①上市审评时间缩短至（6 + 2）个月。②FDA 提前安排 PAI 检查	

中国新药注册与审评技术双年鉴（2022 年版）

续表

项目	颁布年份	法律依据	条件	评价依据	加速作用	政策特点	其他
突破性疗法	2012	《安全与创新法案》（FDA-SIA）	治疗严重疾病，适应证有潜在未满足临床需求，且药物与现有疗法相比优势显著	初步的临床数据	FDA 高级官员与申请人紧密交流，缩短临床研发时间，缩短上市申请时间（滚动提交、滚动审评）	① 申请认定时需要初步的临床数据。② 滚动提交，滚动审评。③ 更高级别的审评人员参与沟通	如果数据不再支持潜在获益，则取消认定

　　由于优先审评、有条件批准都是直接作用于新药上市阶段，因此从提交的科学数据链完整度、审评时间的角度，对二者进行对比，见图2。

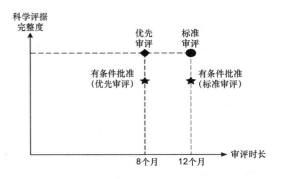

图 2　FDA 优先审评与有条件批准的比较

　　事实上，FDA 的 3 种新药加快审评审批程序并非互相排斥，通过作用于新药研发周期的不同阶段，可以多角度、全方位加速新药研发进程。一个新药的上市有可能采用多个加快审评审批程序。根据 FDA 药品审评中心（CDER）的审评报告，2018 年 CDER 共批准了 59 个新药，其中 73%（43/59）的新药通过 1 个或多个加快审评程序批准上市[4]。

1.3　欧盟新药加快审评审批政策

　　欧洲最早的加快新药审评审批政策与特例批准（approval under exceptional circumstances）相似，是 1993 年出于公共卫生应急的需要正式颁布。由于不需要完整的非临床和临床证据，经由该程序批准的新药需每年由各成员国重新评估获益-风险，若获益大于风险则可以继续上市。1995 年随着欧洲药品管理局（European Medicines Agency，EMA）成立，药品集中审评程序正式确立，为完善新药审评审批政策，EMA 通过立法，先后颁布多个适用于集中审评程序的加快审评审批政策，以统一各成员国之间不均衡的监管水平，方便制药公司同时开拓更大的市场[5]。

　　目前，欧盟的新药加快审评审批政策中，包括四种加快审评类型，分别是有条件批准、特例批准、加速审评、PRIME 通道。政策汇总见表3。

表3　欧盟四种加快新药上市审评审批政策比较

项目	颁布年份	法律依据	条件	评价依据	加速作用	政策特点	其他
有条件批准	2005	EU 第 726/2004 法条第 14（7）条规定	严重危及生命情况，紧急使用的药品，孤儿药；必须有未满足的临床需求	非完整的数据，并且批准上市前收集到额外数据的可能性较低	加速临床研发		授权 1 年，只要获益大于风险则可以继续上市。通常，必须收集批准后数据，每隔 6 个月提交定期安全性报告。授权只是临时性，一旦确认疗效则转为正式批准
加速审评	2005	EU 第 726/2004 法条第 14（9）条规定	符合重大公共卫生利益的药物，特别是创新药物	申请人需证明"符合重大公共卫生利益"	缩短审评时间（210 天变为150 天）	① 上市审评时间缩短至（6+2）个月，如果因为申请人的原因，导致 GMP 和 GCP 检查延迟，则 EMA 可将加速审评（150 天）修改为标准审评（210 天）。② 申请人无法在加速审评的时限内回复发补问题，或让监管部门产生了更多顾虑，则审评时限变为标准审评	

续表

项目	颁布年份	法律依据	条件	评价依据	加速作用	政策特点	其他
PRIME 通道	2016	EU 第 726/2004 法条第 14(9) 条规定	符合重大公共卫生利益的药物，且有未满足的医疗需求	初步的临床数据	加速临床研发（早期任命审评员，各专业审评员与申请人紧密交流）	① 只适用于正在研发中的、创新的、尚未在 EU 上市的、符合重大公共卫生利益的新药。② PRIME 认定的产品将自动适用'加速审评'	如果数据支持，上市申请时自动适用加速审评
特例批准	2004	EU 第 726/2004 法条第 14(8) 条规定	紧急公共卫生需求用药	非完整的非临床、临床数据，且完整性获得的可能性极低	加速临床研发		上市后数据收集，需每年重新评估风险-获益

加速审评、有条件批准、特例批准都是作用于新药上市注册申请阶段。从提交科学数据链完整度、审评时间的角度对三者进行对比，具体见图 3。由图 3 可以看出，加速审评可以缩短审评时长，但不降低证据的完整程度。有条件批准降低了证据链的完整程度，审评时长可以缩短或者为标准时长。特例批准的证据完整度最低，适用于标准审评时长。

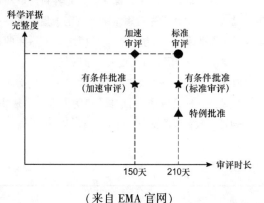

（来自 EMA 官网）

图 3　欧盟加速审评、有条件批准和特例批准的对比

有条件批准和特例批准都为非正式批准，二者最主要的区别是申请人能否提供完整的数据。在缺乏全面、完整的临床数据的情况下，欧洲 EMA 认为如果新药申请认定为有条件批准更合适，例如申请人可以在短期内提供该数据，则 EMA 不会认定产品为特例批准。而对于特例批准的产品，尽管申请人日后履行了所有约定的义务，仍然有极大的可能性无法获得完整的数据。二者主要区别见表 4。

表 4　有条件批准与特例批准的对比[6]

有条件批准	特例批准
在科学数据的基础上，证明正面的获益-风险平衡	无法提供全面、完整的数据
批准后可以获得完整的数据证据	完整的数据证据不可得

续表

有条件批准	特例批准
可转为"正式批准"	可能无法转为"正式批准"
有效期仅 1 年（每年 1 次再注册）	每年进行 1 次审查，以重新评估风险效益。有效期 5 年（每 5 年再注册）
仅适用于"集中程序"审评	可能适用于所有程序（即集中程序、国家程序、互认程序）
申请人履行约定的义务	申请人履行约定的义务

来源：EMA 官网

5 年后特例批准的产品将需要再注册，除非在递交前的沟通交流会上，EMA 根据药物警戒方面的理由，提出需要采用集中程序审评，否则各成员国药监部门有权根据本国要求，再次授予产品另一个 5 年有效期。

与 FDA 类似，欧盟的 4 种新药加快审评审批程序并非互相排斥，一个新药的上市有可能采用多个加快审评审批程序。但与美国不同的是，受限于松散的结构组织和内部协调的困难，欧盟对于新药加快审评审批的认定相对保守。

2　新药上市情况分析

对中、美、欧的政策实施效果进行比较分析。按新药种类计，中国的统计范围为化学药品注册分类 1 类、2 类、5.1 类及所有注册分类的生物制品，美国、欧盟的统计范围为所有首次提交上市申请的新药。

研究方法为：利用咸达数据库收集 2009 ~ 2018 年中国批准上市的新药名单，包括药品名称、药品类型、申请类型、注册分类、承办日期、批准日期、是否加快审评审批及审评类型信息。利用 NMPA 数据查询系统、中国上市药品审评报告（部分公开）、CDE 年度审评报告佐证信息是否准确，如批准日期、加快审评审批类型。采用美国 CDER 和 CBER 年度报告、美国 PDUFA 绩效报告、欧盟 CHMP 月报及药品审评报告，收集 2009 ~ 2018 年美、欧批准上市的新药名单，包括

中国新药注册与审评技术双年鉴（2022 年版）

药品名称、批准日期、是否加快审评审批及类型。

2.1 中国、美国、欧盟 NDA/BLA 申请受理情况

由于中国有条件批准的名单未对外公布，因此按照实际情况，将中国的加快审评分为三种情况，分别为特殊审批、优先审评、特殊审批＋优先审评（即同时获得两种加快政策的认定）。

2009～2018 年的新药上市申请中，按照品种种类计，中国共计 973 个（其中加快审评 276 个，标准审评 697 个），美国共计 1312 个（其中加快审评 300 个，标准审评 1012 个），欧盟共计 668 个（仅为标准审评，原因为欧盟未披露加快审评的数量）。

中、美、欧新药上市受理数量见图 4。

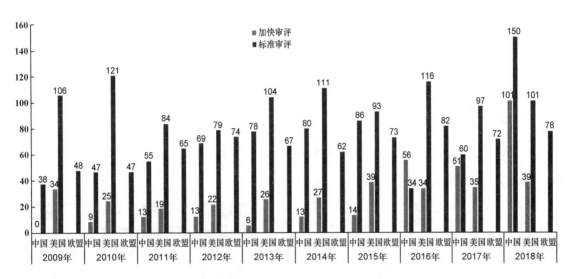

图 4　2009～2018 年中美欧新药上市受理数量

对比三者的新药上市受理总数量，美国位居前列。其中 2018 年，中国新药受理数量首次超过美国，受益于药品审评审批制度改革，中国新药的研发后劲充足。

2.2 中国、美国、欧盟 NDA/BLA 申请受理情况

按品种种类计，2009～2018 年中国共批准新药 367 个

（其中加快审评 152 个，标准审评 215 个），美国共批准新药 482 个（其中加快审评 258 个，标准审评 224 个），欧盟共批准新药 525 个（其中加快审评 71 个，标准审评 454 个）。具体情况见图 5。

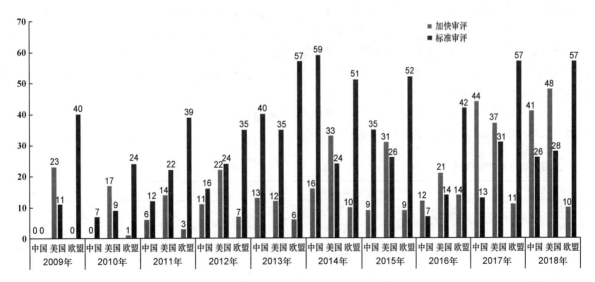

图 5　2009～2018 年中美欧新药批准数量

对比三者的新药批准数量，中国加快审评批准的新药数量约是美国的 2/3，是欧盟的 2 倍。批准新药的总数量，中国约是美国的 3/4，是欧盟的 2/3。

2.3 NDA/BLA 获批所用的中位时长比较

统计中美两国所有新药上市批准审评时长的中位值（中国从 2011～2018 年，美国从 1988～2017 年）。中国将标

准审评与加快审评分开统计，美国将标准审评与优先审评　分开统计（图6）。

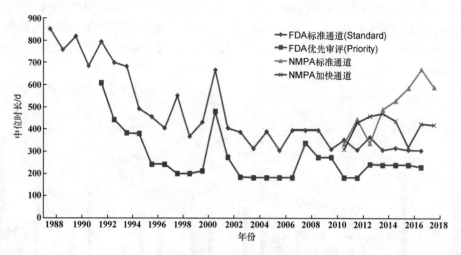

图6　中国、美国新药上市批准的中位时长情况

从图6可以发现：① 中国加快审评时长的中位值先升后降再升，标准审评时长的中位值趋势逐年上升，而美国中间（2000~2001年）虽有波动，标准审评、优先审评整体都呈下降趋势。② 中国加快审评的时长与美国标准审评的时长相当。③ 与标准审评相比，中国加快审评审批政策对加速新药上市的效果明显。

根据欧盟EMA的年度报告，2017年集中程序总时间为380天，比2016年共减少28天。技术审评阶段所需时间比2016年减少了22天（图7）。2017年，对于加速审评的药物，每个阶段时长为：技术审评阶段136天，问题提出阶段4天，企业回复阶段（计时暂停）37天，最终结论阶段31天，即从审评开始到做出结论，总时长共208天。

对比中国、美国、欧盟新药上市申请的审评时长，2017年中国标准审评时长的中位值为670天（按品种种类计），美国和欧盟分别为310和380天；2017年中国加快审评时长的中位值为425天，美国和欧盟分别为230和208天。美国、欧盟通过不断优化工作流程，出台明确的技术指南及监管要求等，审评时长逐年缩短，而中国加快审评时长的中位值先升后降再升，标准审评时长中位值趋势逐年上升。

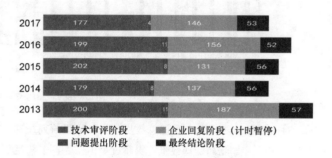

图7　EMA集中审评程序中标准审评时长
（单位：天，来源：EMA药品年度审评报告）

2.4　我国NDA序列中各加快政策获批上市的中位时长

2009年1月至2018年12月共425个品种获批上市（按受理号计），其中加快审评品种197件，标准审评为246件。由于数据收集的起始时间为从2009年开始提交的申请，在2009年、2010年没有通过加快审评批准上市的新药，所以统计分析了2011~2018年的批准情况。具体情况详见表5。

表5　各种审评类型中上市审评时长的中位值　　　　　　　　　　　　　　　　　　　　d

审评类型	2011年	2012年	2013年	2014年	2015年	2016年	2017年	2018年
标准审评	335	430	337	489	520	586	736	563
加快审评								
特殊审批	310	386	452	410	438	459	456	1 122
优先审评	—	—	—	—	—	243	320	360
特殊审批 + 优先审评	—	—	—	—	—	187	430	408

—表示当年没有通过该通道批准的品种

从表5可以发现：① 批准上市时标准审评的时长逐年升高。② 加快审评对于新药加快上市的效果明显。③ 从趋势上看，两种加快审评政策的作用较单独一种加快审评政策的作用优势不明显，例如特殊审批 + 优先审评的时长比

中国新药注册与审评技术双年鉴（2022年版）

单独的特殊审批、优先审评的时间长。特殊审批没有有效发挥其作用。

3 问题、原因及建议

3.1 问题总结

我国药品审评审批制度改革在解决药品积压、鼓励创新方面效果明显，但仍有不少问题存在，总结如下：① 中国的优先审评和特殊审批，适用范围覆盖、重叠，两种加快审评的作用较单独一种加快审评的作用优势不明显。② 与美国、欧盟相比较，我国没有针对新药临床研究阶段的加快审评审批政策，没有从药物研发到上市监管的全生命周期、"全覆盖"理念的加快审评审批政策。③ 中国未规定加快审评审批的整体注册时限。与 2007 年相比，为保证批准新药的质量，注册审评中增加了一些工作环节，如 GCP 核查，但由于流程管理不完善，使得新药审评审批超时已成为常态。④ 与标准审评相比，加快审评审批政策对加速新药上市效果明显，但加快审评、标准审评时长的中位值逐年上升。⑤ 我国加快审评的时长与美国标准审评时长相当，为提高临床急需药物的可获得性，在保证获益-风险的前提下，中国新药加快审评的速度仍有待提高。

3.2 原因分析

3.2.1 药监部门开放性不足

我国药品监管政策的制定，遵循的是自上而下的途径，使得政策动态适应性不足、灵活性不足，不能达到鼓励创新的效果。

美国药品监管政策的制定，从历史上看遵循自下而上的途径，由于利益相关方（包括政府部门、制药公司、学术团体、医生、消费者团体、患者、媒体）的积极作用，推动了政策的修订和完善。一方面，美、欧监管机构的决策更多考虑了利益相关方的意见。如与支付部门（HTA）间的沟通，使它们在药品审评过程中更多地参与平行磋商；邀请患者代表、医生定期参加咨询会议，以便他们的观点被纳入讨论中；与相关领域管理部门、制药企业、研究机构相互沟通，形成了一系列指导新药研发的法规和技术指南。另一方面，监管政策灵活性比较大，如适应性路径采用了一种前瞻性、有计划、迭代渐进的方式鼓励药物创新。值得注意的是，灵活性是 FDA 法规（21CFR314）的一部分，即 FDA 允许在保持其法定框架的同时尽可能地发挥最大灵活性的立场及不同意见的存在。然而，FDA 作为一个独立的机构，其决策不受外界任何的干扰（包括总统），凡事都以科学为依据，任何变化都要经过仔细的科学论证。

事实上，从政策的科学性、完整性角度，自上而下的途径和自下而上的途径各有千秋，应该有机结合起来，才能最大程度地发挥政策效果。

3.2.2 新药审评审批制度不符合创新药物研发规律

我国的新药审评审批制度，是在仿制药审评审批制度的基础上建立并完善。形成的过程中，很多理念照搬仿制药审评的思路，审评的核心是"一致性"而非"科学性"。创新药物的开发是一个极具探索性的研究过程，其通常由未知开始，基于未被满足的临床需求筛选、开发药物，应随着不同的阶段而逐步深入开展，每个研究阶段的深度通常对应着相应的审评宽严尺度，避免不必要的过度开发，以节省更多资源。因此创新药物的研究工作应按照其客观规律有序开展，技术审评应遵循其自身规律采取不同策略[7]。与美、欧相比，我国对于新药申报临床的技术审评要求过高，申请人需要开展更加深入地研究工作，而有些研究工作在欧美可以于临床试验阶段完成。在目前的新药临床申请阶段，我国审评案例中有对药学研究资料的要求超出 ICH 相关技术指南要求的情况。目前，大部分 ICH 指导原则在我国尚处于"未充分实施"状态，小部分处于"尚未实施"状态[8]。

3.2.3 法律规范空白点较多、配套性不足，且法规零散、不成体系

我国药品监管的政策、法规不够系统、完善，缺乏严密的配套。我国从法律、法规到技术指南，由于发布时间上的差异，往往存在相关条款之间相互矛盾、不一致、不连贯，给实际操作带来了一定的难度。

我国技术指导原则存在系统性、层次性不足，与国际相关指南相比未及时更新的问题，很多指导原则仅为行政程序方面的内容，对"科学性"的指导性不够具体，例如如何桥接国外临床试验、细胞类药物申报临床及申报上市的要求等。由于指导原则的指导性不强，从而可能影响审评尺度的一致性。据统计，我国截止到 2019 年 10 月 5 日仅有 194 个指导原则[9]，而截止至 2018 年 2 月，FDA 共颁布了大约 1 223 个指导原则。同时，由于不够细化，资料受理部门的人员对相关要求理解不同，可能导致新药申报时受理尺度不一致。由于一些指导原则没有及时更新，与 ICH 等国际相关指南的要求不一致或矛盾。因此，应当废止或修订的没有进行，应当建立的却还没有建立。

3.2.4 监管部门与申请人沟通不及时

相比于美国，我国新药首轮审评通过率较低，大部分新药申请在审评过程中都需要补充提交资料。对于国外已上市的原研进口新药，CDE 对全套完整的国外申报资料技术审评后，通常要求补充其他数据，即中国对申报资料的数据要求比国外更高。有时由于沟通不及时和审评人员未能正确选择作为审评依据的技术指南，将原本可以"口头发补"的品种出具了"补充意见通知书"，从而需要进行新一轮技术审评。

以美国的新药审评为例，为节约审评资源，FDA 一直都在推动首轮审评通过率的提高。在审评进行约 90 天时，FDA 会为申请人提供一次会见审评人员的机会，使申请人及时了解审评进展，解决审评过程中已发现但尚未通知申

请人的技术缺陷。在各专业审评全部结束后、做出最终决定前，FDA 会再安排一轮沟通交流，以便与申请人充分讨论即将做出的决定的合理性。整个审评审批过程，充分体现了公平、公开、透明。

3.2.5　新药审评流程需要优化　我国新药批准上市前需经过 GCP 核查、GMP 检查、研制现场检查、样品检验及质量标准复核。所有环节完成，结果汇总至 CDE 后，才能开始综合技术审评。通常从 GCP 核查公示到核查意见转至 CDE，大约需要 3 个月，样品检验及质量标准复核一般至少需要 0.5 ~ 1 年。在所有检查完成、报告反馈至 CDE 前，CDE 无法启动综合技术审评。核查、检查、药品检验、技术审评各环节为串联模式，从而延长了药品审评审批时间。

对于优先审评的品种，政策只规定在 GCP 核查环节、CDE 技术审评环节优先配置资源，但对其他环节尚未做出规定，因此未明确整体新药注册的审评时限，加快审评审批的效果有限。

3.3　建议

3.3.1　积极推进药品审评审批制度改革，形成稳定成熟的监管体系　实事求是地说，美、欧的药品加快审评审批政策值得借鉴。但是中国与国外既有基本政治制度的不同，也有具体制度、历史文化传统以及民情的不同，不可能完全照搬。任何一种监管制度的借鉴、移植和创建都是一个循序渐进的过程，不可能一蹴而就。

我国对国外某些政策的学习、借鉴，可能只是照搬了形式，缺乏制度的内核和灵魂。以 2019 年 9 月 30 日 NMPA 发布的《药品注册管理办法》（修订草案征求意见稿）为例，提出了药品上市加快注册分为四种类型，分别是突破性治疗药物程序、附条件批准程序、优先审评审批程序、特别审批程序[10]，其形式上十分类似目前美、欧的加快审评审批政策。然而实践中我国目前缺少欧美政策的开放性和灵活性，而构建一个能够让各利益相关方参与其中的政策框架具有基础性意义，一方面使得政策的制定接近于公众利益；另一方面，政策的执行具有高度可行性基础。

如果不能弱化、取消政府的行业管理职能，同时强化、优化政府的监管与服务职能，不能一切以科学数据为依据作为监管政策决定的准绳，则可能无法达到此轮药品审评审批改革的目的和效果。

3.3.2　法律法规修订　尽快修订药品注册管理办法，做好顶层设计。目前现行的 2007 年版《药品注册管理办法》，作为新药加快审评审批的政策依据，显然已经不能适合当前新药研发的客观规律以及患者的临床需求，不能更好地符合中国加入 ICH 后，鼓励创新、加快新药审评审批的新政策要求。美国、欧盟的新药加快审评政策的依据为法律、法案层面，国务院 44 号文已经提出改革药品审评审批制度、加快审评审批，以美、欧为借鉴，我国应尽快修订药品管

理办法，并为后续相关政策的颁布落地提供制度保障。

制定《罕见病法》，鼓励开发用于特殊人群的药物，以明确优先审评审批的要点。美国和欧盟均从立法方面对罕见病进行支持，从新药上市加快审评政策、减免注册费用、新药上市保护期以及如何进行临床试验设计方面鼓励治疗罕见病的药物研发[11]。欧盟将儿科用药写进立法，对药物的专利延长保护期，以促进儿科用药研发。中国的优先审评，虽然适用于罕见病及特殊人群用药，但适用条件不够清晰、明确，不能够很好地引导罕见病、特殊人群的创新药物研发。

3.3.3　技术指南更新　参考 ICH 等国际相关指南，尽快更新并完善我国现有的技术指南，同时细化技术要求，以更好地反映创新药物研发的客观规律，做到一切以科学依据为前提进行审评审批。全面清理现行法规中不合时宜的条款，及时修订完善，使之符合现实发展的需要。

同时，尽快全面实施 ICH 已经正式发布的各项指导原则，这既是我国自身积极推进改革的需要，也是推进药品监管国际化的实际需要[8]。进一步加大培训力度，鼓励国内制药企业全面学习和领会国际相关指导原则，从而解决中国新药审评中某些领域技术指南为空白或者没有紧跟国际相关指南更新的步伐，导致新药技术审评时无据可依，或审评尺度不一的现象，以增加公正、公开及透明性。

3.3.4　建立事前、事中、事后监管一体化的全程监管体系　我国需要参照 FDA 的全程监管体系，将药品监管的重心放在事前预防，通过建立科学管理机制，减少药品违法行为的发生。尤其是当前新药审评速度越来越快，采用替代终点或没有进行中国人群临床试验直接批准进口的临床急需药物越来越多，新药的安全性问题可能会引发担忧。因此技术审评部门应该加强专业化建设，从源头保证上市药品的有效、安全、质量可控。监督调查部门加强查处力度，采用多种手段发现检查中的问题，及时阻止违法行为。同时，实施事件后续分析制度，进行研究，找出导致事件发生的根本原因并及时反馈至技术审评部门，以共同完善事前预防制度，防止类似事件发生。

参 考 文 献

[1]　方剑春. 供给侧改革激发医药产业新增长 [J]. 中国食品药品监管，2017，175（2）：24 - 25.

[2]　国务院印发《关于改革药品医疗器械审评审批制度的意见》[EB/OL].（2015 - 08 - 18）. http：//www. gov. cn/xinwen/ 2015 - 08/18/content_ 2914901. htm.

[3]　中华人民共和国药品管理法 [EB/OL].（2019 - 08 - 26）. http：//www. npc. gov. cn/npc/c30834/201908/ 26a6b28dd83546 d79d17f90c62e59461. shtml.

[4]　FDA. CDER New Drugs Program：2018 Update [EB/OL].（2018 - 12 - 11）. https：//www. fda. gov/downloads/AboutF-

中国新药注册与审评技术双年鉴（2022 年版）

DA/CentersOffices/OfficeofMedicalProductsandTobacco/CDER/UCM628150. pdf.

［5］ VAMVAKAS S, WADE G, MOULON I, *et al*. The review of drug applications submitted to the European Medicines Evaluation Agency: frequently raised objections and outcome［J］. *Eur J Clin Pharmacol*, 2002, 58: 573 – 2580.

［6］ EMA: Pre-authorisation guidance［EB/OL］. (2017 – 10 – 24). https://www.ema.europa.eu/en/human-regulatory/marketing-authorisation/pre-authorisation-guidance.

［7］ 陈震, 张培培. 化学药物药学审评策略的探讨［J］. 中国临床药理学杂志, 2011, 51 (27): 812 – 816.

［8］ 袁林, 张皋彤, 孙蕾. 中国加入 ICH 始末及其重要意义［J］. 中国食品药品监管, 2018, 176 (9): 4 – 16.

［9］ 国家食品药品监督管理局药品审评中心. 指导原则［EB/OL］. (2019 – 10 – 05). http://www.cde.org.cn/zdyz.do?method = initValue&frameStr = 0.

［10］ 国家药品监督管理局综合司公开征求《药品注册管理办法（修订草案征求意见稿）》《药品生产监督管理办法（修订草案征求意见稿）》《药品经营监督管理办法（征求意见稿）》意见［EB/OL］. (2019 – 09 – 30). http://www.nmpa.gov.cn/WS04/CL2138/359096.html.

［11］ KESSELHEIM AS, MYERS JA, AVORN J. Characteristics of clinical trials to support approval of orphan vs nonorphan drugs for cancer［J］. *JAMA*, 2011, 305: 2320 – 2326.

编辑：王宇梅/接受日期：2019 – 06 – 25

医药高校新药快速高效高质研发体系的构建

何 兵[1], 杨世艳[2]

（1 西南医科大学药学院, 泸州 646000; 2 西南医科大学附属中医医院, 泸州 646000）

[摘要] 目前国内高校新药转让费普遍在 1000 万元以上, 部分高校新药转让费甚至上亿元, 新药研发虽然困难重重, 但其前景非常可观。绝大部分高校在技术人才、科研资源、科研经费、科研成果等方面相较绝大部分药厂企业拥有绝对的优势, 但却没有充分利用起来, 其新药产出远低于企业, 近 10 年来绝大部分医药高校更无一例新药产出。国内高校新药研发的思路、模式、方法等均存在较大问题, 主要表现在投入大、周期长、效率低。本文针对性地对这些问题提出改进措施, 探讨构建一种医药高校新药研发体系, 最大化利用高校各种资源优势, 实现新药的快速、高效、高质研发。主要通过整合科研仪器资源, 搭建多位一体的新药研发转化服务科研工作站; 设置技术转化岗位, 培养技术专攻型实验技术人才, 专门从事新药临床前等研究; 引导凝聚新药研发方向; 成立新药研发基金; 配置新药研发相关科研辅助人员; 打造新药研发快速通道和绿色通道。

2016 年复旦大学以 1.5 亿元转让 1.1 类新药益母草碱（SCM-198）[1]。2014 年前后中国药科大学的 ASD 化合物抗阿尔茨海默病（AD）中药 1 类新药和新型抗肿瘤转移中药 1 类新药 DT-13 分别以 1.1 亿和 1 亿元转让[2]。目前, 国内新药转让费普遍在 1000 万元以上, 新药研发对高校特别是非一流高校而言其前景非常可观。2010 年后, 国内 150 余所医药相关高校每年投入数百亿元的研究经费[3], 然而 9 年来仅有 54 所高校有新药申报记录, 共计 354 例, 仅占全国申请记录总数的 2.6%[4]。国内医药相关高校, 无论在技术人才、科研资源、科研经费还是科研成果等方面相比药厂企业均具有绝对的优势, 然而其新药产出却远不及药厂企业。高校作为国内科研主体完全成为新药研发的编外军, 其根源在哪里? 如何才能改变这一困境? 党的

十九大报告中指出, 要"深化科技体制改革, 建立以企业为主体、市场为导向、产学研深度融合的技术创新体系"。明确指出基础研究不是孤立的, 基础研究后面要跟上应用。注重基础研究的同时, 要加强应用基础研究以及科技成果转化。各类相关政策文件明确支持高校院所组建科技成果转移转化机构, 鼓励高校院所设置技术转移岗位, 壮大技术转移人才队伍, 完善技术转移服务激励机制, 设立科技成果转化基金, 引导科技资源开放共享, 打造产学研协同创新基地。目前, 国内部分高校在科研成果转化和应用基础研究上已逐步引起重视, 然而传统的新药研发模式带来的弊端已积重难返, 绝大部分高校在现有模式下很难获取新药产出和技术转化。为贯彻十九大报告提出的新发展理念, 加快建设创新型国家, 进一步促进科技创新和科

技成果转化，本文构建了一种高校新药快速研发体系，其可通过充分利用高校现有的各自资源，实现新药的快速、高效、高质研发。

1 国内高校新药研发现状

2010～2018 年国家药品审评中心受理新药（不含仿制药）临床及生产申报记录高达 13409 例[4]。2010 年后，绝大多数医药相关高校每年投入的科研经费均超过千万元，有的高校每年科研经费甚至上亿元或几十亿元[3]。但 9 年来，国内近 150 余所医药相关高校中，仅有 54 所高校有新药申报记录，共计 354 例，仅占全国申请记录总数的 2.6%。绝大部分医药相关高校比药厂企业、科研院所等研发单位拥有更多、更全、更系统、更专业的博士团队和研发技术人才，拥有更多高新精尖的科研资源和仪器设备，拥有更多的科研经费和科研成果，然而医药高校的新药产出和技术转化却远远不及药厂企业和科研院所。高校空有大量的技术人才、科研资源、科研经费和科研成果，但绝大部分高校均没有充分利用起来。近 10 年绝大部分医药高校投入庞大的研究经费却没有 1 例新药产出究竟说明了什么？

另外，中国药科大学和沈阳药科大学 2010～2018 年新药产出相当，均有约 50 例新药申请记录[4]，但其 2010～2017 年共投入的科研总经费分别为 18.78 和 7.35 亿元[3]。部分医药高校年科研经费远远不足 1 亿元，但其在 2010～2018 年仍有新药产出。如河北医科大学、长春中医药大学、内蒙古民族大学、贵州医科大学、贵阳中医学院、云南中医学院，均不是 985 或 211，按校友会全国高校综合实力排名多数在 300 名以外，2017 年投入的科研经费分别为 0.74、0.37、0.22、0.59、0.48、0.37 亿元，2010～2017 年投入的科研总经费分别为 4.44、2.25、1.44、3.44、2.11、1.37 亿元。但其新药申报记录分别有 11、4、3、2、1、1 例。而反观其他很多医药相关著名一流高校，近几年来投入数十亿甚至上百亿元的研究经费，2010 年后至今却无 1 例新药产出。可见，新药产出和高校级别和科研资源、科研人才、科研经费的投入多少没有绝对相关性，反而和各种资源的利用率相关。绝大部分高校，只要充分利用自己在技术人才、科研资源、科研经费和科研成果等方面的优势，均可获得新药产出，获取大额经济创收。

2 国内高校新药产出较少的原因简析

医药相关高校绝对的资源优势和屈指可数的新药产出差距，其最根本的原因在于我们对科研的导向一直存在误区。我们强调基础研究的重要性是为了技术创新，打破西方国家在各种应用技术层面的垄断，故基础研究应以应用为导向，必须为应用服务，脱离应用的基础研究除了烧钱

炫富、劳民伤财、空耗国力没有任何实际意义。目前，绝大部分高校将主要精力放在提升 SCI 的数量和质量，而忽略了其科研成果的转化利用，特别是对新药临床前研究不够重视。高校一直想把新药临床前研究推给药企，而药企对没完成临床前研究的候选新药不屑一顾。基于高校对新药临床前研究的不重视，在新药研发过程中引申出一系列问题。

2.1 缺乏系统的新药研发平台

绝大部分高校按团队模式搭建了大量的单学科专业或单一科研方向的团队平台，平台的私有性就决定了各平台相互独立，各自为政，矛盾重重，难有合作。绝大部分团队平台由于自身限制，永远都是小打小闹，其仅能完成单一科研方向的纯基础研究，无法完成需多学科交叉协作、系统的新药临床前研究。另外，新药研发是个庞大的系统工程，我们除了基础研究平台，还需要临床前研究平台、转化研究平台、外包研发平台、培训进修平台、产学研融合平台。即我们的平台体系不单单要适用于基础研究，还需扩展大量不同的功能和应用，这些均是绝大部分医药高校欠缺的。

2.2 缺乏值得进一步开发为新药的品种

高校绝大部分课题设计重基础不重应用，很多课题设计本身往往只适合实验室小试，无法工业化放大生产，绝大部分课题与临床应用相去甚远，全部沦为纸上谈兵。另外，高校研究方向多、广、杂，几乎每个教师均有一个研究方向，相互间缺少紧密配合，以至形成了一人一摊子的现状，人力、物力、资源、资金被无限分散。绝大部分高校空有大量科研成果，却没有凝聚精炼，故难出精品。

2.3 缺乏多学科联合交叉创新

创新能力不足，一直是国内新药研发的短板，我们一直在模仿国外各种原创新药，但从未超越。其最根本的原因在于缺乏灵活的多学科交叉创新团队。绝大部分高校将平台、资源、人力无限分散，其间各自为政，特别是不同学科专业之间缺乏学术碰撞、紧密联系和合作交流，以至于空有大量基础研究成果，却没有整合串联在一起，绝大部分科研成果在无形中流失。另外，职称、绩效体制和国内科研导向更决定了高校教师和科研人员的绝大部分时间精力、创新潜力和创新思维均用在了如何去发表更多、更高质量的 SCI，如何应付职称绩效，对自己的科研成果能否转化利用根本不关心也不感兴趣。

2.4 缺乏专人去做新药临床前研究

绩效政策下，所有人均急功近利，去发表短期见效的 SCI，临床前研究这种工作量大、耗时长、无 SCI 论文、无绩效、无钱途、吃力不讨好、更需长期见效、成功率低的应用开发工作，几乎没有教师愿意去做[5]。部分高校相关

中国新药注册与审评技术双年鉴（2022 年版）

实验由研究生做，但研究生基础差、流动性强，实验过程缺乏系统化、标准化、规范化操作，新药开发研究速度慢、效率低。另外绝大部分实验不符合新药临床前研究相关规范和标准，哪怕前期投入再多，最后全部推倒，研究成本、周期、风险无限增加。绝大部分高校缺乏多学科专业的团队协作模式，空有大量技术人才，却各自为政、一盘散沙。

2.5 缺乏固定的新药临床前研究经费支撑

高校及应用研究相关项目开发研究经费相对较少，对数百万的临床前研究经费杯水车薪。个别新药临床前研究被分解成多个小块，逐年申报，经费东拼西凑，从而导致新药研发断断续续、速度太慢、效率太低，而且最终绝大部分临床前研究均卡在动辄100万元以上研究经费的安全性评价，高校绝大部分候选新药研发均半途而废。

2.6 缺乏新药产品开发意识

绝大部分科研人即使筛选到活性较好的化合物，但一味去做纯基础研究、申请课题和发表SCI；即使有专利，但自己研究进度太慢，专利漏洞太多，轻易被别人截取利用[6-7]；即使有转化医学中心，却不得其法，一直不进入新药后续研发流程，无法落实完成临床前研究以及申请临床批件，照样没有新药产出和转让。

2.7 科研成果转化不得其法

高校绝大部分优秀基础研究成果难以转化利用，为改变这一困境，国内绝大部分高校或医院均搭建了自己的转化医学中心或类似科室部门。然而，绝大部分转化医学中心搭建成了私有团队基础研究平台，全部打着转化医学的口号从事纯基础研究。空喊口号，却不得其法，不清楚新药研发流程，不清楚临床前研究的重要性和必要性，不去搭建系统的新药研发体系、落实完成临床前研究、寻找各种基础研究的切入点、将多种科研成果整合串联，即使搭建了转化医学中心，照样没有新药产出、技术转化和技术转让。

医药高校空有大量的研究成果、技术人才、科研资源和科研经费，却没有很好的组织管理及充分利用。未来10年乃至20年，只要这种空守宝山而不能自用情况不改变，不去搭建系统、健全、成熟的新药研发体系，落实完成临床前研究，即使投入再多科研经费和获得药效再好的候选新药，都难有新药产出。

3 医药高校新药研发体系的搭建原理

有些著名医药高校在新药研发上做出突出成绩，那是与其先进齐全的科研平台、众多高新的仪器设备、系统雄厚的研发团队以及数量庞大的研究经费等资源密不可分的，绝大多数非一流高校没有借鉴和复制的可能性，生搬硬套往往会适得其反，将自己拖入泥潭。实际上，任何高校均

有大量的科研成果、科研资源、技术人才和科研经费，但绝大部分高校均没有将自己的优势充分利用起来。高校绝大部分科研成果宁愿被别人截取利用，成为别人的嫁衣，也不懂得将其充分利用起来，自己去转化利用，自己去创造相应的经济价值。大量仪器设备宁愿空置也不懂得将其联合起来将资源凝聚为一整体，打造系统的一站式新药研发平台或医药外包研发检测服务平台，将其充分利用起来转化为经济价值。大量无学科专业优势、科研资源优势、科研团队优势的教师或科研人员宁愿将其边缘化，却不懂得为其设置技术转化类岗位，将其充分利用起来，去实现每个人的最大价值，去创造显著的经济效益。大量科研匹配经费宁愿过度投入到杂乱无章的纯基础研究，也不愿凝聚研究方向，并抽出少量用于可带来显著经济创收的应用开发研究。大量科研建设经费宁愿去反复建设类似功能的科研平台，重复购置相同的仪器设备，盲目购置利用率极低的大型仪器设备。每个平台自身又无法实现最大化的利用，有限的科研建设费被无限分散浪费，以至于绝大部分高校空守宝山却不能自用。

高校特别是非一流高校，要想有新药产出，最关键的是让有限的资源实现功效的最大化，特别是搭建系统、成熟、健全的新药研发体系，落实完成新药临床前研究。①任何医药相关高校均有非常庞大的科研仪器资源，只要通过合理组织管理、整合重组和充分利用，即可将现有的各种资源凝聚精炼为一整体，搭建一套齐集公共共享综合全科实验平台、系统的新药研发管理转让平台、一站式外包医药研发和检测服务平台、转化医学平台、医药科研培训进修基地、产学研深度融合协同创新基地等为一身的多位一体型医药研发转化服务平台。②设置技术转化类岗位，配置各种技术专攻型实验技术人员，专门从事新药临床前研究和各种外包研发检测、仪器管理、技术培训和指导等，新药临床前研究所有实验项目实现"精细分工、高效协作、专人专岗、流水线作业"，保障其快速化、系统化、规范化和标准化，以此打造新药研发快速通道。③引导凝聚新药研发方向，将高校绝大部分候选新药集中在几个有限的品种，随之不同学科专业；不同研究方向科研人员申请各种不同级别的课题，快速凝聚大量的前期研究基础和庞大的研发经费，通过逐年层层精选，精益求精，将高校新药研发方向快速凝聚在一起。同时搭建灵活的多学科交叉创新团队，将高校不同学科专业的人才队伍和科研成果快速凝聚在一起。④成立新药研发基金，专门用于支撑新药临床前研究特别是安全性评价所需经费。通过集资、融资、引资、投资等渠道，千方百计筹集新药研发后续资金。⑤配置新药研发相关信息收集、专利申报、新药注册、申报管理、转让营销等科研辅助人员，保障新药研发所有环节均能落实到专人完成。⑥高校将新药研发当成自

己的拳头产品，当成整个高校的特事大事，采取特事特办，为其打造绿色快捷通道，高校所有资源、所有人员全力支持配合，去最大化提高研究速度、节约研究经费、降低研究成本。

4　医药高校新药研发体系的搭建建议

4.1　新药研发管理转让平台的搭建

绝大部分高校在科研平台建设中存在一种误区，有些稍有能力的教授、博士想搭建一个自己专属的科研平台，靠自己去单打独斗。一流高校拥有充足的经费支撑，无可厚非。然而非一流高校政府下拨经费有限，去复制、粘贴就会带来的大量无意义的重复建设、重复购置、盲目购置。有限的经费、资源、人才被无限分散，高校科研建设就会被拖入泥潭，很难搭建一个一流的科研平台。反之，非一流高校若将现有绝大部分科研平台有机整合重组，串联在一起，将有限的经费、资源和人才集中在一起，即可快速打造一流的科研平台，快速搭建新药研发平台。

高校不同，政府下拨科研建设费多寡不同，每种科研仪器资源的利用率不同。可根据高校自身情况选择集中整合、部分整合或重新购置新药研发相关仪器设备和科研资源，组建开放性、服务性、通用性、系统性、综合性、无偿性的一站式综合全科、公共共享科研实验平台。按新药筛选研究、原料药研究、制备工艺研究、质量标准研究、药理药效研究、安全性评价研究等模块将所有平台和实验室串联、整合重组，并凝聚为一整体。每个模块搭建相应二级科研平台，每个二级科研平台下可设若干小站点或三级平台，三级平台下设若干实验室。整个工作站包含药学及中药学所有专业相关的专属实验平台和科研实验室，同时包含新药临床前研究必备的所有实验室和辅助科室，如此即可快速搭建系统、健全、成熟的新药研发管理转让平台或新药研发工作站，能快速、高效、高质完成各类新药基础研究和临床前研究，申报临床批件和转让营销新药成果。

4.2　新药研发管理转让平台的扩展（多位一体医药研发转化服务平台的搭建）

根据每个高校自身情况和需求不同，新药研发管理转让平台的功能应用可进行无限扩展，组建多位一体的医药研发转化服务科研工作站。

如果部分高校对工作站采用整合模式，将目前高校绝大部分团队平台和科研实验室集中整合重组，尽量弱化或模糊平台界限，按不同功能设置实验室，将各团队平台之间交叉重复，相同功能或通用的科研资源集中合并在一起，按不同学科专业或功能模块分门别类（药学可按新药研发流程分类，医学可按分子生物学、细胞生物学、形态学等分类），同时进一步完善和补充实验室结构，通过资源整

合、优势互补，即可将目前零散分布、各自为政、相互独立的所有科研平台和资源凝聚为一整体，快速搭建一个大型应有尽有的综合全科公共共享科研实验平台。它具有开放性、服务性、通用性、综合性、系统性、无偿性，能完成药学和医学所有专业所有教师或学生的各种医药前期基础研究。

由于多位一体工作站具有无限扩展性，可将绝大部分医药相关的科研平台有机组合、联系和凝集为一整体，搭建一站式外包医药研发和检测服务平台。工作站包罗万象，应有尽有，不但具备一站式新药研发服务平台，而且具备一站式医药基础研究平台和一站式分析测试平台。同时设置专门从事新药临床前研究、医药相关基础研究和检测的技术专攻型实验技术人员，能为药企、医院、高校、单位或个人提供新药临床前研究、医药基础研究和检测相关的系统一站式外包研发检测服务。外包研发服务项目多、范围宽、对象广，能印制传单上门推销和拓展各种研发检测服务。

医药院校的多位一体科研工作站具备系统、成熟、健全的新药研发、申报、管理、转让体系，实际上也就是一个以新药研发和技术转化为主的转化医学平台。对于新药相关的纯基础研究，该平台可让所有教师和科研人员群策群力，集思广益，寻找各种切入点，鼓励基础研究成果有偿引入或关联到新药研发各环节。同时，新药研发委员会通过对多个成果之间的协调、组织、管理和联系，将多个基础研究成果有机组合串联，往往还可以形成各种创新药。对于新药相关的应用基础研究，该平台可尽快落实快速、高效、高质完成其临床前研究。该平台不但能将绝大部分基础研究成果引用到新药研发各环节中，而且还可以快速完成各种新药的临床前研究，能将绝大部分新药相关研究成果快速转化为上市新药获得临床应用。

高校教师科研实验要想提高实验效率、缩短实验周期、节约科研经费、降低研究成本就必须进行科研技能的系统化、标准化和规范化培训，科研规培同医院的医师或护士规培一样，具有非常重要的作用和意义。将所有科研资源凝聚为一整体后，按不同学科专业或功能模块设置各二级平台和实验室，就会形成一个非常庞大和系统的一站式医药研发培训进修基地，由于所有医药科研资源应有尽有，同时设置和培养各实验和仪器设备的技术专攻型人才，即可开展大量系统化、规范化、标准化的科研技能培训。

4.3　新药研发二级工作站的划分

按新药研发涉及不同环节和功能搭建 5～7 个常规大型站式二级科研平台，每个大型平台下可设若干三级平台，三级平台下设若干实验室。

4.3.1　新药筛选研究工作站　目前高校绝大多数医药相关团队平台从事的均为新药筛选研究，按现有模式相互独立，

资源、人才、经费力量被无限分散，新药研发方向和成果没有凝聚精炼，很难获取一个有潜力的精品候选新药，即使获取也很难开发出来。而反之将其整合在一起，充分实现资源共享、互通有无，即可组建一个大型的新药快速筛选研究工作站，快速获取精品候选新药。其包含众多二级平台：新药信息收集筛选分析，中药化学成分、提取部位及西药合成化合物药效筛选，新剂型及给药系统研制，靶点寻找与验证，药物作用机制研究，高通量新药筛选，组合化学合成筛选，构效关系研究，计算机辅助药物设计等，属于未进临床前研究的所有新药基础筛选研究的组合，也是整个流程中最大的一个工作站。

4.3.2　原料药研究工作站　主要包含系统的中药研究平台和化学药研究平台，医用造影剂特别是载药超声微泡也属该平台。中药研究平台主要是指炮制加工、基源鉴定、提取分离纯化等。化学药研究平台主要是指化学药的衍生合成等。由于中药西药研发仅研发初期一个是提取分离纯化，一个是衍生合成，其他后续研发流程所用仪器设备基本一致。而且大部分西药研发教师和科研人员研究的也多是中药活性成分，故医药高校没有必要分开搭建不同的中药、西药相关科研平台，绝大部分后续研发资源均可通用。

4.3.3　制备工艺研究工作站　剂型选择、处方筛选、制备工艺、成型工艺、中试生产等。

4.3.4　质量标准研究工作站　主要是仪器分析测试平台，涉及含量测定、指纹图谱、薄层鉴别、常规项目检测以及稳定性试验等。

4.3.5　药理药效研究工作站　主要包括药效学、一般药理学、药动学等。

4.3.6　安全性评价研究工作站　急毒、长毒、溶血性、过敏性、刺激性、免疫毒性、生殖毒性、遗传毒性、致癌毒性、依赖性等。安全性评价需 GLP 实验室支撑，高校条件不足，可暂时不建立，由新药研发基金支撑统一组织送检。

4.3.7　生物制药研究工作站　条件许可尚可建立生物制药研究工作站。

对于绝大多数高校而言，新药筛选研究工作站和原料药研究工作站可利用现有的团队平台，有条件的可适当扩充，关键是看是否有位置以及需不需要整合集中在一起，组建一个大型的新药快速筛选研究平台。而安全性评价可送出去检测，可不搭建。生物制药很多医药高校均没有涉及，可根据自身情况搭建。实际上，需要搭建的是制备工艺、质量标准和药理药效这三个部分。

另外，根据平台的扩展性，有条件的高校还可把绝大部分医学平台整合重组在一起，快速搭建通用性的分子生物学研究工作站、细胞生物学研究工作站、形态学研究工作站等。

4.4　设置技术转移岗位，实现人才分流

高校现有绝大部分博士教授团队，特别是绩效排名靠

中和靠前的教师或科研人员，由于具有学科专业优势和科研资源优势，仍进行新的化合物发现及其药效筛选、新剂型研制、靶点寻找、致病机制等以 SCI、高级别课题为目的的医药相关前沿基础研究，其对高校的基础研究主体方向和追逐 SCI 无任何不利影响。在基础研究的同时刻意引导，寻找筛选那些具有显著药效的中药化学成分、有效部位或西药化合物，以此形成一种新药快速筛选体系。

另外，为实现技术人才的最大化利用，高校可实行人才分流。将新药研发各个相关专业具有丰富研发和实验经验，却又由于无学科专业优势和科研资源优势，在发表 SCI 上有一定困难且绩效排名靠后，同时又具有丰富科研实验或仪器操作经验的教师和科研人员集中在一起，遵循自愿原则，常驻新药研发各站点，将其培养形成各种实验和仪器相关的技术专攻型实验技术人才，为其设置技术转化类岗位，专门从事新药临床前研究类大型开发项目、大量外包研发检测、技术培训、技术服务、技术创收、实验室和仪器设备的维护管理等工作，将这些人员打造成系统齐全的新药产品开发团队、外包服务团队、科研规培团队、技术支持团队。

4.5　搭建新药快速研发通道

将新药临床前研究任务分解为多个小块和环节，并细分到各个站点和实验室，各个环节均由技术专攻型实验技术人员以"精细分工、专人专岗、高效协作、流水线作业"模式，严格按照新药临床前研究各种指导原则完成，由于术业有专攻，新药研发相关的任何实验或检测即可全部实现快速化、系统化、规范化和标准化，搭建新药快速研发通道。

任何候选新药，只要进入这个新药研发快速通道，课题负责人哪怕仅提供一张有效处方或筛选到的活性成分，基本可以什么都不管就保证其新药品种在专业新药研发团队和足够科研经费支持下快速、高效、高质研发，而且最后的科研成果第一主研还是属于他的。在每个医药院校的附属医院和附属中医院，均具有很多优质疗效显著的处方或院内制剂，部分高校的教授博士也筛选出了具有一定药效的候选新药，但按现有的这种单兵作战研发模式，很难开发成新药品种。

4.6　研发方向的凝聚和精选

在前期大量中药提取分离纯化新的化学成分以及衍生合成新的化合物活性筛选研究的基础上，从中选择或截取其他高校不被利用的具有较大活性和潜力的化合物作为候选新药，加入候选新药数据库。由学校科管部门及新药研发委员会充分引导和凝聚新药研发方向，将杂乱无章的新药研发方向围绕在几个有限的品种，让不同的研究人员围绕这几个有限的品种同时申请不同学科、不同专业、不同方向的项目课题，实现系统的、全方位的基础研究。通过

合理引导，在短期内即可快速凝练精选出更有限的几个品种，凝聚大量研究经费和科研人员做相应新药的前期研究基础。同时根据每个高校自身情况，每年由新药研发委员会组织校内评审会议，以市场为导向，站在企业角度，从中精选1个或多个具有良好市场潜力和竞争力、疗效对比显著、剂型合理、定位恰当的品种，不管是走新药还是院内制剂或保健品，由高校领导或成立新药研发委员会公开讨论，所有教师和科研人员均可参加，群策群力、集思广益，根据自身学识和经验均可提出自己的看法、存在的问题和值得改进的地方，共同评估转让及生产可行性，并决定是否进入新药研发快速通道。只要进入则由学校或新药研发基金保障相关后续临床前研究经费，同时由各站点更专业更熟练的技术专攻型实验技术人员补充完善新药临床前研究相关各个环节的实验。如果课题负责人本身就精通新药研发某个或多个环节，也可自由进入各个工作站，由自己或自己的研究生完成相应的研究实验。科研团队和其他所有教师在自己的课题暂时没进入快速通道的情况下也可自由出入各个站点完成前期基础研究。它具有极强的包容性，既满足了精品新药都在集中人力、资源、经费的情况下高速、高效、高质研发，又兼顾了科研团队/PI及其他所有教师的新药课题都能在不缺仪器设备资源的情况下自由进入相关实验室完成工作。另外，新药研发委员会每年还可以组织引导各种技术创新或技术攻关性研究，如解决脂质体类靶向制剂的稳定性和工业化放大生产、寻找肿瘤细胞新的特异性靶点、解决部分基础研究的临床应用问题等，充分把医药科研做活、做实。科研就应该为应用而生，高校科研若仅为了发表SCI没有任何实用意义。

通过合理引导凝聚，层层筛选、精益求精，即可保障凡是进入新药快速研发通道的候选新药都具有非常丰富、深入、扎实的前期研究基础，都考虑了产业化、市场化和商业化，选用剂型合理等因素，保障成为精品中的精品，显著提高其市场竞争力，高校新药研发即可走出精品路线，精品新药将层出不穷。

4.7 研究经费的筹集和投入

成立新药研发基金，通过不同渠道进行新药研发经费的融资和吸引各种经费投资，加大进入快速通道新药后续研究经费的投入比例，保障具有充足的后续研究经费支持。同时合理管理临床前研究经费，采用"三权分立"，使用人、经手人和报账人分别做到真正意义上的不同，而不是签字不同，且对科研经费支出全程相互监督，实报实销。同时将所有经费均用在刀刃上，拒绝不必要的开支，拒绝中间差价，拒绝各种浪费和重复购置，能共用的尽量共用。

将新药开发当成高校的拳头产品，为其搭建绿色通道，高校所有资源全力支持配合，即可最大化节约研究经费，

降低研究成本，临床前研究经费完全可以降低到绝大多数高校均可以接受、承受的范围内，绝大部分高校也有经费能力每年同时开展多个新药临床前研究。

4.8 基础研究成果的转化利用

建立新药筛选信息库（基础研究成果数据库和候选新药数据库），将校内与新药研发相关的各种基础研究成果，校外引用的各种新药筛选信息或可用于新药研发各环节的基础研究成果统统加入这个信息数据库，在校内针对所有研发人员共享，搭建基础研究和应用研究相互交流的论坛，所有教师和科研人员群策群力，集思广益，寻找各种切入点，同时形成灵活的多学科交叉创新团队，鼓励各种基础研究成果有偿引入或关联到新药研发各环节。同时新药研发委员会刻意引导研发方向，对多个基础研究成果通过有效筛选、组织、协调、集中、串联和利用在一起，往往能形成一个创新药，从而实现大量基础研究成果的快速转化和应用。

4.9 辅助科室部门的配套和完善

成立新药研发委员会：将医药高校领导及新药研发相关教师组织起来成立新药研发委员会，高校领导及原团队平台负责人成为常务委员，统筹规划新药研发工作站的一切发展相关事宜，如引导凝聚新药研发方向，精挑细选进入快速通道的新药品种、新药研发相关实验室统筹规划、宏观调控和可持续发展，仪器设备的购置等。

4.9.1 设置新药信息分析室
主要从事收集新药研发相关的各种信息，截取其他高校不被利用的候选新药和成果，指导高校在投入较少新药筛选经费的前提下获取大量候选新药。同时定期检索分析我校在研的新药国内是否有同类研究，防止别人模仿赶超，指导高校如何规避风险。还可检索国内具有哪些研究，分析那些具有潜力的化合物，由于科研允许共同性，故完全可以截取其前期研究成果，加快研发速度，赶超别人，抢注专利，并尽快转化。新药信息分析相当于侦察兵，在新药研发中具有非常重要的意义和作用。

4.9.2 设置专利事务室
主要从事新药专利的申报、查重和跟进等专利事务，收集整理其他高校不被利用却又具有显著药效的专利（绝大部分高校的专利仅是为获得证书，拿绩效积分，不注重专利和成果的转化应用研究，导致绝大部分有显著药效的候选新药或相关技术没有续费维持而失效），同时分析其他高校候选新药专利的漏洞，指导如何避开专利规则重新申请专利，如何快速抢注专利。指导高校在投入较少新药筛选经费的前提下，快速诞生创新药。

4.9.3 设置注册申报室
主要负责新药研发的协调管理，新药各项注册申报管理工作，指导相关政策法规，指导申报材料的撰写和整理。

4.9.4 设置公关营销部 专门负责新药产品等科研成果的主动上门推广和技术成果转让，同时还可负责外包研发检测的上门推广。

4.9.5 设置综合办公室 主要负责相关科研仪器、设备、材料、动物的购置预算和财务报账等科研辅助业务和工作站常规的日常运行和管理。

5 讨论

有些人认为高校不适合新药开发，只适合发表 SCI 论文。其实绝大部分人并没有意识到高校在新药研发领域具有绝对的优势。高校只要将现有的人力、物力、资源、资金等有效组织集中和充分利用起来，搭建多位一体新药研发转化服务体系，同时优化相应的管理制度、运行措施，大家紧密配合，各司其职，分工协作，联合攻关，劲往一处使，人尽其才，物尽其用，高校新药研发是水到渠成的事，完全可以实现快速、高效、高质研发。哪怕是非一流高校，采用这些措施，根据投入情况，3~5 年后陆续每年均可做到有 1 个到多个精品新药完成临床前研究，并申请临床批件，只要拿到临床批件，转让率和转让费即可显著提高。每年投入越多，后续精品新药产出越多，技术转让越多，经济创收越多。只要国内医药相关高校按此方案大规模实行流水线研发，高校新药研发即可形成井喷式发展，进入高速发展时代，医药高校也将成为国内新药研发的主力军。

高校只要通过合理组织管理、整合重组和充分利用现有的各种资源力量，将其凝聚为一整体，即可搭建一套齐集公共共享综合全科实验平台、系统的新药研发管理转让平台、一站式外包医药研发和检测服务平台、转化医学平台为一身的多位一体型医药研发转化服务平台（科研工作站），高校即可最大化利用自己在科研资源、技术人才、科研经费和科研成果等方面的优势。这不但不影响教学和基础研究主体，反而能发挥 SCI 论文成果最大潜力，而且可同时满足药学、中药学甚至可扩展到其他医学部分学科专业所有教师和学生的基础研究实验需求。另外，还可将高校绝大部分科研成果转化为应用，获得不俗的新药产出、技术转让和获奖成果，同时还能提供大量的外包研发检测服务。以少量大额经济创收和无数小额经济创收配合，高校每年即可延绵不绝地获得大量额外的经济创收，为高校的建设和发展争取更多的流动资金，甚至逐步化解银行债务风险。高校只要有大量流动资金，所有建设发展项目就会一帆风顺，而不是被迫陷入泥潭，举步维艰。

高校科研资源和人力资源分散独立，格局决定结局，只能做点纯基础研究，发点 SCI 论文。而将高校所有力量凝聚为一整体，通过对现有各种科研资源和人力资源的合理组织管理、整合重组和充分利用即可搭建多位一体科研工作站。利用更少的实验用房，投入更少的科研建设经费，充分利用每间实验室，充分利用每台仪器设备，充分挖潜每个人的潜力，充分利用每个人的优势，却实现了功效的最大化，解决了更多的问题，满足高校发展建设过程中的需求。这不但能进一步提升基础研究效率，而且还能完成很多大型应用开发研究项目，提供大量各种类型的外包研发检测类科技服务，将高校大量科研成果转化为应用，获取大量技术转化、获奖成果，更能源源不断创造大量经济效益，为高校科研综合实力的提升带来质的飞跃，为高校发展建设带来无尽的创收，为高校职工带来大量的科研福利，这绝非单一团队平台或几个团队平台联合就能相提并论的。届时高校完全可走出一条新药研发、技术转化和科技服务的特色之路，走出一条高校科技振兴和可持续发展之路。

参 考 文 献

[1] 搜狐网. 复旦大学 1.5 亿元转让 1.1 类新药益母草碱（SCM-198）[EB/OL]. [2016-12-03]（2018-12-11）. http：//www. sohu. com/a/120536855_ 464396.

[2] MedSci. 中国药科大学两项中药研发成果转让费超两亿 [EB/OL]. [2014-03-04]（2018-12-11）. https：//www. medsci. cn/article/show_ article. do? id =3ae73150354.

[3] 教育部. 2010~2017 年高等学校科技统计资料汇编 [EB/OL]. [2018-05-22]（2018-12-11）. http：//www. moe. gov. cn/s78/A16/A16_ tjdc/201805/t20180522_ 336767. html.

[4] 国家食品药品监督管理总局药品审评中心. 受理品种目录浏览 [EB/OL]. [2018-12-03]（2018-12-11）. http：//www. cde. org. cn/news. do? method = changePage&pageName = service &frameStr =3.

[5] 杨扬. 我国新药研发人员激励机制研究及对策建议 [D]. 北京：中国人民解放军军事医学科学院，2017.

[6] 刘桂明，黄超峰. 新药研发专利保护策略 [J]. 中国医药工业杂志，2018，49（11）：1610-1614.

[7] 麦丽谊，陈昕，安金蒙，等. 美国仿制药申请中应注意的问题及对我国的启示 [J]. 今日药学，2017，27（10）：675-682.

编辑：王宇梅/接受日期：2019-05-18

从专利分析角度比较中国和日本经典方剂的新药研究

辛　雪，黄大智

（国家知识产权局专利局专利审查协作四川中心，成都 610000）

[摘要]　经典名方是中药方剂的杰出代表，是中医药宝库的精华。本文结合国家政策和市场情况，从整体态势、申请交互情况、关键技术等多方面挖掘日本汉方和中国经典方剂的相关专利申请情报信息，比较日本汉方与中国经典方剂在专利申请策略和专利布局方面的异同，从知识产权保护的角度为中药新药研发提供参考。

中国新药注册与审评技术双年鉴（2022 年版）

1　概述

中药经典方剂是中药方剂的杰出代表，是中医药理论经千年论证后所形成的中医药宝库中的精华部分。自公元 4 世纪中医药学传入邻国日本后[1]，中药经典方剂经过长期在日本本土的实践、融合和发展，形成了日本汉方，其与我国中药经典方剂存在一定的相似性，但也独有特色，两者可谓同源异流、同根异枝。日本作为发达国家，经济和技术实力雄厚，在经济与技术的沃土中，日本汉方得到了充分的发展；同时，日本对于中医药知识产权的保护也非常重视，这一助力也推动了汉方开发的技术创新。因此，深入比较日本和我国在经典方剂上的关键技术和专利保护方面的异同，有利于合理利用知识产权制度对相应技术进行保护，促进中药领域的新药研发和创新。

本文以《伤寒杂病论》和《金匮要略》中的全部方剂以及本领域教材《方剂学》[2]中的正方作为中药经典方剂的代表进行检索，根据中药经典方剂技术改进特点进行关键技术的划分和标引，从整体态势、申请交互情况、关键技术分析的角度深度挖掘日本汉方和中国经典方剂专利申请的情报信息，比较了日本汉方与中国经典方剂在专利申请策略和专利保护方面的差异，为中药新药研发和国际化发展提供参考。

2　分析方法

经方是中药经典方剂的简称，狭义的经方指张仲景所著《伤寒论》与《金匮要略》二书中所记载的方剂，又称为仲景方；广义的经方泛指"经典著作中之药方"（《当代医家论经方》)[3]，即除仲景方外，还包括《太平惠民和剂局方》《肘后备急方》等经典本草中所记载的方剂。然而，

中医药经典著作种类繁多，而将所有经典著作中的方剂都纳入检索范围较为困难。因此，为了使分析数据能够兼顾传统经方在中国的历史渊源，涵盖中日两国市场热点以及经方专利实际情况，本文选择将《伤寒杂病论》和《金匮要略》中的 290 个方剂以及《方剂学》（普通高等教育"十二五"规划教材·全国高等医药院校规划教材，邓中甲主编，上海科学技术出版社，2008 年 6 月第 1 版）中的 191 个正方纳入检索范围。其中，《方剂学》是中医药院校各专业必修的基础课程，是中药领域权威性较强的教材。罗莉[4]研究整理了《方剂学》中 46 个经方，发现其所对应的已上市的经方中成药制剂品种即有 253 个，类似藿香正气液、六味地黄丸、逍遥丸等古方制剂也在市场上屡见不鲜。经前期检索研究发现，入选该教材的 191 首正方包含了许多目前在日本和中国市场上销售的产品方剂，且均有深厚的本草溯源。

在确定了检索范围后，本文将上述方剂整理为方剂统计表，并制作相应的日文翻译表，以方剂名称作为关键词进行拓展，以国家知识产权局的专利检索与服务系统和 incopat 数据库作为数据采集系统进行检索，检索结果通过数据清洗和人工降噪后，得出截至 2018 年 12 月有关中日经典方剂的专利申请共计 2582 项。

3　结果

3.1　整体趋势分析

根据数据统计结果，分别得到中国和日本的中药复方专利申请在中药相关专利申请总量中的占比情况以及中药经方在中药复方中的占比情况，结果见图 1。

中药复方是在中医理论之辨证施治大原则指导下，依据单味中药之药性与功效主治，按"七情"和"君臣佐使"等配伍理论组和成方。中药经典方剂是中药复方中多种形

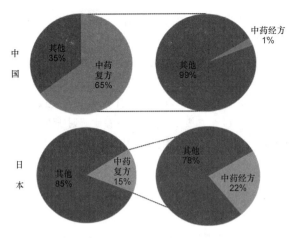

图1　经方在本国中药相关专利申请中的占比情况

式中的一种。由图1可知，中国中药复方专利申请占中药相关专利申请的65%，表明涉及复方的专利申请在中药领域专利申请中的占比较大，但涉及中药经典方剂的专利申请仅仅占中药复方专利申请的1%，说明我国在复方中的经方专利布局方面还有较大上升空间。相比中国而言，日本中药复方专利申请占中药专利申请总量的比重并不高，仅仅占15%，但在这15%中，中药经典方剂的占比为22%。可见，相比中国而言，日本对中药经典方剂的专利布局更为重视。

　　分别统计中日两国经典方剂专利申请量/授权量随年份变化情况（因专利从申请至公开有近两年滞后期，故仅摘取2017年12月21日前数据），结果见图2。

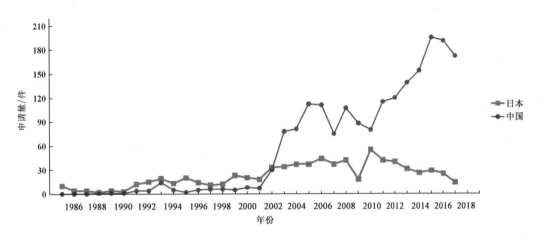

专利申请

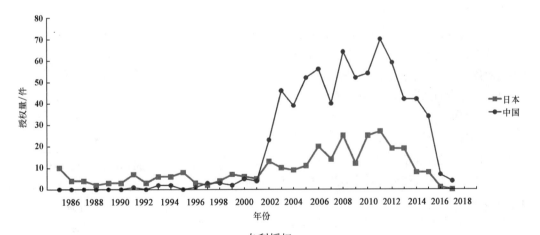

专利授权

图2　中国和日本的经典方剂专利趋势图

　　如图2所示，从申请量趋势来看，相比中国而言，日本的中药经典方剂的专利申请增长趋势较为平稳，而中国在2002年、2011年经历了两次急剧的增长。日本的经方专利申请起步较早，在2002年之前其年均专利申请量大于中国，这与日本从1976年就开始对药品专利进行保护而中国于1993年才将药品纳入专利保护范围有关[5]。然而，在2010年后，日本专利申请量有所下降，而中国却急剧上升。出

现上述现象的原因，推测与中国药品专利保护起步晚和国家《中医药创新发展规划纲要（2006～2012年）》、《关于印发中药注册管理补充规定的通知》（通知规定"来源于古代经典名方的中药复方制剂，可仅提供非临床安全性研究资料，并直接申报生产"）、《关于扶持和促进中医中药事业发展的若干意见》（强调将加大对中医中药事业的扶持和投入）等各项政策的支持有关。从授权趋势来看，除两国授

权专利数量在 2012 年后均有下降之外，授权专利申请与申请量趋势基本保持一致。

3.2 申请交互情况

统计中日两国经典方剂专利申请的交互情况，见图3。

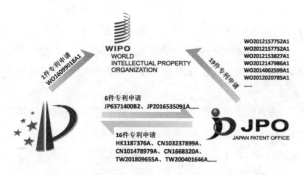

图 3 中国和日本的经方专利申请交互情况图

由图 3 可知，中国通过巴黎公约途径在日本申请的经方专利共 6 件，其中以四川省中医药科学院为代表共有 2 件，公开号分别为 JP6371400B2 和 JP2016535091A，均涉及马甲子提取物的制备方法和制药用途，其可与百合固金丸等经方制剂联用，用于炎症或口腔、消化道溃疡或免疫调节药物的制备。此外，中国仅有 1 件专利申请通过 PCT 途径进入日本，申请人为天士力制药集团股份有限公司，公开号为 WO16099018A1，涉及一种液体冷却滴丸的连续智能制备方法，其实施例 3 涉及藿香正气滴丸的制备，该专利相较于传统的滴丸制备方法，改进了制备过程中的稳定性，有效增加滴丸形成质量，是目前滴丸制备方法改进的发展趋势和研究方向。而与此同时，日本通过巴黎公约途径在中国申请的经方专利有 16 件，其中有 6 件均来自津村株式会社，分别围绕大建中汤的生物测定方法及使用方法、质量管理方法、大建中汤的效果预测方法进行专利布局；另外，日本还有 19 件专利申请通过 PCT 途径进入中国，其中有 6 件为兴和株式会社的系列申请，分别涉及西药如扑尔敏、洛索洛芬、维生素 A 等与桂枝汤、香苏散、小柴胡汤等经方联用的技术方案。根据前述比较结果可见，从申请目标国看，中国的经方申请主要集中在国内，而日本更重视在竞争国家或目标市场国的专利布局；从数量上看，日本在中国的经方相关专利申请远大于中国在日本的相关专利申请，这与日本申请人主要为跨国制药公司密切相关。同时，中国和日本的中药市场规模不同，中国是中医药的起源国，在具有相同历史文化背景的地区中，中医药产品受众较广、接受度较高。相比中国而言，日本虽然也使用汉方，但其市场规模相对较小。因此，对于日本申请主体而言，进入中国市场的实际利益相对比较可观，这也是日本制药公司作出相应专利技术布局的动机之一。而相反，国内的中医药企业由于自身市场已经基本能满足企业的需求，同时受海外布局可操作程度、成本、时间等的限制，拓展海外市

场的"性价比"相对较低，因而，海外布局的行为较少。

3.3 关键技术分析

3.3.1 关键技术分解 根据中药经典方剂专利申请的 4 个基本保护主题划分一级技术分支，结合各一级技术分支下所涉及的常见技术创新点以及中日专利数据的实际情况进一步划分为 19 个二级技术分支，并按照所划分的 19 个二级技术分支进行关键技术的标引，技术分解表见表 1。

3.3.2 申请态势分析 根据 "3.3.1" 技术分解表，进一步以一级技术分支为维度，分别统计中国和日本的经方专利申请态势情况，结果见图 4。

表 1 经方专利申请技术分解表

一级技术分支	二级技术分支
组方改造	合方化裁
	药味增减
	活性部位/成分重组
	作为可选性组分使用
	中西联用
	其他
用途拓展	兽药
	化妆品
	新适应证药品
	保健品
	其他
制剂优化	提取前处理
	提取方法改进
	剂型改进
	其他
质量检测	特定药材及其活性/指标成分
	成方活性/指标成分
	生物活性
	其他

由图 4 可知，在 2005 年及之前，中国的经方专利申请的发明点主要集中在制剂优化方面，之后组方改造相关的专利申请大量涌现，逐渐成为经方研究的重点方向，申请量于 2015 年达到顶峰，随后一直保持平稳增长，因为从申请专利到公开存在 18 个月的延迟（要求提前公开的除外），再加上数据库收录还有延迟，近两年的专利申请数量一般偏低，但不代表其申请量下降。中国在 2003 年之前几乎没有质量检测相关专利申请，随着《药品生产质量管理规范》《中药材生产质量管理规范》等相关规定的不断完善和修订，中药现代化和标准化进程的不断推进，鼓励对中药建立指纹图谱进行质量控制等，一定程度上促进了中国在经方质量检测方面的技术创新，中药经方质量检测研究逐渐受到重视，开始出现了一定量的相关专利申请。

中国新药注册与审评技术双年鉴（2022 年版）

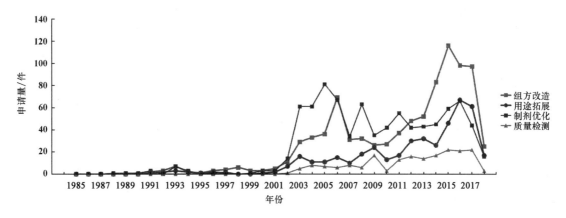

中国

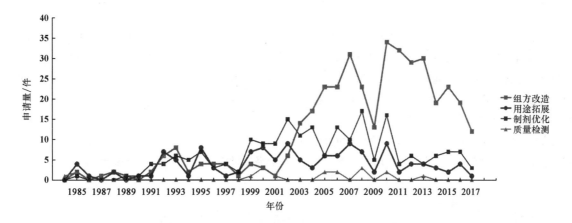

日本

图4　中日两国经典方剂专利态势

中国新药注册与审评技术双年鉴（2022年版）

1991年后，除了组方改造相关专利申请之外，日本的其他几个技术分支的专利申请趋势相对平稳，组方改造相关的专利申请在2001年后数量急剧上升，但四个技术分支的专利申请在2011年后均有所下降。

3.3.3　技术构成分析　按照技术分解表对所统计的中国和日本的经方专利申请进行技术层面的归类，得到技术构成分析表，用于直观、系统地展示中国和日本的经方专利申请技术构成情况，结果如表2所示。

表2　经方专利在中国和日本的专利技术整体构成情况

技术		日本			中国		
		专利申请量/项	占上级技术分支比重/%	占总申请量比重/%	专利申请量/项	占上级技术分支比重/%	占总申请量比重/%
组方改造	合方化裁	414	11	2.66	2.48	912	60	6.58	2.90
	药味增减		16	3.86	3.61		527	57.79	25.47
	提取纯化		21	5.07	4.74		149	16.34	7.20
	作为组分使用		348	84.06	78.56		124	13.60	5.99
	中西药联用		10	2.42	2.26		23	2.52	1.11
	其他		8	1.93	1.81		29	3.18	1.40
用途拓展	兽药	145	6	4.14	1.35	441	101	22.90	4.88
	化妆品		25	17.24	5.64		2	0.45	0.10
	新的适应证		61	42.07	13.77		205	46.49	9.91
	保健品		38	26.21	8.58		83	18.82	4.01
	其他		15	10.34	3.39		50	11.34	2.42

续表

技术		日本			中国		
		专利申请量/项	占上级技术分支比重/%	占总申请量比重/%	专利申请量/项	占上级技术分支比重/%	占总申请量比重/%
制剂优化	提取前加工	227 1	0.44	0.23	996 12	1.21	0.58
	提取方法改进	39	17.18	8.80	504	50.65	24.36
	剂型改进	154	67.84	34.76	454	45.63	21.94
	其他	33	14.54	7.45	26	2.61	1.26
质量检测	特定药材及其活性/指标成分	18 3	16.67	0.68	199 52	26.13	2.51
	整方活性/指标成分	7	38.89	1.58	126	63.32	6.09
	生化指标检测	2	11.11	0.45	13	6.53	0.63
	其他	6	33.33	1.35	8	4.02	0.39

由技术侧重度可以进一步反映中日两国在技术创新上所关注的不同点。技术侧重度 = 各二级技术分支申请量/经方专利申请总量，日本技术侧重度最高的技术分支为将经方作为组分使用，占比达到78.56%，且从其二级技术分支在一级技术分支中的占比达到84.06%也可看出，日本重视经方作为组分使用方面的专利布局。相对而言，中国的技术侧重度明显没有日本突出，最高的是组方改造中

的药味增减技术分支和制剂优化中的提取方法改进技术分支，二者技术侧重度分别为25.47%和24.36%。综上可见，日本在经方专利布局上技术侧重点突出，而中国则较为分散。

为进一步了解各一级技术分支之下的二级技术分支申请量情况，以二级技术分支为基本维度，统计中国和日本在各二级技术分支的申请总量情况，见图5。

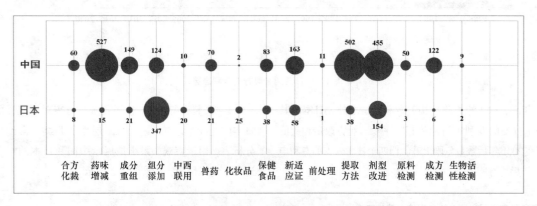

图5　中国和日本在各二级技术分支的申请总量情况气泡图

由图5可知，中国的经方专利申请主要涉及药味增减、提取方法优化和剂型改进三大技术分支，其申请量分别为527、502、455项，分别占总申请量的25.47%、24.36%和21.94%，它们是中国经方专利的研究热点；而在将经方用途扩展到化妆品方面以及采用生物活性检测等药效学评价指标以对经方的质量控制进行检测方面的专利申请很少，占比仅为0.1%和0.63%，属于技术空白。究其原因，主要是中国对于化妆品和药品的质量控制标准不同，目前缺乏针对涉及中药经方的化妆品的质量控制标准，中国也没有针对中药经典方剂统一的质量控制标准；此外，在采用药效学评价指标控制经方产品的质量方面，由于药效试验成本高、实施难度大，其技术研发也存在一定困难。相比而言，日本的经方专利申请主要涉及作为组分添加和剂型改

进两大技术分支，其相关申请量分别为347项和154项，占比分别为78.56%和34.76%；但在对原料药进行前处理方面专利申请量几乎为空白，这可能因为日本的汉方最早源自中国，其本身缺乏对中药炮制即前处理工艺的研究基础和历史积淀。在组方改造这一维度，中国偏重于对组方进行药味增减，而日本偏重于将经方整体作为组分添加，其原因也与中国有深厚的中医基础理论和方剂学理论作为研究支撑，有明确的君臣佐使理论，而日本的汉方药来源自中国，其自身缺乏相关的理论基础有关。另外，相比中国而言，日本涉及中药经典方剂质量检测方法的相关专利申请较少，推测其原因可能与日本针对汉方制剂拥有统一的质量控制标准有关。

整体而言，从中日对比可以看出，在药味增减和提取

中国新药注册与审评技术双年鉴（2022年版）

方法优化方面中国的申请量远高于日本，而在组分添加方面日本的申请量为中国的近3倍，体现了两国在专利布局上的不同侧重点。值得注意的是，采用生物活性检测技术分支是两国共同的技术创新短板，值得投入力量进一步挖掘。

3.3.4 授权状态分析 统计中国和日本各二级技术分支的经方专利授权率情况，以分析其有效技术创新的概况，结果见图6。

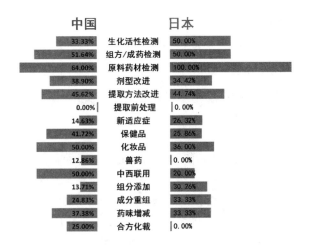

图6 中国和日本各二级技术分支的经方专利授权率

由图6可知，日本和中国的经方专利申请均在原料药材检测方面授权率最高，分别为100%和64%，可见原料药材检测技术分支的可专利性最好；此外，中国和日本有关组方/成药的质量检测授权率也较高，分别为51.64%和50%，由此可见，在质量检测这一大技术分支下专利申请的质量普遍较高，究其原因，中医药目前最易被质疑的地方在于其不良反应，而如何消除质疑，与中药成分明确化、标准化不可分割，质量检测及控制相关专利技术的发展恰巧反映了两国在这方面所做的努力。

4 结语

日本和中国一衣带水，日本汉方医学源于中医学，其汉方与中医古代经典名方有诸多相似之处，本文对中国和日本经典方剂专利申请进行统计分析，得出如下结论：① 通过对中日两国专利申请整体趋势比较分析可以看出，虽然中国中药复方专利申请占所有中药专利申请量的65%，但其中涉及中药经典方剂的专利申请仅仅占中药复方专利申请的1%；相比中国而言，日本中药复方占中药专利申请总量的比重并不高，仅仅占15%，但在这15%中，中药经典方剂的占比高达22%。可见，经典方剂开发在日本所受到的重视高于中国。② 从申请目标国上看，中国的经方申请主要集中在国内，而日本更重视在竞争国家或目标市场国的专利布局，从数量上看，日本在中国的经方相关专利申请远多于中国在日本的相关专利申请，这与日本申请人

主要为跨国制药公司密切相关。同时，这也与两国的中药市场规模相关，中国是中医药的起源国，中医药产品在中国国内市场包括港澳台等具有相同历史文化背景的地区中，受众广、接受度高，而相比于中国，日本虽然也使用汉方，但其市场规模相对中国来说较小。作为一项中医药创新技术产品，如果能够再进入或占领中国市场，其收益将十分可观，这也是日本制药公司作出相应专利技术布局的动机之一。而相反，国内的中医药企业由于自身市场已经基本能满足企业的需求，而同时受海外布局可操作程度、成本、时间等的限制，拓展海外市场的"性价比"相对较低，因而，海外布局的行为较少。③ 从专利申请涉及的技术内容进行分解可以发现，日本在经方专利布局上技术侧重点突出，主要集中在组方改造中的作为组分使用（即，将经方整方作为可选组分之一应用到其核心发明点中）和剂型改进两大技术分支；与之相对，中国经方专利申请所涉及的技术内容则覆盖全面，在药味增减、提取方法改进、剂型改进等方面均重视布局。具体来看，日本申请人在对原料药进行前处理方面的专利申请几乎为空白，这可能因为日本的汉方最早源自中国，其本身缺乏对中药炮制即前处理工艺的研究基础和历史积淀；在组方改造这一维度，中国偏重于对组方进行药味增减，而日本偏重于将经方整体作为组分添加，整体而言，在药味增减和提取方法优化方面中国的申请量远高于日本，而在组分添加技术分支方面，日本的申请量为中国的近3倍，体现了两国在专利申请技术分支布局上的不同侧重点，而对于采用生物活性检测技术分支，为两国共同的专利布局短板，其与中药的用药安全和标准化直接相关，是技术创新值得重视和挖掘的技术领域。

经典方剂是中医药的精髓，集中体现了中医药的传统特色。坚守经典方剂，坚守的是中医特色，是传承几千年中华民族文化思想体系的体现；弘扬经典方剂，是中医复兴的旗帜，也是传承发展中医药使其走向世界的保障。中日两国对于经典方剂的专利申请各有特点，国内企业通过学习借鉴日本企业在经典方剂的二次开发和专利布局上的成功实践，一方面能够给自身经典方剂的开发提供不同的思路和参考，同时也能更好地传承和发扬我国经典方剂这一瑰宝，将经典方剂打造成为精品中药，进而探索出一条适合我国国情的经典方剂的研发和产业发展道路，使得经典方剂能够更好地满足民众对健康生活医疗保障的需求，同时推动健康中国的建设。

参 考 文 献

[1] 丁滕. 日本汉方药产业发展现状分析及思考 [J]. 中国现代中药, 2018, 20（7）: 786.

[2] 邓中甲. 方剂学-普通高等教育"十二五"规划教材全国高

等医药院校规划教材 [M]. 上海：上海科学出版社，2008：2-29.

[3] 林树元. 经方医学理论源流发展述略 [J]. 中华中医药杂志，2017，32 (11)：4873-4875.

[4] 罗莉. 经方中成药制剂的问题研究 [D]. 中国优秀硕士学位论文全文数据库医药卫生科技辑，2016：3.

[5] 江茹. 日本汉方药的专利保护政策及其借鉴意义 [J]. 现代中药研究与实践，2012，26 (2)：76.

编辑：王宇梅/接受日期：2019-07-17

新药研发成本的系统性综述

王庆华[1,2]，黄润青[3,4]，李 璠[3]，刘国恩[1,5]

(1 中国药科大学国际医药商学院，南京 211198；2 昆明市卫生健康委员会，昆明 650500；3 昆明医科大学药学院暨云南省天然药物药理重点实验室，昆明 650500；4 北京大学中国卫生经济研究中心，北京 100080；5 北京大学国家发展研究院，北京 100080)

[摘要] **目的**：系统性地梳理和分析国内外新药研发成本的实证研究。**方法**：计算机检索 CNKI、WanFang、VIP、PubMed、EconLit 等数据库，搜集国内外公开发表的有关新药研发成本的研究，检索时限为建库至 2018 年 7 月。根据纳入与排除标准独立筛选文献、提取信息，从研究方法、研究类群及数据来源、新药研发时长及成功率、新药研发成本等对纳入文献进行统计分析。**结果**：最终纳入文献 15 篇，新药研发成本从 1979 年的 1.8 亿美元上升到 2016 年的 26.5 亿美元，相差约 15 倍。而同一时期的研究由于研究样本、数据来源与研究设计的不同，得出的新药研发成本也有较大差异。新药研发临床阶段的总成功率为 10.7% ~ 30.2%，完成一个新药的临床试验平均需要 58 个月 (约 5 年)。**结论**：尽管关于新药研发成本的研究已开展了近 40 年，但仍然没有一项研究被视为"金标准"，在研究方法的合理性以及研究结果的可重复性和可对比性方面还有待提升。

新药研发是不断提升疾病治疗能力与人类生命质量的重要保障，也是推动生物医药产业持续发展的核心力量，已成为了国际科技与经济竞争的战略制高点。由于新药的研发具有投入大、周期长、风险高的特征，研发成本成为了研发模式选择、投融资决策、新药定价等商业战略选择以及医保支付、药品采购等重大政策制定的重要依据，是药物经济学研究的重要内容之一[1-2]。早在 20 世纪 70 年代，美国、欧洲等就相继开展了对新药研发成本的研究[3-5]。在中国，近年来随着"创新驱动"国家战略的实施，药品审评审批制度等一系列政策的改革，新药研发环境得到极大的优化，企业纷纷布局新药研发领域，新药研发成本研究的重要性进一步凸显。本文系统综述了目前国内外公开发表的有关新药研发成本的实证研究，探讨不同研究方法所估算的新药研发成本及其变化趋势，并就数据来源、新药类别、研发时长和成功率等影响因素进行了分析，为相关学者了解该领域的研究现状及后期开展相关研究提供参考。

1 资料与方法

1.1 检索策略

中文：中文选取中国期刊全文数据库 (CNKI)、万方数据知识服务平台 (WF)、维普 (VIP) 数据库，以"创新药"or"新药"、"研发成本"or"成本"为主题词进行检索；文献检索时限为数据库建库至 2018 年 7 月，语种为中文。

英文：选用数据库 PubMed、EconLit、国际药学文摘数据库 (international pharmaceutical abstract, IPA)、补充检索美国 PHRMA、欧洲 EFPIA 等制药行业组织及相关政府网站，检索主题词为"drug development"or"drug R&D"or"drug research and development"or"pharmaceutical R&D"or"pharmaceutical research and development"and"cost"or"expenditure"or"capital expenditure"；文献检索时限为数据库建库至 2018 年 7 月，语种为英语。

1.2 纳入与排除标准

文献类型必须为期刊论文或权威研究报告并且能够获取新药研发的成本数据，书籍、硕博士论文、会议论文、会议发言、消息文摘、新闻报道等未纳入其中；排除与创新药成本研究无关的文献以及重复发表的文献。

阅读摘要或全文，排除研究类型为理论研究的文章，仅保留实证研究论文，研究内容未涉及创新药研发具体成本数据的文章未纳入研究范畴。

1.3 文献筛选与资料提取

根据纳入与排除标准独立筛选文献，由两名研究员采用预先设计的 Excel 资料提取表提取文献。提取内容包括：发表年份、文献来源、作者、抽样或数据来源、数据获取方式、所处时期、折现率标准、新药研发的成功率、新药研发时长、新药研发现金/资本化总支出、新药研发临床前、临床现金/资本化总支出，如遇分歧则相互讨论或咨询第三方，最终达成一致意见。

2 结果

2.1 纳入文献概况

对新药研发成本的估算最早可以追溯到 1979 年，Hansen 等[6]对 1963～1975 年间首次开展人体试验的新药进行了研究，估算出新药研发成本为 0.54 亿美元（1976 dollars）。最新的一项研究为 2016 年 DiMasi 等[4]的研究，该研究发现对于在 1995～2007 年间首次开展人体试验的新药，研发成本高达 25.58 亿美元（2013 dollars）。对新药研发成本的研究主要以美国为主，研究机构包括学校、政府组织及企业，如美国塔夫茨大学药物开发研究中心、美国经济局联邦贸易委员会、美国罗彻斯特大学西蒙商学院、美国礼来公司等。这些研究机构中，以 DiMasi 为代表学者的塔夫茨大学药物开发研究中心的研究最多，占纳入研究的一半左右（7 篇文献），塔夫茨大学药物开发研究中心从 1991 年开展新药研发成本的研究以来，之后每隔 10 年左右进行一次新的成本研究，更新成本数据并与之前的研究进行比较。

2.2 文献检索结果

初检共获得相关文献 1 169 篇，经过逐层筛选后最终提取 15 篇符合条件的文献纳入分析，文献筛选流程及结果见图 1。

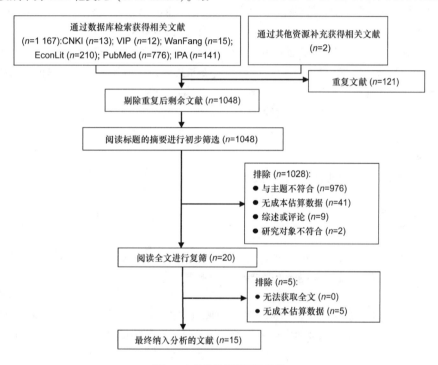

图 1 文献筛选流程图及结果

2.3 研究设计

在新药成本评估的研究设计上，可归结为两大类：一是基于新药研发项目级的成本估算法，二是基于行业或企业级数据的回顾性计量经济分析法。

基于新药研发项目级的成本估算法由 Hansen 在 1979 年建立，随后包括 Hansen 本人及 DiMasi 等[4-11]学者在内的共 8 项研究均采用了该方法，奠定了这一方法在新药成本估算的主流地位。该方法基于新药研发的流程而设计，通过使用研发项目各个临床阶段的成本、转化率和持续时长来估算每一个获批新药的总成本。DiMasi 等[7-11]首先通过建立新药研究项目库，即塔夫茨药物开发数据库（Tuff Center for the Study of Drug Development Database, CSDD），收集各大制药公司（主要为美国 TOP 50 的制药企业）的项目信息，包括：在研项目及其所处临床研究阶段、暂时中止的项目、已结束的项目（含已获上市许可以及失败或放弃的项目）。根据数据库信息进行临床各期成功率的估计，按照每个研发项目所处阶段的分布情况在数据库中进行分层抽样，通过问卷的形式收集样本项目的现金支出成本（out-of-pocket）和持续时长，根据临床各期的成功率和现金支出成本得出新药研发支出的期望成本。然后，选取相应的加权平均资本成本（weighted average cost of capital, WACC），通过临床各期的持续时长，使用资本资产定价模型（capital asset pricing model, CAPM）估算出加权税后资本总成本（下文简称资本化成本）。

基于行业或企业数据的回顾性计量经济分析法也被用于新药研发成本的估算中，如 Wiggins 建立计量经济学模型，通过每年获批的新药数量对总研发成本影响的函数关系，得出研发一种新药所需成本的估算值[12]。Adams 和 Brantner 也同样运用了计量经济学方法，不同的是，他们没有将批准上市药品数量模拟为研发成本的函数，而是将临床研究各阶段正在开发药物数量作为研发成本的函数。两项研究的相同点在于都需要 Hansen 及 DiMasi 等前期的研究结果数据，包括新药研发的时间数据及成功率数据，以便进行新药研发成本的最终估算[13]。全球结核病开发联盟（Global Alliance for TB Drug Development）在估算中将成本分为三类，包括临床前成本、药学研究成本、临床试验成本。临床前研究的成本通过调查医药研发合同外包服务机构（contract research organizations，CRO）的毒理、药动学等的成本数据来进行计算；药学研究成本来源于会员单位已经上市的抗结核药品的原料药、生产、质量控制等成本；临床试验成本则来源于会员单位涵盖 1368 例适应证患者 I、II、III 期临床试验阶段的成本数据。此外，由于临床前成本较难估计，通常需要政府、学术机构、基金会、非政府组织和制药公司之间分担。因此，分别取临床前成本的最大值和最小值进行"低成本"和"高成本"情景估计[14]。

2.4　研究样本及数据来源

各研究在研究样本和数据来源方面也有所不同。在研究样本方面，Hansen 及 DiMasi 等[4,6,8,10-11]研究样本界定为企业独立研发的（无研发外包情况）、首次开展临床试验的新分子实体（new molecular entities，NME），排除了已上市化合物的新剂型、新适应证、新复方或新的盐、酯化合物，可以说是严格意义上的创新药。Adams 等[13] 2010 年的研究使用的是 1985～2001 年至少年度销售额大于 2 000 万美元的制药公司新药研发数据，也排除了开发新适应证的新药。Paul 等[15]的研究样本为"top 20"的制药公司的在研新药。Sn[12]的研究样本是 1970～1985 年间在美国批准上市的所有新分子实体。

在数据来源上通常非单一来源，而是多途径、多渠道数据的综合分析，但主要的成本数据可以根据其来源划分为行业级、企业级、项目级三种。行业级数据是指来源于行业组织或行业联盟等代表某一群体的数据，代表有 Wiggins、Global Alliance for TB Drug Development、Young 等的研究；企业级数据是指来源于公司年报、公司历年研发成本统计等的数据，代表有 Adams、Paul 等的研究；项目级数据是指具体公司的某一药品项目的研发成本数据，代表有 Hansen、DiMasi 等的研究。此外，在成本估算中，制药企业的项目数据和研究者团队建立的数据库也作为重要的数据来源之一，如 CSDD 数据库、药物研发中心数据库（Centre for Medicines Research，CMRI），见表 1。

表 1　纳入文献的研究样本及数据来源

文献来源	研究样本	数据来源
Hansen 等[6]，1979	14 家制药企业 1963 至 1975 年期间首次开展人体试验的药品	问卷调查表
Sn[12]，1987	美国 1970 至 1985 年间进行研发的所有新药	行业年报，FDA 上市前批准数据和 Hansen 1971 年的相关研究数据
DiMasi[11]，1991	12 家制药企业 1970 至 1982 年间首次开展人体试验的 93 个新药	问卷调查表及 CSDD 数据库
DiMasi 等[7]，1995	① 12 家制药企业 1970 至 1982 年间首次开展人体试验的 93 个新药（神经药）	问卷调查表及 CSDD 数据库
	② 12 家制药企业 1970 至 1982 年间首次开展人体试验的 93 个新药（非甾体抗炎药）	
	③ 12 家制药企业 1970 至 1982 年间首次开展人体试验的 93 个新药（心血管药）	
	④ 12 家制药企业 1970 至 1982 年间首次开展人体试验的 93 个新药（再抽样）	
	⑤ 12 家制药企业 1970 至 1982 年间首次开展人体试验的 93 个新药（抗感染药）	
DiMasi 等[9]，1995	① 12 家制药企业 1970 至 1982 年间首次开展人体试验的 93 个新药（中型公司）	问卷调查表及 CSDD 数据库
	② 12 家制药企业 1970 至 1982 年间首次开展人体试验的 93 个新药（大型公司）	
	③ 12 家制药企业 1970 至 1982 年间首次开展人体试验的 93 个新药（小型公司）	

续表

文献来源	研究样本	数据来源
Global Alliance for TB Drug Development[14]，2001	① 对开发治疗结核病的新药"低成本"情景估算，包括失败的成本 ② 对开发治疗结核病的新药"高成本"情景估算，包括失败的成本	各种来源，主要是会员单位调查
DiMasi 等[5]，2003	10 家制药企业 1983 至 1994 年间首次开展人体试验的 68 个新药	问卷调查表及 CSDD 数据库
Adams 等[13]，2006	在 1989 至 2002 年间进行研发的 3181 个新药中的 538 个样本	公开的新药研发项目数据集及 Pharma-projects 数据库
DiMasi 等[10]，2006	1990 至 2003 年间首次开展人体试验的 13 种治疗性重组蛋白和单克隆抗体和 1983 至 1994 年间首次开展临床试验的 4 种生物技术化合物	问卷调查表及 CSDD 数据库
DiMasi 等[8]，2004	① 10 家制药企业 1983 至 1994 年间首次开展人体试验的 68 个新药（再抽样总体） ② 10 家制药企业 1983 至 1994 年间首次开展人体试验的 68 个新药（中枢神经系统用药） ③ 10 家制药企业 1983 至 1994 年间首次开展人体试验的 68 个新药（心血管治疗用药） ④ 10 家制药企业 1983 至 1994 年间首次开展人体试验的 68 个新药（抗感染药） ⑤ 10 家制药企业 1983 至 1994 年间首次开展人体试验的 68 个新药（镇痛或麻醉用药）	问卷调查表及 CSDD 数据库
Young 等[10]，2001	1990 ~ 2000 年间由 FDA 批准的药品	美国药品研究和制造商协会（PhRMA）上的报告以及 FDA 药品批准数据
Adams 等[16]，2010	183 家上市公司为期 12 年的药品研发年度支出数据	上市公司公开数据集及 Pharmaprojects 数据库
Paul 等[15]，2010	美国礼来公司的历年药品研发支出内部数据和来自 13 家大型制药公司的行业数据	公司内部数据及行业数据
Mestre-ferrandiz 等[17]，2012	1997 ~ 1999 年期间进行临床试验的药品研发支出数据	文献综述及 CMRI 数据库
DiMasi 等[4]，2016	10 家制药企业 1995 至 2007 年间首次开展人体试验的 106 个新药	问卷调查表及 CSDD 数据库

2.5　研究结果

2.5.1　新药研发的付现成本和资本化成本　新药的研发成本通常包括两种，一是付现成本，二是资本化成本。付现成本是指在新药研发过程中的实际现金支出，而新药的研发过程耗时很长，研究者进行数据回溯时，往往需要回顾多年前的支出数据，这就必须要考虑到其时间成本，本文综述的研究大多都估算了新药研发成本的资本化成本，各项研究的主要结果报道见表 2。由于各研究所处年代、研究类群、研究样本的不同，无法直接进行平均处理或是 Meta 分析，本文对研究结果进行了描述性分析。新药研发成本的构成主要包括临床前成本和临床成本，对于临床前成本，Hansen 等在 1979 年给出的估算值最低，资本化成本为 1.00 亿美元（2017 dollars），最高的一项估算由 DiMasi 等在 2016 年给出，资本化成本为 11.38 亿美元（2017

dollars），差额 11 倍；对于临床成本，依然是这两项研究分别给出了最低和最高的估算值，资本化成本分别为 0.82 和 15.13 亿美元（2017 dollars），差额 19 倍[4,6]。总体来看，新药研发总成本呈上涨趋势，以 DiMasi 的系列研究为例，1991 年其对新药研发资本化成本的估算为 4.90 亿美元，2016 年这一估算值达到了 26.50 亿美元，在过去 25 年的时间里，新药研发总成本上涨了 5 ~ 6 倍（图 2）。对于不同治疗类别新药的研发成本，DiMasi 等通过对其前述研究的再抽样分析比较了中枢神经系统用药、心血管治疗用药、抗感染药等不同治疗类别药品的临床研发成本，在他的最新研究中，中枢性神经系统用药的临床研发成本最高，资本化成本为 7.39 亿美元（2017 dollars），镇痛或麻醉药的临床研发成本最低，资本化成本为 5.26 亿美元（2017 dollars）[8]。

表2　新药研发的现金支出成本和资本化成本

文献来源	分类ᵃ	所处时期	折现率/%	现金支出成本/百万美元			资本化支出成本/百万美元		
				临床前	临床	总	临床前	临床	总
Hansen 等[6]，1979	—	1963~1975	8.00	51.75	51.75	103.50	100.12	82.12	182.24
Sn[12]，1987	—	1970~1985	8.00	—	—	127.12	—	—	245.25
DiMasi 等[11]，1991	—	1970~1982	9.00	139.16	102.19	241.35	330.59	159.77	490.36
DiMasi 等[9]，1995	①			—	—	—	—	—	172.04
	②			—	—	—	—	—	272.25
	③			—	—	—	—	—	163.69
	④			—	—	—	—	—	155.33
	⑤			—	—	—	—	—	116.92
DiMasi 等[7]，1995	①	1970~1982	9.00	141.30	142.64	283.94	332.22	226.82	559.04
	②			141.47	99.55	241.02	315.18	147.15	462.33
	③			218.64	80.51	299.15	555.36	135.96	691.32
Global Alliance for TB Drug Development[14]，2001	①			—	—	—	—	—	161.18
	②			—	—	—	—	—	336.38
DiMasi 等[5]，2003	—	1983~1994	11.00	169.59	395.25	564.84	469.53	654.54	1 124.07
DiMasi 等[8]，2004	①	1983~1994	—	—	395.25	—	—	653.14	—
	②			—	382.63	—	—	738.64	—
	③			—	388.24	—	—	644.73	—
	④			—	507.37	—	—	689.58	—
	⑤			—	353.20	—	—	525.59	—
Adams 等[13]，2006	—	1989~2002	11.00	186.41	248.08	434.49	534.00	682.57	1 216.57
DiMas 等[10]，2006	—	1990~2003	11.50	244.00	446.00	690.00	760.39	773.67	1 534.06
Young 等[18]，2001	—	1990~2000		—	—	150.81	—	—	—
Adams 等[16]，2010	—	1989~2001	11.00	—	—	—	—	—	1 681.90
Paul 等[15]，2010	—		11.00	311.02	655.25	966.27	912.04	1 055.92	1 967.69
Mestre-ferrandiz 等[17]，2012	—	1997~1999	11.00	—	—	1084.34	—	—	1 615.89
DiMasi 等[4]，2016	—	1995~2007	10.50	445.50	999.78	1 445.28	1 137.57	1 512.62	2 650.19

表中所有成本数据均使用美国劳工统计局通胀计算器（bureau of labor statistics inflation calculator）将成本通胀调整到2017年；a：同一研究有的按治疗类别或公司规模将其分为多项子研究，其时间及成功率数据均不同，可按分类编码并根据表1进行匹配；—：未披露或无数据

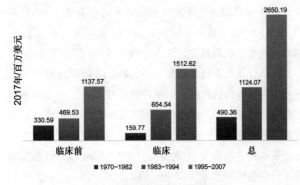

图2　不同时间段新药研发成本（资本化成本）趋势图

2.5.2　新药研发时长及成功率　在纳入的15篇文献中共有10篇提供了新药研发时长的数据，其中8篇文献提供了分期的时长数据。目前各研究大多主要讨论临床阶段的研发时长，相较于临床前研究、FDA批准耗时、上市后评价的时长，临床阶段较易区分并获取相关数据。因此，此处仅综述了临床阶段的时长。根据纳入文献的分析，Ⅰ、Ⅱ、Ⅲ期临床阶段所需的平均时间分别约为19、25、30个月，呈递增趋势，平均完成一个新药的临床试验，最短需要55.9个月，最长为116.1个月，平均需要耗时58.1个月（约5年），见表3。

表3 新药研发时长和成功率

文献来源	分类[a]	时间/个月				成功率/%			
		Ⅰ期临床	Ⅱ期临床	Ⅲ期临床	总	Ⅰ期临床	Ⅱ期临床	Ⅲ期临床	总
Hansen 等[6]，1979	—	—	—	—	—	—	—	—	12.0
DiMasi 等[11]，1991	—	16.2	22.5	29.9	68.6	75.0	44.2	63.5	23.0
DiMasi 等[7]，1995	①	—	—	—	116.1	20.3	22.6	51.1	20.3
	②	—	—	—	114.6	22.2	29.6	70.9	22.2
	③	—	—	—	105.1	26.2	41.0	72.4	26.2
	④	—	—	—	98.9	23.0	30.7	65.3	23.0
	⑤	—	—	—	76.6	30.2	38.5	77.2	30.2
DiMasi 等[9]，1995	①	18.7	24.1	30.8	73.6	—	—	—	17.4
	②	14.5	27.1	27.0	68.6	—	—	—	27.9
	③	14.4	13.4	28.1	55.9	—	—	—	23.8
DiMasi 等[5]，2003	—	21.6	25.7	30.5	77.8	71.0	44.2	68.5	21.5
DiMasi 等[8]，2004	①	—	—	—	90.3				21.5
	②	—	—	—	114.6				
	③	—	—	—	82.0				
	④	—	—	—	63.0				
	⑤	—	—	—	61.8				
Adams 等[13]，2006	—	19.0	30.0	30.0	79.0	75.0	48.0	71.0	24.0
DiMas 等[10]，2006	—	19.5	29.3	32.9	81.7	83.7	56.3	64.2	30.2
Adams 等[16]，2010	—	16.6	30.7	27.2	74.5				24.0
Paul 等[15]，2010	—	18.0	30.0	30.0	78.0	54.0	34.0	70.0	12.9
Mestre-ferrandiz 等[17]，2012	—								10.7
DiMasi 等[4]，2016	—	31.2	19.8	30.3	81.3	59.5	35.5	61.9	11.8

a：同一研究有的按治疗类别或公司规模将其分为多项子研究，其时间及成功率数据均不同，可按分类编码并根据表1进行匹配

新药研发的临床成功率是指处于该期的在研药物成功进入到下一期的概率，如Ⅰ期成功率即为Ⅰ期的在研药物成功进入到Ⅱ期的概率，总成功率是指Ⅰ期的在研药物成功获批上市的概率，以此类推。在纳入的15篇文献中共有12篇提供了新药研发成功率的数据，其中7篇文献提供了临床分期的成功率数据。因研究样本及研究时限的不同，不同研究的成功率数据有所区别，界于10.7%~30.2%之间，具体见表3。在所有研究中，只有Paul等[15]研究提供了临床前阶段的具体成功率，该项研究将临床前分为四个阶段，分别为：靶点的发现（target-to-hit）、先导化合物的合成（hit-to-lead）、先导化合物的优化（leadoptimization）以及临床前研究（pre-clinical），以上四个阶段的总成功率估算为35%。

2.6 新药研发成本估算的敏感性分析

大多数新药研发成本的研究都进行了敏感性分析，以了解哪些关键参数改变会对研发成本产生较大影响。首先是贴现率的变化对研发成本的影响，以DiMasi[4]（2016）

的论文为例，在10.5%的贴现率附近，折现率每改变半个百分点，总成本改变了约7500万美元（2013 dollars），在采用15%的极端值情况下，则总资本成本为33.34亿美元（2013 dollars），比基本情况结果高出30%，如果采用3%的社会贴现率的贴现率，则总资本化成本为15.61亿美元（2013 dollars），比基本情况结果低39%。此外，还有两个关键变量，即研发时长和成功率。如DiMasi[5]（2003）的论文提到：将研发时长和审批时间缩短50%可以使每种新药的总成本降低2.35亿美元，同样，将临床批准成功率从20%提高到33%，总成本将降低2.21亿美元。这些估算值与原始成本估算相比，成本减少约50%。Paul等[15]（2010）的分析也得到类似结果，其指出Ⅱ期和Ⅲ期的研发时长非常重要，如若将Ⅱ期或Ⅲ期的研发时长从2.5年减少到1.25年，则每个新药的研发成本将降低约2亿美元。其次，纳入论文中亦报道了治疗类别和公司规模对新药研发成本的影响，根据治疗类别来看，中枢性神经系统用药、非甾体抗炎药研发费用较高，原因为该类型的药物研发成

功率低、研发周期长；根据公司规模来看，公司规模对研发成本的影响主要体现为研发生产率，DiMasi 等[7,9] 在 20 世纪 90 年代中期的分析表明，小型公司研发一个新药的成本较大型公司和中型公司分别要高约 1.4 和 1.3 亿美元（1993 dollars），与大公司相比，虽然其临床开发时间和成本更低，但临床前成本要高得多。

3 讨论

3.1 新药研发成本估算的合理性不足

关于新药研发成本的研究已经有接近 40 年的历史，而在这 40 年中，没有一项研究被公认为新药研发成本的"金标准"，学术界有关新药研发成本的争议一直存在，最具代表性的为 DiMasi 发表在 2003 年的论文，该论文在给出 8.02 亿美元（2000 dollars）的估算值后的几年，至少有 6 篇论文对此结果进行了争论。如 Young 认为 DiMasi 的研究存在四个问题：一是调查表中提供的信息未经过核实或检查其准确性；二是研究仅关注了最昂贵的新药，而不是所有新药；三是估算包括了所有失败药物的成本，即投资于药物研究的费用，而不是其他类型的投资；四是忽略了企业在美国进行研发时所允许的实质性税收减免[18]。柳叶刀评论则认为 DiMasi 等的估算是基于少数公司（2003 年的研究抽取了 24 家公司中的 10 家）的调查数据，这些公司可能对该研究的结果有既定偏好，影响研究结果的准确性[19]。Light 等[20-21]（2012）认为新药研发成本未知且变化很大，DiMasi 等论文中的临床试验成本和研发周期都被高估了。

3.2 新药研发成本估算的可重复性不高

Morgan 等[22] 的研究指出，关于新药研发成本的研究中，30% 的研究需要访问专有数据集，63% 的文献不具有可重复性。在新药研发成本的研究时，由于大多数研究的数据获取方式是问卷调查表，而在向企业获取数据时，企业信息、公司信息、样本信息均为保密且不做披露，鉴于新药成本研究对数据的依赖性较大，数据的质量为研究的关键所在，研究在保护企业隐私和利益的同时，也使得其他研究者无法重复类似的研究，也无法验证研究数据的可靠性。其次，在进行研究时，研究者们一般都有相应的数据库支撑，如 CSDD 数据库、Pharmaprojects 数据库、CMRI 数据库等，即从数据库中先获得了部分信息，估算了新药研发的成功率数据，后期根据数据库进行抽样和实现最终估算，但由于数据库为个人或单位所建立，而非公开性数据库，使得其他研究者很难利用数据库的信息获得类似的结果。在中国目前同样也没有这样公开的数据库。

3.3 中国新药研发成本的研究欠缺

在国外新药研发成本研究快速发展的 40 年中，中国没有开展过一项系统、实证的研究，检索发现相关文献多集中于国外文献分析、评价方法研究以及研究意义讨论等层面。这与国内医药产业长期以"仿制"为主，创新能力不足有较大关系。近年来，在国家战略、政策导向、技术支撑、人才资源和资金投入等多维度支持下，医药创新迎来了历史机遇期，这使得企业、资本和政府对中国创新药成本分析和运用的需求日趋增长。由于各国国情、政策、研发生产率的不一致，国外的研究数据在国内不能直接套用，启示未来应积极开展中国新药研发成本方面的研究，填补研究空白。

参 考 文 献

[1] 李晓婉，叶桦. 新药研发成本评估的必要性与现实性初探[J]. 中国药事，2014，28（2）：134 - 137.

[2] 吴久鸿. 药物经济学[M]. 北京：高等教育出版社，2017.

[3] COHEN JP, DIMASI JA, KAITIN KI. Impact of comparative effectiveness research on drug development strategy and innovation[M]. Singapore：Springer, 2017.

[4] DIMASI JA, GRABOWSKI HG, HANSEN RW. Innovation in the pharmaceutical industry：new estimates of R&D costs[J]. *J Health Econ*, 2016, 47：20 - 33.

[5] DIMASI JA, HANSEN RW, GRABOWSKI HG. The price of innovation：new estimates of drug development costs[J]. *J Health Econ*, 2003, 22（2）：151 - 185.

[6] HANSEN RW, RI C. The pharmaceutical development process：estimates of development costs and times and the effect of proposed regulatory changes[M]. Lexington, MA：Lexington Books, 1979：151 - 191.

[7] DIMASI JA, HANSEN RW, GRABOWSKI HG, *et al*. Research and development costs for new drugs by therapeutic category. A study of the US pharmaceutical industry[J]. *Pharmacoeconomics*, 1995, 7（2）：152 - 169.

[8] DIMASI JA, GRABOWSKI HG, VERNON J. R&D costs and returns by therapeutic category[J]. *Drug Int J*, 2004, 38（3）：211 - 223.

[9] DIMASI JA, GRABOWSKI HG, VERNON J. R&D costs, innovative output and firm size in the pharmaceutical industry[J]. *Int J Econ Bus*, 1995, 2（2）：201 - 219.

[10] DIMASI JA, GRABOWSKI HG. The cost of biopharmaceutical R&D：is biotech different? [J]. *Managerial Decision Econ*, 2006, 28（4 - 5）：469 - 479.

[11] DIMASI JA. Cost of innovation in the pharmaceutical industry[J]. *J Health Econ*, 1991, 10（2）：107 - 142.

[12] SN W. The cost of developing a new drug[R]. Washington, DC：Pharmaceutical Manufacturers Association, 1987.

[13] ADAMS CP, BRANTNER VV. Estimating the cost of new drug development：is it really $802 million? [J]. *Health Aff*, 2006, 25（2）：420 - 428.

[14] The Global Alliance for TB Drug Development. Economics of TB drug development[R]. 2001.

中国新药注册与审评技术双年鉴（2022 年版）

［15］ PAUL SM, MYTELKA DS, DUNWIDDIE CT, *et al*. How to improve R&D productivity：the pharmaceutical industry's grand challenge ［J］. *Nat Rev Drug Discov*，2010，9（3）：203 - 214.

［16］ ADAMS CP, BRANTNER VV. Spending on new drug development1 ［J］. *Health Econ*，2010，19（2）：130 - 141.

［17］ MESTRE J, SUSSEX J, TOWSE AD. The R&D Cost of a New Medicine ［R］. Office of Health Economics L，2012.

［18］ WATCH PCSC. Rx R&D Myths：the case against the drug industry's R&D "scare card" ［R］. Washington：D. C，2001.

［19］ RIGGS TL. Research and development costs for drugs：The Lancet ［J］. *Lancet*，2004，363（9404）：184.

［20］ LIGHT DW, WARBURTON RN. Extraordinary claims require extraordinary evidence ［J］. *J Health Econ*，2005，24（5）：1034 - 1044.

［21］ LIGHT DW, WARBURTON RN. Setting the record straight in the reply by DiMasi, Hansen and Grabowski ［J］. *J Health Econ*，2005，24（5）：1045 - 1048.

［22］ MORGAN S, GROOTENDORST P, LEXCHIN J, *et al*. The cost of drug development：a systematic review ［J］. *Health Policy*，2011，100（1）：4 - 17.

编辑：杨青/接受日期：2019 - 11 - 03

高值创新药品过渡基金保障模式研究

——基于英国癌症药物基金的实证分析

丁锦希，吴逸飞，李佳明，李　伟

（中国药科大学国际医药商学院，南京 211198）

[摘要]　为平衡患者日益增长的用药需求与医保基金可持续之间的矛盾，部分国家开始探索高值创新药品过渡基金保障模式。本文通过英国癌症药物基金的实证研究，对其"分类筛选-补偿孵化-逾期分流"的关键机制进行了系统探讨，并深入思考了过渡基金与医保基金间的作用关系，以期为完善我国高值创新药品医疗保障体系提供借鉴。

从 2000 年起，我国进行了 5 次国家基本医保药品目录调整，并于 2017 年开始探索目录准入谈判机制[1]，为高值创新药品提供了新的医保准入路径。2019 年版《国家基本医疗保险、工伤保险和生育保险药品目录》中共有 114 个高值创新药品[2]通过谈判降价纳入医保。

随着临床医疗技术进步与新药加速上市，公众对医疗健康服务的需求不断提高，通过谈判准入扩大的医保支付范围仍不能满足患者对于高值创新药品的需求。据统计[2-3]，2017~2019 年获批上市创新药物中，有 84 个未纳入医保支付，其中有不少疗效显著、临床地位不可替代但价格高昂的品种。这不仅限制了患者获得有效治疗的权利，还可能降低生存质量，减少生存时间，诱发因病致贫、因病返贫等问题[4]。但我国基本医保以保基本为功能定位，主要为群众提供基本医疗保障，以现有的筹资水平和抗风险能力，还没有能力将高值创新药品全部纳入支付范围，否则会带来医保基金穿底的风险。尤其是城乡居民医保，2019 年人均筹资不足 900 元[5]，基金收支不平衡，同比增长率分别为 7.71% 和 14.23%[6]。因此，如何在有效控制基金支出风险的前提下，让更多的高值创新药物纳入医保支付范围，提高参保人的健康福利，是当前人们关注的热点。

近年来，国际上逐步开始探索建立过渡基金保障模式，通过"提前补偿、早期孵化"，搭建了高值创新药品与公共医保之间的桥梁。其中以英国癌症药物基金（Cancer Drugs Fund, CDF）的保障模式最为典型。本文通过对英国 CDF 基金的实证研究，为我国完善多层医疗保障体系提供借鉴。

1　英国 CDF 的经验借鉴

CDF 是由英国政府建立，专门为抗癌创新药品提供临时报销补偿的过渡保障基金[7]。其基金预算由国家医疗卫生服务体系（National Health Service, NHS）单独拨付、独立运行、专款专用，在一定程度上对 NHS 基金运行的安全性起到了保障作用。2016 年 7 月，CDF 进行了全面改革[8]，建立了"分类筛选-补偿孵化-逾期分流"三阶段运作机制，进一步提高基金可持续性与管理科学性。

1.1　阶段一：分类筛选

同其他治疗领域，抗癌创新药品需经英国国家卫生与社会服务优化研究所（National Institute for Health and Care Excellence，NICE）的审评并推荐后才能获得医疗费用支付方 NHS[9] 或 CDF 的偿付。启动审评后，NICE 将按照准入条件对拟准入药品进行两次分类筛选。

1.1.1　准入条件　NHS 的准入条件为第 1 次筛选标准。如果抗癌创新药品与参照药物（或标准治疗方案）相比，临床疗效显著且具有成本效果，即符合 NHS 的标准成本效果阈值（cost-effectiveness threshold）20000～30000 英镑·$QALY^{-1}$[10]，则推荐常规准入。反之，则进入第 2 次分类筛选，当抗癌创新药品具有潜在疗效和成本效果时，则推荐纳入 CDF 支付。若两次筛选均不满足条件，则拒绝准入（图1）。

中国新药注册与审评技术双年鉴（2022 年版）

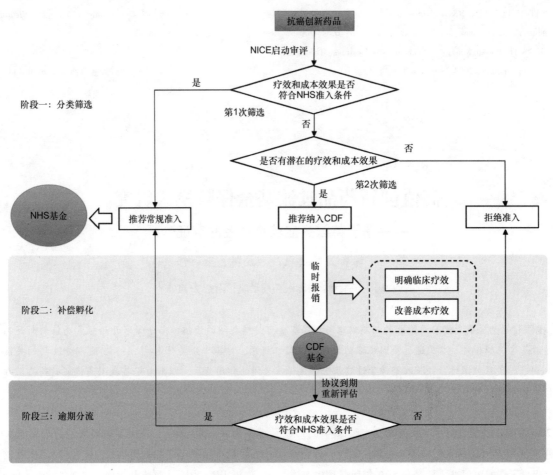

图1　CDF 的 "三阶段" 运作机制

可见，潜在疗效与成本效果是 CDF 基金遴选的关键标准。具体地说，包括以下三个条件[8]：① 初步显示临床疗效，但不确定。临床疗效显著是药品纳入 CDF 支付的前提条件，但由于抗癌创新药品提供的初步疗效证据多为 Ⅱ 期、单臂临床试验、样本量较少、且随访时间较短、尚未达到临床结局，导致药品的长期治疗效果和在真实世界中的疗效存在不确定性。② 可能具有成本效果，但不确定。基于现有证据测算的增量成本效果比（incremental cost-effectiveness ratio，ICER）虽然暂时不符合 NHS 的准入条件，但药品的成本效果具有持续改善的潜力。当前主要是因为临床试验结果的不确定性，对效用值或成本的测量产生了影响，如生存质量（quality of life，QoL）数据等，从而使 ICER 值的估计存在不确定性。③ 可通过补充收集数据，减少不确定性。药品在短期内（一般不超过 5 年）可通过正在进行/即将开展的临床试验、SACT 及 Blueteq 数据集补充收集数据，显著减少疗效或成本效果的不确定性。若无法收集或难以解决不确定性问题，通常不建议纳入 CDF。

SACT 数据集是由英格兰公共卫生（PHE）的国家癌症注册和分析服务（NCRAS）负责收集的强制性数据集，包括了英国全国范围内所有癌症患者的系统性抗癌治疗信息，如治疗方案、治疗结果等数据[11]；Blueteq 数据集由 NHS 负责收集和分析，涵盖了所有由 CDF 资助的患者历史治疗数据。这两个数据集在 CDF 的应用中，均旨在为其提供真实世界环境下的实际疗效数据，以支持相关决策。

1.1.2　实证分析：维布妥昔单抗纳入 CDF　维布妥昔单抗（brentuximab vedotin，Adcetris®）是美国西雅图基因公司和日本武田公司合作开发的一种靶向 CD30 的新型抗体药物偶联物[12]。该药品用于治疗"既往至少接受过两次化疗方案且不适合自体干细胞移植或多药化疗的成人 CD30 阳性的复发或难治性经典型霍奇金淋巴瘤（R/R cHL）患者"的适应证，于 2012 年在英国上市[13]。

R/R-cHL 的治疗目标是长期控制疾病。而实现长期无病生存，通常需要自体造血干细胞移植[14]。目前 R/R-cHL 的首选治疗方案是二线挽救方案化疗后进行大剂量化疗联合自体造血干细胞移植[15]。对于不适合自体造血干细胞移植且化疗方案耐药的潜在移植患者，可选择使用维布妥昔单抗作为干细胞移植前的诱导缓解治疗，为后续干细胞移植奠定基础[16-17]。因此，接受维布妥昔单抗（或参照药物）治疗后的干细胞移植患者比率（SCT%）越高，则表明其临床效果越好。故相关临床试验设计把 SCT% 作为临床终点之一。

在分类筛选阶段，NICE 根据企业提交的初步证据得出，维布妥昔单抗相对于单药化疗治疗方案的 ICER 值为 40000 英镑/QALY（且不适用生命终末期药物标准），故不推荐 NHS 的常规准入，进入二次分类筛选。

维布妥昔单抗被推荐纳入 CDF 支付，决策依据[18]如下所述。

① 初步显示临床疗效，但不确定。一项正在进行的 IV 期单臂多中心研究（C25007）和一项观察性研究合并后的数据表明，维布妥昔单抗的总缓解率达 50%，SCT% 达 53%，总生存期分别为 24 和 37.2 个月，初步显示临床疗效显著。同时，通过间接比较发现，接受维布妥昔单抗治疗后的 SCT% 显著优于其参照药物单药化疗方案（53% vs 14.3%，见表 1）。

表 1 维布妥昔单抗/单药化疗的疗效结果对比（初步证据）

临床指标	维布妥昔单抗（C25007/观察研究）	单药化疗（具体药物未披露）
ORR/%	50（CR = 20，PR = 30）	未披露
接受治疗后的 SCT/%	53	14.3
OS/个月	24/37.2	未披露

ORR：总缓解率；CR：完全缓解；PR：部分缓解；OS：总生存期

然而由于上述两项试验中纳入的患者数量有限（n = 60，n = 78），且 C25007 中有 88% 的非英国本土患者，导致疗效结果可能会存在偏倚，无法充分证明维布妥昔单抗在英国真实医疗环境下的疗效情况。此外，间接比较疗效中采用的单药化疗数据源于一项 2000 年的研究，因时间跨度较大，已难以反映当前的临床实践，疗效结果存在被高估的可能。因此，NICE 认定企业提交的初步证据存在不确定性。

② 可能具有成本效果，但不确定。基于现有证据估计的 ICER 值虽然不符合 NHS 的准入条件，但与 NICE 规定的 30000 英镑/QALY 的阈值上限差距较小，且当前 ICER 值的不确定性主要受 SCT% 不确定的影响，故 NICE 认为该药品的成本效果有可能得到改善。

③ 可通过补偿收集数据，减少不确定性。NICE 认为维布妥昔单抗通过在真实世界的数据收集，可解决以 SCT% 为主的不确定性，从而更准确地估算 ICER 值，使药品有可能符合 NHS 准入标准。

1.2 阶段二：补偿孵化

具有潜在疗效和成本效果的高值抗癌创新药品被纳入 CDF 后，即进入了补偿孵化期。这不仅使癌症患者在第一时间获得高值创新药品有效治疗和医保补偿，更重要的是 CDF 通过与企业签订系列管理协议，强化数据收集以明确临床疗效，并在控制基金支出风险的同时，促进企业调降药品价格改善成本效益。

1.2.1 孵化机制一：补充收集数据，确定临床疗效　数据收集是弥补临床证据不确定的主要措施，是明确临床疗效的关键。CDF 通过与企业签订数据收集协议来执行和约束相关工作。

抗癌创新药品的临床不确定性以缺乏长期生存数据为主[19]。数据收集指标一般与临床不确定性相对应，如在短期内收集到的 OS 不具有外推性，则通过正在进行的长期临床试验来补充 OS 数据[20]。数据收集来源主要为正在进行/即将开展的临床试验，以及由 SACT 和 Blueteq 数据集提供的真实世界数据。数据收集期限视药品的个体情况而定，一般超过 24 个月，但不超过 5 年（60 个月[21]，见表 2）。

表 2 部分品种数据收集协议的主要内容

药品名称	主要不确定性	数据收集指标	数据收集来源 临床试验	SACT	Blueteq	数据收集期限 /个月
阿特珠单抗（TA492）	相对疗效	OS, PFS HRQoL 治疗持续时间	√a		√	38
克唑替尼（TA529）	相对疗效	PFS/OS 等	√	√a	√	60
维布妥昔单抗（TA446）	真实世界疗效	使用本品治疗后的 SCT%			√	5

续表

药品名称	主要不确定性	数据收集指标	数据收集来源			数据收集期限 /个月
			临床试验	SACT	Blueteq	
帕博利珠单抗（TA447）	OS 结果的外推性	OS	√			6
奥希替尼（TA416）	长期生存数据	OS	√			30
	真实世界疗效	英国临床实践的适用性				
		治疗持续时间				

a：作为多个数据收集来源中的主要来源；PPS：有进展生存期；PFS：无进展生存期；HRQoL：健康相关的生存质量（来源：http://nice.org.uk）

1.2.2　孵化机制二：控制基金风险，改善成本效果　补偿孵化期内，CDF 与企业签订具有保密性质的商业准入协议，通过约定总支出超额分摊条款来控制基金风险。分摊条款是指，若 CDF 年度实际支出超过 3.4 亿英镑的固定预算[22]，则超出部分须由所有纳入 CDF 支付的药品生产企业共同分摊还款，每个药品生产企业的分摊比例 $= \dfrac{\sum 药品费用支出}{实际支出 -（行政管理费用 + 其他支出）} \times 100\%$ [8]，签约企业均须无条件接受此条款。

假定某财政年 CDF 超支 2000 万英镑，实际支出在扣除行政管理费用与其他支出后为 3 亿英镑，药品生产企业有 A、B 两个药品被纳入 CDF 支付，药品 A、B 在该财政年的费用支出之和为 3000 万英镑，分摊比例为 10%，该企业最终需向 CDF 还款 200 万英镑。

可见，受总支出超额分摊强制性条款的影响，企业为规避返还超支款项，将在考虑参照治疗方案的市场价格及产品预算影响的基础上，主动下调产品价格，这在客观上改善了产品的成本数据，增加产品获得 NHS 常规准入的可能性。

1.2.3　实证分析：维布妥昔单抗补充收集数据　在补偿孵化阶段，CDF 与企业就维布妥昔单抗的数据收集、支付标准及分摊条款等内容签订了为期 5 个月的系列管理协议，以明确该产品在英国临床实践中的真实疗效。考虑到 SCT% 在成本效用值的测算中将起到关键作用，CDF 确定将接受维布妥昔单抗治疗后 SCT% 作为数据收集主要指标，以 Blueteq 为数据来源，从而改善成本效果，使产品在补偿孵化期后可能满足 NHS 准入条件。

1.4　阶段三：逾期分流

1.4.1　分流规则　补偿孵化期满后，NICE 利用新收集数据对疗效和成本效果重新评估，根据评估结果对 CDF 协议到期药品进行分流。若产品补充了新收集数据后，在临床疗效和成本效果上达到 NHS 准入条件，则获得 NHS 常规准入推荐。

否则，NICE 将做出拒绝推荐准入的决策，相关药品应即时退出目录，CDF 将不再为该药品提供资金支持。为减轻药品退出带来的社会负面影响，CDF 为退出品种设置了支付过渡期，将持续为退出前已开始用药的患者提供报销，直到临床医生认为可停药为止。

1.4.2　实证分析：维布妥昔单抗分流准入 NHS　NICE 根据 CDF 在补偿孵化期间收集的数据，同时考虑企业递交的新证据，对维布妥昔单抗的疗效和成本效果进行了重新评估。评估结果[20,23]见表 3。

表 3　维布妥昔单抗的审评关键指标

指标	初步证据	重新评估
接受维布妥昔单抗治疗后的 SCT/%	58	25（78/312）
接受单药化疗后的 SCT/%	14.3	5.3（企业新提交）
ICER/英镑·QALY^{-1}	40 000	16000～18000

通过新数据分析得出的疗效结果虽然与初步证据相比均有一定程度下降；但是该数据来源于患者历史治疗数据，反映了实际诊疗过程和真实条件下的疗效，有效弥补了 SCT% 的不确定性；同时还扩大了患者样本量（$n = 312$），进一步增加了数据的可信度。

基于新数据的重新评估结果显示，维布妥昔单抗与单药化疗方案相比，疗效较为显著，接受治疗后的 SCT% 分别为 25% 和 5.3%；ICER 值在 16000～18000 英镑/QALY，显著低于 20000 英镑/QALY；疗效和成本效果均符合 NHS 的准入条件。因此维布妥昔单抗于 2018 年 9 月起正式转由 NHS 资助，支付标准为 2 500 英镑/50 mg（含保密的简单折扣协议）。

综上所述，作为独立基金，CDF 有效平衡了参保人福利和基金可持续。一方面，提高了患者用药可及性，在癌症防治方面发挥了一定的作用。自 2011 年建立以来，CDF 惠及了超过 13 万例英国癌症患者，先后覆盖了 79 个有前景的抗癌创新药品（涉及 160 个适应证）[24]，降低了英国癌症死亡率（图 2）。另一方面，CDF 通过总支出超额分摊条款，有效控制基金超额支出（图 3）。更重要的是，通过 CDF 过渡期的进一步补充收集相关证据，明确了药品临床疗效，改善了药品的经济性，为 NHS 起到了提前遴选和早期孵化的作用。截至 2020 年 3 月底，有 22 个抗癌创新药品（涉及 33 个适应证）[25] 通过 CDF 的孵化获得了 NHS 的准入。

中国新药注册与审评技术双年鉴（2022 年版）

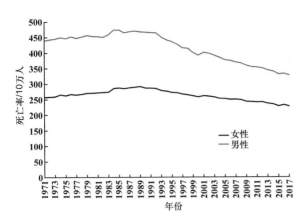

来源：Cancer Research UK（October 2019）

图2　1971～2017年英国癌症死亡率趋势统计

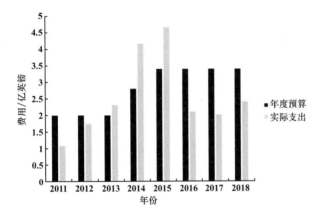

来源：Annual Report and Accounts（NICE）

图3　2011～2018年度CDF年度预算与实际支出

2　英国经验对我国的启示

2.1　探索过渡基金模式，促进多层次保障体系的发展

为缓解基金压力和患者需求间的矛盾，我国可借鉴英国CDF模式，探索高值创新药品过渡基金保障模式，将其作为基本医保的补充，促进建立多层次医疗保障体系。过渡基金款项可从基本医保基金划拨，以财团法人形式的独立运行，专款专用。在向参保人提供临时补偿的过渡期间，企业应通过补充真实世界数据，进一步明确药品临床疗效和成本效果，为准入基本医保作前期筛选与孵化。

2.2　明确适用范围，选取部分疾病领域试点先行

为了将有限过渡基金的社会效益最大化，建议将其产品补偿适用范围严格限定在：① 用于治疗严重疾病、治疗费用高昂且基本医保目录内无替代治疗药物。② 初步疗效显著，但临床证据与成本效果存在不确定性，不符合医保目录的准入要求。两者缺一不可。

满足上述条件的高值创新药品主要聚焦于恶性肿瘤、罕见病和自身免疫性疾病等治疗领域。《中共中央国务院关于深化医疗保障制度改革的意见》中提出要探索罕见病用

药保障机制，且罕见病治疗药物患者人群少、预算影响可控，建议可以罕见病领域的高值创新药品先行试点，积累一定运行经验后再扩大试点范围。

考文献

[1]　丁锦希. 国家医保药品准入首次谈判的七个亮点［J］. 中国医疗保险，2017，8（8）：21 – 22.

[2]　国家医疗保障局. 国家医保局 人力资源社会保障部关于将2019年谈判药品纳入《国家基本医疗保险、工伤保险和生育保险药品目录》乙类范围的通知［EB/OL］.［2019 – 11 – 28］. http://www. nhsa. gov. cn/art/2019/11/28/art372050. html.

[3]　GBI SOURCE. New drug report［EB/OL］.［2020 – 03 – 15］. https：//www. gbihealth. com/.

[4]　李琛，崔丹，彭宏宇，等. 谈判药品纳入医保管理的实践研究［J］. 中国医院管理，2018，38（5）：39 – 41.

[5]　国家医疗保障局.《关于做好2019年城乡居民基本医疗保障工作的通知》［EB/OL］.［2019 – 05 – 13］. http://www. nhsa. gov. cn/art/2019/5/13/art_ 37_ 1286. html.

[6]　国家医疗保障局. 2019年医疗保障事业发展统计快报［EB/OL］.［2020 – 03 – 30］. http://www. nhsa. gov. cn/art/2020/3/30/art_ 7_ 2930. html.

[7]　吕兰婷，余浏洁. 中英抗癌药政策比较研究［J］. 中国卫生政策研究，2019，12（2）：15 – 21.

[8]　NHS England. Appraisal and funding of cancer drugs from July 2016：a new deal for patients，taxpayers and industry［EB/OL］.［2016 – 07 – 08］. https：//www. england. nhs. uk/wp-content/uploads/2013/04/cdf-sop. pdf.

[9]　丁锦希，钭江苑，李伟. 英国创新药品价格协议研究［J］. 卫生经济研究，2017（5）：40 – 43.

[10]　PAULDEN M. Recent amendments to NICE's value-based assessment of health technologies：implicitly inequitable？［J］. *Expert Rev Pharmacoecon Outcomes Res*，2017，17（3）：239 – 242.

[11]　BRIGHT CJ，LAWTON S，BENSON S，*et al*. Data resource profile：the systemic anti-cancer therapy（SACT）dataset［J］. *Int J Epidemiol*，2020，49（1）：15 – 15l.

[12]　康建磊，周辛波，王彦明. 靶向CD30的抗体偶联药物Brentuximab vedotin研究进展［J］. 临床药物治疗杂志，2016，14（5）：83 – 88.

[13]　GRAVANIS，TZOGANI K，VAN HENNIK P，*et al*. The european medicines agency review of brentuximab vedotin（adcetris）for the treatment of adult patients with relapsed or refractory CD30 + hodgkin lymphoma or systemic anaplastic large cell lymphoma：summary of the scientific assessment of the committee for medicinal products for human use［J］. *Oncologist*，2016，21（1）：102 – 109.

[14]　LACASCE AS. Treating Hodgkin lymphoma in the new millenni-

um: relapsed and refractory disease [J]. *Hematol Oncol*, 2019, 37 (S1): 87 – 91.

[15] 中国临床肿瘤学会指南工作委员会组织. 中国临床肿瘤学会 (CSCO) 淋巴瘤诊疗指南 [M]. 北京: 人民卫生出版社, 2019.

[16] 金栋材, 赵丽. 复发/难治性霍奇金淋巴瘤治疗策略的研究进展 [J]. 中国实验血液学杂志, 2020, 28 (1): 343 – 349.

[17] PAVONE V, MELE AN, CARLINO D, et al. Brentuximab vedotin as salvage treatment in Hodgkin lymphoma naïve transplant patients or failing ASCT: the real life experience of Rete Ematologica Pugliese (REP) [J]. *Ann Hematol*, 2018, 97 (10): 1817 – 1824.

[18] NICE. Brentuximab vedotin for treating CD30-positive Hodgkin lymphoma [EB/OL]. [2018 – 06 – 13]. https://www.nice.org.uk/guidance/ta524/chapter/3-Committee-discussion#cost-effectiveness-population-3-nice-technology-appraisal-guidance-446.

[19] MORRELL L, WORDSWORTH S, SCHUH A, et al. Will the reformed Cancer Drugs Fund address the most common types of uncertainty? An analysis of NICE cancer drug appraisals [J]. *BMC Heal Serv Res*, 2018, 18 (1): 1 – 9.

[20] NICE. Pembrolizumab for untreated PD-L1-positive metastatic non-small-cell lung cancer [EB/OL]. [2018 – 07 – 18]. https://www.nice.org.uk/guidance/ta531/chapter/3-Committee-discussion.

[21] SABRY-GRANT C, MALOTTKI K, DIAMANTOPOULOS A, et al. The Cancer Drugs Fund in Practice and Under the New Framework [J]. *Pharmacol Econo*, 2019, 37 (7): 953 – 962.

[22] HAWKES N. New Cancer drugs fund keeps within £ 340m a year budget [J]. *BMJ*, 2018, 360: 461.

[23] EDWARDS HK, LANDELLS LJ, WICKENDEN M, et al. The cancer drugs fund and managed access: real world evidence in NICE appraisals [EB/OL]. [2020 – 03 – 15]. http://www.chemodataset.nhs.uk/view? rid = 276.

[24] NHS England. Cancer drugs fund activity update [EB/OL]. [2020 – 02 – 19]. https://www.england.nhs.uk/publication/cancer-drugs-fund-cdf-activity-update/.

[25] NICE. Cancer drugs fund [EB/OL]. [2020 – 03 – 15]. https://www.nice.org.uk/about/what-we-do/our-programmes/nice-guidance/nice-technology-appraisal-guidance/cancer-drugs-fund.

编辑: 王宇梅/接受日期: 2020 – 01 – 27

日本创新药物研发激励政策研究及对我国的启示
——基于武田制药公司的实证研究

颜建周, 朱佳文, 陈燕芸, 刘佳源

(中国药科大学国家药物政策与医药产业经济研究中心, 南京 211198)

[摘要] 本文旨在为完善我国创新药物研发激励政策提供参考。在梳理日本研发扶持、注册审评审批、知识产权以及药品定价等方面的创新药物研发激励政策的基础上, 以武田制药公司为实证研究对象, 从作用机制和实施效果等方面分析相关政策是如何激励企业创新发展的。研究结果表明, 武田制药在日本一系列创新药物研发激励政策的支撑下实现了创新转型。为完善我国创新药物研发激励政策, 我国可以借鉴日本的经验, 采取提高对科研成果的商业性开发力度、完善知识产权融资制度、建立健全药品数据保护制度以及完善创新药品价格形成机制等激励措施。

目前医药产业竞争愈发激烈, 且现有药物远不能满足人们对创新药物的强烈需求, 因此国际上越来越多的医药企业意识到创新发展的重要性。虽然创新可以驱动发展, 但是很多医药企业都因新药研发需投入大量人力、物力、财力等成本, 且研发失败的可能性非常大, 以至于严重打击了药企研发创新的积极性。因此, 国内外都在积极探索

完善健全医药产业创新药物研发激励的政策环境和体系, 从而促进国家医药行业的可持续创新发展, 满足人们的多层次、差异化用药需求。

日本在全球的医药产业中创新程度位居前列, 尤其在二战之后[1], 其创新政策环境时刻以制药行业所处发展阶段和发展需求为导向, 构建了多方参与的多元化、多层次

的日本医药产业创新发展政策体系，并不断根据产业发展现状进行优化和完善，有效地提高了国际竞争力。我国创新药物研发激励政策环境与日本还有一定差距，需进一步完善国家医药创新生态系统，从而实现我国医药产业的转型升级。本文以武田创新发展历程为主线，借鉴日本研发激励政策的成功经验，从而提出优化我国创新激励政策体系的建议。

1 日本创新药物研发激励政策

见表1。

表1 日本创新药物研发激励政策

激励政策分类	主要政策	具体内容
研发扶持	多渠道融资、税收优惠政策、合作创新、推动创新成果转化、鼓励国际化发展	股市融资、风险投资、知识产权抵押贷款；税收抵扣、税额减免、加速折旧；合作研发；技术转让
注册审评	国际多中心临床试验、特殊审评模式（3种）	临床试验原则、方法、提交材料上具有统一标准；优先审批、时间限制性条件审批、例外审批
知识产权	专利保护制度、专利期补偿制度、数据保护制度	数据保护：罕用药10年、含新活性成分的药物8年、新适应证和新剂量药物4~6年
药品定价	全民医疗保险制度、创新药加价法、仿制药实行边际递减定价法	创新药物分为三大类："无类似药收载药品"、"有类似药收载药品"，仅有规格调整的药品按照规格间调整比例确定价格

1.1 研发扶持政策

日本政府为促进新药研发提出一系列扶持鼓励措施，包括多渠道融资、税收优惠政策、合作创新、推动创新成果转化、鼓励国际化发展等研发扶持措施政策。日本医药企业的融资体系较为完善，其中应用较广泛的包括股市融资、风险投资和知识产权质押贷款融资等方式，后者是指企业可向金融服务机构抵押其专利从而获得贷款支持[2]。日本税收优惠政策同样全面完善，通过税收抵扣、税额减免、加速折旧等形成制药企业的优惠税制[3]。除了上述提到的资金方面的扶持，日本还在创新技术以及发展战略方面给予支持，其中《日本药物创新5年计划》明确鼓励创新技术引进、国际化发展以及与国际医药产业组织开展合作研发项目等。

1.2 药品审评审批政策

日本药品管理当局为有效提高药品审评效率，多次创新优化注册审评制度，主要从内容和渠道两方面推动创新药物的快速上市。首先日本较早与美国和欧盟在临床试验原则、方法、提交材料上形成统一标准，国际多中心临床试验数据的相互认可推进了日本医药企业创新药物在多个国家快速上市。其次是完善全面的注册审评渠道，主要包括优先审批、时间限制性条件审批、例外审批等3种特殊审评模式[4]。优先审评主要用于具有重大临床价值创新药物及孤儿药的注册审评；时间限制性条件审批主要针对再生医疗产品（细胞/组织产品、基因产品等）；例外审批主要用于尽快批准治疗严重或危及生命且目前尚无有效治疗手段疾病的创新药，以及用于突发公共安全问题。

1.3 知识产权政策

日本政府非常强调知识产权政策在药品研发激励中的推动作用，主要从知识产权保护和转让两个角度激励医药企业创新研发。首先，知识产权保护既包括所有行业通用的专利保护制度，还包括医药产业特有的专利期补偿制和数据保护制度。除此之外，1967年出台的《关于医药品制造许可标准基本规定》明确规定日本上市的新药有两年的审查期，在此期间日本药品监管部门不批准相同药品的上市申请，对不同创新程度的药品给予差异化的市场独占期[5]。其次，1998年5月日本政府制定并颁布了《大学技术转让促进法》，通过专利技术转让制度积极推动高校以及研发机构创新成果的市场化。

1.4 药品定价制度

日本实行的是全民医疗保险制度，只有纳入药价基准目录的药品才能给予一定程度的报销，且均由政府统一制定价格。政府在药价基准目录的准入和基准价格的制定政策中，明确规定创新药特有的加价特权，并根据药品的创新程度和技术含量按照不同的加算方式制定不同区间的价格。创新药价格的调整有明确规范的计算标准和体系，极大程度上促进医药企业创新研发的积极性。定价政策一方面提高创新药价格，另一方面对仿制药品实施"边际递减定价法"，从而有效减少仿制药重复研发的现象[6]。

2 基于武田制药公司的实证研究

二战之后日本意识到发展医药行业的重要性和迫切性，逐渐完善创新药物研发激励政策，有效推动了武田制药的创新发展。分析武田制药发展历程可以发现，日本的创新激励政策环境是武田制药实现创新转型的关键助力。

2.1 公司简介

日本武田制药（武田药品工业株式会社，Takeda Chemical Industries, Ltd. ）创立于 1781 年，经过 200 多年的开拓，武田制药已成为日本最大的制药厂，业务遍布全世界 90 多个国家和地区。在美国、欧盟等发达国家或地区建立研发实验室，逐步推出了亮丙瑞林、兰索拉唑、坎地沙坦等重磅炸弹药物。它在科学研究、生产管理、质量管理、经营开发和医药情报方面都达到国际水平。近年来，武田制药在抗感染、循环系统、中枢神经系统、消化系统、消炎镇痛、维生素以及生物制品等各领域都研制出引人瞩目的高效药物。据 Citeline 公司年度报告显示，武田制药公司 2015 年和 2016 年连续两年在研产品居全球制药公司研发前

10 名。武田制药的业务范围及盈利多源于海外市场。武田制药（股票代码：TAK）财务报告显示公司 2019 财年年报归属于普通股东净利润为 1091.26 亿日元，同比下降 41.61%；营业收入为 2.10 万亿日元，同比上涨 18.45%[7]。

2.2 创新转型发展路径研究

二战后武田制药的发展历程可以明显地划分为四个阶段，即原始积累、仿创结合、自主创新及国际化、转型调整等阶段。在武田制药整个发展历程中，日本激励医药产业发展的政策逐渐从单向的激励政策向系统化发展（表2），为武田制药创新发展起到良好的支撑作用。

表 2　武田制药各发展阶段的创新激励政策

武田制药发展阶段	所需政策支持	具体政策
原始积累阶段（二战后～1976 年）	推动多渠道融资、仿制药发展、技术引进；政策壁垒；促进药品销售	《关于外资的法律》《外资委员会设置法》《专卖特许条例》、全民医疗保险制度
仿创结合阶段（1976～1990 年）	创新药依据科学系统标准加价；保护仿制药化合物专利；延长市场独占期	药品定价法、改组专利法、药品数据再审查制度
自主创新及国际化阶段（1990～2006 年）	加速创新药上市速度；延长创新药专利独占期；优化专利技术转让制度；合作研发创新	《国际多中心临床试验的基本原则》《药事法》《知识产权推进计划》《关于医药品制造许可标准基本规定》《大学技术转让促进法》
转型调整阶段（2006 年至今）	创新发展生物药领域、大力发展再生医疗产品、鼓励企业并购重组、推动创新成果转化、鼓励国际化发展	生物药立国战略、药品及医疗器械创新 5 年计划、实施"日本复兴战略"并成立日本版的 NIHS、新修订《药品医疗器械法》

2.2.1　原始积累阶段（二战后至 1976 年）　二战后日本政府为促进中小型医药企业发展，出台了一系列资金扶持和技术引进政策，《关于外资的法律》和《外资委员会设置法》等政策的出台成为扶持医药企业进行资本和技术积累的关键助力。武田制药 1949 年成功在东京和大阪证券交易所挂牌上市，通过股市融资、风险投资等多元化融资渠道为企业可持续发展提供资金支持。1950～1970 年，武田制药在日本政府政策鼓励支持下，积极引进专利技术，更新和改进专利，充分发挥自身发酵技术产业的优势，大量生产抗生素类品种，如新霉素、麦角新碱、灰黄霉素。日本政府在这段时期为保护本国经济还积极采取政策壁垒措施，通过各种途径限制西方药品流入日本市场，不允许国外药企单独在日本国内申请药品的有效性和安全性研究。在 1976 年以前，日本只保护制备方法专利而不保护药品的化合物专利，这为武田制药仿制国外专利提供了诸多便捷的条件，其逐渐开拓成熟的生产线和品种，建立了郡山农业制剂工厂、光工厂、湘南工厂等，通过仿制药开发开始盈利。另外为促进药品的上市销售和激发医药产业活力，1961 年日本强制实行全民医疗保险制度，有效降低患者医疗费用，且医生可以从处方药销量中获益，这进一步提高了武田制药的市场销售额。

2.2.2　仿制创新阶段（1976～1990 年）　该阶段日本政府致力于加强对知识产权的保护、制定了一系列税收优惠政策及创新药定价制度鼓励创新。通过上一阶段的资本原始积累，武田制药已经有一定的资本和技术基础，企业具备初步的创新研发能力，同时也开始在海外设立研发分支机构，开拓国际市场。20 世纪 80 年代开始，日本政府通过药品定价政策严格区分新药和仿制药的价格差距，新药可根据创新程度获得较高的市场销售价格，而同通用名的仿制药价格则根据上市的时间依次递减。在药品定价政策激励下，武田制药加大对 Me-too 类和 Me-better 类药物自主开发和合作研发，主要仿制国外已经成功上市的重磅炸弹药并改良优化现有药物的剂型、给药途径、增加新的适应证等。1976 年 1 月 1 日起日本开始对药物的化合物进行专利保护，在这样的背景下，武田制药利用仿制药化合物结构差异，申请新的专利，保护自身知识产权，又由于有重磅炸弹药物在销售市场上的开拓作用，相同作用机制的产品会有一定的市场优势。这一时期武田制药通过仿制创新并先后成功上市的重磅炸弹品种和全球畅销药有 12 种（表3）。1983 年，武田制药与雅培公司达成战略许可协议，1985 年，武田制药与雅培公司在美国合资成立研发中心，同年亮丙瑞林在美国上市。

表3　武田制药公司仿制创新时期上市的 me-too 和 me-better 类药物

产品名称	首次上市（年份/国别）	美国上市	治疗分类	原研新药
头孢替安（cefotiam）	1981/日本	—	抗生素	头孢菌素 C
头孢甲肟（cefmenoxime）	1983/日本	—	抗生素	头孢菌素 C
卡卢莫南（carumonam）	1988/日本	—	抗生素	氨曲南
地拉普利（delapril）	1989/日本	—	抗高血压	卡托普利
头孢替安酯（cefotiamhexetil）	1990/日本	—	抗生素	头孢菌素 C
马尼地平（manidipine）	1990/日本	—	抗高血压	硝苯地平 Bayer
兰索拉唑（lansoprazole）	1991/法国	1995	抗溃疡药	奥美拉唑
头孢他美酯（cefetametpivoxil）	1992/墨西哥	—	抗生素	头孢菌素 C
头孢唑兰（cefozopran）	1995/日本	—	抗生素	头孢菌素 C
坎地沙坦酯	1997/瑞典	1998	抗高血压	洛沙坦，BMS

2.2.3　自主创新及国际化阶段（1990～2006 年）　在自主创新及国际化阶段，日本政府出台了新修订的《药事法》《国际多中心临床试验的基本原则》《大学技术转让促进法》《关于医药品制造许可标准基本规定》《知识产权战略大纲》等一系列促进医药企业创新发展的激励政策，对国际多中心临床试验数据的认可及创新药物的特殊审评通道的改革，加快了武田重磅炸弹品种坎地沙坦酯、亮丙瑞林微球在国际上的快速上市。1989 年亮丙瑞林微球获得了 FDA 的批准，给药途径的优势使得该药销售额很快突破了 1 亿美元，随着制剂的不断改良和适应证的不断拓宽，在 2001 年销售额达到 10 亿美元。紧接着 1991 年武田制药的兰索拉唑登陆了欧洲市场，1995 年获得 FDA 批准，在 2001 年销售额达到 30 亿美元。随后武田制药相继又推出了坎地沙坦和吡格列酮，这两个产品很快又成为其重磅药物，使得武田制药认识到创新药的巨大前景。日本自 1995 年开始鼓励医药企业实行知识产权融资业务[8]，武田制药在这一阶段发展过程中强调抵押、出售非核心业务、整合公司优势资源。2015 年底，武田制药将呼吸产品线（包括环索奈德、罗氟司特等新上市品种）5.57 亿元出售给阿斯利康公司。知识产权质押贷款为拥有创新药物专利的武田制药公司提供充足的资金支持，推动创新药物研发顺利开展。随着武田制药创新研发投入增加，公司知识产权战略的推进，武田制药创新研发成果显著，专利授权数有明显的提升（图1）。

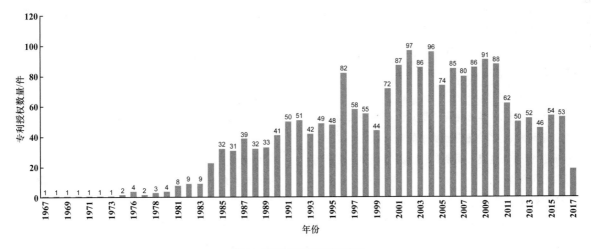

图1　武田制药专利授权情况

2.2.4　转型调整阶段（2006 年至今）　2006 年以后，武田制药重磅药物都面临专利到期、仿制品种上市蚕食市场的风险。这一阶段国际上重磅炸弹多出自生物药及生物类似物等大分子药物领域，武田制药也将研究重点转入生物药领域，日本政府当时制定了生物药立国战略、药品及医疗器械创新 5 年计划、实施"日本复兴战略"并成立日本版的 NIHS 等一系列激励政策[9]，为实现企业转型升级和创新发展提供政策保障。面对新的机遇和挑战武田制药主要采取以下举措：① 开始大规模的国际化并购（表4），从而获得创新药品或疗法。2018 年武田制药宣布对夏尔（Shire）完成收购，此次并购将使武田制药的年销售额有望达到 310 亿美元。② 集中优势发展核心治疗领域并加强生物药研发投入和合作开发力度。武田制药积极与第三方研发机构和高校展开合作，推动研发成果的市场转化。例如英国生物技术公司 CellCentric 肿瘤遗传学新靶点项目的独家开发和商业化权利转让给武田制药。2015 年 4 月，武田制药与多能干细胞研究与应用中心（CIRA）和京都大学达成多能干细胞研究中心达成长达 10 年的战略协议，相应的科研成果由武田公司负责市场转化。③ 发展再生医疗产品。2014 年 11 月，日本再次修改《药品医疗器械法》，对再生医疗产品给予单独的审评审批通道，加快再生医疗产品上市。武田制药积极把握政策红利，与 NsGene 公司签署一项用于帕金森病的潜在治疗的包裹细胞疗法研究协议，根据协议 NsGene 公司将获得来自武田制药的研发资金，用于这种细胞疗法技术的开发。

表 4　武田制药并购情况

时间	并购方	被并购方	并购金额/亿美元	并购理由
2007 年 8 月	武田	安进（日本子公司）	10	抗肿瘤新药 Vectibix
2007 年 8 月	武田	美国 Alnylam	10	抗肿瘤和抗代谢的 RNA 治疗技术
2008 年 4 月	武田	美国千禧 Millennium	88（完全控股）	抗肿瘤药 Velcade 和抗炎药平台；北美销售队伍
2009 年 6 月	武田	美国 IDM Pharma	NA	抗肿瘤药物 Mepact
2015 年	武田	以色列梯瓦	占 49% 的股份	推动仿制药市场发展
2017 年	武田	ARIAD pharma	52	获得抗肿瘤药物 ponatinib、brigatinib 等
2018 年	武田	TiGenix	6.3	克罗恩病干细胞疗法 Cx601
2018 年	武田	夏尔	620	获得罕见病和 CNS 药物管线

3　日本创新激励政策对我国的启示

由武田制药发展路径可知，日本医药产业创新政策环境对其创新发展的作用效果非常显著。随着日本研发扶持政策、审批管理体制、知识产权政策以及药品定价体系的逐步完善及良性政策环境的形成，日本创新药物的上市数目、速度及药品临床价值等方面均有明显提高。我国应积极借鉴日本激励政策的成功经验，为完善和优化国内创新研发激励政策环境提供助力。日本创新激励政策对我国的启示主要体现在以下几个方面。

3.1　完善的融资政策支持

在日本无论是资本市场融资还是知识产权融资都能确保中小型创新研发企业可以获得及时的资金扶持，尤其是知识产权质押贷款额度高、周期长、流程简便，有利于企业进行长期创新发展。

3.2　高效的创新成果市场转化机制

日本鼓励高校、研发机构及医药企业间科研成果的转让和市场化，医药企业可以通过并购或引进技术实现专利成果产业化以及技术再开发，技术优势在很大程度上提高了日本药企的国际竞争力。

3.3　有效的知识产权政策

日本对于药品知识产权的保护力度大，目前已形成涵盖药品治疗用途、化学物质、外观设计及制备方法等全面的专利保护，且数据保护制度有效提高了企业创新研发积极性。

3.4　完善的药品价格管理体系

日本对创新药和仿制药灵活的定价机制不仅有效降低药品价格同时激发药企创新研制的热情，在很大程度上满足了患者多元化、个性化的用药需求，推动了医药产业的创新发展。

综上，日本政策环境对医药产业创新发展起到至关重要的激励作用，反观我国，可以发现自主创新的成果非常少，基础研究成果的市场化转化力度不够，药品价格管理及数据保护制度有待完善，由此可见我国尚未构建真正意义上的创新生态系统[10]。

4　完善我国创新药物研发激励政策环境的建议

现阶段我国制药企业大多是仿创结合的发展模式，自主创新的药物数量及质量与美国、日本等发达国家相比差距较大，学习日本政策经验得出，我国政府应在创新药物研发激励中扮演引导者的角色，构建以制药企业为中心、高校及研发机构多方参与的高效、可持续的创新政策环境。基于我国医药产业发展现状，笔者借鉴日本政策、经验提出以下几个方面的建议。

4.1　完善医药企业融资政策

政府应完善医药资本市场，对中小型创新企业进行多元化、多层次的融资扶持，通过发行企业债权、优化金融机构的信贷服务、完善税收优惠制度等方式，降低新药研发的制度性成本、提高新药上市效率。另外与日本相比，我国知识产权融资制度尚不完善，知识产权质押贷款的标准、限额和期限都有一定限制和约束，只能为医药企业提供短期的资金支持，限制了药企的长期创新投入发展和长远发展，因此我国有必要实施更优越的知识产权贷款条件，构建科学统一的知识产权价值评估体系，从而有效帮助企业在创新发展阶段获得有力的资金扶持。

4.2　推动创新成果商业转化

建议我国政府重点发展医药领域的基础研究，引导大学、科研机构的研究方向向全球医药前沿靠拢，并以科研基金的形式加强对上述单位的研发扶持，推动革命式创新成果的出现，为企业的应用创新提供方向、奠定基础。通过建立专利技术转让平台，加强各创新主体的产学研合作，推动基础研究成果的商业化。政府应提供便利的知识产权业务服务，对创新研发的单位或个人给予一定的奖励和荣誉，相关单位和企业需加强知识产权保护意识，不断提高自主创新研发的能力。

4.3　完善相关知识产权保护政策

目前我国尚未从法律层面明确创新药物专利补偿期以及数据保护期等方面内容，且部分规章关于药品数据保护的规定并未形成统一标准，现行的数据保护制度尚不成熟，并未真正发挥应有的创新激励效果，建议相关行政部门尽快出台关于药品数据保护的实施细则，从法律层面将药品的知识产权保护体系进行系统规定，明确主管的行政机构、提出申请的时间及形式、数据保护的范围及期限、受理批准程序等方面内容，尤其要加强对孤儿药、儿童药、癌症用药等创新药的知识产权保护力度，从而提高医药企业创新研发的积极性。

4.4　优化创新药物定价机制

日本成功的创新发展经验表明，按照科学统一的标准对创新药品进行分类定价是激励医药企业创新研发的重要手段，且新药获批上市后纳入医保报销目录的药品会为企业带来巨大的利润空间，我国目前因医保基金保障能力有限的问题，对于创新药等高值药品主要采取价格谈判机制，创新药定价

缺乏科学统一的标准体系。相关行政主管部门应根据创新程度、技术含量、临床价值及适应证等方面内容制定明确的分类指标体系，确保定价过程的多方参与、公开透明，完善创新药医保支付风险分担机制。另外可以发展覆盖创新药物险种的商业医疗保险，进一步满足患者多元化、差异化的用药需求，促进整个医药产业的可持续创新发展。

参 考 文 献

[1]　张玉柯，刘海云．二战后日本医药产业政策实践及其对我国的启示［J］．河北大学学报：哲学社会科学版，2009，34（3）：64 – 68．

[2]　杨莲芬，董晓安．日本知识产权质押融资的启示［J］．浙江经济，2012（14）：44 – 45．

[3]　任昉，邵蓉．日本创新药物激励政策及实施效果研究［J］．经济研究导刊，2017（4）：174 – 177．

[4]　陈永法，王毓丰，伍琳．日本创新药物审批管理政策及其实施效果研究［J］．中国医药工业杂志，2018，49（6）：839 – 846．

[5]　丁锦希，孟立立，罗茜玮．日本创新药物研发激励政策及对我国的启示——基于依达拉奉研发的实证分析［J］．中国新药与临床杂志，2011，30（11）：839 – 847．

[6]　刘敬伟．发达国家对创新药物研发的政策保护［J］．中国食品药品监管，2017（4）：65 – 67．

[7]　Annual Report 2019［EB/OL］．（2019）［2020 – 05 – 17］．https：//www.takeda.com/investors/reports/．

[8]　丁锦希，顾艳，王颖玮．中日知识产权融资制度的比较分析——基于创新药物专利质押融资现状的案例研究［J］．现代日本经济，2011（3）：11 – 19．

[9]　新增长战略——日本复兴战略：日本归来［EB/OL］．（2019）［2020 – 05 – 17］．http：//www.kantei.go.jp/cn/96_abe/policy/2013/1200419_9052.html．

[10]　伍琳，陈永法．我国创新药物研发能力的国际比较及成因分析［J］．中国卫生政策研究，2017，10（8）：23 – 28．

编辑：王宇梅/接受日期：2021 – 01 – 12

从美国 1985～2019 年新药批准情况看新药研发和审批趋势

柏　林[1]，范平安[1]，史录文[1,2]，陈　敬[1,2]

（北京大学 1 药学院药事管理与临床药学系，2 医药管理国际研究中心，北京 100191）

[摘要]　目的：全面系统了解美国新药批准情况，分析新药研发和审批趋势。方法：以美国 FDA 的 Drugs@FDA 数据库为主要数据来源，系统收集美国 FDA 药品审评研究中心 1985～2019 年批准的新分子实体信息，

对已上市的化学新药和生物新药从创新程度、加快审批途径、治疗领域等方面进行了统计分析。**结果：**1985～2019 年 FDA 共批准新分子实体药物 1096 个，其中化学新药 930 个，生物新药 166 个。与化学新药相比，生物新药中孤儿药、首创性新药与优先审评新药的比例更高，每年批准数量呈增长趋势。研究期间 FDA 新药平均审评时间为 594 天，随年份的变化呈下降趋势，且生物药、孤儿药、首创性新药和优先审评新药的审评时间显著更短（$P < 0.01$）。不同治疗领域的药物中，抗肿瘤药的平均审评时间最短，仅为 268 天。从1985～2019 年，新药研发重心逐渐从治疗心血管系统、消化系统和感染性疾病的药物向抗肿瘤药转移。**结论：**新药审批速度加快，生物药、孤儿药、抗肿瘤药成为新的研发重点。

新药研究与开发是一项高技术、高投入、高风险、长周期的复杂系统工程。新药的批准有助于提高医疗质量，增加药物可获得性，为患者的治疗提供更多选择。本文对美国 1985～2019 年新药批准情况进行分析总结，为医药生产、医药管理和新药研发部门提供实证参考。

1　数据来源和方法

本研究以美国 FDA 数据库 Drugs@FDA 为主要数据来源，收集整理美国 FDA 的药品审评研究中心（Center for Drug Evaluation and Research，CDER）在 1985～2019 年批准的新分子实体（new molecular entities，NME）信息，包括经新药申请（new drug application，NDA）批准的化学新药与经生物制品许可申请（biologics license application，BLA）批准的生物新药。提取药品名称、适应证、批准类型（NDA/BLA）、申请编号、申请接收日期（或 NDA 提交日期）、FDA 批准日期、孤儿药状态以及特殊审批通道等条目。通过计算新药批准日期与申请接收日期的差值可估算 FDA 新药审评时间。

依据 FDA 官网 2010～2019 年 CDER 新分子实体和新治疗性生物药物年度审批报告和已有研究[1-4]，将 1999～2019 年的新药根据药物创新程度分为首创性新药（first-in-class，FIC）与非首创性新药（non-first-in-class，non-FIC）。

根据 WHO 推荐的解剖-治疗-化学（anatomical therapeutic chemical，ATC）的药物分类体系对药物的治疗领域进行分类。若一种药物具有多个 ATC 分类编码，则根据 FDA 批准的新药适应证确定最接近的 ATC 编码；对于未列入 ATC 分类的药物，将通过查阅 DrugBank，Wikipedia 百科或共识，参考 FDA 批准适应证确定其 ATC 分类编码。

本研究将对美国 FDA 历年上市新药的数量、类别、治疗领域、加快审批途径等情况进行描述统计，并对不同类型特征的新药的审评时间进行 t 检验或单因素方差分析（one-way ANOVA），分析新药研发和审评的趋势。

2　结果

2.1　FDA 批准新分子实体类型与趋势分析

1985～2019 年，FDA 共批准新分子实体药物 1096 个，其中 930 个为化学新药，166 个为生物新药。随年份增长，每年生物新药审批数量有上升趋势，化学新药批准数量无明显增长趋势（图 1）。1985～1991 年批准的生物新药占全部新药的比例为 6.1%，2013～2019 年增长到 24.7%（表 1）。

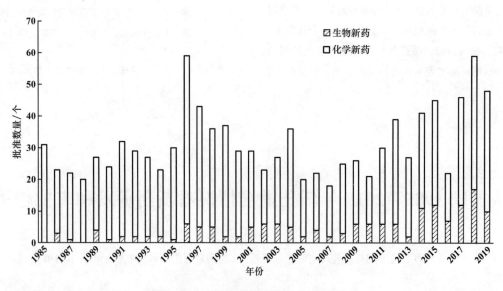

图 1　历年 FDA 批准化学新药和生物新药统计

中国新药注册与审评技术双年鉴（2022 年版）

表1 FDA批准的新分子实体类型的统计 *n*（%）

药物特征	1985~1991年 （*n*=179）	1992~1998年 （*n*=247）	1999~2005年 （*n*=201）	2006~2012年 （*n*=181）	2013~2019年 （*n*=288）	1985~2019年 （*n*=1 096）
类型						
化学药	168（93.9）	224（90.7）	173（86.1）	148（81.8）	217（75.3）	930（84.9）
生物药	11（6.1）	23（9.3）	28（13.9）	33（18.2）	71（24.7）	166（15.1）
孤儿药	33（18.4）	50（20.2）	47（23.4）	58（32.0）	129（44.8）	317（28.9）
首创性新药	—	—	66（32.8）	66（36.5）	105（36.5）	237（35.4ª）
治疗领域						
心血管系统	31（17.3）	27（10.9）	10（5.0）	12（6.6）	9（3.1）	89（8.1）
皮肤科	13（7.3）	14（5.7）	6（3.0）	5（2.8）	9（3.1）	47（4.3）
激素类ᵇ	6（3.4）	2（0.8）	7（3.5）	3（1.7）	5（1.7）	23（2.1）
消化及代谢系统	15（8.4）	18（7.3）	25（12.4）	22（12.2）	34（11.8）	114（10.4）
泌尿生殖系统	5（2.8）	6（2.4）	11（5.5）	6（3.3）	5（1.7）	33（3.0）
血液学	5（2.8）	14（5.7）	15（7.5）	11（6.1）	16（5.6）	61（5.6）
免疫机能调节	10（5.6）	15（6.1）	18（9）	17（9.4）	25（8.7）	85（7.8）
抗感染	24（13.4）	32（13）	24（12）	17（9.4）	37（12.8）	134（12.3）
肌肉骨骼系统	12（6.7）	7（2.8）	7（3.5）	7（3.9）	7（2.4）	40（3.6）
神经系统	14（7.8）	34（13.8）	25（12.4）	22（12.2）	32（11.1）	127（11.6）
抗肿瘤	7（3.9）	18（7.3）	19（9.5）	35（19.3）	69（24.0）	148（13.5）
眼科	7（3.9）	12（4.9）	10（5.0）	5（2.8）	6（2.1）	40（3.6）
呼吸系统	7（3.9）	14（5.7）	6（3.0）	7（3.9）	24（8.3）	111（10.1）
其他	23（12.8）	34（13.8）	18（9.0）	12（6.6）	10（3.5）	44（4.0）

a：1999~2019年首创性新药共237个，合计占1999~2019年批准的670个新药中的35.4%；b：不包括性激素和胰岛素类

孤儿药是用于预防、治疗或诊断罕见病的药物。1985~2019年FDA共批准孤儿药317个，占总数的28.9%（表1）。其中，有82个孤儿药为生物新药，占生物新药批准总数的49.4%，而化学新药中孤儿药仅占25.3%（图2）。孤儿药批准数量占FDA批准新药总数的比例随时间有较为明显的增长趋势，从1985~1991年的18.4%增长至2013~2019年的44.8%（表1）。

从1999~2019年，FDA共批准首创性新药237个，占此期间批准新药数量的35.4%（表1），包括164个化学新药和73个生物新药。据统计，1999~2019年FDA批准的新药中，超过半数（55.3%）的生物新药为首创性新药，而在化学新药中首创性新药仅占批准总数的31.0%（图2）。

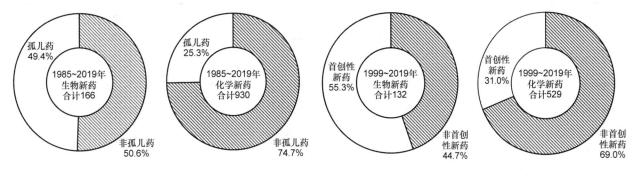

图2 FDA批准新分子实体类型统计

2.2 不同治疗领域新药上市情况

1985~2019年FDA批准的新药覆盖多个治疗领域，主要有抗肿瘤药（13.5%）、抗感染药（12.3%）、神经系统用药（11.6%）、消化及代谢系统用药（10.4%）和呼吸系

统用药（10.1%）等（表1）。其中，抗肿瘤药和消化内科用药的批准速度呈现较明显增长。

1985～1991年，FDA批准的新分子实体以心血管用药（17.3%）和抗感染药（13.4%）为主，1999～2005年以消化及代谢系统用药（12.4%）和神经系统用药（12.4%）为主，而2013～2019年以抗肿瘤药（24.0%）为主（图3）。

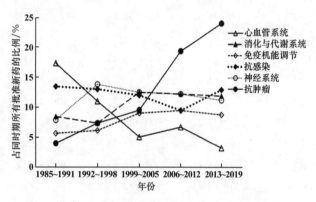

图3　新药主要治疗领域占比随年份变化情况

2.3　利用特殊通道的药品上市情况

FDA主要有四种可以加快新药审批速度的特殊通道，分别是优先审评（priority review）、加速审批（accelerated approval）、突破性疗法（breakthrough therapy）和快速通道（fast track）[5]。

不同特殊通道的评判标准各有不同，但存在一定的相似性（表2），一种新药可同时使用多种特殊通道。从1985～2019年，共有571个新药至少经1个特殊通道进行审评审批，占总批准数量的52.0%。1985～2019年通过优先审评的新药共544个，占总数的49.6%，且生物新药中通过优先审评的新药占比为63.3%，而化学新药的优先审评比例为47.2%。加速审批于1992年开始实行，1992～2019年FDA通过加速审批通道批准的新药共101个，占此期间新药批准总数的11.0%。2013～2019年通过突破性疗法获得批准的新药共计72个，占此期间新药批准总数的25.0%。研究期间共有209个药物通过快速通道获得上市批准，纳入快速通道药物的数量与占比随时间有上升趋势（表3）。

表2　FDA加快新药审批速度的特殊通道

特殊通道	特点
优先审评	针对治疗、诊断或预防严重疾病且对现有疗法的安全性或有效性具有显著改进的新药，申请受理后在6个月内完成审评
加速审批	针对用于治疗严重疾病且对现有疗法具有优势且显示具有改善代理终点表现的新药，基于替代终点或中期临床终点作为预期临床效果的证据做出审评决定，以节省此类新药的批准时间
突破性疗法	针对治疗严重疾病且初步临床试验数据显示对现有疗法具有明显改善重要临床终点表现的新药，加强研发指导，并允许其边补充材料边审评
快速通道	针对用于治疗严重疾病且临床或非临床数据显示具有填补临床用药空缺的新药或抗感染新药，不要求一次性递交全部材料，允许边补充材料边审评

表3　利用特殊通道的药品上市情况　　　　　　　　　　　　　　　　　　　　　　　　　　　　*n*（%）

特殊通道	1985～1991年 （n=179）	1992～1998年 （n=247）	1999～2005年 （n=201）	2006～2012年 （n=181）	2013～2019年 （n=288）	1985～2019年 （n=1096）
优先审评	90（50.3）	103（41.7）	94（46.8）	78（43.1）	179（62.2）	544（49.6）
加速审批	—	20（8.1）	22（10.9）	18（9.9）	41（14.2）	101（11.0ᵃ）
突破性疗法	—	—	—	—	72（25.0）	72（25.0）
快速通道	—	4（1.6）	34（16.9）	64（35.4）	107（37.2）	209（19.1）
至少含1个特殊通道	90（50.3）	104（42.1）	96（47.8）	92（50.8）	189（65.6）	571（52.0）

a：加速审批通道的新药共101个，合计占1992～2019年批准的917个新药中的11.0%

2.4　新药审评时间变化趋势

FDA新药平均审评时间为594天，且随年份的变化呈下降趋势（图4）。1985—1991年新药平均审评时间为987天，2013～2019年下降到了390天（表4）。

中国新药注册与审评技术双年鉴（2022年版）

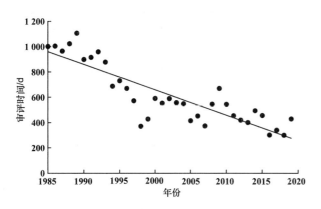

图 4　新药审评时间随年份变化情况

根据 t 检验结果可知（表 4），研究期间 FDA 所批准的新分子实体中，化学新药的平均审评时间显著长于生物新药（621 vs 444，$P<0.001$），孤儿药的平均审评时间显著短于非孤儿药（655 vs 443，$P<0.001$），首创性新药的平均审评时间显著短于非首创性新药（493 vs 592，$P<0.01$），纳入优先审评通道的新药平均审评时间显著短于标准审评新药（437 vs 748，$P<0.001$）。

单因素方差分析结果表明，不同治疗领域的新药平均审评时间存在显著差异（$P<0.001$）。其中，心血管疾病用药的平均审评时间最长，为 961 天；抗肿瘤药的平均审评时间最短，为 268 天（表 4）。

表 4　不同类型的新药审评时间　　　　　　　　　　　　　　　　　　　　　　　　　　　　　　$\bar{x}\pm s$, d

药物类型	1985～1991 年 （n=179）	1992～1998 年 （n=247）	1999～2005 年 （n=201）	2006～2012 年 （n=181）	2013～2019 年 （n=288）	1985～2019 年 （n=1 096）	P 值
总体	987 ±45	676 ±37	526 ±27	493 ±44	390 ±26	594 ±17	
类别							
化学药	1002 ±47	681 ±39	519 ±28	509 ±52	420 ±34	621 ±19	<0.001
生物药	755 ±133	620 ±123	570 ±76	423 ±48	299 ±16	444 ±28	
孤儿药状态							
孤儿药	767 ±85	634 ±81	416 ±44	460 ±98	289 ±18	443 ±27	<0.001
非孤儿药	1036 ±50	686 ±42	560 ±32	509 ±45	472 ±45	655 ±21	
首创性新药							
首创性新药	781 ±113	605 ±84	500 ±51	388 ±35	398 ±55	493 ±29	<0.01
非首创性新药	1082 ±74	657 ±46	545 ±31	549 ±68	386 ±27	592 ±22	
优先审评通道							
优先审评	815 ±56	490 ±50	364 ±34	364 ±74	288 ±26	437 ±21	<0.001
标准审评	1160 ±65	809 ±51	669 ±35	591 ±51	559 ±52	748 ±24	
治疗领域							
心血管系统	1257 ±109	1 062 ±174	546 ±93	782 ±296	340 ±70	961 ±83	<0.001
皮肤科	774 ±117	511 ±67	543 ±130	324 ±44	392 ±44	545 ±47	
激素类 a	980 ±247	403 ±53	350 ±87	378 ±76	392 ±49	532 ±88	
消化及代谢系统	811 ±109	467 ±42	552 ±72	518 ±88	440 ±59	533 ±34	
泌尿生殖系统	924 ±144	361 ±79	729 ±111	410 ±108	721 ±351	633 ±76	
血液学	671 ±80	730 ±160	517 ±73	567 ±109	292 ±38	528 ±50	
免疫机能调节	928 ±245	437 ±85	562 ±95	407 ±66	403 ±66	505 ±47	
抗感染	791 ±87	499 ±90	403 ±75	421 ±87	353 ±86	484 ±41	
肌肉骨骼系统	1562 ±242	928 ±480	431 ±71	626 ±155	446 ±111	894 ±134	
神经系统	1355 ±164	625 ±56	728 ±83	777 ±237	555 ±138	735 ±63	
抗肿瘤	546 ±142	471 ±79	210 ±28	225 ±16	224 ±9	268 ±16	
眼科	630 ±163	524 ±84	227 ±25	285 ±45	392 ±98	419 ±46	
呼吸系统	812 ±202	1200 ±239	1027 ±95	786 ±363	349 ±58	855 ±110	
其他	944 ±113	812 ±82	645 ±111	552 ±136	638 ±149	747 ±53	

a：不包括性激素和胰岛素类

中国新药注册与审评技术双年鉴（2022 年版）

3　讨论

3.1　生物药、孤儿药和抗肿瘤药成为新药研发新重心

20世纪80~90年代，新药批准适应证多为常见疾病，从抗感染和心血管系统疾病逐渐过渡到以消化系统疾病和神经系统疾病为主。到21世纪，癌症已取代心血管疾病成为发达国家第一大死因，严重威胁患者生命健康[6]，抗肿瘤药物成为新药研发焦点，抗肿瘤药物和免疫机能调节药物在获批新药中占比从1985~1991年的9.5%增长到2013~2019年的32.7%。

随着医疗大数据、基因组学、代谢组学和表观遗传学等领域的快速发展，免疫疗法、细胞治疗、基因治疗等精准医学逐渐成为临床研究与实践的重点，与化学药相比特异性更强、灵敏度更高、不良反应更小的生物新药占比明显增加，新药研发重心逐渐从治疗常见疾病转向患病人数更少、临床试验难度更大的罕见和难治性疾病[7-8]。

1983年美国颁布了《孤儿药法案》（Orphan Drug Act, ODA），通过抵减税收、发放研发补助、免收监管费用、提供优先通道缩短审评时间等方式激励制药企业对孤儿药的研发[8]。此外，治疗罕见肿瘤亚型的孤儿药提高了孤儿药的整体市场销售额；通过孤儿药认定的新药还可能用于某些常见疾病，如糖尿病、阿尔茨海默病等，从而扩大药品市场容量[8]。据估计，到2022年，全球处方药销售额将达到1.06万亿美元，其中孤儿药将占销售增长额的近1/3[8]。积极的政策激励和可观的经济回报增强了制药企业对孤儿药的研发动力，基因组学、遗传学、生物科学技术等领域的发展提高了制药企业的研发能力。研究期间，孤儿药批准数量占FDA批准新药总数的比例有明显的随时间增长的趋势，极大地扩大了药物靶点范围。

3.2　加速审评政策作用凸显，新药审评时间缩短

美国FDA主要通过特殊通道加速审评审批，缩短新药审评时间，加快治疗严重疾病或对现有疗法具有优势且显示具有改善替代终点表现的新药进入市场，保障具有高临床价值新药的可获得性。研究期间，随着特殊通道种类增多，经特殊通道批准的新药随时间增多，过半数获批新药至少经1个特殊通道进行审评审批，FDA新药审评时间随时间呈下降趋势，从20世纪80年代审评时间接近3年，下降到现在的1年左右，效果显著。

另一方面，新药审评审批特殊通道改革了申请上市的材料和流程要求，如基于替代终点作为审评证据，缩短了新药审评的时间，为患者的药物治疗提供更多选择的同时，也应密切关注药品安全性和有效性。FDA在加快新药审评审批的同时，应加强和完善药品上市后监测和风险效益评估，重点关注基于替代终点观察到的临床获益在后续上市后临床试验中是否得到确证，以及如何对没有按要求进行上市后临床试验、上市后临床试验验证没有临床获益或其他不能满足上市后安全有效使用要求情况的药品，及时执行暂停或撤销其加速批准资格等处置[9-10]。

此外，有研究显示，虽然美国新药的审评审批时间缩短，但从临床试验到正式批准上市的总时间并无显著变化[11]。这从侧面反映了新药从开始临床试验至提交上市申请的时间变长，新药开发难度增大。这可能与新药研发重心转向更具挑战性的治疗类别有关，例如临床试验难度较大的罕见病，以及需要较长时间确定疗效的癌症等。

参　考　文　献

[1]　EDER J, SEDRANI R, WIESMANN C. The discovery of first-in-class drugs：origins and evolution [J]. *Nat Rev Drug Discov*, 2014, 13 (8)：577 - 587.

[2]　LANTHIER M, MILLER KL, NARDINELLI C, *et al*. An improved approach to measuring drug innovation finds steady rates of first-in-class pharmaceuticals, 1987 - 2011 [J]. *Health Aff (Project Hope)*, 2013, 32 (8)：1433 - 1439.

[3]　SWINNEY DC, ANTHONY J. How were new medicines discovered? [J]. *Nat Rev Drug Discov*, 2011, 10 (7)：507 - 519.

[4]　DIMASI JA, PAQUETTE C. The economics of follow-on drug research and development：trends in entry rates and the timing of development [J]. *Pharmaco Economics*, 2004, 22 (2 Suppl 2)：S1 - S14.

[5]　FDA. Fast Track, breakthrough therapy, accelerated approval, priority review [EB/OL]. (2018 - 02 - 23) [2020 - 11 - 23]. https：//www. fda. gov/patients/learn-about-drug-and-device-approvals/fast-track-breakthrough-therapy-accelerated-approval-priority-review.

[6]　KOCARNIK J. Cancer's global epidemiological transition and growth [J]. *Lancet (London, England)*, 2020, 395 (10226)：757 - 758.

[7]　韩江，周为民，陈涵，等. 如何发挥生物样本库在临床研究中的作用 [J]. 转化医学杂志, 2018, 7 (6)：346 - 349.

[8]　ATTWOOD MM, RASK-ANDERSEN M, SCHIÖTH HB. Orphan drugs and their impact on pharmaceutical development [J]. *Trends Pharmacol Sci*, 2018, 39 (6)：525 - 535.

[9]　李延敏，戴秋萍，杨悦. 美国药品风险减低措施及其对中国的启示 [J]. 中国新药杂志, 2010, 19 (21)：1928 - 1931.

[10]　李新英，宗欣，张凤琴，等. 刍议FDA米多君片审评审批历程及对我国药品监管的启示 [J]. 药物评价研究, 2018, 41 (9)：1577 - 1580.

[11]　DARROW JJ, AVORN J, KESSELHEIM AS. FDA Approval and Regulation of Pharmaceuticals, 1983 - 2018 [J]. *Jama*, 2020, 323 (2)：164 - 176.

编辑：王宇梅/接受日期：2021 - 06 - 07

1983～2019 年美国孤儿药激励政策评价

杨景舒[1,2,3]，杨殿政[1,4]，杨　悦[1,2]

（1 清华大学药学院，北京 100084；2 国家药品监督管理局创新药物研究与评价重点实验室，北京 100084；
3 清华-北大生命科学联合中心，北京 100084；4 沈阳药科大学工商管理学院，沈阳 110016）

[摘要]　　通过统计分析 1983～2019 年美国孤儿药研发审批情况，对孤儿药政策的激励效果进行评价。查阅 FDA 官网和 ClinicalTrials. gov 数据库及相关文献，统计分析罕见病药物的临床试验资助、资格认定及审批情况。自 1983 年《孤儿药法案》实施以来，美国建立了较为系统的孤儿药研发激励制度，对药物研发和审批起到巨大推动作用。

中国新药注册与审评技术双年鉴（2022 年版）

罕见病是指在一定时期内发病率极低且患病人数较少的一类疾病，80% 为遗传性疾病，90% 为严重疾病[1]，50% 患者为儿童[2]，常具有严重的致残致死性、发病机制复杂、确诊和治疗困难等特点。单个罕见病患者人数稀少，而研发生产一种罕见病药物往往需要高额的前期投入，制药企业难以通过有限的销售收回预期的研发生产成本，缺乏研发动力；即使制药企业出于公众平等健康权的考虑从事罕见病药物研发，也因难以招募到足够数量的受试者，无法正常开展罕见病药物临床试验。但罕见病种类多达 7 000 种，罕见病患者总数非常庞大，迫切的用药需求与有限的药物供给形成巨大反差。罕见病药物又称为"孤儿药"（orphan drug），包括药物、疫苗及诊断试剂，用于预防、诊断或治疗罕见病。美国于 1983 年颁布《孤儿药法案》（Orphan Drug Act，ODA）[3]，逐步建立鼓励罕见病药物研发的长效机制。ODA 实施 37 年以来，美国罕见病药物研发和审批取得突破性进展。本文主要通过对美国罕见病药物临床试验、资格认定和审批情况进行统计分析，评价 ODA 实施绩效。

1　美国罕见病及孤儿药政策

1.1　法律基础

在国家罕见病组织（National Organization for Rare Disorders，NORD）的推动下，美国国会于 1983 年通过 ODA[4]，首次建立罕见病药物管理制度鼓励并监管孤儿药研发上市，逐步完善孤儿药资格认定程序，并从提供孤儿药研究建议、税收抵免、费用减免和市场独占期保护等方面激励企业研发积极性。经过 5 次重大修订，FDA 逐步建立并完善以"孤儿药认定"为基础、以"政策激励"为红利的罕见病药物研发鼓励体系，分担企业在研发、注册、上市过程中的经济风险，以促进罕见病药物的研发。2002 年出台《罕见病法案》（Rare Disease Act，RDA）为罕见病研究提供法律保护。

1.2　孤儿药界定标准及认定程序

美国对罕见病或孤儿药的界定基于以下 4 个标准：流行病学标准[5]、循证医学和精准医学标准[6]、经济学标准以及附加疾病危重程度标准。从流行病学角度，根据美国 FDA 2013 年发布的《Orphan Drug Regulations》，罕见病药物是指在美国影响人数少于 200000 或影响人数多于 200000，且没有合理预期表明在美国的销售收入大于研发成本的所有疾病的药品[7]。随着精准医学的发展，根据病因和发病机制可对疾病精准分类和治疗，依据罕见病界定标准将其特定亚型认定为罕见病。以非小细胞肺癌（NSCLC）为例，21 世纪之前，医师根据组织病理，将 NSCLC 分为鳞状细胞癌、腺癌和大细胞癌，但这些分类对病情判断、治疗手段选择、疗效评估及预后等意义不大。利用基因检测对 NSCLC 精准分类，进行有针对性的药物研发，截至 2018 年 12 月，美国针对 NSCLC 批准的孤儿药有 16 个，适应证主要包括对现有治疗药物不耐受或发生特定位点基因突变的局部晚期或转移性 NSCLC 等。同时，申请人可以就先前未批准的药物或者对已上市药品的新适应证在药品上市申请前的任何阶段申请孤儿药认定；对于同一适应证，申请人证明其申请的药物在临床疗效上优于已批准的药品即可提交孤儿药认定申请。经由孤儿药研发办公室（Office of Orphan Products Development，OOPD）决定授予孤儿药资格认定的，即可享有相应的激励措施。

1.3　孤儿药研发激励措施

经 FDA 认定的孤儿药可获得以下激励措施：① 税收抵免：孤儿药临床试验费用的 50% 可以作为税收抵免，并可向前延伸 3 年，向后延伸 15 年，总税收减免可达临床研究总费用的 70%[8]。② 提供临床试验和罕见病自然史研究资助：新药申请费用豁免，且提供资金资助临床试验。自从

1983 年以来，FDA 研究资助已经超过 3.5 亿美元[9]，为 600 多项临床研究提供支持，有 50 多个新产品获批准上市。OOPD 于 2016 年启动了罕见病自然史研究资助计划[10]，旨在通过鼓励开展识别罕见病自然史、识别基因型和表型人群进行临床结果指标（clinical outcome measures）、生物标志物或伴随诊断（companion diagnostics）的研究，支持临床试验并促进罕见病医疗产品的开发。自启动以来，OOPD 承诺提供总计 1390 万美元，与美国国立卫生研究院（National Institutes of Health，NIH）和国家推进转化科学中心（National Center for Advancing Translational Sciences，NCATS）建立合作关系[11]。③ 获得 FDA 的研究建议：提供药物非临床和临床研究书面建议，ODA 鼓励药企设计临床研究方案，并允许需要该药治疗或无替代治疗的罕见病患者加入该临床研究。④ 市场独占期保护：孤儿药批准上市后，即获得 7 年的市场独占期保护。市场独占期间，FDA 不再批准相同适应证的其他药物上市。如果期间出现以下情况：该药物撤市；该药物市场供应不足；该药物持有人授权允许；新申请药物相比该药物具有临床优势，则期间可以批准其他相同适应证的药物上市。

2　美国孤儿药研发情况

2.1　孤儿药认定及批准上市数量

1983～2019 年，FDA 共计认定了 5223 个孤儿药，年均认定 141 个。随着政策不断完善，越来越多的制药企业投入孤儿药研发中，每年认定孤儿药数量呈现较为明显的上升趋势（图 1），其中以 2017 年认定数量最多为 479 个，2015～2019 年认定数量均高于往年，平均每年认定 370 个。ODA 颁布之前的 10 年间（1973～1982 年），只有不到 10 种孤儿药在美国获批上市[12]。自 1983 年 ODA 颁布后，制药企业受到政策激励，越来越多的企业投入孤儿药研发，FDA 批准的孤儿药呈现逐年递增趋势。截至 2019 年，FDA 共批准了 843 个孤儿药，平均每年批准 23 个，其中 2018 年批准数量高达 94 个，2015～2019 年平均批准数量为 68 个。

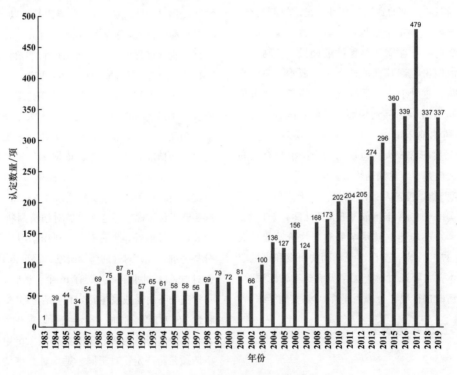

图 1　1983～2019 年 FDA 孤儿药认定情况

2.2　孤儿药临床试验获得资助与获批上市情况

在 FDA 每个财政年度大约 1500 万美元的孤儿药及医疗器械临床试验资助中，约有 1000 万美元用于资助延续的临床试验，约 500 万美元用于资助新的临床试验，旨在支持少有或者没有合适药品及治疗方案的罕见疾病临床试验，以支持孤儿药的临床开发。申请资助的药品或生物制品不必获得孤儿药资格认定，但其在美国适用的人数需少于 200000，同时需具有有效的研究性新药申请（IND）。

1983～2019 年 OOPD 共资助了 652 项孤儿药临床试验（图 2），其中有 582 项已终止或结束，70 项临床试验正在进行中，平均每年新增资助项目约 18 项。有 70 个孤儿药结束临床试验并且已获 FDA 的批准上市（图 2）。近年来，临床试验成本的快速增长抑制了新的 OOPD 资助数量的增加，尤其是 2017～2019 年每年新增加的临床试验资助数均低于历年平均水平。

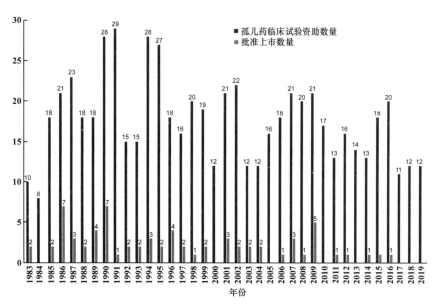

图 2 1983～2019 年 OOPD 资助的孤儿药临床试验及批准上市情况

2.3 获批孤儿药治疗领域和治疗对象

按照 WHO 对药品解剖学治疗学及化学分类系统（ana-tomical therapeutic chemical，ATC）分类，FDA 批准的孤儿药可划分为 14 个治疗领域（表 1），其中抗肿瘤和免疫机能调节用药共 319 个，占总数的 37.84%，其次是血液和造血器官用药、消化系统及代谢用药等。而在抗肿瘤免疫机能调节药中，多数为抗肿瘤药（304 个，95.3%），其中白血病治疗药品最多（74 个，23.2%），治疗淋巴瘤、骨髓瘤、黑色素瘤、卵巢癌和肺癌的药品的批准数量也位居前列。1987 年，FDA 批准首个抗肿瘤和免疫调节用孤儿药，随后批准数呈现逐年上升趋势，其中有 7 年（1988、1995、2008、2011、2016、2017、2018 年）该类别孤儿药批准数超过当年孤儿药批准总数的 50%，而单就 2018 年即达到 48 个，占 2018 年孤儿药批准数的 51.1%。

表 1 1983～2019 年 FDA 批准孤儿药治疗领域分类

治疗领域	数量	占比/%
抗肿瘤药和免疫机能调节药	319	37.8
血液和造血器官	124	14.7
消化道及代谢	102	12.1
神经系统	68	8.1
系统用抗感染药	50	5.9
非性激素和胰岛素类的激素类系统用药	39	4.6
呼吸系统	34	4.0
肌肉-骨骼系统	28	3.3
感觉器官	18	2.1
杂类	18	2.1
抗寄生虫药、杀虫药和驱虫药	15	1.8
生殖泌尿系统和性激素	14	1.7
心血管系统用药	8	0.9
皮肤病用药	6	0.7
总计	843	100.0

根据治疗对象，批准药品分成人和儿童共用药 601 个，约占 71.3%；仅成人用药 164 个，约占 19.5%；仅儿童用药 78 个，约占 9.3%（图 3）。获批的成人儿童共用药不一定有儿科患者参与批准所依据的临床试验，以 pembrolizum-ab 为例，该药物 2017 年被批准治疗难治性经典霍奇金淋巴瘤（cHL）的成人和儿童患者，或经过 3 次或更多次先前的治疗后复发的患者，该药此前已被批准治疗转移性 NSCLC、不能切除或转移性黑色素瘤以及复发或转移性头颈部鳞状细胞癌。有 210 例成人患者参加临床试验，无儿科患者，结果表明 pembrolizumab 治疗大部分复发或耐药的 cHL 有效，由于治疗儿童 cHL 患者的数据有限，有效性基于成人试验数据外推，安全性主要基于另一项 40 例 PD-L1 阳性的进展期黑色素瘤、复发或难治性实体瘤或淋巴瘤儿童患者的混合研究。FDA 基于 Ⅱ 期临床试验的肿瘤应答率及应答持续时间批准该药[13]。

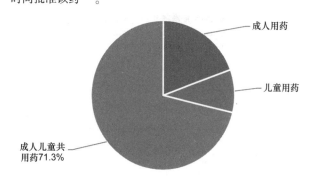

图 3 1983～2019 年 FDA 批准孤儿药适用人群分类

批准药品在 14 个治疗领域均涵盖儿童和成人患者，多为成人儿童共用药，其中，非性激素和胰岛素类的激素类系统多为儿童用药，生殖泌尿系统和性激素多为成人用药。少数治疗领域尚无专门针对儿童的药品上市，如皮肤病用药和感觉器官用药。

2.4　主要申请持有人情况

1983～2019 年，批准的 843 个孤儿药分属数百个申请持有人（企业），获批 10 个及以上的企业有 13 家（图4），其中诺华制药公司居首，共获批 62 个孤儿药，紧随其后的是基因泰克公司、艾伯维公司、百时美施贵宝公司和安进公司，均是全球制药 50 强的企业。值得注意的是，诸如Allermed Labortories、Akcea Therapeutics、Aptalis Pharma US 等 174 家中小型企业在政府资金资助下也积极布局孤儿药研发，目前已分别获批 1 个孤儿药。

2.5　加速程序

为加快治疗严重疾病药物上市，FDA 建立了 4 种加速程序（表2）：优先审评（priority review，P）、突破性疗法（breakthrough therapy，B）、加速批准（accelerated approval，A）和快速通道（fast track，F），利用真实世界证据、生物标记物、决策树和替代终点等监管科学工具预测临床试验结果，开展疾病自然史研究与现有临床试验结果对比，对疾病预防、早期诊断、评价治疗效果等都有重要意义。1983～2019 年批准的 843 个孤儿药中，有 379 个通过

1 个及以上的加速程序成功上市，约占全部上市药品的 45%。其中 199 个孤儿药通过单个加速程序上市，180 个通过 1 个以上的加速程序上市（表3）。在很多情况下，通过申请特定加速程序，孤儿药可选择非随机、非双盲的单臂试验设计，药物的关键试验也可选用替代终点（surrogate endpoint）或中间终点（intermediate clinical endpoint）来代替生存期等硬指标[14]。

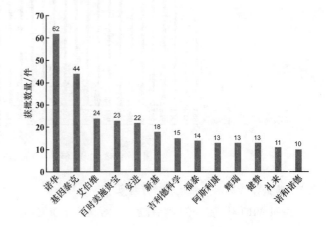

图 4　获批 10 个及以上孤儿药的申请持有人

表 2　FDA 对严重疾病治疗药物的加速程序比较

项目	优先审评	加速批准	快速通道	突破性疗法
程序性质	资格认定	审批路径	资格认定	资格认定
初创时间	1992 年 PDUFAI	1992 年 PDUFAI	1997 年 FDAMA	2012 年 FDASIA
资格标准	治疗严重疾病的药物（初始或有效性补充申请），预期上市后安全性或有效性显著提升 根据 FD&CA 的 505A 部分提交的儿科药物研究标识修订补充申请	用于治疗严重疾病，并且与已有疗法相比具有临床意义上的优势，并且对替代终点或临床终点显现出效果	药物用于治疗严重疾病，并且非临床或临床数据表明该药物具有解决尚未满足的医疗需求的潜力，或者该药被认定为合格的用于治疗特定的传染性疾病产品	药物用于治疗严重疾病，且初步临床证据表明该药物在重要临床终点上明显优于已有疗法

表 3　1983～2019 年 FDA 批准孤儿药的 4 种加速程序数量统计

年份	1 种路径				2 种路径						3 种路径				4 种路径
	P	B	A	F	PB	PA	PF	BA	BF	AF	PBA	PBF	PAF	BAF	PBAF
1983	0	0	0	0	0	0	0	0	0	0	0	0	0	0	0
1984	0	0	0	0	0	0	0	0	0	0	0	0	0	0	0
1985	2	0	0	0	0	0	0	0	0	0	0	0	0	0	0
1986	2	0	0	0	0	0	0	0	0	0	0	0	0	0	0
1987	3	0	0	0	0	0	0	0	0	0	0	0	0	0	0
1988	4	0	0	0	0	0	0	0	0	0	0	0	0	0	0
1989	3	0	0	0	0	0	0	0	0	0	0	0	0	0	0
1990	6	0	0	0	0	0	0	0	0	0	0	0	0	0	0
1991	5	0	0	0	0	0	0	0	0	0	0	0	0	0	0
1992	5	0	0	0	0	0	1	0	0	0	0	0	0	0	0

中国新药注册与审评技术双年鉴（2022年版）

续表

年份	1种路径				2种路径						3种路径				4种路径
	P	B	A	F	PB	PA	PF	BA	BF	AF	PBA	PBF	PAF	BAF	PBAF
1993	6	0	0	0	0	1	0	0	0	0	0	0	0	0	0
1994	2	0	0	0	0	0	0	0	0	0	0	0	0	0	0
1995	4	0	0	0	0	1	0	0	0	0	0	0	0	0	0
1996	6	0	1	0	0	0	0	0	0	0	0	0	0	0	0
1997	4	0	0	0	0	0	0	0	0	0	0	0	0	0	0
1998	6	0	1	0	0	2	0	0	0	0	0	0	0	0	0
1999	4	0	2	0	0	2	0	0	0	0	0	0	0	0	0
2000	0	0	0	1	0	1	1	0	0	0	0	0	0	0	0
2001	1	0	0	0	0	0	0	0	0	0	0	0	2	0	0
2002	3	0	1	0	0	1	1	0	0	0	0	0	1	0	0
2003	1	0	0	0	0	0	3	0	0	0	0	0	2	0	0
2004	3	0	1	0	0	0	3	0	0	0	0	0	0	0	0
2005	2	0	0	1	0	0	3	0	0	0	0	0	0	0	0
2006	0	0	2	3	0	0	3	0	0	1	0	0	0	0	0
2007	1	0	0	0	0	0	0	0	0	0	0	0	0	0	0
2008	4	0	2	0	0	1	3	0	0	0	0	0	0	0	0
2009	2	0	1	1	0	0	3	0	0	0	0	0	2	0	0
2010	3	0	1	1	0	0	3	0	0	0	0	0	0	0	0
2011	1	0	1	1	0	1	6	0	0	1	0	0	0	0	0
2012	0	0	1	1	0	1	4	0	0	2	2	0	0	0	0
2013	2	0	1	5	1	0	2	0	0	1	0	0	0	0	1
2014	4	6	2	0	0	1	4	0	0	1	3	2	3	0	1
2015	8	3	0	3	3	1	1	0	0	0	0	0	4	0	2
2016	4	4	1	1	0	0	2	1	2	0	2	0	2	0	1
2017	0	8	7	3	4	1	6	1	0	0	2	3	1	0	1
2018	7	10	3	0	5	0	11	3	0	0	2	8	2	0	1
2019	2	2	3	3	3	0	6	0	0	0	4	2	2	0	1
总计	110	33	31	25	16	15	68	5	2	7	17	15	27	0	8

加速程序极大地缩短了孤儿药上市时间。1985～2019年批准的1096个新药中，非孤儿为779个（占71.1%），孤儿药为317个（占28.9%），非孤儿药从FDA受理上市申请到批准上市平均耗时约1.8年，孤儿药平均耗时约1.2年，相较于非孤儿药，从受理到上市耗时平均缩短约7个月。在诸多获得FDA孤儿药资格认定的药物中，FDA会选择最有临床价值的药物灵活利用特定加速程序加快其上市进程，选择的标准包括：① 初步临床证据表明该药物在重要临床终点上明显优于已有疗法。② 非临床或临床数据表明该药物具有解决尚未满足的医疗需求的潜力。药物能否进入加速程序的关键在于是否符合上述标准，这一利用临床价值优化FDA资源配置的方式使得其激励效果更加明显，在317

个孤儿药中，有48个为未通过任何加速程序上市，从受理到上市平均耗时约1.8年，有269个通过1个或多个加速程序上市，平均耗时约1.1年，上市耗时平均缩短了约8个月。

3 讨论

3.1 孤儿药界定与资格认定的研发激励意义

美国FDA依据流行病学等4个标准对孤儿药进行界定，凡是符合界定标准的药物均可申请孤儿药资格认定，随之而来的多重研发激励措施极大激发了制药公司的研发热情。从宽泛的适应证中，以精准医学为指导，从基因等分子水平上根据病因和发病机制对疾病精准分类，将符合流行病学标准的亚型认定为罕见病，激励尚无有效治疗手段的疾病亚型疗法的开发，这种灵活的资格认定，促进临床上真正缺乏有效疗法或者有治疗优势的孤儿药研发才能获得优先通道等激励，罕见病认定实质是鼓励有临床价值的孤儿药研发，避免重复研发。灵活的认定标准将 FDA 资源配置聚焦在急需开发新疗法的罕见病治疗空白领域，极大改善了罕见病领域无药可用的局面。

3.2　孤儿药临床试验资助的研发激励意义

临床试验成本高、失败率高。多数获得孤儿药资格认定的药物临床试验未获批准，如果没有资助，企业将丧失研发动力，特别是抗风险能力低的中小企业。为此，FDA 每年设立专项资金支持孤儿药的临床试验，提高企业研发孤儿药的抗风险能力，提高企业研发孤儿药的积极性，不仅是大型跨国企业，大量中小型企业也积极投入孤儿药研发之中。

3.3　孤儿药特别审评加速机制的研发激励意义

针对认定的孤儿药，FDA 设立四种加速程序推进其临床试验及上市审批，但不是所有的孤儿药均可享受特别审评待遇。罕见病资格认定是进入特别审评通道的资质入口，优先审评作用于上市申请审评阶段，加速批准对于孤儿药的激励在于降低研发难度，根据孤儿药特点采用灵活临床试验设计，如设置纵向外部对照组、单臂试验、替代终点等方法实现基于监管科学工具的研发加速。而快速通道则允许临床数据的滚动提交，强化 FDA 的沟通和指导。突破性治疗则是可以综合利用所有审评加速机制的最高速通道。利用特别审评加速机制，FDA 可将激励资源最大程度集中在最有临床价值的药物审批中，孤儿药从研发到上市时间的缩短，降低研发成本，有利于企业产生积极的收益预期，积极投入新的孤儿药研发中，并进入良性循环。

4　结语

孤儿药的研发成本高昂，失败率高，需要建立系统的研发激励措施，才能持续地激励孤儿药研发上市。美国的罕见病的灵活界定是孤儿药研发激励制度的起点，临床试验资助和特别审评程序等则是建立研发全过程的风险分担和加速机制，使孤儿药研发投入失败的风险大大降低。临床试验资助项目聚焦当前急需药物或治疗方案的严重疾病，不以上市与否论成败，旨在分担申请人开展成本高昂的临床试验风险，优先审评程序中纳入更多灵活机制，使难以实施的孤儿药临床试验通过单臂自然史外部对照组、替代终点等审评工具方法加以改进并加速审评。

参 考 文 献

［1］　葛琳，魏翠洁，史录文，等．中国罕见病用药现状研究［J］．北京医学，2018，40（5）：432－434．

［2］　ATTWOOD MM, RASK-ANDERSEN M, SCHIÖTH HB. Orphan drugs and their impact on pharmaceutical development［J］．*Trends Pharmacol Sci*，2018，39（6）：525－535．

［3］　DANIEL MG, PAWLIK TM, FADER AN, *et al.* The orphan drug act［J］．*Am J Clin Oncol*，2016，39（2）：210－213．

［4］　Department of Health and Human Services, Food and Drug Administration. 21 CFR Part 316. Orphan Drug Regulations［J］．*Fed Reg*，2013，78（113）：35117－35135．

［5］　陈永法，伍琳．我国罕见病界定标准初探［J］．中国卫生政策研究，2014，10：16－20．

［6］　National Institutes of Health. What is precision medicine［EB/OL］．［2019－05－22］．https：//ghr. nlm. nih. gov/primer/precisionmedicine/definition．

［7］　FDA. Orphan Drug Final Rule of June 12, 2013［EB/OL］．［2013－06－12］．https：//www. govinfo. gov/content/pkg/FR-2013－06－12/pdf/2013-13930. pdf．

［8］　王红，武志昂．欧美孤儿药研发激励政策及对我国的启示［J］．中国新药杂志，2015，24（15）：1681－1685．

［9］　毛元圣，高翼，杜涛．各国孤儿药政策对比分析［J］．药学进展，2016，40（6）：429－436．

［10］　FDA. About Orphan Products Natural History Grants［EB/OL］．［2018－10－19］．https：//www. fda. gov/ForIndustry/Developing Products for Rare Diseases Conditions/Orphan Products Natural History Grants Program/ucm487336. htm．

［11］　FDA. About Orphan Products Grants［EB/OL］．［2020－03－11］．https：//www. fda. gov/industry/developing-products-rare-diseases-conditions/about-orphan-products-grants．

［12］　FDA. Developing Products for Rare Diseases&Conditions［EB/OL］．［2018－12－20］．https：//www. fda. gov/industry/developing-products-rare-diseases-conditions．

［13］　Pembrolizumab（KEYTRUDA）for classical Hodgkin lymphoma［EB/OL］．［2020－09－28］．https：//www. fda. gov/drugs/resources-information-approved-drugs/pembrolizumab-keytruda-classical-hodgkin-lymphoma．

［14］　药学进展编辑部．"首届中国孤儿药研发论坛"专家观点［J］．药学进展，2015，39（5）：321－334．

编辑：王宇梅/接受日期：2021－02－20

中国新药注册与审评技术双年鉴（2022年版）

基于专利的全球抗病毒药物研发情况分析

张 洋[1]，袁 敏[1]，许 吉[1]，屠燕捷[2]

（上海中医药大学 1 协同创新中心科技信息中心，2 基础医学院
温病学教研室，上海 201203）

[摘要]　本文旨在了解全球范围抗病毒药物的研发现状及技术分布情况。采用计量学方法，对全球范围抗病毒药物专利的年度申请量、地域分布、申请人、高价值度专利、技术主题等进行统计分析。抗病毒药物的研发与病毒性疾病的流行呈一定的时间和空间相关性。美国、中国和日本在抗病毒药物研究领域占据技术主导地位，技术各有偏重。Gilead Sciences Inc 生物制药公司在本领域技术占主导地位。有机成分中含有 3，4 二氢苯并吡喃结构的化合物，以及源自紫苑科或菊科植物的抗病毒药物开发较多，抗病毒活性与抗肿瘤活性多有交叉，未来 3 年抗病毒药物的研发可能呈现一个新的增长。美国在抗病毒药物技术领域占据首要地位，中药是中国在抗病毒药物研发领域竞争优势，开发具有重要意义。

病毒感染类疾病长期威胁人类健康，且多具有传染性和流行性，类属于中医的"疫病"范畴。除少数病毒感染类疾病已开发出有效药物外，多数病毒仍缺乏有效治疗药物及疫苗[1]。专利文献是最新科学技术的载体，对专利文献进行分析，可以了解某技术领域的创新情况与演化路径。国际专利分类法（international patent classification，IPC）是国际间通用的有效地管理和利用专利文献的专利分类法，采用功能（发明的基本作用）和应用（发明的用途）相结合，以功能为主的分类原则。对专利的 IPC 分类进行分析，可以了解某行业领域的创新技术分布情况。本研究基于专利数据对全球范围抗病毒药物的创新技术分布情况进行分析，以期为今后开展相关技术研发提供参考。

资料与方法

1　数据来源

本研究以"IncoPat 全球专利数据库"为数据来源，该库收录了全球 120 个国家、地区、组织的 1 亿余件专利信息。以 IPC 分类号"A61P31/12 抗病毒剂"为策略检索抗病毒药物专利。检索时间范围：不限。检索日期：2020 年 2 月21 日。

2　数据预处理

专利类型限定为发明专利，排除实用新型和外观专利。专利有效性筛选有效及审中，去除失效专利，扩展同族合并。采用 Excel 2013 建立数据库，进行数据录入、数据清理、数据转换等预处理，控制数据质量。人工阅读、筛选剔除信息不完整、主题不符合的记录。

3　数据分析

采用频数统计进行趋势分析、热点分布研究；采用文本聚类进行热点分析；采用趋势图、饼图、沙盘图等可视化图表进行结果展示。

结　果

经检索、筛选共获得抗病毒药物有效发明专利 56087条，扩展合并同族专利后获得 20261 个专利族。

1　年度申请变化趋势

对抗病毒药物专利的申请量进行统计分析发现，近 20年来全球范围的专利申请主要呈两次起伏波动：2010 年前后有一个增长小高峰，2014～2017 年呈快速增长高峰。中国的抗病毒药物专利申请数量从 2001～2013 年呈缓慢增长趋势，未见明显波动。自 2014 年起，中国与全球的抗病毒药物专利申请均出现明显一致性增长，至 2017 年达到高峰，2018、2019 年呈下降趋势，见图 1。

2　申请人地域分布

对专利申请人所属国家和地区进行统计，结果表明美国抗病毒药物的专利申请量（6388 件）居于首位，日本（4786 件）和中国（3524 件）分居第 2 和第 3 位，3 个国家以明显的数量优势领先于其他国家，见图 2。

3　高价值度专利分析

"合享专利价值度"为 IncoPat 专利数据库引入的专利价值评价体系，以主成分线性加权综合评价的信用评分方

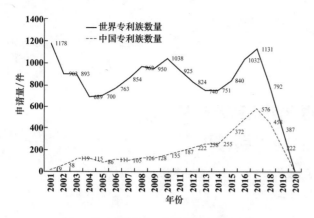

图1 抗病毒药物专利申请量年度分布趋势

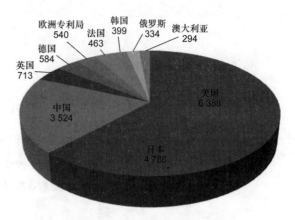

图2 抗病毒药物专利申请人地域分布（前10）

中国新药注册与审评技术双年鉴（2022年版）

法为理论基础，利用大数据分析技术，选用了包括专利技术稳定性、技术先进性、保护范围等[2]在内的23个对专利价值影响较大的参数，根据样本函数关系获得权重系数，通过均衡、迭代和优化，获得专利价值度的综合评价分值。合享专利价值度以1~10分值的形式评价专利价值的高低。筛选价值度为10分的抗病毒药物专利进行分析，结果表明7497个高价值度专利中46.89%来自美国，中国以9.66%居于第2，日本以7.06%居于第3，见图3。

4 申请人及其研究主题分析

前10位拥有抗病毒药物专利较多的申请人中有8位来自美国，其中美国的Gilead Sciences Inc所拥有的专利数量最多，达831件，专利族数量为120件，其研究重点在于艾滋病、呼吸系统疾病、肝病、心血管系统疾病等药物的开发，如核苷类似物、吡咯并、嘧啶类、toll样受体等。该公司

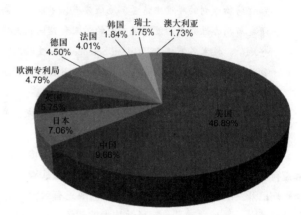

图3 高价值度专利申请人地域分布

的专利主要布局于欧洲、澳大利亚、加拿大等20余个国家和地区。不仅专利数量较多，该公司的专利价值度也较高，10星级专利约占总专利数的84%，见表1。

表1 全球范围抗病毒药物专利申请人及其研发主题

序号	申请人	国别	专利族数量	专利数	研发主题
1	Gilead Sciences Inc	美国	120	831	核苷类似物；吡咯并；嘧啶；toll样受体；膦酸酯；黄病毒科
2	Bristol Myers Squibb Company	美国	118	413	丙型肝炎病毒；桦木酸衍生物；病毒抑制剂；轮状病毒感染
3	Novartis AG	瑞士	83	383	苯基苯甲酰；toll样受体；激动剂；丙型肝炎病毒
4	F Hoffmann LA Roche AG	瑞士	73	258	病毒感染性疾病；表面糖蛋白；噻唑并；呼吸道合胞病毒
5	Vertex Pharmaceuticals Incorporated	美国	72	302	磺酰胺衍生物；ice抑制剂；丝氨酸蛋白酶；异喹啉
6	Schering Corporation	美国	59	231	免疫应答；亚单位蛋白；丝氨酸蛋白酶；哌嗪衍生物；嘧啶衍生物
7	Regents of the University of California	美国	56	161	RNA；核苷；动脉粥样硬化；膦酸酯
8	Incyte Genomics Inc	美国	53	95	蛋白偶联受体；药物代谢酶1；RNA；药物代谢酶2；细胞生长
9	Smithkline Beecham Corporation	美国	50	162	疫苗制剂；病毒抗原；DTPA；聚氧乙烯烷基醚；流感疫苗
10	Abbott Laboratories	美国	49	122	胸腺嘧啶衍生物；白介素；丝氨酸蛋白酶抑制剂；氧化酶抑制剂；肠道病毒感染

5 技术主题分布

通过IPC分类号对抗病毒药物的技术主题进行分析研

究。对有机成分进行分析，结果表明含有3，4二氢苯并吡喃（A61K31/353，32项），有氧作为环杂原子的化合物（A61K31/7048，31项），与碳环稠合的化合物（A61K31/

352，29 项），多糖类及其衍生物（A61K31/715，29 项），碳水化合物、糖及其衍生物（A61K31/70，28 项）的抗病毒药物专利较多。抗病毒药物剂型开发以丸剂、锭剂或片剂（71 项）、胶囊剂（56 项）和溶液（52 项）为主。

　　对植物科属相关 IPC 分类进行统计分析，以了解抗病毒

植物药的来源分布。结果表明紫菀科或菊科植物（包括艾属、苍术属、菊属、蒲公英属等）的抗病毒功效开发最多，如一枝黄花、紫锥菊、杏香兔耳风等。此外，豆科（如黄芪、甘草）、禾本科（如淡竹叶）和唇形科（如土茯苓、穿心莲）植物也多具有抗病毒功效，见表 2。

表 2　抗病毒药物的植物科属分布

序号	IPC 分类号	专利族数量	植物科属分类
1	A61K36/00	472	含有来自藻类、苔藓、真菌或植物或其派生物，如传统草药的未确定结构的药物制剂
2	A61K36/18	170	被子植物亚门
3	A61K36/185	90	双子叶植物纲
4	A61K36/28	85	紫菀科或菊科（紫菀或向日葵科），例如甘菊、小白菊、耆草或松果菊属或紫锥花属
5	A61K36/48	77	豆科（豌豆或豆荚科）苏木科；含羞草科；蝶形花科
6	A61K36/899	61	禾本科，例如芦根、竹叶、玉蜀黍（玉米须）或甘蔗
7	A61K36/53	41	唇形科，例如百里香，迷迭香或薰衣草
8	A61K36/73	35	蔷薇科，例如草莓、花楸果、黑莓、黎子或火棘
9	A61K36/23	33	伞形科，例如莳萝、细叶芹、芫荽或土茴香
10	A61K36/484	26	甘草属

　　对抗病毒药物专利的治疗活性进行统计，结果发现抗病毒药物除同时具有抗细菌、退热、抗炎、抗感染等功效

外，还多兼具抗肿瘤、免疫兴奋和治疗心血管系统疾病等作用，见表 3。

表 3　抗病毒药物治疗活性分布

序号	IPC 分类号	专利族数量	治疗活性
1	A61P31/12	757	抗病毒剂
2	A61P31/04	300	抗细菌药
3	A61P35/00	243	抗肿瘤药
4	A61P29/00	171	非中枢性止痛剂，退热药或抗炎剂，例如抗风湿药；非甾体抗炎药
5	A61P1/16	116	治疗肝脏或胆囊疾病的药物，例如保肝药、利胆药、溶石药
6	A61P37/04	106	免疫兴奋剂
7	A61P31/00	104	抗感染药，即抗生素、抗菌剂、化疗剂
8	A61P31/18	88	用于 HIV
9	A61P17/00	87	治疗皮肤疾病的药物
10	A61P9/00	85	治疗心血管系统疾病的药物

　　对抗病毒药物专利较多的美国、日本和中国分别进行技术主题聚类，以了解各国的研究重点。研究发现，美国侧重于登革病毒、乙型肝炎病毒、人类巨细胞病毒药物；日本侧重于脊髓灰质炎病毒、轮状病毒、诺如病毒药物；中国则偏重于病毒性心肌炎、病毒性肝炎药物的研发。美国在融合蛋白技术方面投入研究较多。日本在 NK 细胞和 T 细胞的免疫活性方面开展研究较多。不同于日本和美国，中药及其植物提取物抗病毒功效的开发在中国占较大比重，如去氢穿心莲内酯、黄酮类化合物、炎琥宁等。此外，中草药还常作为饲料添加剂发挥抗病毒作用。见图 4 ~ 图 6。

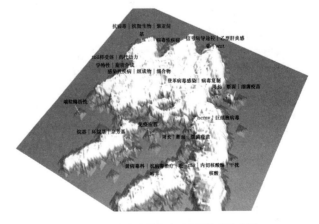

图 4　美国抗病毒药物专利主题聚类沙盘图

中国新药注册与审评技术双年鉴（2022年版）

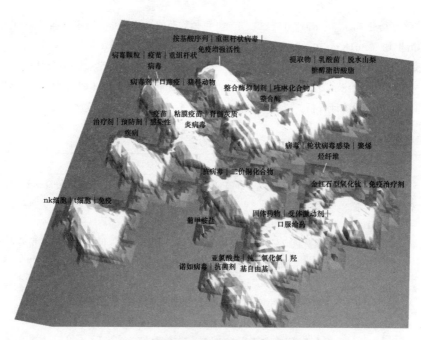

图 5 日本抗病毒药物专利主题聚类沙盘图

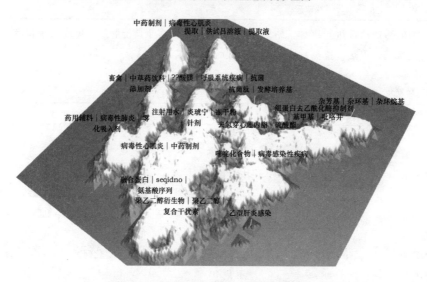

图 6 中国抗病毒药物专利主题聚类沙盘图

6 中国专利申请人分析

中国抗病毒药物专利的申请人中以中国医学科学院药物研究所拥有专利族数量最多，其抗病毒药物研发的重点在于白桦脂醇化合物、咖啡酸、酮内酯类抗生素和喹唑啉类化合物等的制备方法和应用。北京三元基因工程有限公司拥有的专利数量最多，干扰素突变体及其衍生物，重组人干扰素的制备方法为其研发重点。江苏康缘药业股份有限公司则主要集中于植物药提取物的抗病毒作用的研发，以生物碱类化合物为主。以北京三元基因工程有限公司专利价值较高，价值度在 8 分及以上的专利占 92.31%。见表 4。

表 4　中国抗病毒药物专利申请人及其研发主题

序号	申请人	专利族数量	专利数	研发主题
1	中国医学科学院药物研究所	26	43	盐酸小檗碱；大环内酯类抗生素；白桦脂醇；喹唑啉类化合物
2	福州大学	23	43	吗啉衍生物；磺酸基酞菁；白蛋白；青蒿素衍生物
3	北京三元基因工程有限公司	21	55	重组人干扰素/干扰素突变体/干扰素衍生物；聚乙二醇衍生物；硫酸特布他林

序号	申请人	专利族数量	专利数	研发主题
4	中国海洋大学	20	28	生物碱衍生物；吲哚生物碱类；病毒受体
5	山东大学	19	32	邻苯甲酰磺酰亚胺；组蛋白去乙酰化酶抑制剂；抗病毒剂；乙型病毒性肝炎
6	中国人民解放军军事医学科学院毒物药物研究所	17	29	二氢吡啶类化合物；胸腺五肽；磷酸奥司他韦；苯丙酸
7	暨南大学	17	30	抗病毒蛋白；穿心莲内酯衍生物；阳离子聚合物；咖啡酸衍生物
8	江苏康缘药业股份有限公司	16	30	中药提取物/组合物；黄酮类化合物；生物碱类化合物；解毒作用
9	中国药科大学	15	20	制剂制备工艺；膦酰胺；去氧鬼臼毒素；超临界流体
10	广东东阳光药业有限公司	15	31	神经氨酸酶抑制剂；氨基；小分子抑制剂3；小分子抑制剂2

讨　论

1　抗病毒药物专利的时间与空间分布特点

从时间线来看，2014～2017年，中国和全球的抗病毒药物专利呈一致性快速增长。分析其原因，2013年初H7N9型禽流感在我国开始流行，2014年2月西非暴发埃博拉病毒，引起大规模病毒疫情。推测2014年抗病毒药物专利的申请量呈快速增长，可能与这两种传染病的大流行相关。2019年末，新型冠状病毒肺炎开始在全球肆虐，推测未来1～3年抗病毒药物专利申请可能会出现一个新的增长高峰。

从空间分布来看，美国、日本和中国拥有抗病毒药物新技术较多，且显著领先于其他国家。其中又以美国抗病毒药物专利的价值度较高，以明显优势高于中国和日本。因此，美国在抗病毒药物研究领域的技术主导地位可见一斑。

美国、中国和日本三方的抗病毒药物技术创新各有偏重。从疾病角度来看，本国地区的高发疾病相关药物研发投入较多。由于饮食习惯等因素，在日本由诺如病毒、轮状病毒引起的感染性腹泻在学龄前儿童中的发病率很高[3]，故日本对诺如病毒和轮状病毒疫苗的技术研发较多。自第二次世界大战时期起登革热在东南亚地区流行，导致很多士兵感染死亡，美国便积极投入登革热疫苗的研究[4]。病毒性肝炎是世界流行性传染病，对全球各国都造成了重大的经济负担，而我国更是病毒性肝炎的高流行区，近年来死亡率一直居于我国法定传染病报告的前列[5]，因此抗病毒性肝炎药物在美国和中国均是重点研究对象。

技术方面，美国对融合蛋白技术研究较多，如具有免疫调节作用的融合蛋白[6]，用于疫苗和诊断学的新型纳米颗粒融合蛋白的研究等[7]。日本在提高NK细胞和T细胞的免疫活性[8]方面开展研究较多。中医药是中国的特色，传统中药因其"多组分、多靶点、多效应"等特点[9]在抗病毒治疗中具有独特的优势，可通过多靶点干预和调动机体内在免疫机制，调控病毒所致炎症反应，发挥积极作用。研发重点主要集中在对乙型肝炎病毒、呼吸道合胞病毒、流感病毒、单纯疱疹病毒和柯萨奇病毒等的预防与治疗方面[10]，如去氢穿心莲内酯、黄酮类化合物、炎琥宁等。此外，中草药由于其药源广泛、价格低廉、无毒副作用等优势在预防家禽、畜类疾病中常常用作饲料添加剂发挥抗病毒作用[11]。

2　抗病毒药物专利的申请人及其技术分布特点

拥有抗病毒药物专利较多的申请人主要来自美国，其中以美国的Gilead公司在本领域的技术占主导地位，专利在全球范围广泛布局，且专利价值度颇高。Gilead公司素来以抗病毒类药物为核心竞争力，其研究重点在于艾滋病、呼吸系统疾病、肝病等抗病毒药物的研发，具体研究涉及抗逆转录病毒药物的研发[12]、冠状病毒科病毒感染的药物开发[13]、含RNA聚合酶抑制剂的治疗病毒感染的组合物研究[14]等。药物涉及核苷类似物、嘧啶类、toll样受体等。本次新型冠状病毒肺炎所应用的药物瑞德西韦即是一种通过抑制病毒核酸合成而发挥抗病毒作用核苷类似物[15]，正是Gilead公司所研发。

中国抗病毒药物专利申请人中以中国医学科学院药物研究所拥有专利族数量最多，其抗病毒药物的研发重点在于酮内酯类抗生素、喹唑啉类化合物、白桦脂醇化合物、生物碱类化合物[16]的晶型、构效关系、药理学活性[17]及制备方法等。我国拥有的抗病毒药物专利数量最多的申请人为北京三元基因工程有限公司，以干扰素突变体及其衍生物，重组人干扰素的制备方法为其主要研发方向。如干扰素α突变体及其聚乙二醇衍生物[18]，干扰素α与硫酸庆大霉素的雾化吸入剂[19]等，其拥有专利的价值度较高。江苏康缘药业股份有限公司是一家致力于中药现代化，改进传统中药产品及研制新型中药制剂的中药生产、研发企业，抗病毒药物研发的重点是生物碱类、黄酮类化合物。

3 抗病毒药物专利的主要技术分布特点

对抗病毒药物专利的技术主题进行分析，结果显示，有机成分中含有 3, 4 二氢苯并吡喃结构的化合物，如儿茶素类化合物、香豆素衍生物、花青素、黄酮类化合物等研发较多，如：具有抗肝炎病毒作用的水飞蓟宾[20]、兼具抗病毒与抗肿瘤作用的青蒿素[21]；由表没食子儿茶素、没食子酸酯、单宁酸和黄芪多糖混合而成的用于抑制冠状病毒感染的组合物制剂[22]；富含黄酮类化合物和香豆素类化合物的植物药紫花地丁，在抗炎、抑菌、抗病毒和抗肿瘤方面功效的开发等[23]。

对植物的科属来源进行统计分析结果发现紫菀科或菊科植物（包括艾属、苍术属、菊属、蒲公英属等）的抗病毒功效开发最多，如一枝黄花、紫锥菊、杏香兔耳风等。现有研究表明菊科植物中广泛分布的萜类天然产物、噻吩类化合物具有显著的清热解毒、抗菌、抗病毒活性[24-25]。基于分子对接技术筛选获得潜在抗新型冠状病毒活性成分中具有代表性的成分之一即为紫菀中的紫菀五肽 A[26]。此外，豆科（如黄芪、甘草）、禾本科（如淡竹叶）和唇形科（如土茯苓、穿心莲）植物也多具有抗病毒功效。

对抗病毒药物的治疗活性统计发现，具有抗病毒活性的药物同时兼具抗肿瘤活性的比例较高。现有研究表明喹诺酮类[27]、植物抗菌肽[28]、喹啉及其衍生物[29]，以及蒽醌类[30]、多酚类[31]、黄酮类[32]植物提取物等多种成分同时具有抗病毒和抗肿瘤活性。这也提示我们，今后在药物开发中是否可以在两个领域的药物中相互寻找交叉点，在药物新用途的开发中寻找可能性。

4 结语

抗病毒药物的研发与病毒性疾病的流行呈一定的时间和空间相关性。未来 3 年抗病毒药物的研发可能呈现一个新的增长。美国在抗病毒药物技术领域占据首要地位，中国和日本紧随其后。传统中医药是中国在抗病毒药物研发领域竞争的特点和优势，但其技术创新还远远不够，海外布局和专利价值均有待加强。在有效抗病毒药物研发困难的环境下，中药的抗病毒作用及其有效成分的开发具有重要意义。本研究发掘的抗病毒药物的化合物成分结构、治疗活性交集、重点植物科属、技术热点和空白点、主要技术所有者等信息，希望能为今后抗病毒药物的研发工作提供一些思路与参考。

参考文献

[1] CAGNO V, TINTORI C, CIVRA A, et al. Novel broad spec-trum virucidal molecules against enveloped viruses [J]. PLoS One, 2018, 13 (12): e0208333.

[2] 谢智敏, 范晓波, 郭倩玲. 专利价值评估工具的有效性比较研究 [J]. 现代情报, 2018, 38 (4): 124-129.

[3] KOBAYASHI M, MIYAZAKI M, OGAWA A, et al. Sustained reduction in rotavirus-coded hospitalizations in children aged < 5 years after introduction of self-financed rotavirus vaccines in Japan [J]. Human Vac Immunother, 2020, 16 (1): 132-137.

[4] 林永丽, 李旭霞, 陈伯华. 美国登革热的研究现状 [J]. 疾病监测, 2012, 27 (5): 418-420.

[5] 刘小畅, 赵婷, 赵志梅, 等. 中国居民病毒性肝炎流行趋势分析 [J]. 预防医学, 2018, 30 (5): 433-437.

[6] 弗雷德哈钦森癌症研究中心. 免疫调节融合蛋白及其用途: CN, 107531805A [P]. 2018-01-02.

[7] KJ 生物科学有限公司. 用于疫苗和诊断学的 Dps 融合蛋白: CN, 105399833A [P]. 2016-03-16.

[8] CELLECTIS. Specific endonuclease gene inactivation by using the method for improving the functionality of a cell NK: JP, 2018519816A [P]. 2018-07-26.

[9] 寇爽, 李立, 姜帆, 等. 中药复方抗流感病毒作用机制研究概述 [J]. 中医杂志, 2014, 55 (10): 885-888.

[10] 朱文凯, 梁海燕, 马平川, 等. 中药抗病毒活性及其作用机制的研究进展 [J]. 江苏中医药, 2019, 51 (6): 86-89.

[11] 邵琪. 抗病毒中药在治疗疾病过程中的应用 [J]. 家禽科学, 2011 (11): 35-36.

[12] Gilead Sciences Inc. Antiretroviral agents: AU, 2015308907B2 [P]. 2018-10-18.

[13] Gilead Sciences Inc. 治疗沙粒病毒科和冠状病毒科病毒感染的方法: CN, 108348526A [P]. 2018-07-31.

[14] Gilead Sciences Inc. 用于治疗病毒感染之含 RNA 聚合酶抑制剂与环糊精的组合物: TW, 201919648A [P]. 2019-06-01.

[15] JOHN H, HANNAL H, PETER L, et al. Advances in respirato-ry virus therapeutics-a meeting report from the 6thisirv antiviral group conference [J]. Antivir Res, 2019, 167: 45-67.

[16] 祖勉. 黄酮衍生物体外抗流感病毒及抗炎活性评价 [A] // 中国药理学会第十一次全国学术会议专刊 [C]. 2011.

[17] 赵睿. 抗病毒药物的晶型研究 [A] //第三届中国晶型药物研发技术研讨会暨中国晶体学会药物晶体学专业委员会成立大会论文集 [C]. 2011.

[18] 北京三元基因工程有限公司. 干扰素 α 突变体及其聚乙二醇衍生物: CN, 102584980A [P]. 2012-07-18.

[19] 北京三元基因工程有限公司. 干扰素 α 与硫酸庆大霉素的雾化吸入剂: CN, 103721244A [P]. 2014-04-16.

[20] Madaus GmbH. Silibinin component for the treatment of hepati-tis: EP, 2392326B1 [P]. 2018-01-24.

[21] Georgetown University. Use of Artemisinin for Treating Tumors

Induced by Oncogenic Viruses and for Treating Viral Infections：US, 20190269648A1 ［P］. 2019 – 09 – 05.

［22］　中国人民解放军疾病预防控制所. 一种广谱性病毒感染抑制剂：CN, 105535012B ［P］. 2018 – 03 – 13.

［23］　李永生, 何希瑞, 杨燕, 等. 紫花地丁化学成分与药理活性研究新进展 ［J］. 环球中医药, 2013, 6 （4）：313 – 318.

［24］　师彦平. 西部中药多样性萜类成分的研究 ［A］//中国化学会第八届天然有机化学学术研讨会论文集 ［C］. 2010.

［25］　张丽. 三种药用植物次生代谢物结构及其生物活性研究 ［D］. 兰州大学, 2014.

［26］　马婧, 霍晓乾, 陈茜, 等. 基于 Mpro 和 PLP 筛选潜在抗新型冠状病毒中药研究 ［J］. 中国中药杂志, 2020, 45 （6）：1219 – 1224.

［27］　赵春景, 魏来. 喹诺酮类抗菌药物的抗肿瘤作用 ［J］. 中国药房, 2003 （10）：52 – 53.

［28］　郑兰兰, 陆强, 刘丹丹, 等. 植物抗菌肽的抗肿瘤活性及其临床治疗展望 ［J］. 国外医药 （抗生素分册）, 2017, 38 （6）：279 – 283.

［29］　JONATHAN R, SARA M, IVÁN D, *et al.* Synthesis of novel quinoline-based 4, 5-dihydro-1H-pyrazoles as potential anticancer, antifungal, antibacterial and antiprotozoal agents ［J］. *Eur J Med Chem*, 2017, 131：237 – 254.

［30］　郑言博, 马卓. 蒽醌类化合物抗菌与抗肿瘤活性的研究进展 ［J］. 湖北中医杂志, 2012, 34 （2）：74 – 76.

［31］　陆雪莹, 热依木古丽·阿布都拉, 李艳红, 等. 新疆石榴皮总多酚有效部位的抗氧化、抗菌及抗肿瘤活性 ［J］. 食品科学, 2012, 33 （9）：26 – 30.

［32］　何忠梅, 白冰, 王慧, 等. 千里光总黄酮体外抗肿瘤和抗病毒活性研究 ［J］. 中成药, 2010, 32 （12）：2045 – 2047.

编辑：王宇梅/接受日期：2020 – 08 – 01

中国新药注册与审评技术双年鉴（2022 年版）

第二章　新药研发与注册管理

2.1　新型冠状病毒肺炎疫苗和药物注册

重大突发公共卫生事件下药物临床试验管理对策

彭　朋，元唯安，胡薏慧，汤　洁

（上海中医药大学附属曙光医院国家药物临床试验机构，上海 201203）

[摘要]　本文拟通过针对疫情防控所采取的措施及临床试验质量保证的角度，探讨重大突发公共卫生事件下药物临床试验的管理对策。面对重大突发公共卫生事件，临床试验机构应根据相关规定采取防控措施，伦理委员会、研究者、申办者也要尽可能利用各种渠道减少对试验质量的影响。重大突发公共卫生事件是对药物临床试验机构应急能力的挑战。相关从业人员需转换思维模式，推进各方合作，全面提升管理能力。

自 2019 年新型冠状病毒肺炎（coronavirus disease 2019, COVID-19）暴发以来，全国 31 个省级行政区相继紧急启动重大突发公共卫生事件一级响应。该病毒具有传染性强、传播快、流行范围广、防控难度较大等特点[1]。疫情的蔓延会对人类健康、公共卫生、经济发展产生极大的影响[2]，不仅如此，本次疫情对药物研发过程中的重要环节——临床试验工作影响也是巨大的，尤其是在研的试验能否有效开展，并减少疫情带来的不利影响，是对相关从业人员应急能力的考验。笔者拟针对疫情防控和尽可能保证试验通畅运行"两手抓"，结合《药物临床试验质量管理规范》（good clinical practice, GCP）有关要求，提出一些重大突发公共卫生事件下的管理对策，以供同行探讨。

1　针对疫情防控采取的措施

1.1　相关人员的流行病学调查

所有受试者与 GCP 从业人员［机构、伦理、研究医生、研究护士/临床研究协调员（clinical research coordinator, CRC）、监查员等］，到医院工作或随访，需登记 14 天内有无往来重点疫区、与重点疫区人员或确诊患者（包括疑似）是否有接触史、有无疑似症状。凡有上述情况者，严禁来院，提醒按有关规定做好隔离，并如实记录。原则上，每次随访必须佩戴口罩，注意手卫生，并增加测量体温（随访前增加提醒）。提前准备好口罩、消毒液、非接触式红外体温计等物资。

1.2　在研及待审核项目的管理

研究团队按方案要求做好受试者随访工作，尽量电话随访；若因交通封闭等原因导致无法到院随访，如实记录并报方案违背；到医院的受试者应避开发热门诊等可能带来感染风险的区域，不在医院随便走动；合理预约访视时间，尽量避免集中访视；关注受试者心理健康及家属健康

状况。如无特殊情况，不建议监查员及 CRC 到医院办公，推荐通过电话、网络办公。除了针对疫情适应证开展的临床试验外，不启动任何新的临床试验项目，已启动项目不入组新受试者，原则上不开展Ⅰ期临床试验和生物等效性（bioequivalence, BE）试验以减少人员聚集和流动，降低传播疾病风险。在不宜召开伦理审查会议的情况下，考虑视频会议审查，尤其针对疫情防治的临床试验，伦理委员会要反应迅速，采用紧急视频或电话会议审查，通过邮件、微信等即时通讯工具沟通相关问题，尽快给出审查意见。对于正在合同签署阶段的项目，也应避免申办方人员来院，可通过现代通讯技术讨论工作。如果条件允许，可以考虑采用电子公章，以解决疫情下物理印章难以获得且耗时较长的问题。

2　减少对试验质量的影响

2.1　伦理委员会

对于不会对受试者权益产生影响或有利于受试者保护的方案违背、方案修改或严重不良事件（serious adverse event, SAE）应尽量采用快速审查的方式。疫情期间递交的伦理相关文件，先接受电子版文件，在疫情结束后，补交纸质文件并书面说明原因。伦理委员会在特殊时期应协助研究团队共同了解试验进展，避免 SAE 的漏报。对于不影响受试者疗效和安全性的方案违背，伦理审查时不应判定为研究者执行方案问题，也不必要求研究者额外参加 GCP 培训。

2.2　研究者

2.2.1　随访和检查　研究者开展临床试验时，应该将受试者的安全问题放在首位。需评估研究方案是否会明显受到疫情影响，如果是，应该及时申请方案修正（如慢性病项目考虑延长随访、检查时间窗）。在对受试者进行电话随访

时要及时了解受试者的相关信息（包括合并用药、健康状况等），甚至关注频率要比平时更高，特别关注和疫情相关的症状、体征，并提醒疫情防控相关注意事项。需要检验或检查的访视，可以考虑接受当地社区医院的结果。对社区医院无法开展的特殊检查且受试者不在研究中心所在市/区的情况，可在受试者所在地的医院进行，医院选择的优先级顺序建议为：参加同一试验的中心、具有 GCP 资质的医院、其他医院；同理，对方案要求中心实验室检查项，若因疫情导致困难，可以采用本地检查结果。

2.2.2　药物管理　受试者不方便到医院取药时，可选择具有资质的快递公司寄送药物给受试者，确保运输过程中的温湿度符合方案规定的保存条件，药物管理员记录药物批号、规格、数量、运单号等。对于必须到医院取药或必须在医院用药（如注射剂）的情况，提前和受试者约定时间并确认其健康状况，提醒做好个人防护。药房在可能的条件下，保持通风，定期消毒。

2.2.3　安全性　安全性评价中的一项重要指标是 SAE 的处理、记录和报告。受试者因为疫情防控原因，需要在家隔离，不应视作 SAE，但如果受试者处于需要接受医院医学观察的隔离状态，则必须视为 SAE，并严格按照 SAE 相关流程上报。研究者获知 SAE 后应及时与受试者沟通，提醒做好相关的治疗，研究者也要及时和收治该 SAE 的主管医师沟通，了解疾病进展、合并用药、检查等情况。

2.3　申办者及监查员

监查是药物临床试验质量保证体系中的重要环节。监查员在疫情期间应利用互联网平台对研究者进行培训和沟通，及时了解试验过程中存在的问题，重点关注纳入排除标准、安全性指标、主要疗效指标、合并用药等。必要时，申办者与研究中心合作建立远程监查平台，医院数据脱敏后同步至外网服务器，只能由被授权人员登录查看，使监查员了解试验实时进展。也可以疫情为契机推广远程监查平台的使用，使之逐步成为今后监查员远程办公的手段

中国新药注册与审评技术双年鉴（2022 年版）

之一。

3　结语

重大突发公共卫生事件具有传播的广泛性、危害的严重性、治理的复杂性等特点，是对全社会应急响应、科学决策、救治生命、阻断传染综合能力的挑战。面对重大突发公共卫生事件，国内多数临床试验机构为了不耽误机构及伦理相关审查备案工作，能够采取邮件受理方式或允许电话预约后现场受理[3]。药品监管部门应在遵守相关法规和确保试验药物安全性、有效性的前提下，通过快速审评审批等方式推动疫情相关临床试验的迅速开展[4]。在疫情防控的同时，使疫情对临床试验的"不良反应"降到最低，需要临床试验所有相关人员转换思维方式，探索基于"互联网＋"临床试验管理模式，推进各方合作，在遵循 GCP 基本原则的前提下实现数据共享，从而全面提高临床试验质量和管理能力。

参 考 文 献

[1]　张晓雨，赵晨，孙杨，等. 推动建立临床试验协作与共享机制：疫情蔓延期的战略思考 [J]. 中医杂志，2020，61（8）：650 – 654.

[2]　张静，李继恩，梁艳萍，等. 基于新发传染病的应急防控机制及措施的实践探讨 [J]. 中国医药指南，2019，17（16）：291 – 292.

[3]　贾雨婷，蔡芸，梁蓓蓓，等. 严重急性呼吸综合征冠状病毒 2 突发疫情对 GCP 领域发展影响的调研分析 [J]. 中国新药杂志，2020，29（7）：766 – 772.

[4]　李艳蓉，崔一民，王海学，等. 美国突发公共卫生事件医疗对策对我国药品审评审批和监管的启示 [J]. 中国临床药理学杂志，2020，36（7）：907 – 911.

编辑：赵文锐/接受日期：2020 – 05 – 27

基于新型冠状病毒肺炎疫情中药新药注册的思考

朱雪琦，程金莲，刘清泉

（首都医科大学附属北京中医医院，北京 100010）

[摘要]　中医药在此次新型冠状病毒肺炎（以下称新冠肺炎）疫情的防治中发挥了重要作用。在疫情严峻、救治优先的背景下，新冠肺炎的临床研究是分阶段分层次进行的，因此应以发展的眼光看待中药临床研究定位。随着临床治疗的不断深入，体现基于临床价值的时效性；同时以发展的眼光看待新冠肺炎临床研究及取

得的临床研究证据，利用好这些研究成果。本文结合国家陆续出台的一系列新药注册审评政策，从用于注册审评证据、中药人用经验证据、古代经典名方制剂的审批、证候药的研发和中药网络药理学的应用等方面，探讨了新发突发重大传染病中药新药注册审评的思考。

自 2019 年 12 月起，新型冠状病毒肺炎（以下简称为新冠肺炎）疫情在全球发生及蔓延。在这场疫情阻击战中，中医药在武汉、全国及部分国外的医疗战场上发挥了重大作用，成为救治患者的一个重要"武器"。但中药临床疗效如何确证，临床观察有效方药如何筛选评价从而进一步研发注册新药或增加适应证，在实践中面临了一系列困境，在一定程度上成为中医药深度参与诊疗全过程、诊疗方案快速推广、有效方药和中成药及时投向救治一线掣肘。本文将基于此次新冠肺炎疫情，谈谈中药疗效评价及对中药新药注册的思考。

1 中医药治疗新冠肺炎的理论认识

吴又可所著《瘟疫论》成书于明末清初疫病流行时期，是第一部系统研究急性传染病的医学专著，书中提出了对瘟疫病因病机的认识，认为瘟疫是由感受天地之异气——"疠气"引起。"疠气"致病有物种偏中性；一气自成一病；"诸窍"皆有可能传播，"有天受""有传染"，主要"自口鼻入"；受病情况以及是否致病取决于杂气的量、毒力、人体的正气抵抗力强弱和受邪浅深；病证复杂多变，根据病位传遍有不同表现，早期病位在"半表半里"，继而表里分传，重者"正气脱，不胜其邪"，有"气不足以吸，言不足以听，或欲言而不能"的危重表现。在此次疫情中，中医专家深入疫区，对大量临床病例进行了观察分析，认识到新冠肺炎的病原特点、传播流行及致病特点都与"疠气"致病相合。由此认为导致此次新冠肺炎疫情的新型冠状病毒即为本次致病的"疠气"。基于上述理论，逐渐总结出了涵盖新冠肺炎全程的治疗原则，即在无特效药的情况下可"时疫初起，疏利为主"；暴解之后，宜调养正气，清肃余邪；出院患者应注意调摄，恢复自身元气，避免劳复、食复、自复[1]。

2 中药治疗新冠肺炎疗效评价概况

在对疾病认识和治疗的早期摸索阶段，研究报道多为各地区各团队的临床观察分析和经验总结。对疾病的中医理论阐述不完全一致，治则治法各有不同。这些临床第一手信息为疾病中医理论认识的逐步完善和治疗经验的积累，以及专家组制定诊疗方案提供了宝贵的资料，为疫情期间各层级医院的救治提供了重要参考，且收集的数据仍可用于后续进一步挖掘。但不能否认的是，临床病例总结缺乏研究设计，证据等级较低，对疗效评价的支持十分有限[2-4]。

国家及各省市相继发布多版新冠肺炎中医诊疗方案后，中医界学术认识及治疗思路逐渐统一，治疗基本遵循分期、分型论治的原则，相应前瞻对照性临床研究逐步开展。如由钟南山院士主持的连花清瘟胶囊治疗新冠肺炎的有效性和安全性研究[5]，设计为多中心开放性随机对照试验，共纳入 284 例患者进入随机分组，分为连花清瘟胶囊合并常规治疗组和常规治疗组，观察期 14 天。其他发表的中医治疗随机对照临床研究文献，设计上与此研究基本相同，采用中药联合西医常规治疗对照西医常规治疗，但大多样本数较少，随机设计不明确，试验质量控制和症状性不良事件关注不够。在疫情紧迫、救治优先的背景下，前瞻性随机对照研究的实施面临很大挑战。有学者开展了前瞻性或回顾性队列研究[6-8]，前者有研究尚在进行之中，后者已发表的文献较少，且样本量较小。

在循证医学证据等级中，高质量的 Meta 分析与高质量的大样本多中心随机对照临床试验一样，被认为是质量最高的证据级别。中药治疗新冠肺炎的 Meta 分析文献，虽然分析结果均显示中西药联合治疗在改善主要症状等方面优于单纯西药治疗，且安全性良好，但纳入文献质量主要存在如下问题：研究样本量较小；未实施盲法或未提及分配隐藏；诊断标准不尽相同；无法按照中医辨证论治；单臂试验占一定比例。总体来讲，符合纳入条件并可以进行疗效统计的文献较少，样本量较小，文献质量偏低。在此基础上的 Meta 分析质量较低[9-12]。

3 新冠肺炎临床研究的思考

3.1 基于临床价值，新冠肺炎中药临床研究定位要体现中医药的特色和优势

研究的定位要基于"临床价值导向"。在新冠肺炎防控中，随着对疾病认识的逐渐深入、治疗过程中不断面临新的问题，中医药应用的点也越来越多。对于轻型和普通型能够有效缓解症状，如发热、乏力、咳嗽等，减少轻型、普通型向重型、危重型发展，提高治愈率、降低病亡率。对于重型、危重型能够辅助改善呼吸、循环功能。如患者使用呼吸机后极易出现人机对抗、腹部胀满、大便秘结，影响血氧饱和度，使用中药通腹泄热的承气汤类方药后，胀满消除，大便泄通，血氧得到有效提升。又如重症患者气管中有果冻样痰，影响肺通气，使用中药治疗化痰后，肺通气得到有效改善。此外，个案发现经过验证也可能成为中药临床研究新的临床价值，如有新冠核酸抗原长达 140 天不转阴的个例，经加用中药治疗两周后转阴。总之，中

中国新药注册与审评技术双年鉴（2022 年版）

药这些新的临床定位都是在疾病诊治过程中通过不断解决新出现的临床问题形成的。临床研究要关注不断出现的新需求，发现新的临床定位，以体现更多中医药的特色和优势。

现阶段疫情平稳，短暂清零并不意味着防治工作的结束，一方面受全球影响仍需警惕疫情在国内卷土重来；另一方面，新冠肺炎是新发传染病，中药临床研究还有更多的事情要做，还有很多切入点可寻找。患者病毒抗原转阴，脱离危险也并不意味着治疗结束。一些恢复期的患者，病毒核酸检测转为阴性后仍有乏力、咳嗽、食欲不振、精神状态差等症状，或者留有肺部炎症渗出。中医药在改善症状、帮助康复等方面有明显的优势。此外，重型和危重型感染者的后遗损害，即由于疾病本身的自然进程或用药引起的二次损害也相当值得关注。这些都是可以基于临床需求发现的中药临床研究新定位。

巩固疫情防控成果，需要做好中医药治疗新冠肺炎临床总结，对临床救治有效的方案、方剂开展机理研究，并加快成药性研究或者增加临床适应证研究。从长远看，有利于中医药更好地融入国家传染病防控体系，发挥更大作用。

3.2　用分阶段的思路看待新冠肺炎临床研究及取得的临床研究证据

新冠肺炎的临床研究是分阶段分层次进行的，在早期通过小样本的临床研究取得初步证据，修订诊疗规范，不断完善，逐渐开展临床研究验证。新冠肺炎是新发、突发传染病，医学界对其疾病本身的认识是一个从不了解到逐步了解的过程，临床研究也有一个过程，因此要用分阶段的思路看待已有的临床研究及取得的证据，利用好这些研究成果。

要以发展的眼光看待中药临床研究定位随着临床治疗的深入而不断深入，体现基于临床价值的时效性；同时以发展的眼光看待新冠肺炎临床研究及取得的临床研究证据，利用好这些研究成果。

4　新发突发重大传染病中药新药注册审评的思考

4.1　用于注册审评证据的考虑

新药注册审评始终关注有效性和安全性。回顾此次中医药治疗新冠肺炎的经验，主要治疗药物有深入发掘经典形成的古代经典名方变化方，如化湿败毒方、宣肺败毒方、清肺排毒汤；有结合专家临床实践形成的临床经验方，如广州市第八人民医院的"透解祛瘟颗粒（肺炎 1 号方）"；有医疗机构制剂，如北京中医医院苍麻化毒颗粒、清肺败毒颗粒，湖北省中医院的清肺达原颗粒等[13]；也有已上市中药增加适应证，如金花清感颗粒、连花清瘟胶囊。这些中药在新冠肺炎的防控中发挥了重大的作用，显示了较好

的安全性和疗效。但正如前文所述，在新冠疫情早期，临床研究条件有限，多数临床研究文献证据级别不高，不能满足新药注册的要求。目前疫情趋于平稳，只有散发病例，开展满足统计要求的前瞻性随机对照试验已经不可能。真实世界研究因其较好的可行性，占据新冠肺炎临床研究的半壁江山。为了巩固中医药抗疫的成果，建议充分利用好已有研究数据，对于前瞻性随机对照试验数据或者真实世界数据证据，如果能显示疗效并能预测其临床价值，建议在突发公共卫生事件的背景下可以作为批准上市的依据或者修订说明书增加适应证的考虑。如广东省药监局采纳了广州市第八人民医院新冠治疗经验方"透解祛瘟颗粒（肺炎 1 号方）"的回顾性研究真实世界证据，批准为医疗机构制剂[14]。

4.2　中药人用经验证据的考虑

与化学药物的研发思路"疾病的病理机制→针对病理机制筛选化合物→动物实验安全有效→人体临床试验验证"不同，中药多是在中医理论指导下组方，"人用经验安全有效→动物实验安全有效→人体临床试验验证"，这样的研发思路在此次新冠肺炎的防治中体现了重要优势。疫情发生后，中医专家在中医理论指导下，总结既往治疗疫病的经验，快速形成了指导方案用于临床，同时根据临床使用的反馈不断优化。因此中药的人用经验是中药新药研发证据链的重要组成，其重要性也受到行业关注。国家药品监督管理局综合司于 2020 年 4 月公布的《中药注册管理专门规定（征求意见稿）》[15]明确提出"人用经验证据要求与申报资料合理减免"的情形。但仍有一些问题亟待明确，如人用经验对药物安全性、有效性的支持程度如何考量；来源于医疗机构制剂的申报资料豁免条件中，处方组成与既往临床应用基本一致，"基本"如何考量，具体考量因素和能落地的实施细则需要临床、药学等领域专家反复论证。以专家经验方作为人用经验证据为例，来源于国医大师、名老中医等临床专家经验的处方，很多无法提供具体应用的病例资料，原则上应认为为人用经验证据，但需要对专家的学术地位、诊治范围进行评估，专家的专长与处方的适应证应一致，以体现专家经验方是专家多年经验总结。

4.3　古代经典名方制剂的审批考虑

古代经典名方制剂审批简化，来源于古代经典名方的中药复方制剂可仅提供非临床安全性研究资料，并直接申报生产，这是国家为经典名方开出的"绿色通道"，是推动中医药发展的重要举措之一。但是经典名方制剂研发缺乏抓手。随着时代的变迁，疾病谱、病名、道地药材使用及常用制剂类型等都在发生变化，如古代"霍乱"指上吐下泻的症状，"呕吐而利，名曰霍乱"，类似于现在的急性胃肠炎，但现代"霍乱"是一种甲类传染病，是一种由霍乱弧菌引起的烈性肠道传染病。名称虽同，但所指迥异。再

如小青龙汤，古方是汤剂，但是如果成药，汤剂携带、保存和流通非常不便。因此虽然国家中医药管理局发布了古代经典名方目录，仍尚无按照注册要求研发成功的案例。因此古代经典名方制剂的审批在简化的基础上还要创新，如适应证，是用来指导和规范临床使用的，应在参考古代主治的基础上，完成古代病名与现代病名的对照，认可古方今病，弃用引起歧义的古代病名；剂型考虑安全、适用、使用方便，除认可原剂型外，对于颗粒剂等现代应用较广、安全性好的剂型予以认可。适应证古代和现代不同的情况，可提供真实世界证据辅助考虑。

4.4 证候药的研发考虑

中医证候是指对疾病所处的一定阶段的病机概括，或非疾病机体一定阶段的机体状态的概括，是中医认识疾病的思维方式，本质上是辅助辨证论治的依据。证候离不开疾病，没有脱离疾病的证候，如我们所熟知的具有滋阴补肾功效的六味地黄丸，原方出自宋代钱乙《小儿药证直诀》，用于小儿肾阴虚不足所致的发育迟缓，并非证候药；再如传染病，一种特定的传染病必然有对应的证候，即主证候，新冠肺炎的中医证候为湿毒疫病，临床上所见的挟痰、挟热、挟瘀等俱为兼证。因此，研究证候不能脱离疾病，单纯证候药的临床价值存疑，建议证候药研究与疾病研究相辅相成，病证结合，或者证病结合，以免脱离中药研发"体现临床价值"的主旨。

4.5 中药网络药理学的应用

新发突发传染病疫情下，用于支持中药新药审评的非临床有效性研究因新冠肺炎动物模型缺乏而受限，很难开展，仅有个别报道在健康动物上的疗效机制研究[16]，不能说明新冠肺炎疾病模型下的疗效机制。网络药理学在体外虚拟筛选潜在药效物质、作用靶点及通路，构建"药物-靶标-疾病"多层次网络联系，初步预测药物作用机制，已应用于中药单药、药对和复方药效物质基础和作用机制的研究[17]，为中药药理活性的微观解释提供了一种有效途径。目前对于新冠肺炎治疗的中药网络药理学研究，主要集中在国家发布的中医诊疗方案中推荐的方剂和中成药，研究结果在分子水平一定程度上揭示了中药通过调节人体免疫炎症反应保护重要器官和抗病毒的作用[18-24]。考虑到动物模型很难在短时间内建立，而且中药多成分、多靶点和作用途径复杂等特点，建议采用中药网络药理学研究作为新发突发传染病疫情下中药非临床有效性研究的证据之一。

综上所述，新冠肺炎新发突发传染病疫情给中药新药研发和审评思路的转变带来新的契机，应本着"临床价值导向"的理念，在新药研发、已上市药增加适应证的审评中，考虑已显示疗效并能预测临床价值的数据和证据的合理使用，为临床提供安全有效的药物。

参 考 文 献

[1] 张淑文，曲永龙，秦思，等. 从《温疫论》"疠气"学说探讨对新型冠状病毒肺炎的中医认识 [J/OL]. https://kns.cnki.net/kcms/detail/11.5635.R.20200708.1703.006.html.

[2] 卢幼然，王玉光，焦以庆，等. 新型冠状病毒肺炎中医证治研究进展 [J/OL]. http://kns.cnki.net/kcms/detail/11.2166.R.20200520.1153.002.html.

[3] 刘清泉，夏文广，安长青，等. 中西医结合治疗新型冠状病毒肺炎作用的思考 [J]. 中医杂志，2020，31（6）：463 - 464.

[4] 薛博瑜，孙丽霞，万凌峰，等. 基于案例解析新型冠状病毒肺炎的常用治法 [J]. 江苏中医药，2020，52（4）：14 - 17.

[5] HU K, GUAN WJ, BI Y, et al. Efficacy and safety of Lianhuaqingwen capsules, a repurposed Chinese herb, in patients with coronavirus disease 2019：a multicenter, prospective, randomized controlled trial [J]. Phytomedicine，2020，doi：10.1016/j.phymed.2020.153242.

[6] 李承羽，张晓雨，刘斯，等. 血必净注射液治疗新型冠状病毒感染的肺炎（COVID-19）证据基础及研究前瞻 [J]. 中医药，2020，22（2）：242 - 247.

[7] 张从玉，张帅，王婉，等. 血必净治疗新型冠状病毒肺炎的临床疗效观察 [J/OL]. http://kns.cnki.net/kcms/detail/42.1204.r.20200409.1637.002.html.

[8] 姚开涛，刘明瑜，李欣，等. 中药连花清瘟治疗新型冠状病毒肺炎的回顾性临床分析 [J]. 中国实验方剂学杂志，2020，26（11）：8 - 12.

[9] 张文斌，刘利男，王震，等. 连花清瘟联合西医治疗新冠肺炎普通型患者疗效及安全性 meta 分析 [J/OL]. https://doi.org/10.13210/j.cnki.jhmu.20200528.001.

[10] 杨猛，杨少华，杨眉，等. 中药连花清瘟治疗新型冠状病毒肺炎的系统评价 [J]. 中国药物评价，2020，37（2）：126 - 130.

[11] 杲春阳，宋昌梅，付燕来，等. 中西医结合治疗新型冠状病毒肺炎疗效的系统评价 [J]. 陕西中医药大学学报，2020，6：117 - 125.

[12] 漆国栋，漆伟，江琼，等. 连花清瘟结合西医方案对新冠肺炎普通型患者疗效的系统评价 [J/OL]. http://kns.cnki.net/kcms/detail/34.1268.r.20200410.0909.002.html.

[13] 王楠，沈丽鸽，李慧. 中药防治新冠肺炎院内制剂技术分析 [J]. 中国发明与专利，2020，1（4）：50 - 54.

[14] 刘钊晖，罗玉冰，方维，等. 透解祛瘟颗粒（肺炎 1 号方）应急审批创新研究 [J]. 中国食品药品监管，2020（2）：14 - 21.

[15] 国家药品监督管理局综合司. 中药注册管理专门规定（征求意见稿）[EB/OL]. (2020 - 04 - 30). http://www.nmpa.gov.cn/WS04/CL2101/376953.html.

[16] 吴高松，钟婧，郑宁宁，等. 清肺排毒汤对大鼠整体代谢及肠道菌群的调节作用研究［J/OL］. https：//doi. org/10. 19540/j. cnki. cjcmm. 20200609. 201.

[17] 董培良，李慧，韩华. 中药网络药理学的应用与思考［J/OL］. https：//doi. org/10. 13422/j. cnki. syfjx. 20201740.

[18] 郑雅，刘志强，朱晓芹，等. 基于网络药理学和分子对接探讨血必净注射液治疗新型冠状病毒肺炎（COVID-19）的作用机制［J/OL］. https：//kns. cnki. net/kcms/detail/11. 4822. R. 20200701. 1737. 008. html.

[19] 赖庆来，梁爱武，何妙仪，等. 化湿败毒方治疗新型冠状病毒肺炎的药理学机制探讨和网络药理学研究［J］. 天然产物研究与开发，2020，32：909 – 918.

[20] 沈浮，付中应，吴泳蓉，等. 基于网络药理学及高通量分子对接研究金花清感颗粒中结合 SARS-CoV-2 特定靶蛋白的活性化合物干预 COVID-19 的潜在分子机制［J/OL］. http：//kns. cnki. net/kcms/detail/11. 5699. R. 20200421. 0949.

004. html.

[21] 周梦琪，杨璐平，马浩洁，等. 清肺排毒汤干预新冠肺炎细胞因子风暴机制的网络药理学研究［J］. 海南医学院学报，2020，26（10）：721 – 729.

[22] 王毅，李翔，张俊华，等. 基于网络药理学的宣肺败毒汤治疗新型冠状病毒肺炎机制研究［J］. 中国中药杂志，45（10）：2249 – 2256.

[23] 林嘉荣，郑慰武，曾贵兴，等. 金花清感颗粒治疗新型冠状病毒肺炎网络药理学的研究［J/OL］. https：//doi. org/10. 13863/j. issn1001-4454. 2020. 09.

[24] 曹如冰，马清林，徐倩娟，等. 新型冠状病毒肺炎诊治方案推荐医学观察期四种中成药对 COVID-19 的潜在共性机制分析［J/OL］. https：//doi. org/10. 13412/j. cnki. zyyl. 20200603. 006.

编辑：王宇梅/接受日期：2020 – 07 – 23

突发传染性疾病疫情下相关临床研究面临的伦理问题及对策

程金莲[1]，王美霞[2]，肖　爽[1]，李　博[1,3]，王　晶[1]，刘　声[1]，朱雪琦[1]，王　彦[1]，刘清泉[1]

（1 首都医科大学附属北京中医医院，北京 100010；2 首都医科大学附属北京佑安医院，北京 100069；3 北京市中医研究所，北京 100010）

［摘要］　2019 年 12 月出现的新型冠状病毒肺炎（以下简称新冠肺炎）迅速蔓延，迄今没有确认有效的抗病毒治疗方法。在治疗的不确定性、一度混乱以及恐慌氛围下，新冠肺炎相关临床研究开展中面临诸多伦理问题。本文以新冠肺炎为例，从突发传染病临床研究的迫切性对传统伦理审查方式的挑战、平衡研究者疫情下救治保障与参加临床研究的冲突、受试者的知情同意、额外的研究风险几方面探讨突发新发传染病疫情下开展相关临床研究面临的伦理问题及对策。在突发疫情下，我们同样需要遵循通用的临床研究规则和伦理规范，平衡突发疫情带来的问题，保护受试者安全，保障临床研究顺利开展，推进医学科学发展。

我国国家卫生健康委员会已将新型冠状病毒肺炎（Corona Virus Disease 2019，COVID-19，以下简称新冠肺炎）纳入《中华人民共和国传染病防治法》规定的乙类传染病，并采取甲类传染病的预防、控制措施[1-2]。其可能的传播方式是经飞沫传播、接触传播以及不同大小的呼吸道气溶胶近距离传播[3]。目前没有确认有效的抗病毒治疗方法[4]。截至 2020 年 4 月 23 日，我国累计确诊 84302 例，累计死亡4642 例，海外累计确诊 2551464 例，累计死亡 179695例[5]，新冠肺炎在我国已基本控制，但海外形势仍很严峻。在突发传染病疫情暴发之际，通常面临问题是临床一线缺乏有效安全的防治用药，迫切需要开展临床研究寻找有效的治疗办法；而另一方面，临床研究必须满足相关的法律、

法规和要求。如何能在突发传染性疾病疫情下，快速、有效、合规地组织和完成临床研究，保证临床试验规范，结果科学可靠，保护受试者的权益并保障其安全，需要监管部门、研究人员和受试者等共同努力。本文以新冠肺炎为例，就突发传染性疾病疫情下开展相关临床研究面临的伦理问题与大家探讨。

1　突发传染病临床研究的迫切性对传统伦理审查方式的挑战

1.1　是否适合简易审查程序

新冠肺炎是新发的、突发的传染病，目前需要快速组织临床研究，以了解疾病流行病学特点、筛选和优化有效

的治疗药物和方案，迅速开展临床研究势在必行，作为临床研究前端的伦理审查也需要快速有效组织。那么疫情突发、时间紧迫，伦理委员会是否可以简易审查程序的方式进行伦理审查呢？

通常伦理委员会定期安排伦理审查，对于首次提交伦理审查的临床研究项目，一般应采用会议审查方式，对于研究风险不大于最小风险，不涉及弱势群体和个人隐私及敏感性问题的研究可考虑简易审查程序[6]。原国家卫生和计划生育委员会《涉及人的生物医学研究伦理审查办法》"伦理审查时应当通过会议审查方式，充分讨论达成一致意见"[7]。在中国临床研究注册中心注册的关于新冠肺炎的临床研究涉及上市药的新适应证开发、干细胞研究等，显然，绝大多数新冠肺炎相关临床研究非不大于最小风险的研究，因此不适用于快速审查，各种以疫情突发、研究紧迫为理由而采用简易审查程序也与现行的伦理审查办法相悖。在紧急情况下，建议对于初审的研究项目应该开启适当的绿色通道和"加急审查"机制，即"加急"的程序和适当的伦理讨论过程。这与"简易程序审查"含义不同，"加急"特指安排审查时间上的缩短，即尽快审查，而简易程序则更强调程序上的简易，不是符合法定人数的会议审查[8]。

1.2 远程会议模式的应用

面对突如其来的疫情，控制疫情的主要措施之一是切断传播途径[3]，减少人群聚集，那么现场的伦理会议审查是否可行与合适？首先，任何的人群聚集都有可能使参会人员染疫，扩大疫情，委员到开会现场的途中有被病原体感染的风险，开会的过程中，有呼吸道传播的风险，也有接触污染的会议资料等风险。其次，委员也可能去支援疫区或者被隔离，这些因素也给符合法定参会人数的现场审查会议带来困难。与此同时，网络交流技术取得了很大成绩，线上会议工具也给线上会议提供了众多选择，保证会议的图像和语音满足会议要求。因此，突发传染性疾病疫情下，建议伦理审查会议选择线上会议或者线下线上相结合的形式。世界中医药联合会医学伦理审查委员会组织专家编写了《采用远程会议模式实施伦理审查的操作指引》[9]，为线上会议执行提供了可借鉴的操作规范。

1.3 中心伦理审查或区域伦理审查的推进

临床研究多中心合作实施已成为常态，各个中心机构伦理委员会各自审查给研究的实施造成了负担，可能使项目启动延迟。2017年中共中央办公厅和国务院办公厅印发的《关于深化审评审批制度改革鼓励药品医疗器械创新的意见》明确指出，要完善伦理委员会机制、提高伦理审查效率。文件出台后，行业积极响应，各地成立了多个区域伦理委员会，但是区域伦理委员会真正开展伦理审查工作的非常少。自新冠肺炎疫情暴发以来区域伦理审查也有了突破性进展，在中国临床试验注册中心（www.chictr.org.cn/）注册的牵头单位

为成都中医药大学附属医院，两项临床研究（注册号为ChiCTR2000029549和ChiCTR2000029550）均由四川中医药区域伦理审查委员会审批通过，说明区域伦理委员会是可以在提高审查效率上有所作为的。如果各区域伦理委员会能够有效利用契机，可以在机制探索、工作推进上实现突破。

此次新冠肺炎疫情以来，各地已紧急启动了一批新冠肺炎相关临床研究，截至2020年2月19日，在中国临床试验注册中心注册的新型冠状病毒感染相关临床研究达165项，而且多项研究为多中心，因此对于多中心伦理审查效率的需求更为迫切。中心伦理协作审查机制体现了优势，北京市卫生健康委员会发出倡议率先在北京市组建了北京市医学伦理审查互认联盟并制定了互认规则和具体实施方案，要求伦理审查互认联盟成员单位接受中心伦理的审查意见。北京市卫生健康委员会的举措提高了伦理审查的效率，推动了伦理审查互认落地，也可以认为新冠肺炎疫情对伦理审查紧迫性的需求促进了伦理审查互认工作的实质性进展。

2 平衡研究者疫情下救治保障与参加临床研究的冲突

作为一种新发突发急性传染病，新冠肺炎疫情暴发之际，患者激增，临床面临着能收治感染者的医院不足、床位不足、医护人员不足、防护用具不足和消毒隔离不足等资源严重不足的问题。研究人员本身承担着繁重的医疗工作超负荷运转，而同时可能没有时间和精力完成临床研究实施中与受试者沟通知情同意并获得受试者签字、入组筛查、按方案访视要求完成各个访视点的观察等临床研究任务，因此使得研究者没有充足的时间和精力履行关心临床研究受试者的义务，履行按照方案要求完成临床研究获得真实有效试验数据的职责。因此，在疫情早期研究者救治保障与参加研究的时间和精力有很大的冲突，由此带来的隐患是受试者保护不充分、临床研究的质量不可靠。

应对这种现状，在突发新发传染病疫情下，开展相关临床研究应做哪些准备？首先，加大临床医护人员的投入。疫情早期，在人员严重不足的情况下，保证临床救治的需要高于任何研究的需要，临床的数据可以通过个案报道、回顾性研究等作为研究资料的一部分。随着国家医疗资源的调配和投入增大，短缺和不足的情况缓解，给临床研究的开展提供了必要的人员和条件的支持。其次，前线与后方通力合作。在门诊或者病房收治新冠肺炎的临床人员只负责知情同意、入组筛查、获取临床标本或其他必须在现场才能获得的数据，在非一线的研究者或者不直接接触受试者的研究人员负责方案等设计、采集远程可获取的数据，或者非现场可以获得的数据，填写病例报告表等。研究团队形成有效的合作，使一线工作的研究者能有效地平衡临床与研究在时间和精力上的分配。另外在疫区以外的定点

收治医院开展临床研究时，由于人员相对充裕，可以在一线派驻专职的研究者负责临床研究的实施，从而不分散临床医生的精力，保障临床救治和临床研究平行有序进行。第三，研究方案设计充分考虑疫情突发性特点和疫情防控的特殊性。研究目标集中、实施步骤简单、可操作性强的研究方案更容易操作和执行。研究的访视点和访视内容在能回答研究目的的基础上，尽可能减少在现场实施的操作，减少只能在现场获取的数据，比如研究者在现场需要填写很多量表可能会占用研究者较多的时间和精力。而另一些指标，如使用呼吸机的时间、病毒转阴时间、转为危重型的例数等数据，可以在常规病例中获取数据，则不需要在研究现场占用研究者宝贵的时间和精力。还有如果需要采集受试者症状等数据，在不影响数据准确性和受试者病情允许的情况下，采用医患共建的病例模式，由受试者填写，采用手机等上传数据，不仅可以减轻现场的研究者工作量，同时也获得了研究关心的数据。

3　突发传染病疫情下受试者的知情同意

伦理审查与知情同意书是保障受试者权益的重要措施，在大多数情况下，研究开始前受试者自愿签署书面的知情同意书，作为受试者自愿参加研究的证明文件。然而，新发、突发、传染、病情可能进展迅速以及危重症使受试者自主知情决策能力减弱或丧失等情形，导致研究者在知情告知和获得同意的过程中也面临一些困难和考验：传染病的特点决定了在隔离病房签署的知情同意书可能会造成文书的污染；危重症潜在受试者无知情能力，而且处于隔离病房，家属不在左右，因此受试者本人和法定代理人在知情同意书签字都不易实现；研究者与染疫受试者接触的时间越长越会增加被传染的风险等。基于以上情形，该如何看待新发、突发传染病下的知情同意。

3.1　受试者的自愿同意绝对必要

通常情况下受试者的自愿同意绝对必要，有知情同意能力的个体作为受试者参加医学研究必须是自愿的，这是基于赫尔辛基宣言、纽伦堡法典、贝尔蒙报告等伦理准则所要求的。知情同意是临床研究的基本要求，任何以操作不便、没有精力、增加传染性等原因申请免除知情同意的情形均不符合伦理原则的要求，知情同意是必要条件。

3.2　不拘于知情同意书签署，更要强调知情同意

从保护受试者的角度，更应该强调的是知情告知内容的充分完整和受试者同意，在充分告知、自主选择基础上的知情同意，而不只是获得签字后的知情同意书。赫尔辛基宣言提到"在确保潜在研究受试者理解了告知信息后，医生或其他适当的有资格的人员必须寻求其自主的知情同意，最好是书面形式。如果不能以书面形式表达同意，非书面同意必须被正式记录并有见证"。这里并没有强调一定

是书面的知情同意书，那么如果签字的知情同意书在目前的病房管理条件下很大程度上会造成二次污染和疫情的传播，采用有见证和记录的情况下的免除知情同意书签字是可以接受的；同样对于无知情能力的危重症受试者，电话联系获得其法定代理人同意后，进入临床研究，也是可以接受的。需要注意的是，获取知情过程的视频或语音文件、电话录音文件需要保存，获取的形式和过程需要记录。已经有一些临床研究做了这样的考虑，在中国临床试验注册中心（www.chictr.org.cn/）平台，一些研究在纳入标准明确知情同意书，而另一些研究只是提到"知情同意"。以上建议并非不赞同书面形式的知情同意书，只是希望在保护受试者的前提下，使临床研究更顺利，给研究者提供更多选择。当然"最好是书面形式"的知情同意书，这也是证明研究过程的最简单直接的证明文件。如果不是纸质的知情同意书，那么录音文件或视频文件则是必须留存的证明文件。

3.3　对危重型患者知情同意的预先考虑

危重型患者应该如何知情？是不是纳入危重型患者就可以申请免除知情同意？是不是危重型患者只能由法定代理人签署知情同意？这是研究者在方案设计时需要考虑的，也是伦理委员会在审查时需要关注的。只有预先、深入对危重型患者知情同意加以考虑，才能保障受试者权益，确保针对危重型患者的临床研究顺利开展。

首先，危重型患者不能等同于没有知情同意能力，因此需要对危重型患者的知情同意能力进行评估。评估的方法可以依赖于医生的经验判断，也可以借助量表工具，较为有名的评价临床研究知情同意能力的量表有麦克阿瑟针对临床研究的知情同意能力评估工具（MacArthur Competency Assessment Tool-Clinical Research, Mac CAT-CR）与萨克斯研发的加利福尼亚理解能力评定量表（California Scale of Appreciation, CSA），主要从患者的理解能力、评判能力、推理能力和表述决定能力来评估知情同意能力，但这些评估量表更多被应用于精神科领域[10-13]；同时知情同意能力的评定是一个较为复杂的过程，研究者在评定患者的知情同意能力时应当综合考虑各种影响因素。

其次，重视从轻型转到危重型的那段时间，在知情同意获取的方案中加以考虑。新冠肺炎危重型约占15%，多为老年人、有基础病者及肥胖者[14]。病情加重由重症发展至危重症（出现呼吸衰竭，需要气管插管有创机械通气或出现休克、多器官衰竭）的中位时间是8天（1～19天），部分患者开始病情不重，1周后迅速进展为危重症[15]，甚至出现意识障碍、死亡。从上面的数据可以看出，轻型转到危重型会有一段时间，会有一些特征，研究者从医学的经验辨认那些潜在的可能发展成危重型的患者，在其完全有知情同意能力的情况下，获得其同意在未来失能的期间参加研究，例如可以以预先指示的方式，获得这部分患者

参加临床研究的知情同意，这也是在国际医学科学组织理事会（Council for International Organizations of Medical Sciences，CIOMS）发布的《涉及人的健康相关研究国际伦理指南》中给出的理想建议[16]。

还有一种情况是患者本人既没有知情同意能力，又联系不到其法定代理人。在疫情蔓延、重创和对疫情的管控下，有可能联系不到法定代理人，或者法定代理人被隔离等不能到达医院，或者法定代理人已在疫情中去世，使危重型患者的知情同意受到影响。对于这种情况，赫尔辛基宣言已明确说明："如果无法联系到法定代理人，而且研究不能延误时，研究可以在没有获得知情同意的情况下进行。前提是，研究方案中陈述了需要纳入处于不能做出同意意见情况下的受试者的特殊理由，且该研究已得到了伦理委员会的批准。研究者必须尽早地从受试者或法定代理人处获得继续参与研究的同意意见"。我国2003年GCP也明确说明"在紧急情况下，无法取得本人及其合法代表人的知情同意书，如缺乏已被证实有效的治疗方法，而试验药物有望挽救生命，恢复健康，或减轻痛苦，可考虑作为受试者，但需要在试验方案和有关文件中清楚说明接受这些受试者的方法，并事先取得伦理委员会同意"。因此，对于此类紧急情况下无法获得知情同意的情形，有以下三点需要预先考虑：① 在试验方案和有关文件中说明接受这些受试者的方法，并事先取得伦理委员会同意，而伦理委员会同意的前提之一是对受试者有利的原则。② 值得注意的是，一旦受试者重新获得知情同意能力后，应立即提供所有相关信息，并应在合理的时间内尽快获得他们同意继续参加研究，他们也必须有机会选择退出研究。③ 研究的时限问题也是需要预先考虑的。CIOMS《涉及人的健康相关研究国际伦理指南》中提到"如果没有获得个人本人的知情同意或合法代表的同意，并且如果个人在研究期间仍然无法给予同意，研究人员和研究伦理委员会应商定个人参加研究的最长时间。如果到了那个时间，没有个人或合法代表的同意，受试者应该退出研究，条件是退出研究不会使受试者病情恶化"[16]。因此，知情同意的获取方案中，应结合临床试验的疗程、受试者退出研究的风险等因素，制定合理的无法知情同意状况下的受试者参加研究的最长时限。

综上所述，对重型患者知情同意的考虑是一个复杂的过程，需要持续评估患者的知情同意能力，尽可能充分利用从轻型转到危重型的那段时间，获取受试者的知情同意，在紧急情况下无法获得知情同意时的紧急用药，要同时考虑参加研究的时限问题。所有的知情同意的措施和方案需要事先获得伦理委员会的批准。

3.4　突发疫情下回顾性研究是否可申请知情同意豁免

通常申请知情同意豁免应同时符合"获得知情同意不现实或不可能""研究不大于最小风险""受试者的隐私能

够得到很好的保护"和"受试者的权益不会被侵袭"四项条件[17]。国家卫生健康委员会《涉及人的生物医学研究伦理审查办法》中"利用可识别身份信息的人体材料或者数据进行研究，已无法找到该受试者，且研究项目不涉及个人隐私和商业利益"可以免除签署知情同意书。那对于突发传染性疾病疫情下开展相关的回顾性研究是否可以申请知情同意豁免？回顾性研究一般符合最小风险的标准，如果满足了受试者的权利或利益不会受到侵犯，受试者的隐私和机密得到保证，考虑疫情防控的影响，研究人员紧张、时间紧迫等因素，同时在突发疫情下，节省时间，更早地开展相关研究、更快发表研究结果，可以为正在实施的公共卫生对策提供更多信息，能让更大更广范围的人受益。因此笔者认为，在突发疫情情况下，虽然获得知情同意非不可能，但只要在受试者权益、隐私和机密能得到保证的条件下，回顾性研究可以申请知情同意豁免。

3.5　单个病例报告发表可能的伦理问题

在研究发表过程中，单个病例报告的发表也需要研究者关注对受试者的保护。单个病例报告虽然不是研究，不需要经过伦理委员会批准，但是在发表过程中，应该也要关注到受试者的权利或利益是否受到侵犯，受试者的隐私和机密是否得到保证。在突发疫情的早期，我们对疾病的了解很少，经常个案的发表对疾病认识和诊治都有很大的价值，因此同行们希望了解到更为详细的受试者临床特征和诊治过程，但是某些受试者特征或者伴随症状的描述，如HIV阳性、乙型肝炎表面抗原阳性等敏感信息暴露，虽然是匿名发表但也有可能指向为数不多的某位或某些初发受试者或者特殊受试者，给受试者带来伤害。因此研究者在发表病例报告时，需要去除敏感信息，保护受试者的隐私和机密，保障受试者权利或利益不受侵犯。

3.6　重视受试者在疫情下的脆弱性

突发疫情下，受试者的脆弱性，如机构脆弱性（可能屈服于他人权威）、认知脆弱性（不能在充分理解利弊前提下做出决定）、社会脆弱性（弱势群体）、医疗脆弱性（患严重疾病）、遵从脆弱性（受歧视群体）等大大增加[8]。伦理委员会和研究者尤其要关注到受试者的脆弱性。

伦理委员会审查时，应从研究的整体出发关注研究的风险和受益、风险最小化。赫斯特提出的四步法考察弱势人群的脆弱性：明确该研究所涉及的风险是否可以得到合理辩护；明确是否有受试者可能会处于遭受更多或更大风险的不利地位；明确谁负有避免或者最小化研究风险的义务和责任；明确应该采取什么样的行动或措施来减少或降低研究可能涉及的风险，或通过何种合理的方式对受试者进行补偿[18-19]，可供伦理审查时参考。

研究者除了方案风险最小化设计外，尤其要关注到受试者敏感性和脆弱性，在突发重大疫情下，患病人群普遍存在对未知疾病的恐慌，对疾病进展的不确定，对受试药物的期待，而且潜在的受试者特别容易产生治疗上的误解，即认为干预主要是为了直接有利于受试者个人，而不是为了将来人们的潜在利益而发展可概括的知识[20]。因此受试者更容易依赖医生，更容易看不到试验的风险，那么研究者更要履行全面知情告知的责任，尤其是试验风险、可能被分到不同组别、退出试验的标准等内容，给受试者充分时间理解，或与家人商量。如果条件允许，知情告知的研究者选择非主管医生能部分避免受试者的依赖。

总之，在充分告知、自主选择基础上的知情同意是最重要的，书面的知情同意书是最佳选择，受试者签署过的资料要进行恰当消毒，如进行过氧乙酸或环氧乙烷气体熏蒸消毒，然后再存入病历[21]。如果在特殊情况下，采用了非纸质的知情同意书，那么要预先获得伦理委员会的同意，同时录音文件或视频文件将是必须留存的证明文件。

4 突发疫情下额外的研究风险

伦理委员会批准一项研究至少要满足研究具有科学和社会价值，对预期的试验风险采取了相应的风险控制措施，受试者的风险相对于预期受益来说是合理的对等条件。但在突发疫情下，可能面临一些在常规临床试验中并不突出的风险，是在突发疫情下可能存在的额外风险。

4.1 前期研究基础薄弱带来的风险

突发疫情的特点决定了研究人员对疾病的病因、诊断和治疗的经验和知识不足，但是疫情防控的迫切性需要临床研究的结果制定诊疗方案，大量的临床研究集中在已上市药物新适应证拓展、相关中成药研究、细胞疗法、疫苗以及未上市药物增加新的适应证等[22]，但是绝大部分临床研究的前期基础缺乏或不充分，普遍缺乏针对新型冠状病毒的药效学数据和有效剂量探索，主要立项依据为药物作用机理、相关疾病研究结果或者中医病因病机的认识等。

临床研究必须遵循普遍接受的科学原则，建立在对科学文献和其他相关信息全面了解的基础上，必须以充分的实验室研究和恰当的动物实验为基础，否则将明显增加受试者的风险。基于目前现状，伦理审查尤其需要充分评估研究的风险和受益，把住伦理审查关口，前期研究基础薄弱、理论基础缺乏的研究暂缓开始临床研究；按照风险大小，采用相应的控制措施，如减少入组例数、制定提前中止研究的标准、制定预期不良事件的处理方案与程序、成立数据与安全监察委员会等，以使风险在可能的范围内最小化。

4.2 短期内无统筹规划的众多临床研究同期开展带来的风险

据不完全统计，2020年1月23日~2020年2月18日，短短26天时间内，已经有156项与新冠肺炎相关的临床试验在中国临床试验注册中心官方网站上进行披露，其中当前正在进行的、相关药物干预性研究的临床试验登记有98个，共拟纳入受试者超过15000例[22]。疫区资源短缺、医护人员本身承担着繁重的医疗工作超负荷运转，短期内开展众多的干预性临床研究消耗着大量的医疗资源；其次，短期大量临床试验均针对新冠肺炎的各个分型，竞争受试者，引起潜在受试者与入组的冲突。Nature 的一篇新闻稿也表达了对此的担忧，认为不仅涉及医学的伦理问题，还涉及研究资源的效力问题[23]。以上均有可能使患者的医疗照顾受到影响，重要的、急需的研究结果不能尽快完成，延缓对当前疫情和未来疫情的指导。

目前伦理审查为各个机构单独审查，有药企发起、政府资助或者研究者自发研究，因此不易协调，呼吁政府或者行业协会发挥作用，引导临床研究向急需解决的临床问题倾斜，集中力量短期内解决制约疾病防治的关键问题；同时还可以建立统一的针对新冠肺炎的临床研究平台，共用试验病例和对照组，统一疗效指标，将极大提高临床研究的效率。

4.3 突发疫情下对预期社会受益过高估计带来的风险

突发疫情暴发时，处在科学的不确定性、社会和机构混乱以及恐惧和不信任的总体氛围下[19]，没有确认有效的抗病毒治疗方法，社会大众迫切希望尽快研发出有效的治疗药物，对一些临床研究寄以过高期望，而这些研究的安全性和有效性均未得到确证。在这种背景下，单个受试者的风险有可能不被重视，然而按照赫尔辛基宣言"尽管医学研究的主要目的是产生新的知识，但这一目的永远不能超越个体研究受试者的权益"。因此对于所有涉及人的临床研究，研究者必须保证潜在的利益和风险得到了合理平衡，并且采取各种措施保证风险最小化，确保人体受试者的健康和权利得到保障。

伦理委员会批准一项研究的标准是一致的。在突发疫情下，伦理委员会也要充分衡量研究的风险与对受试者本人的受益，不可将受试者置于危险之中。

5 结语

回顾2003年非典时期的临床研究，只有部分研究通过伦理审查，签署了知情同意书，而17年后，我们看到一个可喜变化，研究者的临床研究意识增强了，伦理意识增强了，并且在公众可及的网站注册了临床研究。在突发疫情下，我们同样需要遵循通用的临床研究规则和伦理规范，平衡突发疫情带来的问题，保护受试者安全，保障临床研究顺利开展，推进医学科学发展（**致谢**：感谢首都医科大学附属北京中医医院呼吸科王玉光主任对本文的指导）。

参考文献

[1] 国家卫生健康委员会. 国家卫生健康委关于修订新型冠状病毒肺炎英文命名事宜的通知（国卫医函（〔2020〕70号））［EB/OL］. (2020 – 02 – 21)［2020 – 02 – 26］. http://www.nhc.gov.cn/mohwsbwstjxxzx/s2908/202002/96bd6100385146c3a69ba9842ed146f6. shtml.

[2] 国家卫生健康委员会. 中华人民共和国国家卫生健康委员会公告（2020 年第 1 号）［EB/OL］. (2020 – 02 – 20)［2020 – 02 – 20］. http://www.nhc.gov.cn/jkj/s7916/202001/44a-3b8245e8049d2837a4f27529cd386. shtml.

[3] 魏秋华, 任哲. 2019 新型冠状病毒感染的肺炎疫源地消毒措施［J］. 中国消毒学杂志, 2020, 37 (1): 59 – 62.

[4] 国家卫生健康委员会办公厅, 国家中医药管理局办公室. 关于印发新型冠状病毒肺炎诊疗方案（试行第五版 修正版）的通知（国卫办医函〔2020〕117 号）［EB/OL］. (2020 – 02 – 08)［2020 – 02 – 20］. http://www.nhc.gov.cn/yzygj/s7653p/202002/d4b895337e19445f8d728fcaf1e3e13a. shtml.

[5] 丁香园. 新型冠状病毒肺炎疫情实时动态［EB/OL］. (2020 – 04 – 23)［2020 – 04 – 23］. https://ncov.dxy.cn/ncovh5/view/pneumonia? scene = 2&clicktime = 1579582238&enterid = 1579582238&from = timeline&isappinstalled =0.

[6] 熊宁宁, 李昱, 王思成, 等. 伦理委员会制度与操作规程［M］. 北京: 科学出版社, 2014: 79.

[7] 国家卫生和计划生育委员会. 涉及人的生物医学研究伦理审查办法（第 11 号委令）［EB/OL］. (2016 – 10 – 12)［2020 – 02 – 20］. http://www.nhc.gov.cn/.

[8] NEJM 医学前沿. 创纪录的 74 项新冠肺炎临床试验, 是否经过充分的伦理审查［EB/OL］. (2020 – 02 – 12)［2020 – 02 – 20］. https://mp.weixin.qq.com/s/24hCEf4jDp42i9BlPOj4JA.

[9] 陈晓云, 刘强, 沈一峰, 等. 采用远程会议模式实施伦理审查的操作指引［J］. 中国医学伦理学, 2020, 33 (4): 462 – 466.

[10] 罗光强, 李凌江. 精神分裂症患者知情同意能力评估模式的伦理分析［J］. 医学与哲学（人文社会医学版）, 2010, 31 (12): 29 – 30, 38.

[11] 王雪芹, 于欣, 唐宏宇, 等. 麦克阿瑟知情同意能力评估工具的信效度研究［J］. 中华精神科杂志, 2015, 48 (1): 17 – 22.

[12] 黄晶晶, 李华芳. 精神障碍患者知情同意能力的评定方法［J］. 中国心理卫生杂志, 2015, 29 (6): 437 – 441.

[13] APPELBAUM PS, GRISSO T. The MacArthur competence assessment tool-clinical research［M］. Sarasota, FL: Professional Resource Press, 2001: 31 – 39.

[14] HUANG C, WANG Y, LI X, et al. Clinical features of patients infected with 2019 novel coronavirus in Wuhan, China［J］. Lancet (London, England), 2020, doi: 10.1016/s0140-6736 (20) 30183 – 30185.

[15] 陈莉, 冯世艳, 王福祥, 等. 新型冠状病毒肺炎危重症患者的临床诊治［J］. 中国临床医学, 2020, 27 (1): 32 – 35.

[16] CIMOS. 涉及人的健康相关研究国际伦理指南［S］. 2016.

[17] 刘锦钰, 赵琼姝, 袁静, 等. 临床研究豁免知情同意的情形分析与探讨［J］. 中国医学伦理学, 2019, 32 (10): 1243 – 1246.

[18] 李会娟, 宋玫, 王美容, 等. 研究者发起的临床研究中知情同意书签署情况现状分析［J］. 中国新药杂志, 2019, 28 (20): 2529 – 2532.

[19] 张海洪. 弱势人群概念探析及其对受试者保护的启示［J］. 医学与哲学, 2015, 36 (2A): 27 – 30.

[20] 世界卫生组织授权, 世界中医药学会联合会伦理审查委员会翻译出版（翻译: 熊宁宁, 刘海涛, 伍蓉, 等）. 传染病暴发伦理问题管理指南［M］. 北京: 中国中医药出版社, 2020.

[21] 邵飞, 张纵, 吴小燕, 等. 传染病医院管理制度实施中的伦理冲突与对策［J］. 医学与哲学, 2012, 33 (12B): 70 – 73.

[22] 雪球. 100 项新冠肺炎临床试验深入盘点: 拟入组超 15000 名患者, 四成涉及中医药, 单抗最受关注!［EB/OL］. (2020 – 02 – 20)［2020 – 02 – 20］. https://xueqiu.com/3483303916/141713089.

[23] MAXMEN A. More than 80 clinical trials launch to test coronavirus treatments［J］. Nature, 2020, 578 (7795): 347 – 348.

编辑: 王宇梅/接受日期: 2020 – 08 – 21

新型冠状病毒肺炎临床试验进展及安全性监测工作探讨与分析

裴小静, 王海学, 王 涛

（国家药品监督管理局药品审评中心, 北京 100028）

[摘要] 为了更好地开展新型冠状病毒肺炎（以下简称新冠）应急审评审批药物（包括疫苗）临床试验进展和安全风险监测工作, 探索建立了便捷、高效的申请人快速报告机制和工作方式, 完善监测技术规范和要

求，深入开展临床试验安全风险评估与监管，确保申请人贯彻和实施风险最小化措施，保护受试者安全；同时，通过提供全面、可靠、实时的研究数据，促进联防联控、研审联动，推动了我国新冠疫苗整体研发进程。

为加强新型冠状病毒肺炎（以下简称新冠）疫情防控，国家药品监督管理局（NMPA）按照特别程序[1]，开展了新冠肺炎相关药物（包括疫苗）的注册审评审批。截至 2020 年 12 月 31 日，批准临床试验包括疫苗 15 个，治疗用生物制品 16 个，化药 6 个（以化合物计为 4 个），中药 2 个。

2020 年 2 月，在 NMPA 整体工作部署下，药品审评中心（以下简称药审中心）启动了新冠肺炎应急审评审批临床试验进展、安全性风险监测及管理相关工作。NMPA 及药审中心明确工作要求，坚守临床试验安全底线，强化风险控制要求和措施，确保受试者权益和安全。

药审中心在任务紧急、缺乏成熟的工作经验积累的情况下，克服重重困难，全面探索开展了新冠肺炎应急审评审批临床试验进展、安全性风险监测及管理工作，在推进过程中不断积累经验，改进和完善相关工作。截至 2020 年 12 月底，主要工作概括为以下四个方面。

1 建立健全申请人报告机制，全面开展临床试验进展及安全信息快速报告及监测

由于常规的药物临床试验信息登记及临床试验安全信息快速报告受到信息量、报告时限的限制，不能满足对于按照特别程序审评审批新冠肺炎药物（包括疫苗）临床试验进展及安全性的监测要求，因此，药审中心探索建立了更加快捷、高效、全面的临床试验信息监测报告机制和工作方式，制定了《新冠肺炎疫情期间应急审批药物临床试验进展和安全性风险监测管理工作方案》，以实现对于临床试验详细进展及安全信息的全面、规范、高效的监测与风险管理。

1.1 建立快速报告机制和通道

建立了与申请人便捷、高效沟通与快速传递报告的工作方式与通道，根据不同情况，在不同阶段，充分合理利用目前迅捷的通讯方式，同时，根据工作相关保密要求，开通了特殊的递交通道；另外，明确申请人、监管方双方对于信息报告的责任人及相关职责，保证了快速、高效的反馈和传递新冠肺炎特别审批药物（包括疫苗）临床试验详细进展及安全性信息。

1.2 制定规范、统一的报告内容与技术要求

制定了《应急审批药物临床研究进展及安全性汇总报告》规范要求，明确、统一、规范的临床试验进展及安全性报告内容与技术要求。主要报告内容包括以下方面：① 研究药物、申办方以及合同研究组织等基本信息。② 试验项目名称。③ 技术及合规性文件的提交与更新情况（主要包括临床试验方案、研究者手册、知情同意书、伦理委员会批件

等）。④ 研究中心、入组受试者等试验实时进展情况。⑤ 严重不良事件（SAE）、可疑且非预期严重不良反应（SUSAR）、其他潜在严重安全性风险信息等，以及相关处置情况。⑥ 已制定的风险控制计划与采取的风险控制措施等风险管理信息。⑦ 申办方与研究者、数据安全监察委员会（DSMB）、监管部门之间的风险沟通信息。⑧ 对临床试验批件/临床试验通知书中的相关要求完成情况。⑨ 有效性信息（如初步疗效信息、中期分析结果、初步统计分析结果等）。⑩ 其他。

1.3 分析、评估、汇总报告

药审中心临床试验管理部门负责对申请人报告信息进行初步分析、评估、筛选、识别重要安全性风险信息，并及时与适应证团队沟通或提交至适应证团队进一步深入评估；在此基础上，临床主审部门及适应证团队根据需要提出最终的风险确认及处理意见。

同时，临床试验管理部门负责将新冠应急审批药物（包括疫苗）临床试验进展及安全性信息进行汇总并按照每日/每周报告制度（不同阶段的要求）报送药审中心和 NMPA。

截至 2020 年 12 月 31 日，向 NMPA 提交了新冠肺炎应急审批药物及疫苗临床试验进展及安全性监测汇总报告共 195 份，为国务院联防联控机制对于新冠肺炎疫情防控及科技攻关提供了可靠的决策依据。

2 深入开展新冠肺炎临床试验安全风险评估与管理工作，有效控制安全风险

以高度的责任感、专业精神，认真监测临床试验进展及安全性相关信息，结合临床批件要求、非临床研究结果等，深入开展临床试验安全信号检测、分析与评估，并在必要时采取相应措施，以更好地控制临床试验风险，保护受试者安全。

以下为在新冠肺炎临床试验安全风险评估与管理中开展了突破性工作和/或有效进行了安全风险控制的典型案例。

2.1 必要时要求实施紧急个例破盲[2]，深入评估安全风险

某新冠肺炎药物临床试验报告 2 例 SAE，分别为"肾功能衰竭""急性肾损伤"，申请人/研究者对于药物因果关系判断为"可能无关"。但是报告中均未详细说明具体情况及因果关系判定依据。2 例均未破盲。

临床试验管理处进行了初步分析评估，结合该药物非临床安全性研究结果，大鼠和猴 4 周重复给药毒性试验显示主要毒性靶器官为肾脏，临床批件中也特别提示"应特别

关注动物试验提示的肾毒性和生殖毒性"，因此，要求申办方在保证临床试验整体质量控制和疗效判定不受影响的前提下，对上述病例进行个例揭盲，以进一步评估试验药物导致"肾衰竭""急性肾损伤"可能的风险。之后申请人对于上述病例进行个例揭盲，揭盲结果为对照组，从而排除了试验药物的相关性。

监管机构在必要时可以要求申请人在保证临床试验整体质量控制和疗效判定不受影响的前提下，实施紧急个例揭盲，对于进一步深入分析、评估、确认安全风险信号具有重要意义。

2.2 关注 SUSAR 之外的 SAE、不良事件（AE）发生率，及早识别安全风险

某新冠疫苗 I 期临床试验中，未报告 SUSAR，但 3 级及以上不良反应发生率较高，且不能排除与试验疫苗的相关性。申请人召开了论证会，讨论结果为继续按照原方案进行后续临床试验。

对于此情况，药审中心给予了高度关注，组织召开了专家咨询会。讨论认为，申请人可在修改试验方案后开展该剂量哨兵受试者第 2 剂接种。另外要求申请人在获得哨兵第 2 剂免疫接种后的相关安全性数据后，与中心沟通交流，讨论是否继续该剂量组其余受试者的试验或开展其他剂量的探索。

该剂量哨兵受试者第 2 剂接种后，仍然存在较高的 SAE/AE 发生率。基于此种情况，药审中心、申请人与相关专家进行了深入的风险评估与讨论，最终达成共识，明确本品不再继续进行该剂量组其余受试者的试验，采取降低给药剂量、开展 I b 期临床试验，同时修改方案设计、暂停标准、风险控制等措施。随后，申请人修订了试验方案，I b 期试验初始剂量降低为原 I 期方案初始剂量的 1/5。后续临床试验顺利实施，SAE/AE 发生率显著下降。

2.3 必要时采取风险控制措施直至暂停临床试验，保护受试者安全

根据 2020 年 7 月 1 日药审中心正式对外发布实施的《药物临床试验期间安全信息评估与管理规范（试行）》[3]，对于临床试验中确实存在安全风险的，要求采取进一步的风险控制措施，甚至暂停或终止临床试验。截至 2020 年 12 月 31 日，药审中心对 4 个新冠药物（包括疫苗）临床试验发出了《临床试验风险控制通知书》，提出了采取进一步风险控制措施的要求；对于 1 个新冠药物（包括疫苗）临床试验发出了《暂停临床试验通知书》，以切实控制临床试验风险，保护受试者安全。

2.4 重点开展疫苗临床试验安全性监测，强化与相关各方风险沟通

根据新冠疫情发展及相关临床试验进展情况，适时将新冠肺炎疫苗调整为新冠相关临床试验安全风险监测重点，

结合各品种具体特点及安全风险情况，截至 2020 年 12 月 31 日，共向新冠疫苗申请人发出《关于加强新冠肺炎疫苗临床试验安全信息报告及风险管理的通知》共 14 份，进一步强化申请人对于临床试验风险管理主体责任，明确风险控制技术要求，切实保护好受试者安全。

2020 年 11 月，在新冠疫苗临床研究及审评审批的关键阶段，会同临床主审部门对于新冠疫苗临床试验进展及安全性监测结果进行阶段性梳理和汇总分析，并向国家药品监督管理局递交了《药审中心关于新冠肺炎疫苗临床试验进展及安全性信息的汇总报告》，为 NMPA、国务院联防联控机制对于新冠肺炎疫情防控及科技攻关提供决策依据。

3 探索开展基于风险的临床试验科学化、规范化管理

以风险防控为导向，探索开展基于风险的药物临床试验科学化、规范化管理相关工作。通过对于临床试验过程中质量与规范性相关问题的关注和探索性管理，促进临床试验规范性和研究质量的逐步提升。对一些不规范情况加强管理，如：① 临床试验未按照审评审批的临床试验方案内容实施。② 未按批件要求完成 I 期临床试验后再开展 II 期临床试验。③ 在临床试验方案尚未与监管机构达成共识的情况下开始入组受试者。④ 临床试验入组进展异常等。

4 完善疫情期间临床试验管理，制定《新冠肺炎疫情期间药物临床试验管理指导原则》

新冠肺炎疫情对药物（包括疫苗）临床试验的开展带来诸多困难与挑战。为保护受试者安全，落实临床试验申办者主体责任，保证临床试验质量和数据真实、准确、完整和可追溯，推动新冠肺炎治疗药物及疫苗尽快上市，药审中心根据中国新冠肺炎疫情中药物临床试验的困难与实际状况，参考美国 FDA 等国外监管机构经验，起草了《新冠肺炎疫情期间药物临床试验管理指导原则》初稿，并召开研讨会，组织业界专家、合同研究组织（contract research organization，CRO）公司、企业代表等进行了深入讨论。会后，结合各方意见，进行了全面修改和完善。经 NMPA 审核同意，于 2020 年 7 月 14 日在药审中心网站正式发布了《新冠肺炎疫情期间药物临床试验管理指导原则》[4]。

《新冠肺炎疫情期间药物临床试验管理指导原则》中强调，新冠肺炎药物临床试验需明确落实申办者的主体责任，申办者需按照《药物临床试验质量管理规范》和药物警戒要求开展临床试验，完善并提交合规和技术性文件，按照要求定期报告临床试验进展及安全性信息。药审中心对定期报送的信息进行实时评估和分析，促进建立高效的风险监测和沟通交流机制。

对于其他在研药物临床试验，根据风险获益情况，重

新评估临床试验的启动和进行，强化临床试验过程中的安全管理，进一步加强风险控制措施，必要时暂停或终止临床试验。在临床试验过程中，可考虑探索采用数字化技术研究可行的替代方法和风险控制措施，最大限度减少或者消除受试者在试验过程中暴露于新冠的风险，同时，应保证临床试验质量和研究数据的可靠性和规范性[5-6]。

5　小结

为了应对新冠疫情，NMPA 对于新冠相关的药物（包括疫苗）启动了特别审评审批程序。对于新冠应急药物（包括疫苗）临床试验安全性监测也是在这个背景下开展的，因此，与一般临床试验相比，监测工作更深入、更全面，具有更强的时效性。

探索建立了更加快捷、高效的临床试验信息监测报告机制和工作方式，保持应急工作状态，第一时间了解和掌握最新的试验进展信息及安全性信息，为国家疫情防控和科技攻关整体工作部署提供实时、全面、可靠的第一手数据。

安全性监测和评估方面除通常的 SUSAR 外，还包括 SAE 甚至 AE，这样可以更全面、深入地掌握安全性信息，并第一时间对异常信息进行排查，及早识别安全风险。如果按照常规仅监测 SUSAR，而不监测 SAE 和 AE，监管机构不可能那么早发现安全风险。不能及早调整试验方案，整个临床研究进程可能受到拖累。

对于试验进展信息，按照常规要求，一般为 30 个工作日内在药物临床试验登记与信息公示平台更新信息，且信息量较为有限。在新冠应急审批临床试验监测工作中，试验进展的信息量和内容均大大多于常规要求，同时，做到每天更新信息，以及时发现问题、解决问题，并且确保研审联动，尽最大努力推动了我国新冠疫苗整体研发进程。

6　分析

新冠应急审批药物（包括疫苗）临床试验进展及安全性监测工作，对于今后进一步深入开展基于风险的临床试验科学监管提供了更加全面、丰富的工作思路和实践经验，对于进一步健全完善我国药物（包括疫苗）临床试验监管制度具有积极的启示和借鉴意义。

同时，通过对于新冠应急审审批临床试验进展及安全性的全面监测，也发现了目前申请人及研究者在药物（包括疫苗）临床试验实施及管理中存在的一些不合规、不规范、不科学的问题，这些问题对于临床试验风险最小化、保护受试者安全以及提高研发质量和效率、缩短研发进程存在显著的不利影响，尚需申请人强化规范和科学意识，进一步改进和提升相关工作。

参 考 文 献

[1] 国家市场监督管理总局. 药品注册管理办法（国家市场监督管理总局令第 27 号）[EB/OL]. (2020 – 03 – 30) [2021 – 06 – 01]. http://gkml. samr. gov. cn/nsjg/fgs/202003/t20200330 _ 313670. html.

[2] 国家药品监督管理局，国家卫生健康委员会. 国家药品监督管理局 国家卫生健康委关于发布药物临床试验质量管理规范的公告（2020 年第 57 号）[EB/OL]. (2020 – 04 – 26) [2021 – 06 – 01]. https://www. nmpa. gov. cn/yaopin/ypggtg/ 2020042616240 1243. html.

[3] CDE. 关于发布《药物临床试验期间安全信息评估与管理规范（试行）》的通告（2020 年第 5 号）[EB/OL]. (2020 – 07 – 01) [2021 – 06 – 01]. http://www. cde. org. cn/news. do? method = largeInfo&id = 938b81c153eaf85e.

[4] CDE. 关于发布《新冠肺炎疫情期间药物临床试验管理指导原则（试行）》的通告（2020 年第 13 号）[EB/OL]. (2020 – 07 – 01) [2021 – 06 – 01]. http://www. cde. org. cn/news. do? method = largeInfo&id = 52016e68a65b6161.

[5] 周文菁，魏涵，卢燕，等. 临床试验药物信息化管理系统的流程设计与应用 [J]. 今日药学, 2020, 30 (2): 132 – 134.

[6] 杨敏，程国华. 药物临床试验各环节的质量管理 [J]. 中国现代应用药学, 2019, 36 (15): 1967 – 1971.

编辑：蒋欣欣/接受日期：2021 – 08 – 09

新型冠状病毒肺炎临床治疗药物最新研究进展

顾觉奋

（中国药科大学生命与科学学院，南京 210009）

[摘要]　新型冠状病毒肺炎（coronavirus disease 2019，COVID-19）正在世界范围内流行。作为冠状病毒，新型冠状病毒（SARS-CoV-2）和严重急性呼吸综合征冠状病毒（SARS-CoV）都通过人血管紧张素转化酶 2

中国新药注册与审评技术双年鉴（2022 年版）

（ACE2）受体侵入宿主细胞。本文简单介绍了新型冠状病毒和 ACE2 的关系及作用机制，总结了潜在抗新型冠状病毒治疗药物的最新临床疗效，及其相关药物可能的作用机制，以便充分了解 COVID-19 的发展过程和药物研究方向。

自 2019 年 12 月发现新型冠状病毒肺炎（COVID-19）患者起，至今新型冠状病毒（SARS-CoV-2）疫情已扩散至 126 个国家。据美国约翰·霍普金斯大学最新统计数据，截至 2021 年 1 月 20 日，全球 COVID-19 确诊已超 9513 万例，累计死亡超 203 万例，多国面临疫情二次暴发难题！新冠病毒感染所引起的疫情对人类健康造成严重威胁，目前尚无特异性针对该病毒的抗病毒药物，临床上仍以支持治疗和对症治疗为主。本文简单介绍了冠状病毒和人血管紧张素转化酶 2（ACE2）的关系及作用机制，总结了潜在 COVID-19 治疗药物的最新临床疗效及抗病毒作用和潜力，及其相关药物可能的作用机制，以便充分了解 COVID-19 的发展过程和药物研究方向。

1 SARS-CoV-2 的结构与受体 ACE2 的关系

1.1 结构

SARS-CoV-2 是 2019 年在人体分离出来的新型病毒株，WHO 于 2020 年 1 月 12 日发布了针对疑似新型冠状病毒感染造成严重急性呼吸道感染的临床处置指南[1]。

SARS-CoV-2 粒子表面分布刺突样蛋白，在显微镜下能观察到明显凸起的棒状粒子，形状并不规则。直径 60～220 nm，这种刺突样形状能使其在宿主细胞内复制的速度加快。病毒就是裸露的核壳体，即核衣壳蛋白。病毒表面具有外包膜结构，上面有三种蛋白：刺突蛋白（长钉糖蛋白）、包膜蛋白和膜蛋白，如图 1 所示。

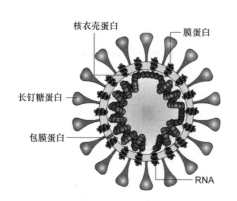

图 1 SARS-CoV-2 结构示意图

1.2 SARS-CoV-2 与受体 ACE2 的关系

所有冠状病毒都是通过附着在受体 ACE2 的表面，从而入侵人体细胞[2]。新冠病毒表面有密密麻麻的突起，其入侵人体主要是通过一个受体（receptor）简称 ACE2，它是由蛋白质构成的一种酶。这些凸起的棒状粒子使 SARS-CoV-2

能够更稳地附着在 ACE2 的表面（图 2）。

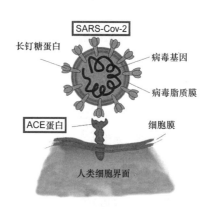

图 2 SARS-CoV-2 附着在 ACE2 的表面示意图

ACE2 不仅存在于肺部，而是遍布于人体全身包括动脉、心脏、肾脏还有肠道等各种脏器，这就解释了为什么病毒的攻击点，除了肺部，还有全身各种脏器。

强效新冠中和抗体，就是从结构研究中发现了具有较强新冠病毒特异性中和活性的特定人类单克隆中和抗体，此中和抗体 CB6 能识别与 SARS-CoV-2 受体结合区域中 ACE2 结合位点重叠的表位，进而通过空间障碍和直接的界面-残基，竞争干扰病毒/受体的相互作用。

2 临床治疗 COVID-19 的药物及其作用机制

2.1 洛匹那韦/利托那韦

洛匹那韦（lopinavir）/利托那韦（ritonavir）的复方制剂商品名为克力芝（Kaletra），洛匹那韦和利托那韦均为 HIV-1 的蛋白酶抑制剂。前者分子式为 $C_{37}H_{48}N_4O_5$，分子量 628.80。其作用机制是通过阻止 HIV 病毒复制过程中的 gap-pol 多聚蛋白的裂解，导致产生未成熟的病毒颗粒，组装错误，阻挠产生成熟子代具有传染性的病毒粒子[3]。利托那韦分子式为 $C_{37}H_{48}N_6O_5S_2$，分子量 720.95。通过抑制 HIV 蛋白酶使其无法处理 gag-pol 多聚蛋白的前体，导致产生非成熟的病毒颗粒，从而终止新的感染周期。

由于洛匹那韦经肝脏 CYP3A4 代谢，单用生物利用度差，利托那韦可抑制 CYP3A 介导的洛匹那韦代谢，从而提高洛匹那韦的血药浓度，发挥协同作用提高抗病毒治疗效果[4]。与利托那韦两者复合成复方制剂。

国家卫健委 2020 年 2 月 22 日发布的《新型冠状病毒感染的肺炎诊疗方案（试行第三版）》[5]，患者可试用洛匹那韦/200 mg 利托那韦 50 mg 抗病毒治疗。同时据新闻报道，有医学专家介绍称洛匹那韦/利托那韦片对某些确诊感染了

COVID-19 的患者病情有效，至于确切疗效有待后续研究予以证实。

2.2 干扰素 β-1b、洛匹那韦/利托那韦和利巴韦林

由诺华/雅培（Novartis/Abbott）公司研发的干扰素 β-1b（interferon beta-1b，IFN β-1b）、洛匹那韦/利托那韦和利巴韦林（三氮唑核苷，ribavirin）三联治疗方案，2020 年 5 月 9 日香港六大公立医院以及香港大学联合的一项研究报告发表在《柳叶刀》上，报告显示，干扰素 β-1b、洛匹那韦/利托那韦和利巴韦林的"三联疗法"在 COVID-19 早期治疗中有效且安全。

该研究认为，早期三重抗病毒治疗在缓解轻至中度 COVID-19 患者的症状、缩短病毒脱落、减轻症状和促进轻中度症状 COVID-19 患者出院方面，比单独使用洛匹那韦-利托那韦更为安全和有效。以干扰素 β-1b 为基础的三重抗病毒治疗可能成为未来临床研究的方向，他们也提出，有必要进一步检验干扰素 β-1b 与其他药物联用或单独使用对于治疗 COVID-19 的效果。

干扰素 β-1b 是由效应 T 细胞产生的一种淋巴因子，是低分子糖蛋白，具有广泛的抗病毒、抗肿瘤和免疫调节作用，主要作用于细胞分裂的间期，抑制 DNA 复制。病毒进入细胞后诱导宿主细胞产生的反应物质，其从细胞内释放出来后能促使其他细胞抵抗病毒的感染。《新型冠状病毒感染的肺炎诊疗方案（试行第三版）》中指出，为了提高新冠病毒患者呼吸道黏膜的病毒清除效果，可采用 IFN-α 雾化吸入疗法措施。有报道曾在中东呼吸综合征冠状病毒（MERS-CoV）以及严重急性呼吸综合征冠状病毒（SARS-CoV）的体外研究中发现，IFN-α 以及 IFN-β 对冠状病毒均有抑制效果，其中，IFN-β1b 型对 MERS-CoV 的抗病毒效果最佳。

利巴韦林为 1-β-D-呋喃核糖基-1H-1，2，4-三氮唑-3-羧酰胺，三氮唑核苷，分子式 $C_8H_{12}N_4O_5$，分子量 244.21，是抗非逆转录病毒药。作用机制是进入细胞内磷酸化，竞争性地抑制病毒的三磷酸鸟苷合成，进而抑制病毒 mRNA 的合成。

袁国勇团队 2020 年 5 月 8 日发表在《柳叶刀》的临床试验表明，干扰素 β-1b、洛匹那韦、利托那韦和利巴韦林治疗轻中度 COVID-19 患者的疗效和安全性[6]。该研究报道了多中心、前瞻性、开放性、随机 II 期临床试验，我国香港的 6 家医院收治的 127 例 COVID-19 成人患者参与临床试验，其中 86 例随机接受联合治疗，41 例接受对照治疗。联合治疗组与对照组均是每 12 小时服用 1 次 400 mg 洛匹那韦和 100 mg 利托那韦连续 14 天。另联合治疗组隔日接受 3 剂 800 万 IU 的干扰素 β-1b。

研究的主要终点为严重急性呼吸综合征病毒 2RT-PCR 鼻咽拭子阴性。结果联合治疗组明显短于对照组的 12 天。不良反应包括恶心和腹泻，联合治疗组未报告严重不良反应，两组间无差异。研究期间没有患者死亡。

2.3 瑞德西韦

瑞德西韦（remdesivir，RDV，GS-5734）是吉利德（Gilead）公司研发的氰基取代的腺苷酸类似物前药，是一款新型核苷类似物抗病毒药。分子式：$C_{27}H_{35}N_6O_8P$，分子量：602.576。本品进入细胞内部转换为活性代谢物 GS-443902，以三磷酸形式（remdesivir-TP）与 ATP 竞争结合，抑制 RdRp 功能，瑞德西韦的作用机制是直接整合进 SARS-CoV-2 的 RNA 链中，产生错误的 RNA，从而阻断 RNA 复制，同时抑制 SARS-CoV-2 修复酶对 RNA 的修复作用，最终导致 RNA 链终止延迟[7]。病毒要利用 RNA 复制酶来完成转录和复制 RNA 的使命，当初设计阻断埃博拉病毒的 RNA 复制酶发挥作用，而埃博拉病毒的 RNA 复制酶与 SARS-CoV-2 是类似的，因此瑞德西韦在细胞实验中能表现出体外活性。与病毒蛋白酶抑制剂相比，专家认为瑞德西韦可能不容易产生耐药性。动物实验中，使用恒河猴作为模型，静脉给药 GS-5734，其活性形式在外周血单核细胞（PBMC）中能够持续存在（半衰期为 14 小时），还能够扩散到包括睾丸、眼睛和大脑等病毒复制的部位[8]。目前，研究证明瑞德西韦抑制 SARS-CoV-2 体外实验的 EC_{50} 为 0.77 μmol/L，而埃博拉病毒的 EC_{50} 值在 0.12 μmol/L 左右[9]。

中国科学院上海药物研究所、浙江大学医学院、清华大学等单位的研究题为"Structural Basis for the Inhibition of the RNA-Dependent RNA Polymerase from SARS-CoV-2 by Remdesivir"（瑞德西韦抑制 SARS-CoV-2 中 RNA 依赖的 RNA 聚合酶的结构基础）。SARS-CoV-2 的复制依赖 RNA 聚合酶（RdRp），是瑞德西韦抗病毒药物的靶点。Yin 等[10]报道了 SARS-CoV-2 RdRp 的低温电子显微镜结构，包括 2.8 Å 分辨率的 apo 形式和 2.5 Å 分辨率的 50 碱基模板引物 RNA 和瑞德西韦复合物。研究表明，部分双链 RNA 模板插入 RNA 聚合酶的中心通道，瑞德西韦共价结合在第一个复制碱基对的引物链上，从而导致链终止增长。

COVID-19 如今正在全球肆虐，《新英格兰医学杂志》报道：临床试验表明瑞德西韦可显著缩短 COVID-19 患者的康复时间，但不能降低死亡率。Beigel 等[11]报道相关研究结果，题为"瑞德西韦治疗 COVID-19 的初步报告"。这项初步的临床研究中，来自美国、日本、意大利、法国、加拿大、西班牙、荷兰和奥地利的研究人员描述了接受瑞德西韦治疗重症 COVID-19 住院患者的临床结果。相关研究结果于 2020 年 4 月 10 日发表在 NEJM 期刊上，论文标题为"Compassionate Use of Remdesivir for Patients with Severe Covid-19"（瑞德西韦用于重度 COVID-19 患者）。

Sheahan 等[12]报道一小群患有重度 COVID-19 患者的临床结果，观察到瑞德西韦与洛匹那韦、利托那韦、干扰素联合治疗冠状病毒的疗效比较。Grein 等[13]的临床研究报道

了治疗 COVID-19 的安全性和有效性的最佳数据，68% 的患者氧气支持状态有了改善，中位随访 18 天的总死亡率为 13%。

2.4 阿比朵尔

阿比朵尔是由苏联药物化学研究中心研制开发的非核苷类抗病毒药物，分子式：$C_{22}H_{25}BrN_2O_3S \cdot HCl \cdot H_2O$，分子量：531.89。临床主要用于治疗 A，B 型流感病毒的感染，本品毒性较小，选择性好[14]。阿比朵尔的作用机制主要是通过影响流感病毒的血凝素（HA）构象，抑制流感病毒脂膜与宿主细胞融合，阻止病毒进入宿主细胞而发挥抗病毒作用，还能诱导人体的干扰素产生间接抗病毒作用[15]，与上述几种药物机制不同。本品目前已被我国纳入第六版诊疗方案，应用于新型冠状病毒肺炎的治疗[16]。

2020 年 2 月 4 日，中国工程院院士李兰娟团队在武汉公布治疗新型冠状病毒感染的肺炎的最新研究成果。本品在 10~30 mmol/L 浓度下，与对照组比较，能抑制冠状病毒达到 60 倍。该药已在浙江省新型冠状病毒感染的肺炎患者中使用，但提醒患者用此处方药一定要在医生指导下服用。

2.5 法匹拉韦

法匹拉韦是由日本富山化学公司开发的鸟嘌呤类似物抗流感病毒药物，已获批上市，分子式：$C_5H_4FN_3O_2$，分子量：157.02。本品能选择性抑制 RNA 聚合酶，干扰病毒复制和转录[17]，法匹拉韦的作用机制与多种抗病毒药物相似，在体内和体外选择性并强烈影响病毒复制发挥作用[18]。作为抗新型冠状病毒感染的潜在药物，其并没有被纳入诊疗方案中，目前正在开展相关临床试验。如 Glenmark Pharmaceuticals 公司公布了法匹拉韦在治疗 COVID-19 轻度至中度患者的 III 期临床试验结果良好。国务院联防联控机制 2020 年 3 月 17 日举行发布会，生物中心主任张新民介绍，法匹拉韦已完成临床研究，显示出良好临床疗效，未出现明显不良反应[19]。

2.6 磷酸氯喹

磷酸氯喹（chloroquine phosphate）分子式：$C_{18}H_{32}ClN_3O_8P_2$，分子量：515.87，是用于疟疾的常用药物和抗炎药，也是一种自身免疫疾病的治疗药，还具有潜在抗病毒作用。在 2003 年就有关于氯喹抗 SARS 病毒的相关报道，其作用机制可能通过干扰病毒受体 ACE2 糖基化，在复制和感染过程中抑制核内体的酸化，影响病毒和受体的结合及体内 pH 值病毒感染和细胞融合发挥抗病毒作用[20]。氯喹和羟氯喹因在新冠肺炎疫情暴发之前就被发现对于 SARS 病毒有抑制作用，曾用于抗击埃博拉病毒、MARS 等病毒[21]，中国科学院武汉病毒研究所/生物安全大科学研究中心与军事科学院军事医学研究院国家应急防控药物工程技术研究中心联合研究，早期研究发现，并以题为《瑞德西韦和磷酸氯喹能在体外有效抑制新型冠状病毒（2019-nCoV）》的论文发表在《Cell Research》上[22]。

氯喹药动学性质良好，口服后在体内分布广泛，可进入肺部，且与洛匹那韦、瑞德西韦等抗病毒药物作用机制不同、药效互补，可联合用药增加疗效、减少耐药性。但需要注意其在体内消除慢，单剂量给药后数月还能在排泄物中检测到原型药及代谢物，在使用时应重视在体内蓄积产生的不良反应，主要是视网膜病变[23]，还应联合其他药物，尽量缩短疗程，增加用药安全性。

由于羟氯喹在人体试验阶段治疗过程中并不能起到预防作用，也不能使病毒转阴，未能获批。鉴于该药毒性较大，效果又没那么显著，已经迅速被医生们舍弃。

2.7 中药治疗新冠病毒感染可能有效的药物

中药是广泛应用于抗击流感的中成药物，例如连花清瘟胶囊、疏风解毒胶囊、清热止咳颗粒、六神丸、清开灵颗粒等，临床上进行了相关研究验证其在抗击新冠病毒中的实际价值，不仅具有广谱抗病毒作用，且安全性良好。《诊疗方案》所推荐的中成药中金花清感颗粒，其解热与抗病毒双重作用能有效改善 COVID-19 患者的临床症状。人们采用网络药理学及分子对接技术，进一步对金花清感颗粒中潜在的活性成分进行探讨，并分析其可能的作用机制，对其中所含的化学成分、作用靶标及其关键药效成分与 ACE2 的结合能力进行了研究。结果表明金花清感颗粒中芒柄花黄素、豆甾醇、β-谷甾醇、去甲脱水淫羊藿黄素为潜在的抗 COVID-19 活性成分。

中医具有整体观与辨证施治的优势，对疫病在悠久历史长河中积累了一系列行之有效的治疗方法。国家卫健委发布的《新型冠状病毒肺炎诊疗方案（试行）》第 3 版至第 7版中，成方制剂与中药处方对 COVID-19 患者的应用，如甘草甜素（glycyrrhizin）、甘草酸二铵复方（diammonium glycyrrhizinate）、清肺排毒汤（Qingfei paidu decoction）[24]等都被应用于临床，且取得良好的临床疗效。清肺排毒汤是通过多个成分、多个环节、多靶点协同作用对 COVID-19 起到了调控作用，并已证实适用于轻型、普通型、重型 COVID-19 的通用方剂，具有速效、安全等特点。

2020 年 5 月 27 日钟南山、李兰娟、张伯礼院士等领衔，连花清瘟胶囊临床治疗 COVID-19 数据披露[25]；该研究是目前首个被《Phytomedicine》报道的中药治疗新冠病毒感染的前瞻性、多中心、开放标签的随机对照试验。主要成分包括连翘、金银花、苦杏仁等，这些成分已被证明可以阻止 SARS-CoV-2 与其人类受体结合，另一种成分广藿香也被证明可提高胃肠道抗病毒和改善腹泻等。本方组成中，金银花、连翘、甘草、黄芩、玄参、桔梗、淡竹叶、柴胡等多种药材提取有效成分具有抗流感病毒或呼吸道合胞病毒（respiratory syncytial virus）作用。研究纳入了 284 例患者（连花清瘟胶囊治疗组和对照组各 142 例），被随机分配接受单独的常规治疗或常规治疗与连花清瘟胶囊的组合，结果表明，联合应用连花清瘟胶囊口服 14 天可显著提高 COVID-19 临床症状的改善率，肺部影像学病变得到了明显改善，症状的持续时间明显缩短，从而提高了临床治愈率。临床数据显示，中国武汉所有 COVID-19 患者收治医院、方舱医院普遍应用连花清瘟，成为国家卫健委诊疗方案、也是各省治疗方案推荐次数最多的中药胶囊。连花清瘟胶囊对于发热、乏力、咳嗽等症状的治疗作用明显，且安全性较高，没有出现严重不良反应。

研究结论认为：从安全性和有效性角度可以考虑使用连花清瘟胶囊改善 COVID-19 的临床症状。但连花清瘟胶囊治疗在降低重症病例转化率和病毒检测转阴率方面没有明显差异，能促治愈但转阴作用不大。

3　抗体与抗体药物的研发

3.1　新冠病毒的中和抗体

2020 年 5 月 26 日，《自然》杂志在线发表中国科学家研究成果论文《以 SARS-CoV-2 受体结合位点为靶点的人类中和抗体》，Shi 等[28] 发表中和抗体临床前研究成果。他们发现了两种具有较强 SARS-CoV-2 特异性中和活性的特定人类单克隆中和抗体。其中对 CB6 的结构研究发现，CB6 能识别与 COVID-19 受体结合区域中 ACE2 结合位点重叠的表位，从而通过空间障碍和直接的界面-残基竞争干扰病毒/受体的相互作用，这说明 CB6 的抗体在恒河猴动物实验中能够显著阻止病毒感染，显示出预防和治疗潜力，具有进行临床试验的意义。

君实生物和中国科学院微生物研究所是全球范围内较早研究新冠病毒中和抗体的团队之一。君实生物也与美国礼来制药签订合作协议。礼来制药首席科学官 Daniel Skovronsky 博士表示[29]："能与君实生物合作，礼来欣感自豪，CB6 能保护恒河猴免受 COVID-19 感染，表明了它在人类中作为预防使用的潜力，如果 CB6 开发为 COVID-19 的潜在治疗药物，我们将尽快在受病毒感染者中推进该药"。

3.2　高活性中和抗体

到目前为止，全球正在研制的有 100 多种 COVID-19 疫苗，北京大学谢晓亮教授团队表示："我们的专长是单细胞基因组学，而不是免疫学或病毒学。当我们意识到单细胞基因组方法可以有效地找出中和抗体时，我们异常兴奋！康复者的血浆在其体内产生了针对病毒的抗体，能够让人体的防御系统去攻击病毒"。他们利用高通量单细胞测序技术，从新冠病毒肺炎康复期患者血浆中成功筛选出多个高活性中和抗体[30]。其作用机制是利用人体免疫系统产生的中和抗体来抑止病毒感染细胞，小鼠体内试验结果，病毒载量在 5 天后减少了 2500 倍，说明这种药物是有疗效的。

鉴于中国没有足够的新冠患者试验样本可供测试，因此，临床测试将在其他国家进行，期盼即使没有疫苗，也能用一种有效的药物来阻止疫情的大流行。

3.3　特异性全人源单克隆抗体

新冠病毒目前尚无特效药物，故亟须开发安全、有效的病毒抗体。单抗药物生产周期长、成本高，被用于治疗癌症和免疫性疾病较多，治疗病毒感染的单抗甚至极少。有一类被称为"纳米抗体"的新型抗体，其分子量仅为单抗的 1/10，且生产成本低、性质稳定，逐渐受到制药行业青睐。

上海复旦大学基础医学院应天雷团队[31] 研究了一系列抗新冠病毒全人源纳米抗体，可靶向新冠病毒受体结合区上的 5 类不同表位，首次发现 COVID-19 特异性人单克隆抗体 CR3022 具有治疗 COVID-19 的可能。该成果已发表于《Cell-Host and Microbe》。研究发现 CR3022 可与 SARS-CoV-2 RBD 有效结合，CR3022 的表位与 SARS-CoV-2 RBD 中的 ACE2 结合位点没有重叠[32]。该抗新冠病毒全人源纳米单抗可与其他中和抗体联合开发用于预防和治疗 COVID-19 感染的候选疗法具有一定的潜力[32]。

目前临床上使用的抗 SARS-CoV-2 的各类潜在药物见表 1。

表 1　正在临床使用或研发中的各类抗 SARS-CoV-2 的潜在药物

药品名称	分类	临床疗效	作用机制	研发公司/单位
洛匹那韦/利托那韦（lopinavir/ritonavir）	HIV 蛋白酶抑制剂	北京大学第一医院只用了 1 天体温就好转，具有广谱抗病毒作用，且安全性良好	阻止 HIV 病毒复制过程中的 gap-pol 多聚蛋白的裂解，阻挠产生具有传染性的成熟子代病毒粒子	雅培公司
干扰素 β-1b、洛匹那韦/利托那韦和利巴韦林（ribavirin）	HIV 蛋白酶抑制剂/非逆转录病毒药	三剂联用比单独使用洛匹那韦-利托那韦更为安全和有效	干扰素 β-1b 作用于细胞分裂的间期，抑制 DNA 复制，能促使其他细胞抵抗病毒的感染。利巴韦林进入细胞内磷酸化，竞争性地抑制病毒的三磷酸鸟苷合成，抑制病毒 mRNA 合成	诺华/雅培公司

154

药品名称	分类	临床疗效	作用机制	研发公司/单位
瑞德西韦（remdesivir）	氰基取代的腺苷酸类似物前药	具有治疗新冠肺炎最强武器的潜力，减少重症组向危重组恶化	直接整合进 COVID-19 的 RNA 链中，产生错误的 RNA，阻断 RNA 复制，抑制 COVID-19 修复酶对 RNA 的修复作用，导致 RNA 链终止延迟	吉利德公司
法匹拉韦（favipiravir）	选择性抑制 RNA 聚合酶	2014 年被用于紧急治疗抗埃博拉病毒，效果较好	选择性抑制 RNA 聚合酶，干扰病毒复制和转录	日本富山公司
阿比朵尔（arbidol）	非核苷类抗病毒药	10～30 微摩尔浓度下，与药物未处理的对照组比较，能有效抑制冠状病毒达到 60 倍，对细胞的病变效应	抑制流感病毒脂膜与宿主细胞融合，阻止病毒进入宿主细胞发挥抗病毒作用	苏联药物化学研究中心
磷酸氯喹（chloroquine phosphate）	上市多年的抗疟疾药	曾有效，临床效果一般，已发现有不良反应，被舍弃	干扰病毒基因表达和内体 pH 值发挥抗病毒作用	凯普生物公司
甘草酸二铵复方（diammonium glycyrrhizinate）	中药制品，抗乙型肝炎病毒的药物	具有较强的抗炎、保护肝细胞膜及改善肝功能的作用，患者服药后 1～3 天体温就正常，大大缩短病程	中药甘草有效成分的提取物，具有抗炎、保护肝细胞膜及改善肝功能的作用，抗病毒提高免疫力，提高排毒功能	中国浙江天瑞
清肺排毒汤（Qingfei Paidu Decoction）	中医的经典方剂（多种中药合成的一种复方制剂）	治疗新冠病毒肺炎轻型、普通型和重型患者都有一定的作用	中药复方通过多成分、多靶标协同作用，有发汗平喘，调和营卫，和解少阳，健脾化湿，清热解毒，生津之效	华森制药
连花清瘟胶囊（Lianhua Qingwen capsule）	由大青叶、黄芩、牛蒡子、玄参、天花粉、淡竹叶、连翘、桔梗、柴胡、广藿香等 16 味制成中药胶囊	具有清瘟解毒、宣肺泄热等作用，对流感热毒袭肺引起的发热、恶寒、肌肉酸痛、咳嗽、头痛等症状有治疗效果，改善 COVID-19 的临床症状	主要成分可阻止新冠病毒与人类受体结合，另一种成分广藿香被证明可改善腹泻及提高胃肠道抗病毒能力	北京以岭药业
重组腺病毒 5 型载体新冠疫苗（recombinunt adenovirus type-5 vectored COVID-19 vaccine）	新冠病毒疫苗	通过Ⅰ期和Ⅱ期临床，为Ⅲ期临床试验确定了最佳疫苗剂量，重组新冠疫苗对已经发生变异的新冠病毒能够完全覆盖	证明了重组病毒 Ad5 新冠病毒疫苗的免疫原性和安全性	中国陈薇院士团队
新冠病毒中和抗体（neutralizing antibody of new coronavirus）	新冠病毒抗体	恒河猴动物实验能显著抑制病毒感染，具有临床转化的价值，与礼来制药签订合作，递交临床试验申请并启动临床研究	CB6 识别了与 SARS-CoV-2 受体结合区域（RBD）中 ACE2 结合位点重叠的表位，从而通过空间障碍和直接的界面-残基竞争干扰病毒/受体的相互作用	清华大学研发团队
高活性中和抗体（potent neutralizing antibodies）	新冠病毒抗体	小鼠体内试验，5 天后病毒载量减少了 2500 倍。鉴于试验样本不足，临床测试将在其他国家进行	康复患者的体内产生了针对病毒的抗体，能够让人体的防御系统去攻击病毒。利用人体免疫系统产生的中和抗体阻止病毒感染细胞	北京大学谢晓亮团队

续表

药品名称	分类	临床疗效	作用机制	研发公司/单位
人单克隆抗体 CR3022（human monoclonal antibodies CR3022）	新冠病毒抗体	研究表明，抗新冠全人源纳米单抗具有单独或与其他中和抗体联合开发用于预防和治疗 COVID-19 感染的候选疗法的潜力	CR3022 可与 2019-nCoV RBD 有效结合，CR3022 的表位与 2019-nCoV RBD 中的 ACE2 结合位点没有重叠	复旦大学应天雷教授团队

4　小结与展望

WHO 宣布 SARS-CoV-2 暴发为国际关注的突发公共卫生事件，随着 COVID-19 持续大流行已成为全球性危机，SARS-CoV-2 已扩散至全世界 216 个国家和地区。据 WHO 统计数据显示，截至美东时间 2021 年 1 月 20 日，全球累计确诊 COVID-19 患者超 9513 万例，累计死亡超过 203 万例，包括美国、巴西等美洲地区首当其冲。

当前多种药物正在进入临床试验，有望对疫情得到有效控制。除抗新冠病毒药物外，抗体类药物都备受关注。清华大学研发团队、北京大学谢晓亮团队研发的中和抗体以及复旦应天雷教授团队研发的全人源纳米单抗，均已经处于临床试验或递交临床试验申请阶段，或联合开发用于预防和治疗 COVID-19 感染的候选疗法，如表 1 所示。

9 月 16 日，土耳其卫生部药品和医疗器械局批准中国科兴控股生物技术有限公司旗下北京科兴中维生物技术有限公司（简称"科兴中维"）研发的一款新冠病毒灭活疫苗克尔来福，在土耳其其境内进行随机、双盲、对照的 Ⅲ 期临床研究。试验人数 1.3 万人，其中包括 1200 名医护人员[34]。全球科学与生命健康论坛 2020 年 9 月 18 日在北京中关村举行，科技部部长王志刚透露[35]，疫情发生以来，中国科技界和科研人员全力投入疫情防控科研攻关。病毒无国界，需要同舟共济、守望相助，才能共渡难关。期望高活性中和抗体药物在不久能投入使用，并及时应对可能在冬季暴发的病毒[36-37]。

参 考 文 献

[1] World Health Organization：Clinical management of severe acute respiratory infection when Novel coronavirus（nCoV）infection is suspected：Interim Guidance［EB/OL］.［2020 – 01 – 12］. https：//www. mokadou. com/p/609.

[2] HOFFMANN M，KLEINE-WEBER H，KRUEGER N，et al. The novel coronavirus 2019（2019-NcOv）uses the SARS coronavirus receptor ACE2 and the cellular for entry into protease TMPRSS2 target cells［EB/OL］. BioRxiv，2020，doi. org/ 10. 1101/2020. 01. 31. 929042.

[3] CROXTALL JD，PERRY CM. Lopinavir/ritonavir：a review of its use in the management of HIV-1 infection［J］. Drugs，2010，70（14）：1885 – 1915.

[4] 腾讯网. 冠状病毒治疗药物研究进展［EB/OL］.［2020 – 05 – 28］. https：//xw. qq. com/cmsid/20200217A00C7V00.

[5] 中国政府网. 关于印发新型冠状病毒感染的肺炎诊疗方案（试行第三版）的通知［EB/OL］.［2020 – 02 – 22］. http：// www. gov. cn/zhengce/zhengceku/2020 – 01/23/content_ 5471832. htm.

[6] HUNG IFN，LUNG KC，EUGENE YK，et al. Triple combination of interferon beta-1b，lopinavir-ritonavir，and ribavirin in the treatment of patients admitted to hospital with COVID-19：an open-label，randomised，phase 2 trial［J］. Lancet，2020，DOI：10. 1016/S0140-6736（20）31042-4.

[7] TCHESNOKOV EP，FENG JY，PORTER DP，et al. Mechanism of inhibition of Ebola virus RNA-dependent RNA polymerase by remdesivir［J］. Viruses，2019，11（4）：326.

[8] 凤凰网. 瑞德西韦治疗新冠综述：埃博拉试验中死亡率高，但仍值得期待［EB/OL］.［2020 – 03 – 09］. http：//www finance. ifeng. com/c/7uhnleF7Xu8.

[9] MCMULLAN LK，FLINT M，CHAKRABARTI A，et al. Characterisation of infectious Ebola virus from the ongoing outbreak to guide response activities in the Democratic Republic of the Congo：a phylogenetic and in vitro analysis［J］. Lancet Infect Dis，2019，19（9）：1023 – 1032.

[10] YIN WC，MAO CY，LUAN XD，et al. Structural base for inhibition of the RNA-dependent RNA polymerase from SARS-CoV-2 by remdesivir［J］. Science，2020，DOI：10. 1126/science. abc1560.

[11] BEIGEL JH，TOMASHEK KM，DODD LE，et al. Remdesivir for the treatment of Covid-19——preliminary report［J］. N Engl J Med，2020，doi：10. 1056/NEJMoa2007764.

[12] SHEAHAN TP，SIMS AC，LEIST SR，et al. Comparative therapeutic efficacy of remdesivir and combination lopinavir，ritonavir，and interferon beta against MERS-CoV［J］. Nat Commun，2020，11（1）：1 – 14.

[13] GREIN J，OHMAGARI N，SHIN D，et al. Compassionate use of remdesivir for patients with severe covid-19［J］. N Engl J Med，2020，382（24）：2327 – 2336.

[14] 搜狐网. 为什么说阿比多尔是抗新冠病毒的潜在有效药？

［EB/OL］．　［2020－02－07］．https：//www. sohu. com/a/
371293161_ 100191057.

［15］ 腾讯网．李兰娟院士团队最新成果，阿比朵尔、达芦那韦
能有效抑制冠状病毒［EB/OL］．［2020－02－04］．ht-
tps：//www. xw. qq. com/cmsid/20200204A0P8QH00.

［16］ 新华网．新型冠状病毒肺炎诊疗方案（试行第六版）及解
读［EB/OL］．［2020－02－19］．http：//www. xinhuanet.
com/health/2020－02/19/c_ 1125596339. htm.

［17］ 搜狐网．抗流感新药可能成为新冠肺炎的克星，刚刚获批
上市［EB/OL］．［2020－02－17］．https：//www. sohu.
com/a/373792757_ 114930.

［18］ BIOFOUNT 网．法匹拉韦三磷酸（T-705）核糖基三磷酸对
流感病毒 RNA 聚合酶的作用机理［EB/OL］．［2020－06－
01］．https：//www. bio-fount. com/cn/content/275. html.

［19］ 财经网．国务院联防联控机制 3 月 17 日举行发布会［EB/
OL］．［2020－03－17］．https：//baijiahao. baidu. com/s?
id＝1661600941217584267&wfr＝spider&for＝pc.

［20］ Al-BARI MAA. Targeting endosomal acidification by chloroquine
analogs as a promising strategy for the treatment of emerging viral
diseases［J］．*Pharmacol Res Perspect*，2017，5（1）：
e00293.

［21］ MEHRA MR，DESAI SS，RUSCHITZKA F，*et al*. Hydroxy-
chloroquine or chloroquine with or without a macrolide for treat-
ment of COVID-19：a multinational registry analysis［J］．*Lan-
cet*，2020，doi：10. 1016/S0140-6736（20）31180-6.

［22］ WANG M，CAO R，ZHANG L，*et al*. Remdesivir and chloro-
quine effectively inhibit the recently emerged novel coronavirus
（2019-nCoV）*in vitro*［J］．*Cell Res*，2020，30（3）：269－
271.

［23］ 腾讯网．科技部青睐的新冠候选药磷酸氯喹有没有致命性
风险？［EB/OL］．［2020－02－28］．https：//xw. qq. com/
cmsid/20200228A0OHV200？ivk.

［24］ 吴昊，王佳琪，杨雨薇，等．基于网络药理学和分子对接技
术初步探索"清肺排毒汤"抗新型冠状病毒肺炎作用机制
［J］．药学学报，2020，55（3）：374－383.

［25］ HU K，GUAN WJ，ZHONG NS，*et al*. Efficacy and safety of Li-
anhuaqingwen capsules，a repurposed Chinese herb，in patients
with coronavirus disease 2019：a multicenter，prospective，ran-
domized controlled trial［J］．*Phytomedicine*，2020，DOI：
10. 1016/j. phymed. 2020. 153242.

［26］ ZHU FC，LI YH，WEI C，*et al*. Safety，tolerabitily，and im-
munogenicity of a recombinunt adenovirus type-5 Vectored COV-
ID-19Vaccine［EB/OL］．［2020－05－22］．https：//

doi. org/10. 1016/S0140-6736.

［27］ ZHU FC，GUAN XH，LI TH，*et al*. Immunogenicity and safety
of a recombinant adenovirus type-5-vectored COVID-19 vaccine
in healthy adults aged 18 years or older：a randomised，double-
blind，placebo-controlled，phase 2 trial［J］．*Lancet*，2020，
DOI：10. 1016/S0140-6736（20）31605-6.

［28］ SHI R，SHAN C，DUAN X. *et al*. A human neutralizing antibod-
y targets the receptor binding site of SARS-CoV-2［J］．*Na-
ture*，2020，DOI：10. 1038/s41586-020-2381-y.

［29］ BIOTECH 网．共抗疫情《自然》杂志刊登君实生物新冠中
和抗体阶段性研究成果［EB/OL］．［2020－05－27］．ht-
tp：//www. acnnewswire. com/press-release/simplifiedchinese/
59239.

［30］ CAO YL，SU B，XIE SN，*et al*. Potent neutralizing antibodies a-
gainst SARS-CoV-2 identified by high-throughput single-cell se-
quencing of convalescent patient's B cells［J］．*Cell*，2020，
182（1）：73－84.

［31］ WU YL，LI C，YING TL，*et al*. Identification of human single-
domain antibodies against SARS-CoV-2［J］．*Cell Host Mi-
crobe*，2020，27（6）：891－893. e5.

［32］ TIAN XL，LI C，HUANG A，*et al*. Potent binding of 2019 novel
coronavirus spike protein by a SARS coronavirus-specific human
monoclonal antibody［J］．*Emerg Microbes Infect*，2020，9
（1）：382－385.

［33］ 新浪网．美疾控中心预计：8 月 15 日前美国新冠死亡病例
将超 16.4 万［EB/OL］．［2020－07－24］．https：//
k. sina. com. cn/article_ 1686546714_ 6486a91a0200155kj. html?
from＝health.

［34］ 搜狐网．13000 名志愿者接种！中国研发的新冠疫苗在土耳
其启动第三期临床试验［EB/OL］．［2020－09－16］．ht-
tps：//m. sohu. com/a/419224384_ 162758.

［35］ 腾讯网．科技部部长：中国已有 11 款新冠疫苗进入临床试
验，其中 4 款进入三期［EB/OL］．［2020－09－18］．ht-
tps：//new. qq. com/rain/a/20200918A04H5U.

［36］ 白佳坤，马晓阳，李霄鹤，等．新型冠状病毒治疗靶点及
药物研究进展［J］．今日药学，2020，publish ahead of
print.

［37］ 金翔，俞庆龄，张璐楠，等．针对新型冠状病毒的 DNA 疫
苗研究进展［J］．中国新药杂志，2020，29（21）：2425－
2433.

编辑：杨青/接受日期：2020－08－25

新型冠状病毒肺炎相关临床试验研究进展

娄　宁，韩晓红

（北京协和医院临床药理研究中心，北京 100032）

[摘要]　新型冠状病毒肺炎（corona virus disease 2019，COVID-19）在全球造成大范围的流行，亟须有效的抗病毒药物来预防和控制。疫情期间对 COVID-19 的深入研究和多项药物临床试验的开展，极大地完善了 CO-VID-19 的诊疗方案。本文以"新型冠状病毒肺炎""新型冠状病毒""严重急性呼吸综合征冠状病毒 2（SARS-CoV-2）"、"COVID-19"、"nCoV"为关键词，在中国临床试验注册网站、Cochrane Library 数据库以及国家卫健委网站进行检索，提取和评价临床试验资料，对有望治疗和预防 COVID-19 的免疫抑制剂、抗病毒药物和疫苗的临床试验设计和研究进展进行总结。疫情期间的临床研究对传统临床试验的设计和监管提出了挑战，对后续药物研究的设计以及评价提供了宝贵的借鉴，临床研究结果为更多 COVID-19 患者带来了生存获益。

新型冠状病毒肺炎（corona virus disease 2019，COVID-19）在全球造成大范围的流行。患者多出现发热、干咳、乏力，严重者出现呼吸困难和细胞因子风暴，并发展为急性呼吸窘迫综合征、脓毒症休克及多器官衰竭，危及生命，因此亟须有效的药物控制和预防疫情。新型冠状病毒（SARS-CoV-2）属于 β 属冠状病毒，作为一种 RNA 病毒，相较于 DNA 病毒更易发生突变，从而造成宿主感染范围、毒力、耐药性等改变，给临床治疗带来挑战[1]。目前针对 COVID-19 的治疗，除对症支持治疗外，尚无已证明的特异性疗法。诊疗方案推荐的治疗药物多为"老药新用"，其能否用于治疗 COVID-19 还需要临床试验的验证。针对重症患者除了使用抗病毒药物外，临床上尝试使用免疫抑制剂来抑制重症患者的免疫损伤，相关药物的临床试验结果也在陆续发布。因此本文将汇总新冠疫情期间针对 CO-VID-19 开展的免疫抑制剂、抗病毒药物临床试验的最新进展。

1　检索情况

通过检索中国临床试验注册中心网站、Cochrane Library 等数据库以及国家卫健委网站，截至 2020 年 5 月 22 日，COVID-19 临床试验注册项目为 651 项，除去非药物研究 418 项，纳入本研究分析的共 233 项药物临床试验。其中，按研究类型分：干预性研究 203 项、观察性研究 26 项、治疗研究 1 项、预防性研究 1 项、卫生服务研究 1 项、预后研究 1 项。按研究设计分：随机平行对照 147 项、非随机对照试验 29 项、单臂 18 项、连续入组 20 项、其他 19 项。按中心数量分：单中心 182 项、双中心及多中心 51 项。按研究

所处阶段量分：0 期（探索性研究/预试验）83 项、I 期/II 期 8 项、III 期 3 项、IV 期（上市后药物）63 项，余项未明确。按样本量（n，人）分，$n \leqslant 30$ 有 38 项、$30 < n \leqslant 100$ 有 89 项、$n > 100$ 有 106 项。

2　COVID-19 临床试验药物

有研究指出，基于以往对治疗 SARS 病毒（severe acute respiratory syndrome-corona virus，SARS-CoV）等感染的临床研究，不支持使用糖皮质激素治疗 SARS-CoV-2 感染造成的肺损伤[2]，临床在重症和危重症患者的治疗中增加了免疫治疗[3]，因此本文将介绍已注册临床试验用于治疗 COVID-19 的抗体类药物，包括托珠单抗、依奇珠单抗、阿达木单抗和临床试验已有新进展的抗病毒药物（包括法匹拉韦、氯喹、瑞德西韦、洛匹那韦/利托那韦、连花清瘟胶囊）。其中，托珠单抗、依奇珠单抗、法匹拉韦、氯喹、洛匹那韦/利托那韦、连花清瘟胶囊已经在国内上市，目前开展的治疗 COVID-19 临床试验为其新适应证。

2.1　免疫抑制剂

2.1.1　托珠单抗　托珠单抗是一种重组人源化抗 IL-6 受体单克隆抗体，用于治疗类风湿关节炎[4]，它与可溶性及膜性 IL-6 受体特异性地结合，从而抑制 IL-6 受体活性及 IL-6 引起的炎症[5]。在 SARS-CoV-2 感染的患者中，细胞因子风暴是高炎症状态下细胞因子过度释放导致的无节制炎症，是患者病情转危甚至发展为多器官衰竭的重要因素，其中 IL-6 是导致细胞因子风暴的主要细胞因子之一[6]。中国科学技术大学牵头了一项采用托珠单抗作为炎症风暴抑制剂治疗 COV-ID-19 的临床试验。在第 1 阶段的研究中，11 例 COVID-19 重

中国新药注册与审评技术双年鉴（2022 年版）

症患者（其中重症 9 例、危重 2 例）已经全部康复出院[7]。为进一步评估托珠单抗在 COVID-19 中的有效性及安全性，中国科学技术大学已在中国临床试验注册中心登记了一项前瞻性的随机对照临床试验（ChiCTR2000029765）[8]。2020 年 2 月 29 日，西安交通大学第二附属医院支援湖北国家医疗队成功救治 1 例 78 岁的重症 COVID-19 患者，患者 IL-6 水平高于正常值 100 倍，系细胞因子释放综合征，医疗队实施托珠单抗、丙种球蛋白、持续肾脏替代三联疗法，患者第 2 天体温恢复正常，炎症因子明显下降，呼吸症状显著改善[9]。一项回顾性研究发现，托珠单抗可以改善重症 COVID-19 患者的临床症状，降低死亡率。研究回顾性分析了 21 例使用托珠单抗治疗的患者，其中重症 17 例，危重症 4 例，患者在使用托珠单抗治疗前均有 1 周常规治疗史，但症状并未改善并发生不同程度的恶化。在予以托珠单抗治疗后的第 1 天，所有患者的体温均恢复正常，其他临床症状也得到改善。托珠单抗治疗后 5 天内，20 例患者中有 15 例降低了摄氧量，1 例患者无须进行氧疗；17 位患者外周血淋巴细胞百分比与治疗前比下降了 85.0%，10 例患者恢复了正常百分比，没有明显不良反应，所有患者在约 15 天后出院[10]。为了进一步研究托珠单抗治疗重症 COVID-19 患者的疗效，罗氏公司旗下 Genentech 公司与 FDA 合作发起了一项托珠单抗治疗重症 COVID-19 患者的随机、双盲、安慰剂对照的Ⅲ期临床试验，在 4 月初从全球范围内招募 330 例被试者，主要和次要终点包括临床状态、死亡率、机械通气情况等[11]。目前，托珠单抗已被纳入《新型冠状病毒肺炎诊疗方案（试行第七版）》中，用于治疗实验室检测 IL-6 水平升高的重症或危重症患者[3]。

2.1.2　依奇珠单抗　依奇珠单抗是靶向 IL-17A 抑制剂，用于治疗关节炎、银屑病、强直性脊柱炎。有研究对重症 COVID-19 患者的外周血进行流式细胞术分析，发现 CD_4 和 CD_8 T 细胞数量显著减少，但其状态为过度激活。其中 CD_4 T 细胞中的 CCR_4^+ CCR_6^+ Th17 细胞浓度增加，Th17 细胞会分泌 IL-17 等促炎因子，使重症患者极易发生严重的免疫损伤[12]，靶向 IL-17A 抑制剂将有助于减轻重症患者的临床症状。中南大学湘雅医院开展一项"评价依奇珠单抗联合常规抗病毒药物治疗 COVID-19 患者的有效性和安全性的随机盲法对照多中心临床试验"。该试验分为两个阶段，第一阶段为开放性试验，入组 3 例 COVID-19 患者，使用依奇珠单抗治疗 + 抗病毒治疗（α-干扰素雾化吸入、洛匹那韦/利托那韦、氯喹、利巴韦林、阿比多尔，但不超过 3 种），观察 7 天内的安全性和疗效。第 2 阶段采用前瞻性、随机、评估者盲法、对照设计，拟入组 40 例 COVID-19 患者，1:1 随机分为两组进行干预，试验组（20 例）采用依奇珠单抗与抗病毒联合治疗，对照组（20 例）仅采用抗病毒治疗[13]，观察 14 天内的安全性和疗效，目前该临床试验正在进行中。

2.1.3　阿达木单抗　阿达木单抗为抗肿瘤坏死因子（TNF）的人源化单克隆抗体，在 COVID-19 治疗中与托珠单抗类似，用于抑制细胞因子释放综合征。上海长征医院发起一项"格乐立（阿达木单抗）治疗 COVID-19 重症和危重症患者的安全性和有效性的临床研究"。试验组（$n = 30$）联合常规治疗与托珠单抗及阿达木单抗治疗，对照组（$n = 30$）仅进行常规治疗，比较两组的临床改善时间[14]，该试验已完成但结果尚未公布。

2.2　抗病毒药物

2.2.1　法匹拉韦　法匹拉韦为核苷类抗病毒药物，是一种 RNA 依赖的 RNA 聚合酶（RdRP）抑制剂，它在胞内经过磷酸化后形成法匹拉韦呋喃核糖基-5-三磷酸肌醇（法匹拉韦-RTP），可被 RdRP 错误地识别，从而导致病毒 RNA 复制失败。由于 RdRP 催化域在多种 RNA 病毒中是保守的，因此，法匹拉韦被用于治疗流感病毒、埃博拉病毒、沙拉病毒等 RNA 病毒，包括冠状病毒[15]。目前，由国家应急防控药物工程技术研究中心和深圳市第三人民医院合作的"法匹拉韦治疗 COVID-19 患者的安全性和有效性的临床研究"已完成（ChiCTR2000029600），海正药业依据这项临床试验结果获得了国家药品监督管理局批准的法匹拉韦片上市批件。本研究是一项单臂临床试验，共纳入 80 例普通型 COVID-19 患者，试验组纳入 35 例普通型 COVID-19 患者接受法匹拉韦治疗（第 1 天用 3200 mg，第 2 ~ 14 天用 1200 mg/d，分两次口服，疗程至病毒清除或最长 14 天），对照组纳入年龄、性别和疾病严重程度相匹配的 45 例接受过洛匹那韦/利托那韦片（400 mg/100 mg，bid，口服）治疗的 COVID-19 患者，比较两组患者从用药到病毒清除时间、疗程第 14 天胸部影像学改善率及安全性。临床试验结果显示：试验组病毒清除时间更短，中位时间为 4 天，而对照组为 11 天，两组具有显著性差异（$P < 0.001$）。在胸部影像学改善方面，试验组与对照组改善率分别为 91.43% 和 62.22%（$P = 0.004$）。试验组中的不良事件总数为 4 例（11.43%），对照组不良事件总数为 25 例（55.56%），试验组的不良反应明显低于对照组（$P < 0.001$），患者依从性好，法匹拉韦显示出良好的疗效和安全性[16]。武汉大学中南医院也完成一项前瞻性、开放、多中心的临床试验，旨在比较法匹拉韦与阿比多尔治疗 COVID-19 的疗效。试验组和对照组均纳入 120 例患者，疗程均持续 7 ~ 10 天。试验组在常规治疗基础上口服法匹拉韦（第 1 天用 1600 mg/次，bid；从第 2 天到试验结束 600 mg/次，bid），对照组在常规治疗基础上口服阿比多尔（200 mg/次，tid，从试验的第 1 天到试验结束）。主要结局指标是 7 天临床治愈率，次要结局有发热持续时间、咳嗽缓解时间、辅助氧疗或无创机械通气率。结果发现，从所有患者 7 天治愈率来看，对照组为 51.67%，试验组为 61.21%

中国新药注册与审评技术双年鉴（2022 年版）

（$P = 0.139\,6$），结果无统计学差异。但是在普通型的患者中，对照组的 7 天临床治愈率为 55.86%，试验组则为 71.43%（$P = 0.0199$），法匹拉韦明显优于阿比多尔。两种药对重症和有基础疾病的患者治愈率无统计学差异。对于普通型患者和患有高血压和/或糖尿病的患者，法匹拉韦的退烧和止咳时间均明显短于阿比多尔（$P < 0.001$）。法匹拉韦组有 37 例发生不良反应，阿比多尔组有 28 例发生不良反应，主要不良反应为肝功能异常（ALT 和/或 AST 升高）、消化道反应和血尿酸升高[17]。从以上研究可以看出，法匹拉韦更适用于治疗普通型 COVID-19，同时需要摸索合适的剂量来减少不良反应的发生。一项 II 期临床研究旨在探索法匹拉韦片在普通型 COVID-19 患者中的剂量，计划纳入 60 例普通型 COVID-19 患者，分为低剂量组（200 mg，口服，*bid*；成人首日用药剂量为 1600 mg/次；整个治疗疗程为 10 天）、中剂量组（200 mg，口服，*bid*；成人首日用药剂量为 1800 mg/次；整个治疗疗程为 10 天）、高剂量组（200 mg，口服，*bid*；成人首日用药剂量为 2400 mg/次；整个治疗疗程为 10 天），各组均纳入 20 例患者，比较 3 组患者出院或者转为重症的时间来评价疗效。这项研究已结束但结果尚未公布[18]。

2.2.2 瑞德西韦 瑞德西韦是一种 1'-氰基取代腺嘌呤核苷的核糖小分子，瑞德西韦可抑制病毒的 RdRp，主要用于治疗埃博拉病毒。Sheahan 等[19]采用了类器官的细胞培养体系（HAE），使用液-气双相的人原代支气管细胞培养环境，模拟人体的呼吸道，结果表明瑞德西韦可显著抑制 SARS-CoV、中东呼吸综合征冠状病毒（middle east respiratory syndrome coronavirus，MERS-CoV），其半数抑制浓度（50% inhibiting concentration，IC_{50}）分别为 0.069 和 0.074 $\mu mol/L$[19]。2020 年 1 月 30 日，Holshue 等[20]报告了美国首例使用瑞德西韦治疗有效的 COVID-19 患者：该患者因咳嗽伴发热 4 天入院，入院后患者持续发热，使用抗生素后病情无好转且持续恶化，医生在患者入院第 7 天进行瑞德西韦静脉输注，患者在 24 小时内好转[20]。瑞德西韦在个案治疗中的强大疗效使人们对其给予厚望，瑞德西韦治疗 COVID-19 的临床试验也在全世界范围内开展。由曹彬教授主持的瑞德西韦临床试验是全球首个严格遵循随机、双盲、安慰剂对照的瑞德西韦临床试验，共纳入 237 例患者，按照 2:1 的比例将患者随机分配到试验组和对照组中。试验组注射瑞德西韦（第 1 天用 200 mg，第 2～9 天用 100 mg/d，静脉注射），对照组注射安慰剂（第 1 天用 200 mg，第 2～9 天用 100 mg/d，静脉注射），比较两组的临床改善时间。结果显示试验组中位临床改善时间为 21 天，对照组为 23 天[风险比（hazard ratio，HR）= 1.23]，差异无统计学意义。两组患者的 28 天死亡率、氧疗时间、住院时间、核酸载量和病毒转阴率也无统计学差异，即并未观察到瑞德西韦治疗 COVID-19 有显著疗效[21]。新英格兰杂志上发表了一篇对重症 COVID-19 的患者

进行瑞德西韦同情给药的临床试验，纳入的 53 例患者分别来自美国（22 例）、欧洲或加拿大（22 例）、日本（9 例）。未给予瑞德西韦治疗时，30 例（57%）患者接受机械通气治疗，4 例（8%）患者接受体外膜肺氧合（ECMO）治疗。给予瑞德西韦治疗与观察 18 天后，36 例（68%）患者的供氧情况得到改善，25 例（47%）患者出院，7 例（13%）患者死亡，但该试验未设置对照组，后续还需要进行瑞德西韦随机、安慰剂对照试验来验证其疗效[22]。美国国立卫生研究院（National Institutes of Health，NIH）宣布已完成一项纳入来自全球 68 个机构 1063 例患者的随机对照临床试验，结果显示接受瑞德西韦治疗的患者康复时间比接受安慰剂的患者快 31%（$P < 0.001$）[23]，具体的试验细节也会在后续公布。

2.2.3 氯喹 氯喹是一种弱碱，可提高酸性环境的 pH 值，使蛋白质水解或翻译后修饰过程中的关键酶失活，被用于丝状病毒[24]、疟原虫等感染的治疗中。Wang 等[25]发现，在体外抗 SARS-CoV-2 试验中，磷酸氯喹的半数有效浓度（half-maximal effective concentration，EC_{50}）为 1.13 $\mu mol/L$，选择指数（selectivity index，SI）> 88，说明磷酸氯喹在细胞水平上能有效抑制 SARS-CoV-2[25]。截至 2020 年 3 月 12 日，中国临床试验注册中心网站已经登记了 17 项含氯喹治疗 COVID-19 的临床试验，涉及的药物主要为磷酸氯喹和硫酸羟氯喹。武汉大学人民医院进行了一项随机对照临床试验，试验纳入 62 例 COVID-19 患者，对照组（31 例）进行标准治疗，试验组（31 例）在标准治疗基础上接受 5 天羟氯喹（400 mg/d）治疗，比较两组的临床恢复时间。与对照组相比（3.2 天），试验组的体温恢复时间缩短（2.2 天）。此外，与对照组（54.8%，17/32）相比，试验组胸部影像学改善的患者比例更高（80.6%，25/32）。在安全性方面，2 例患者在试验组中出现轻度不良反应，1 例患者出现皮疹，另 1 例患者头痛，没有出现严重的不良反应[26]。上海瑞金医院牵头 16 家医院开展了一项开放、随机对照的临床试验来评价羟氯喹治疗 COVID-19 的疗效。试验共纳入了 150 例确诊患者，其中 2 例为重症。患者随机分为对照组（80 例）和试验组（70 例），对照组接受标准治疗，试验组在标准治疗的基础上增加羟氯喹治疗（第 1～3 天用 1200 mg/d，随后 800 mg/d），轻中症患者治疗 2 周，重症患者治疗 3 周。试验组在治疗 28 天时病毒转阴率为 85.4%，对照组为 81.3%，两者无显著差别。在安全性方面，对照组不良事件发生率为 9%（7/80），试验组不良事件发生率多达 30%（21/70），主要是胃肠道不良事件，另外 2 例发生了严重的不良事件[27]。法国团队对 181 例住院且需吸氧的患者进行观察性研究，其中 92 例患者接受羟氯喹治疗（600 mg/d），89 例接受常规治疗。研究发现接受羟氯喹治疗的患者 21 天总生存率为 89%，常规治疗患者为 91%，两者差别无统计

中国新药注册与审评技术双年鉴（2022 年版）

学意义（HR = 1.2，95% 置信区间为 0.4 ~ 3.3）。此外羟氯喹组与常规治疗组患者相比，21 天未转至重症监护室（ICU）的生存率（HR = 0.8，95% 置信区间为 0.4 ~ 1.5）、21 天未出现急性呼吸窘迫综合征的生存率（HR = 1.2，95% 置信区间为 0.7 ~ 2.2）、21 天撤除氧气的比例［相对风险率（relative risk，RR）= 1.1，95% 置信区间为 0.9 ~ 1.3］均无明显差别。羟氯喹组有 10% 的患者出现心电图异常，需要中断用药。基于这些数据，研究团队认为，在需要住院吸氧的 COVID-19 患者中，羟氯喹未能减少患者转入 ICU 或死亡的风险[28]。除了小规模的研究，美国也公布了两项大规模的研究结果，一项回顾性队列研究纳入了纽约 25 家医院共 1438 例确诊患者，患者分为同时接受羟氯喹 + 阿奇霉素治疗、单用羟氯喹治疗、单用阿奇霉素治疗、未接受两种药物治疗的患者。与未接受两种药物治疗的患者相比，羟氯喹 + 阿奇霉素组死亡风险升高 35%、羟氯喹组死亡风险升高 8%、阿奇霉素组死亡风险降低 44%，但差异无统计学意义。换言之，无论是羟氯喹还是阿奇霉素，或两者联用，都没有改善院内死亡率。然而，羟氯喹 + 阿奇霉素组患者的心电图异常风险升高 113%；羟氯喹或阿奇霉素单药组的风险无显著变化[29]。另一项同样纳入纽约 1376 例 COVID-19 患者的观察性研究发现，羟氯喹治疗与患者插管或死亡风险降低没有显著关联[30]。

2.2.4　洛匹那韦/利托那韦　洛匹那韦/利托那韦是一种蛋白酶抑制剂，可以阻断 Gag-Pol 聚蛋白酶的分裂，从而产生未成熟、无感染力的病毒。洛匹那韦通常与少量利托那韦合成复方制剂克力芝用于治疗艾滋病、乙肝等病毒感染[31]。以往关于 SARS 的研究发现，洛匹那韦/利托那韦可以与调控 SARS 的关键蛋白——3CLpro 结合[32]，进而抑制病毒复制和侵袭能力，因此在 SARS 患者治疗上取得了较好的疗效。而在最近公布的一项洛匹那韦/利托那韦治疗重症 COVID-19 住院患者的临床试验中，洛匹那韦/利托那韦并没有显著疗效。研究分为试验组和对照组，各纳入 99 和 100 例重症 COVID-19 住院患者，试验组口服洛匹那韦/利托那韦（400 mg/100 mg，*bid*）联合常规治疗（补充氧、无创和侵入性通气、抗生素药物、血管紧张素支持、肾脏替代治疗和体外膜肺氧合），对照组仅采用常规治疗。试验组和对照组的 28 d 死亡率相似（19.2% 与 25.0%；差值为 −5.8%；差值 95% CI 为 −17.3 ~ 5.7），两组在相同时间点可检出病毒 RNA 的患者百分比相似。洛匹那韦/利托那韦组的胃肠道不良事件发生率较高，13 例患者（13.8%）因不良事件提前终止洛匹那韦-利托那韦治疗，常规治疗组的严重不良事件发生率较高。该临床试验结果表明，在重症 COVID-19 成人住院患者中，与常规治疗相比，未观察到洛匹那韦-利托那韦治疗有益[33]。虽然洛匹那韦-利托那韦单独使用疗效不显著，但研究发现洛匹那韦-利托那韦联合干扰素 β-1b

和利巴韦林的"三联疗法"在 COVID-19 早期治疗中有效且安全。这是由香港六大公立医院和香港大学发起的一项多中心、开放、随机的 II 期临床试验，共纳入 127 例 COVID-19 成年患者，其中 86 例患者归入试验组，41 例患者纳入对照组。试验组患者每隔 12 小时口服 400 mg 洛匹那韦、100 mg 利托那韦以及 400 mg 利巴韦林，并视情况隔天接受皮下注射 800 万 IU 干扰素 β-1b（1 ~ 3 剂）；对照组仅接受口服洛匹那韦/利托那韦治疗，研究持续 14 天。治疗结果表明，试验组患者从接受治疗到鼻咽拭子转为阴性的时间为 7 天，而对照组为 12 天，试验组比对照组的时间短（P = 0.001）。试验组患者的临床症状缓解中位时间为 4 天，而对照组为 8 天，两者差别具有统计学意义（P < 0.05）。另外，与对照组相比，试验组患者中位住院时间缩短了 5.5 天（P = 0.016）[34]。这项临床试验表明联合治疗具有较好的疗效，联合用药为治疗 COVID-19 提供了新的治疗思路。

2.2.5　连花清瘟胶囊　连花清瘟胶囊是一种广谱抗病毒药物，同时具有免疫调节的作用。研究发现，连花清瘟胶囊可在体外抑制 SARS-CoV-2 复制（IC_{50} 为 411.2 μg/ml），使细胞内感染的 SARS-CoV-2 病毒颗粒形态异常；它也可以降低促炎细胞因子（TNF-α，IL-6，CCL-2/MCP-1，CXCL-10/IP-10）的 mRNA 水平[35]，这些体外试验结果为连花清瘟胶囊治疗 COVID-19 提供了一定的理论依据。为进一步验证连花清瘟胶囊对 COVID-19 患者的治疗效果，钟南山院士团队进行了一项前瞻性多中心开放随机对照试验。该试验共纳入 284 例患者，随机分配到对照组（142 例）和试验组（142 例），对照组接受常规治疗，试验组在常规治疗的基础上服用连花清瘟胶囊（4 粒，*bid*），主要的结局指标是症状（发烧、疲劳、咳嗽）缓解率。与对照组（82.4%）相比，试验组的缓解率（91.5%）更高（P = 0.022），试验组症状恢复时间明显缩短（P < 0.001），试验组的临床治愈率（78.9% 比 66.2%，P = 0.017）也高于对照组。两组均没有发生严重不良反应[36]。综上所述，可使用连花清瘟胶囊减轻 COVID-19 患者的临床症状，改善治疗效果。

3　讨论

近 20 年来，全球出现了 SARS、MERS、埃博拉和禽流感病毒等带来的疫情，国内外研究团队在疫情期间对于快速开展的治疗药物的临床试验积累了一定经验。这次针对 COVID-19 的临床试验药物主要归为两大类：一是已经上市的药物（"老药"），二是有临床研究基础的用于其他疾病的在研药物。疫情期间均是优先评估药物的临床疗效，而药物的药理及药效机制将在后续研究中补充，这是对传统药物临床试验评价方法提出的挑战。

从 2019 年 12 月到 2020 年 5 月 22 日这段时间内，中国临床试验注册中心网站已注册了 233 项治疗 COVID-19 的药物临床试验，147 项（63%）的试验是遵循随机、对照的基本原则来设计。从临床试验纳入的患者数量看，有 106 项（45%）临床试验计划招募 100 例以上受试者，127 项（55%）临床试验纳入的受试者少于 100 例，还有一部分少于 30 例，提示这些临床试验可能难以提供高质量的有效性和安全性证据。值得指出的是疫情期间的临床试验仍应严谨设计，坚持随机、对照、重复的基本原则，保证试验结果的科学性。另外，自适应设计的临床试验值得在疫情期间推广，它们能够在整个试验过程中迅速接受或拒绝多种试验疗法，同时会得到有统计学意义的临床结果，更快筛选到有效药物。

截至 2020 年 5 月 22 日公布的临床试验结果显示，一项回顾性研究初步证明托珠单抗在治疗重症 COVID-19 患者安全有效；洛匹那韦/利托那韦对重症 COVID-19 患者治疗无显著疗效，但洛匹那韦-利托那韦联合干扰素 β-1b 和利巴韦林治疗 COVID-19 有效；法匹拉韦治疗普通型 COVID-19 有效；多项临床试验证明羟氯喹治疗 COVID-19 无显著疗效且会增加发生严重不良反应的风险；瑞德西韦中美临床试验结果不同，中国临床试验结果显示瑞德西韦无显著疗效，而美国 NIH 则得到了显著性结果；连花清瘟胶囊可减轻 COVID-19 患者的临床症状，改善治疗效果。这些药物研究数据的快速公布为正在或即将开展的研究提供了有效的指导和借鉴作用。

细胞因子风暴是造成患者病情短期内恶化、呼吸衰竭及多器官衰竭的主要原因，临床主要给予糖皮质激素等非特异性治疗为主，因此临床尝试使用针对细胞因子及其受体的单克隆抗体类药物。托珠单抗已成为《新型冠状病毒肺炎诊疗方案（试行第七版）》推荐药物，但在临床使用时，要警惕可能造成的肝损伤、感染等不良反应，另外托珠单抗会提高细胞色素 P450 活性，它与洛匹那韦/利多那韦、阿比多尔、磷酸氯喹合用时会造成三种药物浓度下降，与利多韦林合用可能造成严重肝损伤，与 TNF 抑制剂合用会增强免疫抑制作用，增加感染风险，因此托珠单抗与其他药物合用时需要明确药物代谢方式，防止发生药物相互作用。

通过分析这些药物临床试验的结果也可以看到，体外试验有效并不等同于临床治疗有效，个案有效不能随意推广到临床，药物是否能用于临床仍然需要通过规范的临床试验进行验证。如以往关于 MERS 治疗的研究中报道利多韦林联合干扰素-α2b 在感染 MERS-CoV 的猴子动物模型上有效，但在一项回顾性分析中（$n = 349$），发现利巴韦林联合干扰素疗法并没有改善患者 90 d 死亡率（95% 置信区间 0.73~1.44，$P = 0.87$）[39]。另外，虽然洛匹那韦/利托那韦在体外试验中对冠状病毒表现出抑制作用，但治疗重症 CO-

VID-19 患者无效。这可能是由于体内游离的药物浓度没有达到体外试验浓度，同时研究者也意识到，在临床试验设计上也存在一些不足，如未严格限制患者发病到入组的时间，导致纳入患者的发病时间从 1 天到 28 天不等；未采用盲法，使临床决策受到一定影响；虽然试验组与对照组患者特征基本匹配，但试验组的病毒载量略高于对照组。因此，希望研究者们在后续的研究中能够分析试验药物的血浆暴露水平，以及试验药物与辅助治疗药物之间的相互作用等。同时，药物是否有效需要多个临床试验得到相同或相似的试验结果才可以下定论，如羟氯喹在疫情早期进行的一项临床试验中被证明是有效的，而在后续国内外多项研究中发现羟氯喹无显著疗效且会增加严重不良反应的风险；瑞德西韦是否有效存在争议，中美两国的临床试验结果出现差别，这可能与两项临床试验在纳入的患者数量、入选标准、临床试验主要终点不同有关，因此仍需更多临床试验来提供瑞德西韦的安全性和有效性信息。综上所述，研究者们在疫情期间进行的临床试验为后续药物研究的设计以及评价提供了宝贵的借鉴，将为更多的 COVID-19 患者带来生存获益。

参 考 文 献

[1] SANJUÁN R, DOMINGO-CALAP P. Mechanisms of viral mutation [J]. *Cell Mol Life Sci*, 2016, 73 (23): 4433 – 4448.

[2] RUSSELL CD, MILLAR JE, BAILLIE JK. Clinical evidence does not support corticosteroid treatment for 2019-nCoV lung injury [J]. *Lancet*, 2020, 395 (10223): 473 – 475.

[3] 中华人民共和国国家卫生健康委员会. 《新型冠状病毒肺炎诊疗方案（试行第七版）》解读 [EB/OL]. (2020 – 03 – 04). http://www.gov.cn/zhengce/2020-03/04/content_5486710.htm.

[4] HASHIZUME M, TAN SL, TAKANO J, et al. Tocilizumab, A humanized anti-IL-6R antibody, as an emerging therapeutic option for rheumatoid arthritis: molecular and cellular mechanistic insights [J]. *Int Rev Immunol*, 2015, 34 (3): 265 – 279.

[5] JONES SA, SCHELLER J, ROSE-JOHN S. Therapeutic strategies for the clinical blockade of IL-6/gp130 signaling [J]. *J Clin Invest*, 2011, 121 (9): 3375 – 3383.

[6] WAN S, YI Q, FAN S, et al. Characteristics of lymphocyte subsets and cytokines in peripheral blood of 123 hospitalized patients with 2019 novel coronavirus pneumonia (NCP) [J/OL]. *Med Rxiv*. 2020. DOI: 10.1101/2020.02.10.20021832.

[7] 中国科学技术大学附属第一医院. 中国科大"托珠单抗 + 常规治疗"免疫治疗方案进入新冠肺炎第七版诊疗方案 [EB/OL]. [2020 – 03 – 04]. http://www.ahslyy.com.cn/cn/News/info_94_itemid_81364.html.

[8] 中国临床试验注册中心. 托珠单抗在新型冠状病毒肺炎（COVID-19）中的有效性及安全性的多中心、随机对照临

中国新药注册与审评技术双年鉴（2022 年版）

床研究 ［EB/OL］. ［2020 – 02 – 13］. http：//www. chictr. org. cn/showproj. aspx？ proj = 49409.

［9］ 西安交通大学第二附属医院. 西安交大二附院国家医疗队应用托珠单抗、大剂量丙球联合 CRRT 三联治疗高龄新冠肺炎患者复发 CRS 取得成功 ［EB/OL］. ［2020 – 03 – 01］. http：//2yuan. xjtu. edu. cn/Html/News/Articles/22025. html.

［10］ XU XL, HAN MF, LI TT, et al. Effective treatment of severe COVID-19 patients with tocilizumab ［J］. PNAS, 2020, 117 (20)：10970 – 10975.

［11］ Genentech. GenentechInitiates phase III clinical trial of actemra in hospitalized patients with severe COVID-19 pneumonia ［EB/OL］. https：//www. businesswire. com/news/home/20200318005822/en/Genentech-Initiates.

［12］ XU Z, SHI L, WANG YJ, et al. Pathological findings of COVID-19 associated with acute respiratory distress syndrome ［J］. Lancet Respir Med, 2020, 8 (4)：420 – 422.

［13］ 中国临床试验注册中心. 评价依奇珠单抗联合常规抗病毒药物治疗新型冠状病毒肺炎 (COVID-19) 患者的有效性和安全性的随机盲法对照多中心临床试验 ［EB/OL］. ［2020 – 02 – 23］. http：//www. chictr. org. cn/showproj. aspx？ proj = 50251.

［14］ 中国临床试验注册中心. 格乐立 (阿达木单抗) 治疗新型冠状病毒肺炎 (COVID-19) 重型和危重型患者的安全性和有效性的临床研究 ［EB/OL］. ［2020 – 02 – 23］. http：//www. chictr. org. cn/showproj. aspx？ proj = 49889.

［15］ FURUTA Y, GOWEN BB, TAKAHASHI K, et al. Favipiravir (T-705), a novel viral RNA polymerase inhibitor ［J］. Antivir Res, 2013, 100 (2)：446 – 454.

［16］ CAI QX, YABG MH, LIU DJ, et al. 2020. Experimental treatment with favipiravir for COVID-19：an open-label control study ［J/OL］. Engineering (Beijing, China). 2020. DOI：10. 1016/2020. 03. 007.

［17］ CHEN C, ZHANG Y, HUANG JY, et al. Favipiravir versus arbidol for COVID-19：a randomized clinical trial ［J/OL］. Med Rxiv. 2020. DOI：10. 1101/2020. 03. 17. 20037432.

［18］ 中国临床试验注册中心. 一项评价法匹拉韦片在普通型新型冠状病毒肺炎 (COVID-19) 患者中的有效性、安全性的随机、开放、剂量探索的临床研究 ［EB/OL］. ［2020 – 02 – 20］. http：//www. chictr. org. cn/showproj. aspx？ proj = 49510.

［19］ SHEAHAN TP, SIMS AC, GRAHAM RL, et al. Broad-spectrum antiviral GS-5734 inhibits both epidemic and zoonotic coronaviruses ［J］. Sci Transl Med, 2017, 9 (396)：eaal3653.

［20］ HOLSHUE ML, DEBOLT C, LINDQUIST S, et al. First case of 2019 novel coronavirus in the United States ［J］. N Engl J Med, 2020, 382 (10)：929 – 936.

［21］ WANG YM, ZHANG DY, DU GH, et al. 2020. Remdesivir in adults with severe COVID-19：a randomised, double-blind, placebo-controlled, multicentre trial ［J］. Lancet, 395 (10236)：1569 – 1578.

［22］ GREIN J, OHMAGARI N, SHIN D, et al. Compassionate use of remdesivir for patients with severe COVID-19 ［J］. New Engl J Med, 2020, 382 (24)：2327 – 2336.

［23］ National Institutes of Health. NIH clinical trial shows Remdesivir accelerates recovery from advanced COVID-19 ［EB/OL］. ［2020 – 04 – 29］. https：//www. nih. gov/news-events/news-releases/nih-clinical-trial-shows-remdesivir-accelerates-recovery-advanced-COVID-19.

［24］ AKPOVWA H. Chloroquine could be used for the treatment of filoviral infections and other viral infections that emerge or e-merged from viruses requiring an acidic pH for infectivity ［J］. Cell Biochem Funct, 2016, 34 (4)：191 – 196.

［25］ WANG ML, CAO RY, ZHANG LK, et al. Remdesivir and chloroquine effectively inhibit the recently emerged novel coronavirus (2019-nCoV) in vitro ［J］. Cell Res, 2020, 30 (3)：269.

［26］ CHEN ZW, HU JJ, ZHANG ZW, et al. Efficacy of hydroxychloroquine in patients with COVID-19：results of a randomized clinical trial ［J/OL］. Med Rxiv. 2020, DOI：2003. 2022. 20040758.

［27］ TANG W, CAO ZJ, HAN MF, et al. Hydroxychloroquine in patients with mainly mild to moderate coronavirus disease 2019：open label, randomised controlled trial ［J］. BMJ (Clinical researched), 2020, 369：m1849.

［28］ MAHÉVAS M, TRAN VT, ROUMIER M, et al. Clinical efficacy of hydroxychloroquine in patients with COVID-19 pneumonia who require oxygen：observational comparative study using routine care data ［J］. BMJ, 2020, 369：m2328.

［29］ ROSENBERG ES, DUFORT EM, UDO T, et al. Association of treatment with hydroxychloroquine or azithromycin with in-hospital mortality in patients with COVID-19 in New York State ［J］. JAMA, 2020, 323 (24)：2493.

［30］ GELERIS J, SUN Y, PLATT J, et al. Observational study of hydroxychloroquine in hospitalized patients with COVID-19 ［J］. N Engl J Med, 2020, 382 (25)：2411 – 2418.

［31］ LOELIUS SG, LANNAN KL, BLUMBERG N, et al. The HIV protease inhibitor, ritonavir, dysregulates human platelet function in vitro ［J］. Thromb Res, 2018, 169：96 – 104.

［32］ NUKOOLKARN V, LEE VS, MALAISREE M, et al. Molecular dynamic simulations analysis of ritonavir and lopinavir as SARS-CoV 3CLpro inhibitors ［J］. J Theor Biol, 2008, 254 (4)：861 – 867.

［33］ CAO B, WANG YM, WEN DN, et al. A trial of lopinavir-ritonavir in adults hospitalized with severe COVID-19 ［J］. N Engl J Med, 2020, 382 (19)：1787 – 1799.

［34］ IF H, KC L, EY T, et al. 2020. Triple combination of interferon beta-1b, lopinavir-ritonavir, and ribavirin in the treatment of patients admitted to hospital with COVID-19：an open-label, randomised, phase 2 trial [J]. *Lancet*, 2020, 395 (10238): 1695 – 1704.

[35] LI RF, HOU YL, HUANG JC, *et al*. Lianhuaqingwen exerts anti-viral and anti-inflammatory activity against novel coronavirus (SARS-CoV-2) [J]. *Pharmacol Res*, 2020, 156: 104761.

[36] HU K, GUAN WJ, BI Y, *et al*. Efficacy and safety of Lianhuaqingwen capsules, a repurposed Chinese herb, in patients with coronavirus disease 2019: a multicenter, prospective, randomized controlled trial [J]. *Phytomedicine*, 2020: 153242.

[37] Moderna. Moderna announces positive interim phase 1 data for its mRNA vaccine (mRNA-1273) against novel coronavirus [EB/OL]. [2020 – 05 – 18]. https://investors.modernatx.com/news-releases/news-release-details/moderna-announces-positive-interim-phase-1-data-its-mrna-vaccine.

[38] FC Z, YH L, XH G, *et al*. Safety, tolerability, and immunogenicity of a recombinant adenovirus type-5 vectored COVID-19 vaccine: a dose-escalation, open-label, non-randomised, first-in-human trial [J]. *Lancet*, 2020, 395 (10240): 1845 – 1854.

[39] ARABI Y, BALKHY H, AL-OMARI A, *et al*. Ribavirin and interferon for critically Ill patients with middle east respiratory coronavirus (MERS-CoV) infection [M]. American Thoracic Society, 2015.

编辑：杨青/接受日期：2020 – 04 – 16

新型冠状病毒中和抗体的研发进展

乐　鑫[1,2]，潘勇兵[1,2]，杨晓明[2,3]

(1 武汉生物制品研究所，武汉 430207；2 国家联合疫苗工程技术研究中心，武汉 430207；3 中国生物技术股份有限公司，北京 100029)

[摘要]　新型冠状病毒（SARS-CoV-2）已在全球范围广泛传播，对经济发展和人类生活造成了重大影响，开发安全有效的药物成为当务之急。中和抗体在部分病毒感染性疾病的临床应用中取得良好效果，既可用于 SARS-CoV-2 感染的短期预防，也可用于新型冠状病毒肺炎的治疗，具有重要的应用价值。目前国内外 SARS-CoV-2 中和抗体的研发进展迅速，多个抗体药物进入临床试验或投入紧急使用。本文主要从 SARS-CoV-2 中和抗体的靶点、筛选技术、药物研发进展及需要关注的问题等方面进行了总结。

自 2019 年 12 月首次报告新型冠状病毒（SARS-CoV-2）感染病例以来[1]，新型冠状病毒肺炎（COVID-19）疫情已在全球范围广泛传播。世界卫生组织（WHO）的统计数据显示，截至 2021 年 9 月 9 日，全球累计感染人数已超过 2.22 亿，累计死亡人数超过 459 万，每周新增确诊病例超过 440 万。COVID-19 的大流行，已经对全球经济发展、人类生活方式以及各国医疗体系等诸多方面带来了深刻影响。

鉴于 COVID-19 的流行现状，全球多个研究团队及药物开发企业正在进行广泛合作，开展多方面的针对新冠肺炎预防和治疗的药物研发。疫情早期利用康复者血浆治疗的成功案例[2]，以及瑞德西韦在中国的临床试验结果未达预期[3]，使研究者更多关注于中和抗体的免疫治疗方法。具备中和活性的单克隆抗体拥有特异性好、安全性高、作用机制明确、便于大规模生产、能够同时用于预防和治疗等优点，在许多病毒感染性疾病的临床应用中取得

了积极的效果[4-5]。目前国内外 SARS-CoV-2 中和抗体的研发进展迅速，已经有数百个治疗性抗体项目处于研发阶段，数十个处于临床试验阶段。本文就 SARS-CoV-2 刺突（spike，S）蛋白及其变异情况、SARS-CoV-2 中和抗体筛选技术、药物研发进展及需要关注的问题等方面作一综述。

1　SARS-CoV-2 S 蛋白及其变异情况

同其他冠状病毒类似，SARS-CoV-2 的 S 糖蛋白在病毒感染中起主要作用。其在病毒表面形成同源三聚体，能够与靶细胞表面的人血管紧张素转化酶（angiotensin-converting enzyme，ACE）2 结合，介导病毒的入侵[6-7]。S 蛋白被宿主细胞的蛋白酶切割成两个亚基 S1 和 S2，S1 包含 N-端结构域（N-terminal domain，NTD）和受体结合结构域（receptor binding domain，RBD），RBD 和 ACE2 的相互作用，决定了病毒的宿主范围和细胞嗜性[8]。S2 包含一个融合肽（fusion peptide，FP）、两个七肽重复序列（heptad repeat region，HR）HR1 和 HR2 以及一个跨膜结构域（transmembrane domain，TMD），负责病毒与细胞的融合（图1）[9]。由于 S 蛋白在病毒感染中的关键作用，目前 SARS-CoV-2 中和抗体研

发的大部分靶点集中在 S 蛋白及其上的 RBD，以通过竞争性结合来阻断 RBD 与 ACE2 的相互作用，达到中和病毒的目的[10]。

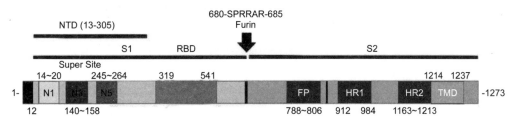

图 1　SARS-CoV-2 S 蛋白的结构

SARS-CoV-2 作为一种单链 RNA 病毒，相比 DNA 病毒有着更高的变异性，而 S 蛋白上关键位点的变异，有可能影响其与受体的结合，从而改变病毒的特性：如感染率、致死性、免疫逃逸效应等[11]。据 WHO 发布的报告，目前有四种值得关注的变异株（variant of concern，VOC）[12]：① α 变异株（B.1.1.7），其 S 蛋白主要携带 *D614G* 和 *N501Y* 等突变位点，致死性比原毒株高出 30%[13]。② β 变异株（B.1.351），其 S 蛋白主要携带 *N501Y*、*E484K*、*K417N* 等突变位点，具有较强的免疫逃逸能力，并对部分中和抗体产生抵抗[14]。③ γ 变异株（P.1），其 S 蛋白上的多个突变位点与 β 变异株相同或者相似（*CN501Y*，*E484K* 和 *K417T* 等），具有相似的免疫逃逸能力和较高的二次感染概率[15]。④ δ 变异株（B.1.617.2），S 蛋白上新增了 *I452R*、*T478K* 和 *P681R* 这三个重要突变位点，使其具有一定的免疫逃逸能力，传染性大大增强且更容易发展成重症[16]。截至 2021 年 8 月 24 日，δ 变异株已在全球 163 个国家和地区被检出，成为最新的全球主要流行毒株。随着病毒的不断变异，研究者需要考察当前变异株的流行情况，及时更新研发策略和评估标准，以保证中和抗体对病毒的阻断效果。

2　SARS-CoV-2 中和抗体筛选技术

中和抗体药物开发第一项也是最重要的一项工作就是抗体筛选。常用的全人源抗体筛选技术包括单个 B 细胞分选技术、噬菌体展示技术以及转基因小鼠技术等。以上技术各有优势，在当前 SARS-CoV-2 中和抗体的研发中均有应用。

单个 B 细胞分选技术是通过对康复者的 B 细胞进行分离，获得针对特异性抗原的单个 B 细胞，然后通过分子克隆的方法获取编码抗体重轻链的基因。该技术能够从外周血单个核细胞（peripheral blood mononuclear cell，PBMC）中快速、高通量地获得全人源抗体，且保留了重轻链的天然配对，因而成为了快速开发 SARS-CoV-2 中和抗体的首选技术。目前相当一部分进入临床阶段的 SARS-CoV-2 中和

抗体是使用的该技术路线，包括礼来制药公司的 LY-CoV555[17] 和君实生物公司的 JS016[18] 等。

噬菌体展示技术是利用免疫或未经免疫的 B 细胞构建噬菌体文库，再筛选针对特定抗原的抗体。该技术能够根据需要定制筛选条件和压力，随着淘洗轮数的增加，最终获得高亲和力的抗体。该技术作为另一种重要的单抗筛选技术，也被应用于 SARS-CoV-2 中和抗体的研发。本实验室即采用该技术，筛选获得了多株识别不同表位、具有高亲和力和中和活性的单抗[19]。此外，噬菌体展示技术还能与纳米抗体技术相结合，获得一类分子量小、稳定性高、中和效力强的新型纳米抗体，这类抗体的研发正在积极推进中[20]。

转基因小鼠技术是利用基因编辑技术将人的抗体基因引入小鼠，然后用抗原免疫小鼠，经由常规的杂交瘤筛选即可得到全人源抗体。该技术无须人源化处理，抗体经过体内成熟，具有较高的亲和力。再生元制药公司的鸡尾酒抗体 RGEN-COV2，就是利用人源化转基因小鼠联合单个 B 细胞分选技术筛选得到[21]。

3　靶向 RBD 的 SARS-CoV-2 中和抗体分类

目前处于临床阶段的 SARS-CoV-2 中和抗体均是靶向 SARS-CoV-2 S 蛋白上的 RBD。研究显示，许多从 COVID-19 康复者体内分离出的中和抗体都具有针对 RBD 的模式化抗体克隆型，其中 *VH3-53* 和 *VH3-66* 基因编码的克隆型占比最高[22]，此外也有曾在 SARS-CoV 患者体内分离出的 *VH3-30* 基因编码的克隆型[23]。借助低温电子显微技术解构不同的 SARS-CoV-2 中和抗体-RBD 蛋白复合物，可将靶向 RBD 的中和抗体分为四种类型：① 只能结合向上构象 RBD 的中和抗体，由 *VH3-53* 基因编码，带有短的 CDRH3 区域，能在 S 蛋白三聚体内交联邻近的 RBD，实现更紧密的结合。② 能够同时结合向上和向下构象 RBD 的中和抗体，由 *VH3-53* 基因编码，带有长的 CDRH3 区域，其与第一类抗体都能识别 ACE2 结合位点，通过直

接竞争阻断 ACE2 和 RBD 结合。③ 结合在 ACE2 位点以外的中和抗体，可在空间上干扰 ACE2 和 RBD 的相互作用，能够与前两类抗体在治疗中联合使用，发挥协同作用。④ 能够结合 RBD 但不阻断与 ACE2 结合的中和抗体，这类抗体的识别表位多位于 S 蛋白的保守区域，通过其他方式发挥中和效应，对病毒变异导致的免疫逃逸具有更好的耐受性[24]。

4　SARS-CoV-2 中和抗体药物研发进展

4.1　国外处于临床研究阶段的主要 SARS-CoV-2 中和抗体药物

目前 SARS-CoV-2 中和抗体药物的研发进展迅速，国外已经有多家抗体药物进入Ⅲ期临床试验，并有 3 个单抗或单抗组合获得了美国 FDA 的紧急使用授权，见表 1。

表 1　进入Ⅲ期临床试验的 SARS-CoV-2 中和抗体药物汇总

开发者	产品	试验号	临床研究阶段
再生元制药公司	REGN-COV2 （REGN10933 + REGN10987）	NCT04425629	Ⅱ/Ⅲ期
		NCT04426695	Ⅱ/Ⅲ期
		NCT04381936	Ⅲ期
		NCT04452318	Ⅲ期
礼来制药公司/AbCellera 公司/美国国家过敏和传染病研究所（NIAID）	LY-CoV555	NCT04518410	Ⅱ/Ⅲ期
		NCT04501978	Ⅲ期
		NCT04497987	Ⅲ期
		NCT04796402	Ⅳ期
礼来制药公司/君实生物公司	LY-CoV555/LY-CoV016	NCT04427501	Ⅱ/Ⅲ期
		NCT04497987	Ⅲ期
Vir 公司/GSK 公司	VIR-7831	NCT04545060	Ⅱ/Ⅲ期
		NCT04913675	Ⅲ期
		NCT04501978	Ⅲ期
AstraZeneca 公司/范德堡大学医学中心	AZD7442 （AZD8895 + AZD1061）	NCT04723394	Ⅲ期
		NCT04625972	Ⅲ期
		NCT04625725	Ⅲ期
		NCT04315948	Ⅲ期
		NCT04518410	Ⅱ/Ⅲ期
		NCT04501978	Ⅲ期
Celltrion 公司	CT-P59	NCT04602000	Ⅱ/Ⅲ期
腾盛博药公司/清华大学	BRII-196/BRII-198	NCT04518410	Ⅱ/Ⅲ期
		NCT04501978	Ⅲ期

再生元制药公司的 REGN-COV2 是由两种单抗（REGN10933 和 REGN10987）组成的鸡尾酒抗体，其基于人源化转基因小鼠和单个 B 细胞分选技术，并经过结合能力、中和效果、三维结构等多方面筛选得到，被用于 COVID-19 的治疗和预防[21]。REGN10987 和 REGN10933 同时且非竞争性结合 RBD 的不同表位，从而阻断 S 蛋白和 ACE2 的相互作用。REGN10933 结合在 RBD 的顶部，几乎完全覆盖了 ACE2 的结合位点，REGN10987 则作用于 RBD 的一侧，并不直接干扰 ACE2。2020 年 10 月，REGN-COV2 抗体鸡尾酒疗法的一项Ⅱ/Ⅲ期临床试验结果显示，其能够降低非住院患者体内的病毒载量，尤其对免疫应答尚未启动或基线病毒载量较高的患者疗效更为显著[25]。2020 年 11 月，FDA 对 REGN-COV2 颁发了紧急使用授权。2021 年 4 月，REGN-COV2 的一项 CO-VID-19 确诊患者密切接触者和无症状感染者预防性给药的Ⅲ期临床试验取得了较好的效果，皮下注射该药物将症状性感染的风险分别降低了 81% 和 31%。

礼来制药公司的单抗组合为 2 株引进的 SARS-CoV-2 中和抗体 LY-CoV555 和 LY-CoV016。LY-CoV555 由加拿大 AbCellera 公司和美国国家过敏和传染病研究所联合研发，其在源于 COVID-19 康复者 B 细胞的 500 多株候选单抗中经亲和力筛选获得[17]，靶向 S 蛋白的 RBD 区域。另一株单抗 LY-CoV016 由君实生物公司和中国科学院微生物研究所联合研发，同样来自 COVID-19 康复者 B 细胞，靶向 S 蛋白的一个不同表位[18]，以期获得与 LY-CoV555 的协同作用。2021 年 1 月，LY-CoV555 和 LY-CoV016 抗体鸡尾酒疗法的Ⅱ/Ⅲ期临床试验结果发表：该疗法显著降低了病毒载量，减轻了临床症状，且效果优于 LY-CoV555 单药[26]。2021 年 2月，FDA 颁发了该疗法的紧急使用授权。

VIR-7831 是由 Vir 制药公司和葛兰素史克（GSK）公司联合开发的全人源 SARS-CoV-2 中和抗体，其来源于 2003 年 SARS 康复者体内分离的抗体 S309，并对 SARS-CoV-2 保持有中和活性[23]。该中和抗体靶向 SARS-CoV 和 SARS-CoV-2 S 蛋白上的高度保守表位，故而在很大程度上避免了由突变引发的免疫逃逸。另外，经过 Fc 段的工程化改造，VIR-7831 在肺部具有较高的生物利用度，半衰期也得到了延长。2021 年 6 月 Vir 公司和 GSK 公司宣布了一项 Ⅲ 期临床试验结果：门诊 COVID-19 患者单剂量静脉注射 VIR-7831，使住院超过 24 小时或第 29 天因任何原因死亡的风险减少 79%，达到了主要终点。2021 年 5 月，FDA 对 VIR-7831 颁发了紧急使用授权。

4.2 国内处于临床研究阶段的 SARS-CoV-2 中和抗体药物

COVID-19 疫情暴发以来，国内科研机构和药企克服重重困难，积极投入到 SARS-CoV-2 中和抗体的研发，获得了许多原创性科研成果，有多个抗体药物进入到临床试验阶段。

JS016 由君实生物公司和中国科学院微生物研究所联合研发，礼来制药公司于 2020 年 5 月购买了其在大中华区以外的临床开发、生产和商业化独占许可，给其定名为 etesevimab（LY-CoV016）。2021 年初礼来公司披露了 LY-CoV555 和 LY-CoV016 抗体鸡尾酒疗法的 Ⅲ 期临床试验结果，随后获得了 FDA 对于该疗法的紧急使用授权。目前，JS016 正在国内开展 Ⅰb/Ⅱ 期单药的临床试验，尚未在国内批准商业化应用。

DXP-593 和 DXP-604 是由百济神州公司与丹序生物公司合作开发的 SARS-CoV-2 中和抗体，这两株单抗由北京大学基因组学高级创新中心借助高通量单细胞测序，从 COVID-19 康复者血液中筛选得到[27]。其中和 SARS-CoV-2 的确切机制尚不清楚，推测其与 BD-368-2 的作用机制类似，即阻断 ACE2 和 S 蛋白的结合。2020 年 11 月一项 DXP-593 单药的 Ⅱ 期临床试验已率先启动。此外，DXP-593 和 DXP-604 抗体鸡尾酒疗法的 Ⅰ 期临床试验也于同期开展。

BRII-196 和 BRII-198 是由清华大学、深圳市第三人民医院和腾盛博药公司合作，利用单个 B 细胞分选技术从 COVID-19 患者中筛选得到的单抗组合，其通过靶向 RBD，阻断 S 蛋白和 ACE2 的结合[28]。目前，BRII-196 和 BRII-198 抗体鸡尾酒疗法在国内的 Ⅱ 期临床试验正在进行，并在美洲多国启动了 Ⅲ 期临床试验。近日，该疗法的国际 Ⅲ 期临床试验中期数据发布：在 837 例高风险 COVID-19 门诊患者中，与安慰剂组相比，治疗组的住院及死亡风险降低 78%。该药物是目前国内临床研究进展最快的 SARS-CoV-2 中和抗体药物。

此外，国内还有神州细胞公司的 SCTA01、复宏汉霖公司的 HLX70、绿叶制药公司的 LY-CovMab 等多个 SARS-CoV-2 中和抗体药物进入到临床试验阶段[29]。

4.3 其他 SARS-CoV-2 中和抗体的研发进展

除了以上进入临床阶段的中和抗体，还有一些其他不同靶点或者不同类型的抗体也表现出良好的治疗潜力。Suryadevara 等[30]鉴定出两株靶向 S 蛋白 NTD 的单抗，其通过抑制感染周期中的吸附后步骤实现对病毒的中和作用。在小鼠感染模型中，预防和治疗性单药给药或与 RBD 单抗联合给药，对 SARS-CoV-2 感染都具有良好的保护作用，且完整的 Fc 效应功能是实现最佳保护力所必需的，此类单抗为设计抗体鸡尾酒疗法提供了更多的选择。Kang 等[31]从 COVID-19 康复者血液中分离出了首个全人源 SARS-CoV-2 核衣壳（nucleocapsid，N）蛋白的高亲和力单抗，通过离体的补体激活实验，证明该抗体能够特异性阻断 N 蛋白诱导的补体过度激活，为开发重症 COVID-19 患者新的治疗方案提供了理论基础。Gasparo 等[32]开发出了一种双特异性抗体，其源于 COVID-19 康复者 B 细胞，靶向 RBD 上两个非重叠表位，能有效中和 SARS-CoV-2 及其变异株，并降低小鼠肺部病毒载量，缓解病理损伤，提供了一种具有鸡尾酒疗法优势的单药策略。Ku 等[33]基于 IgG 单抗设计了一种 IgM 中和抗体，其中和效力是亲本 IgG 的 230 倍以上，且对多种变异株有效，该抗体在小鼠模型中经单次滴鼻给药，能有效预防和治疗 SARS-CoV-2 感染，显示出理想的药动学和安全性，为后续 IgM 抗体的鼻腔用药治疗提供了数据支持。Huang 等[34]构建了一种 ACE2-Fc 融合蛋白，其作为诱饵蛋白，可通过抑制 SARS-CoV-2 S 蛋白介导的细胞融合和合胞体形成，阻断病毒入侵，还能促进 NK 细胞活化和诱导 ADCC。复宏汉霖公司自主开发的 HLX71 也属于 ACE2-Fc 融合蛋白，目前已经获得 FDA 批准进入临床试验。

5 需要关注的问题

5.1 病毒的变异和免疫逃逸

目前，多个 SARS-CoV-2 变异株已在全球范围内出现和广泛流行，不同变异株对各种中和抗体的敏感性各不相同。有研究表明，B.1.1.7 变异株的 N501Y 突变仅影响少数靶向 RBD 的单抗，而 B.1.351 变异株却能抵抗靶向 NTD 中超抗原位点和 RBD 中受体结合基序的多个单抗（包括 LYCoV555 和 REGN10933）[35]。B.1.351 的这种抗性很大程度上与 E484K 突变相关，而 P.1 变异株也携带相同的突变，故而可能拥有类似的免疫逃逸特性。对于最近流行的 B.1.617.2 变异株，从已有的研究结果来看，部分单抗对其保持了良好的中和活性[36]，但仍需要保持警惕和充分评估。

病毒变异会导致单一抗体疗法的失败风险增高，由于

LY-CoV555 对 B.1.351 和 P.1 变异株的中和效力不佳，美国 FDA 于 2021 年 4 月撤销了礼来公司 LY-CoV555 单药的紧急使用授权，这使得研究者和药企更加专注于针对多个抗原表位的单抗组合。非竞争性的抗体鸡尾酒疗法是防止病毒免疫逃逸的有效策略[37]，有研究表明 REGN10933 和 REGN10987 的单抗组合以及 CoV2-2196 和 CoV2-2130 的单抗组合对变异株 B.1.1.7 和 B.1.351 保持有中和效果[38]。为应对病毒的不断变异，还需要开发出更多有效的单抗组合方案。此外，探索靶向病毒其他蛋白（如 N 蛋白）单抗的治疗潜力[31]，也可作为 SARS-CoV-2 抗体药物研发的新思路。

5.2 抗体依赖性增强效应（antibody-dependent enhancement, ADE）

在 SARS-CoV-2 的疫苗和治疗性抗体研发中，一个需要重点关注的潜在风险是 ADE 效应。ADE 可增加多种病毒感染的严重程度，包括呼吸道合胞病毒[39]、麻疹[40]和登革热病毒[41]等。ADE 在人冠状病毒感染中的确切作用尚不清楚，有体外研究显示，表达 FcR 的单核细胞或巨噬细胞能够增加对 SARS-CoV 和 MERS-CoV 病毒粒子的摄取[42-43]。最近针对 SARS-CoV-2 的研究发现，部分中和抗体和非中和抗体在特定细胞的体外实验中显示出增强感染的活性，但在动物实验中却能够阻断病毒复制，仅在少数个体中表现出高炎性浸润[44]。目前在非人灵长类动物实验中尚未观察到 ADE，临床上也未发现明确病例，需要进一步监测体内抗体含量与病毒载量及炎症水平的相关性。

ADE 产生机制尚不完全清楚，有观点认为可能与体内预存的低亲和力和低中和活性抗体相关[45]。在免疫治疗的实施过程中，诱导或输注高剂量和高中和活性的抗体，能够降低 ADE 的风险。有研究尝试对 Fc 段进行改造，通过引入 LALA 突变等方法，降低 Fc 介导的肺损伤的风险[18]。然而，也有研究发现相比于 LALA 突变体，野生型中和抗体的治疗效果更佳，其完整的 Fc 结构能够在体内发挥多种免疫调节功能[46]。此外，还有研究者将注意力集中在新型的纳米抗体上[20]，这种抗体不仅具有良好的中和活性，而且由于缺乏 Fc 结构域，能有效避免 ADE 效应。

5.3 对重症患者治疗效果欠佳

从现有的临床试验结果来看，包括再生元公司和礼来公司的多种 SARS-CoV-2 中和抗体药物对轻症非住院患者具有良好的效果，但对重症住院患者疗效不佳。再生元制药公司近期披露的一项Ⅲ期临床试验结果显示，对于未产生天然免疫应答（血清学阴性）的 COVID-19 住院患者，REGN-COV2 疗法可将死亡风险降低 20%，并缩短住院天数。但当针对对象从血清阴性患者扩大到整个住院患者组时，未能观察到以上获益[47]。需要注意的是，以上研究中血清学阴性患者仅占全部住院患者的 1/3。多数重症患者在病情发展后期体内都存在中和抗体，但由于免疫系统过度激活会引发细胞因子风暴（cytokine release syndrome, CRS），最终导致多器官衰竭而危及生命[48]。所以，在 COVID-19 疾病早期就进行中和抗体的免疫治疗，能够收到更好的效果。

6　总结与展望

开发具有高中和活性的抗体药物，既可用于 SARS-CoV-2 感染的短期预防，也可用于 COVID-19 疾病的治疗，在全球 COVID-19 疫情防控上具有重要的价值。为应对 SARS-CoV-2 的持续突变以及变异株在全球的流行，需要开发更多针对不同位点，特别是保守位点的广谱单抗[49]及单抗组合。对抗体进行基因工程改造，则能够规避可能的 ADE 风险。

目前进入后期临床试验的都是靶向 SARS-CoV-2 S 蛋白 IgG 亚型的中和抗体，除此以外，基于 IgM、IgA、IgY 的中和抗体、双特异性抗体、纳米抗体、ACE2-Fc 融合蛋白等其他形式的抗体已经在多个临床前研究中展现出了较大潜力。随着更多种类的抗体药物进入临床研究，我们对于 COVID-19 的预防和治疗将拥有更多新的选择。

参 考 文 献

[1] ZHOU P, YANG XL, WANG XG, et al. A pneumonia outbreak associated with a new coronavirus of probable bat origin [J]. Nature, 2020, 579 (7798): 270-273.

[2] DUAN K, LIU B, LI C, et al. Effectiveness of convalescent plasma therapy in severe COVID-19 patients [J]. Proc Natl Acad Sci, 2020, 117 (17): 9490-9496.

[3] WANG Y, ZHANG D, DU G, et al. Remdesivir in adults with severe COVID-19: a randomised, double-blind, placebo-controlled, multicentre trial [J]. Lancet, 2020, 395 (10236): 1569-1578.

[4] GAUDINSKI MR, COATES EE, NOVIK L, et al. Safety, tolerability, pharmacokinetics, and immunogenicity of the therapeutic monoclonal antibody mAb114 targeting Ebola virus glycoprotein (VRC 608): an open-label phase 1 study [J]. Lancet, 2019, 393 (10174): 889-898.

[5] DOMACHOWSKE JB, KHAN AA, ESSER MT, et al. Safety, tolerability and pharmacokinetics of MEDI8897, an extended half-life single-dose respiratory syncytial virus prefusion F-targeting monoclonal antibody administered as a single dose to healthy preterm infants [J]. Pediatr Infect Dis J, 2018, 37 (9): 886-892.

[6] KE Z, OTON J, QU K, et al. Structures and distributions of SARS-CoV-2 spike proteins on intact virions [J]. Nature, 2020, 588 (7838): 498-502.

[7] TORTORICI MA, VEESLER D. Structural insights into coronavirus entry [J]. *Adv Virus Res*, 2019, 105: 93 – 116.

[8] WALL AC, PARK YJ, TORTORICI MA, *et al*. Structure, function, and antigenicity of the SARS-CoV-2 spike glycoprotein [J]. *Cell*, 2020, 181 (2): 281 – 292.

[9] WRAPP D, WANG N, CORBETT KS, *et al*. Cryo-EM structure of the 2019-nCoV spike in the prefusion conformation [J]. *Science*, 2020, 367 (6483): 1260 – 1263.

[10] DEJNIRATTISAI W, ZHOU D, GINN HM, *et al*. The antigenic anatomy of SARS-CoV-2 receptor binding domain [J]. *Cell*, 2021, 184 (8): 2183 – 2200.

[11] HARVEY WT, CARABELLI AM, JACKSON B, *et al*. SARS-CoV-2 variants, spike mutations and immune escape [J]. *Nat Rev Microbiol*, 2021, 19 (7): 409 – 424.

[12] WHO. Tracking SARS-CoV-2 variants [EB/OL]. [2021 – 09 – 22]. https: //www. int/en/activities/tracking-SARS-CoV-2-variants/.

[13] VOLZ E, MISHRA S, CHAND M, *et al*. Assessing transmissibility of SARS-CoV-2 lineage B. 1. 1. 7 in England [J]. *Nature*, 2021, 593 (7858): 266 – 269.

[14] TEGALLY H, WILKINSON E, GIOVANETTI M, *et al*. Emergence and rapid spread of a new severe acute respiratory syndrome-related coronavirus 2 (SARS-CoV-2) lineage with multiple spike mutations in South Africa [J]. *MedRxiv*, 2020, doi: 10. 1101/2020. 12. 21. 20248640.

[15] SABINO EC, BUSS LF, CARVALHO MPS, *et al*. Resurgence of COVID-19 in Manaus, Brazil, despite high seroprevalence [J]. *Lancet*, 2021, 397 (10273): 452 – 455.

[16] VAIDYANATHAN G. Coronavirus variants are spreading in India-what scientists know so far [J]. *Nature*, 2021, 593 (7859): 321 – 322.

[17] JONES BE, BROWN-AUGSBURGER PL, CORBETT KS, *et al*. LY-CoV555, a rapidly isolated potent neutralizing antibody, provides protection in a non-human primate model of SARS-CoV-2 infection [J]. *BioRxiv*, 2020, doi: 10. 1101/2020. 09. 30. 318972.

[18] SHI R, SHAN C, DUAN X, *et al*. A human neutralizing antibody targets the receptor-binding site of SARS-CoV-2 [J]. *Nature*, 2020, 584 (7819): 120 – 124.

[19] PAN Y, DU J, LIU J, *et al*. Screening of potent neutralizing antibodies against SARS-CoV-2 using convalescent patients-derived phage-display libraries [J]. *Cell Discov*, 2021, 7 (1): 57.

[20] SUN D, SANG Z, KIM YJ, *et al*. Potent neutralizing nanobodies resist convergent circulating variants of SARS-CoV-2 by targeting diverse and conserved epitopes [J]. *Nat Commun*, 2021, 12 (1): 4676.

[21] HANSEN J, BAUM A, PASCAL KE, *et al*. Studies in humanized mice and convalescent humans yield a SARS-CoV-2 antibody cocktail [J]. *Science*, 2020, 369 (6506): 1010 – 1014.

[22] KIM SII, NOH J, KIM S, *et al*. Stereotypic neutralizing VH antibodies against SARS-CoV-2 spike protein receptor binding domain in COVID-19 patients and healthy individuals [J]. *Sci Transl Med*, 2021, 13 (578): eabd6990.

[23] PINTO D, PARK YJ, BELTRAMELLO M, *et al*. Cross-neutralization of SARS-CoV-2 by a human monoclonal SARS-CoV antibody [J]. *Nature*, 2020, 583 (7815): 290 – 295.

[24] BARNES CO, JETTE CA, ABERNATHY ME, *et al*. SARS-CoV-2 neutralizing antibody structures inform therapeutic strategies [J]. *Nature*, 2020, 588 (7839): 682 – 687.

[25] WEINREICH DM, SIVAPALASINGAM S, NORTON T, *et al*. REGN-COV2, a neutralizing antibody cocktail, in outpatients with Covid-19 [J]. *N Engl J Med*, 2021, 384 (3): 238 – 251.

[26] GOTTLIEB RL, NIRULA A, CHEN P, *et al*. Effect of bamlanivimab as monotherapy or in combination with etesevimab on viral load in patients with mild to moderate COVID-19: a randomized clinical trial [J]. *JAMA*, 2021, 325 (7): 632 – 644.

[27] CAO Y, SU B, GUO X, *et al*. Potent neutralizing antibodies against SARS-CoV-2 identified by high-throughput single-cell sequencing of convalescent patients' B cells [J]. *Cell*, 2020, 182 (1): 73 – 84.

[28] JU B, ZHANG Q, GE J, *et al*. Human neutralizing antibodies elicited by SARS-CoV-2 infection [J]. *Nature*, 2020, 584 (7819): 115 – 119.

[29] ClinicalTrials. gov. ClinicalTrials. gov is a resource provided by the U. S. National Library of Medicine [EB/OL]. [2021 – 09 – 06]. https: //clinicaltrials. gov/ct2/home.

[30] SURYADEVARA N, SHRIHARI S, GILCHUK P, *et al*. Neutralizing and protective human monoclonal antibodies recognizing the N-terminal domain of the SARS-CoV-2 spike protein [J]. *Cell*, 2021, 184 (9): 2316 – 2331.

[31] KANG S, YANG M, HE S, *et al*. A SARS-CoV-2 antibody curbs viral nucleocapsid protein-induced complement hyperactivation [J]. *Nat Commun*, 2021, 12 (1): 2697.

[32] GASPARO RD, PEDOTTI M, SIMONELLI L, *et al*. Bispecific IgG neutralizes SARS-CoV-2 variants and prevents escape in mice [J]. *Nature*, 2021, 593 (7859): 424 – 428.

[33] KU Z, XIE X, HINTON PR, *et al*. Nasal delivery of an IgM offers broad protection from SARS-CoV-2 variants [J]. *Nature*, 2021, 595 (7869): 718 – 723.

[34] HUANG KY, LIN MS, KUO TC, *et al*. Humanized COVID-19 decoy antibody effectively blocks viral entry and prevents SARS-CoV-2 infection [J]. *EMBO Mol Med*, 2021, 13 (1): e12828.

中国新药注册与审评技术双年鉴（2022年版）

[35] HO D, WANG P, LIU L, *et al*. Increased resistance of SARS-CoV-2 variants B. 1. 351 and B. 1. 1. 7 to antibody neutralization [J]. *Res Sq*, 2021, PMID: 33532763.

[36] PLANAS D, VEYER D, BAIDALIUK A, *et al*. Reduced sensitivity of SARS-CoV-2 variant Delta to antibody neutralization [J]. *Nature*, 2021, 596 (7871): 276 – 280.

[37] BAUM A, FULTON BO, WLOGA E, *et al*. Antibody cocktail to SARS-CoV-2 spike protein prevents rapid mutational escape seen with individual antibodies [J]. *Science*, 2020, 369 (6506): 1014 – 1018.

[38] CHAQROUN A, HARTARD C, SCHVOERER E. Anti-SARS-CoV-2 vaccines and monoclonal antibodies facing viral variants [J]. *Viruses*, 2021, 13 (6): 1171.

[39] KIM HW, CANCHOLA JG, BRANDT CD, *et al*. Respiratory syncytial virus disease in infants despite prior administration of antigenic inactivated vaccine [J]. *Am J Epidemiol*, 1969, 89 (4): 422 – 434.

[40] TOLTZIS P. 50 Years ago in the journal of pediatrics: atypical exanthem after exposure to natural measles: eleven cases in children previously inoculated with killed vaccine [J]. *J Pediatr*, 2018, 193: 84.

[41] DEJNIRATTISAI W, JUMNAINSONG A, ONSIRISAKUL N, *et al*. Cross-reacting antibodies enhance dengue virus infection in humans [J]. *Science*, 2010, 328 (5979): 745 – 748.

[42] YIP MS, LEUNG HL, LI PH, *et al*. Antibody-dependent enhancement of SARS coronavirus infection and its role in the pathogenesis of SARS [J]. *Hong Kong Med J*, 2016, 22 (3 Suppl 4): S25 – S31.

[43] WAN Y, SHANG J, SUN S, *et al*. Molecular mechanism for antibody-dependent enhancement of coronavirus entry [J]. *J Virol*, 2020, 94 (5): e02015 – e02019.

[44] LI D, EDWARDS RJ, MANNE K, *et al*. *In vitro* and *in vivo* functions of SARS-CoV-2 infection-enhancing and neutralizing antibodies [J]. *Cell*, 2021, 184 (16): 4203 – 4219.

[45] ARVIN AM, FINK K, SCHMID MA, *et al*. A perspective on potential antibody-dependent enhancement of SARS-CoV-2 [J]. *Nature*, 2020, 584 (7821): 353 – 363.

[46] ULLAH I, PREVOST J, LADINSKY MS, *et al*. Live imaging of SARS-CoV-2 infection in mice reveals neutralizing antibodies require Fc function for optimal efficacy [J]. *BioRxiv*, 2021, doi: 10. 1101/2021. 03. 22. 436337.

[47] Regeneron Pharmaceuticals Inc. Regen-Cov™ (Casirivimab and Imdevimab) phase 3 recovery trial meets primary outcome, improving survival in hospitalized COVID-19 patients lacking an immune response to SARS-COV-2 [EB/OL]. [2021 – 06 – 16]. https://investor. regeneron. com/news-releases/news-release-details/regen-covtm-casirivimab-and-imdevimab-phase-3-recovery-trial.

[48] HUANG C, WANG Y, LI X, *et al*. Clinical features of patients infected with 2019 novel coronavirus in Wuhan, China [J]. *Lancet*, 2020, 395 (10223): 497 – 506.

[49] STARR TN, CZUDNOCHOWSKI N, LIU Z, *et al*. SARS-CoV-2 RBD antibodies that maximize breadth and resistance to escape [J]. *Nature*, 2021, PMID: 34261126.

编辑: 王宇梅/接受日期: 2021 – 09 – 06

从"三药三方"谈中药新药审评理念、研发思路及策略

张晓雨[1,2], 刘　硕[3], 孙　杨[1], 邱瑞瑾[1], 陈　昭[1], 唐健元[4], 商洪才[1,5]

(1 北京中医药大学东直门医院中医内科学教育部和北京市重点实验室, 北京 100700; 2 北京中医药大学中医学院, 北京 100029; 3 国家药品监督管理局药品审评中心, 北京 100022; 4 成都中医药大学附属医院, 成都 610072; 5 北京中医药大学国际循证中医药研究院, 北京 100029)

[摘要]　　大批中医方药在新发传染病防治中发挥了积极作用, 蕴含着巨大的研发潜能。然而近年来, 中药新药研发持续低迷、获批难度大。本文结合药物审评趋势及新型冠状病毒肺炎中医"三药三方"研发实例, 从中药新药审评理念与规则、研发思路与方法以及资源配置与利用角度, 探讨了完善中药新药整体研发布局、明确人用经验证据评价标准、"证病结合"监管中药复方新药适应证、坚持中西医差异化竞争、多学科手段介入处方筛选、采用一体化研究设计、加大高质量临床研究投入、整合资源突破国际壁垒的一系列策略。

中国新药注册与审评技术双年鉴(2022 年版)

为应对此次新型冠状病毒肺炎（简称"新冠肺炎"）疫情，在缺少特效药物的情况下，中医药第一时间介入疾病防治的各个阶段，发挥了独特作用。国家先后发布 7 版《新型冠状病毒感染的肺炎诊疗方案》，力荐中医药特色疗法，各省市也结合当地实际，纷纷推荐了中医药防治方案。有数据显示，截止到 2020 年 2 月 20 日（含）国家卫健委、国家中医药管理局及 27 个省、直辖市和自治区共发布了108 种中成药，85 首方剂[1]。其中，以"三药三方"最具有代表性，即 3 个中成药——金花清感颗粒、连花清瘟胶囊/颗粒、血必净注射液，3 个中药方剂——清肺排毒汤、化湿败毒方、宣肺败毒方。日前，国家药品监督管理局已批准将治疗新冠肺炎的适应证纳入"三药"药品说明书的功能主治中，而"三方"中的清肺排毒颗粒和化湿败毒颗粒已获得中药新药临床试验批件。

我国中药新药研制蕴含着巨大的发展潜能，"三药三方"的快速获批得益于国家相关法律法规的有效实施。2019 年新修订并实施的《药品管理法》及 2020 年配套出台的《药品注册管理办法》对突发公共卫生事件应急所需防治药品实行"特别审批程序"，为应对此次疫情的中药快速审批提供了法规支持。然而反观近年来，中药新药研发持续低迷，且业界普遍反映新药获批难度加大。根据国家药品监督管理局药品审评中心公布的年度药物审评报告数据，2012～2018 年中药新药申请数量呈下降趋势，新药上市获批申请更是寥寥无几，临床试验批件也非常少见（图 1）。说明当前在中药新药审评理念与规则、研发思路与方法以及资源配置与利用上仍存在适应性、科学性、合理性不足的问题，以下将结合药物审评趋势及新冠肺炎"三药三方"研发实例，探讨中药新药研发对策。

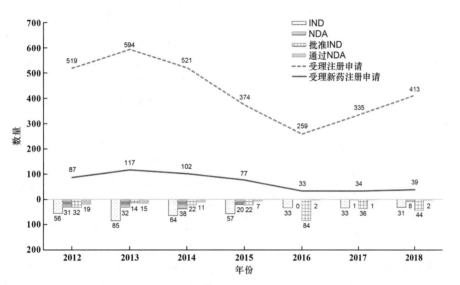

IND：新药临床试验申请；NDA：新药上市许可申请

图 1　2012～2018 年中药新药注册申请及审批情况

1　中药新药审评理念与规则

1.1　完善中药新药整体研发布局

由于中药新药研发周期长、投入大、风险高、获批难及方法局限，导致企业研发创新药物积极性不强，更倾向于对已有产品进行二次开发，或更新剂型、规格等以获得增值空间。从另一角度看，中药的处方雷同（低水平重复）问题依然严峻[2]，而对某些中医优势病种却缺少价廉效验的中成药。在国家"重大新药创制"科技重大专项已建立的药物创新技术体系下[3]，应进一步从宏观上完善中药新药研发布局，以临床需求为导向，引导合理开发，使有利政策下沉，如鼓励积极发掘已有大量人用经验数据且具有疗效优势的院内制剂、临床经验方和民间验方，使之被开发成为质量可靠、应用规范的中成药而惠及大众。"大疫出良方"，我国经历了非典型肺炎、禽流感、甲型流感等多次

传染性疾病流行，已经积累了中医药防治疫病的大量经验，开发了一批方便有效的中成药制剂，形成了一定的中药资源储备，因此能在本次抗疫中迅速发挥优势。

1.2　明确人用经验证据评价标准

长期套用化药审评标准使中药新药研发陷入"僵局"，《中共中央 国务院关于促进中医药传承创新发展的意见》中提出"加快构建中医药理论、人用经验和临床试验相结合的中药注册审评证据体系"。结合中药新药研发实际，最新的《药品注册管理办法》及中药注册管理规定在审评思路上对应做出了较大调整，开创性地提出可根据人用经验对新药审批的支持程度，合理减免相应的非临床有效性研究、非临床安全性研究、Ⅰ期、Ⅱ期临床试验等申报材料。中药人用经验不仅指在长期临床实践中积累的关于中医临床诊疗认识的概括总结，而且需要有一定说服力的临床数据作为支撑。因此，将人用经验作为证据并非意味着不需要

开展临床研究，而是更应当规范收集、整理与分析真实世界临床诊疗信息，提高转化效率，为进一步开展验证性研究提供依据。为更好指导人用经验证据的积累与应用，需首先建立人用经验证据[4]分级评价标准，如综合考虑拟申报新药与原处方药物在药味、剂量、工艺、适应证、用法的一致性、原处方临床应用病例数量、评价指标与随访时长、数据的真实性与完整性等。

1.3 "证病结合"监管中药复方新药适应证

中药复方多为对证治疗，而不局限于某一个疾病，体现了中医"异病同治"的特色。但具体对哪些疾病或疾病分型有效，新药研发之初的定位未必能够准确全面，这也是很多上市后中成药具有"老药新用"潜力的原因。因此，中药复方新药在制定临床功能主治时，对证候的定位是基础，而明确疾病适应证可能还需要一个不断补充完善的过程。"证病结合"适应证的不断完善，有助于明确适用人群，提升临床合理用药水平。目前有一些在临床广泛使用的外感类非处方中成药，在研究中进一步发现其具有广谱抗病毒作用，实践中可治疗此次新冠肺炎轻型、普通型引起的发热、咳嗽、乏力症状，因此新冠肺炎的疾病适应证及相对应的用法用量被纳入该药的说明书，使其同时具有处方药和非处方药的双重身份。此类中药"双跨"品种不在少数，反映了中药适用范围与西医疾病之间难以完全对应的事实。中药"双跨"品种在实际生产流通及使用中容易引起混淆，也给监管工作带来诸多困扰[5]，故其对科学规范用药的影响仍需深入探讨并加以解决。

2 中药新药研发思路与方法

2.1 坚持中西医差异化竞争的研发思路

目前在很多疾病的治疗领域，常用中成药和化药相比在价格上并不占优势，那么在疗效上如不能发挥中医优势特色，成为简单的代替品或需要靠政策保护才能维持的产品，则难以赢得长久发展空间。在中药新药研发思路上可采取中西医差异化竞争的策略，认清现代医学与化药的优势和局限，充分发挥中医、中药特色，才能真正做到优势互补、协同发展。本次中药在对抗新冠肺炎不同阶段有以下优势：① 通过增强疑似患者、高风险人群体质以预防病毒侵袭。② 改善轻型、普通型患者症状，减少病情向重症发展。③ 协助减轻炎症因子对机体损伤，降低重型、危重型患者的死亡风险。④ 帮助恢复期患者的机体康复。其中，血必净注射液作为我国唯一被批准治疗脓毒症、全身炎症反应综合征和多器官功能障碍综合征的中成药[6]，在新冠肺炎重型、危重型患者治疗中表现出明显优势，可减轻患者炎症水平，且不会带来激素类药物的免疫抑制作用，不良反应发生率低[7]，得到了中西医诊疗方案的共同推荐。

2.2 多学科手段介入处方筛选

复方仍然是中药新药研发的主力，处方筛选是新药研发的初始阶段，优选真正有效且安全的处方对于降低新药开发风险、延长药品生命周期至关重要。然而，如何科学筛选高水平候选处方仍是中药新药研发的瓶颈问题[8]。面对不断出现的新的临床需求与适应证，在中医理论指导下，不仅要充分发挥临床中医专家的经验与智慧，同时可结合证候特征的流行病学调查，利用已搭建的中医古籍数据库、药物研究数据库等，挖掘用药规律及药物作用规律，提高创新药处方筛选效率，为精炼组方提供更多依据。此次疫情期间研制的化湿败毒方，即在总结疾病规律与众多专家临床救治经验的基础上，结合了病理解剖及生物信息学分析结果，对中医经典方剂加减化裁得到的有效组方。在提高研发效率的同时，临床应用也获得了较好疗效[9]。

2.3 采用一体化研究设计

中药新药研发周期较长，使众多企业望而却步。2017年中共中央办公厅、国务院办公厅印发了《关于深化审评审批制度改革鼓励药品医疗器械创新的意见》，为鼓励药物研发创新提供政策支持。在新的审评要求下，应当重新审视中药新药研发流程，对已有人用经验的中药复方，可采用一体化研究设计，使得观察性研究与临床试验无缝衔接，临床研究与部分药学研究、非临床研究同时开展，这将极大缩短中药新药研发周期，提高研发效率，降低研发成本。如根据回顾性与前瞻性观察性研究分析患者获益与风险，优化用药方案，并有针对性地通过随机对照试验对有效性和安全性进行探索或验证；成药优先采用最贴近临床应用经验的制药工艺，提前规划质量标准，包括药物剂量、药材来源、炮制方法、成分提取等影响中成药安全性与稳定性的因素，同时补充药效学、药代动力学、药理学等研究内容。本次新冠肺炎中药新药研发任务紧急，如何在短期内通过科学严谨的审批，必须进行一体化设计，采取边治疗、边研究、边积累证据的策略。

3 中药新药研发资源配置与利用

3.1 加大高质量临床研究投入

疗效是中医药的生命力，也是中药新药临床价值的体现。本次在新冠肺炎防治过程中，中医药治疗再次展现了显著效果，国内研究者纷纷注册开展相关临床试验[10]，但短期内仍缺少高质量研究证据，而未能得到世界卫生组织推荐。中药复方多组分、多靶点之间交互作用机制复杂，尚难以从现代医学角度阐明中医辨证原理及中药作用机理，而通过公认客观的循证医学方法验证中药临床疗效是最直接、最有说服力的方式，这一点不论在国内还是国外新药审批与监管中都是一致认可的[11]。中国外商投资企业协会药品研制和开发行业委员会、中国药学会药物临床评价研

中国新药注册与审评技术双年鉴（2022 年版）

究专业委员会等 7 家药物研究机构共同发布《推动临床研究体系设计与实施，深化医药创新生态系统构建》研究报告认为，临床研究是医药创新生态系统最为重要的环节，而我国临床研究总体水平在世界创新领先国家中排名靠后，临床试验启动效率偏低、临床研究能力和资源不足是主要制约因素。因此，迫切需要从国家和企业层面转变观念，加大对中药新药研发临床研究的投入，完善临床科研体系与平台建设，同时提高医院、研究机构和研究者的临床研究和循证研究能力与水平。

3.2 整合资源突破国际壁垒

中国政府与世界各国积极分享中医药抗疫理念与经验，为中药走出国门带来良好契机，使得相关中药制剂在海外受到极大追捧，但受到文化差异、法律政策、技术标准等限制，中成药及某些中药材的海外运用依旧面临了不少阻碍。一方面，使我们更加坚信只要不断提高中医药及产品的自身实力，一定会得到全世界的广泛重视；另一方面，提醒我们各自为战难成合力，整合资源、加强合作是中药国际化的必由之路。在"一带一路"等国家政策支持引导下，要整合研究、人才、信息等资源，联合构建中药质量国际标准体系，完善中药知识产权保护措施，建立包括共同研发、合资、市场营销在内的中药国际战略联盟[12]，切实提升中药有效性、安全性、稳定性、创新性，打造有国际影响力的中药品牌，以国内外临床和市场的良好口碑突破壁垒，赢得国际认可。

总结本次疫情对中药新药研发的启示，围绕适应性、科学性、合理性原则，中药审评与监管要切实转变观念，企业研发战略和思路也要及时调整，研究者要努力提高循证能力，更好响应时代所需，从而促进中药产业的良性发展。

参 考 文 献

[1] 洪炳杰，陈晓彤. 新型冠状病毒肺炎各地中医药诊疗方案的中医证素分布与遣方用药规律分析 [J]. 辽宁中医杂志，2020，47 (3)：109 - 112.

[2] 刘炳林. 关于中药新药同类方问题的思考 [J]. 中国中医药信息杂志，2004 (1)：7 - 8.

[3] 吕骞. 重大新药创制成果显著，初步建成药物创新技术体系 [EB/OL]. (2019 - 07 - 31) [2020 - 04 - 17]. http://scitech. people. com. cn/n1/2019/0731/c1007-31267577. html.

[4] 孙昱. 对中药新药申报资料与天然药物新药技术要求的思考 [J]. 药物评价研究，2020，43 (1)：16 - 20.

[5] 金蕴，吴赛伟，高兴旺，等. 中成药中处方药和非处方药"双跨"品种的风险与管理探讨 [J]. 中国中药杂志，2015，40 (11)：2249 - 2251.

[6] 李承羽，张晓雨，刘斯，等. 血必净注射液治疗新型冠状病毒感染的肺炎 (COVID-19) 证据基础及研究前瞻 [J]. 世界科学技术-中医药现代化，2020，22 (2)：242 - 247.

[7] 康乐，苗晋鑫，苗明三，等. 血必净类制剂治疗新冠病毒肺炎的作用特点 [J]. 中药药理与临床，2020，36 (2)：11 - 15.

[8] 李国信，张颖，尤献民，等. 创新中药研制的关注要点 [J]. 世界科学技术-中医药现代化，2017，19 (9)：1419 - 1423.

[9] 国家中医药管理局传统医药国际交流中心. 边实践边总结出的化湿败毒颗粒，解密其研发经历的四个阶段 [EB/OL]. (2020 - 03 - 30). http://www. ciectcm. org/Chinese-Medicine/Health-Forum/1243. html.

[10] 张晓雨，赵晨，孙杨，等. 推动建立临床试验协作与共享机制——疫情蔓延期的战略思考 [J]. 中医杂志，2020，61 (8)：650 - 654.

[11] 王海南. 从注册管理的视角谈中药新药临床试验 [J]. 世界科学技术-中医药现代化，2016，18 (12)：2070 - 2074.

[12] 张晓雨，商洪才. 复方中药的国际化发展策略 [J]. 世界中医药，2017，12 (6)：1279 - 1281.

编辑：王宇梅/接受日期：2020 - 06 - 10

连花清瘟颗粒治疗儿童新型冠状病毒肺炎疑似病例 42 例

芳 菲，杨 磊，秦守成，焦 蓉

（湖北省襄阳市第一人民医院，襄阳 441000）

[摘要] **目的**：回顾性评价中药连花清瘟颗粒治疗儿童新型冠状病毒肺炎疑似病例的临床疗效。**方法**：采用临床回顾性研究方法，收集 2020 年 1 月 28 日 ~ 3 月 31 日在襄阳市第一人民医院就诊，符合新型冠状病毒肺炎疑似病例诊断标准普通型患儿 83 例，其中治疗组 42 例给予常规治疗（抗病毒、对症支持治疗，合并感

染者给予抗菌治疗）联合连花清瘟颗粒治疗，对照组41例仅给予常规治疗，收集治疗5天后临床资料，比较两组主要症状（发热、咳嗽）消失情况及发热持续时间、其他单项症状（咳痰、鼻塞、流涕、气促、肌肉痛、胃肠道症状）消失情况。**结果：**与对照组比较，治疗组发热、咳嗽症状消失率分别为83.3%和57.9%，对照组分别为51.2%和30.3%，治疗组明显优于对照组（$P<0.05$）。治疗组咳痰、气促与消化道症状消失率分别为66.7%、100%和87.5%，对照组分别为20%、60%和28.6%，均明显增高，差异有统计学意义（$P<0.05$）。**结论：**中药连花清瘟颗粒能明显改善儿童新型冠状病毒肺炎疑似病例发热、咳嗽、咳痰、气促、胃肠道症状，为防治儿童病例提供了初步的临床研究证据。

自2019年12月以来，随着新型冠状病毒肺炎（简称新冠肺炎）疫情的蔓延，逐渐出现儿童病例[1]。目前的资料显示，其传播途径主要是飞沫传播和接触传播[2]。而儿童感染的主要传播途径则是与新型冠状病毒感染患者和无症状感染者的密切接触。截至目前，儿童实验室确诊病例不多，大多临床症状较轻[3]。因此，早期应用中西医结合治疗对儿童新冠肺炎的防治具有重要意义。

本病在中医上属疫病，为感受疫戾之气所致[3]。传统中医药在历次"瘟疫""疫病"暴发流行期间发挥着重要作用，中药连花清瘟颗粒（胶囊）作为呼吸系统公共卫生事件的中成药的代表[5]，被国家卫生健康委员会《新型冠状病毒感染的肺炎诊疗方案》（试行第四、五版）[6-7]、《新型冠状病毒肺炎诊疗方案》（试行第六版）[2]列为医学观察期推荐用药，亦被用于儿童病例医学观察期的治疗[3]。本文采用连花清瘟颗粒联合常规治疗收到了良好的治疗效果，现将临床资料总结如下。

资料与方法

1 一般资料

收集2020年1月28日~3月31日在襄阳市第一人民医院就诊，符合新型冠状病毒肺炎疑似病例诊断标准普通型患儿83例，年龄最小2月，最大13岁。其中给予中药连花清瘟颗粒联合常规治疗的42例为治疗组，仅给予常规治疗的41例为对照组，收集治疗5天后临床资料，两组患者年龄、性别、体温、心率、呼吸、发热时间及常规治疗、主要实验室检查指标等基线资料比较差异均无统计学意义（$P>0.05$），具有可比性。见表1。

表1 两组资料对比 $\bar{x}\pm s$

项目	治疗组（42例）	对照组（41例）	统计量	P
年龄/岁	4.8±3.7	3.9±3.2	1.184[a]	0.240
男性/例	18	16	0.126[a]	0.723
体温/℃	38.6±0.7	38.4±0.6	1.396[a]	0.167
心率/次/min	102.8±18.5	101.6±17.9	0.300[a]	0.765
呼吸/次/min	31.2±4.2	30.5±3.8	0.796[a]	0.428
发热时间/d	3.5±1.3	4.0±1.1	-1.889[a]	0.062
PCT/	1.85±1.84	1.76±1.74	0.229[a]	0.819
CRP/mg/L	16.3±15.2	17.5±14.9	-0.363[a]	0.718
抗生素使用/例	20	18	0.115[b]	0.734
祛痰药/例	24	19	0.969[b]	0.325

a：采用 t 检验；b：采用卡方检验

2 诊断标准

参照《新型冠状病毒肺炎诊疗方案（试行第六版）》及《湖北省儿童新型冠状病毒感染/肺炎诊断与防治建议（试行第二版）》关于疑似病例诊断标准，根据流行病学史分为高危、中危、低危三个等级：发病前14天内曾经密切接触过新型冠状病毒感染疑似病例或确诊病例为高危；居住地/社区有新型冠状病毒感染的肺炎聚集性发病为中危；居住地

为一般流行区为低危。高危、中危和低危儿童的监测病例在排除流感（规范服用磷酸奥司他韦2天无效）及其他常见呼吸道病原感染，具有持续发热、出现明显呼吸道、消化道症状；白细胞分类淋巴细胞计数减少；肺部CT符合新型冠状病毒感染肺炎征象中的任意两条为疑似病例[4]。

3 纳入标准

符合上述疑似病例诊断标准，年龄0~14岁，具有新

型冠状病毒感染肺炎征象的普通型[4]住院患儿。

4 排除标准

除外儿童新冠肺炎疑似病例普通型的其他型患儿；慢性咳嗽患儿；伴有严重的免疫缺陷病、先天性心脏病、肺发育异常等基础疾病的患儿。

5 治疗方法

对照组给予常规治疗（对症、营养支持治疗、抗病毒药物治疗，合并细菌感染者给予抗菌治疗），主要药物有干扰素 α1b（深圳科兴药业有限公司，批号：201911187）2～4 μg/kg，灭菌注射用水 2 ml，bid，雾化吸入；奥司他韦颗粒（宜昌东阳光长江药业股份有限公司，批号：03719090），≤15 kg 用 30 mg，15～23 kg 用 45 mg，23～40 kg 用 60 mg，≥40 kg 用 75 mg，bid，po，疗程 5～7 d；咳痰者给予吸入用乙酰半胱氨酸雾化液（ZAMBONS. p. A，批号：28004614），<3 岁用 1.5 ml，≥3 岁用 3 ml，bid，雾化治疗。治疗组在上述治疗基础上联合中药连花清瘟颗粒（北京以岭药业有限公司，批号：1911009），<3 岁用 2 g，3～6 岁用 3 g，6～14 岁用 6 g，tid。比较两组主要症状（发热、咳嗽）消失情况、发热持续时间及其他单项症状的消失情况。

6 安全性分析

治疗过程中，治疗组血常规及肝、肾功能等实验室检查均未出现与连花清瘟颗粒有关的异常情况，未见连花清瘟颗粒的不良反应，临床应用安全性良好。

7 统计学方法

统计分析采用 SAS 9.4 软件，统计检验均采用双侧检验，描述性分析的计数资料采用例数及构成比描述。计量资料采用均数±标准差描述。计量资料的组间比较采用 t 检验，计数资料采用卡方检验或精确概率法。$P \leq 0.05$ 表示差异具有

统计学意义。

结 果

1 两组患儿主要症状消失情况的比较

与对照组比较，治疗组发热、咳嗽症状消失率分别为 83.3% 和 57.9%，对照组分别为 51.2% 和 30.3%，治疗组发热、咳嗽症状消失情况均明显优于对照组（$P < 0.05$），见表 2。

表 2 两组患者主要症状消失情况比较

组别	发热a			咳嗽a		
	n	消失例数	消失率/%	n	消失例数	消失率/%
治疗组	42	35	83.3	38	22	57.9
对照组	41	21	51.2	33	10	30.3
X^2	9.749			5.431		
P	0.002			0.020		

a：采用卡方检验

2 两组患儿发热持续时间的比较

治疗组共有发热患儿 42 例，中位发热持续时间为 3.5 天；对照组共有发热患儿 41 例，中位发热持续时间 4 天。组间比较差异无统计学意义（$P > 0.05$）。

3 其他症状消失情况的比较

治疗组咳痰、气促与消化道症状消失率分别为 66.7%，100% 和 87.5%，对照组分别为 20.0%，60% 和 28.6%，均明显增高，两组间比较差异有统计学意义（$P < 0.05$）。两组间其他症状消失率比较则均无显著性差异，详细数据见表 3。

表 3 其他症状消失率在两组的分布情况

症状	治疗组（23 例）		对照组（20 例）		x^2	P
	n	消失情况/例数（%）	n	消失情况/例数（%）		
咳痰a	21	14（66.7）	20	4（20.0）	9.058	0.003
鼻塞b	5	5（100）	4	3（75）	—	0.444
流涕b	2	2（100）	3	2（66.7）	—	1.000
气促b	11	11（100）	10	6（60）		0.035
肌肉痛b	1	1（100）	0	0（0）		
消化道症状b	8	7（87.5）	7	2（28.6）		0.041

a：采用卡方检验；b：采用精确概率法

讨　论

自 2019 年 12 月以来，随着新型冠状病毒肺炎疫情蔓延，逐渐出现儿童病例[1]。其病原体为新型冠状病毒，其属于 β 冠状病毒群[8-9]，其传播途径主要是飞沫传播和接触传播[2]。而儿童感染的主要传播途径则是与新型冠状病毒感染患者和无症状感染者的密切接触。本次疫情暴发初期，由于检测试剂相对不足，缺少病原学依据支持，部分疑似病例无法得到确诊。目前尚无针对疑似和密切接触人群的确认有效的治疗药物，临床多采用隔离观察和临床对症支持治疗[10]，这类患者成为儿童主要的隐形传染源和潜在危险因素，因此，研究儿童疑似病例有效的防治措施和药物对临床和科研工作具有重要意义。

本病属于中医疫病范畴，系感受疫戾之气所致[3]。儿童病例可根据患儿病情、自身体质特点、各地气候特点等进行辨证论治[3]。连花清瘟组方是应用中医络病理论以"清瘟解毒，宣肺泄热"为治法研制的中成药[5]，揭示了病毒所致呼吸系统传染病的传变规律，临床适用于呼吸系统传染病伴发热、恶寒、咳嗽、肌肉酸痛等，具有"整体调节、多靶治疗"的作用特色，也证实其理论与组方的科学性[5]。李红蓉等[10]认为连花清瘟可以在体外抑制新型冠状病毒活性，并明显改善新型冠状病毒肺炎患者的发热、咳嗽、乏力等症状。贾振华[11]认为连花清瘟卫气同治，表里双解，先证用药，截断病势，整体调节，多靶治疗，疗效显著。王林等[12]通过作用靶点预测，连花清瘟针对新型冠状病毒有 22 个核心靶点，主要涉及炎性介质、丝裂原活化蛋白激酶。多项临床研究表明连花清瘟联合西医治疗明显提高了新型冠状病毒肺炎主要症状（发热、咳嗽）及其他症状（咳痰、气促与消化道症状）的消失率，并降低发展为重症的比例。

本研究收集 2020 年 1 月 28 日~3 月 3 日在襄阳市第一人民医院收入隔离病区患儿 83 例，根据《新型冠状病毒肺炎诊疗方案（试行第六版）》及《湖北省儿童新型冠状病毒感染/肺炎诊断与防治建议（试行第二版）》均符合新型冠状病毒肺炎疑似病例诊断标准普通型，咽拭子核酸检测均为阴性，部分伴有不同程度的咳嗽、咳痰、肌肉痛、气促及消化道症状等。结果显示，常规治疗联合应用连花清瘟颗粒能够明显缓解发热、咳嗽、咳痰、气促、胃肠道症状，虽发热消失时间上未显示统计学差异，但较对照组平均缩短，且无一例发展为重症。显示连花清瘟颗粒对于儿童疑似病例改善临床症状、缓解疾病严重程度等具有良好临床疗效，具有重要的临床应用价值。

因儿童病例较成人少，且症状普遍较轻，故本研究样本量较少，后续需扩大样本量，开展前瞻性、随机对照临床研究，进一步评价中药连花清瘟颗粒治疗儿童新冠病毒肺炎的临床疗效。

参 考 文 献

[1] 中华人民共和国国家卫生健康委员会. 武汉市卫生健康委员会关于新型冠状病毒感染的肺炎情况通报 [EB/OL]. (2020-01-12) [2020-02-03]. http://www.nhc.gov.cn/yjb/s3578/202001/9b26b91b313c44a8b0005d6a15519c9d.shtml.

[2] 国家卫生健康委员会办公厅、国家中医药管理局办公室. 关于印发新型冠状病毒肺炎诊疗方案（试行第六版）的通知 [EB/OL]. [2020-02-19]. http://www.nhc.gov.cn/yzygj/s7653p/202002/8334a8326dd94d329df351d7da8aefc2.shtml.

[3] 姜毅, 陆小霞, 金润铭, 等. 儿童新型冠状病毒感染诊断、治疗和预防专家共识（第二版）[J]. 中华实用儿科临床杂志, 2020, 35 (2): 143-150.

[4] 湖北省卫生健康委员会办公室. 关于印发湖北省儿童新型冠状病毒感染/肺炎诊断与防治建议（试行第二版）的通知 [EB/OL]. [2020-02-08].

[5] 姚开涛, 刘明瑜, 李欣, 等. 中药连花清瘟治疗新型冠状病毒肺炎的回顾性临床分析 [J]. 中国实验方剂学杂志, 2020, 26 (11): 8-12.

[6] 国家卫生健康委员会办公厅、国家中医药管理局办公室. 关于印发新型冠状病毒感染的肺炎诊疗方案（试行第四版）的通知 [EB/OL]. [2020-01-27]. http://www.nhc.gov.cn/yzygj/s7653p.

[7] 国家卫生健康委员会办公厅、国家中医药管理局办公室. 关于印发新型冠状病毒感染的肺炎诊疗方案（试行第五版）的通知 [EB/OL]. [2020-02-05]. http://www.nhc.gov.cn/yzygj/s7653p.

[8] ZHU N, ZHANG DY, WANG WL, et al. A novel coronavirus from patients with pneumonia in China, 2019 [J]. N Engl J Med, 2020, 382 (8): 727-733.

[9] 国家卫生健康委员会办公厅、国家中医药管理局办公室. 关于印发新型冠状病毒肺炎诊疗方案（试行第七版）的通知 [EB/OL]. http://www.nhc.gov.cn/yzygj/s7653p/202003/46c9294a7dfe4cef80dc7f5912eb1989.shtml.

[10] 李红蓉, 常丽萍, 魏聪, 等. 连花清瘟治疗新型冠状病毒肺炎的理论研究基础和临床疗效 [J]. 世界中医药, 2020, 15 (3): 332-336.

[11] 贾振华. 络病理论指导新型冠状病毒肺炎证治探讨 [J]. 中国实验方剂学杂志, 2020, 26 (12): 18-22

[12] 王林, 杨志华, 张浩然, 等. 连花清瘟治疗新型冠状病毒（2019-nCoV）肺炎网络药理学研究与初证 [J]. 中药材, 2020, 43 (3): 772-777.

编辑：杨青/接受日期：2020-06-27

"通治方" 在防治新型冠状病毒肺炎中的运用及其创新发展

宋　斌[1]，雷　烨[2]，赵林华[3]，李修洋[3]，邵建柱[4]，杨映映[5]，杨浩宇[5]，王　强[6]，仝小林[3]

（1 遵义医科大学第三附属医院，遵义市第一人民医院，遵义 563000；2 陕西中医药大学第二附属医院，咸阳 721000；3 中国中医科学院广安门医院，北京 100053；4 天津市北辰区西堤头镇社区卫生服务中心，天津 300408；5 北京中医药大学，北京 100029；6 东北国际医院，沈阳 110000）

[摘要]　在和瘟疫进行斗争的历史中，中医一直有"大锅熬药"使用"通治方"的传统，以"通治方"防治瘟疫不仅是祖国医学的重要特点之一，更深刻地体现了"辨病论治"结合"辨证论治"这一瘟疫防治模式的科学内涵。在抗击新型冠状病毒肺炎的战役中，以"寒湿疫方（武汉抗疫方）"及"清肺排毒汤"等为代表的一批当代抗疫"通治方"既运用于治疗，也适宜预防，覆盖人群数量大，临床疗效显著，成为中医药介入抗疫工作的利器。新冠肺炎防治中使用的"通治方"不仅保留了传统"通治方"抗疫的精髓，更在立法组方、药物剂型、发药形式、用药指导、药效研究等领域均有创新，体现出对"通治方"抗疫的发展。本文从瘟疫概述、"辨病论治"结合"辨证论治"的瘟疫诊疗模式、"通治方"抗疫理论基础、"通治方"运用的创新与发展等方面进行探讨，以期进一步探索在现代科技背景下运用"通治方"的重要价值及策略路径，助力今后面对新发突发大规模瘟疫时中医药抗疫工作的深入开展。

2019 年 12 月以来，新型冠状病毒肺炎（Corona Virus Disease 2019，COVID-19，以下简称"新冠肺炎"）疫情在全球不断蔓延，2020 年 3 月 11 日，世界卫生组织（WHO）总干事谭德塞在日内瓦总部宣布，WHO 将新冠肺炎认定为"大流行病"（Pandemic）。目前新冠肺炎已经波及世界多个国家，截至北京时间 2020 年 8 月 27 日 13 时 39 分，我国累计确诊 90271 例，累计死亡 4720 例；国外累计确诊 24247437 例，累计死亡 824977 例[1]。在全球疫情愈加猖獗之际，中国不仅在国际上最早控制了疫情的扩散，而且国内生产生活已逐步恢复正常。我国的"抗疫阻击战"成绩突出，中医药的全程参与功不可没，中医药防治新冠肺炎成为我国此次抗疫的亮点与特色。在武汉抗疫一线，中医药抗疫最鲜明的特点就是"通治方"的运用。本文从瘟疫概述、"辨病论治"结合"辨证论治"防治瘟疫、"通治方"抗疫理论基础、运用"通治方"防治新冠肺炎的创新与发展等方面进行阐释，以期在当代防控瘟疫的过程中，深入认识"通治方"运用的重要意义。

1　中医对瘟疫的基本认识

1.1　瘟疫的概念

瘟，《辞源》解释为："疫病，人或牲畜家禽所生的急性传染病"。许慎的《说文解字》中记载："疫，民皆疾也"。瘟疫，即具有强烈传染性并能引起流行的急性传染病[2]，是中医对传染病的总称。中医古籍中一般称为疫、疠、疫疠、瘟、瘟（温）疫、温病、伤寒、时气等[3]。

1.2　瘟疫的病因

疠即疠气，为瘟疫的病因，又称疫疠之气、毒气、异气、戾气或杂气，为具有强烈传染性的致病邪气。故《说文解字》解释："疠，恶疾也。"，《素问·六元正纪大论》记载："厉大至，民善暴死"[3]。

1.3　瘟疫的致病特点

1.3.1　传染流行性强　《素问·刺法论》中载："余闻五疫之至，皆相染易"。明代医家吴又可在《瘟疫论·原病》中讲："此气之来，无论老少强弱，触之者即病"。瘟疫作为具有独特致病因素的疾病，疫疠之气具有强烈的传染性和广泛的流行性，人群普遍易感。

1.3.2　发病急传变快　疫疠之气毒力强，常挟风、寒、暑、湿、燥、火等外邪共犯人体，虽兼所挟六淫病邪之性，却非一般病邪可比，来势凶猛，发病急速。侵犯人体后，可不由浅入深、循经发展，而多在短期内迅速传变、深入脏腑、耗伤气血、病及表里、变证丛生。

1.3.3　病状表现相似　《素问·刺法论》论及瘟疫："无问大小，病状相似"。虽然疠气种类繁多，但一种疠气只能引起一种疫病。因病因相同，故同一种瘟疫的致病特点、病

中国新药注册与审评技术双年鉴（2022 年版）

程演变及临床表现，尤其是主要症状具有高度的相似性，常呈现出群体性发病的特点。

1.3.4　危重死亡多发　医圣张仲景在《伤寒论》中记载："余宗族素多，向余二百，建安纪年以来，犹未十稔，其死亡者三分有二，伤寒十居其七"。隋唐时期"人感乖戾之气而生病，则病气转相染易，乃至灭门，延及外人"（《诸病源候论》)[4]。可见瘟疫因其邪气甚毒，传变迅速，深入脏腑，重伤元气，故而危重症多，死亡率高，严重危及患者生命。

2　瘟疫防治需"辨病论治"结合"辨证论治"

2.1　"辨病论治"是瘟疫防治的主要模式

"辨病论治"有两个概念：一是通过望、闻、问、切收集临床症状和体征，通过综合分析后，确立中医的"病"，然后立以专方；另一个则是通过临床症状、体征及实验室检查，确诊为西医某"病"，然后用以专药[5]。

由于瘟疫致病具有发病急骤、波及面广、传变迅速、致病深重等特点，这与一般病邪导致的常见病、多发病具有很大的差异。面对短时间内出现的大量病员，要想靠有限的医疗资源，逐一诊察，四诊合参，实现对每个患者的个体化"辨证论治"显然是不现实的。同时，面对瘟疫初发，虽然有证可辨，但由于对疾病的诊断及本质缺乏深入的了解，施治也未必能获得满意的疗效[6]。只有通过先对一定数量的典型病例详细诊察，收集病情资料，初步摸索出瘟疫的致病特点和传变规律，拟定出符合疾病总体特点的方药进行救治，然后总结提炼为可以大范围推广的"通治方"，规范群体化的诊疗方案，让医护人员可以减少繁杂的辨证过程，直接据"病"施治，方能保证在短时间内让有效的治疗方药覆盖到大量的患病人群，故而"辨病论治"应该是瘟疫防治尤其是早期或者病情相对稳定时的主要模式。

2.2　"辨证论治"是瘟疫防治的必要补充

"辨证论治"系通过四诊八纲、脏腑、病因、病机等中医基础理论对患者表现的具体证候、体征，或不同的病程阶段、病证类型进行综合分析，确立诊断，并在治疗方面务求与理法相契合[7]。

证是疾病发展过程中的阶段反映，从属于病这一基本矛盾[6]。根据发病时间、地区以及患者机体的反应性不同，或处于不同的发展阶段，表现症状有所不同，即使同一"病"，其治法亦不一样[5]。辨证论治通过辨证处理病与证的关系，实现"同病异治"的优势。

瘟疫致病广泛，不同的气候、地理、人群、体质等，导致在主要表现基本相同的情况下，不同的个体间仍然有临床表现的差异性，此时如果机械地固守"通治方"，虽可起效，却难万全。如果在原方的基础上依据不同临床表现，

适当调整方中的药味与剂量，灵活加减，将更好地弥补"辨病论治"对个体化诊疗针对性不足的缺点。尤其对于危重患者，病情复杂，变化迅速，病证结合的方法能更好地发挥作用。

3　"通治方"的概念及其抗疫理论基础

3.1　"通治方"的概念

"通治（方）"一词最早见于东晋葛洪所著《肘后备急方》，其"卷一·救卒客忤死方"中载有"张仲景诸要方（如）：麻黄四两，杏仁七十枚，甘草一两。以水八升，煮取三升，分令咽之，通治诸感忤"；又有"飞尸走马汤：巴豆二枚，杏仁二枚。合绵缠椎，令碎，着热汤二合中，指捻令汁出，便与饮之，炊间顿下饮，瘥。小量之，通治诸飞尸鬼击"[8]。

而通治方的定义最早见于清代徐灵胎《兰台轨范·凡例》中，曰"一方而所治之病甚多者，则为通治之方"。古代书籍中"通治方"与"通用方"混用屡见不鲜，现"通治方"和"通用方"泛指一类可用于多种病或证的方剂[8]。

3.2　"通治方"抗疫的理论基础

3.2.1　"通治方"主治瘟疫核心病证　"通治方"的拟定，主要针对瘟疫核心病证，根据其关键病因病机而设，而不是囿于零散的症状，故而在治疗上能有的放矢、直中核心，避免了防治重点的偏移，这种方药与病证对应的靶向性，成为通治方抗疫起效的关键。

3.2.2　"通治方"是实现"辨病论治"的基本途径　通过"辨病论治"基本把握了瘟疫的病因、病机及致病特点后，需要针对瘟疫的致病特性拟定相应的方药，此时的方药因为要保证治疗的针对性，故而在药物构成以及药量上，必须保持相对的稳定性，这就催生了"通治方"。"通治方"因其对疾病治疗的专一性，故而是实现"辨病论治"的基本途径。"通治方"的运用，不仅可以在短时间内迅速实现药物的覆盖，而且能够保证针对瘟疫的基本疗效，对于截断病势、防止传变、保护易感人群等均具有重要意义。

3.2.3　"通治方"加减法是结合"辨证论治"的有效方式　要想提高对瘟疫的防治效果，有时候单靠"辨病论治"的"通治方"是不够的，需要针对不同病情变化制定药物加减方案，通过有针对性地加减，实现对"辨证论治"的结合，才能更好把握住个体化的治疗特点，应对瘟疫的复杂多变性。

3.2.4　历代抗击瘟疫"通治方"示例　中医药在历史上屡用"通治方"抗击瘟疫，积累了宝贵经验。如金元时期，名医李东垣创"普济消毒饮"治疗大头瘟，世人皆谓"仙方"；朱丹溪创"人中黄丸"实现其所主张"瘟疫，宜补、

中国新药注册与审评技术双年鉴（2022 年版）

宜散、宜降"的治疗大法。明清时期，吴又可倡"戾气"之说，创制"达原饮"活人无数；杨栗山活用"升降散"屡创奇效；余师愚著《疫疹一得》载"清瘟败毒饮"曾立抗疫奇功……近现代亦有恽铁樵用"麻杏石甘汤"治疗猩红热，冉雪峰为治疗白喉、天花、麻疹、霍乱、鼠疫等瘟疫，所制太素清燥救肺汤、急救通窍活血汤，功效显著。新中国成立后，蒲辅周等一批名老中医对麻疹、流行性脑脊髓膜炎、流行性乙型脑炎、猩红热积极参与救治，获得显著疗效[4]；而20世纪50年代治疗流行性乙型脑炎及2003年中医进入对SARS的临床干预，是中医干预现代瘟疫两次很成功的范例，均得到很大程度的公认[9]，体现了"通治方"抗疫的成果。

4 运用"通治方"防治新冠肺炎的创新与发展

4.1 组方立足"调态为主、态靶结合"

中医治病主要是通过改变疾病发生的人体环境，利用药物的偏性纠正人体的偏态来治疗疾病，这种从宏观入手的治疗模式可以归纳为"调态"治疗模式，这种模糊的整体调态治疗模式为病因不明或复杂病因的疾病提供了一种宝贵的治疗思路[12]。既往治疫的"通治方"，多从"辨证论治"组方，或有部分加减，因为观察和诊治病例的局限，难以照顾到疾病全局。新冠肺炎是新发突发的烈性传染病，无论是对致病病原的特点，还是对疾病发生发展的演变规律都缺乏现成的经验可以借鉴，如果按照传统的辨证论治进行组方不仅难以寻找到疾病的规律，也很难保证救治的疗效。在这种情况下，遵循中医整体观念、四诊合参，迅速判定疫病在人体造成的"病态"，据"态"立"法"，据"法"组方选药就成为迅捷而有效的救治途径。

作为国家中医医疗救治专家组共同组长的中国科学院仝小林院士在武汉抗疫一线，通过实战经验的积累，在国内首倡新冠肺炎属于中医"寒湿疫"，并拟定了"寒湿疫方（又称1号方）"，作为通治方广泛运用，取得了卓越的临床疗效。仝小林院士针对"寒湿疫"之寒湿疫毒闭肺困脾的核心病机，以宣肺透邪、健脾除湿、辟秽化浊、解毒通络为治疗原则，从表、肺、脾胃三个角度开通肺气，组方以麻杏石甘汤、葶苈大枣泻肺汤、藿朴夏苓汤、神术散、达原饮等化裁而成[10]；而"清肺排毒汤"是国家中医药管理局以临床"急用、实用、效用"为导向，紧急启动"防治新型冠状病毒感染的肺炎中医药有效方剂筛选研究"专项的成果，来源于中医经典方剂组合，包括麻杏石甘汤、射干麻黄汤、小柴胡汤、五苓散[11]，以宣肺散寒、化湿解毒为主要功效。

凡遇大疫，必先定态定性；疫性确定，必具通治方。

无论是"寒湿疫方"还是"清肺排毒汤"在组方上均遵循

了这一全新的组方原则，二方均针对本次新冠肺炎"寒湿疫毒"之"病因"所致"寒湿"之"病态"，以宣肺散寒、健脾化湿为主要的组方依据与治疗原则。病为纬，态为经，经纬之结合点即为"靶"，在疾病发展的不同阶段，纬线上会出现不同的"靶"，态靶结合药的运用，会达到症状、临床指标的双重改善[13]。所以，面对病情复杂多变的瘟疫，仅仅针对"病态"来组方尚不能有效应对，在此基础上，"态靶结合"，以"症状"作为"症靶"，以解决"症状"为标准进行选药加减，使得通治方在保持基本治疗方向不变的前提下，具备了很好的灵活性，如"寒湿疫方"就在基本方药的框架上，根据不同的症状轻重及兼夹，设立了16种加减化裁，大大提升了方药的针对性。

4.2 介入时机早、覆盖人群广

与以往"通治方"抗疫介入时机早晚不一，覆盖范围各自为限的局面相比，本次新冠肺炎使用"通治方"进行抗疫具备介入时机早、覆盖人群广的特点。在抗疫前线，"寒湿疫方"从2月3日起在社区大规模发放至3月2日，合计发药70.2万余付，其中代煎汤剂30多万袋，颗粒剂约80万袋，按14天服药疗程计算，覆盖人群5万余人，包括发热患者、疑似病例及轻型、普通型确诊病例等。2月7日国家卫生健康委员会和国家中医药管理局联合发出通知，推荐在中西医结合救治新型冠状病毒肺炎中使用"清肺排毒汤"。两方早期用药、全程用药，用量之大、覆盖之广均创下中医"通治方"使用的典范。

4.3 发放形式落地有效

历史上抗疫的"通治方"，多靠部分医家自荐，病家自由选择，官方介入较少，使得用药的数量及范围十分局限，常常各自为政，难以形成合力。在新冠肺炎的防治工作中，政府的主导作用非常明显，确保了"通治方"发放及服用的落地，为临床疗效打下了坚实的基础。如当仝小林院士提出开展社区中医药防控工作后，立即得到武昌区人民政府和湖北省中医院响应，并很快得到国家中医药管理局前方工作组和湖北省卫生健康委、武汉市卫生健康委的认可，2020年2月2日即由武汉市新冠肺炎防控指挥部医疗救治组发布《关于在新型冠状病毒感染的肺炎中医药治疗中推荐使用中药协定方的通知》，要求对在院确诊和疑似轻中症患者，推荐使用抗新型冠状病毒感染的肺炎通治方——中药协定方，即仝小林院士拟定的"寒湿疫方"。而"清肺排毒汤"也是由国家卫生健康委员会和国家中医药管理局联合发出通知，推荐在中西医结合救治新型冠状病毒肺炎中使用[11]。

4.4 药物剂型便捷易制

本次新冠肺炎防治工作中，"通治方"的使用，突破了中医传统抗疫时使用"大锅熬药"的局限，在药物剂型上大范围使用了"代煎汤剂"以及"中药颗粒剂"。这两种剂型依托专业制药企业及医院制剂室、药房，不仅可以迅速实现大量的生产，同时也便于发放、保存，一次发放，可以保证每个患者基本疗程的用药，避免了传统"大锅熬药"在发药量、药物标准、药品保存等方面存在的短板。

4.5　基于网络智能管理

既往的"通治方"在使用上比较盲目，用药基本上很难做到有效的指导和调整，临床疗效不易保证。而本次在使用"通治方"防治新冠肺炎之时，基于网络平台，专门制作了用药的 App，并招募了大量高水平的医学志愿者团队进行幕后指导，将优质的医疗资源覆盖到每一个用药的患者，实现了"通治方"使用的专业化、实时化，保证了用药的精准与安全。如在"寒湿疫方"使用过程中，就依托 App 软件，患者通过微信扫描中药汤剂外包装上的二维码即可上传基本信息与病情日记，医师志愿者通过 App 及电话回访可实现与患者一对一联系，了解病情变化与服药后反应，进行医学指导，必要时及时与前方医护人员沟通，进行药方的微调或诊疗方案的调整，解决了用药后患者信息反馈缺乏和医患互动不便的问题。截至 3 月 25 日，扫描二维码进入 App 注册登记管理的隔离人员 12051 人，其中服用"寒湿疫方"的 4579 人，完成病情日志 27884 份。参与随访的医生志愿者达 690 人，累计协助患者 4 571 人，与患者电话沟通 3 万多次[14]。

4.6　疗效精准评价科学

以往的"通治方"抗疫，对于用药疗效的评价十分模糊，是否有效、效果优劣都限于一些大体的总结和描述，使得对于疫情的记录以及方药的总结都难于精准，无法总结提炼。本次"通治方"的使用，从一开始就通过各种现代的技术手段进行观察、收集、整理，不单单停留在是否使用，而是从适应证、疾病分期、疗效观察、辅助检查等各个角度进行全程的把控，对于药物的作用环节及效果得到了整体的呈现，为今后的诊疗工作提供了精准的借鉴。

5　小结

中医药在与瘟疫的长期斗争中，积累了宝贵经验，探索了"通治方"这一有效的治疗途径。在发病之初，即予早用广施有效之通治方（如圣散子方、普济消毒饮、达原饮、清瘟败毒饮等）抗疫，历代皆为首善之选。在抗击新冠肺炎的战役中，以"寒湿疫方"及"清肺排毒汤"等为代表的一批当代抗疫"通治方"适应证广、加减灵活、掌握方便、制备科学，既运用于治疗，也适宜预防，覆盖人群数量大，临床疗效显著。服用中药通治方后，避免传染、截断病势，为传染病的治疗留出较大缓冲地带，同时进行

临床疗效评价研究使其药效更趋精准，成为中医药介入抗疫工作的利器。

当然，在运用"通治方"抗击新冠肺炎的过程中，也暴露出一些需要完善之处。如部分"通治方"适应证过于宽泛，易导致机械套用、呆板守方，失去辨治的针对性；部分"通治方"加减或过于繁杂、或过于简略，均不能很好地应对疫情的复杂多变，临床适用性欠缺；在部分治疗方案中，并列"通治方"与分型论治方案，二者如何抉择与有机衔接却未阐明，使用灵活性不足等。相信通过"通治方"运用情况的总结与评价，明确"通治方"拟定原则，合理界定适应证，规范加减方法，有机结合"通治方"与分型论治，必将形成符合当代疫病诊疗特点、覆盖疾病预防、治疗到恢复各期的"通治方"诊疗方案。

总之，"通治方"抗疫很好实现了对瘟疫进行"辨病论治"为主、"辨证论治"补充的诊疗模式，将群体化"通治"与个体化"辨治"有机结合，蕴含丰富的中医药内涵，具有很好的推广前景。尤其是在疫苗及特效药未出现之前，先以中医定性，再以"通治方"治病，使疫情防治关口前移，在应对重大公共卫生事件时具有示范意义，将为未来中医药防疫体系的建设提供新的模式。

参 考 文 献

[1]　新型冠状病毒肺炎疫情实时大数据报告 [EB/OL]. (2020 - 08 - 27). https：//voice. baidu. com/act/newpneumonia/newpneumonia/？from = osari_ pc_ 3#tab4.

[2]　刘军. 瘟疫防治及其文献研究 [J]. 吉林中医药，2009，29 （9）：825 - 826.

[3]　李慧，李闻渭，侯宁宁. 中医在瘟疫防治中的作用 [J]. 中国合理用药探索，2020，17 （2）：14 - 20.

[4]　王琦. 从中医药防治瘟疫的历史贡献来看其对"非典"防治的优势与作用 [J]. 北京中医药大学学报（中医临床版），2003，10 （2）：5 - 6.

[5]　钟洪. 浅谈辨病论治、辨证论治、通治方相关应用 [J]. 河北中西医结合杂志，1996，5 （1）：131 - 132.

[6]　陶晓华. 有关辨证论治和专病通治方的思考 [J]. 中国中医基础医学杂志，1996，2 （4）：41.

[7]　余瀛鳌. 辨病论治和通治方 [J]. 中医杂志，1987，48 （1）：55 - 56.

[8]　么元超，王庆夷，谢鸣. 通治方与通用方的名实考辨 [J]. 中医杂志，2015，56 （9）：727 - 730.

[9]　张志斌，王永炎. 辨特定病种与辨证候要素相结合创新瘟疫理论 [J]. 北京中医药大学学报，2006，29 （7）：437 - 441.

[10]　仝小林，李修洋，赵林华，等. 从"寒湿疫"角度探讨新型冠状病毒肺炎（COVID-19）的中医药防治策略 [J]. 中医杂志，2020，61 （6）：465 - 470.

［11］ 国务院联防联控机制 17 日举办新闻发布会. 清肺排毒汤成为新冠肺炎通治方剂 中医药为抗疫作出突出贡献［EB/OL］. （2020 - 04 - 17）［2020 - 06 - 16］. https：//www.360kuai.com/pc/96c690e5fc21e3211? cota = 4&kuai_ so = 1&tj_ url = so_ rec&sign =360_ da20e874&refer_ scene = so_ 3.

［12］ 仝小林，何莉莎，赵林华. 中医迈向精准时代的思考［J］. 中医杂志，2016，57（20）：1715 - 1718.

［13］ 杨帆，田佳星，何莉莎. 仝小林"十字架"诊病处方浅析［J］. 山东中医杂志，2016，35（9）：810 - 823.

［14］ 人民日报中央厨房-健康37 ℃工作室. 中医抗疫34："武昌模式"诞生记［EB/OL］. （2020 - 04 - 16）. http：//www.satcm.gov.cn/xinxifabu/meitibaodao/2020 - 04 - 16/14691.html.

编辑：王宇梅/接受日期：2020 - 07 - 08

竞争 ELISA 法检测抗新型冠状病毒 RBD 单抗阻断活性方法的建立及验证

潘勇兵[1]，张　囡[1]，詹珊珊[1]，桂　芳[1]，王　炯[1]，宋　刚[1]，吴小丽[1]，杨晓明[2]

（1 武汉生物制品研究所，武汉 430207；2 中国生物技术股份有限公司，北京 100029）

[摘要]　目的：建立竞争 ELISA 法测定抗新型冠状病毒（SARS-CoV-2）RBD 单克隆抗体对 RBD 与 ACE2 蛋白结合的阻断活性，并对方法进行验证，同时与蚀斑减少中和试验（plaque reduction neutralization test，PRNT）测得的活病毒中和活性进行比较及相关性分析。方法：以 RBD-Fc 为包被抗原，加入 ACE2-His 和抗 SARS-CoV-2 RBD 单抗，两者竞争性结合 RBD，使用辣根过氧化酶标记的抗 6×His 抗体作为二抗，建立检测抗 SARS-CoV-2 RBD 单抗阻断 RBD 与其受体 ACE2 结合的竞争 ELISA 法，并对该方法进行专属性、相对准确度、精密度、线性和范围的验证。采用该方法对 7 株 SARS-CoV-2 单抗阻断活性进行检测，并将结果与 PRNT 法检测结果进行比较及相关性分析。结果：建立的竞争 ELISA 法能有效检测抗 SARS-CoV-2 RBD 单抗阻断 RBD 与 ACE2 蛋白结合的作用，其阻断能力存在量效关系，且符合四参数方程；理论效价为 64%、80%、100%、125%、156% 的样品测定 10 次，相对偏倚均在 ±20% 范围内；以效价理论值的对数（横坐标）对其相应的效价测定值的对数（纵坐标）作直线回归，回归方程为 $y = 1.156x - 0.021\ 3$，斜率在 $0.8 \sim 1.25$ 之间，相对准确度良好。每个效价水平相对效价测定值的几何变异系数（geometric coefficient of variation，GCV）分别为 2.6%、5.2%、3.6%、3.4% 和 10.2%，均 <20%，精密度良好；直线回归方程相关系数为 0.985，线性符合要求。本方法相对准确度、中间精密度和线性均符合要求的效价水平范围为 64% ~156%。7 株 SARS-CoV-2 RBD 单抗的检测结果与 PRNT 法检测结果具有较好的相关性。结论：成功建立了抗 SARS-CoV-2 RBD 单抗竞争 ELISA 的检测方法，该方法具有良好的专属性、相对准确度、精密度和线性，并与 PRNT 法检测结果具有较好的相关性，可用于间接评价相关 SARS-CoV-2 单抗对活病毒的中和活性。

新型冠状病毒肺炎（COVID-19）已在全球大流行，截至 2020 年 9 月，全球累计确诊逾 3000 万例，死亡人数超过 100 万例，且疫情还在持续蔓延中。目前还没有针对新型冠状病毒（SARS-CoV-2）的特异性抗病毒药物上市，临床多以对症、支持治疗为主。Duan 等[1] 使用 COVID-19 康复患者血浆进行重症及危重症患者的治疗，取得了较好的效果，提示抗 SARS-CoV-2 中和抗体在 COVID-19 治疗中具有较大的应用前景。

由于 SARS-CoV-2 刺突蛋白 S 的受体结合域（receptor-binding domain，RBD）与其受体血管紧张素转化酶 2（angiotensin-converting enzyme 2，ACE2）的结合是 SARS-CoV-2 感染人体细胞的关键[2-3]，因此 RBD 蛋白是 SARS-CoV-2 中和抗体研发的主要靶点。美国再生元公司进入Ⅲ期临床的 2 株抗 SARS-CoV-2 单抗，即是针对 RBD 蛋白上的不同表位，通过阻断病毒上 RBD 蛋白与细胞表面 ACE2 结合，从而达到阻止病毒进入细胞的目的[4]。其他在研的 SARS-CoV-2 中和抗体大部分也是针对 RBD 蛋白，通过以上相似的机制发挥病毒中和作用[5-9]。目前在抗体病毒中和活性评价上，一般采用蚀斑减少中和实验（plaque reduction neutralization test，PRNT）或通过观察细胞病变效应（cytopathic effct，CPE）的微量细胞中和实验。但以上基于 SARS-CoV-2 活病毒的检测方法均需在生物安全防护三级实验室进行，检测周期也相对较长，使检测方法的实际应用受到较大的限制。

为利于 SARS-CoV-2 中和抗体的评价，本文建立了竞争 ELISA 法[10]，用于快速测定抗 SARS-CoV-2 RBD 单抗对 RBD 与 ACE2 结合的阻断活性，并对该方法进行了验证，同时与 PRNT 法检测的 7 个不同 SARS-CoV-2 抗体的中和活性结果进行了比较及相关性分析，以期能用于早期抗 SARS-CoV-2 单抗筛选中病毒中和活性的间接评价，以及后期 SARS-CoV-2 单抗产品的常规放行检测中。

材料与方法

1 样品

全人源抗 SARS-CoV-2 RBD 单克隆抗体为武汉生物制品研究所筛选制备，共 7 株，均识别 RBD 上相同或相近表位；全人源抗人 TNF-α 单克隆抗体（抗 TNF-α 单抗）为武汉生物制品研究所产品；SARS-CoV-2 毒株为 2019-nCoV-WIV04，由中国科学院武汉病毒所提供。

2 主要试剂及仪器

RBD-Fc 和 ACE2-His 购自义翘神州公司；RbpAb to 6×His tag® (HRP) 购自艾博抗（上海）公司；TMB 购自美国 BD 公司；酶标仪为 BioTek 公司产品。

3 RBD-Fc 包被浓度及 ACE2-His 浓度的确定

采用方阵滴定法，用包被液将 RBD-Fc 从 2 μg/ml 开始2 倍稀释至 1、0.5 μg/ml 进行包被，用样品稀释液将 ACE2-His 从 1 μg/ml 开始3 倍系列稀释，共 10 个浓度梯度，确定最佳包被浓度及 ACE2-His 饱和浓度。

4 抗 SARS-CoV-2 RBD 单抗稀释浓度的确定

用样品稀释液将抗 SARS-CoV-2 RBD 单抗 2B11 分别稀释至 80、40、20 和 10 μg/ml，再将上述稀释液分别进行 3 倍系列稀释，共 10 个浓度梯度。在 RBD-Fc 包被板中加入 2 倍饱和浓度的 ACE2-His 50 μl/孔后，立即加入系列稀释的抗体 50 μl/孔，以确定最佳抗体稀释浓度。

5 竞争 ELISA 法测定 SARS-CoV-2 RBD 单抗阻断活性

将单抗 2B11 稀释至 2 倍起始浓度，再进行 3 倍系列稀释，共 8 个稀释度。在 RBD-Fc 包被板中加入 2 倍饱和浓度的 ACE2-His 50 μl/孔后，立即加入系列稀释的单抗 50 μl/孔，同时设 ACE2-His 对照孔和空白对照孔，每个稀释度设 2 个复孔，37 ℃反应 1 小时，洗板后加入 1:15000 稀释的酶标抗体，37 ℃反应 1 小时后洗板，TMB 显色 15 分钟后终止反应。酶标阅读仪450 nm处测定吸光度值。用公式抑制率/% = $(1 - OD_{\text{待测抗体-空白}}/OD_{\text{ACE2-His对照-空白}}) \times 100\%$ 计算单抗的抑制率；GraphPad Prism 软件对数据进行分析，以单抗浓度的对数值为横坐标，吸光值为纵坐标，进行四参数方程曲线拟合，得出单抗的半数抑制浓度（median inhibition concentration，IC_{50}）。

6 方法验证[11]

6.1 专属性

采用 7 株抗 SARS-CoV-2 RBD 单克隆抗体和无关抗体 TNF-α 单抗按照"5"方法进行测定。

6.2 相对准确度

将抗 SARS-CoV-2 RBD 单抗 2B11 配制成相对效价水平分别为 64%、80%、100%、125% 和 156% 的待测样品，按照"5"方法重复测定 10 次。计算每个效价水平的相对偏倚（relative bias，RB，%），应在 ±20% 范围内；同时以效价理论值的对数（横坐标）对其相应的效价测定值的对数（纵坐标）作直线回归，回归方程的斜率用以评价相对偏倚的变化趋势，应在 0.8~1.25 范围内。

6.3 中间精密度

采用"6.2"试验数据，计算每个效价水平的几何标准偏差（geometric standard deviation，GSD）和 GCV，GCV 应不大于 20%。

6.4 线性

以效价理论值的对数（横坐标）对其相应的效价测定值的对数（纵坐标）作直线回归，得到回归方程及其相关系数，相关系数应不低于 0.98。

6.5 范围

根据以上实验数据得出相对准确度、中间精密度不超过 20% 且线性符合要求的效价水平范围。

7 与 SARS-CoV-2 活病毒中和试验结果进行比较及相关性分析

采用 PRNT 法对以上 7 株不同单抗进行活病毒中和活性测定（该实验委托中国科学院武汉病毒所在生物安全三级

实验室完成,具体方法略),计算 IC$_{50}$ 值,并与竞争 ELISA 法测得的 IC$_{50}$ 值进行比较及相关性分析。

度从 20 µg/ml 起 3 倍系列稀释 8 个浓度梯度,能够抑制 ACE2-His 与 RBD-Fc 的结合,形成典型的倒"S"形曲线 (图 2),图形对称,上下渐近线各 3 个点,符合稳健可靠的 四参数拟合要求。

结　果

1　RBD-Fc 包被浓度及 ACE2-His 浓度的确定

试验结果显示,RBD-Fc 与 ACE2-His 的结合在半对数坐标上呈现典型的 S 型曲线(图 1),包被浓度为 2 和 1 µg/ml 时结果基本一致,选择 1 µg/ml 为 RBD-Fc 包被浓度,ACE2-His 浓度为 40 ng/ml。

2　抗 SARS-CoV-2 RBD 单克隆抗体稀释浓度的确定

实验结果显示,抗 SARS-CoV-2 RBD 单抗 2B11 抗体浓

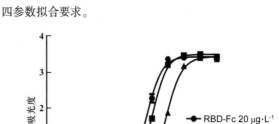
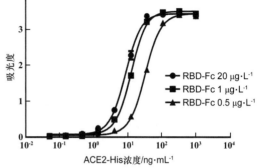

图 1 RBD-Fc 包被浓度及 ACE2-His 浓度优化结果

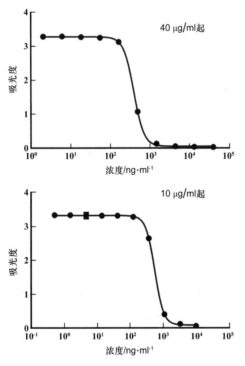
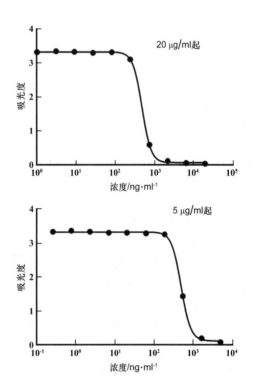

图 2 抗 SARS-CoV-2 RBD 单克隆抗体的 ELISA 竞争抑制曲线

3　方法验证

3.1　专属性

采用 7 株抗 SARS-CoV-2 RBD 单抗和无关抗体 TNF-α 单抗进行专属性验证,结果见图 3 和表 1。无关抗体 TNF-α 单抗对 ACE2-His 与 RBD-Fc 的结合无阻断能力,7 株抗 SARS-CoV-2 RBD 单抗中,随着抗体浓度的增加,其阻断 ACE2-His 与 RBD-Fc 结合的能力越强,其中 2B11 阻断活性最高,在 20 µg/ml 时,最大抑制率达到 99.26%,1B6 次之,最大抑制率为 99.15%。

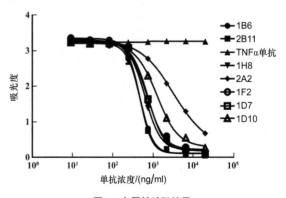

图 3 专属性验证结果

中国新药注册与审评技术双年鉴（2022 年版）

表 1　各单抗 IC$_{50}$ 值及最大抑制率（抗体浓度 20 μg/ml）

参数	1B6	2B11	TNF-α 单抗	1H8	2A2	1F2	1D7	1D10
IC$_{50}$/（ng/ml）	475	470	N. A	616	3 348	681	733	1 229
R^2	0.998 5	0.999	N. A	0.997 8	0.998 8	0.997 5	0.997 7	0.998 3
最大抑制率/%	99.15	99.26	N. A	97.19	80.27	97.11	97.55	92.76

3.2　相对准确度

相对效价水平分别为 64%、80%、100%、125% 和 156% 的抗 SARS-CoV-2 RBD 单抗 2B11 实际测定效价及相对偏倚见表 2，均小于 ±20%。以效价理论值的对数（横坐标）对其相应的效价测定值的对数（纵坐标）作直线回归，回归方程为 $y = 1.156x - 0.0213$，斜率 1.156 在 0.8 ～ 1.25 之间。

表 2　不同效价水平 2B11 单抗相对效价测定值的相对偏倚

效价水平/%	试验次数	效价均值	对数效价均值	相对偏倚/%
64	10	55.6	−0.587 3	−13.1
80	10	78.8	−0.239 4	−1.5
100	10	102.3	0.022 2	2.3
125	10	126.0	0.230 6	0.8
156	10	160.0	0.465 8	2.6

3.3　中间精密度

每个效价水平的 GSD 和 GCV 数据总结见表 3，由结果可见，各效价水平 GCV 均 <20%。

表 3　不同效价水平 2B11 单抗相对效价测定值的几何标准偏差、几何变异系数及置信上限

效价水平/%	试验次数	GSD	CISD	GCV/%	CIGCV/%
64	10	1.026	1.043	2.6	4.3
80	10	1.052	1.087	5.2	8.7
100	10	1.036	1.059	3.6	5.9
125	10	1.034	1.057	3.4	5.7
156	10	1.102	1.174	10.2	17.4

3.4　线性

以效价理论值的对数（横坐标）对其相应的效价测定值的对数（纵坐标）作图（图4），采用最小二乘法进行线性回归，直线回归方程为 $y = 1.156x - 0.021\ 3$，相关系数为 0.985。

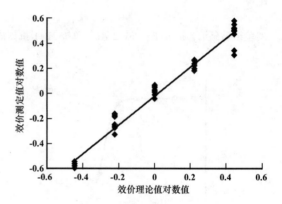

图 4　2B11 单抗相对效价测定线性图

3.5　范围

本方法中相对准确度、中间精密度和线性均符合要求的效价水平范围为 64% ～ 156%。

3.6　与 SARS-CoV-2 活病毒中和试验结果的比较及相关性分析

7 株单抗的竞争抑制 ELISA 和 PRNT 法所测 IC$_{50}$ 值见表 4。从结果可见，2 种不同方法测得的 7 株单抗 IC$_{50}$ 值相对趋势基本一致，两者相关系数为 0.893（$P = 0.007$，见图5）。

表 4　7 株抗 SARS-CoV-2 RBD 单抗竞争 ELISA 检测结果与 PRNT 法所测结果的比较

IC$_{50}$/ng · ml^{-1}	2B11	1B6	1H8	1F2	1D7	1D10	2A2
竞争抑制 ELISA	470	475	615	680	732	1229	3348
PRNT	6	18	35	25	34	85	1175

讨　论

在 SARS-CoV-2 单抗病毒中和活性评价中，基于 SARS-CoV-2 活病毒的 PRNT 法或微量细胞病变法应该是检测的"金标准"，也可采用包含 SARS-CoV-2 S 蛋白的假病毒检测体系。前者需要在生物安全三级实验室进行，一般实验室难以开展，后者需要构建相应假病毒，所测结果与 PRNT 法结果的相关性尚待确认，检测所用试剂价格也比较昂贵。本文建立的竞争 ELISA 法，所测阻断活性结果（IC$_{50}$值）与 PRNT 法所测中和活性结果（IC$_{50}$值）具有较大的相关性，7 株抗新冠单抗中，阻断活性最强的抗体 2B11，其对活病毒的中和活性也最强，即竞争 ELISA 法所测 SARS-CoV-2 单抗阻断活性基本能指示该单抗的活病毒中和活性。当然，也有少数 SARS-CoV-2 单抗不是通过阻断 RBD 与 ACE2 结合机制而

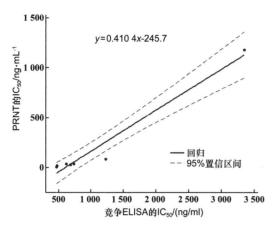

图5 竞争 ELISA 与 PRNT 法检测结果（IC_{50}）的相关性分析

$$y=0.410\ 4x-245.7$$

发挥病毒中和作用[12]，采用该方法则不适用。

　　总体而言，本文所建立的竞争 ELISA 法，具有操作简单、快速、重复性好、不需要在生物安全级别实验室开展等优势，既可用于早期大部分新冠单抗筛选过程中不同抗体中和活性的初步评价与比较，也可用于后期特定新冠单抗产品的批放行检定，间接评价抗体的活病毒中和活性以及产品批间一致性，具有较大的实际应用价值。

参考文献

[1] DUAN K, LIU BD, LI CS, et al. Effectiveness of convalescent plasma therapy in severe COVID-19 patients [J]. Proc Natl Acad Sci USA, 2020, 117 (17): 9490-9496.

[2] LAN J, GE J, YU J, et al. Structure of the SARS-CoV-2 spike receptor-binding domain bound to the ACE2 receptor [J]. Nature, 2020, 581 (7807): 215-220.

[3] SHANG J, YE G, SHI K, et al. Structural basis of receptor recognition by SARS-CoV-2 [J]. Nature, 2020, 581 (7807): 221-224.

[4] HANSEN J, BAUM A, PASCAL KE, et al. Studies in humanized mice and convalescent humans yield a SARS-CoV-2 antibody cocktail [J]. Science, 2020, 369 (6506): 1010-1014.

[5] JU B, ZHANG Q, GE J W, et al. Human neutralizing antibodies elicited by SARS-CoV-2 infection [J]. Nature, 2020, 584 (7819): 1-8.

[6] SHI R, SHAN C, DUAN XM, et al. A human neutralizing antibody targets the receptor-binding site of SARS-CoV-2 [J]. Nature, 2020: 584 (7819): 1-8.

[7] ZOST S J, GILCHUK P, CHEN RE, et al. Rapid isolation and profiling of a diverse panel of human monoclonal antibodies targeting the SARS-CoV-2 spike protein [J]. Nat Med, 2020, 26 (9): 1422-1427.

[8] WU Y, WANG FR, SHEN CG, et al. A noncompeting pair of human neutralizing antibodies block COVID-19 virus binding to its receptor ACE2 [J]. Science, 2020, 368 (6496): 1274-1278.

[9] CHEN XY, LI R, PAN ZW, et al. Human monoclonal antibodies block the binding of SARS-CoV-2 spike protein to angiotensin converting enzyme 2 receptor [J]. Cell Mol Immunol, 2020, 17: 647-649.

[10] TAN CW, CHIA WN, QIN XJ, et al. A SARS-CoV-2 surrogate virus neutralization test based on antibody-mediated blockage of ACE2-spike protein-protein interaction [J]. Nat Biotechnol, 2020, 4 (38): 1073-1078.

[11] 国家药典委员会. 中华人民共和国药典 [S]. 三部. 北京: 中国医药科技出版社, 2020: 692-697.

[12] CHI X, YAN R, ZHANG J, et al. A neutralizing human antibody binds to the N-terminal domain of the Spike protein of SARS-CoV-2 [J]. Science, 2020, 369 (6504): 650-655.

编辑：杨青/接受日期：2020-10-20

关于间充质干细胞治疗新型冠状病毒肺炎的临床试验的几点考虑

高建超，万志红，黄云虹，王卉呈，高晨燕

（国家药品监督管理局药品审评中心，北京 100022）

[摘要]　2019 年底，多个国家出现了新型冠状病毒肺炎（coronavirus disease 2019，COVID-19）疫情，部分重症患者存在急性呼吸窘迫综合征、多器官功能障碍等严重并发症，急需探索有效治疗方法。目前国内有多个研究团队尝试利用间充质干细胞疗法治疗新型冠状病毒感染的重症或危重症肺炎患者。本文结合审评中发现的临床试验设计方面的问题，对干细胞产品在上述患者中开展临床试验时的受试者选择、安全性和有效性评价以及风险控制等问题进行简要探讨，供研发团队在开展临床试验时参考。

2019 年底，多个国家出现了新型冠状病毒肺炎（coronavirus disease 2019，COVID-19）疫情[1]，尽管大多数患者的病情较轻，但约 20% 的确诊患者出现急性呼吸窘迫综合征、脓毒症休克、代谢性酸中毒和出凝血障碍及多器官功能障碍等重症或危重症临床表现[2-6]。除了支持性治疗外，重症患者急需更多的有效治疗方法。目前国内有多个研究团队尝试利用间充质干细胞疗法治疗重症或危重症患者，本文基于临床试验设计方面的问题，对间充质干细胞产品在上述患者中开展临床试验时需要注意的问题进行简要梳理，供研发团队在开展临床试验时参考。

1　间充质干细胞在急性肺损伤疾病中的临床研究进展

临床前研究显示，间充质干细胞（mesenchymal stem cells，MSCs）可以通过分泌多种炎症调节因子和细胞因子，发挥炎症调节作用及促进组织修复的作用，有助于减轻肺损伤和促进肺功能的恢复[7-9]。近年来，干细胞在呼吸系统疾病中的临床研究也逐渐增加，截至 2019 年底，在临床试验登记网站"clinical trials"上共登记了 70 多项干细胞治疗呼吸系统疾病的临床研究。大多数临床研究中使用的是间充质干细胞，以骨髓和脐带来源最为常见（分别有 23 和 16 项研究），其他来源组织包括脂肪、脐带血、外周血等。研究较多的适应证包括慢性阻塞性肺病、肺支气管发育不良、急性呼吸窘迫综合征、肺动脉高压、间质性肺病等，其中与急性肺损伤有关的适应证主要是急性呼吸窘迫综合征（acute respiratory distress syndrome，ARDS）。

ARDS 是一种急性弥漫性炎症性肺损伤，可导致肺血管通透性增加、肺重量增加和肺含气组织减少[10]，目前国内外已有多个研究团队开展了干细胞在 ARDS 患者中的探索性试验[11-14]。一项利用骨髓来源的间充质干细胞的 I 期临床试验结果显示，$1 \times 10^6 \sim 10 \times 10^6$ 个细胞/kg 体重的 MSCs 在 ARDS 患者中的耐受性良好[13]。该研究团队进一步在 60 例 ARDS 患者中开展了随机对照 II 期临床试验（START 试验），进一步确认了 MSCs 的耐受性良好，同时发现 MSCs 组患者血浆中的血管生成素-2（Ang-2）浓度的降幅显著大于安慰剂组，提示 MSCs 可能通过分泌炎性抑制因子减轻肺损伤。但另一方面，治疗组死亡率相对于对照组有升高的趋势[12]。上述略显矛盾的研究结果提示，MSCs 在 ARDS 患者中的作用需要更多、更严格设计的临床试验加以观察。国内开展的一项纳入 12 例 ARDS 患者的随机对照试验探索了同种异体脂肪来源间充质干细胞的安全性和可行性。结果表明，输注 MSCs 的安全性良好。与安慰剂相比，患者在接受 MSCs 治疗 5 天后表面活性蛋白 D 的水平有所降低，提示肺泡上皮细胞损伤有所改善，但检测的其他炎性细胞因子没有统计学显著性变化，安慰剂组和 MSCs 治疗组患者的氧合

指数（PaO_2/FiO_2）及重要临床结局（28 天机械通气时间和非 ICU 住院时间等）没有差异[14]。

2　间充质干细胞治疗新型冠状病毒肺炎临床试验的几点考虑

2.1　受试者选择

受试者选择应基于干细胞作用机制、与新冠肺炎感染相关的非临床研究结果、临床治疗需求以及早期临床研究等支持性结果综合考虑。建议选择风险获益权衡最适宜的患者参与临床试验。

考虑到不同患者对试验药物有效性的期望值和对安全性风险承受能力的差异，多数间充质干细胞治疗急性肺损伤的临床研究在 ARDS 等危重症患者中开展[11-14]。一方面危重症患者的死亡率高，预后较差，除支持性治疗外临床上缺乏有效的治疗手段；另一方面间充质干细胞在肺损伤患者中的安全性认识尚不充分，与病情相对较轻的患者相比，危重症患者对于预期可能有效药物在安全性方面的包容度相对较高，且更符合伦理规范。同时，目前新冠病毒肺炎缺少有效的病因治疗，少数重症患者的进展速度较快、并发症较多，制定临床研究计划时可以结合干细胞的前期研究基础和临床实际情况综合考虑。

受试者基线病情的异质性也是决定临床试验成败的重要因素。国外研究者开展的骨髓 MSCs 治疗中重度 ARDS 的 START 试验中，由于试验组和对照组患者在基线时的序贯器官功能衰竭评分（sequential organ failure assessment，SOFA）及急性生理学和慢性健康状况评分 III（acute physiology and chronic health evaluation III，APACHE III）等疾病严重性评价结果存在差异，对评价 MSCs 的有效性产生了较大影响[12]。新型冠状病毒感染的肺炎患者中，除了发热、咳嗽、呼吸困难等常见临床表现外，部分重症患者可能出现急性呼吸窘迫综合征、急性心肌损伤、脓毒症休克等并发症，临床表现复杂多变[2-6,15]。为指导临床诊疗实践，方便临床医生快速判断患者病情的严重程度，国家卫生健康委员会在《新型冠状病毒感染的肺炎诊疗方案》中对临床分型进行明确，为受试者的筛选提供了重要的参考标准。但同时应注意到，临床试验中通常需要利用多重指标严格评价受试者治疗前后的病情变化，如果采用较宽泛的入组标准会增加受试者病情的异质性，使得试验组和对照组患者在基线情况、预计疾病进展情况等方面可比性较差，进而增加试验结果分析和解读的复杂性。因此，如采用上述临床分型标准作为受试者的入组标准，应在临床试验开始前，根据患者临床表现和生命体征的多样性，针对各种影响安全性或有效性分析的混杂因素制定详细的分层分析计划，避免受试者病情异质性较大造成研究结果的偏倚。

同时需注意的是，重症患者的临床症状和生命体征变

化迅速，临床治疗也可能需要迅速进行相应调整。如果在患者症状或生命体征快速进展时给予干细胞治疗，可能增加患者不良事件的分析难度，过多干扰因素会导致难以判定不良事件与干细胞治疗的相关性。在患者病情相对稳定时进行干细胞输注，有助于分析患者不良事件的原因及与干细胞治疗的相关性[11]。

2.2　安全性和疗效评价

大多数干细胞产品缺少在急性肺损伤患者中的临床研究经验，在目前干细胞治疗作用尚不明确，缺乏确切有效性证据的情况下，首次临床试验的主要目的是探索干细胞在新型冠状病毒肺炎患者中的安全性和耐受性，包括探索最大耐受剂量，观察各种预期或非预期不良事件的发生率、发生时间、严重性以及与细胞输注的相关性等。此外，不同来源、不同体外操作是否影响干细胞的安全性和体内活性，也需要积累试验数据加以证实。

鉴于重症患者临床表现的多样性以及间充质干细胞作用机制的复杂性，建立多层次、多目标的疗效评价体系有助于探索干细胞最合适的治疗对象、治疗时机和治疗方法等，如整体功能评价、呼吸功能评价以及生物学指标评价等。常用的整体功能评价指标包括全因死亡率、机械通气时间、ICU住院时间和SOFA评分等；呼吸功能评价包括肺损伤评分（lung injury score，LIS）、PaO_2/FiO_2等；通过监测干细胞输注前后肺泡上皮损伤及血管内皮损伤标志物、炎性因子及干细胞分泌的细胞因子，以及其他器官功能损伤的生物标志物等，也有助于深入了解干细胞的作用机制，完善临床试验的设计和研究方法等。

由于疾病严重程度、临床表现差异较大，现有治疗手段下患者的预后也存在较大的差异。因此，不建议将基线和预后预测差异较大的受试者纳入同一个临床试验中。而对于疗效评价指标的选择，需要有针对性，以准确评价不同患者群体的临床获益，如全因死亡率、ICU住院时间等指标适用于对危重型患者的疗效评价，不一定适用于无须机械通气或ICU支持治疗的患者；呼吸功能评价指标的暂时改善则不足以反映危重症患者的临床获益。因此，如果入组标准较为宽泛，患者病情的异质性将显著增加临床试验主要疗效分析的复杂性，降低临床试验结果的可靠性。

2.3　风险控制

临床试验方案中制定完善的风险预防和控制措施，对于及早发现、识别和及时处理临床试验过程中出现的不良反应，保护受试者安全有重要意义。安全性是开展干细胞临床试验时首先考虑的因素，尽管现有的临床研究结果显示间充质干细胞产品的耐受性总体良好，但不同干细胞产品，其来源、细胞组成、生产工艺和质量标准等并不一致，都可能对干细胞的安全性风险产生影响。特别是在重症或

危重症新冠病毒感染患者临床表现复杂多变、干细胞有效性尚不明确的情况下，应通过制定全面细致的风险控制措施，尽可能避免不良反应对患者的病情发展和治疗产生不利影响。

结合干细胞的生物学特性、给药方式、体内分布以及新冠病毒肺炎患者的病理生理改变，理论上干细胞治疗可能导致的不良反应包括输注风险、免疫抑制作用导致病毒清除延缓、成瘤性等。① 输注风险可能来自两方面：一是与干细胞质量标准和生产工艺有关的产品风险，如培养过程中添加的血清、培养基等异源性物质可能导致的发热、过敏反应，以及细菌或支原体污染风险；二是与干细胞给药途径和输注后体内分布有关的风险，干细胞经静脉途径给药后，首先经过肺循环，大量的干细胞会短暂滞留在肺部毛细血管中，在患者肺功能受损的情况下，可能进一步加重肺部微循环负担，导致气体交换功能下降、心脏负荷加重等反应，密切监测输注后的呼吸和循环指标有助于及时发现可能的输注风险。② 在临床前研究中，间充质干细胞可以通过分泌炎症抑制因子发挥免疫抑制作用，抑制炎症反应过度活化造成的肺损伤[16-17]；但另一方面，中东呼吸综合征冠状病毒（MERS-CoV）及严重急性呼吸综合征冠状病毒（SARS-CoV）感染中应用糖皮质激素的临床经验显示，激素可能延长病毒的清除时间[18]。因此，在新冠病毒感染者中应用干细胞时，其免疫抑制作用是否会降低机体免疫系统清除新冠病毒的效率，需要进行密切观察。③ 除了免疫调节作用，干细胞治疗的另一种可能机制是在局部分化为功能细胞修复受损组织器官的功能。随着干细胞分化能力的提高，也伴随着自我更新能力或潜在成瘤性风险的增加，由于新冠病毒感染临床试验的持续时间相对较短，仅通过临床试验期间的访视往往不足以评价成瘤性等长期风险，应通过对受试者的长期随访持续观察该风险。

干细胞作为一种活的生物制品，复苏操作、输注介质、输注时间等均可能对细胞活性和状态产生影响，进而影响其疗效和安全性，如在细胞复苏后洗涤去除二甲基亚砜（DMSO）可能影响干细胞的存活率进而降低作用[12]。因此，在开展临床试验前，充分研究上述因素对细胞活性和作用的影响，制定明确的输注操作程序（SOP）并确保研究者熟练操作，将有助于确保干细胞输注时状态的一致性，减少操作因素对干细胞临床评价的影响。

3　总结

安全性是开展干细胞临床试验时需首先关注的问题，初期的耐受性试验可以用来探索干细胞的安全性和初步有效性，并为后续随机对照试验提供支持性证据。鉴于目前疫情及临床治疗和观察的复杂性，优先选择潜在获益风险

权衡最适宜的患者开展临床研究，一方面有利于控制干细胞临床试验的安全性风险，另一方面也可以避免病情异质性过大影响疗效和安全性的评价。此外，根据目标人群选择合适的疗效观察指标，也有助于准确判断干细胞的临床疗效，以及分析干细胞治疗的介入时机。尽管干细胞治疗在改善部分生物学指标方面显示出一定潜力，但应认识到目前干细胞在急性呼吸窘迫综合征等重症患者中有效性仍不明确，应制定严格的疗效评价方案和风险控制措施，避免在获益尚不明确的情况下增加患者的安全性风险。

参 考 文 献

［1］ 国家卫生健康委员会. 新型冠状病毒感染的肺炎诊疗方案（试行第七版）［M］. 2020.

［2］ HUANG CL, WANG YM, LI XW, et al. Clinical features of patients infected with 2019 novel coronavirus in Wuhan, China ［J］. Lancet, 2020, 395 (10223): 497 – 506.

［3］ CHEN NS, ZHOU M, DONG X, et al. Epidemiological and clinical characteristics of 99 cases of 2019 novel coronavirus pneumonia in Wuhan, China: a descriptive study ［J］. Lancet, 2020, 395 (10223): 507 – 513.

［4］ WANG DW, HU B, HU C, et al. Clinical characteristics of 138 hospitalized patients with 2019 novel coronavirus-infected pneumonia in Wuhan, China ［J］. JAMA, 2020, 323 (11): 1061 – 1069.

［5］ CHAN JFW, YUAN SF, KOK KH, et al. A familial cluster of pneumonia associated with the 2019 novel coronavirus indicating person-to-person transmission: a study of a family cluster ［J］. Lancet, 2020, 395 (10223): 514 – 523.

［6］ LIU K, FANG YY, DENG Y, et al. Clinical characteristics of novel coronavirus cases in tertiary hospitals in Hubei Province ［J］. Chin Med J, 2020, 133 (9): 1025 – 1031.

［7］ MATTHAY MA, GOOLAERTS A, HOWARD JP, et al. Mesenchymal stem cells for acute lung injury: preclinical evidence ［J］. Crit Care Med, 2010, 38 (10 Suppl): S569 – S573.

［8］ CURLEY GF, HAYES M, ANSARI B, et al. Mesenchymal stem cells enhance recovery and repair following ventilator-induced lung injury in the rat ［J］. Thorax, 2012, 67 (6): 496 – 501.

［9］ LEE SH, JANG AS, KIM YE, et al. Modulation of cytokine and nitric oxide by mesenchymal stem cell transfer in lung injury/fibrosis ［J］. Respir Res, 2010, 11 (1): 1 – 14.

［10］ ARDS DEFINITION TASK FORCE, RANIERI VM, RUBENFELD GD, et al. Acute respiratory distress syndrome: the Berlin Definition ［J］. JAMA, 2012, 307 (23): 2526 – 2533.

［11］ LIU KD, WILSON JG, ZHUO HJ, et al. Design and implementation of the START (STem cells for ARDS Treatment) trial, a phase 1/2 trial of human mesenchymal stem/stromal cells for the treatment of moderate-severe acute respiratory distress syndrome ［J］. Ann Intensive Care, 2014, 4 (1): 1 – 9.

［12］ MATTHAY MA, CALFEE CS, ZHUO HJ, et al. Treatment with allogeneic mesenchymal stromal cells for moderate to severe acute respiratory distress syndrome (START study): a randomised phase 2a safety trial ［J］. Lancet Respir Med, 2019, 7 (2): 154 – 162.

［13］ WILSON JG, LIU KD, ZHUO HJ, et al. Mesenchymal stem (stromal) cells for treatment of ARDS: a phase 1 clinical trial ［J］. Lancet Respir Med, 2015, 3 (1): 24 – 32.

［14］ ZHENG GP, HUANG LF, TONG HJ, et al. Treatment of acute respiratory distress syndrome with allogeneic adipose-derived mesenchymal stem cells: a randomized, placebo-controlled pilot study ［J］. Respir Res, 2014, 15 (1): 1 – 10.

［15］ GUAN WJ, NI ZY, HU Y, et al. Clinical characteristics of coronavirus disease 2019 in China ［J］. N Engl J Med, 2020, 382 (18): 1708 – 1720.

［16］ GUPTA N, KRASNODEMBSKAYA A, KAPETANAKI M, et al. Mesenchymal stem cells enhance survival and bacterial clearance in murine Escherichia coli pneumonia ［J］. Thorax, 2012, 67 (6): 533 – 539.

［17］ LEE JW, FANG X, GUPTA N, et al. Allogeneic human mesenchymal stem cells for treatment of E. coli endotoxin-induced acute lung injury in the ex vivo perfused human lung ［J］. Proc Natl Acad Sci USA, 2009, 106 (38): 16357 – 16362.

［18］ RUSSELL CD, MILLAR JE, KENNETH BAILLIE J. Clinical evidence does not support corticosteroid treatment for 2019-nCoV lung injury ［J］. Lancet, 2020, 395 (10223): 473 – 475.

编辑：赵文锐/接受日期：2020 – 03 – 26

COVID-19 细胞因子风暴的预警与治疗进展

王宇航，蔡 芸，梁蓓蓓，王 瑾，王 睿

（中国人民解放军总医院医疗保障中心药剂科，北京 100853）

[摘要]　目前，严重急性呼吸综合征冠状病毒 2（severe acute respiratory syndrome coronavirus 2，SARS-CoV-2）正在全球迅速蔓延，死亡人数不断攀升。越来越多的研究认为，SARS-CoV-2 所致新型冠状病毒肺炎（coronavirus disease-2019，COVID-19）危重症患者病情进展迅速与细胞因子风暴的发生密切相关。本文综述了有关 COVID-19 相关细胞因子风暴概念、发生机制、预警、临床表现和实验室检查指标，以及有临床应用依据或有潜在应用前景的药物与疗法，以期减少 COVID-19 患者转为危重症、降低病死率提供细胞因子风暴早期诊断和治疗的依据。

严重急性呼吸综合征冠状病毒 2（severe acute respiratory syndrome coronavirus 2，SARS-CoV-2）所致新型冠状病毒肺炎（coronavirus disease-2019，COVID-19），截至 2020 年 5 月 21 日，全球已有 4893186 例患者，死亡率 6.61%[1-3]。大多数 COVID-19 患者表现为轻度至中度症状，约 15% 进展为重症肺炎，约 5% 最终发展为急性呼吸窘迫综合征（acute respiratory distress syndrome，ARDS）、感染性休克和/或多器官衰竭[4-5]。目前临床治疗的主要方法包括对症处理和氧疗，对呼吸衰竭患者采用机械通气，没有特效抗病毒药物被批准。而危重症患者往往与细胞因子风暴相关，如何预警细胞因子风暴的发生、及早消除细胞因子风暴的不利影响，就成为治疗重症和危重症 COVID-19 患者必须考虑的问题。

1 细胞因子风暴及其发生机制

细胞因子风暴，又称细胞因子瀑布级联或细胞因子释放综合征。它是宿主对细菌、病毒、移植物或其他外界刺激所产生的一种过度免疫应答，表现为炎症因子不受控制的释放。该概念在 1993 年首次被用在描述移植物抗宿主病的发生过程中[6]。2003 年首次用于描述流感的相关反应，之后广泛用于病毒、细菌和真菌相关感染中[7-8]。嵌合抗原受体 T（chimeric antigen receptor T-Cell immunotherapy，CAR-T）细胞疗法在治疗肿瘤方面很有吸引力，但其导致的高细胞因子释放可能产生严重的不良后果[9]。

相关的炎症因子主要分为以下五类：① 肿瘤坏死因子（tumor necrosis factor，TNF）是最广为人知、研究最深入的炎性细胞因子之一，在细胞因子风暴中起着重要作用，作用主要是促进炎症反应，激活细胞毒性 T 淋巴细胞，调控细胞的增殖、存活、分化和凋亡[10]。② 干扰素类（interfer-

ons，IFN）在人体内发挥着免疫、抗病毒和致病菌的作用[11]。③ 白介素类（interleukin，IL）主要作用于免疫细胞的分化和激活[12]。④ 趋化因子（chemokine，CK）作为趋化剂，控制细胞，特别是免疫系统的细胞迁移，并参与多种过程，如胚胎发生、先天和适应性免疫系统的发育和功能以及癌症转移[13]。⑤ 集落刺激因子（colony-stimulating factor，CSF）刺激造血祖细胞的增殖和分化，并在炎症网络中与其他因子相互影响，如 IL-1，TNF[14]。

目前，细胞因子风暴的具体成因还不是非常明确，通常病毒感染以后，根据直接诱导的细胞因子与其他细胞因子信号转导的下游细胞因子可分为初级细胞因子和次级细胞因子。如肺上皮细胞、内皮细胞和其他免疫细胞产生 IFN-α，IFN-γ，IL-1β，IL-18，TNF-α，IL-6，IL-33 和其他细胞因子，主要是为了限制病毒复制和传播，启动下游免疫反应；初级细胞因子聚集、激活后，CD8+ T 细胞、NK 细胞、调节细胞和 Th2 细胞等可以分泌二级细胞因子 IFN-γ、IL-10、双向调节蛋白和 IL-5 以便消除病毒、病毒感染细胞、抑制炎症和恢复肺功能[15]。其中，激活的免疫细胞分泌促炎细胞因子如 IFN-α/β 可以进一步刺激其他的免疫细胞，导致免疫激活的细胞数量不断增多，细胞因子不断累积[16-17]。当免疫系统正常，感染被控制住时，会有负性免疫细胞如 IL-10 对免疫过程进行调节[18]。但当免疫过度活化且感染没有被控制时，免疫进程不断放大，而负性调节较弱时，因过度的免疫调节就会对机体造成损伤。

2 COVID-19 所致细胞因子风暴的危害与预警

越来越多的证据表明，COVID-19 重症和危重症患者病情恶化可能与细胞因子风暴有关。研究显示，ICU 患者相比于非 ICU 患者特征在于以下细胞因子的增加，如 IL-2、IL-

7、CSFs、IL-10，单核细胞趋化蛋白-1，巨噬细胞炎症蛋白1-α 和 TNF-α[5]。也有研究认为，病毒侵入机体后，可以激活 CD4+ T 细胞，使之增殖分化为 Th1 细胞并分泌 GM-CSF 等促炎细胞因子。其中，GM-CSF 又可激活 CD14+，CD16+ 单核细胞进一步释放 IL-6 和其他因子，导致形成细胞因子风暴[20]。细胞因子风暴相关的炎症虽然开始于局部器官，但能通过循环系统扩散到全身。炎症反应会增加血流量，使血管白细胞和血浆蛋白到达损伤的血管外部位，升高局部温度，并产生疼痛，这些反应常常以局部器官功能损失为代价而发生，特别是当组织水肿引起血管外压力升高和组织灌注减少时，在肺部发生肺水肿严重影响换气功能。严重炎症破坏局部组织结构时，就会发生纤维化愈合，从而可能导致持续的器官功能障碍。在肺部可能会发生急性肺损伤（acute lung injury，ALI），甚至 ARDS[21]。据报道，12% 的 COVID-19 患者出现急性暴发性心肌炎，此外还有肝脏病变的一些证据[4-5]。另外，外周血中呈现高白细胞计数和中性白细胞比率、低淋巴细胞的情况，与病毒难以清除、多重感染有一定的关系[22]。最直接的损伤如肺上皮细胞和内皮细胞凋亡是由快速病毒复制和旺盛的促炎细胞因子/趋化因子反应引起的。其中 T 细胞对于病毒的清除和调节先天免疫非常重要，失调的细胞因子尤其是 TNF，影响 T 细胞的功能并引起凋亡。此外，巨噬细胞的稳态、纤维蛋白沉积、血管塌陷、凝血/纤溶系统的平衡失调也与细胞因子相关[23]。细胞因子的积累，可以导致血管渗透性增加，组织液及免疫细胞渗出增多，同时诱导细胞凋亡，最终组织器官出现功能障碍、纤维化，表现为轻则发热、头痛、乏力等，重则出现弥漫性血管内凝血、休克、多器官衰竭，甚至死亡[17]。

细胞因子风暴预警监测还面临着一些挑战。目前，《新型冠状病毒肺炎治疗方案》试行第七版中提出，当外周淋巴细胞进行性下降、乳酸进行性升高、肺内病变短期迅速升高、IL-6 及 C 反应蛋白（C-reactive protein，CRP）进行性升高为成人重型、危重型预警指标。出现气促（呼吸频率≥30 次/min）、血氧饱和度下降（静息≤93%，氧合指数≤300 mmHg）时，警惕向重型危重症进展，提防细胞因子风暴的发生。

细胞因子风暴相关的细胞因子种类多、浓度低且变化快，如果用来预警必须有很好的灵敏性和特异性且早期即有升高。考虑到结果的准确性和方法的方便性，Teachey 用模型分析了不同三联细胞因子组合在预警因子风暴的效果，如 sgp130、MCP1 和嗜酸性粒细胞趋化因子（灵敏度为 86%，特异度为 97%）；IFN-γ、sgp130 和 sIL-1RA（灵敏度为 86%，特异度为 89%）；儿童如 IFN-γ、IL-13 和 MIP1-α（灵敏度为 100%，特异度为 96%）[24]。也有简单的模型，如在输注 CAR-T 后 36 小时内检测 38.9 ℃ 发热患者血清

MCP-1，也有较高的灵敏度和特异度[25]。此外，在 CAR-T 细胞输注后的前 36 小时结合 IL-6≥16 pg/ml，可作为 4 级神经毒性的预测生物标志物（敏感性为 100%，特异性为 94%）[26]。这些模型都需要进一步进行验证，而且细胞因子的检测在很多医院都比较困难，临床上还是需要结合实验室检查和临床症状综合考虑。由于 CRP 和铁蛋白水平的升高和波动与细胞因子风暴的严重程度和症状的缓解有关，并易于测量和获得，是细胞因子风暴发生和发展过程中广泛应用的可靠指标，但是缺乏特异性，需要结合临床症状和其他指标[27]。另外，肝肾功能中转氨酶、肌酐的变化也能间接反映细胞因子风暴的严重程度[24]。

3　细胞因子风暴防治

由于 SARS-CoV-2 是一种全新的冠状病毒，目前对其感染及其引起的细胞因子风暴还没有特效药物，结合细胞因子风暴的发生机制及各类药物的特性，依据前期临床研究或临床前研究证据，推测以下几类可能有效的药物与疗法。

3.1　细胞因子及其受体拮抗剂

3.1.1　IL-6 拮抗剂　IL-6 是引起自身免疫性疾病、炎症、细胞因子风暴及其诱导损伤的关键介质之一[28-29]。COVID-19 患者血浆 IL-6 水平较高，尤其是症状较严重和 CRP 水平较高的患者[30]。研究表明，使用抗 IL-6 受体的人源化单克隆抗体托珠单抗（tocilizumab）可以逆转细胞因子风暴[31]。我国最近对 21 例严重 COVID-19 患者的回顾性研究发现，托珠单抗可以改善大多数患者的低氧血症、发热、CRP 水平和 CT 扫描异常，而不会导致任何显著的不良反应[32]。我国卫生健康委员会和意大利的诊疗方案最近将托珠单抗列入治疗 COVID-19 的建议中。

司妥单抗（sarilumab）、sirukumab、clazakizumab 是直接靶向抗 IL-6 的药物，可与 IL-6 直接结合，从而抑制 IL-6 引起的生物效应[33-35]。不良反应与托珠单抗相似，也被认为有希望用于控制细胞因子风暴[36]。olokizumab 是人源化 IgG4 单克隆抗体，通过与 IL-6 上的位点结合，阻断 IL-6-gp130 信号轴。目前该药还处于临床研究阶段，研究认为治疗关节炎其疗效不亚于托珠单抗[37]。sgp130-Fc 能通过结合 IL-6 与 sIL-6R，从而抑制此通路，目前临床应用较少[38]。

3.1.2　IL-1 拮抗剂　另一个细胞因子 IL-1，在细胞因子风暴中起着核心作用。一些研究发现，SARS-CoV-2 感染引起的 IL-1β 释放，能够造成细胞坏死[39]。阿那白滞素（anakinra）是一种重组人 IL-1 受体拮抗剂，对严重脓毒症中的Ⅲ期临床数据分析表明，阿那白滞素能提高具有巨噬细胞激活综合征（MAS）特征的脓毒症患者的存活率，且没有严重不良反应[40]。

3.1.3　TNF-α 拮抗剂　TNF-α 是急性和慢性全身性炎症反

应的主要介质，促进其他细胞因子和趋化因子产生[41]，在 COVID-19 中与疾病严重程度相关[42]。阿达木单抗（adalimumab）作为 TNF 抗体，目前仅用在风湿性疾病的治疗中[43]。目前已注册用于治疗 COVID-19 的临床试验。依那西普通过与 TNF-α 结合从而抑制其生物活性，目前已用在移植物抗宿主病的细胞因子风暴中[44]。

3.2　抗炎及抑制免疫损伤

3.2.1　糖皮质激素　糖皮质激素可以调节细胞因子的释放，从而抑制 ARDS 中发生的严重全身炎症反应[45]。来自多中心临床试验的数据强调了糖皮质激素可以降低治疗失败率、住院天数和时间以达到临床稳定性的可能[46]。我国卫生健康委员会《新型冠状病毒肺炎诊疗方案》也推荐酌情短期小剂量应用，不宜大剂量冲击疗法。也有研究报道[47]在 SARS-CoV-2 感染暴发期间使用氢化可的松，与较高的血浆 SARS-CoV-2 病毒载量和延迟病毒清除有关。故而与以往的严重急性呼吸综合征和中东呼吸综合征一样，糖皮质激素不被常规推荐，甚至可能会加重 COVID-19 相关的肺损伤[48]。

3.2.2　磷酸鞘氨醇受体抑制剂　鞘氨醇受体在先天免疫应答中起重要作用，已经显示出控制流感病毒引起的细胞因子风暴的潜力[49-50]。当磷酸鞘氨醇（S1P）受体 1 被竞争性抑制时，通过下调呼吸系统内皮细胞产生的细胞因子（包括 IFN-α、CCL2、IL-6、TNF-α 和 IFN-γ），来抑制免疫细胞的募集[51]。西波尼莫德（siponimod）作为 S1P1 受体抑制剂，目前在风湿疾病中已有一定抗炎效果[52]。

3.2.3　尿胰蛋白酶抑制剂　尿胰蛋白酶抑制剂是在人体血液和尿液中发现的一种重要的蛋白酶抑制剂。乌司他丁（ulinastatin）[53]可抑制多种促炎丝氨酸蛋白酶，包括胰蛋白酶、凝血酶、激肽酶、纤溶酶、组织蛋白酶等。在脓毒症动物模型中，外源性给药乌司他丁已被证明可降低 TNF-α、IL-1 和 IL-6 等多种细胞因子在脂多糖诱导的全身炎症反应综合征大鼠血清、肺、肾、肠等器官中的表达，同时促进抗炎因子 IL-10 的表达。临床研究显示在脓毒症患者中效果较好，不良反应也较少[54]。另外相比于糖皮质激素，没有抑制免疫的功能。

3.2.4　酪氨酸激酶抑制剂　依鲁替尼（ibrutinib）是一种酪氨酸激酶抑制剂，表达于 T 细胞和 NK 细胞的络氨酸激酶被抑制后，会减少细胞因子的释放[55]。在慢性淋巴细胞白血病等疾病中，展现了较好的抗细胞因子风暴效果[56]。巴瑞替尼（baricitinib）目前被用于治疗类风湿关节炎，因为它可以通过抑制 JAK-STAT 通路来限制全身炎症反应和细胞因子的产生，如 IFN-γ[57]。也有研究认为其可以阻止 SARS-CoV-2 进入细胞内[58]。

3.2.5　过氧化物酶体增殖物激活受体-γ 激活剂　过氧化物酶体增殖物激活受体-γ（PPAR-γ）作为核激素受体超家族

的一员，已被证明其具有抗炎作用，激活受体药物如噻格列酮、曲格列酮，机制主要是抑制了肺上皮细胞分泌的 IL-1α 和 TNF-α[59]。

3.2.6　调节血管内皮通透性　通过调节血管内皮通透性，从而减少细胞因子对组织器官的影响是细胞因子风暴发生后很有潜力的一种方法。具体来说，用可溶性配体 Slit2N 激活一条内皮特异性的、依赖于 Robo4 的信号通路，该通路加强了血管屏障，减少了宿主对病原体诱导的细胞因子风暴反应的有害方面。这种方法降低了肺和其他器官的血管通透性，提高了细菌内毒素暴露，提高了多菌败血症和 H5N1 流感动物模型的存活率[60]。

3.2.7　降低儿茶酚胺释放量　儿茶酚胺是细胞因子释放的一个重要组成部分，可以被特定的阻滞剂调节而不影响治疗反应。而心房钠尿肽、甲基络氨酸能够降低循环中儿茶酚胺的量，从而减少细胞因子的释放[61]。

3.2.8　COX 抑制剂的应用　COX 抑制剂通过抑制前列腺素的产生，可以抑制炎症反应。在动物模型中，与单纯抗病毒治疗相比，COX 抑制剂塞来昔布联合扎那米韦可减少细胞浸润，提高 H5N1 病毒感染小鼠的存活率[62]。

3.2.9　C5a 抑制剂　C5a 除了作为一种有效的趋化剂外，还可以活化白细胞，刺激颗粒酶的释放，刺激单核细胞的吞噬和呼吸爆发。C5a 还能诱导单核细胞表达 IL-1、IL-6、IL8 和 TNF-α[63]。在小鼠模型中能显著降低 ALI 的发生[64]。目前对于 C5a 抗体的研发也在临床试验中。

3.3　血液净化疗法

血液净化疗法用在细胞因子风暴时，不仅去除血浆过多细胞因子的功能，还能在急性肾损伤时支持肾功能。有研究显示早期血浆置换后，感染性休克患者的血流动力学得到迅速改善，细胞因子谱也发生了有利的变化，而且是安全的[65]。但是也有研究显示预后并没有得到改善[66]。随着对细胞因子风暴过程了解的加深，今后可能在时机和具体方法上能有所改进，可能会让血液净化方法得到更多应用。

3.4　干细胞疗法

目前干细胞疗法治疗 COVID-19 多项临床研究正进行中。其中，间充质干细胞研究最多，除了传统意义上的组织修复功能外，还能调节免疫、保护组织、改善局部微循环、抑制纤维化的发生[67]。间充质干细胞治疗显著提高了 H7N9 引起的 ARDS 患者存活率[68]。在 COVID-19 中研究结果还较少，7 例患者间充质干细胞移植后 2 天内肺功能和症状均有明显改善，TNF-α 水平明显降低，而 IL-10 水平明显升高[69]。

4　结语

综上所述，COVID-19 进展至严重程度与细胞因子过度

中国新药注册与审评技术双年鉴（2022 年版）

释放有很大相关性,严重 COVID-19 患者都应根据实验室结果趋势(如铁蛋白升高、血小板计数或血沉减少)来筛查是否炎症反应过强,有条件的可以监测有代表性的细胞因子如 IL-1、IL-6 和 IFN 等,再结合临床症状进行风险评估与预警。目前细胞因子抗体(如托珠单抗)、血液净化等治疗较其他方法研究和使用更多。COVID-19 相关细胞因子风暴的机制目前尚未完全清楚,其他治疗方案如干细胞疗法、糖皮质激素使用等还需要进一步摸索。

参 考 文 献

[1] WHO. Coronavirus disease (COVID-19) Situation Report [EB/OL]. (2020 – 05 – 21). http://www.who.int/emergencies/diseases/novel-coronavirus-2019/situation-reports.

[2] 冯缤, 陈正贤, 金龙伟, 等. COVID-19 的临床特征及药物治疗思考 [J]. 今日药学, 2020, 30 (3): 154 – 156.

[3] 吴燕, 方红梅。新型冠状病毒肺炎患者的个体化营养支持治疗 [J]. 中国现代应用药学, 2020, 37 (4): 394 – 397.

[4] XU Z, SHI L, WANG YJ, et al. Pathological findings of COVID-19 associated with acute respiratory distress syndrome [J]. Lancet Respir Med, 2020, 8 (4): 420 – 422.

[5] HUANG CL, WANG YM, LI XW, et al. Clinical features of patients infected with 2019 novel coronavirus in Wuhan, China [J]. Lancet, 2020, 395 (10223): 497 – 506.

[6] FERRARA JL, ABHYANKAR S, GILLILAND DG. Cytokine storm of graft-versus-host disease: a critical effector role for interleukin-1 [J]. Transplant Proc, 1993, 25 (1 Pt 2): 1216 – 1217.

[7] YOKOTA S. Influenza-associated encephalopathy: pathophysiology and disease mechanisms [J]. Nippon Rinsho, 2003, 61 (11): 1953 – 1958.

[8] TISONCIK JR, KORTH MJ, SIMMONS CP, et al. Into the eye of the cytokine storm [J]. Microbiol Mol Biol Rev, 2012, 76 (1): 16 – 32.

[9] DEFRANCESCO L. CAR-T cell therapy seeks strategies to harness cytokine storm [J]. Nat Biotechnol, 2014, 32 (7): 604.

[10] AGGARWAL BB. Signalling pathways of the TNF superfamily: a double-edged sword [J]. Nat Rev Immunol, 2003, 3 (9): 745 – 756.

[11] FENSTERL V, SEN GC. Interferons and viral infections [J]. Biofactors, 2009, 35 (1): 14 – 20.

[12] BROCKER C, THOMPSON D, MATSUMOTO A, et al. Evolutionary divergence and functions of the human interleukin (IL) gene family [J]. Hum Genomics, 2010, 5 (1): 30 – 55.

[13] RAMAN D, SOBOLIK-DELMAIRE T, RICHMOND A. Chemokines in health and disease [J]. Exp Cell Res, 2011, 317 (5): 575 – 589.

[14] HAMILTON JA. Colony-stimulating factors in inflammation and autoimmunity [J]. Nat Rev Immunol, 2008, 8 (7): 533 – 544.

[15] GUO XJ, THOMAS PG. New fronts emerge in the influenza cytokine storm [J]. Semin Immunopathol, 2017, 39 (5): 541 – 550.

[16] CHANNAPPANAVAR R, FEHR AR, VIJAY R, et al. Dysregulated type I interferon and inflammatory monocyte-macrophage responses cause lethal pneumonia in SARS-CoV-infected mice [J]. Cell Host Microbe, 2016, 19 (2): 181 – 193.

[17] SHIMABUKURO-VORNHAGEN A, GODEL P, SUBKLEWE M, et al. Cytokine release syndrome [J]. J Immunother Cancer, 2018, 6 (1): 56.

[18] CHIEN JY, HSUEH PR, CHENG WC, et al. Temporal changes in cytokine/chemokine profiles and pulmonary involvement in severe acute respiratory syndrome [J]. Respirology, 2006, 11 (6): 715 – 722.

[19] RUAN QR, YANG K, WANG WX, et al. Clinical predictors of mortality due to COVID-19 based on an analysis of data of 150 patients from Wuhan, China [J]. Intensive Care Med, 2020, 46 (5): 846 – 848.

[20] YONGGANG ZHOU, BINQING FU, XIAOHU ZHENG, et al. Aberrant pathogenic GM-CSF + T cells and inflammatory CD14 + CD16 + monocytes in severe pulmonary syndrome patients of a new coronavirus [J/OL]. Biorxiv. 2020. https://www.biorxiv.org/content/10.1101/2020.02.12.945576v1.

[21] MAYBAUER M, MAYBAUER DM, HERNDON DN. Incidence and outcomes of acute lung injury [J]. N Engl J Med, 2006, 354 (4): 416.

[22] QIN C, ZHOU LQ, HU ZW, et al. Dysregulation of immune response in patients with COVID-19 in Wuhan, China [J]. Clin Infect Dis, 2020, 248: 1 – 24.

[23] CHANNAPPANAVAR R, PERLMAN S. Pathogenic human coronavirus infections: causes and consequences of cytokine storm and immunopathology [J]. Semin Immunopathol, 2017, 39 (5): 529 – 539 [PubMed].

[24] TEACHEY DT, LACEY SF, SHAW PA, et al. Identification of predictive biomarkers for cytokine release syndrome after chimeric antigen receptor T-cell therapy for acute lymphoblastic leukemia [J]. Cancer Discov, 2016, 6 (6): 664 – 679.

[25] HAY KA, HANAFI LA, LI D, et al. Kinetics and biomarkers of severe cytokine release syndrome after CD19 chimeric antigen receptor-modified T-cell therapy [J]. Blood, 2017, 130 (21): 2295 – 2306.

[26] GUST J, HAY KA, HANAFI LA, et al. Endothelial activation and blood-brain barrier disruption in neurotoxicity after adoptive immunotherapy with CD19 CAR-T cells [J]. Cancer Discov, 2017, 7 (12): 1404 – 1419.

[27] PEPYS MB, HIRSCHFIELD GM. C-reactive protein: a critical

update [J]. *J Clin Invest*, 2003, 111 (12): 1805 – 1812.

[28] FONSECA JE, SANTOS MJ, CANHÃO H, *et al*. Interleukin-6 as a key player in systemic inflammation and joint destruction [J]. *Autoimmun Rev*, 2009, 8 (7): 538 – 542.

[29] LEE DW, GARDNER R, PORTER DL, *et al*. Current concepts in the diagnosis and management of cytokine release syndrome. Blood. 2014; 124 (2): 188 – 195 [J]. *Blood*, 2016, 128 (11): 1533.

[30] CHEN XH, ZHAO BH, QU YM, *et al*. Detectable serum SARS-CoV-2 viral load (RNAaemia) is closely correlated with drastically elevated interleukin 6 (IL-6) level in critically ill COVID-19 patients [J]. *Clin Infect Dis*, 2020, 449: 1 – 19.

[31] DHOLARIA BR, BACHMEIER CA, LOCKE F. Mechanisms and management of chimeric antigen receptor T-cell therapy-related toxicities [J]. *Bio Drugs*, 2019, 33 (1): 45 – 60.

[32] XU XL, HAN MF, LI TT, *et al*. Effective treatment of severe COVID-19 patients with tocilizumab [J]. *Med Rxiv*, 2020, 117 (20): 10970 – 10975.

[33] RAIMONDO MG, BIGGIOGGERO M, CROTTI C, *et al*. Profile of sarilumab and its potential in the treatment of rheumatoid arthritis [J]. *Drug Des Devel Ther*, 2017, 11: 1593 – 1603.

[34] SMOLEN JS, WEINBLATT ME, SHENG SH, *et al*. Sirukumab, a human anti-interleukin-6 monoclonal antibody: a randomised, 2-part (proof-of-concept and dose-finding), phase II study in patients with active rheumatoid arthritis despite methotrexate therapy [J]. *Ann Rheum Dis*, 2014, 73 (9): 1616 – 1625.

[35] MEASE PJ, GOTTLIEB AB, BERMAN A, *et al*. The efficacy and safety of clazakizumab, an anti-interleukin-6 monoclonal antibody, in a phase IIb study of adults with active psoriatic arthritis [J]. *Arthritis Rheumatol*, 2016, 68 (9): 2163 – 2173.

[36] SHANK BR, DO B, SEVIN A, *et al*. Chimeric antigen receptor T cells in hematologic malignancies [J]. *Pharmacotherapy*, 2017, 37 (3): 334 – 345.

[37] TANAKA Y, MARTIN MOLA E. IL-6 targeting compared to TNF targeting in rheumatoid arthritis: studies of olokizumab, sarilumab and sirukumab [J]. *Ann Rheum Dis*, 2014, 73 (9): 1595 – 1597.

[38] BARKHAUSEN T, TSCHERNIG T, ROSENSTIEL P, *et al*. Selective blockade of interleukin-6 trans-signaling improves survival in a murine polymicrobial Sepsis model [J]. *Crit Care Med*, 2011, 39 (6): 1407 – 1413.

[39] JIANG YT, LI JF, TENG Y, *et al*. Complement receptor C5aR1 inhibition reduces pyroptosis in hDPP4-transgenic mice infected with MERS-CoV [J]. *Viruses*, 2019, 11 (1): E39.

[40] SHAKOORY B, CARCILLO JA, CHATHAM WW, *et al*. Interleukin-1 receptor blockade is associated with reduced mortality in Sepsis patients with features of macrophage activation syndrome:

reanalysis of a prior phase III trial [J]. *Crit Care Med*, 2016, 44 (2): 275 – 281.

[41] CHU WM. Tumor necrosis factor [J]. *Cancer Lett*, 2013, 328 (2): 222 – 225.

[42] FU YJ, CHENG YX, WU YT. Understanding SARS-CoV-2-mediated inflammatory responses: from mechanisms to potential therapeutic tools [J]. *Virol Sin*, 2020, doi: 10.1007/s12250-020-00207-4.

[43] KIMBALL AB, OKUN MM, WILLIAMS DA, *et al*. Two phase 3 trials of adalimumab for hidradenitis suppurativa [J]. *N Engl J Med*, 2016, 375 (5): 422 – 434.

[44] LEVINE JE, PACZESNY S, MINEISHI S, *et al*. Etanercept plus methylprednisolone as initial therapy for acute graft-versus-host disease [J]. *Blood*, 2008, 111 (4): 2470 – 2475.

[45] CONFALONIERI M, SALTON F, FABIANO F. Acute respiratory distress syndrome [J]. *Eur Respir Rev*, 2017, 26 (144): 1 – 7.

[46] WAN YD, SUN TW, LIU ZQ, *et al*. Efficacy and safety of corticosteroids for community-acquired pneumonia: a systematic review and meta-analysis [J]. *Chest*, 2016, 149 (1): 209 – 219.

[47] HUI DS. Systemic corticosteroid therapy may delay viral clearance in patients with middle east respiratory syndrome coronavirus infection [J]. *Am J Respir Crit Care Med*, 2018, 197 (6): 700 – 701.

[48] RUSSELL CD, MILLAR JE, KENNETH BAILLIE J. Clinical evidence does not support corticosteroid treatment for 2019-nCoV lung injury [J]. *Lancet*, 2020, 395 (10223): 473 – 475.

[49] RIVERA J, PROIA RL, OLIVERA A. The alliance of sphingosine-1-phosphate and its receptors in immunity [J]. *Nat Rev Immunol*, 2008, 8 (10): 753 – 763.

[50] MARSOLAIS D, HAHM B, WALSH KB, *et al*. A critical role for the sphingosine analog AAL-R in dampening the cytokine response during influenza virus infection [J]. *Proc Natl Acad Sci USA*, 2009, 106 (5): 1560 – 1565.

[51] TEIJARO JR, WALSH KB, CAHALAN S, *et al*. Endothelial cells are central orchestrators of cytokine amplification during influenza virus infection [J]. *Cell*, 2011, 146 (6): 980 – 991.

[52] LONGBRAKE EE, HAFLER DA. Siponimod chips away at progressive MS [J]. *Cell*, 2019, 179 (7): 1440.

[53] SHIGETOMI H, ONOGI A, KAJIWARA H, *et al*. Anti-inflammatory actions of serine protease inhibitors containing the Kunitz domain [J]. *Inflamm Res*, 2010, 59 (9): 679 – 687.

[54] KARNAD DR, BHADADE R, VERMA PK, *et al*. Intravenous administration of ulinastatin (human urinary trypsin inhibitor) in severe sepsis: a multicenter randomized controlled study [J]. *Intensive Care Med*, 2014, 40 (6): 830 – 838.

[55] RUELLA M, KENDERIAN SS, SHESTOVA O, *et al*. Kinase

inhibitor ibrutinib to prevent cytokine-release syndrome after anti-CD19 chimeric antigen receptor T cells for B-cell neoplasms [J]. *Leukemia*, 2017, 31 (1): 246 – 248.

[56] GAUTHIER J, HIRAYAMA AV, PURUSHE J, et al. Feasibility and efficacy of CD19-targeted CAR T cells with concurrent ibrutinib for CLL after ibrutinib failure [J]. *Blood*, 2020, 135 (19): 1650 – 1660.

[57] JAMILLOUX Y, EL JAMMAL T, VUITTON L, et al. JAK inhibitors for the treatment of autoimmune and inflammatory diseases [J]. *Autoimmun Rev*, 2019, 18 (11): 102390.

[58] RICHARDSON P, GRIFFIN I, TUCKER C, et al. Baricitinib as potential treatment for 2019-nCoV acute respiratory disease [J]. *Lancet*, 2020, 395 (10223): e30 – e31.

[59] ARNOLD R, NEUMANN M, KÖNIG W. Peroxisome proliferator-activated receptor-Gamma agonists inhibit respiratory syncytial virus-induced expression of intercellular adhesion molecule-1 in human lung epithelial cells [J]. *Immunology*, 2007, 121 (1): 71 – 81.

[60] LONDON NR, ZHU WQ, BOZZA FA, et al. Targeting Robo4-dependent Slit signaling to survive the cytokine storm in Sepsis and influenza [J]. *Sci Transl Med*, 2010, 2 (23): 23ra19.

[61] STAEDTKE V, BAI RY, KIM K, et al. Disruption of a self-amplifying catecholamine loop reduces cytokine release syndrome [J]. *Nature*, 2018, 564 (7735): 273 – 277.

[62] ZHENG BJ, CHAN KW, LIN YP, et al. Delayed antiviral plus immunomodulator treatment still reduces mortality in mice infected by high inoculum of influenza a/H5N1 virus [J]. *Proc Natl Acad Sci USA*, 2008, 105 (23): 8091 – 8096.

[63] JIANG YT, ZHAO GY, SONG NP, et al. Blockade of the C5a-C5aR Axis alleviates lung damage in hDPP4-transgenic mice infected with MERS-CoV [J]. *Emerg Microbes Infect*, 2018, 7 (1): 77.

[64] SONG NP, LI P, JIANG YT, et al. C5a receptor1 inhibition alleviates influenza virus-induced acute lung injury [J]. *Int Immunopharmacol*, 2018, 59: 12 – 20.

[65] KNAUP H, STAHL K, SCHMIDT BMW, et al. Early therapeutic plasma exchange in septic shock: a prospective open-label nonrandomized pilot study focusing on safety, hemodynamics, vascular barrier function, and biologic markers [J]. *Crit Care*, 2018, 22 (1): 285.

[66] PARK JT, LEE H, KEE YK, et al. High-dose versus conventional-dose continuous venovenous hemodiafiltration and patient and kidney survival and cytokine removal in Sepsis-associated acute kidney injury: a randomized controlled trial [J]. *Am J Kidney Dis*, 2016, 68 (4): 599 – 608.

[67] 鞠秀丽. 间充质干细胞治疗新型冠状病毒肺炎的潜在机制和研究进展 [J]. 山东大学学报 (医学版), 2020, 58 (3): 32 – 37.

[68] CHEN J, HU C, CHEN L, et al. Clinical study of mesenchymal stem cell treating acute respiratory distress syndrome induced by epidemic Influenza A (H7N9) infection, a hint for COVID-19 treatment [J]. *Engineering*, 2020, doi: 10.1016/j. eng. 2020. 02. 006.

[69] LENG ZK, ZHU RJ, HOU W, et al. Transplantation of ACE2-mesenchymal stem cells improves the outcome of patients with COVID-19 pneumonia [J]. *Aging Dis*, 2020, 11 (2): 216 – 228.

编辑：赵文锐/接受日期：2020 – 05 – 14

2.2　中药新药注册

医疗机构制剂在人用经验中药创新药研发的关键问题与思考

陈　旭[1]，申　琳[2]，柏　冬[3]

(1 北京市药品监督管理局，北京 100053；2 北京市药品审评中心，北京 100035；
3 中国中医科学院中医基础理论研究所，北京 100700)

[摘要]　医疗机构制剂作为践行中医药理论、落实临床使用经验、实现中药新药转化中不可或缺的关键环节，以中医医疗机构制剂为基础和源泉，进一步积累人用经验进而研发中药创新药，在中药创新药研发中具有重要意义。医疗机构制剂自身具有转化为新药的土壤，便于开展人用经验证据收集，且部分特色医疗机构制剂品种产生较大的经济和社会价值，使得医疗机构制剂在中药创新药研发中具有明显优势。但是目前临床

成果转化的观念和政策相对滞后，医疗机构制剂人用经验证据收集的研究基础相对薄弱，以及医疗机构制剂自身发展受限，制约了医疗机构制剂向中药新药的转化。本文通过对医疗机构制剂的优势及局限性分析，认为应当加强医疗机构制剂知识产权保护意识，完善转化奖励机制；鼓励加强医疗机构制剂研究基础，开展二次开发和再评价；维护好医疗机构制剂的生存和发展空间，形成医院制剂发展的良性循环；修订和完善人用经验证据收集的配套法规和相关技术要求；搭建中药临床人用经验转化平台，加强人用经验的数据的积累和收集。通过解决医疗机构制剂研发和应用问题，推动基于人用经验的中药创新药研发，使临床经验方-医疗机构制剂-中药新药的研发路线更加通畅和高效。

2019 年习近平总书记对中医药工作作出重要指示："中医药学包含着中华民族几千年的健康养生理念及其实践经验，是中华文明的一个瑰宝，凝聚着中国人民和中华民族的博大智慧"，一语点出中医药学的核心优势之一即为"实践经验"。中药人用经验是指在长期临床实践中积累的用于满足临床需求，具有一定规律性、可重复性的关于中医临床诊疗认识的概括总结。2019 年 10 月中共中央、国务院发布的《关于促进中医药传承创新发展的意见》[1] 提出："加快构建中医药理论、人用经验和临床试验相结合的中药注册审评证据体系，优化基于古代经典名方、名老中医方、医疗机构制剂等具有人用经验的中药新药审评技术要求，加快中药新药审批。"明确指出人用经验是中药新药注册审评证据体系的关键组成以及新药审评的技术要求，其中古代经典名方、名老中医方、医疗机构制剂共同组成了人用经验中药新药的范畴。医疗机构制剂虽与古代经典名方、名老中医方并列表述，但是可作为古代经典名方、名老中

医方的有效载体，能够将中医药理论、人用经验和临床使用有效的结合，是中药创新药审评证据体系内最重要的组成。可以这样说，解决好了医疗机构制剂研发和应用问题，就解决好了基于人用经验的中药创新药研发中的关键科学问题。

1　近年来基于人用经验的中药研发现状

1.1　基于人用经验的中药研发是中药新药研发的主流方向

根据药智网（https：//www.yaozh.com/）数据，按照 2007 版《药品注册管理办法》中药、天然药物注册分类，2016～2020 年，共有 97 个中药品种获准开展临床试验，其中 1 类 3 个，5 类 3 个，6 类 84 个，7 类、8 类各 1 个。2016 年至 2020 年 5 月，共有 9 个中药新药获准上市，其中 6 类新药 8 个，5 类新药 1 个（表 1）。

表 1　2016～2020 年国家药品监督管理局批准上市的中药新药

药品名称	批准日期 /年.月.日	生产企业	备注
金花清感颗粒	2016.11	聚协昌（北京）药业有限公司	北京市政府科技攻关项目，曾获批医疗机构制剂在全市 26 家中医院及 23 家西医院的中医科使用
克疣毒软膏	2016.09	成都圣康药业有限公司	源于中医土方
丹龙口服液	2017.08	浙江康德药业集团有限公司	源于江苏省人民医院的院内制剂
关黄母颗粒	2018.02.02	通化万通药业股份有限公司	由中国医药研究开发中心开发研制的中药六类新药，2007 年技术转让通化万通接续开发研制
金蓉颗粒	2018.12.28	广州奇绩医药科技有限公司	源自广东省中医院乳腺科林毅教授多年经验方，在广州中医院应用多年的医疗机构中药制剂消癖口服液基础上研制
芍麻止痉颗粒	2019.12.25	天津天士力制药股份有限公司	临床经验方
小儿荆杏止咳颗粒	2019.12.27	湖南方盛制药股份有限公司	源于湖南中医药大学第一附属医院欧正武教授治疗小儿外感咳嗽经验方
桑枝总生物碱片	2020.03.27	北京五和博澳药业有限公司	来源于临床的天然药物
连花清咳片	2020.05.17	石家庄以岭药业股份有限公司	吴以岭院士临床经验方

从表 1 数据可以发现，近年来中药新药的申报方向主要为中药复方制剂。临床经验方或者医疗机构制剂一般具有多年的临床应用历史，成为中药新药开发的重要来源，其人用经验是研发成功率的保证。

1.2　国家药品监管部门愈发重视人用经验对于中药审评的支持

《药品注册管理办法》[2] 第十三条中提到建立药品加快上市注册制度，支持以临床价值为导向的药物创新。目前

的新药注册评价中，如药学研究中关于工艺合理性问题、工艺规模是否能反映工艺稳定性、制剂制备工艺是否充分、剂型选择是否合理等问题已不再是临床试验前的评价重点[3]。2020年1月，国家药品监督管理局发布《真实世界证据支持药物研发与审评的指导原则（试行）》，提出对于名老中医经验方、中药医疗机构制剂等已有人用经验药物的临床研发，在处方固定、生产工艺路线基本成型的基础上，可尝试将真实世界研究与随机临床试验相结合，探索临床研发的新路径。2020年4月，国家药品监督管理局印发《中药注册管理专门规定（征求意见稿）》[4]，设立专章对中药人用经验的证据要求作出了明确规定和豁免情况，引入真实世界研究作为中药人用经验的来源，允许注册申请人申请其作为支持中药上市的证据，通过构建中医药理论-中药人用经验-临床试验三结合的审评证据，凸显出中药新药的研发规律——从临床经验方到医疗机构制剂，再由医疗机构制剂到中药新药。

此外，原国家食品药品监督管理总局《关于对医疗机构应用传统工艺配制中药制剂实施备案管理的公告》（2018年第19号）提出处方在本医疗机构具有5年以上（含5年）使用历史的传统工艺中药制剂，可免报资料项目主要药效学试验、单次给药毒性试验和重复给药毒性试验资料及文献资料；《证候类中药新药临床研究技术指导原则》（2018年第109号）要求证候类中药新药申请临床试验应有充分的人用经验证明性文献材料，如典型医案和系列医案、相关临床研究总结报告等。

1.3 医疗机构制剂作为中药创新药研发的温床获得广泛关注和认可

近年来，基于医疗机构制剂开发为新药的研发思路日益受到广大药品研发单位的重视。新型冠状病毒肺炎疫情期间，我国首个获批进入临床试验治疗新冠肺炎的中药新药化湿败毒颗粒就是遵循临床经验-医疗机构制剂-新药的模式取得了成功。第一阶段在国家临床诊疗方案的基础上，优化处方并开展临床疗效观察，实现由经验向数据证据转化，为制剂和新药申报提供充足的人用经验证据；第二阶段启动药学研究，完成医疗机构制剂研发并获准备案；第三阶段按照新药研发的要求，完成制剂工艺、质量标准及中试生产等药学研究，通过国家药品监督管理局特殊审批程序，获得新药临床试验批件。

2 医疗机构制剂在人用经验中药创新药研发中的优势

2.1 医疗机构制剂自身具有转化为新药的土壤

医疗机构制剂便于临床经验传承，有助于形成专科特色并提升患者就诊数量，例如中国中医科学院广安门医院的西黄解毒胶囊、首都儿科研究所的肤乐霜、宣武医院的

抗瘤丸等，既是临床诊疗的特色用药，又是学术思想传承的有机载体。医疗机构制剂可自主定价且无中间环节，在目前医院药品零差率销售的背景下，可以提高医院收入，同时带动了科研课题申报及新药研发，提高医院科研能力，可见其自身携带着二次转化的属性。例如北京市政府主要领导、政府多部门联合推出了中医药"十病十药"研发专项，旨在创新研发路径，培育医药健康领域原始创新，重点支持医疗机构制剂以及成药性的研发，建立了政府主导、产学研用一体的中药研发机制，推出了"金花清感颗粒"等中药创新药，经中国知网查询标注该项目的论文已经达到399篇。

2.2 医疗机构制剂便于开展人用经验证据收集

医疗机构制剂按药品管理，产品上市采取注册审批和备案制度，具备药品的安全有效和质量可控的基本属性，处方、工艺和质量相对固定，有一定成药性研究基础。早在2005年颁布的《医疗机构制剂注册管理办法（试行）》就提出了5年使用历史减免相关研究的思路，尤其是2017年对传统工艺配制的中药制剂实施备案制管理后，具有5年临床使用历史的可减免药理毒理及临床研究，进一步降低了研究成本，缩短了产品上市的周期。医疗机构制剂作为医院医疗辅助和特色产品，其品牌效应和方便使用都增加了患者依从性，有助于更有效地收集临床人用经验。

2.3 部分特色医疗机构制剂品种产生较大的经济和社会价值，更加具备转化新药的基础

部分特色医疗机构制剂长期在临床上使用，以其良好的患者口碑而成为明星制剂，例如中国中医科学院西苑医院的复方酸枣仁膏、首都儿科研究所的肤乐霜等品种长期供不应求。部分省市出台了对医疗机构制剂医保、调剂等使用方面的支持政策，如甘肃省先后推出3批共253种中药医疗机构制剂进入《甘肃省调剂使用院内中药制剂推荐目录》[5]，青海省将医院内制剂调剂使用周期延长至3年[6]，黑龙江、吉林等省近期出台政策将医疗机构制剂纳入基本医疗保险支付范围[7]。这些政策一方面扩大了医疗机构制剂的使用范围、方便人民群众就医，另一方面也促进医疗机构制剂的自身发展，使之有条件全面地评估自身的安全性和有效性，优选品种转化新药。基于前期产生的品牌效应和应用基础，明星制剂品种转化为新药后，市场推广优势明显，更易得到药企和资本方的青睐。

3 医疗机构制剂在中药创新药研发中的问题

虽然业界大部分人已经认识到医疗机构制剂是新药开发的重要来源，但仍出现一边医院守着大量医疗机构制剂资源，一边药企没有可开发的好项目的情况。造成目前现状的问题是多方面的，这些问题制约了医疗机构制剂发挥充分满足临床需求、丰富临床用药选择、临床经验先行先

中国新药注册与审评技术双年鉴（2022年版）

试等一系列优势。

3.1　临床成果转化的观念和政策制约了成果转化

医疗机构制剂作为临床科研成果之一，其产权主体相对明确，应为批准文号所属医疗机构，但实际操作中却出现了不能转、不想转、不会转的情况。首先，现存的大部分医疗机构制剂形成于 20 世纪八九十年代，缺乏明晰的专利所有人，医院在转化时需要协调各方利益关系。其次，成果转化奖励政策不清晰，医生对于在职期间产生的职务成果的产权、利益分配等心存顾虑。再次，医院的主要业务仍是开展医疗活动。临床成果转化形成的收益投入大、周期长，医院积极性不高，大部分医务人员仅仅完成日常工作就需要耗费大量精力，更无心关注临床成果转化。成果转化过程中的信息交流不畅也制约了转化。医院普遍缺乏转化经验，多数希望一次性高额转让，对药企的利润回报、分期支付等承诺缺乏信心；而药企更希望风险共担、专家跟进，分期分次付费。开发风险承担的分歧使得医疗机构与制药企业之间难以精诚合作，项目常中途夭折[8]。

3.2　医疗机构制剂人用经验证据收集的研究基础相对薄弱

2005 年《医疗机构制剂的注册管理办法（试行）》实施前制剂审批较为简单，处方较随意，药味较多且部分品种还包含一些资源濒临枯竭的药材或新发现的毒性药材，未要求开展长期毒性试验，临床评价未要求参照 GCP 标准，成药性研究基础相对薄弱，并不适合直接开发新药。虽然各省级药品监管部门先后组织医疗机构制剂标准整顿提高，但主要针对的仍是工艺、质量等方面，以确保安全、质量稳定、可控，对于制剂的临床疗效评价和不良反应监测仍有待提高，接受过系统科学评价的医疗机构制剂仍占少数。申请医疗机构制剂注册时仅要求 60 例临床观察，上市后再评价和人用经验收集需要大量持续投入，由于临床任务重、经费有限或没有相关研究经验，不少制剂在获批以后虽然在临床上大量使用，但缺乏较为系统科学的人用经验证据收集。

3.3　各省医疗机构制剂审评审批、监管管理情况不一，《医疗机构制剂注册管理办法（试行）》等相关规定有待修订

现阶段，医疗机构制剂的注册申请仍然是依据国家药品监督管理局于 2005 年颁布的《医疗机构制剂注册管理办法（试行）》。医疗机构制剂的审批属省级药品监督管理部门事权，各地区之间的审批尺度也不尽相同，如对制剂研究的一般技术要求、5 年使用历史减免的认定条件、委托加工管理等均存在较大差异，这也导致其在进行新药转化时对其历史情况需要重新评价。随着药品审评审批制度改革的推进，强调以临床为导向，要求建立中药特色的审评体系，但现行版医疗机构制剂相关管理法规仍沿用原监管思路，与其新药转化关键环节的定位不符，需要在人用经验历史证据收集等诸多关键方面匹配对应。

3.4　医疗机构制剂自身发展受限导致新药转化率低

研发中药新药，特别是开展大规模的人用经验临床观察和病例收集，需要大量经费和研究团队，基于人用历史治疗新冠肺炎病毒中药的研究也是在投入大量人力和物力的特殊背景下开展的。医疗机构制剂仅在本院使用，且和中成药、中药饮片、配方颗粒形成一定竞争关系，大部分制剂产生的经济效益有限。医疗机构制剂室运行成本、委托生产成本较高，且存在成本与价格倒挂现象，影响了医院的临床使用积极性[9]。在临床使用环节，部分品种无法进入医保，特别是新批准的品种，严重影响了临床使用的范围和积极性；部分品种进入医疗保险药品目录但价格过低，导致与成本倒挂，调出目录并涨价后使用量下降。例如中国中医科学院广安门医院销售量排名前 10 位的医疗机构制剂，零售单价都低于实际成本，如玉红膏售价为 7.3 元/盒，但在 2012 ~ 2014 年生产成本已达 11.61 元[9]。综合以上因素，现有医疗机构制剂的生存空间不断减少，难以形成良性循环，许多制剂品种被医院放弃，丢失了很多宝贵的临床经验。

4　对策和建议

4.1　加强医疗机构制剂知识产权保护意识和成果转化，完善转化奖励机制

医疗机构中药制剂的可持续发展需要将专利管理与专利转化成果纳入医疗机构的"一把手"绩效考核体系之中，同时医疗机构尤其是决策层应提高医疗机构制剂的知识产权战略布局和专利管理意识，并借助行业推动机制进一步形成以研发激励、人才培养、专利前保密、专利鼓励申请、专利权属激励、专利后管理等为体系的专利管理机制，探索一条适合医疗机构中药制剂的持续性发展路径[10]：一是明确临床经验方和制剂产权归属并加强其知识产权保护，结合中医药产品其自身特点和发展规律，构建专利申请和商业秘密双重保护机制，为进一步转化奠定基础。二是建立科研成果管理办法，结合临床实际制定相关规定，保障临床医生实施科技成果转化的利益。2020 年 1 月实施的《北京市促进科技成果转化条例》[11]首次以立法形式，明确规定有关研发机构和高等院校的科技成果转化规定也适用医疗卫生机构，医生们可以充分享受科技成果转化的相关政策，规定将职务科技成果转让、许可给他人实施的，从该项科技成果转让净收入或者许可净收入中提取不低于 70% 的比例。三是出台对医疗机构考核要求，在等级中医院、重点中医院、重点专科专病建设项目的评审考核指标中增加医疗机构制剂的数量和成果转化情况。

4.2　鼓励开展制剂二次开发和再评价，加强临床人用经验证据的收集

医院制剂的二次开发首先应关注对制剂本身的研发升级，如针对临床的使用情况，包括技术发展、患者反馈，及时优化处方工艺，提高质量控制水平，使得旧的制剂可以适应目前临床用药的需要，新的品种可以更符合现代临床药物理念，获得患者及临床的一致认可[12]。医疗机构可筛选产权清晰、疗效明确等具有转化潜力的品种开展成药性研究和再评价，探索开展真实世界研究，为新药的注册上市提供支持证据。2020 年出台的《真实世界证据支持药物研发与审评的指导原则（试行）》（2020 年第 1 号）[13]，提出对于名老中医方、中药医疗机构制剂等已有人用经验药物的临床研发，在处方固定、生产工艺路线基本成型的基础上，可尝试将真实世界研究与随机临床试验相结合，探索临床研发的新路径。例如上海浦东新区依托上海曙光医院，设立浦东新区医疗机构中药制剂区内多点规范化临床验证评价中心，以课题协作形式组织区内各级医疗机构进行药物多中心临床疗效确证和安全性评估以及不良反应的监测，完成膜韧膏、宣肺合剂等 10～30 种制剂在全区多点规范化临床验证[14]。同时，可针对人用经验数据收集，结合医疗机构制剂使用情况，建立信息化数据库，开发病例收集系统，辅助开展真实世界研究。

4.3　修订和完善人用经验证据收集的配套法规和相关技术要求

一是按照新版《药品注册管理办法》及其配套文件的相关规定，对现行《医疗机构制剂注册管理办法（试行）》进行修订，优化注册和备案管理程序，补充完善人用经验相关要求，明确省级医疗机构制剂注册与监督管理职责。二是国家药品监督管理部门对医疗机构制剂研发中的关键问题出台指导意见，如临床经验方或者医疗机构制剂人用经验的规范收集与整理、上市后再评价机制等。三是各省级药品监管部门进一步制定和更新医疗机构制剂审评相关技术要求，例如制定中药制剂临床观察、病例收集和再评价的技术要求；参考国家对证候类新药的审批要求，制定证候类医疗机构制剂审批要求；制定医疗机构制剂临床多中心研究、真实世界研究和病例收集等技术要求等。

4.5　维护好医疗机构制剂的生存和发展空间，形成良性循环

医疗机构制剂作为中药创新药研发的关键环节，创造好生存和发展空间，重点在于解决医疗机构制剂的使用问题。医疗机构制剂开发具有研究费用低、周期短的特点，名老中医的临床经验转化为医疗机构制剂，形成了较好的医疗机构和知名专家为核心的品牌效应，不仅使患者、医院、医生各方均获益，产生重要的社会和经济效应，同时将提升药品生产企业等转化落地主体的信心，从而形成处方、制剂、新药的良性循环。对于医疗机构制剂，鼓励临床使用、扩大使用范围，解决医保报销，统筹委托配制，完善定价体系等一系列问题。如能解决，能够有效增加产品临床应用例数、提升利润空间，都将有助于积累和筛选有临床价值的品种，从而形成医疗机构制剂"明星品种"。

4.6　搭建中药临床人用经验转化平台，促进具有人用经验中药新药的研发

具有人用经验中药新药的研发需要临床、科研、生产、市场各方面协作才能发展，医疗机构、科研机构、药品生产企业在药品研发的不同阶段有各自的优势，可以借鉴"官产学研"的合作模式[15]。可通过政府部门引导与协调，建立起以科研机构为核心，以新药研发项目为纽带，以临床疗效为导向，以投资回报为目的的新药创新合作平台，有效地促进各阶段的衔接与协调，提高研发质量与成功率，加快成果的产业化[16]。结合医疗机构制剂等人用经验中药创新研发和转化特点和难点，利用成药性研究、真实世界研究等手段，充分发挥临床溢出效应和协同创新作用，建立医院、企业、科研、政府各方面的联合体，从品种立项、临床病例收集、资金扶持、政策指导、市场推广、品种转化等各个阶段给予支持和指导，加快创新成果和重大项目转化落地。

基于人用经验的中药新药的研发是中医药的优势，也是发展的趋势。正如习近平总书记在给中国中医科学院成立 60 周年的贺信中提到的："切实把中医药这一祖先留给我们的宝贵财富继承好、发展好、利用好"。重视人用经验就是"继承好"，收集临床证据就是"发展好"，开发医疗机构制剂、新药就是"利用好"。随着未来新版《药品注册管理办法》等法规和针对中药人用经验整理和总结的技术要求进一步明晰，中医临床实践总结将在中药新药注册审评中作用日益显现。可以预见，具有相对固定物质基础、拥有丰富临床实践应用的医疗机构制剂，在开发成为中药新药时，可有效降低研发成本、控制研发风险、缩短研发周期，成为中药新药研发的高效率通道。

参 考 文 献

[1]　中共中央国务院. 中共中央、国务院关于促进中医药传承创新发展的意见 [EB/OL]. [2020-05-07]. http://www. gov. cn/zhengce/2019-10/26/content_ 5445336. htm.

[2]　国家市场监督管理总局. 药品注册管理办法 [EB/OL]. [2020-05-07]. http://www. gov. cn/zhengce/zhengceku/2020-04/01/content_ 5498012. htm.

[3]　金芳. 中药新药注册申请过程中药学研究如何适应"以临床价值为导向的药物创新"要求 [J]. 中国中药杂志, 2017, 42 (9): 1797-1802.

[4]　国家药品监督管理局. 公开征求《中药注册管理专门规定（征求意见稿）》等 6 个文件意见 [EB/OL]. [2020-05-07].

[5] 甘肃省卫生和计划生育委员会. 关于加强院内中药制剂委托配制和调剂使用管理工作的通知 [EB/OL]. [2020 - 05 - 07]. http://wsjk.gansu.gov.cn/file.jsp? contentId = 55279.

[6] 果洛藏族自治州人民政府. 医院内制剂调剂使用周期延长至3年 [EB/OL]. [2020 - 05 - 27]. http://www.guoluo.gov.cn/html/2990/315826.html.

[7] 吉林省人力资源和社会保障厅. 关于医院制剂纳入基本医疗保险支付范围有关问题的通知 [EB/OL]. (2018) [2020 - 05 - 27]. http://hrss.jl.gov.cn/zcfbjjd/zcfb/201801/t20180110_3585345.html.

[8] 李灿, 丁建华, 刘春, 等. 关于医疗机构中药制剂向中药新药转化的思考 [J]. 中国新药杂志, 2016, 25 (9): 973 - 975.

[9] 邓勇, 张玉鹏. 院内中药制剂陷困境 [J]. 中国卫生, 2017 (5): 43 - 44.

[10] 陈宁, 曹雅迪, 王小璇, 等. 提升医疗机构中药制剂专利管理制度建议——基于北京市公立与非公立医疗机构对比分析 [J]. 现代商贸工业, 2016, 37 (34): 333 - 336.

[11] 北京市人民政府. 北京市促进科技成果转化条例 [EB/OL]. [2020 - 05 - 07]. http://www.gov.cn/xinwen/2019 - 12/05/content_5458814.htm.

[12] 宋洪涛, 张晶, 周欣, 等. 当前医院制剂发展策略与研发思路探讨 [J]. 中国药房, 2009, 20 (13): 997 - 999.

[13] 国家药品监督管理局. 国家药品监督管理局关于发布真实世界证据支持药物研发与审评的指导原则(试行)的通告 (2020 年第 1 号) [EB/OL]. [2020 - 05 - 07]. http://www.nmpa.gov.cn/WS04/CL2138/373175.html.

[14] 王杰宁, 叶盛, 郁东海, 等. 上海市浦东新区医疗机构中药制剂区内多点临床验证的实践和探索 [J]. 中西医结合学报, 2012, 10 (10): 1084 - 1087.

[15] 二十年创新驱动跨越发展, 官产学研用助力健康中国——《中药现代化二十年(1996~2015)》出版 [J]. 中医杂志, 2016, 57 (22): 1970.

[16] 陈旭, 赵杨, 翟颖, 等. 北京市医疗机构制剂再注册申报要求及注意事项 [J]. 首都医药, 2011, 18 (20): 5 - 6.

编辑: 王宇梅/接受日期: 2020 - 06 - 15

中成药规格的规范表述及相关问题探讨

周跃华[1], 洪燕龙[2], 宋宗华[3], 戴 忠[4], 季 申[5], 张 磊[2], 王海南[6]

(1 国家药品监督管理局药品审评中心, 北京 100022; 2 上海中医药大学, 上海 201203; 3 国家药典委员会, 北京 100061; 4 中国食品药品检定研究院, 北京 102629; 5 上海食品药品检验研究院, 上海 201203; 6 国家药品监督管理局, 北京 100037)

[摘要] 本文对中成药规格的内涵、特点及规范表述等进行了较为系统的总结与分析, 并就实施《中成药规格表述技术指导原则》需关注的相关问题进行了讨论, 认为: 按《中成药规格表述技术指导原则》要求, 在中药说明书【规格】项标明单位制剂相当的处方药味的理论量(或标示量)是可行的。药品规格与所用辅料的种类和数量无关。需根据中成药的处方药味类别、剂型、用法用量等特点合理表述药品规格。区分药品规格与包装规格, 便于厘清国家药品监督管理部门与省级药品监督管理部门的事权范围。中成药规格以单位制剂相当的饮片量表述, 不影响药品的装量差异检查。

药品规格是药品说明书的重要内容, 是临床用药的重要依据。2017 年国家药品监督管理部门发布《中成药规格表述技术指导原则》, 明确提出中成药(以下简称中药)的药品规格应标明单位制剂相当的药物量的信息, 并以举例的方式明确了常用剂型药品规格表述的方式, 为规范中药的药品规格提供了指南。为进一步推动中药规格表述的规范化, 有必要就该技术指导原则起草的背景、基本原则进行说明, 并就中药药品规格相关问题进行讨论。

1 药品规格的内涵与中药规格的特点

1.1 药品规格的内涵

《药品管理法》明确: 药品是指用于预防、治疗、诊断人的疾病, 有目的地调节人的生理机能并规定有适应证或者功能主治、用法和用量的物质, 包括中药、化学药和生物制品等。从这个定义看, 药品的本质是具有一定功能的物质。药品的生物活性与给药剂量密切相关。鉴于药品的给药剂量是保证药品安全、有效的关键因素之一，因此无论是中药还是化学药，均应在说明书中标明药物的剂量信息。

1.2 中药规格的特点

中药制剂规格的特点取决于中药自身的特点：一是中药多为复方制剂，所含成分复杂，且有效成分大多不明确，难以在规格项下直接标示所含有效成分的量；二是与化学药相比，中药的组方形式多样，处方药味包括饮片、提取物（如有效成分、有效部位、挥发油、浸膏等）等，有的还含有化学药，以及具有处方药味及制剂双重属性的特殊药味（如六神曲、阿胶等）。因此，中药的药品规格表述有其特殊性和复杂性，需要根据实际情况，在符合药品规格表述基本原则的基础上选择合理的表述方式。在多数情况下，中药制剂难以直接明确单位制剂中所含有效成分的剂量。但是，中药制剂质量标准中大多明确了处方药味剂量与制剂制成总量，即一定剂量的处方药味制成制剂的理论量是固定的。因此，单位制剂相当的处方药味剂量是稳定的，这就为中药药品规格的确定提供了基础。2017 年，国家药品监督管理部门发布的《中成药规格表述技术指导原则》明确：中成药的药品规格标示内容中一般应包含单位制剂中所相当的处方药味（包括饮片、提取物等）的理论量（或标示量）。第一次明确提出中药的药品规格应标示单位制剂相当的药物量的信息。当处方药味为饮片时，药品规格标示的是单位制剂相当的处方饮片的理论量；当处方药味为提取物（如有效成分、有效部位等）时，药品规格标示的是单位制剂中所含提取物（如有效成分、有效部位等）的标示量。

2 规范中药规格表述的意义

2.1 有利于指导临床合理用药

中药规格的规范表述可为医患提供必要的药物剂量信息，对于指导临床合理用药具有重要意义。在现实临床实践中，药物联合应用的情况比较普遍。如使用汤剂的同时加服中成药，此时，需要根据中成药的日服饮片量调整汤剂的处方剂量。如某中药胶囊剂的规格表述为每粒装 0.5 g（相当于饮片 ＊＊ g），用法用量为一次 3 粒，医生通过规格与用法用量就可了解一次服用的 3 粒胶囊中所含的饮片量，进而根据中成药的日服饮片量合理调整汤剂的处方剂量。再者，当中西复方制剂与化学药合用时，临床医生需要通过说明书的【规格】了解单位制剂所含化学药的剂量，并结合用法用量以准确评估药物联合应用的整体安全性，避免化学药的超量使用。

2.2 有利于已上市中药变更管理

药品规格的变更管理由国家药品监督管理部门负责，药品包装规格的变更管理通常由省级药品监督管理部门负责。长期以来，已上市中药规格表述欠规范的现象较为普遍，给已上市中药包装规格变更的注册申请及上市后监管带来诸多困扰。如已上市中药颗粒剂、合剂的药品规格多以"每袋装 ＊＊ g""每瓶装 ＊＊ ml"表述，使得药品规格与包装规格难以区分。规范中药规格表述，区分药品规格与包装规格，有利于厘清国家药品监督管理部门与省级药品监督管理部门在已上市中药变更管理方面的事权范围。如某中药复方合剂的药品规格原表述为"每瓶装 100 ml"，而【包装】也同样表述为"每瓶装 100 ml"，药品规格与包装规格没有区分。如果申请人申请增加"每瓶装 200 ml"，则需按增加药品规格向国家药品审评机构提出补充申请。但是，如果药品规格表述为"每 1 ml 相当于饮片 2 g"，【包装】表述为"每瓶装 100 ml"，那么药品规格与包装规格就能明显区分。申请人申请增加"每瓶装 200 ml"，就可按增加包装规格向省级药品监督管理部门提出申请。

3 中药规格的表述方式

3.1 不同剂型的规格表述

不同剂型的中药可按固体、半固体、液体等特点分类表述其药品规格，具体详见《中成药规格表述技术指导原则》。

对于中药颗粒剂，其药品规格可表述为"每袋相当于饮片 ＊＊ g"，也可表述为"每 1 g 相当于饮片 ＊＊ g"。选择的原则为：满足临床用药需求的同时避免规格混乱。当处方剂量固定，制成总量与用法用量均以"袋"计，规格宜表述为"每袋相当于饮片 ＊＊ g"。这样，只要每袋颗粒剂所含饮片量相同，即便生产同品种的不同企业所用辅料量不同，每袋内颗粒剂的装量不同，药品规格也是相同的。如果以"每 1 g 相当于饮片 ＊＊ g"表述，则会因辅料量的差异而出现多个不同规格。当处方剂量固定，制成总量与用法用量均以重量（g）计，规格以"每 1 g 相当于饮片 ＊＊ g"表述为宜。这样，每 1 g 颗粒剂相当的饮片量相同，虽有时不同临床用药所需的每袋颗粒剂装量不同，但不同装量的颗粒剂仍为同一规格。此时，如以"每袋相当于饮片 ＊＊ g"表述，则可能出现多个不同规格。如某儿童用中药颗粒剂的处方剂量固定，制成总量以重量计，【用法用量】为"2 岁以下，一次 2 g；3 ~ 5 岁，一次 4 g；6 ~ 14 岁，一次 8 g"。【规格】表述为每 1 g 相当于饮片 ＊＊ g 即可，【包装】项下则分别标明：每袋装 2 g；每袋装 4 g；每袋装 8 g。如果以"每袋相当于饮片 ＊＊ g"表述，则会产生 3 种不同的药品规格。

对于中药注射剂、眼用制剂等高风险剂型，由于其包装规格对药品质量的影响相对较大，变更包装规格可能在药品的灭菌工艺、质量控制、临床用药剂量的合理性及临床用药期间的微生物污染等方面产生风险，故此类高风险药品的规格标示内容需同时包含最小包装规格（直接接触药品包装内的药物重量或容量）的信息，变更时需要向国家药品审评机构提出补充申请。

对于蜜丸，考虑到 GMP 条件下可保证生产环境的温湿度稳定，现有生产条件已基本满足固定加蜜量的要求，因此如果加蜜量及/或制成总量明确，可在【规格】项下标明蜜丸相当的饮片量。对于浓缩丸，虽不同批次浓缩丸提取部分的浸膏得率有一定波动，但如能采取合理措施保持制成总量稳定，浓缩丸的规格也可以标明相当的饮片量。

对于片剂、胶囊剂及丸剂，为避免不同批次生产的制剂出现明显大小不一的情况，故在其药品规格中仍保留片重、胶囊装量及丸重等信息。

3.2 不同药味类别的规格表述

由于中药处方中药味类别的多样性，药品规格的表述方式也略有差别。处方药味为提取物（有效成分、有效部位等）的制剂，其规格可分别以单位制剂中所含提取物（有效成分、有效部位等）的量表示。处方药味为饮片的制剂，其规格一般应以单位制剂相当于饮片的重量表示。处方药味为两种或两种以上类别的制剂，在规格表述中每种类别一般均应予以体现。如复方黄连素片处方由盐酸小檗碱 30 g、木香 116 g、吴茱萸 40 g、白芍 162 g 组成，包含饮片和有效成分，其【规格】可表述为"每片重＊＊g（相当于饮片 0.318 g，含盐酸小檗碱 30 mg）"。

3.3 处方含化学药的规格表述

中西药复方制剂的规格应标示化学药的含量。如某治疗糖尿病的中西复方丸剂含有化学降糖药，其用法用量为"口服，一次 1.25～2.5 g（5～10 丸）"。如果该制剂的规格仅表述为"每瓶装 30 g"，那么医患双方均无从知晓每丸或每次服用化学药的量，这就可能导致联合使用化学降糖药时出现降糖药过量的安全性问题。只有该中西复方制剂的规格准确标示出单位制剂所含化学药的剂量信息，医患双方才能准确掌握药品的使用剂量，避免因联合用药时化学降糖药超量引起的不良反应。

4 规范中药规格表述的有关说明

4.1 中药规格与注册管理

随着《中成药规格表述技术指导原则》的发布实施，中药的规格表述将逐步规范，这是一个循序渐进的过程。由国家药品监督管理部门批准的中药注册标准与国家药典委员会新修订的中药国家标准率先规范中药规格的表述。同时，国家有关管理部门也已进行协调，设法妥善解决中药规格的规范表述与医保目录、基药目录收载规格的衔接等问题。

4.2 中药规格与用法用量、包装规格

中药规格应与说明书的【用法用量】、【包装】中的包装规格等协调，便于指导合理用药。例如，当颗粒剂的【用法用量】表述为"口服。一次 1 袋……"，【规格】则可表述为"每袋相当于饮片＊＊g"，同时其【包装】项下表述为"每袋装＊＊g"。再如，当合剂的【用法用量】表述为"口服。一次服用＊＊ml"，【规格】则可表述为"每 1 ml 相当于饮片＊＊g"，同时其【包装】项下可表述为"每瓶装＊＊ml"。

4.3 中药规格与药用辅料

药品规格主要用于表示单位制剂中药物量的信息，与药用辅料无关。药品规格一般不用于表述辅料相关内容。不必因药品所用辅料的种类或用量不同而区分出不同的药品规格。无糖颗粒、乳糖型颗粒、糖衣片、薄膜衣片等不应作为药品规格看待。含糖颗粒变更为无糖颗粒、糖衣片变更为薄膜衣片等补充申请，应按辅料变更处理。同时关联工艺变更的，可按有关技术指导原则开展研究。

4.4 中药规格与变更研究

中药规格与变更研究相关。以合剂与口服液之间的变更为例，合剂为多剂量包装，一般需添加防腐剂，而口服液为单剂量包装，不必添加防腐剂，二者灭菌条件有时也有一定差异。合剂与口服液互改时，由于处方药味的剂量及制成总量不变，因此药物浓度不变，规格不会发生改变，改变的是包装规格。同时，应根据具体变更情况关联辅料变更、工艺变更，并按《已上市中药药学变更研究技术指导原则（试行）》开展有关研究。

4.5 中药规格与药品检验

《中华人民共和国药典》2020 年版四部颗粒剂制剂通则项下规定，单剂量包装颗粒剂【装量差异】的检查法为"取供试品 10 袋（瓶），除去包装，分别精密称定每袋（瓶）内容物的重量，求出每袋（瓶）内容物的装量与平均装量。每袋（瓶）装量与平均装量相比较［凡无含量测定的颗粒剂或有标示装量的颗粒剂，每袋（瓶）装量应与标示装量比较］……"，即：颗粒剂有标示装量的，装量差异应与标示装量比较。如无标示装量的颗粒剂，装量差异应与平均装量比较。从制剂通则将标示装量作为重量（装量）差异检查参照值的意图看，颗粒剂、合剂等的标示装量可理解为国家关于特定药品注册批准文件及其附件中规定的直接接触药品包装内药物的重量或容量（最小包装规格）。药品说明书与质量标准都是药品注册批准文件的附件，均为国家药品监督管理部门批准的法定文件，其【包装】项收载的"每袋装 10 g""每支装 10 ml"等最小包装规格可视为标示装量，可以作为检验的依据。事实上，在实际药品检验工作中，由于药典标准仅收载中药制剂的代表性规

中国新药注册与审评技术双年鉴（2022 年版）

格，在多个企业生产不同规格的同品种检验中，有时也以药品说明书【包装】项标示的包装规格为重量（装量）差异检查依据。

5 小结

按照《中成药规格表述技术指导原则》的要求，在中药制剂的药品规格中体现单位制剂相当的处方药味的理论量（或标示量），有利于医患准确了解所用药物的剂量，满足临床用药需要。已上市中药应按照指导原则的要求，根据其剂型、处方药味等的特点，逐步规范药品规格表述。部分已上市中药制成总量或日服饮片量不明确的，应根据品种的实际情况，正本清源，在研究的基础上，准确表述其规格。合理的药品规格表述应满足以下要求：有利于医生及患者准确了解药品剂量、有利于药品监管、不影响药品检验。由于中药的复杂性，实际工作中难以按《中成药规格表述技术指导原则》规范药品规格的，可以具体问题具体分析，采用其他合理的方式表述单位制剂中所含

药物量的信息。

参 考 文 献

[1] 原国家食品药品监督管理总局. 关于发布中成药规格表述技术指导原则的通告（2017 年第 219 号）[EB/OL]. [2017 – 12 – 25]. https://www.nmpa.gov.cn/directory/web/nmpa/xxgk/ggtg/qtggtg/20171225185201423.html.

[2] 国家药典委员会. 中华人民共和国药典 [S]. 2020 版. 北京：中国医药科技出版社，2020.

[3] 韩炜，周跃华. 关于中成药说明书成分项表述的思考 [J]. 中国新药杂志，2016，25（14）：1576 – 1580.

[4] 郑蕊，钟长鸣，关曼柯，等. 中药独家品种说明书安全性信息的评价研究 [J]. 世界中医药，2019，14（10）：2578 – 2581.

[5] 周跃华. 关于中成药"规格"项表述的思考和建议 [J]. 中草药，2012，43（2）：216 – 219.

编辑：王宇梅/接受日期：2021 – 07 – 01

从中药全生命周期审视真实世界研究的作用

路 遥[1]，王海南[2]

（1 北京中医药大学东方医院，北京 100078；2 国家药品监督管理局注册管理司，北京 100038）

[摘要] 真实世界研究接近中医临床诊疗实践，可作为规范收集人用经验数据，形成高质量中药人用经验证据的方法之一。从中药全生命周期审视，真实世界研究不仅有助于选题立项、优化研发策略、缩短研发周期、指导药理毒理研究及临床试验设计、提高研究效率，也可以不断挖掘临床价值、延长产品生命周期。鉴于真实世界数据质量上的缺陷以及利用真实世界数据的方法学有待规范，需要经过数据清理形成可适用的分析数据，并通过规范的方法学设计、严谨的组织实施及合理的统计分析形成真实世界证据，探索用于中药的安全性、有效性评价，来支持已有人用经验的中药新药研发。

真实世界研究基于真实世界环境背景，接近临床诊疗实践。根据研究目的进行研究设计，筛选获取真实世界数据，形成真实世界证据，可以用于中药人用经验积累，丰富中药审评证据来源。因此，真实世界研究正受到业内普遍关注，监管部门也将其作为促进中药创新发展的改革举措之一，探索引入真实世界证据用于支持中药新药注册上市[1]。

1 真实世界研究

真实世界研究是指针对预设的临床问题，在真实世界环境下收集与研究对象健康有关的数据或基于这些数

据衍生的汇总数据，通过分析获得药物的使用情况及潜在获益-风险临床证据的研究过程[2]。真实世界研究既不是独立的研究类型，也不能简单等同于观察性研究，作为一种较为复杂的研究设计，可以根据是否进行干预划分为非干预性研究（观察性研究）和干预性研究（实用临床试验，PCT）。在观察性研究中又包括横断面研究、队列研究（前瞻性、回顾性或双向设计）、病例-对照研究及其衍生的巢式对照和病例-队列研究等。作为介于随机对照临床试验（RCT）和观察性研究之间的研究类型，PCT 还可以根据是否采用随机化设计而进一步分类。

2　如何形成真实世界证据

真实世界数据是产生真实世界证据的基础，但并非所有的真实世界数据经分析后都能产生真实世界证据。只有满足适用性的真实世界数据经恰当和充分地分析后才有可能形成真实世界证据[3]，支持假设的证据充分才能被认为是有效的真实世界证据（图1）。需要注意的是对真实世界数据的具体应用有赖于所要解决的临床研究问题，且所有与产生真实世界证据相关的研究设计、假设以及具体定义，均应事先在研究方案中明确阐述。

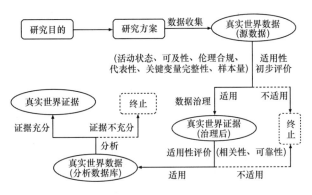

图1　从真实世界数据到真实世界证据

3　真实世界研究在中药全生命周期的作用

新版《药品注册管理办法》[4]引入药品全生命周期管理理念，从中药研发立项、药学药理毒理研究、临床试验、上市后评价的全生命周期审视真实世界研究的作用，不仅有助于选题立项、优化研发策略、缩短研发周期、指导药理毒理研究及临床试验设计，还可以不断挖掘临床价值，延长产品的生命周期。

3.1　研发立项

临床实践是中医经方、验方形成与发展的主要源泉。中药新药的处方在获准上市前即具有一定的临床应用基础，这成为中药新药研发的显著特征之一。通过真实世界观察性研究，可以系统地概括总结在长期临床实践中积累的中医临床诊疗认识、筛选有效处方，在中医药理论指导下，不断完善处方组成及功能主治，并通过规范收集人用经验，总结临床定位、适用人群、用法用量、疗程、临床疗效与

安全性，进一步明确中药的临床价值。因此，真实世界研究不仅有助于选题立项，还可以优化研发策略、降低研发成本、缩短研发周期、提高研发成功率。

3.2　药理毒理研究

目前已基本形成共识，动物活性（包括疗效和毒性）并非等同于人体效应，甚至可能因体内过程差别而迥异，因此新药的研发必然是一个逐步选择与淘汰，不断循环优化的复杂过程[5]。对于具有人用经验的中药新药，不仅可根据人用经验对药物有效性的支持程度，适当减免药效学试验[6]，还可以通过真实世界研究对临床应用的适应病证、用法用量及疗程加以总结，为制定药理毒理试验研究思路及策略提供依据，比如主要药效学试验及量效、时效关系、安全药理学试验、重复给药毒性试验等，从而提高研究效率。

3.3　临床试验

不具有人用经验的中药新药，往往需要通过一系列探索性临床试验摸索中药的临床定位，临床研究设计带有盲目性，或因疗效不理想、发生安全性问题被终止。真实世界证据不仅可以提供包括疾病的自然史、疾病在目标人群的流行率、标准化治疗的疗效以及与疗效有关的关键协变量在目标人群中的分布和变化等信息，为临床研究设计提供依据，更为普遍的应用是为入选和排除标准、样本量估计的参数、非劣效界值的确定等提供有效的参考依据，有助于对设计合理性的判断[2]，还可以通过对大数据的详尽分析，充分考察不同亚组的获益和风险，更精准地定位目标人群，并基于获益和风险确定疗效及安全性指标。

3.4　上市后评价

通过真实世界研究不断挖掘临床价值，可以延长产品生命周期。真实世界研究可以为已获批的中药品种修改说明书提供证据，包括增加或修改适应证、改变剂量、给药方案或者用药途径及增加新适用人群、增加实效比较信息、增加安全性信息等。在儿童用药等领域，利用真实世界证据支持适应证人群的扩大是药物监管决策可能适用的情形之一[2]。此外真实世界研究能够为中药的二次开发提供新的临床假说，并通过比较不同工艺、不同剂型、不同给药方法的疗效差异，发现改良型新药的临床应用优势和特点。

中国新药注册与审评技术双年鉴（2022年版）

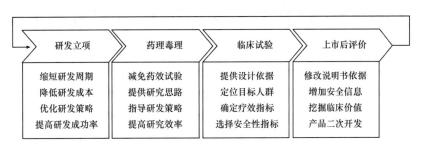

图2　从中药全生命周期审视真实世界研究的作用

4 真实世界研究面临的挑战

真实世界数据来源于日常所收集的各种与患者健康状况和诊疗及保健有关的数据,相较于 RCT 数据,目前真实世界数据普遍存在数据的记录、采集、存储等流程缺乏严格的质量控制、数据不完整、关键变量缺失、数据标准和数据模型不统一、整合和交换困难等问题,这些数据质量上的缺陷会极大地影响后续的数据治理和应用,甚至会影响数据的可追溯性,对真实世界数据的有效使用形成了障碍[3]。加之真实世界研究的多样性、设计的复杂性、分析方法的高要求和对结果解释的不确定性,利用真实世界数据的方法学有待规范,探索将真实世界证据作为中药注册审批证据面临着巨大的挑战。

鉴于真实世界研究的局限性,不仅需要对源数据各环节进行治理、对源数据及治理后数据的适用性进行评价,使收集的真实世界数据成为满足临床研究目的所需的分析数据,还应当选择合适的对照、进行更全面的效果评价、有效的偏倚控制、恰当的统计分析等规范真实世界研究设计及分析的方法,并在因果推断时注意对混杂效应的控制或调整以避免得出有偏倚的效应估计,尽可能全面、客观、准确、充分地对分析结果进行解释,从而使各相关方达成共识。在一如既往地重视数据合规性、安全性与质量管理体系的基础上,坚持"没有记录就没有发生"的原则,通过引入新工具、新方法、新技术、新标准,真正形成高质量的中药人用经验证据用于中药安全性、有效性评价。

5 结语

遵循中药研制规律,建立中医药理论、人用经验、临床试验相结合的中药特色审评证据体系,是《国家药品监督管理局关于促进中药传承创新发展的实施意见》[1]和《国务院办公厅关于全面加强药品监管能力建设的实施意见》[7]

的具体要求。作为落实"三结合"审评证据体系最重要的环节,中药人用经验是在长期临床实践中积累的用于满足临床需求,具有一定规律性、可重复性的关于中医临床诊疗认识的概括总结[8]。基于临床实践产生的真实世界数据,探索引入真实世界的研究作为规范筛选、收集人用经验数据的方法之一,形成高质量的中药人用经验证据,是建立与中药临床定位相适应、体现其作用特点和优势的疗效评价标准的具体措施。

对已有人用经验中药的临床研发,应根据产品特点、基础研究信息、既往临床实践的有效数据记录等制定恰当的研发策略,选择一种或几种方法进行研究设计,或者根据研究目的与 RCT 交替开展,互相补充,从而建立符合中药特点的研发思路,探索优化中药临床研发的新路径。

参 考 文 献

[1] 国家药品监督管理局.关于促进中药传承创新发展的实施意见[S].2020.

[2] 国家药品监督管理局.真实世界证据支持药物研发与审评的指导原则(试行)[S].2020.

[3] 国家药品监督管理局.用于产生真实世界证据的真实世界数据指导原则(征求意见稿)[S].2020.

[4] 国家市场监督管理总局.药品注册管理办法[S].2020.

[5] 陈小平,马凤余.新药发现与开发[M].第2版.北京:化学工业出版社,2017:133

[6] 国家药品监督管理局.中药注册分类及申报资料要求[S].2020.

[7] 国务院.国务院办公厅关于全面加强药品监管能力建设的实施意见[S].2021.

[8] 王海南.中药审评审批改革与中药注册分类——2020第四届中国创新药论坛发言[J].中国新药杂志,2021,30(3):193-196.

编辑:王宇梅/接受日期:2021-09-17

真实世界研究方法在中成药上市后安全性评价中的应用

乔佳慧[1,2],杨 浦[1,2],董 丽[1,2],孟令全[1,2],黄 哲[1,2],陈玉文[1,2]

(沈阳药科大学 1 工商管理学院,2 药品监管科学研究院,沈阳 110016)

[摘要] 目前,国内外利用真实世界研究对已上市的药品进行安全性评价已经成为一种趋势。本文讨论了利用真实世界研究方法对中成药上市后进行安全性评价的必要性、可行性以及研究类型,并分析了前瞻性观察性研究、回顾性观察性研究和 Meta 分析三种真实世界研究方法在中成药上市后安全性评价中应用。

中国新药注册与审评技术双年鉴(2022年版)

自 2016 年美国将真实世界研究写入《21 世纪治愈法》后，真实世界研究（real world study，RWS）逐渐被临床试验过程所重视，并被看作是一种弥补随机对照试验一些缺陷的重要方法[1-3]，能够更加全面地反映药物在现实医疗环境下存在的安全性问题，在中成药上市后再评价过程中也发挥着重要作用[4]。为了更好地了解 RWS 方法在我国中成药上市后安全性评价中的应用，本文通过整理相关文献，对 RWS 应用于中成药上市后安全性评价的必要性、可行性与目前所采用的研究类型进行概述。

1 中成药上市后安全性评价的必要性

中成药是一种根据确定的处方要求和成熟的工艺要求制备而成的不同剂型的中药制品，具有作用时间持久、远后效应和综合效应较好的三大特点[5]。近年来，我国有关中医药发展的法律和政策逐渐出台、实施，加强了全社会对中医药的重视程度，尤其是《中医药发展战略规划纲要（2016~2030）》为我国中医药行业的快速发展带来了前所未有的新契机，中成药的临床应用也在不断增长，但一些中成药的不良反应给患者造成了很大的伤害，同时也严重阻碍了我国中成药的发展以及其在国际上的口碑。

在中成药上市前的临床研究过程中，大多采用的是被称为临床试验证据黄金标准的随机对照试验，但由于其严格的纳入排除标准和实施环境的制约，使得研究方案脱离临床实际，无法全面反映中成药的安全性信息，特别是对一些罕见的和迟发的不良反应缺乏及时的监测和处理能力，导致中成药在上市后出现一些严重的不良反应/不良事件。同时，传统的随机对照试验在中成药的研发过程中对一些孕妇、儿童、老人或自身存在其他疾病的特殊人群的用药情况无法进行判断，也会加大药物产生不良反应的风险[6]。因此，采用 RWS 方法对中成药上市后的药物安全性再评价十分必要。

2 RWS 适用于中成药上市后安全性评价的可行性

2.1 RWS 的特征符合上市后安全性评价要求

中成药上市后安全性评价是药品再评价的首要研究内容，其目的是发现上市前研究难以观察到的罕见的不良反应、一些特殊用药情况下发生的不良反应和一些特殊人群的用药安全性情况，是对药品的一种效果试验[7]。

中成药上市前的随机对照试验主要目标是观察和确定药物在给定的理想条件下所产生的治疗效力是否与试验人员预期的结果一致，为药品上市提供基本的、不可或缺的安全性保证，属于一种效力试验。但由于试验的受试者样本量偏小且有较为严格的年龄范围限制、用药条件限制、较短的用药时间等问题，导致了中成药安全性评价的结果存在一定的疏漏和局限。

而 RWS 是一种效果试验，它以较大的样本量来评价药物在现实医疗环境中对广泛的用药人群产生的治疗效果，符合中成药上市后安全性再评价的要求。

2.2 中成药的治疗特点适用 RWS 进行安全性评价

中成药的治疗特点是辨证论治、综合调节[8]。将 RWS 用于评价中成药的安全性时，所进行的研究是在真实、常规的医疗环境中进行的，在研究过程中，会综合考虑每个患者的自身情况，不会像随机对照试验为了遵循严格的入排标准，而排除一些自身患有其他疾病或处于特殊环境的患者。同时在这个研究过程中，可能会发现所进行安全性评价的中成药在不同年龄段、性别或是患有特殊疾病患者身上会有更好或者较差的效果。同时医护人员以治疗患者的疾病为目的，会以患者的自身病情和自我意识为标准选择合理药物进行医治。所以由于中成药独特的治疗特点，使其适合使用 RWS 进行上市后药物的安全性评价。

3 在中成药安全性评价中的 RWS 方法

通过对相关文献的分析整理，结合目前我国药物上市后再评价的方法，RWS 在中成药上市后安全性评价中所采用的研究类型可以包括前瞻性观察性研究、回顾性观察性研究和 Meta 分析法。

3.1 前瞻性观察性研究

观察性研究是一种研究者无法人为对研究进行干预和处理，在试验过程中对研究对象相关行为或指标的记录是在一种不进行事先控制的自然状态下所进行的，并对所记录的内容通过相关的方法处理后进行描述和分析的研究方法。前瞻性观察性研究是指所采集的数据产生在研究开展之后的观察性研究[9]。

通过前瞻性观察性研究对上市后的中成药进行安全性评价时，在研究设计之初可根据所要研究药物的具体情况设计并确定具体的检测方法、纳排标准、不良反应/不良事件的判断标准、时间、地点、人数等，在研究设计之初具备科学性、临床性和决策性[10]，有利于更加科学地探求中成药在真实医疗环境中对不同群体患者的安全性。

传统的前瞻性观察性研究多指医院集中监测，这种方法是在一定的时间和地点范围内，在住院和/或门诊患者中根据是否使用被观察的某种药品来确定受试者，并对每一个受试者的用药情况进行详尽地记录，密切关注不良事件/不良反应的发生情况[11]。

在我国利用医院集中监测进行中成药安全性评价中多采用注册登记式医院集中监测，注册登记研究一般在具体的医院或科室内进行，所纳入的研究对象是在一定的时间内使用过该中成药的全部住院患者，由具体的研究人员记录每位受试者是否发生不良反应，及其具体的程度和状态[12]。

但目前多使用的医院集中监测还存在一些局限性，阻碍了中成药上市后安全性评价的发展。由于上市后中成药安全性再评价的复杂性，在试验方案的选择、数据收集的方式、结果的处理方法等方面可能存在多样性，各方面人员如没有进行详尽的沟通，在研究方案等问题的选择上可能存在问题，从而影响安全性评价的结果。另一方面，由于医院集中监测需要耗费大量的资源，如果没有充足的研究经费和足够数量的研究人员，有些研究者选择的研究范围可能较小，并且缺乏相关的对照，从而导致忽略一些潜在的不良反应，无法充分地对中成药的安全性问题进行评价。

因此使用有对照、通过多方人员协同设计的前瞻性观察性研究是上市后中成药进行安全性评价更好的选择。

3.2　回顾性观察性研究

回顾性观察性研究是指所采集的数据产生在研究开展之前的观察性研究，主要是基于回顾性数据库所进行的观察性研究。回顾性数据库是指在研究开始前已经存在的、基于医疗和决策管理目的所形成的数据库，其并非针对特定研究问题收集数据而形成[13]。

回顾性数据库中拥有丰富的医疗数据信息，涵盖了大量的用药人群信息，因此在利用回顾性观察性研究对上市后中成药安全性进行评价时，更容易发现一些中成药存在的罕见不良反应。同时，回顾性数据库中的数据来源于真实的医疗环境，比传统的随机对照试验包含了更加广泛的人群和更加复杂的用药情况，可以反映药物在不同人群中的安全性的差异，为中成药的安全性评价提供更加充分的证据。

在我国，传统的回顾性观察性研究主要是基于医院信息系统（HIS）的回顾性研究，随着中成药上市时间的推移，相关药品的使用情况以及结局指标的不断积累，许多学者选择以 HIS 进行回顾性研究，对中成药上市后的安全性问题进行评价。HIS 中的数据来源于现实的医疗环境，记录了许多患者真实的临床信息，研究者可以利用数据挖掘方法，分析真实世界数据，评价中成药的安全性[14]。与前瞻性研究比较，基于 HIS 的回顾性研究可节约试验用药费用、观察费用、检测费用等科研成本[15]。

由于目前我国各地区医院的信息系统尚未公开，且没有统一的数据标准，导致在用 HIS 进行回顾性研究时无法获取更加充分的患者用药信息，在进行安全性评价时还存在一定的局限性。同时在使用单一的 HIS 进行安全性评价时，只能涵盖患者在医院治疗时的相关信息，随访时间较短，无法记录院外的数据，对一些慢性疾病长期用药的安全性问题上也存在着局限性。并且，HIS 数据中存在大量的混杂因素，如何选择合适的方法对混杂因素进行平衡，也是一

个亟须解决的问题。

因此在对上市后中成药的安全性进行评价时，可以更多地选择经过详细的研究策划与设计、研究数据库的构建以及合适的数据分析所开展的回顾性观察性研究。

3.3　Meta 分析法

Meta 分析是对以往的研究结果进行系统定量综合的统计学方法[16]，是循证医学核心的研究方法。在研究上市后中成药的安全性问题时，可以对该中成药的不良反应进行 Meta 分析。通过对国内外大量的数据库进行检索，选择满足研究主题要求的文献，根据设定的纳排标准、结局指标对文献进行筛选，并根据相关质量评价标准对所纳入文献的质量进行评价，最后将符合要求的文献进行 Meta 分析。在药物安全性评价中，应用较多的 Meta 分析类型是传统、网状和 IPD Meta 分析[17]。

但在利用 Meta 分析法对上市后中成药安全性进行评价时，也存在着一些局限性。例如由于缺少一些无法获取的文献，导致研究所纳入的试验不够全面，可能会遗漏一些罕见的不良反应；存在缺少研究经费以及缺乏熟练掌握 Meta 分析和中成药安全性问题的专业复合型研究者等问题，从而导致可供进行 Meta 分析的高质量证据来源不足[18]；所纳入的研究在患者的选择、诊断标准、结局指标或其他干预措施上存在着一定的差异，导致研究的可靠性尚有欠缺。

在使用 Meta 分析法对上市后中成药进行安全性评价时应该让专业人员收集更加全面的文献资料，根据研究的具体问题采用适合的 Meta 分析类型综合评价中成药的不良反应等，明确药物的安全性信息。同时，最高级别证据的中成药安全性分析是基于 HIS 中医疗数据的 Meta 分析，而不是基于文献的 Meta 分析。建议国家相关部门将各医院单独的 HIS 经过统一整合、处理变为可供研究者使用的公共医疗信息数据库，从而提高中成药上市后安全性评价的质量。

4　结语

保证中成药的药学研究质量和临床应用的科学性和合理性是提高中成药上市后安全性的关键措施。RWS 能够帮助和提高中成药安全性评价的科学性和合理性，因此本文认为有必要将 RWS 方法引入到中成药的安全性评价中，并介绍了三种常用研究方法。对目前使用较多的医院集中检测、基于 HIS 的回顾性研究和基于文献的 Meta 分析法存在的局限性进行说明，建议在未来对中成药进行安全性评价时更多地使用经过合理严格设计的回顾性观察性研究、前瞻性观察性研究以及基于公共医疗信息库的 Meta 分析，提高中成药安全性评价的质量，扭转中成药缺乏安全性保证的刻板印象，加速我国中医药事业的发展[19]。

参 考 文 献

[1]　孙鑫,谭婧,唐立,等. 重新认识真实世界研究 [J]. 中

国循证医学杂志，2017，17（2）：126 – 130.

[2]　余梅香，马小琴，杨婉花. 联合使用甘草酸二铵治疗药物性肝损伤的疗效及安全性单中心真实世界研究 [J]. 世界临床药物，2019，40（7）：486 – 492.

[3]　张雷，李青松，黄豫. 基于真实世界研究的丹参酮ⅡA 磺酸钠注射液治疗冠心病患者合并用药分析 [J]. 中国现代应用药学，2020，37（11）：DOI：10. 13748/j. cnki. issn1007-7693. 2020. 11. 016.

[4]　王雯，谭婧，于川，等. 基于中国医院电子病历数据的药品安全性评价模式探索 [J]. 中国药物警戒，2019，16（3）：134 – 138.

[5]　商洪才，张伯礼，李幼平. 上市后中成药再评价临床定位的原则和方法——基于循证医学的理念 [J]. 中西医结合学报，2008（9）：887 – 890.

[6]　庞博，郑文科，张俊华，等. 中医药真实世界研究的应用场景 [J]. 世界中医药，2019，14（12）：3115 – 3118，3122.

[7]　谢雁鸣，毛平，田峰. 真实世界研究在中药上市后临床再评价中应用前景的探讨 [J]. 中药新药与临床药理，2010，21（3）：324 – 327.

[8]　邢永发，王保和，黄宇虹. 真实世界研究在中医药临床评价方面应用进展及数据质控 [J]. 环球中医药，2018，11（4）：625 – 630.

[9]　李希. 观察性临床研究主要设计类型的理解与选择 [J]. 中国循环杂志，2017，32（10）：1028 – 1030.

[10]　明丹丹，李军，许璇，等. 真实世界研究的方法及其在临床研究中的应用 [J]. 中国药房，2018，29（15）：2138 – 2143.

[11]　谢雁鸣，廖星，姜俊杰，等. 中成药上市后安全性医院集中监测技术规范 [J]. 中国中药杂志，2019，44（14）：2896 – 2901.

[12]　杨薇，谢雁鸣，王永炎. 中医药临床实效研究——中药注射剂注册登记式医院集中监测方案解读 [J]. 中国中药杂志，2012，37（18）：2683 – 2685.

[13]　王雯，刘艳梅，谭婧，等. 回顾性数据库研究的概念、策划与研究数据库构建 [J]. 中国循证医学杂志，2018，18（2）：230 – 237.

[14]　王海洋，谢雁鸣，姜俊杰，等. 真实世界中注射用丹参多酚酸盐对肾功能影响的安全性分析 [J]. 中国药物警戒，2016，13（8）：452 – 455.

[15]　杨薇，谢雁鸣，庄严. 基于 HIS"真实世界"数据仓库探索上市后中成药安全性评价方法 [J]. 中国中药杂志，2011，36（20）：2779 – 2782.

[16]　曾宪涛，冷卫东，郭毅，等. Meta 分析系列之一：Meta 分析的类型 [J]. 中国循证心血管医学杂志，2012，4（1）：3 – 5.

[17]　曾静，刘淼，何耀. Meta 分析在药品不良反应研究中的应用与进展 [J]. 中国药物应用与监测，2016，13（2）：65 – 68.

[18]　孙飞，彭海燕，张晓春. Meta 分析在循证中医肿瘤学构建中的分析 [J]. 河北中医，2013，35（3）：433 – 434.

[19]　金鑫瑶，郑文科，张俊华，等. 推进真实世界研究的透明化 [J]. 世界中医药，2019，14（12）：3106 – 3110.

编辑：王宇梅/接受日期：2020 – 11 – 29

符合中医特色临床评价体系的构建与思考

高　蕊

（中国中医科学院西苑医院，北京 100091）

[摘要]　随着中医药传承与发展的迫切要求，如何构建符合中药特点的评价方法越来越受到国家和行业的重视。三结合评价体系的提出是构建体现中药特色评价体系思维方法的重要进步，我们结合既往的工作经验，在中药的临床评价中提出了 3 + 3 + 3x 评价体系的构建和应用方法。希望在三结合评价体系下，深化中医理论的基础研究，进一步阐述中医理论的科学价值；深化人用数据的挖掘技术和评价方法研究，更好地总结提炼人用经验，探索体现中药特色的疗效指标筛选和综合评价的技术研究，多角度解读中医药的临床疗效和特色，综合评价中医药的临床价值。

　　随着中医药传承与发展的迫切要求，如何构建符合中药特点的评价方法越来越受到国家和行业的重视，2019 年

《中共中央国务院关于促进中医药传承创新发展的意见》中提出要加快构建中医理论、人用经验和临床试验相结合的

中药注册审评证据体系，在最新发布的《中药注册分类及申报资料要求》中，也对中医理论、人用经验和临床试验的申报资料提出了具体的要求。采用中医理论、人用经验和临床证据相结合的证据体系，综合评价中药的临床有效性、安全性。三结合评价体系的提出是构建体现中药特色评价体系思维方法的重要进步，我们结合既往的工作经验，在中药的临床评价中提出了 3 + 3 + 3x 评价体系的构建和应用方法。该体系的技术核心主要体现在：中医理论、人用经验、试验证据三结合构建整体评价体系；疾病变化、证候特征、人体健康生命状态三要素结合构建评价指标；多种维度、多种方法、多种技术，综合评价临床价值与疗效特色。

1　中医理论、人用经验、试验证据三结合构建整体评价体系

《中药注册分类及申报资料要求》中指出，中药是指在我国中医药理论指导下使用的药用物质及其制剂，中药的研制和评价应当符合中医药理论和中医药原创思维，中药几千年的应用历史和经验是我们不可忽视的宝贵财富，对中药的有效性和安全性评价既要注重既往临床实践基础和人用经验的总结，也要结合目前可获取的最佳研究证据，综合评价药物的有效性和安全性。所以，国家提出了中医理论、人用经验、试验证据三结合的注册审评证据体系指导中药新药的研发，也构建了中药临床疗效评价的基本框架。基于中医理论提出科学假设、确定目标人群、筛选疗效指标；基于人用经验优化治疗方案、提炼疗效特点、精准目标人群；基于试验证据验证科学假设和临床价值，三结合评价体系的构建充分考虑了中医自身的特点和研发规律。

1.1　基于中医理论提出科学假设、确定目标人群、筛选疗效指标

中医理论是中医药的宝贵财富，是指导临床诊疗和用药的根本，中医以阴阳、五行理论为核心，强调整体观念与辨证论治，关注药物对生命整体状态的改善。在中药的研发和评价中，要重视理法方药的一致性，要建立基于中医理论阐述立题依据、提出科学假设、明确核心病机，确定功能主治、分析处方组成、梳理目标人群、筛选评价指标的基本架构和流程。中医理论几千年的发展，有经典名著，也有各家学说，有许多门派的理论并不被公认，三结合框架体系应用时，要界定哪些是中医的基础理论，有些治疗方法符合中医基本理论，也有虽然不符合中医的基本理论，但历代文献中有提到并后代有应用，还有完全不符合以上两条，属于理论创新范畴的或基于临床经验的治疗方法，但与中医理论没有严重违背，应该以开放的态度对待中医理论在中医临床评价中的作用，允许理论的创新和发展，对于不符合传统中医药理论一般认知、有争议或创

新的中医药理论表述，建议增加临床试验证据的要求，中医理论在中药临床评价中的作用是提出科学假设的起点和确定目标人群及选择疗效指标的依据，要强调理、法、方、药、人、指标的一致性。对科学假设的论证和临床价值确定还是要以试验证据为依据，建议推进中医理论的基础和实验研究，阐述中医理论的临床价值和科学价值。

1.2　基于人用经验优化治疗方案、精准目标人群、提炼疗效特点

祖国传统医学历史悠久，既有完整的理论体系，又具有丰富的实践经验。历代丰富的人用经验是我们需要继承和挖掘的重要宝库。在中医临床研究和中药新药研发中，人用经验主要包括基于临床应用经验挖掘形成的研究数据总结，它可以是临床研究报告、临床实践总结、专著及文献、无设计的个案报道、实践总结等。人用经验是临床研究的处方组成、功能主治、制备工艺、应用病证及人群（包括年龄范围、病情程度等）、用药方法、用药剂量、样本量、应用人数、临床定位的有效性信息及安全性信息等确定的重要依据。对人用经验的挖掘和整理，需要进行预先设计，明确收集的处方来源、处方组成、数据来源、数据提取关键词及规则、目标人群、用法用量、疗效及安全性指标、合并用药、研究设计的方法、对照的类型、统计分析方法、因果推断的依据等，一个较好的人用经验证据应有良好的试验设计、合理的统计学假设、功能主治、目标人群、用法用量、临床定位明确、有效性指标公认，合理、良好的质量控制，研究数据可溯源、已发表高质量高影响因子的文献等，目前仍需要行业共同努力，形成中医药人用经验收集、提取、整理、分析全过程的技术规范和质量要求。

1.3　基于试验证据验证科学假设和临床价值

应关注临床实践与循证证据之间的转化，医学是一个实践性很强的职业，要靠我们临床实践和积累的经验，我们在临床工作中往往凭一些经验来处理临床问题，但这些经验是不是最好、是不是可靠以及是否可以推广，需要大规模的临床试验来证实。我们的中医中药在临床实践中取得了较好的疗效，但目前仍来讲，中医药在许多领域都缺乏高质量的循证医学的证据，所以中医的疗效评价应该是基于中医理论和临床实践提出科学假设，人用经验作为探索性应用的基础数据，临床试验作为最后的确证性证据。对已经有较好人用经验的中医药治疗方案，应在充分分析人用经验的基础上，缩短研发和研究周期，尽量开展高级别的循证研究，指导临床应用。

2　疾病变化、证候特征、人体健康生命状态三要素构建中药特色评价指标

筛选体现中医药特色的疗效指标一直是中医评价体系

中国新药注册与审评技术双年鉴（2022年版）

构建的重要部分。在病证结合的临床研究中，第一要素是现代医学疾病的疗效指标，疾病疗效指标的选择以专业公认的最新疗效指标为主；第二要素是反映证候特征的疗效指标，证候的评价问题一直存在着各种争议，争议的主要问题是：证候疗效指标选择的依据、临床价值及分析方法和价值解读等。

对中医证候疗效评价的指标选择我们有两条主线，一条主线是基于中医理论指导下，筛选体现中医证候特征的症状和指标，这部分核心指标的确定要体现中医证候的核心病机，体现中医证候的主要特征，如在肾阳虚证候的评价指标中，我们对 15 个省市 35 家医院的 220 位副高职称以上的专家参与调查中，80% 以上的专家将夜尿频多、腰部酸痛症状作为肾阳虚证候病位的核心指标，将畏寒、浮肿症状作为肾阳虚证候病性的核心指标，这些代表该证候的核心指标，就可以作为证候疗效评价的指标。评价指标的确定还应充分参考既往人用经验的分析结果，人用经验可以来自既往发表的文献，也可以是对临床诊疗资料的总结，如同样是治疗肾阳虚的药物，有的组方侧重于治疗夜尿频多，有的侧重治疗腰膝酸软，充分结合人用经验，可以更精准选择符合药物特点的疗效指标。

另一条主线是基于中医证候现代基础研究和临床研究的文献筛选指标，如 Li 等[1]通过对一组慢性浅表性胃炎（CSG）和慢性萎缩性胃炎（CAG）患者的研究发现，以瘦素为生物标志物的寒证患者能量代谢水平较低，而 CCL2/MCP1 生物标志物提示热证患者免疫调节增强。这项工作为科学认识中医证候提供了新的途径，也提示我们在一些热证的临床研究中，可以参考这些标志物选择一些疗效指标，筛选证候的现代研究结果，科学表达证候疗效。两条主线结合构建中医证候的主观症状与客观指标结合的综合评价指标。

另外，中医以阴阳、五行理论为核心，强调整体观念与辨证论治，关注药物对疾病及生命整体状态的改善，所以在评价中医药疗效指标时，第三个要素是体现中医药改善人体整体生命健康状态的相关指标，如生活质量量表、相关精神状态量表等，应该鼓励中医药建立符合自身特点的证候及生命健康状态相关量表。

以上三要素是筛选中药疗效评价指标的重要依据，中医药的疗效评价指标应体现生命状态整体的改善，也要有现代医学疾病指标的变化，还要有代表中医证候改善和变化的指标。根据每个研究的目的不同，以上指标的主次权重应不同。应该建立以科学假设为导向的指标选择和评价方法。

3　多方法、多维度、多技术综合评价中药价值和优势

中医药的证据体系应该涵盖从基础到临床全过程各种研究的证据链，不同基础的药物有不同证据的需求，如对一些有几千年临床应用基础的经典名方，在中医新药研发和审批环节，更关注人用经验数据的系统整理和不同研究证据的结果，中药的临床评价应根据处方的出处和既往人用经验的情况等，构建不同的证据要求。现在临床评价强调要有公认的临床价值，但在中药的临床评价中，也要关注价值的多样性问题，多维度地分析临床价值，如有些儿科外用穴位贴服剂，疗效上也许优势不明显，但患者用药的便捷性和适宜性也是一种临床价值，需要借助多种研究方法，多维度分析临床价值。

中药的临床疗效指标既存在现代医学疾病指标，又存在中医证候相关指标，还有生活质量等生命状态改变指标，如何综合评价整体改善的疗效，如何构建这些指标之间的关系，用什么样的技术方法分析更合理。对中医药复杂疗效指标的分析方法问题也越来越受到大家关注，越来越多的分析模型和方法被引入，如层次分析法[2]，针对多层次结构的系统，用相对量的比较，确定多个判断矩阵，最后综合出总权重，并且排序，用于构建中医病证结合的多层次疗效评价体系；模糊综合评价方法[3]对多属性的评价对象从多个方面进行系统性和整体性的评价，用整体反映中医药的综合疗效等；数理统计方法[4]主要是应用其主成分分析、因子分析等方法对一些对象进行分类和评价，可反映各类评价对象之间的依赖关系，开展临床受益的综合评价。如何构建中药综合疗效指标评价的技术规范和共性模型，需要更多的技术和研究支持。

综上所述，我们提出的 3 + 3 + 3x 评价体系的构建和应用方法，是在国家相关法规与技术要求指导下，基于中医药自身的理论与实践特色，结合最新的研究进展和我们自身的研究结果探索形成，中国科协 2019 年 20 个对科学发现具有导向作用、对技术和产业创新具有关键作用的前沿科学问题和工程技术难题，其中第 13 个为中医药临床疗效评价创新方法与技术，指出该技术可筛选出临床疗效显著且安全性高的中医药干预措施，更能体现出中医特色的治疗病证，可产生用于评价中医复杂干预的方法。我们希望在三结合评价体系下，深化中医理论的基础研究，进一步阐述中医理论的科学价值；深化人用数据的挖掘技术研究，更好地总结提炼人用经验；探索体现中药特色的疗效指标筛选技术，开展综合评价的方法和技术研究，多角度解读中药的临床疗效特色和临床价值。3 + 3 + 3x 评价体系的构建和应用，可以体现中药理、法、方、药、人、指标的一致性，充分体现中药自身理论特色及临床实践经验特点，多方法、多维度、多技术综合评价中药价值和优势。

参 考 文 献

[1]　LI R, MA T, GU J, *et al*. Imbalanced network biomarkers for

traditional Chinese medicine syndrome in gastritis patients [J]. *Sci Rep*, 2013, 3：1543.

［2］　谢仁明，王永炎，谢雁鸣，等．中医临床疗效的综合评价 [J]．福建中医药，2007，51（2）：1－3.

［3］　邱瑞瑾，陈静，雷翔，等．引入核心指标集概念构建中医临床疗效模糊综合评价方法 [J]．中药新药与临床药理，2018，

28（4）：528－534.

［4］　王忠，张伯礼，申春悌，等．主成分分析在中风病系统评价中的应用 [J]．中国中医基础医学杂志，2003，8（7）：36－38.

编辑：王宇梅／接受日期：2021－03－01

中国新药注册与审评技术双年鉴（2022年版）

关于中药临床定位及疗效评价体系和标准的调研及思考

宋彩梅，刘炳林，薛斐然，韩　玲

（国家药品监督管理局药品审评中心，北京 100022）

［摘要］　　临床定位和疗效评价均是新药研发的关键点，中药临床研究中往往存在临床定位不清、疗效评价没有针对性或与药物作用特点不符等问题。近期，在一项关于《中药新药临床研究一般原则》修订的调查问卷中也对"如何确定具有中药特点的临床定位"和"如何构建具有中药特点的疗效评价体系和评价标准"进行了广泛调研，参与专家均给出了具有建设性的意见。本文对专家意见进行总结分析，并浅谈笔者对中药临床定位和疗效评价体系的思考。

　　临床定位和疗效评价均是新药研发的关键点，两者紧密相连，疗效评价指标及方法应与临床定位相适应。中药新药研发中往往存在临床定位不清、临床定位与中医药理论或临床实际应用情况不符等问题[1]，这些问题也导致疗效评价没有针对性或与药物的作用特点不符。同时，由于中医药的临床研究起步较晚，业内对现有的中医药疗效评价体系多有诟病，认为采用现代医学的疗效评价体系有时不能充分体现中医药的治疗特点和优势，对构建符合中医药特点的疗效评价体系和标准的呼声较高。

　　为体现中医药特色，遵循中医药研究规律，进一步提高中医药临床试验水平和质量，推动中药的研发，2015 年 11 月 3 日，原国家食品药品监督管理总局发布了《中药新药临床研究一般原则》[2]（以下简称《一般原则》），对中药新药临床试验设计、实施和评价提供了一般性指导并在一定程度上起到了促进作用，但随着药品审评审批改革的持续推进及新的中药注册分类的实施，《一般原则》2015 年版在实践中逐渐暴露出一些问题和不足。多年来，党和国家领导人对中医药的发展也非常重视，2019 年 10 月中共中央国务院发布《关于促进中医药传承创新发展的意见》（简称"促创意见"）中提出"建立健全符合中医药特点的中药安全、疗效评价方法和技术标准"。国家药品监督管理局药品审评中心为回应业界关切、适应审评审批改革

的要求，积极响应"促创意见"，拟对《中药新药临床研究一般原则》进行修订。

　　在修订之前首先开展了问卷调查，对《一般原则》存在的问题及修订意见进行了广泛调研。调查问卷分为新药研发计划、Ⅰ期临床试验、Ⅱ期～Ⅲ期临床试验设计和实施、质量控制、新技术的应用、特殊人群以及其他共七个模块，每个模块又包含了若干个问题，专家对每个问题均给予了详细认真的回复。其中第三个模块是较为核心的内容，尤其是关于中药临床定位及疗效评价部分，专家提出了非常有建设性的意见。本文对第三个模块中涉及中药临床定位及疗效评价体系和评价标准的调研结果进行总结分析，并浅谈对中药临床定位和疗效评价体系的思考。

1　对如何确定适合中药特点的临床定位的调研情况

　　关于如何确定适合中药特点的临床定位，专家主要提出了以下意见和认识。

1.1　重视人用经验

　　中药临床定位应注重既往人用经验的挖掘，科学客观评价前期人用经验的特点及优势。实践中常遇到某些处方发明人认为处方效果很好，但说不清楚具体作用于疾病的哪方面，导致后期的疗效评价缺乏针对性。另外，中药的

临床定位应考虑同病异治、异病同治的特点。

1.2 重视中医药优势病种及未被满足的临床需求

选择具有中药特点的临床定位应着眼于未被满足的临床需求，注意选择中医的优势病种，考虑解决现代医学手段不能解决的临床问题或联合现代医学解决复杂的临床问题。例如对于功能性胃肠病，西医治疗手段和方法有限而中医具有独特优势；对于抗生素耐药引起的慢性反复性尿路感染中医治疗也有一定优势；重症胰腺炎的治疗中，中西医结合疗法已成为提高患者生存、促进功能恢复的重要手段。应重视中医对症状改善和综合治疗的作用，如中药用于更年期综合征改善症状具有独特优势。中药临床定位的选择也应注意所选病的临床治疗价值，不要过度治疗。例如乳腺增生症是临床上最常见的良性乳腺疾病，但对于无临床症状或者症状不影响工作生活者，只需要做好解释工作、生活方式干预，不需要药物或者手术干预，因此针对乳腺增生的中成药在目标人群的定位时要充分考虑治疗的临床价值。

1.3 重视中药适合介入的病程阶段

中药临床定位应注意中药适合介入的病程阶段。大部分中药的作用机制都基于对人体机能的整体调理，从而改善疾病状态，特别是在慢病领域，在疾病的早、中、晚期中医药有不同的作用特点，如早期延缓疾病进展、中期控制或改善症状、晚期辅助治疗等。但是，某一种特定的中药，其针对环节可能是疾病的某一阶段或解决疾病过程中的某个问题。因此，应根据药物作用特点考虑定位于疾病的何种阶段或解决哪些问题。

2 对构建具有中医特点的疗效评价体系及评价标准的调研情况

在构建具有中医特点的疗效评价体系及评价标准的问题上，专家在提出意见和建议的基础上，尚存在一些争议。

有些专家认为中医和西医是两个不同的医学体系，西医的评价方法并不能完全体现中医药的特色和优势，并不完全符合中医对疾病的认识规律，目前的评价体系尚不完善，仍需构建反映中药特色的研究方法及评价体系。在一些没有客观指标评价或者客观指标评价中医疗效敏感度低的疾病上，应重视中医特色的评价体系的价值。但制定中医特色的评价指标应开展探索性研究，提供基本的效度和信度的数据，应能够获得公认。如果是量表，则需要按照量表研制的方法规范地研制，对于中医证候评价量表还应注意区分证候属性指标与证候疗效指标。另外，建立中医特点的疗效评价体系并不排斥参考化药已有的成熟评价体系，可考虑引入患者报告结局（patient-reported outcome，PRO）等方法。

有些专家认为应该根据不同的情况分类看待：对结局明确的疾病，如死亡、致残等有中西医都公认的结局指标的疾病没必要再建立中医疗效评价体系；对某些疗效指标有争议的疾病，也就是说西医对这些疾病的疗效指标也存在较大争议者，应该加快建立中医临床疗效评价体系。

也有一部分专家认为所谓"特色疗效评价指标"是不存在的，疗效无中医和西医之分。既然中药也是药物，那么治疗相同疾病的药物，其疗效评价的标准就应当是相同的。按照公认的疗效指标去评价中药，可以与西医、与国外接轨，让更多的人认可中药。因此，不建议建立中医自成一体的"体现中医特色"的疗效评价体系和评价标准，支持采用国际公认的疗效评价指标和标准。

综合上述观点，实际上专家的不同意见可能针对的是不同的疾病或临床定位。对于同一种疾病、同一种临床定位，无论是中医还是西医，其评价指标和标准应该是相同的。但对于中医特有的治疗如证候药物，或特有的疾病如中医的病，或中医特有的临床定位如对疾病的综合治疗、患者的综合受益等，或其他一些评价标准尚不明确但中医有治疗优势的疾病，应加快建立符合中医药特点的疗效评价体系及标准，但建立的评价体系及方法应科学、可行、公认。

3 对选择具有中药特点的临床定位及构建具有中药特点的疗效评价体系和评价标准的思考

3.1 选择有中药特点的临床定位

确定药物的临床定位需考虑多种因素，如药物的处方特点、既往人用经验、适应证疾病发生发展演变规律、适应证疾病现阶段医学所能达到的治疗水平，中医药目前在适应证疾病治疗中的作用及潜在的临床价值，进而明确中医药用于该疾病是治疗用药还是预防用药，是影响疾病进程还是改善症状，是联合现有治疗方法还是单独使用等[3]。因此，对于有人用经验的处方首先应系统梳理人用经验，不仅要梳理既往用于何种疾病或证候，还要梳理药物对于疾病或证候的具体作用。其次，应对适应证目前的治疗情况进行深入研究，该适应证目前的主要治疗手段有哪些，疗效如何，还有哪些未被满足的临床需求，中医药对于这些需求能起到什么作用等。

以治疗慢性胃炎药物为例，传统中医没有胃炎的概念，将其归于"胃脘痛"范畴，采用传统中医辨证论治。但在当前的诊疗环境下，我们对慢性胃炎的病因有了更深入的了解，认为幽门螺杆菌（H. Pylori，Hp）感染是慢性胃炎最主要的病因，对于 Hp 阳性的慢性胃炎均应行 Hp 根治疗疗[4]。中药如用于慢性胃炎，应考虑是否入选 Hp 阳性的患者，如用于这部分人群，是联合抗 Hp 治疗还是用于 Hp 耐药的患者，如联合抗 Hp 治疗，中药所解决的问题是什么，这都是新药研发立题之前需要深入考虑的问题。只有基于对人用经验的系统梳理和疾病诊疗现状的深入研究，才能根据拟解决的临床问题确定药物的具体定位，是预防用药还是治疗用药，是联合现有治疗还是单独使用等，进而明确适用的疾病阶段和人群。

3.2　构建有中药特色的疗效评价体系和评价标准

无论中医还是西医都是根据临床定位的不同而选择相应的疗效评价指标和体系，在同一临床定位下，评价指标和标准应是相同的。疗效评价体系应当是一个跨学科的"公平秤"，即横跨在各种医学体系之上的一个跨学科的、统一的度量衡系统，这个系统对任何医学体系都应该是同等的、公平的，用此"公平秤"可以称量出不同治疗方法的优劣和特点[5]。例如对于抗肿瘤药物，生存期是迄今为止评价抗肿瘤药物最可靠的临床试验终点[6]，如果定位于延长患者的生存期，无论中药、西药通常都将总生存期作为首选疗效终点[6-7]。

但这并不意味着构建具有中医特点的疗效评价体系及评价标准是没有必要或没有意义的。中医药对于很多现代医学难以解决的临床问题有其独特的治疗优势，寻找符合中药作用特点的、能够给患者带来明显临床价值和受益的临床定位，并针对这类研究项目和临床定位寻找、研究、建立和制定科学的、具有共识的临床疗效评价工具和评价方法，将成为中药新药临床试验发展的主要方向[4]。构建有中医特点的疗效评价体系和评价标准也并非要自立门户，另建一套系统，很多公认的方法我们都可以借鉴。如对于症状改善的评价可借鉴 PRO 量表等相关方法。可喜的是，国际上已有一些关于评价指标、疗效结局的指导原则，如美国 FDA 颁布的将 PRO 作为药物说明书声明的临床指导原则[8]等。这些可为构建符合中医药特点的疗效评价体系和评价标准提供方法学指导。

同时，也要重视反映临床价值的共性指标和反映中药特色的个性指标相结合。如对于证候疗效的评价，应探索建立科学公认的证候疗效评价工具和标准。证候疗效评价工具的建立应注意区分证候属性指标与证候疗效指标，不能将证候属性指标的变化与疗效相混淆，如风寒入里，表证演变为里证，此时风寒证的指标消失，并不是治疗有效。同时，对于证候的变化应注意区分是疾病的演变还是疗效。

4　小结

临床定位和疗效评价是药物研发的两个关键环节，临床定位决定了从哪个角度证明药物的价值，俗话说"尺有所短，寸有所长"，中西医各有其治疗优势，应注意选择中医治疗有优势的疾病或定位。评价体系和评价标准决定了采用什么样的方法和标准证明药物价值。对于与现代医学相同的临床定位仍建议采用国际公认的评价体系和标准来评价，这源于我们对中医药的自信，我们相信中医药的疗效是客观存在的，因此敢于用同一把尺子去衡量。对于具有中医特色的临床定位，如针对中医证候的药物或其他中医特有的临床定位，应考虑建立适合中药特点的评价体系和标准，鼓励业界对此开展探索和研究。

参 考 文 献

[1] 刘炳林. 从临床角度看中药新药适应证的定位 [J]. 中药新药与临床药理，2011，22（2）：226-227.

[2] 国家食品药品监督管理总局. 中药新药临床研究一般原则 [S]. 2015.

[3] 陈科艳，黄倩，武江海，等. 新形势下中药临床评价相关问题思考 [J]. 中国中医药现代远程教育，2019，17（4）：150-154.

[4] 中华医学会消化病学分会. 中国慢性胃炎共识意见（2017，上海）[J]. 胃肠病学，2017，22（11）：670-687.

[5] 刘炳林，薛斐然. 中药新药临床试验及技术要求历史回顾与展望 [J]. 中国新药杂志，2020，29（16）：1-6.

[6] 国家食品药品监督管理局. 抗肿瘤药物终点技术指导原则 [EB/OL].（2012-05-15）. http://www.cde.org.cn/zdyz.do? method=largePage&id=9cf18143e2f6c19d.

[7] 国家食品药品监督管理总局. 中药新药治疗恶性肿瘤临床研究技术指导原则 [EB/OL].（2015-11-03）. http://www.cde.org.cn/zdyz.do? method=largePage&id=e-806afcc7fac7929.

[8] FDA. Guidance. for. Industry. Patient-Reported Outcome Measures：Use in Medical Product Development to Support Labeling Claims [EB/OL].［2009-12］. https://www.fda.gov/down-loads/drugs/guidance.compliancere.gulatory.information/guidances/ucm193282.pdf.

编辑：王宇梅/接受日期：2021-02-02

中成药价值评估指标体系研究

党海霞¹，刘　骏¹，李　兵¹，游蓉丽¹，陈炳为²，陈启光²，申春悌³，王　忠¹

（1 中国中医科学院中医临床基础医学研究所，北京 100700；2 东南大学，南京 210096；
3 南京中医药大学，南京 210023）

[摘要]　中成药是我国药品市场的重要组成部分，探索建立体现中医药特点的中成药价值评估体系，将是推进以"临床价值"为导向的中药新药研发与应用及相关药品政策制定中的重要环节。本研究在全面检索 Pubmed、CNKI 等国内外文献数据库、国际上主要国家网站，收集国内外与药品价值评估相关的文献、政策、规范、指南和专家意见，并综合运用了文献分析、内容分析、专家咨询等方法，对相关的法规、文献进行了解读、梳理、对比和分析，结合中医药的特点，在广泛的专家共识基础上，构建了一套涵盖从研发立项、临床前、上市前及上市后全生命周期的中成药价值评估指标体系，为中药新药的研发、上市后再评价、临床用药指南制定、药品定价、医保补偿以及患者的选择用药提供有效支撑。

近年来，国际上许多药品监管部门、研究机构和行业协会根据各自的需求，建立药品价值评估框架，评估药品价值，并与药品上市许可、药品定价或医保补偿衔接[1-5]。而我国的药品价值评估工作则处于起步阶段，2013 年原国家食品药品监督管理局在《关于深化药品审评审批改革进一步鼓励药物创新的意见》中，提出"探索建立上市价值评估制度"[6]。中成药作为我国药品市场的重要组成部分，在保障人民群众健康中发挥着重要作用。但中药新药创新乏力、临床定位模糊、临床价值不确定、低水平重复现象突出等问题已经成为制约中药新药研发和临床应用的重要因素。2019 年《中共中央 国务院关于促进中医药传承创新发展的意见》对中成药的评价提出"探索建立以临床价值为导向的评估路径"[7]。因此，本研究以中成药的临床价值为核心，以临床证据为基础，注重突出中医药特色与优势，构建一套涵盖从研发立项、临床前、上市前及上市后全生命周期的中成药价值评估体系，为中药新药的研发、上市后再评价、临床用药指南制定、药品定价、医保补偿以及患者的选择用药提供有效支撑。

1　研究方法

本研究全面检索 Pubmed、CNKI 等国内外文献数据库、国际上主要国家网站，收集国内外与药品价值评估相关的文献、政策、规范、指南和专家意见，并综合运用了文献分析、内容分析、专家咨询，对相关的法规、文献进行解读、对比和分析，系统整理了目前国际上药品价值评估的核心要素及指标体系，并结合中医药的特点，在达成广泛专家共识的基础上，构建中成药上市价值评估的要素、评估指标与药品价值分级，为构建科学、规范、透明的中成药上市价值评估体系提供参考和依据。

2　研究结果

2.1　价值评估要素

中成药价值评估是包含整个中药生命全周期的动态多维度综合评估。中成药的价值要素体现在从新药研发到上市后应用的各阶段，主要包括药品的立题价值、临床前预设价值、上市前拟态价值和上市后真态价值，涉及有效性、安全性、经济性、适用性等多方面，但不同阶段各有特点和重点。

2.1.1　临床定位准确性　临床定位是指中药新药所面向的临床需求及拟制定的目标适应证。不同的临床定位从根本上影响中药的价值大小，客观、恰当的临床定位可以降低中药的研发风险。

2.1.2　比较优势显著性　中药临床价值的比较优势是其价值核心要素，指与已上市的同类中药相比，拟研发的中药新药应在组方、功能定位、有效性、安全性、经济性、可及性、适当性等方面具有潜在的特色和优势，遏制低水平重复。药效学有效性需在药效学、量效关系、动力学等方面呈现出优效性。临床有效性要针对目标适应证呈现直接、辅助或协同治疗作用；针对并发症的治疗，呈现出症状的改善、生活质量的提高等作用，或在病情发展、病程、耐受性、依从性等方面有改善作用。

2.1.3　安全可控性　通过急性毒性、长期毒性研究可评估安全性程度、范围和影响因素等。通过不同阶段临床试验

中国新药注册与审评技术双年鉴（2022年版）

可逐步评估不良事件与不良反应的严重程度、发生率及影响因素和可控制性。

2.1.4　组方合理性　涉及中药组方的理论指导、药物组成、配伍及是否具有人用经验等，从理论和经验的角度评估中药新药的组方是否合理。

2.1.5　资源可持续性　指拟组方中药材基源保障及中药研发对中药资源产生的影响，主要体现拟研发中药的资源节约性、环境友好性及社会成本价值。

2.1.6　生产可行性　指对中药组方的工艺考察，如剂型设计、工艺参数是否固定、是否适合工业化大生产等要素。中药新药的生产工艺参数、生产质量、剂型和给药途径选择等要素。

2.2　主要评估内容

2.2.1　立题价值评估　立题价值包括在中药新药的立题阶段所涉及的各种价值要素。开展立题价值评估的目的是在立题前了解该中药的总体价值，判断该中药研发所具有的风险和优势，明确中药的特点和定位，降低中药研发风险。中药立题的价值要素主要涉及临床定位、同类品种比较优势、组方合理性、资源可持续性及初步的工艺可行性。

①临床定位合理性。中药治疗或预防病证的临床定位应准确、恰当，功能主治范围明确，符合中医药理论和现代中医药临床实际，在拟定目标适应证的治疗中应具有公认的临床价值，应根据目标适应证临床需求特点、流行病学、临床治疗指南以及中药的作用特点等进行综合评估，以体现中医药的特色优势及潜在的临床价值。临床需求分为四级（表1）。等级越高，临床需求越大。

表1　临床需求分级表

评估要点	分级
突发重大公共卫生事件的防治、急需或目前病证防治空白	IV
重大疾病防治的显著提高或生活质量（证候）明显改善	III
常见病、罕见病、难治病或现有治疗预后较差的疾病或证候的增效减毒	II
改善病证预后转归，提高依从性和降低耐药性，降低成本	I

②处方相似度。中药的立题应与已上市同类品种药物进行处方相似度比较，以减少中药研发的低水平重复。对中药组方与已上市同类药物在药味、剂量、适应证等方面进行相似度比较评估，明确中药在处方组成、功效及经济性等方面的潜在特点和优势。处方相似度可分为三级（表2），相似度越高，提示处方相似性与已上市品种重复率较高，立题价值较低。

表2　处方相似度分级表

评估要点	分级
>70%	III
50%～70%	II
<50%	I

③组方合理性。主要评估中药组方在理、法、方、药等方面的价值及合理性，从组方理论、人用经验、配伍及毒性药材等方面进行评估。

组方理论：中药的组方需符合中医药理论，体现理、法、方、药一致性，鼓励创新理论及作用机制指导下的中药组方研发。组方理论合理性分级可分为三级（表3）。等级越高，理法方药高度一致性越强。

表3　组方理论合理性分级表

评估要点	分级
符合公认的中医药或现代医学理论，理法方药高度一致	III
部分符合中医药或现代医学理论，理法方药一致	II
理法方药欠一致	I

人用经验可靠性：鼓励具有人用经验的组方研发，对于文献记载的经典名方、民间验方、临床经验方、院内制剂、科研方等有明确来源的组方，应详细说明其出处、筛选或演变过程及现有的认识和依据等。

人用经验的评估主要对其潜在的有效性、安全性及循证数据结果的可靠性进行考察。人用经验要与拟申报的功能主治相一致，对于临床观察数据要分析观察方法的科学性、目标病证与用药人群的一致性。可充分利用生物信息学、大数据等新方法评估中药的人用经验，充分发掘中药的潜在有效性、安全性证据信息。人用经验可靠性分级可分为三级（表4）。等级越高，可靠性越强。

表4　人用经验可靠性分级表

评估要点	分级
高质量的随机对照临床试验	III
高质量的大规模临床观察性试验	III
临床系统病例或类案研究	II
开放性或小样本临床试验	II
基于临床的大数据、生物信息分析	II
临床个案或相关文献	I

组方配伍合理性：中药新药的组方应鼓励合理阐述其配伍关系，如涉及十八反、十九畏等配伍禁忌则应从药理、

毒理、循证医学及文献系统评价等方面阐述其配伍的合理性和必要性。组方配伍主要从配伍的合理性、有无配伍禁忌等方面进行评估。组方配伍合理性可分为三级（表5）。等级越高，合理性越高。

表5 组方配伍合理性分级表

评估要点	分级
增效减毒机制明确，不涉及配伍禁忌	Ⅲ
涉及配伍禁忌，能够证明其配伍的必要性，潜在风险可控	Ⅱ
涉及配伍禁忌，配伍必要性不明确	Ⅰ

中药饮片质量可控性：组方所用饮片应基源明确、品种固定、质量均一，炮制方法明确、规范，鼓励道地药材的合理应用。主要评估组方是否涉及道地药材、毒性药材。毒性药材的毒性、用量应符合国家有关法规的要求。大毒药材或毒性成分活性较强的应建立全面、完整的管理及质控体系，毒性成分需做含量限度的规定，对于既是有效成分又是毒性成分的应明确其科学、合理的含量范围。中药饮片质量可控性从九个方面分级评估，等级越高，可控性越高（表6）。

表6 中药饮片质量可控性分级表

分类	评估要点	分级
基源	组方中所有药材基源明确	Ⅲ
	组方中部分药材基源明确	Ⅱ
	基源不明确	Ⅰ
产地	组方中所有药材产地固定	Ⅲ
	组方中部分药材产地固定	Ⅱ
	产地不固定	Ⅰ
品种	组方中所有药材品种固定	Ⅲ
	组方中部分药材品种固定	Ⅱ
	品种不固定	Ⅰ
GAP基地	组方中全部药材均在GAP基地生产	Ⅲ
	组方中部分药材在GAP基地生产	Ⅱ
	非GAP基地生产	Ⅰ
契约式生产	组方中全部药材均以企业为龙头的契约式生产	Ⅲ
	组方中部分药材均以企业为龙头的契约式生产	Ⅱ
	无契约式生产方式	Ⅰ

续表

分类	评估要点	分级
毒性	明确	Ⅱ
	不明确	Ⅰ
毒性成分含量是否有明确规定	对毒性成分含量限度有明确规定	Ⅱ
	对毒性成分含量限度没有明确规定	Ⅰ
日用量是否符合法定用量	符合法定用量并提供依据	Ⅱ
	无明确符合法定用量的依据	Ⅰ
是否建立全面、完整的全过程风险评估体系	建立全面、完整的全过程风险评估体系	Ⅱ
	未建立全面、完整的全过程风险评估体系	Ⅰ

④ 资源可持续性。中药组方中的药材应来源稳定、基源明确、品种固定，减少濒危资源或贵细药材的使用。组方中如涉及濒危野生动植物资源的，可参照《含濒危药材中药品种处理原则》（国食药监注〔2008〕271号）执行，以保障药材来源的稳定和资源的可持续性。经济和资源可持续性主要涉及濒危、贵细药材的使用评估。资源可持续性可分三级（表7）。等级越高，可持续性越强。

表7 资源可持续性分级表

评估要点	分级
不涉及濒危、贵细药材，资源评估提示其具有资源可持续性	Ⅲ
含有濒危、贵细药材且不可替代，药材的资源评估提示其具有可持续性	Ⅱ
含有濒危、贵细药材且不可替代，药材的资源评估提示其缺乏可持续性差、经济性差	Ⅰ

⑤ 立题价值风险效益评估是中药上市前评估的基础，应对其成药性进行综合评估：综合分析临床定位、组方相似度与合理性、资源的可持续性及工艺的初步可行性，以评价其是否具有开展药效学及毒理学研究的可行性。原则上只有药物临床定位清晰，组方符合中医药理论，与已上市品种比较，组方相似度在70%以下，资源可持续利用，初步工艺评估可行的中药才具备进一步开发的价值。同时可根据以上指标的不同分级，建立定性与定量相结合的评估模型。

2.2.2 临床前价值评估 中药的临床前价值评估是基于药效和毒理学等研究结果的基础评估拟申报中药新药潜在的疗效及安全性，从而判断中药是否具备开展临床试验的价值。中药临床价值评估的要素包括工艺质量、药效和毒性。

① 工艺质量可行性。大生产工艺成熟，工业化程度高，

生产质量稳定均一，剂型和给药途径选择合理。应符合现行相关中药、天然药物质量标准规范。质量标准应体现品种的特点，质量控制指标应选择与临床适应证相关的有效成分作为含量测定指标；要有合适、全面的含量测定、鉴别方法；对于毒性药材应选择与安全性相关的毒性成分作为限量指标或含量测定指标。工艺质量可行性可分三级（表8）。等级越高，可行性越强。

表8　工艺质量可行性分级表

评估要点	分级
适合工业化大生产，环境影响小，生产安全度高，生产成本低，全过程质量可控制，能耗低	III
可工业化大生产，环境影响一般，生产安全尚可，无全过程质量控制	II
不能实现大生产，环境影响大，安全存在隐患，能耗严重	I

② 药效学评估。药效学试验研究应符合当前有关规范和指导原则的要求，要结合现有的评价手段和评价方法进展，以中医药理论为指导，按照随机、对照、重复的研究原则，全面评价药物的药理作用及机制。药效学评估主要从药效学试验设计、试验结果、量效关系及药动学等方面进行评估。

试验方案设计要结合试验药物的功能主治和适应证的特点。药效学观测指标的选择应具有特异性、敏感性、重复性、客观性、量化性的指标，充分考虑中药的多靶点、多途径、多环节整体调节的作用特点，并有效支持拟选择的临床适应证。药效学试验对照应科学、合理地选择应用空白对照或阳性药物对照，鼓励阳性对照药物的选择。

主要药效学指标优效性：主要药效学研究结果应明确药物的最低有效浓度、剂量范围及药物的作用强弱。药效学结果主要评估其与对照组相比的主要、次要药效学指标的统计学差异。药效学试验结果可分三级（表9）。等级越高，比较优势越显著。

表9　药效学试验结果优效性分级表

评估要点	分级
主、次要药效学指标均有优效性	III
仅主要药效学指标具有统计学上的显著差异	II
仅次要药效学指标具有统计学上的显著差异	I

量效关系明确性：量效关系评估主要反映中药应用剂量变化与药效学指标间关系。中药新药研究剂量的确定应综合考虑多方面因素，如临床拟用剂量、预试验结果、其他试验信息等，合理设计给药剂量。量效关系的评估主要

从药物应用的有效窗、安全窗方面进行评估，量效关系不明确的可做相应的说明。量效关系明确性可分两级（表10）。等级越高，明确性越高，越能为临床应用提供依据。

表10　量效关系明确性分级表

评估要点	分级
存在明确的量效关系	II
量效关系不明确	I

药动学可行性：鼓励参照原国家食品药品监督管理总局发布的《药物非临床药代动力学研究技术指导原则》科学、合理地进行试验设计、评价，应充分考虑中药、天然药物所含化学成分不同于化学合成药物的特点，选择适宜的方法开展体内过程或活性代谢产物的研究。药动学评估主要从药物的起效时间、代谢吸收、药物相互作用等方面进行。药动学可行性可分三级（表11）。等级越高，可行性越高，越能为临床有效性提供研究依据，临床价值越大。

表11　药动学可行性分级表

评估要点	分级
主要药效成分药动学参数可靠，模型稳定，代谢途径明确	III
部分药效成分药动学参数可靠，模型较稳定，起效时间缩短，作用时间延长，有利于提高依从性	II
相关药效成分药动学研究，代谢模型欠明确	I

③ 毒理风险性。毒理学评估主要提示药物的临床安全性。中药的毒理学实验应符合现行相关指导原则的要求，从急性毒性、长期毒性方面进行评估。

急性毒性：中药的急性毒性主要参考现有的中药毒性分级标准，采用定量毒理学的方法对其急性毒性大小进行评估，观察其急性毒性是否在可接受的安全范围内。急性毒性试验可参照《中药、天然药物急性毒性研究技术指导原则》执行，应能够全面考察受试药物的急性毒性反应情况，也可考虑进行其他高暴露量给药途径的急性毒性试验。急性毒性可分四级（表12）。等级越高，毒性越低。

表12　急性毒性分级表

评估要点	分级
无毒，$LD_{50} > 50 \ g \cdot kg^{-1}$	IV
小毒，$LD_{50} < 15 \sim 50 \ g \cdot kg^{-1}$	III
有毒，$LD_{50} < 5 \sim 15 \ g \cdot kg^{-1}$	II
大毒，$LD_{50} < 5 \ g \cdot kg^{-1}$	I

长期毒性：长期毒性评估可参照《中药、天然药物长期毒性研究技术指导原则》执行。长期毒性试验应设计合理的给药期限和剂量。观察指标应力求全面，并针对受试物特点选择相应的敏感指标。能够科学判断动物是否发生毒性反应，

中国新药注册与审评技术双年鉴（2022年版）

描述毒性反应的性质和程度，描述靶器官损害情况，确定安全范围，并提示可能的毒性作用机制。中药新药组方的长期毒性应在可接受的安全范围内，试验结果的分析应结合药效学、毒理学、毒动学等结果进行综合分析、整体评价。长期毒性可分四级（表13）。等级越高，毒性越低。

④ 临床前预设价值风险效益评估。通过风险/效益评估来综合分析、权衡利弊，以评价其是否具有临床价值，评估重点是药物的临床定位、药效学结果与毒理学结果。预设价值可分五级（表14）。等级越高，价值越高。

表13　长期毒性分级表

评估要点	分级
未观察到长期毒性，无延迟性毒性反应	IV
有轻度的毒性反应，仅表现为一般状况改变，毒性反应可逆，无血液、生化指标或组织病理学改变	III
观察到毒性反应，具有血液、生化指标或组织病理学改变，毒性反应可逆	II
有严重的长期毒性，毒性反应不可逆	I

表14　临床前预设价值风险效益评估

临床定位	效益	风险	临床价值
临床急需	主要药效学指标有效	无重大不良反应	V
重大或重要	主要药效学指标与对照药比较具有显著优势	未显示出重大靶器官损伤	IV
临床需求	主要药效学指标与对照药比较具有显著优势	未见到明显不良反应，具有人用经验	III
	主要药效学指标与对照药比较无明显优势，而次要药效指标有优势	有重大靶器官损害	II
一般需求	主要药效学指标与对照药比较具有显著优势	未见明显不良反应	I

若药物为填补当前治疗空白的临床急需品种，主要药效学指标有效，无重大不良反应，则具有临床价值。

若药物临床定位为满足临床重大或重要需求，主要药效学指标与对照药比较具有显著优势，毒理学研究结果未显示出重大靶器官损伤，该药物具有重要临床价值；如有重大靶器官损害，则需结合目标适应证特点和现有治疗的手段以及不良反应是否可逆，来综合评估药物的临床价值；当主要药效学指标与对照药比较无明显优势，而次要药效指标有优势，并未见到明显不良反应时，其组方如具有人用经验，则药物具有临床价值。

若药物临床定位为满足临床一般需求，主要药效学指标与对照药比较具有显著优势，且未见明显不良反应，则该药具有临床价值。当主要药效学指标与对照药比较未见优势，且出现不良反应时，则该药物不具有临床价值。

2.2.3　上市前拟态价值评估　在一定纳入与排除标准的理想条件下，评估中药新药的拟态价值是中药效力评估的核心。根据中药的药理作用特点，从药物的有效性、安全性和经济性方面进行系统评估和风险效益分析。

① 临床有效性评估。临床有效性是中药临床价值的主体，主要从临床试验设计、临床试验结果两方面考量。科学的试验设计是临床有效性的基础。临床试验纳入的目标人群应与临床适应证相符。对照药应选择同一治疗分类中最常用药物或标准治疗（选择中成药作为对照药时，其在功能主治、中医辨证分型上应具有可比性）。若拟申报适应证目前无有效医疗措施或不建议干预，应与安慰剂进行比较，但须说明其无医药干预的临床合理性和伦理可行性。主要疗效指标需能确切反映药物疗效。临床试验具有良好的质量控制，数据完整、真实、可靠，有第三方数据监察委员会进行数据质量控制。统计方法得当，对病证的诊断和疗效评价方法合理。

临床试验结局有效性评估是判断中药在设定状态中效力程度的主要依据，通过多阶段临床试验中主要、次要结局指标与对照药物比较所显示出的优势评估其临床价值。临床试验结果分为四级（表15）。级别越高，显著性优势越强、价值越高。

表15　结局有效性分级表

分类	评估要点	分级
主要疗效指标	与安慰剂或阳性对照药物相比，具有显著性优势，能够显著改善目标适应证的治疗	IV
次要疗效指标	与安慰剂或阳性对照药物相比，具有显著性优势。能够改善目标证候的治疗，提高目标适应病证的治疗增加值；改善并发症的治疗；缓解症状，提高患者生活质量	III
	与对照组相比，能够延缓病情发展，缩短病程；减轻药物的副作用、提高耐受；减少辅助治疗需求，减少其他疗法或药物的使用	II
	与阳性对照药物相比，起效更快，作用时间延长，临床依从性改善	I
	改善患者的远期预后，抑制疾病复发；联合用药时起到增效减毒、促进吸收等作用	

② 临床安全性。中药新药上市前安全性评估目的在于全面识别安全信号、评估安全风险，为中药价值的风险/效益评估提供安全性价值数据。可参考《中药临床研究一般指导原则》，根据处方组成、既往临床经验、纳入目标适应证人群特点、药理毒理研究结果，进行安全性方面的临床试验设计与实施。中药新药的临床安全性评估还应结合临床试验前已有的安全性证据，如前期的临床及文献数据、组方成分安全性数据等。安全性评估分级分为四级（表16）。级别越高，安全性越高，价值越高。

表16 临床安全性分级表

评估要点	分级
不良反应发生率低，偶见、罕见不良反应，无严重不良反应发生	IV
不良反应发生率一般，常见、多见不良反应，无严重不良反应发生率降低	III
不良反应发生率较高，有严重不良反应，但严重不良反应具有可控性	II
不良反应发生率高，常见严重不良反应且严重不良应缺乏可控性	I

临床安全性评估主要从药物严重不良反应发生情况、不良反应的总体情况、特定的不良反应的发生情况等方面进行，同时涉及不良反应引起的药物停用率、不良反应的严重程度、持续时间及可逆性等方面，与对照组进行合理比较，结合临床前毒理学资料综合评估药物的安全性。

安全性评估的重点为：对各期临床试验过程中出现的全部的不良事件和严重不良事件等进行合理的因果判断，以不良反应类型、发生率和严重程度等来评价药物的安全性风险。发生的所有风险与对照组进行合理的比较，包括

少见的、非预期的、严重的及剂量相关的不良反应，有无存在同类药物的安全性问题等。

③ 经济可及性。中药新药的研发应充分考虑药物的经济性，在确保疗效及安全性的情况下尽可能地降低治疗成本，减少污染和能耗，追求以最小的经济负担获得最佳疗效，追求医疗保健与卫生服务资源的高效、经济利用，促进有限的医疗资源合理配置，提高可及性。经济可及性评估分级分为四级（表17）。级别越高，可及性越高、价值越高。

表17 经济性可及性分级表

评估要点	分级
成本降低，且污染减少，能耗降低	IV
成本降低，且污染或能耗相似	III
在相似成本条件下，污染减少，能耗降低	II
在相似成本条件下，污染与能耗相等	I

Ⅱ期临床试验期间可介入药物经济学评价，若市场上已有上市的同类药物，则可与该类药物中临床公认、疗效确切、循证医学证据充分的药物进行药物经济学对比评价，并根据评价结果判断拟上市药物的经济性，根据投入成本判断其是否有上市的价值。

Ⅲ期临床试验期间可与该类药物中临床公认、疗效确切、循证医学证据充分的药物进行药物经济学对比评价，并根据评价结果判断拟上市药物的经济性，根据投入成本判断其是否有上市的价值，也可指导合理定价。同时还可进行预算影响分析预测其上市后对医保开支的负担性。

④ 上市前拟态价值风险效益评估。上市前拟态价值风险效益评估重点是药物的临床有效性和安全性。拟态价值可分四级（表18）。等级越高，价值越高。

表18 上市前拟态价值风险效益分级表

临床定位	效益	风险	临床价值
临床急需或填补空白	疗效指标具有优势	可接受的不良反应	IV
	疗效相当	不良反应降低，成本降低	III
重大或重要临床需求	主要疗效指标具有优势	不良反应可接受	III
	次要疗效指标具有优势	可接受的不良反应	II
		出现严重不良反应	I
	疗效相当	不良反应降低，成本降低	I
一般需求	疗效指标具有优势或特色	不良反应可接受或依从性提高或成本降低	I

若药物为填补当前治疗空白的临床急需品种，疗效指标与对照药物比较体现出优势或特色，如药物的不良反应可接受，则具有重要的上市价值；如出现严重不良反应时，则需与临床有效性及临床定位综合考虑，当患者的受益大

于风险时，也具有重要价值。

若药物临床定位为满足临床重大或重要需求，当主要疗效指标与对照药物比较体现出优势，如不良反应可接受，则具有重要的上市价值。与对照药物比较，仅次要疗效指

中国新药注册与审评技术双年鉴（2022年版）

标有优势，且未见严重不良反应时，具有上市价值；当出现严重不良反应时，需结合适应证特点、目标人群特点、现有治疗手段、不良反应是否可控、可防等要素，综合判断其上市价值。

若药物临床定位为满足临床一般需求，当疗效指标与对照药物比较体现出优势或特色，不良反应较轻，则具有上市价值。当药效学指标与对照药比较未见优势，或不良反应较严重，则该药物不具有上市价值。

当与对照药物比较疗效相当时，如药物使用的依从性提高、经济和社会成本降低、不良反应发生率或严重程度降低，则具有上市价值。

2.2.4 上市后真态价值评估 中药上市后价值是在中药经过大规模临床应用后所反映的价值。与上市前价值评估相比，中药的上市后价值评估的特点是有更丰富的临床及文献数据支撑，通过真实世界的应用来评估中药真态价值。

中药上市后价值评估应当考虑Ⅱ期和Ⅲ期临床研究未解决的问题，针对说明书所涵盖的适应证在真实世界（临床实际使用人群、使用时间、合并用药等）中考察中药的疗效与安全性，尤其是优化用药方案、特殊人群、远期疗效、终点指标、对生存质量的影响、罕见不良反应、迟发性不良反应以及相关危险因素。上市后价值要素从有效性、安全性及经济性三个维度评估。

① 有效性评估。比较效果优势性：鼓励根据研究目的的不同，开展上市后的临床实效研究、比较效益研究、注册登记研究等，提供来自临床真实世界的一线资料。尤其对于临床广泛应用的品种，均需要提供前瞻性、大样本的临床研究资料。上市价值应通过贯穿于中药的整个生命周期的不断研究来体现，即围绕主治病症的比较效果研究，包括疗程研究，适宜人群研究，特殊人群研究，适宜剂量研究以及药物相互作用研究等内容。比较效果所体现的上市价值可分四级（表19）。等级越高，上市价值越高。

表19 临床结局比较效果优势性分级表

价值评估要点	分级
单独或联合使用显著控制疾病（证候或生活质量）的临床流行，显著降低疾病的发生率或复发率	Ⅳ
单独使用有效控制重大疾病或证候的发生、发展和转归（与现有治疗手段或药物相比，主要疗效指标具有显著性优势）	Ⅲ
与其他药物相比可有效控制常见病证的结局，具有增效作用（与常规治疗或同类药物相比，主要疗效指标具有显著性优势，或促进其他药动学代谢，起效与代谢更快）	Ⅱ
提高其他药物治疗的耐受性、依从性或降低毒性或耐药性	Ⅰ
与其他药物相比可增效（与常规治疗或同类药物相比，次要疗效指标具有显著性优势，或促进其他药动学代谢，起效与代谢更快）	
单独或联合使用降低了病证防治费用（与现有治疗手段或药物相比，卫生经济学相关指标具有显著性优势）	

应用适当性：中药上市后的价值受多种因素影响，如临床需求满足程度，临床使用方便，计量准确，医生与患者依从性高等因素，其适当性可分三级（表20），分级越高，适当性越强。

表20 应用适当性分级表

评估要点	分级
满足临床需求，使用方便，计量准确，医生与患者依从性高等	Ⅲ
满足临床需求，使用方便，计量欠准确，依从性一般	Ⅱ
部分解决临床需求，使用欠方便，计量欠准确，医生与患者依从性不高	Ⅰ

药理机制明确性：中药的多靶点、多途径、多环节的药理作用方式的阐明有利于中药上市价值和认识程度的提升。中药上市后应进一步探明其药理机制，其明确性可分三级（表21）。级数越高，机制越明确。

表21 临床药理机制明确性分级表

评估要点	分级
多靶点、多途径机制基本明确	Ⅲ
部分机制明确	Ⅱ
相关靶点或途径明确	Ⅰ

② 安全性及风险管理评估。上市后的安全性及风险评估强调中药应建立相应的原料、生产、质控、流通、贮存、临床用药等全过程的风险控制体系，同时结合不良反应情况对安全性进行综合评估。

安全性：上市后的安全性主要考察中药在临床广泛使用条件下的安全性，通过对不良反应表现、严重程度、发生类型及转归以及研究不良反应发生率，尤其是严重不良反应发生率，进而探讨不良反应相关危险因素（如药物相互作用）及发生机制，评价在广泛人群、特殊人群或者长期用药等情况下的安全性，并评估风险最小化措施的干预效果。

不同中药的安全性评价目的不同，可根据品种具体情况、结合当前急需解决的问题来确定研究目的，如发现罕见不良反应、明确联合用药安全性、明确禁忌人群等。应当注意收集安全性信息：① 重点关注说明书未收载的、上市前临床研究中未发现的不良反应/事件，尤其是严重不良反应/事件。② 关注已发现不良反应/事件的严重程度明显增加或频率明显增加的情况。③ 关注研究药物与其他药物合并使用时所发生的不良反应/事件。④ 关注发现以前未认识到的危险人群（如有特定种族或遗传倾向或并发症的人群等）。安全性分级表分三级（表22）。级别越高，越安全。

表22　安全性分级表

评估要点	分级
未见严重不良反应，未见新发不良反应/事件，未发现危险人群	Ⅲ
未见严重不良反应，少见新发不良反应/事件，不良反应发生率低，有一定危险人群	Ⅱ
多起严重不良反应，多起新发不良反应/事件，机制不清，缺乏控制措施	Ⅰ

风险可控性：中药上市后风险管理主要从风险识别、风险评估和风险控制三个方面评估，尤其应关注毒性药材、说明书。

对于组方中含有毒性药材的中药，应建立相应的原料、生产、质控、流通、贮存、临床用药等全过程的风险评估体系并提供相应证据，参照"上市前中药饮片质量可控性"部分进行评估。

中药说明书评估时要考虑其是否完善，包含中药使用重要禁忌、可能出现的严重不良反应、特殊用药注意事项、是否需要皮试、不良反应时需处理的措施、中医证型、可能产生中药滥用或中药依赖性的内容、特殊人群用药指导以及对贮藏温度和对贮藏环境的要求等。风险可行性分三级（表23）。级别越高，风险可控性越强。

表23　风险可控性分级表

评估要点	分级
可有效控制严重及常见不良反应	Ⅲ
目前方法可部分控制严重及常见不良反应	Ⅱ
未有可行方法控制严重及常见不良反应	Ⅰ

③ 经济性评估。中药上市后经济性评估应重点关注与同类品种的成本/效果的比较优势。应根据研究中干预措施的特点、数据的可获得性以及评价目的与要求选择适当的评价方法，依据评价结果比较待评估中药较对照药的成本效果有无优势。

可同时采用两种或两种以上的方法进行评价，或者以一种方法为主联合其他方法进行评价，并比较和分析各种评价方法结果之间的差异。建议采取的评价方法包括成本-效果分析（cost-effectiveness analysis，CEA）、成本-效用分析（cost-utility analysis，CUA）、成本-效益分析（cost-benefit analysis，CBA）、最小成本分析（cost minimization analysis，CMA）或成本分析（cost analysis，CA）。经济性评估结果可分为两级（表24）。等级越高，价值越高。

表24　经济性研究结果评估要点

评估要点	分级
单独或联合使用与现有治疗手段或药物相比，主要结局的卫生经济学相关指标具有显著性成本-效果优势	Ⅱ
单独或联合使用与现有治疗手段或药物相比，替代结局或次要疗效指标的卫生经济学相关指标具有显著性成本-效果优势	Ⅰ

④ 上市后真态价值风险效益综合评估。根据对不同治疗领域的同类中药有效性、安全性、临床适当性和经济性四个维度，结合目前临床防治病证现状和临床需求的变化，对中药上市后价值进行综合评估，通过风险效益来判定中药上市后的真态价值。

真态价值可分四级（表25）。等级越高，价值越高。

表25　上市后真态价值风险效益分级表

临床定位	效益	风险	临床价值
临床急需或填补空白	显著控制目标病证，具有明显优势	可接受的不良反应或可控严重不良反应	Ⅳ
重大或重要临床需求	主要结局显著改善，疗效明显提高，适当性好	可接受不良反应	Ⅲ
	次要疗效指标有优势	可接受的不良反应或可控严重不良反应	Ⅱ
		适用性提高	Ⅰ
	增效减毒联合效应明显	不良反应降低或优势明显	Ⅰ
一般需求	疗效指标具有优势或特色	可控性的严重不良反应或优势明显	Ⅰ

若药物为填补当前治疗空白或临床急需品种，疗效指标与临床目前防治手段比较体现出明显优势，如药物的不良反应可接受，则具有重要的临床价值；如出现严重不良反应时，则需与临床有效性及临床定位综合考虑，当患者的受益大于风险时，也具有重要价值。

若药物临床定位为满足临床重大或重要需求，主要结局显著改善，疗效明显提高，适当性好，如不良反应可接受，则具有重要的上市价值。与对照药物比较，仅次要疗效指标有优势，且未见严重不良反应时，或适用性提高均具有上市价值；增效减毒联合效应明显，不良反应降低或成本降低，综合判断其上市价值。

若药物临床定位为满足临床一般需求，当疗效指标与对照药物比较体现出优势或特色，可控性的严重不良反应或经济性优势明显，则具有上市价值。当药效学指标与对照药比较未见优势，或不良反应较严重，则该药物不具有上市价值。

当与对照药物比较疗效相当时，如药物使用的依从性提高、经济和社会成本降低、不良反应发生率或严重程度降低，则具有上市价值。

2.3　全生命周期综合评估

中药价值的最终体现的是患者的受益。中药新药的临床价值评估应针对中药生命周期的不同阶段，根据治疗水平、新产品的出现以及临床需求的变化，科学、全面地衡量中药所涉及的有效性、安全性、经济性、适当性等价值要素，通过综合分析、权衡利弊，以科学、全面评估中药的上市价值。进一步可根据不同阶段的相应评估指标的不同分级，建立定性与定量相结合的评估模型。

参 考 文 献

[1] US FDA. PDUFA Ⅵ Implementation Plan：Benefit-Risk Assessment In Drug Regulatory Decision-Making ［EB/OL］．（2018 - 03 - 30）. https：//www. fda. gov/media/112570/download.

[2] RAWLINS MD, CULYER AJ. National Institute for Clinical Excellence and its value judgments ［J］. *BMJ*, 2004, 329 (7459)：224 - 227.

[3] SCHNIPPER LE, DAVIDSON NE, WOLLINS DS, *et al*. American society of clinical oncology statement：a conceptual framework to assess the value of cancer treatment options ［J］. *J Clin Oncol*, 2015, 33 (23)：2563 - 2577.

[4] ICER. 2020 - 2023 Value Assessment Framework ［EB/OL］．（2020 - 01 - 31）［2020 - 05 - 25］. https：//icer-review. org/wp-content/uploads/2019/05/ICER_ 2020_ 2023_ VAF_ 013120-4. pdf.

[5] 李静, 商洪才, 赵晨. 药物临床试验质量监查的问题分析对策以及中成药上市后再评价领域监查问题［J］. 中国新药杂志, 2019, 28 (18)：2184 - 2188.

[6] 国家食品药品监督管理局. 关于深化药品审评审批改革进一步鼓励创新的意见［EB/OL］.（2013 - 02 - 22）. http：// samr. cfda. gov. cn/WS01/CL0844/78576. html.

[7] 中华人民共和国中央政府. 中共中央国务院关于促进中医药传承创新发展的意见［EB/OL］.（2019 - 10 - 26）. http：//www. gov. cn/zhengce/2019 - 10/26/content_ 5445336. htm.

编辑：王宇梅/接受日期：2020 - 11 - 16

中药上市后临床再评价研究思路探讨

陈玉欢[1], 凌　霄[2], 李春晓[2], 王盼盼[1], 刘淑钰[1], 马志欢[1], 李学林[2]

（1 河南中医药大学，郑州 450046；2 河南中医药大学第一附属医院，中药临床评价技术河南省工程实验室，郑州 450000）

［摘要］　国内外西药再评价体系已初步形成，明确了药品上市后再评价需针对药物最新研究资料，根据不同主体的需求确定再评价目的，选取合适的方法开展再评价研究。中药上市后再评价研究虽取得了一定进展，但中西药理论体系的差异和上市前研究的不足，中药上市后临床再评价研究仍存在较多问题。本文通过梳理汇总中药上市后临床研究现状，剖析中药上市后临床再评价研究存在的问题，并分别针对中成药上市后临床再评价研究和中药饮片临床再评价研究提出关键技术完善方法，基于多层次、多来源、多方法的研究数据与结果，形成基于真实世界研究的高水平中药上市后临床再评价综合体系，为中药合理应用和药品政策制订提供依据。

药品上市前临床研究不等同于真实临床使用情况，真实世界下临床合并用药情况复杂、不合理用药情况严重等问题，决定了药品均需要进行上市后临床再评价研究[1]。药品上市后再评价研究是上市前研究的完善和补充。国外以美国 FDA 为代表建立药品安全监测网络，基于药品上市前研究资料，强制开展上市后再评价工作，并进行定向研究，为药物政策和临床指南制定等提供依据[2]。2001 年我国《药品管理法》提出开展药品上市后再评价工作[3]。2007 年《药品再评价管理办法》（草稿）界定了药品上市后再评价和上市后研究的关系，提出建立评价管理体系[4]。2015 年《中国药品综合评价指南参考大纲（第二版）》，明确提出从八个方面开展药品综合评价[5]。2017 年《〈中华人民共和国药品管理法〉修正案（草案征求意见稿）》要求药品上市许可持有人在一定情况下应主动开展药品再评价工作[6]。中药上市后再评价起步较晚，中药注射剂安全性评价是中成药上市后再评价研究的突破点，虽取得了一定成果，但研究碎片化、不系统，目前尚未发现适合中药饮片的临床再评价研究方法。中西药理论体系和上市前研究的差异，决定了中药上市后再评价不能照搬西药研究方法，必须建立符合自身特点的评价体系。本文通过梳理汇总中药上市后临床研究现状，剖析中药上市后临床再评价研究存在问题，并分别针对中成药上市后临床再评价研究和中药饮片临床再评价研究提出关键技术完善方法，基于多层次、多来源、多方法的研究数据与结果，形成基于真实世界研究的高水平中药上市后临床再评价综合体系，旨在为临床指南制定及国家药品监督管理局、国家卫生健康委员会、医疗保障局等部门的制度制订提供依据，也为企业上市后研究提供指导。

1　中药临床研究概况

1.1　传统中药临床研究的特点

传统中药临床研究为古人经验医学积累，指导医药人员对药物的正确认识，指导药物临床合理应用，在古代医药临床研究中发挥了巨大作用。秦汉以前，古人对药物的研究来源于临床实践的不断积累[7]；汉至唐宋时期，传统的中药临床研究方法逐渐发展，总结形成了方法理论体系[8]；唐宋至明清时期，医药人员可以运用中药临床研究理论体系进行药物评价，指导临床应用[9]。传统中药临床研究方法主要包括口尝法和功效反推法两大类，口尝法[10]即医者通过亲自口尝，总结出中药的五味药性内容；功效反推法[11]即观察患者服药后机体变化，推测药物药性。传统中药临床研究从中医理论出发认识药物，研究方法经过长期实践检验，形成本草等古籍著作，以中药药性理论指导临床，利用传统中药临床研究方法成功评价许多新的外来药物[12-13]，评价结果也直接指导药物按照中医理论配伍

使用。但传统中药临床研究样本量小、个案报道多、缺乏严格的对照设计、药性描述简略、缺乏分级量化指标，使传统中药临床研究方法在现代中药临床评价研究中渐渐被淡化削减。

1.2　现代中药临床研究现状

1.2.1　中药饮片临床研究现状

现代临床应用的中药饮片知识体系多依据《中华人民共和国药典》及中药学教材。中药饮片临床应用形式复杂，配伍是中医辨证用药的特色，中药饮片在临床使用常见复方加减配伍使用，但由于中药饮片复方加减配伍的合理性和规律缺乏足够研究，导致随意加减现象频繁出现[14]。近些年来，中药组方配伍研究虽从分子、细胞、器官、组织等多方面不断深入，但此类研究往往与传统中医药理论脱节，与患者临床使用实际情况脱节，因此如何运用中医药理论，在临床研究中揭示组方原理值得深入研究，为临床合理加减配伍提供标准。

中药饮片再评价研究内容多集中于基于基础试验的中药饮片质量评价[15]。中药饮片有关临床应用的再评价研究多为剂量规律研究，统计分析医疗机构的中药饮片使用情况，总结实际临床应用规律，从而评价中药饮片临床适应性[16]。有关中药药性临床评价研究内容，现代研究学者多是通过药动学研究验证古人总结的中药药性的正确性[17]，实际临床所使用的中药药性内容仍是沿袭古籍资料记载。目前尚未发现适合中药饮片的临床有效性、安全性的再评价研究方法。

1.2.2　中成药临床研究现状

中成药与中药饮片临床研究虽都属于中药临床研究，但中成药临床研究方法多照搬西药临床研究模式，与中药饮片临床研究已然大相径庭。现代中药临床研究对象多为中成药。中药新药临床研究依据新药审批流程进行药物上市前后的临床研究，要求完成Ⅰ、Ⅱ、Ⅲ、Ⅳ期临床试验[18]。上市前Ⅰ期临床试验通过几十例病例进行初步的临床药理学研究，评价人体对药物的耐受性，着重强调生理生化、病理指标的转归。Ⅱ/Ⅲ期临床研究纳入上百例患者为研究对象，采用随机对照盲法明确药物的有效性和安全性。早期中成药上市前临床研究多关注患者临床治疗总有效率及实验室检验等指标，忽略了中医诊疗过程高度重视人体主观感受。近年来中成药上市前临床研究虽然着重关注患者症状、体征和证候等中医药特点相关的研究因素，但相关研究内容仍然不够。

我国中成药上市后临床再评价研究起步较晚，体系不成熟，早期中成药上市后再评价工作不要求强制性开展，大部分品种未开展再评价工作。中药注射剂是一种特殊剂型的中成药品种，由于易于储存、临床应用起效迅速等特点应用广泛，但马兜铃、关木通、鱼腥草事件等引起了政府和社会的广泛关注[19-21]。中药注射剂大品种安全性评价是中药上市后再评价研究的突破点，2009 年原国家食品药

品监督管理总局（CFDA）发布《中药注射剂安全性再评价质量控制要点》等文件[22]，要求企业参与评价研究，国家药品监督管理局针对大批中成药及中药注射剂品种发布了修订说明书通知[23-27]。2011年《药品不良反应报告和监测管理办法》要求重点监测新药监测期内及其他存在安全性问题的药品[28]。2017年《中华人民共和国药品管理法》修正案（草案征求意见稿）要求药品上市许可持有人在一定情况下应主动开展药品再评价工作，或国务院药品监督管理部门在必要时介入开展[6]。对已上市的中成药要求开展上市后临床评价，目前仍主要是针对安全监管，中成药上市后再评价实质包括对药品的安全性、有效性、经济性进行研究。中成药上市后临床评价研究主要包括随机对照试验、医院集中监测研究、自发报告系统监测研究及文献报告分析等临床研究方法，还包括有关管理部门要求开展的临床试验，以及近年兴起的真实世界研究（real word study，RWS）。中成药上市后评价研究仍存在较多问题，下文做详细阐述。

2 中药上市后再评价研究存在问题

2.1 上市后再评价和上市后研究概念混淆

虽然2007年CFDA的《药品再评价管理办法》（草稿）界定了药品上市后再评价和上市后研究的关系[4]，但由于缺乏规范的方法体系，导致目前再评价和研究概念混淆的问题依然突出，已开展的上市后再评价研究多属上市后研

究，而非再评价。药品上市后再评价是指政府、行业机构或其他研究主体定期对上市后药品在实际医疗过程中的有效性、安全性、经济性、稳定性及顺应性等方面的研究结果和实际使用情况进行证据收集和综合分析，得出评价结论，为药品政策制定及临床合理用药提供依据。药品上市后研究是指根据药品上市后再评价要求或实际医疗过程中发现的问题，对上市后药品在有效性、安全性、经济性、稳定性及顺应性等方面进行系统的或针对性的研究，为药品上市后再评价及临床合理用药提供证据。

2.2 主体、目的不明导致内容、方法不清

目前，我国政府部门和行业学会均发布了药品上市后再评价相关文件，但不同的主体需求不同，要求再评价的内容不同，导致再评价研究目的不明确，目前已发布的再评价文件均不能同时涵盖不同评价主体基本和核心的需求。现有的中药上市后再评价多局限于安全性、有效性、经济性三个方面的研究，整体研究内容碎片化，无法形成完整的评价证据。药品上市后临床研究多关注安全性，有关药品上市后安全性研究方法很成熟，已取得丰硕成果且应用于实际临床[29-30]，相关指南等文件中安全性研究方法描述也很详细，有效性的上市后临床再评价研究较少，经济性再评价研究更少甚至缺失。有关药品上市后综合评价研究多为理论方法的提出，尚未发现开展权威性的综合评价研究。国外药品上市后再评价体系已初步形成，国内外再评价研究主体、目的、内容、方法对比情况见表1。

表1 国内外药品再评价研究对比

项目	国内	国外
主体	主体不明：药品监督管理局、医保部门、行业协会、科研团体还是企业	主体明确：政府或专业机构
目的	目的不明：再注册、修改说明书、修改指南、调整医保目录还是获取临床使用特征	目的明确：为药物政策制定和临床指南及说明书的修订提供依据
内容	内容不全：主要针对中药注射剂安全性、有效性及经济性评价内容缺乏，中药饮片及口服中成药研究内容缺失	内容清晰：基于已有的研究资料，强制开展上市后再评价工作，进行定向研究或哨点监测
方法	方法不清：安全性、有效性、经济性研究方法割裂、不系统，多源证据综合评价研究未普及，不具有中医药特点	方法明确：建立安全监测网络

2.3 中药临床研究没有体现中医特点

近年来中药临床研究大多未结合中医的病-证特点，未充分考虑中医诊断优势，以西医的病与中医证候进行病-证结合，不符合中医传统。疗效评价标准单一，单纯以证候转变为标准，轻视了中医症状和体征在辨证中的作用。中药临床研究多强调以证候为核心指标，其灵敏度低、观察周期过长。2018年国家药品监督管理局发布《证候类中药新药临床研究技术指导原则》，指出采用疾病相关的主

要临床症状、体征等为主要疗效指标，症状和体征是证候临床最快速、最直观的表达，以症状变化为核心指标，兼顾体征和证候变化的中药临床评价方法，提高中药临床有效性评价的灵敏度[31]。中医症状和体征为定性描述，缺乏量化指标和研究方法。现代中药临床研究有待进一步完善，譬如研究思路设计分类、疗效指标范围等，且现有研究均未见症状和体征的量化分级、性味、归经等药性的内容。

2.4　中药评价结果和结论缺乏中药药性内容

中药与西药有很大不同，两者结构、成分、作用机制、用药原则均不同。西药结构明确，成分单一，作用机制明确，用药方案较简单；中药成分复杂，药理作用复杂，配伍灵活多变。西药根据疾病的病理表现和病变原因制定治疗方案；中药根据"证"的不同，结合中药药性，配伍形成方剂。现有已上市中药的功能主治多描述为西医疾病，且主治证候概括范围粗犷，缺乏中药药性内容，完全忽略了中医辨证论治用药原则。中医临床治病关注患者症状、体征、证候的改变，而现在中药临床研究指标多西药化。目前中药临床应用的中药药性仍是依靠古人记载的，来自中医传统的中药临床研究方法。现代以药性为目的的临床研究几近停滞，现代中药临床研究无中药药性相关内容，中药上市后再评价结果和结论中缺乏中药药性指标和内容，无法准确评价药物的药性，无法基于中医理论科学指导药物的配伍使用。

2.5　中药上市前部分关键研究内容缺失

与西药相比中药上市前研究存在一些局限和缺陷问题，由于中药前期审批标准低，部分上市前关键研究内容缺失。主要体现在两个方面：① 缺乏改变剂型和给药途径的血清药物化学和药动学实验，中成药包括中药注射剂和口服中成药，口服中成药多从经典名方转化而来，前期有临床用药经验支撑，可适当减少上市前研究流程，但口服中成药与传统汤剂的一致性问题也亟需评价，而中药注射剂是改变剂型和给药途径的中药新品种，其血中移行成分等差异性均未阐明，故应分别开展血清药物化学和药动学研究，补充上市前研究的不足。② 缺乏具有中医药特点的 I 期临床试验，现有的中药 I 期临床研究方法是参考西药的方案制定的，重点强调生理生化、病理指标的转归，人体主观感受变化是中医辨证论治和归纳中药药性的重要依据，缺乏症状和体征的量化分级研究，且现有研究均未见性味、归经等中药药性的研究内容。

3　中药上市后临床再评价研究思路

3.1　厘清中药上市后再评价的主体、目的、内容和方法

通过文献研究法和专家论证法进行归纳总结，厘清药品上市后再评价与研究的概念与内涵，通过分析不同政府主管部门对目前药品上市后再评价的要求，明确中药上市后再评价的主体和目的，并进一步明确通用目的和特殊目的。以《中国药品综合评价指南参考大纲》和《药品再评价管理办法》（草稿）为蓝本，在安全性、有效性、经济性以及顺应性等多方面评价内容的基础上，根据中医药特点，通过文献研究法和专家论证法明确中药上市后再评价应包含的评价内容。全面收集中药相关研究资料，建立数据库并汇总分析，根据目前中药上市后再评价研究的方法、结果和初步结论，设计医患调查问卷，组织专家进行充分论证，梳理关键的研究条目、步骤、方法和内容，论证研究方法的科学性及可行性。围绕中药上市后再评价的目的，结合中医药特点，组织专家尤其是临床中药学和中药临床药学专家讨论形成中药上市后再评价结论表述方法，包括内容、分类、分级等。

3.2　完善中药上市后临床再评价关键技术

3.2.1　中药饮片临床再评价关键技术　中药饮片临床以复方形式发挥作用，中药饮片临床再评价实质是对中药饮片处方的临床评价研究。针对中药饮片处方的临床有效性评价研究可从以下几方面进行：① 比较不同配伍方剂的临床疗效，综合探讨不同剂量中药与组方配伍效应消长的相关性，研究不同剂量水平的不同性味药物在处方中的作用。② 观察中药饮片处方服药方法，包括服药时间、服药次数、疗程等对药效的影响。③ 采用自身前后对照设计，纳入符合中医病名和证候诊断标准的门诊和住院患者，参照前期方剂使用方法的研究结果确定服药方式和剂量，开展以中医症状为核心，兼顾体征和证候经典名方的临床有效性研究。④ 参考中成药上市后安全性医院集中监测方法开展中药饮片处方临床安全性评价研究，对所有入组患者在医院用药期间进行不良反应/不良事件全程监测，监测时间从患者开始用药起至患者用药结束，必要者及门诊患者进行随访观察。⑤ 对中药饮片处方治疗的有效性和安全性进行评价后，结合成本资料，进行药物经济学评价。对患者相关效果指标及不良反应发生率进行统计学分析，与临床中其他治疗方案采用成本效果分析、成本效用分析和增量分析法等方法进行对比，利用效果指标有效率进行药物经济学分析，得到中药饮片处方的经济性研究结果。

3.2.2　中成药上市后临床再评价关键技术　中药上市后再评价需要在临床研究过程中发挥中医思维优势，在评价结果和结论中体现中药药性内容。现代中成药上市后再评价研究以证候为核心指标代表中成药上市后再评价研究的中医药特点，其灵敏度低、观察周期过长。传统的证候量表存在确定指标有主观性、量化权值标准单一两个方面问题。本文提出：① 探索依靠症状、体征量化信息采集表得分，通过智能统计方法，自动生成客观化证候量表，创新中药临床评价研究方法，实现中药临床研究评价指标的客观化、可量化。② 增加中药 I 期临床试验中人体主观感受量化评价内容，获取药物人体主观感受变化、药动学和耐受性研究结果，探索根据中药临床研究内容和结果转化形成中药药性指标的方法。③ 针对中成药上市前部分关键研究内容缺失，利用多种质谱及其串联技术，研究改变剂型和给药途径的中药注射剂与其口服制剂的主要血中移行成分，补充中成药大品种血清药物化学和药动学；采用网络药理学技术对中成药主要功效或不良反应的物质基础和作用机制

中国新药注册与审评技术双年鉴（2022年版）

进行初探，采用文献、分子对接或药理实验对预测结果进行验证。④ 另外中成药与中药传统汤剂的一致性问题，可通过化学成分一致性、药动学一致性和药效一致性三个方面进行研究。

3.3　构建高水平中药上市后临床再评价综合体系

3.3.1　体现临床中药学主导作用

中药上市后临床再评价研究不能完全依赖于西药临床评价模式，中药上市后临床再评价研究需要有一套具备中医药特点的知识体系。临床中药学是研究临床中药使用规律的一门科学，系统梳理治则治法、药性理论、药理作用、临床新用法与辩证用药的关系，临床中药学注重药性理论和临床用药的紧密衔接。古代是医药一家，中医和中药紧密结合，随着学科划分，中医学和中药学专业分离，造成医不知药、药不知医，唯一的医药结合点是临床中药学。应发挥临床中药学在中药临床研究中的主体作用，将已获取的研究结果如化学成分、药理作用、作用机制回归于中医药理论体系关键内容，如性味归经、升降浮沉、七情和合、君臣佐使，使在"中医药理论指导下开展研究"不再是空话。

3.3.2　发挥中药临床药学参与作用

现代中药新药审评临床试验主要以临床医师为主导，中药临床评价更艰巨的任务在于长期的、大规模的上市后临床再评价，临床医师工作繁忙，在临床再评价研究中投入的精力有限。中药临床研究工作中，中药临床药学需要发挥更大的作用，在中药有效性临床评价研究中需要临床中药师加入，中药安全性、经济性临床再评价研究中，中药师也可以担任主要研究者，保证用药安全、促进合理用药，同时提供专业、准确的药学知识。应培养专业水平高、精力有保障的多样化的人才团队，组织临床医师、临床药师/中药师、医院药学/中药学、临床研究相关的方法学专家及循证医学、流行病学专家等多学科人才，组建中药临床评价技术研发团队共同开展中药临床研究工作。

3.3.3　构建基于真实世界研究的中药上市后临床再评价综合体系

现有中药上市后临床再评价研究方法各有侧重，随机对照等研究方法开展的上市后再评价研究由于样本量的限制，导致得出的研究结果和结论的有效性和可靠性值得商榷。医院集中监测数据可靠、信息全面，但成本高、监测时间和地域受限；自发报告系统监测范围广、时间长，但漏报、瞒报、信息不全；文献报告虽然成本低、结果可全面深入分析，但存在发表偏倚且文献质量参差不齐的问题[32]。单一的临床评价手段难以深入评价中药临床应用合理性，必须综合不同上市后临床再评价方法，构建中药上市后临床再评价综合体系，解决实际问题。真实世界临床医疗大数据包含中医和西医双套临床信息，其具备的整体性、复杂性、开放性、关联性、层次性等特征符合中医药理论的需求，可为开展高效、符合中医药特点的中药安全性、有效性、经济性评价研究提供思路[33]。有研究通过医院集中监测研究，利用真实世界医院信息系统（HIS）数据仓库管理系统，从33家医院的HIS中提取30884例患者的真实诊疗信息，对血栓通临床使用的不良反应发生率、类型、主要表现进行评估[34]。构建集数据采集与处理、挖掘与应用等功能为一体的中药真实世界大数据一体化平台，采用类不平衡处理、树模型、LASSO回归、支持向量机等方法的多结局模型处理高维混杂因素，筛选影响多结局评价指标的影响因素，结合层次分析法、倾向评分法、工具变量、因果图等方法建立因果推理模型，挖掘可预测多结局评价指标的关键因素，开展药物临床有效、安全、经济性研究，获取较高级别临床用药循证证据，探索一种真实世界中药综合评价方法[35]。基于真实世界临床医疗大数据，结合医院集中监测、自发呈报系统、文献研究结果，构建基于多层次、多来源、多方法的研究数据与结果综合评价方法，形成基于真实世界研究的中药上市后临床再评价综合体系，构建高水平中药临床研究体系。

4　结语

通过厘清行业学会、政府部门等不同类型再评价主体间的关系，明确再评价中通用目的和特殊目的，确定再评价内容和方法，围绕中药上市后再评价研究存在的问题，借鉴国内外西药较成熟的上市后再评价体系，采用适合中医药特点的技术和方法，形成基于真实世界研究具有中医药特点的中药上市后临床再评价方法技术体系。规范化、高水平的中药临床评价研究是继承与发扬中医药的必然要求，有利于中药现代化、科学化，有利于继承和发扬中医药学术，有利于提高临床合理用药水平，有利于推动中医中药走向世界。

参考文献

[1] 杨羽，詹思延．上市后大数据药品安全主动监测模式研究的必要性和可行性［J］．药物流行病学杂志，2016，25（7）：401-404，413.

[2] 赵婷婷，王海学，赵建中．浅谈美国食品和药品监督管理局对上市后研究的背景与内容及其启示［J］．中国临床药理学杂志，2020，36（13）：1908-1912.

[3] 第六届全国人民代表大会．中华人民共和国药品管理法［S］．2019.

[4] 国家食品药品监督管理局．药品再评价管理办法（草稿）［S］．2007.

[5] 中国药品综合评价指南项目组．中国药品综合评价指南参考大纲（第二版）［J］．药品评价，2015，12（8）：6.

[6] 国家食品药品监督管理总局．总局办公厅公开征求《〈中华人民共和国药品管理法〉修正案（草案征求意见稿）》意见［S］．2017.

[7] 刘蔚，何清湖．炎帝神农氏医学实践与伦理思想研究

[J]．湖南中医药大学学报，2015，35（4）：27－29．

[8] 孙星衍，孙冯翼．神农本草经 [M]．北京：中医古籍出版社，2018．

[9] 郭秀梅．本草经集注 [M]．北京：学苑出版社，2000．

[10] 张卫．"五味"理论溯源及明以前中药"五味"理论系统之研究 [D]．北京：中国中医科学院，2012．

[11] 凌霄，王盼盼，马静，等．临床功效反推法在中药药性研究中的作用 [J]．中医杂志，2020，61（5）：396－399．

[12] 谭启龙．海药本草集解 [M]．武汉：湖北科学技术出版，2000．

[13] 唐慎微．重修政和经史证类备急本草 [M]．北京：华夏出版社，1993．

[14] 马诗瑜，卞晓岚．某院 2016～2018 年 3000 张中药饮片处方点评及用药合理性分析 [J]．中国医院药学杂志，2019，39（10）：1089－1094．

[15] 郑文科，张莉，昝树杰．中药饮片亟需开展临床评价 [J]．中国中药杂志，2019，44（3）：624－628．

[16] 沙靖昱，刘峘，谢雁鸣，等．基于真实世界刺五加注射液 5904 例心血管病患者的临床用药特征 [J]．中国中药杂志，2020，45（15）：3525－3532．

[17] 郭慧，崔扬，王秋红，等．代谢组学技术在中药药性理论研究中的应用概述 [J]．中草药，2016，47（3）：363－368．

[18] 国家药品监督管理局．新药审批办法 [S]．1999．

[19] 饶向荣，李深，李秀英，等．对美国 FDA 关于含马兜铃酸中草药肾损害两个通告的分析 [J]．中国中医药信息杂志，2001，8（2）：82－86．

[20] 国植，徐莉．对广防己、关木通导致的国际大规模中毒事件的反思 [J]．中草药，2001，32（1）：90－91．

[21] 梅全喜，曾聪彦．由"鱼腥草注射液紧急停用事件"引发的思考 [J]．中国药房，2006，17（15）：1124－1126．

[22] 朱博．中药注射剂安全性再评价质量控制要点 [EB/OL]．（2009－07－06）．http：//www.chinanews.com.cn/jk/jk-zcdt/news/2009/07-06/1762576.shtml/2020-11-07．

[23] 国家食品药品监督管理局．关于修订丹香冠心注射液说明书的通知 [S]．2009．

[24] 国家食品药品监督管理局．国家食品药品监督管理局关于修订红花注射液说明书的通知 [S]．2012．

[25] 国家食品药品监督管理总局．国家食品药品监督管理总局办公厅关于修订黄芪注射液说明书的通知 [S]．2013．

[26] 国家食品药品监督管理总局．国家食品药品监督管理总局关于修订黄芪注射液说明书的公告（第4号）[S]．2013．

[27] 国家食品药品监督管理总局．食品药品监管总局办公厅关于修订醒脑静注射液说明书的通知 [S]．2015．

[28] 中华人民共和国卫生部．药品不良反应报告和监测管理办法 [S]．2011．

[29] 中华人民共和国国家卫生健康委员会．国家药品临床综合评价总体工作方案（2018～2020）（征求意见稿）[S]．2018．

[30] LI XX, ZHUO L, ZHANG Y, *et al.* The incidence and risk factors for adverse drug reactions related to tanreqing injection：a large population-based study in China [J]．*Front Pharmacol*，2020，10：1523．

[31] 国家药品监督管理局．国家药品监督管理局关于发布证候类中药新药临床研究技术指导原则的通告 [S]．2018．

[32] 李春晓，凌霄，李学林，等．中成药上市后安全性综合评价研究探讨 [J]．中医杂志，2020，61（12）：1049－1053．

[33] 李春晓，陈玉欢，凌霄，等．基于真实世界大数据的中药注射剂比较效益研究方法的思考 [J]．中医杂志，2020，61（14）：1234－1237，1241．

[34] LI C, XU T, ZHOU P, *et al.* Post-marketing safety surveillance and re-evaluation of Xueshuantong injection [J]．*BMC Comple Altern Med*，2018，18（1）：1－9．

[35] 王丹丹，张虹．循证医学对中药注射剂临床再评价的指导作用 [J]．中国现代应用药学，2019，36（13）：1716－1720．

编辑：王宇梅/接受日期：2021－03－30

FDA 植物药与我国中药天然药物临床研究相关要求比较

宋彩梅

（国家药品监督管理局药品审评中心，北京 100022）

[摘要]　本文介绍了 FDA《植物药研发指南》关于临床研究的若干要求及我国对中药、天然药物临床研究的相关要求及一般认识，并对两国要求及认识的差异进行比较。

FDA 于 2004 年 6 月 9 日首次正式发布《工业界植物药研发指南》（"Guidance for Industry Botanical Drug Products"，

中国新药注册与审评技术双年鉴（2022年版）

以下简称《植物药研发指南》），明确了植物药药品的身份并对植物药进入美国市场提供了相关技术指导[1]。随着对植物药认识的提高以及实际审评经验的积累，于 2015 年对《植物药研发指南》进行了修订，并于 2016 年 12 月正式发布[2]。2016 版《植物药研发指南》对Ⅲ期临床试验及新药上市申请（new drug application，NDA）有了更加详细的阐述，同时对上市后研究具有一定的指导作用。由于 FDA 植物药的概念、特点与我国中药、天然药物有诸多相似之处，本文拟对 FDA 植物药临床研究的若干技术要求与我国中药、天然药物相关技术要求进行比较分析。

1 概念的比较

FDA 植物药的概念包括植物原料类、藻类、宏观真菌及其复方制剂，但需要排除以下产品：① 含有动物或动物部位和/或矿物的产品，如果它们在传统植物制剂中是微量成分，则不在排除之列。② 以基因修饰的植物种为原料生产的单体成分。③ 用酵母、细菌、植物细胞或其他微生物发酵制得的，包括用植物作为基质生产的单体成分。④ 纯化程度高的物质，无论是天然来源或是化学修饰的物质。来源于传统培养或饲养技术的植物药材，或药材经发酵技术制得的由多种活性成分组成的天然混合物仍适用于《植物药研发指南》。植物药与其他药品组成的复方制剂，植物药部分可参考《植物药研发指南》的要求[2]。

我国中药是指在我国传统医药理论指导下使用的药用物质及其制剂，天然药物是指在现代医药理论指导下使用的天然药用物质及其制剂[3]。中药天然药物均可来源于植物、动物、昆虫、矿物等各类药材，一般不包括来源于基因修饰动植物的物质、经微生物发酵或经化学修饰的物质[3-4]。根据中药、天然药物的注册分类又可分为多个类别，不同的注册分类有不同的技术要求。

通过以上比较可见，我国中药、天然药物涵盖范围更广，包括了传统中药的植物、动物、矿物等制剂、复方制剂，或由植物中提取的有效部位、有效成分等，FDA 植物药目前仅包括植物来源的药物，一般不包括动物、矿物产品。无论是 FDA 植物药还是我国的中药、天然药物均不包括来源于基因修饰的动植物的物质、经微生物发酵或化学修饰的物质。FDA 植物药的概念未考虑是否在传统医药理论指导下使用，而我国根据是否在中医药理论指导下使用分为中药和天然药物。

2 临床研究相关技术要求比较

FDA 对证明植物药有效性和安全性的总体要求与其他药物相同，但考虑植物药的特点，对临床研究的某些方面提出了有别于化学药物和其他高度纯化药物的要求。我国

则对中药、天然药物进行了更为系统的管理，中药、天然药物的研发除遵守《药品注册管理办法》的一般要求外，还针对中药、天然药物的特点制定了《中药注册管理补充规定》《天然药物新药研究技术要求》《中药新药临床研究一般原则》等规定和技术要求。

2.1 早期临床试验的考虑

2.1.1 临床试验申请（investigational new drug application，IND）时对人用经验资料的要求 FDA 要求在申报Ⅰ期和Ⅱ期临床试验时提供既往人用经验资料，以便根据可获得的人用经验信息对临床前及临床研究提出相应的要求。《植物药研发指南》对人用经验资料的要求如下：如既往进行过临床研究，IND 时应提交研究报告，并评估研究质量及与本次研究的关联性；有销售经验的药物（如已作为膳食补充剂销售）应描述历史销售情况，尤其应提供年销售量的证明文件，以及对暴露人群量、不良反应发生率的评估；仅在国外市场销售的植物药，应评估信息的可靠性及与现行临床研究的关联。此外，申办者还应提供既往经验与拟进行的研究的桥接信息。包括研究剂量相对于药材或传统制剂的使用量、研究药物与文献中记载的传统制法的一致性比较，和/或研究药物拟使用的临床环境与既往使用的临床环境的比较[2]。

我国中药新药 IND 申报时同样需要提供既往人用经验资料，通常位于 3 号资料"立题目的与依据"中。目前尚无正式发布的对人用经验资料的要求，在《中药、天然药物申请临床研究的医学理论及文献资料撰写原则》提到了部分人用经验资料的要求，要求医学理论及文献资料中应详细说明处方来源、应用、筛选或演变过程及筛选的依据等情况，已有临床应用经验的应根据实际应用情况提供有效性和安全性方面的信息[5]。实际审评中，对已作为经验方或院内制剂使用的产品，要求对既往使用情况进行分析，包括适用人群、剂量、作用特点等，如已有临床研究应提供研究方案和研究结果；对已作为保健品或消毒产品销售的药物，应提供既往销售情况、使用人群、有效性和安全性的数据等。

2.1.2 Ⅰ期耐受性试验的要求 FDA 认为目前作为膳食补充剂销售的植物药，如申请人能够证明与既往人用经验的相关性，一般不需要典型的Ⅰ期耐受性研究[2]。

我国《中药注册管理补充规定》中规定处方中含毒性药材或无法定标准的原料，或非临床安全性试验出现明显毒性反应等有临床安全性担忧的中药，应当进行Ⅰ期临床试验[6]。《天然药物新药研究技术要求》要求天然药物均应进行Ⅰ期临床试验，包括初步的临床药理学及人体安全性评价试验[4]。

2.1.3 临床药理学的要求 FDA 认为药动学（pharmacokinetic，PK）和药效学（pharmacodynamic，PD）信息对后期

临床试验的设计很有帮助，也认识到植物药进行全身系统暴露的 PK 检测有技术上的挑战。如药物活性成分已知，申请企业在早期临床试验时应尝试用敏感的检测仪器测量血液中主要活性成分的含量，以达到与非植物药相似的临床药理学目标。如果没有可测量的活性成分进行体内和体外研究，也可采用基于药效动力学或临床终点的试验[2]。

我国相关法规和指导原则对中药的药动学没有硬性要求，仅要求处方中含有毒性药材或无法定标准的原料，或非临床安全性试验结果出现明显毒性反应等有临床安全性担忧的中药进行 I 期临床试验[6]，多为耐受性试验。但要求天然药物既要进行耐受性试验又要进行药动学试验，以观察人体对于新药的耐受程度和药动学，为制定给药方案提供依据[4]。

2.1.4　安慰剂的特殊考虑　基于植物药的特点，植物药很难制造出一种在味道、气味和外观与试验药物完全相同的安慰剂，FDA 认为在安慰剂中添加少量植物药成分掩盖试验药物的特征是必要的，但所添加的植物性物质应不具有任何已知的药理活性。因此，即使安慰剂与在研植物药间有细微差别，如果研究者和受试者难以将两者区分开，且仍能保持临床研究的盲态，也是可以接受的[2]。

对于中药新药临床试验中安慰剂的要求，我国《中药新药临床研究一般原则》第九条做了较为详细的阐述。基本要求与 FDA《植物药指南》异曲同工，如安慰剂对受试药物的适应证应无明显的治疗作用，不会干扰对受试药物有效性的观察；安慰剂应不会对人体健康产生危害，不会产生明显不良反应；安慰剂应与受试药物/阳性药物相似，如口服制剂安慰剂应在颜色、气味、味道、形状、质感等特征方面与受试药物/阳性药物相似，使临床试验参与者难以区分。《中药新药临床研究一般原则》还要求采用合理的方法对安慰剂的相似性和适用性进行判断和评价，如借鉴食品或化妆品等的感官评价方法。此外，还阐述了对安慰剂质量的一般要求。实际操作中，也有较多的企业采用极低剂量法，即在安慰剂中增加 5% ~ 10% 的药物来模拟试验药品的颜色、气味、味道等[7]。总体来看，中美两国监管机构对安慰剂的要求尺度基本一致，中国的指导原则更为详细一些。

2.1.5　我国对于早期临床试验的其他要求　除以上内容外，我国中药新药还有一些不同于化学药和美国植物药的要求。我国中药强调应符合中医药理论，因此在 II 期临床研究中还强调对证候的观察和疗效评价，有效成分、有效部位制剂应进行中医证候探索性研究。在早期临床试验中还应关注证候转化对有效性和安全性的影响，并为 III 期临床试验的方案提供依据[6]。

2.2　III 期临床试验的要求

FDA《植物药研发指南》对植物药的 III 期临床研究与非植物药的 III 期临床研究要求基本相同。许多通用的和治疗领域特定的指导文件同样适用于植物药。植物药的一些特殊考虑包括以下几点。

2.2.1　临床药理学考虑　无论植物药在美国或其他国家的销售情况如何，在 III 期临床试验开展前，申办方均应能提供 III 期临床试验剂量选择的依据，如人体药动学和药效学与有效性和安全性的关系。可以在早期临床药理学资料的基础上进行补充。如可行，可在 III 期临床试验前进行临床试验模拟[2]。

我国中药、天然药物 III 期临床试验的剂量选择一般不依赖临床药理学的数据，更多依靠人用经验和 II 期临床试验的探索数据。

2.2.2　批间疗效的一致性　FDA《植物药研发指南》认为由于植物药的变异性和有效成分的不确定性，保证上市药品批间疗效一致是非常关键的。《植物药研发指南》在多个章节提到了确保批间疗效一致的控制措施，包括对植物原材料的控制，通过化学检测和质量控制手段确保批间一致，以及通过生物分析和临床数据确保治疗效果的一致性等。III 期临床试验阶段应注意，临床试验样品的批次不宜太单一，应能代表上市销售后的批次情况，并且应注意分析批次间有无交互效应。如果能证实药物的效应对剂量变化不敏感（但仍优于安慰剂组或非劣于阳性对照组），也可间接说明药物效应对批间差异不敏感[2]。

我国对于批间疗效的控制主要体现在《天然药物新药研究技术要求》，要求 III 期临床试验用样品应采用生产规模的样品[4]。《中药新药临床研究一般原则》和《中药注册管理补充规定》均未见对批间一致性的要求。可见我国对天然药物批间一致性的要求主要体现在药学研究和质量控制体系上，未能充分考虑天然药物的特点。而对于中药批间一致性的要求目前基本处于缺失状态。在今后的法规及指导原则修订时可借鉴 FDA 的思路。

2.2.3　临床试验的加载设计　植物药虽然有一些人用经验，但其有效成分不清楚、作用机制不明确，导致对药品预期疗效的不确定性。如果缺乏科学可靠的数据来支持其疗效，在临床研究的中单独使用在研植物药可能会面临伦理问题，特别是危重病情的患者。FDA 推荐"研究药物 + 标准治疗 vs 标准治疗"的加载设计，而不是"单独使用研究药物 vs 对照"设计。然而，FDA 也认识到这种设计也存在一定的问题，如标准治疗药物与研究药物可能产生相互作用，如果这种相互作用的可能性比较大，且植物药有足够的有效性证据，其他设计也可以考虑[2]。

我国《中药新药临床研究一般原则》也指出在所研究的药物已有标准治疗时，基于伦理学原则，可采用加载治疗。指出了加载设计的缺陷，如容易受混杂偏倚的影响；出现不良反应时，难以确定是哪种药物或哪两种

中国新药注册与审评技术双年鉴（2022 年版）

药物共同造成的；"天花板"效应等[7]。申请人设计临床方案时应根据药物作用特点、疾病特点综合考虑。如所适应证为严重且有标准治疗或传染性强的疾病，若无充分的有效性证据，单独采用拟研究药物进行评估一般不易被接受。

2.2.4　我国对Ⅲ期临床试验的其他要求

与早期临床试验相似，我国中药Ⅲ期临床试验也应注重对证候疗效的评价。主治为证候的中药疗效评价应以中医证候为主；主治为病证结合的中药，中医证候一般应作为次要疗效指标。天然药物要求采用两个确证性试验说明其有效性。

2.3　NDA 的考虑

在美国，植物药提交 NDA 时的要求与其他药物基本相同，证明植物药有效性和安全性的总体要求与其他药物相同。植物药应特殊考虑的包括以下几点：① 人用经验资料的更新：所有在 IND 时提交的资料都应在 NDA 时提供，如研究期间人用经验有所更新，也应提供更新的信息。② 临床药理学的要求：NDA 时对体内生物利用度数据的一般要求适用于植物药。植物药可能无法进行标准的体内生物利用度或药动学实验，检测急性药理效应可以作为一种替代的方式，NDA 申报时应提供对临床药理研究方法的评估及选择或放弃某些方法的原因。③ 确保疗效一致性的证据：NDA 时应综合考虑植物原料、化学检测和生产的质量控制及生物检测和临床数据是否支持批间疗效的一致性。如临床疗效对剂量不敏感（但仍优于安慰剂对照组），则可认为既定规格范围内的差异可能不会影响药物的治疗一致性。如在临床研究阶段使用了不同批次的产品，应注意分析批间差异的交互效应，如没有明显的交互效应，则可认为在既定规格范围内疗效不受批间差异的影响。

关于疗效一致性，我国《天然药物新药研究技术要求》规定质量标准中相关标准的确定应以Ⅲ期临床试验用样品的质量为主要依据；药学方面应建立完善的全过程质量控制体系，基本保证上市后不同批次药品质量的稳定均一；上市前应完成临床试验用样品与拟上市产品之间的质量对比研究和分析[4,8]。可见，我国天然药物批间一致性仍主要依靠药学的质量控制体系。另外，我国中药、天然药物在 NDA 申报时还应注意说明书的撰写。天然药物的功能主治应以现代医学术语表述；主治为证候的中药功能主治须以中医术语表述；主治为病证结合的中药功能用中医专业术语表述；主治以现代医学疾病与中医证候相结合的方式表述。

3　小结

综上所述，FDA 植物药指南与我国有较多相似之处，如概念上相似；IND 时均考虑到有人用历史的特点，将既往人用经验作为重要参考；对临床试验的某些方面提出了有别于化学药物和高纯化药物的要求。不同之处主要体现在医学理论的差异。我国中药强调传统中医药理论的指导，疗效评价不仅关注疾病疗效还应关注证候疗效，临床试验中应关注证候转变对有效性和安全性的影响。而 FDA 仅将植物药作为药物的一种来源，其医学理论与化学药物和其他高纯化药物相同，均为现代医学理论，对植物药有效性和安全性评价的总体要求与其他药物基本相同。这一点上看，FDA 植物药的概念和要求与我国天然药物更为接近。与我国天然药物相比，FDA 根据植物药的特点做了更多的变通，如对临床药理学的要求、对批间一致性的考虑；我国天然药物的要求基本与化学药物相同，甚至在某些方面高于化学药物，如需要两个确证性试验证明其有效性。总体上看，中美两国的技术要求各有优势，相互借鉴、取长补短将会使评价体系更加科学、客观、合理。

参 考 文 献

[1] FDA. Guidance for industry botanical drug products [EB/OL]. (2004 – 06 – 14). https：//www. regulations. gov/document? D = FDA-2000-D-0103-0003. PDF.

[2] FDA. Botanical Drug Development：Guidance for Industry [EB/OL]. (2016 – 12). https：//www. fda. gov/regulatory-information/search-fda-guidance-documents/botanical-drug-development-guidance-industry. PDF.

[3] 国家食品药品监督管理局. 药品注册管理办法（局令第 28 号）[S]. 2007.

[4] 国家食品药品监督管理局. 天然药物新药研究技术要求（国食药监注 [2013] 17 号）[S]. 2013.

[5] 国家食品药品监督管理局. 中药、天然药物申请临床研究的医学理论及文献资料撰写原则 [S]. 2007 – 8 – 23.

[6] 国家食品药品监督管理局. 中药注册管理补充规定（国食药监注 [2008] 3 号）[S]. 2008.

[7] 国家食品药品监督管理局. 中药新药临床研究一般原则 [S]. 2015.

[8] 安娜，周贝唐，健元. 我国进口植物药再注册期间临床相关问题及思考 [J]. 中国新药杂志，2018，27（18）：2121 – 2123.

编辑：杨青/接受日期：2020 – 01 – 02

2.3　细胞与基因治疗产品的注册

人胚胎干细胞诱导分化的肝样细胞质量评价研究

纳　涛[1]，孙　懿[2,3]，吴婷婷[1]，欧阳琦[2,3]，卢光琇[2,3]，林　戈[2,3]，袁宝珠[1]

（1 中国食品药品检定研究院，细胞资源保藏研究中心，卫生部生物技术产品检定方法及其标准化
重点实验室，北京 100050；2 人类干细胞国家工程研究中心，长沙 410205；3 湖南光琇高新生命
科技有限公司，长沙 410205）

[摘要]　肝细胞、肝组织或器官移植是目前不可逆失代偿性肝病的主要治疗手段，而由人胚胎干细胞诱导分化来源的肝样细胞（human embryonic stem cells-derived hepatocyte-like cells, hESC-HLCs）能为移植提供数量充足、质量可控、来源稳定的细胞。为满足临床应用研究的需要，hESC-HLCs 需具备明确的基本生物学属性、微生物学安全性、生物学安全性及生物学有效性的总体质量要求，其中每一类质量要求是由多个关键质量属性所组成。hESC-HLCs 的整个制备过程是从人胚胎干细胞（hESCs）向 hESC-HLCs 的全分化过程，可基本分为四个阶段，各阶段在细胞形态、标志基因/蛋白的表达、生物学功能等方面均有明显的特征。本文就 hESC-HLCs 总体质量要求及各质量属性进行讨论，目的是在我国建立临床研究用 hESC-HLCs 质量评价方法和评价策略。

肝脏是人体中最大的代谢解毒器官，其中的肝上皮细胞是肝脏组织最基本的功能单位，承担肝组织的糖、脂、蛋白、胆汁代谢以及药物及毒物代谢等重要功能。病毒感染、过量药物、超负荷代谢、长时间缺氧等，均可导致肝细胞损伤甚至死亡。肝细胞损伤可引起肝脂肪变、功能衰竭、纤维化，最终形成不可逆的失代偿性肝病。

目前不可逆失代偿性肝病的治疗，主要是依赖肝细胞或肝组织移植，但由于原代肝细胞体外培养技术并不成熟[1]，而肝组织/器官来源又非常有限，因此体外规模化扩增的其他来源的肝细胞，将是未来肝细胞移植的关键材料来源[2]。

近年来干细胞技术与再生医学的快速发展，为移植用细胞提供了多种"种子细胞"的选择。人胚胎干细胞（human embryonic stem cells, hESCs）、诱导性多能干细胞（induced pluripotent stem cells, iPSCs）[3]、间充质干细胞（mesenchymal stem cells, MSCs）[4]等，可通过分化、转分化等体外细胞技术转变为肝细胞或肝前体细胞，因此具有"种子细胞"的意义。其中，hESCs 和 iPSCs 理论上具有持久的"干性"和完全的多向分化潜能（pluripotency），因此更适合作为"种子细胞"。对比 hESCs 和 iPSCs，hESCs 无须体外重编程过程，因此具有分化效率和质量控制等方面的优势[5]。

临床研究数据显示，hESCs 可作为不同临床试验中多类功能细胞分化的"种子细胞"。目前在 clinicaltrials.gov 网站上已登记有数十个基于 hESCs 的临床试验，相关功能细胞包括视网膜色素上皮细胞、神经前体细胞和心肌细胞等。但目前作者尚未见有 hESCs 分化的肝细胞临床试验。

人胚胎干细胞诱导分化来源的肝样细胞（human embryonic stem cells-derived hepatocyte-like cells, hESC-HLCs）分化技术，可分为拟胚体依赖性[6]和非拟胚体依赖性[7]，而非拟胚体依赖策略在质量控制方面更具优势。hESC-HLCs 整个分化过程多可分为四阶段，即 hESCs "种子细胞"阶段、限定性内胚层（definitive endoderm, DE）阶段（诱导分化后第 3~第 5 天）、肝母细胞（hepatoblast）阶段（诱导分化第 8~第 12 天）和肝样细胞（hepatocyte-Like Cells, HLCs）阶段（肝母细胞诱导分化后第 7~第 15 天）。四个阶段的细胞在形态、分子标志物的表达和各类生物学安全性及生物学功能方面均具有明显的差异[8]。其中，终末阶段的 hESC-HLCs 应在形态和功能上与原代肝细胞相似，表现为多角形细胞形态，表达原代肝细胞的标志基因、分泌相应蛋白，具有糖原及脂肪合成功能、外源物质的吸收及排除功能、胆汁排泄、尿素代谢或氨代谢功能等。基于对分化各阶段细胞生物学效应及生物学安全性的充分认识，可制定 hESC-HLCs 的关键质量属性和针对关键质量属性的质量评价及控制策略，以保障 hESC-HLCs 的质量、安全性和有效性。

本文在以往 hESCs 及其分化细胞质量研究、质量评价规范建立等工作基础上，通过分析 hESCs-HLCs 的整个分化阶段所具有的细胞生物学特性和与其生物学及制备工艺相关的风险因素[9-13]，探索性地提出了 hESCs-HLCs 的关键质量属性和与之相关的质量评价规范。

1　hESC-HLCs 的质量要求及评价内容

为满足 hESC-HLCs 所需具备的基本生物学属性、微生物学安全性、生物学安全性及生物学有效性的综合质量要求，不同分化阶段的细胞都应符合各阶段细胞相应的质量要求。

1.1　hESC-HLCs 的细胞鉴别

1.1.1　基础性细胞鉴别　hESC-HLCs 的基础性细胞鉴别，包括个体遗传多态性、细胞遗传学及种属遗传学鉴别，用于细胞个体鉴别、种属来源确定、纯度分析和种属间细胞交叉污染的判断[14]。此外，还应包括 hESC-HLCs 形态特征及分子标志物的表达等。

1.1.2　形态特征　hESC-HLCs 应为多角形、细胞核明显且较圆，部分细胞呈典型的双核甚至多核，这种细胞形态在 hESC-HLCs 阶段可到达 90% 以上，见图 1。

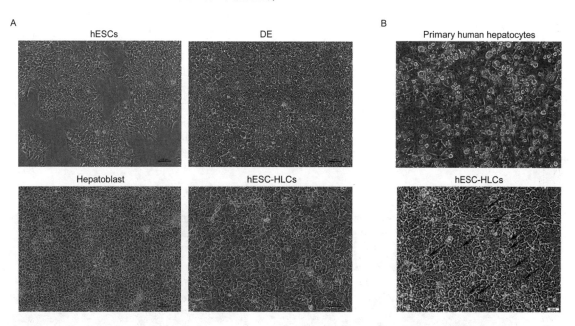

A：胚胎干细胞（hESCs）、限定性内胚层（DE）细胞、肝母细胞（hepatoblast）和胚胎干细胞来源的肝样细胞（hESC-HLCs）（100×）；B：高倍镜下的原代培养的人肝细胞和 hESC-HLCs 细胞（200×），箭头标示了部分双核细胞

图 1　hESC-HLCs 的细胞形态

1.1.3　特定标志蛋白的表达　hESC-HLCs 分化过程中，不同分化阶段相对特异的标志蛋白有甲胎蛋白（alpha fetoprotein，AFP）、白蛋白（albumin，ALB）、Sox17、角蛋白 7/9（cytokeratin K7/9，CK7/9）、epithelial cell adhesion molecule（EpCAM）和 hepatocyte nuclear factor 4 alpha（HNF4A）等[8]，它们的阶段性差异表达见示意图 2。

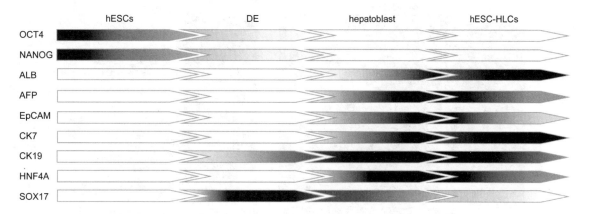

从左到右分别为 hESCs、DE、hepatoblast 和 hESC-HLCs 四个阶段，颜色深浅代表蛋白表达程度的高低

图 2　hESC-HLCs 标志蛋白在不同分化阶段中表达差异示意图

分化启始阶段，hESCs 首先转变为原条中胚层细胞，然后过渡到 DE 细胞，此阶段多能性标志蛋白 Oct4 和 Nanog 表达逐渐降低，而内胚层标志蛋白 Sox17 的表达逐渐升高。进入到 hepatoblast 阶段时，HNF4A 的表达迅速增加，同时

AFP 的表达显著升高。这一阶段细胞形态由梭形向典型的多角形转变。到 hESC-HLCs 阶段，白蛋白的表达显著增加并保持不变，其他蛋白如 TAT，CYPs，也在此阶段开始表达。同时，这一阶段开始出现糖原储存、脂肪合成等成熟肝细胞特异性生物学功能。

hepatoblast 早期，细胞具有肝细胞和胆管细胞分化潜能，该阶段关键标志蛋白是 AFP[15]，而分化后期 AFP 的表达仅限于肝样细胞[16]，因此高水平 AFP 提示肝样细胞分化的特殊性[17]。

ALB 具有维持体液渗透压和部分内外源物质运输载体的功能，并可参与抗氧化、抗炎、调节免疫、维持酸碱平衡和解毒等多种功能[18]。诱导分化过程中，ALB 从 hepatoblast 阶段开始表达到成熟肝细胞阶段达最高水平，因此其表达水平是细胞分化和功能成熟的重要标志分子。

Sox17 参与调控分化细胞的内胚层属性和调节上皮细胞

的极性，支持内胚层全过程分化和向上皮样细胞过度[19-20]，因此应是 hESCs 向肝样细胞分化过程控制的重要标志分子；CKs 细胞骨架蛋白中，CK8 和 CK18 主要在成体肝上皮细胞中表达，而 CK7 和 CK19 则在肝和胆管细胞中表达[21]；Ep-CAM 参与调控细胞黏附、增殖、分化、迁移和侵袭等功能[22]，其在肝母细胞中表达，在 hESC-HLCs 阶段从阳性转为阴性[23]。EpCAM 可参与肝样细胞和胰腺上皮的分化，虽不具有特定细胞命运决定的功能，但可作为从干性状态向成熟上皮细胞状态过渡的过程性标志分子[24]；HNF4A 是 hESCs 向 DE 和 hepatoblast 向成熟肝细胞分化所必需的[25]，并直接调控肝细胞分化相关基因的表达[26-27]，是细胞命运相关的转录因子网络构建所必需的，并可作为前体细胞过程控制的标志分子[28]。

上述 hESC-HLCS 分化过程中各标志蛋白动态表达的代表性结果，可参见图 3。

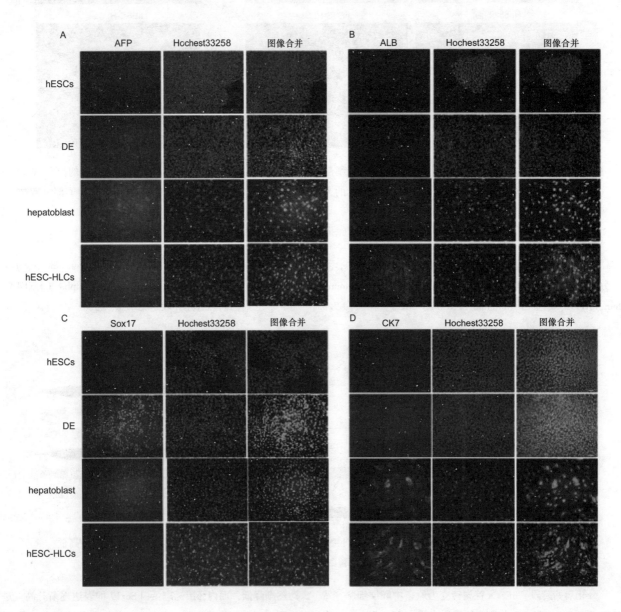

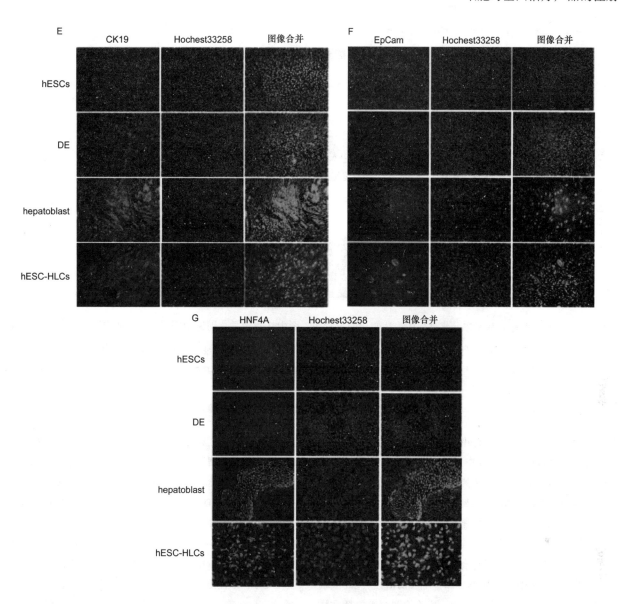

免疫荧光染色法对 hESCs, DE, hepatoblast 和 hESC-HLCs 阶段功能蛋白 AFP（A）、ALB（B）、Sox17（C）、CK7（D）、CK19（E）、EpCAM（F）和 HNF4A（G）的表达

图3　hESC-HLCs 在不同分化阶段标志蛋白的表达

1.1.4　特异标志基因的表达　除上述标志蛋白外，也可在转录水平上对 hESC-HLCs 特定标志基因进行检测。这些特定标志基因包括 *FOXA2*、*CK7*、*AFP*、甲状腺素结合的前白蛋白（transthyretin，*TTR*）、视黄醇结合蛋白 4（retinol binding protein 4，*RBP4*）、α1 抗胰蛋白酶（alpha-1-antitrypsin，*AAT*）和 *ALB* 等，见图 4。

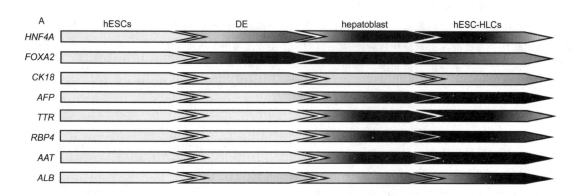

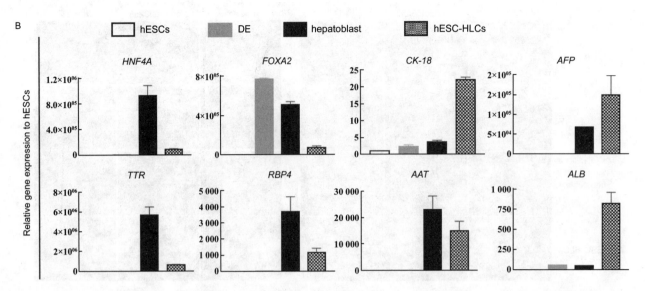

A：hESC-HLCs 各标志基因在分化过程中表达变化的示意图，图中从左到右分别为 hESCs '种子细胞' 阶段和 DE、hep-atoblast 及 hESC-HLCs 分化阶段。示意图中黑色代表相关基因表达水平，颜色越深表达水平越高；B：使用 Taqman 探针的荧光 PCR 法检测一株 hESCs 分化到 hESC-HLCs（hESCs，DE，hepatoblast 和 hESC-HLCs）不同阶段细胞特异标志基因表达水平的检测结果（$n = 2 \sim 3$）

图 4　hESC-HLCs 在不同分化阶段标志基因的表达

1.1.5　核型分析　除内源性染色体变异因素外，hESCs 在诱导分化为肝样细胞的过程中所涉及的许多活性因子，具有理论上改变基因组稳定性甚或染色体稳定性的可能性，因此需对分化各阶段细胞的染色体核型进行分析。相关染色体核型可依据现行版《中华人民共和国药典》的规定进行分析。

1.1.6　细胞活性　应对各分化阶段的细胞进行活细胞数、增殖周期、倍增时间、克隆形成率、端粒酶活性（和/或端粒长度）等生物学特性进行检测。相关检测技术包括常规染色技术、流式细胞技术、生长曲线分析等。

1.2　微生物学安全性评价

微生物安全性评价总体上应依据现行版《中华人民共和国药典》和 WHO 有关细胞基质微生物学检测相关指导原则，及《干细胞制剂质量控制及临床前指导原则（试行）》有关微生物学安全性的要求，对细菌、真菌、支原体、病毒（种属特异性病毒、逆转录病毒、非特定病毒）和微生物代谢产物（如内毒素）等可能的污染进行评价[9-10]。此外，可根据各诱导分化过程所使用材料的微生物学安全问题及诱导分化工艺相关的微生物学安全风险进行评价。

1.3　生物学安全性评价

hESC-HLCs 的生物学安全性包括 hESCs "种子细胞" 残留或未完全分化细胞残留相关的安全性，以及分化后的 hESC-HLCs 自身存在的生物学安全性问题。

1.3.1　hESC-HLCs 中 hESCs "种子细胞" 残留评价　上述介绍的 hESC-HLCs 鉴别（特别是纯度分析）内容均需以 hESCs "种子细胞" 为对照，相关评价技术可定性地评价 hESCs 残留。常规 hESCs "种子细胞" 鉴别所使用的标志蛋白，如 SSEA4、TRA-1-60、TRA-1-81 等，可用于判断分化后功能细胞中 hESCs 的残留。代表性的流式细胞法检测 SSEA4、TRA-1-60 和 TRA-1-81 在 hESCs 中的阳性率分别为 99.4%，96.3% 和 97.6%，而在 hESC-HLCs 中的阳性率分别为 0.1%、未检出和 0.1%。另外，hESCs "干性" 标志分子 OCT4 和 Nanog 等的蛋白/基因表达水平也可用于评价分化细胞中 hESCs 的残留，并可通过免疫荧光方法（图 5A）或荧光定量 PCR 法进行检测（图 5B）。代表性的检测检测结果显示，hESCs 干性标志基因 *Oct4*、*Nanog* 和 *Sox2* 在 hESC-HLCs 中的表达均为阴性。另外，应将多种评价技术，如量化的细胞鉴别技术、成瘤性试验、致畸胎瘤评价和端粒酶活性等评价技术综合使用，从多种生物学属性方面综合评价 hESCs 残留和与其相关的生物学安全性问题。畸胎瘤的形成被认为是 hESCs 多能性评价的金标准[29-30]，并可一定程度地用于判断分化细胞中 hESCs 的残留及其现实风险，见图 5C。

1.3.2　成瘤性评价　在成瘤性评价上，除使用免疫缺陷动物接种试验外，还可利用软琼脂克隆形成试验和端粒酶活性检测[9-10]，对 hESC-HLCs 的成瘤性风险进行综合评价。

1.3.3　异常免疫学反应评价　hESC-HLCs 的异常免疫反应评价内容应包括对其 HLA 抗原亚型（如 HLA-DR）、促炎因子（如 IL-6、IL-8）、免疫共刺激因子（如 B-1、B-7、

中国新药注册与审评技术双年鉴（2022 年版）

中国新药注册与审评技术双年鉴（2022 年版）

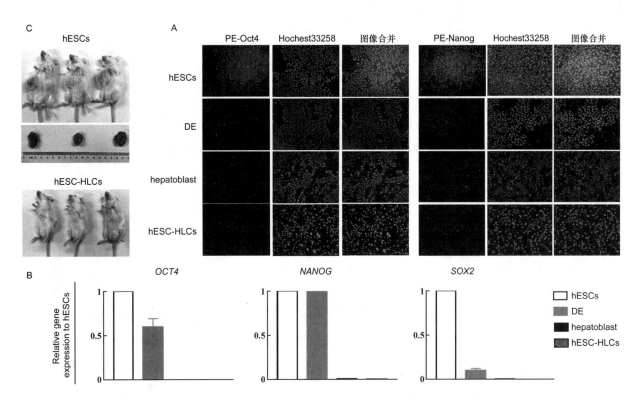

A：免疫荧光染色法检测一株 hESCs 分化到 hESC-HLCs（hESCs，DE，hepatoblast 和 hESC-HLCs）不同阶段 Oct4 和 Nanog 的表达；B：使用 Taqman 探针的荧光 PCR 法检测株 hESCs 分化到 hESC-HLCs（hESCs，DE，hepatoblast 和 hESC-HLCs）不同阶段 hESCs 标志基因的表达水平（$n = 2 \sim 3$）；C：畸胎瘤形成试验用于评价分化的 hESCs-HLCs 中残留的 hESCs，NOD-SCID 小鼠腋下注射 hESCs-HLCs（1×10^7/只）8 周后无畸胎瘤形成，而对照 hESCs（1×10^6/只）接种 8 周后可形成典型的畸胎瘤

图 5　hESC-HLCs 中残留 hESCs "种子细胞" 的检测

CD40）等表达水平的变化进行检测，和 hESC-HLCs 对异体总淋巴细胞增殖效应的检测，以及对活化的免疫细胞相关促炎因子（如 IFNγ，TNFα）释放效应的检测。代表性的检测结果显示，hESC-HLCs 不应刺激异体淋巴细胞增殖，甚至可一定程度地抑制其增殖（CFSE 染色法）和抑制活化的免疫细胞释放 TNF-α，具体结果见图 6。

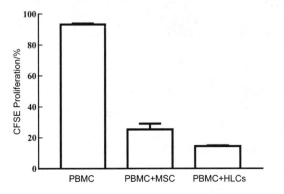

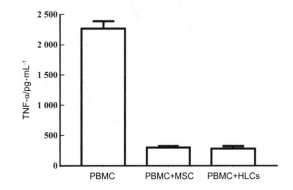

A：流式细胞法检测一株 hESCs 分化到 hESC-HLCs 的细胞对外周血单个核细胞（PBMC）增殖作用的影响，并采用人脐带来源的间充质干细胞（MSC）作为阳性对照；B：ELISA 法检测检测一株 hESCs 分化到 hESC-HLCs 的细胞对活化的 PBMC 分泌 TNF-α 的作用，并采用人脐带来源的间充质干细胞（MSC）做为阳性对照

图 6　hESC-HLCs 异常免疫反应的评价

1.3.4　端粒酶活性检测　hESCs "种子细胞" 的端粒酶活性很高，随着诱导分化细胞成熟度的增加，端粒酶活性会迅速下降，当诱导分化至成熟的终末细胞后，端粒酶活性会降到正常成体功能细胞的水平[9-10]。因此，端粒酶活性可间接地反映细胞分化的完整性及终末分化细胞中是否有 hESCs 残留。代表性的诱导分化过程中不同阶段细胞端粒酶

活性可表现为，hESCs "种子细胞" 为 2 050 TPG（total product generated）；限定性内胚层阶段为 739.6 TPG；肝母细胞阶段为 51.1 TPG；hESC-HLCs 分化完成后，端粒酶活性降低至 2 TPG 以下。

1.4　生物学有效性评价

hESC-HLCs 的生物学有效性质量属性应与原代肝细胞相同，是与治疗效应直接相关的各肝细胞生物学功能的总和，包括表达和分泌白蛋白、糖代谢、脂代谢、药物或毒物代谢等，以及与这些功能相关的吸收和排除功能。

1.4.1　白蛋白分泌功能的评价　可采用 ELISA 法对 hESC-HLCs 分泌的白蛋白进行直接检测。代表性结果显示，hESC-HLCs 白蛋白分泌可达 2.0 ~ 3.0 $\mu g/1 \times 10^6$ 个细胞/24 h，与 Sakai 等[31] 报道的原代肝细胞白蛋白分泌量相近。

1.4.2　吸收和排除功能的评价　肝细胞吸收和排除功能是毒物或药物代谢功能的关键过程，分为摄取、结合和排泄步骤。可通过对吲哚青绿（indocyanine green，ICG）的吸收和清除功能的检测，评价肝细胞的吸收和排除功能[32]。实验中，可将 ICG 与细胞共孵育，hESC-HLCs 吸收 ICG 后呈显绿色，而去除培养体系中的 ICG 后，被吸收的 ICG 可全部排出。代表性的实验结果显示，吸收和排除功能可出现在 hepatoblast 和 hESC-HLCs 阶段，见图7。

1.4.4　糖原及脂肪合成功能的评价　可分别利用 PAS 染色法和油红 O 染色法对 hESC-HLCs 糖原合成和脂肪合成功能进行检测。代表性的实验结果见图8，说明糖原合成能力只发生

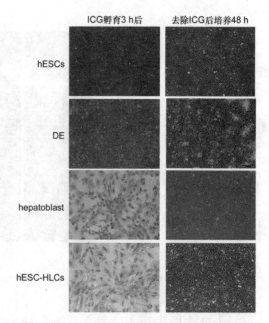

hESCs，DE，hepatoblast 和 hESC-HLCs 各阶段细胞摄取和排除吲哚菁绿（ICG）实验。在细胞与 ICG 共培养的过程中，hepatoblast 和 hESC-HLCs 能在 3 小时内快速摄取 ICG，并在 48 小时内完全将其排除，而 hESCs 和 DE 则不具备这样的能力。

图 7　hESC-HLCs 在不同分化阶段摄取和排除功能的评价

在 hESC-HLCs 阶段，脂肪合成能力可出现在 hepatoblast 和 hESC-HLCs 阶段。

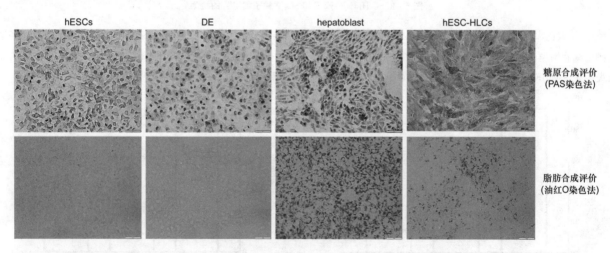

hESCs，DE，hepatoblast 和 hESC-HLCs 阶段细胞肝细胞糖原及脂肪合成功能的检测。利用 PAS 染色法和油红 O 染色法分别检测 hESCs 向 hESC-HLCs 分化不同阶段细胞糖原和脂肪合成能力。其中，只有 hESC-HLC 为 PAS 染色阳性而 hepatoblast 和 hESC-HLCs 油红 O 染色均为阳性（hESCs，DE，hepatoblast 和 hESC-HLCs）。

图 8　hESC-HLCs 在不同分化阶段糖原及脂肪合成功能的评价

1.4.5　低密度脂蛋白（LDL）摄取功能的评价　肝细胞通过其 LDL 受体介导摄入 LDL，将 LDL 转送至溶酶体并在溶酶体中被降解成游离的胆固醇和氨基酸。因此，可以 LDL 摄取功能部分地替代肝细胞代谢 LDL 的功能。实验中可将荧光标记的 LDL 与相关细胞共孵育和荧光显微镜检测。代表性的检测结果显示，LDL 摄取功能主要出现在 hESC-HLCs 阶段，见图9。

中国新药注册与审评技术双年鉴（2022 年版）

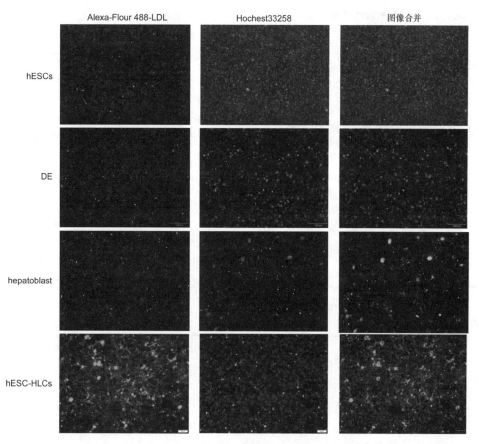

hESCs，DE，hepatoblast 和 hESC-HLCs 各阶段细胞摄取 LDL 能力的检测。利用绿色荧光标记的 LDL 分别与不同分化阶段的细胞共同孵育，经 37 ℃孵育 3 小时后，荧光显微镜显示，hESC-HLCs 呈绿色荧光阳性，hepatoblast 为极弱阳性，而 hESCs 和 DE 为阴性。

图 9　hESC-HLCs 在不同分化阶段低 LDL 摄取功能的评价

1.4.6　药物代谢酶基因表达的评价　在各 CYP 亚型中，CYP3A4 是成熟肝脏中主要的亚型，CYP3A7 可出现在成人及胎儿肝组织；CYP7A1，CYP1A1，CYP1A2，CYP2B6 是具有不同活性程度、底物特异性、发育阶段特异性的亚型。通过 Realtime-PCR（表 1）和免疫荧光（图 10）分析可检测到多个 CYP 亚型的基因表达水平在 hESC-HLCs 阶段显著升高，而在 DE 和 hepatoblast 阶段表达水平极低或检不出。

2　临床研究用 hESC-HLCs 综合质量评价内容及评价规范

2.1　临床研究用 hESC-HLCs 综合质量评价内容

hESC-HLCs 综合质量要求和细化的质量评价内容可总结见表 2。

表 1　hESCs 向 hESC-HLCs 分化不同阶段的细胞中 CYP 基因表达水平的检测

CYP 基因	hESC-HLCs 分化不同阶段的基因表达相对值		
	DE	hepatoblast	hESC-HLCs
CYP3A4	− 0.8	6.3	192.3
CYP3A7	− 2.0	20.3	7 722.0
CYP7A1	− 0.8	4.7	730.1
CYP1A1	5.5	4.0	711.6
CYP1A2	0.1	122.6	168.2
CYP2B6	0.6	0.2	2 580

表中样品组比对照组（hESCs）表达增加倍数 =（样品组相对表达量 − 对照组相对表达量）/ 对照组相对表达量；相对表达量 = $2^{-\Delta Ct}$（$\Delta Ct = Ct_{检测基因} - Ct_{GAPDH}$）

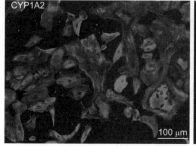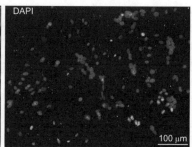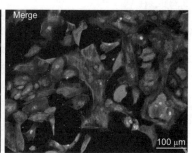

图 10　免疫荧光染色法检测 hESC-HLCs 阶段功能相关分子 CYP1A2 的表达检测

表 2　临床研究用 hESC-HLCs 综合质量评价内容

质量属性类别	具体质量评价内容
基本生物学属性	细胞形态、存活率；纯度、鉴别及功能性标志分子；中期染色体核型；细胞存活率和增殖活性
微生物学安全性	无菌-细菌、真菌；支原体；分枝杆菌；内外源致病因子；微生物代谢产物（以内毒素为主）
生物学安全性	端粒酶活性、成瘤性、细胞纯度（hESCs 残留）、异常免疫反应
生物学有效性	白蛋白分泌水平；细胞吸收和清除功能；糖代谢和脂代谢；细胞 LDL 摄取能力；不同 CYP 亚型基因表达水平

2.2　临床研究用 hESC-HLCs "质量检验" 评价规范

"质量检验" 是我国《干细胞临床研究管理办法（试行）》[33] 和《干细胞制剂质量控制及临床前研究指导原则（试行）》[34] 所规定的临床研究用干细胞质量评价规范。"质量检验" 评价规范的制定，需充分考虑相关细胞各关键制备工艺的特性、不同制备工艺过程中相同和不同质量属性上的关联性，进而选择相应的评价内容和评价技术，并对一定独立生产批次（≥3 批次）的终末细胞制剂进行 "质量检验"。

hESC-HLCs 的关键制备工艺可分为 hESCs，DE，hepatoblas 和 hESC-HLCs 4 个阶段，以及 hESCs-HLCs 终末制剂制备阶段，而每个阶段都有相对独特而又相互关联的质量要求。质量控制原则需包含 "二步法" 原则，即先对 hECSs "种子细胞" 进行综合质量评价[9-10]。可以用表 3 所制定的评价规范对每一独立批次 hESC-HLCs 制剂进行 "质量检验"。

表 3　hESC-HLCs 细胞 "质量检验" 规范

检测项目	DE	hepatoblast	hESC-HLCs
hESCs-HLCs 不同分化阶段			
1.　细胞鉴别试验			
1.1　细胞形态	+	+	+
1.2　STR	−	−	+
1.3　种属鉴定及种属间细胞交叉污染检测	−	−	+
1.4　细胞标志物（免疫荧光法）：SOX17、CK19、EpCAM、HNF4A、AFP、CK7、ALB	+	+	+
1.5　细胞标志基因检查（荧光 PCR 法）：FOXA2（即 HNF-3B）、CK7、AFP、TTR、RBP4、AAT、CYP3A4、ALB	+	+	+
1.6　染色体核型检查（计数 + G 显带）	−	−	+
2.　细菌、真菌检测	−	−	+
3.　支原体检测			
3.1　培养法	−	−	+
3.2　DNA 荧光染色	−	−	+
4.　分枝杆菌检测	−	−	+
5.　细胞内、外病毒因子检测			
5.1　细胞培养直接观察法	−	−	+
5.2　体外不同传代细胞培养及血吸附/血凝试验	−	−	+
5.3　鸡胚接种	−	−	+
5.4　乳鼠接种	−	−	+
5.5　逆转录酶活性检测	−	−	+
5.6　猪源病毒检测（根据需要）	−	−	+
5.7　牛源病毒检测（根据需要）	−	−	+
6.　生物学效力检测			
6.1　ELISA 检测白蛋白分泌	+	+	+
6.2　油红染色检测脂肪合成能力	+	+	+

中国新药注册与审评技术双年鉴（2022 年版）

续表

检测项目	hESCs-HLCs 不同分化阶段		
	DE	hepatoblast	hESC-HLCs
6.3 PAS 染色肝糖原合成能力	+	+	+
6.4 LDL 摄取试验检测低密度脂蛋白吸收能力	+	+	+
6.5 吲哚菁绿 ICG 摄取释放检测肝细胞功能	+	+	+
6.6 代谢酶基因 CYP3A4、CYP3A7、CYP7A1 表达的检测	+	+	+
7. 免疫学反应检测			
7.1 混合淋巴细胞反应	−	−	+
7.2 特定淋巴细胞亚群检测（TH1/TH17/Treg）	−	−	+
7.3 ELISA 法检测 TNF-α 的分泌	−	−	+
8. 细胞纯度检测			
8.1 流式细胞法检查胚胎干细胞标志分子：SSEA-4 TRA-1-60、TRA-1-81	+	+	+
8.2 免疫荧光法检查胚胎干细胞标志分子：OCT-4、Nanog、Sox2	+	+	+
8.3 荧光 PCR 检测多能性基因：Oct4、Sox2、Nanog	+	+	+
8.4 分化细胞畸胎瘤形成检查	−	−	+
9. 细胞活性检测			
9.1 细胞数和细胞存活率	−	−	+
9.2 细胞生长曲线	−	−	+
9.3 细胞周期测定	−	−	+
9.4 端粒酶活性	+	+	+
10. 致瘤性检测			
10.1 裸鼠致瘤性试验	−	−	+
10.2 软琼脂克隆形成试验	−	−	+
11. 内毒素检测	−	−	+

+：不同阶段细胞所需检测的内容；−：不检测该项内容

中国新药注册与审评技术双年鉴（2022 年版）

讨　论

任何 hESCs 来源的细胞制品，在质量属性和工艺过程/程度方面，都较其他类干细胞复杂得多，因此为产品研发、质量控制和监管提出了更大的挑战[9-10, 33-35]。

从综合质量要求和相关质量属性考虑，终末 hESC-HLCs 制剂应具备与其原代肝细胞相似的生物学质量属性和所有细胞制品共性的微生物学安全性，即以往所归纳的四大类综合质量属性[9-11]。

为保障 hESC-HLCs 的综合质量要求，需对相关 hESCs "种子细胞"和整个诱导分化过程中各分化阶段细胞所对应的质量属性进行评价。这一质量评价策略就是以往我们所提出的"两步法"策略，即分别对 hESCs "种子细胞"和其分化细胞进行综合质量评价[9-10]。

从关键制备工艺考虑，各分化阶段的细胞存在相对独特的生物学质量属性，但在整个制备工艺上，由于分化过程/工艺又是连续的，因此在开展工艺研究和工艺验证时，应对各阶段细胞进行统一的质量评价，以便对各阶段细胞质量属性的变化进行动态观察和评价。另外，由于 hESCs "种子细胞"的关键生物学质量属性是其各分化阶段细胞质量属性的重要基础，因此在对分化细胞相关的生物学质量属性进行评价时，也需将 hESCs "种子细胞"纳入其中，作为关键的"对照"细胞。

在确立 hESC-HLCs 生物学质量属性时，可首先确定其上皮细胞相关的质量属性，其中 CKs 和 EpCAM 都可不同程度地动态反映上皮细胞特性。目前尚无明确的肝样细胞特定的表面标志蛋白，用于确定性细胞类型鉴别，因此还需依赖 ALB 和 AFP 等功能蛋白进行细胞类型鉴别。ALB 和 AFP 的表达水平在分化过程中均具有显著的阶段性特征，因此可用于监控各分化阶段分化程度和分化命运的动态过程。

类似的标志蛋白还包括 SOX17 和 NHF4A，可用于 DE 和 hepatoblast 的过程控制（图2）。

在确定生物学有效性质量属性时，糖原和脂肪合成功能、药物毒物代谢功能、胆固醇代谢功能和与这些功能相关的摄入及排除功能，也可作为 hESC-HLCs 综合性生物学有效性质量属性的组成部分。

在生物学有效性质量属性评价技术选择方面，需考虑到体外细胞微环境不同于体内组织微环境，因而可能导致现阶段体外诱导分化技术不完全，表现在 hESC-HLCs 多个生物学功能虽具有表达潜力，但无法达到原代肝细胞的水平。例如，终末分化阶段的 hESC-HLCs 中 AFP 表达水平无法降低到原代培养的肝细胞的水平，而与毒物/药物代谢相关的 CYP 蛋白，虽有较高的基因表达，但蛋白表达远低于原代培养的肝细胞[36]。针对这一问题，一方面在临床前研发阶段，可选择基因表达作为相关蛋白表达的替代性评价技术，另一方面，可在 Ⅰ 期临床试验观察结束后，建立动物体内组织微环境模拟评价体系，对诱导分化技术的质量和稳定性进行有效评价，包括对分化标志蛋白（如 AFP）的动态变化，和对相关功能蛋白表达水平和相应的生物学功能（如 CYP 蛋白的表达水平和其代谢）进行评价。

未来还可研发新的分子标志物，用于更准确地评价和不断改进细胞分化工艺。同时，可将不同评价技术有机结合，包括体外及体内评价技术、基因表达和蛋白及相关功能表达相结合的评价技术，不断完善体外诱导分化技术，使 hESC-HLCs 在各个生物学功能方面更接近于正常人体肝细胞，以保障其临床治疗效应的最大化。

在安全性质量属性方面，hESC-HLCs 应具备所有细胞制品相同的微生物学安全性[9-10]和所有 hESCs 分化细胞相同的生物学安全性质量要求，包括终末分化细胞的异常免疫反应、成瘤性、hESC "种子细胞" 残留等。而不同于其他 hESCs 分化细胞，需考虑 hESC-HLCs 各前体细胞（如 DE 和 hepatoblast）残留的问题；在成瘤性评价时，除端粒酶活性和裸鼠皮下接种的评价外，还应根据 hESC-HLCs 临床适应证相关的 "给药" 途径，设计更合理的模型动物以便更准确地评价其成瘤性。

在明确了 hESC-HLCs 综合质量属性后，可依据各阶段细胞在整个制备工艺过程中各质量属性的关联性，设计满足不同质量控制目标的评价规范。本文所提出的评价规范（表3）就是以整个制备工艺的质量和稳定性为质量控制目标所建立的 "质量检验" 评价规范。在 "质量检验" 评价规范的基础上，可根据整个研发规程中其他质量控制目标设计相应的评价规范，如用于评价终末细胞制品的 "放行检验"[37]。

总之，在对 hESC-HLCs 相关科学性和风险因素分析的基础上，确立四大类质量要求所规定的各关键质量属性，并建立相应的评价技术，根据不同质量控制目标制定相应的质量评价规范，以便在临床前研究阶段有效保障 hESC-HLCs 的综合质量要求。

4　总结及展望

"质量检验" 是现阶段《干细胞临床研究管理办法（试行)》[33]和《干细胞制剂质量控制及临床前研究指导原则（试行)》[34]所规定的，用于保障相关细胞制剂临床 "备案" 研究的关键质量控制策略。本研究所设计的 hESC-HLCs "质量检验" 规范，应能充分满足临床 "备案" 要求。另外，由于该评价规范涵盖了临床 "注册" 申报研究所需的 "药学信息"（CMC 信息），因此也能满足《细胞制品质量研究及评价技术指导原则（试行)》所规定的细胞药 "注册" 申报相关的质量要求[37]。

然而，就细胞药研发而言，hESCs 体系仍是目前干细胞治疗领域最为复杂和风险最高的体系。目前与之相应的质量评价体系仍处在初级阶段，在保障细胞的安全性及有效性方面仍面临多种挑战。例如，目前多数 hESCs 分化的细胞，尚无法以相应的原代功能细胞作为标准对照细胞；绝大多数生物学特性的检测仍是定性而非定量的性质；来源于 hESCs 的各类分化细胞都具有相对特异的生物学特性，检测方法很难相互借鉴。而为解决所有这些问题，仍需不断深化质量属性及标准研究和研发更加有效的质量评价技术。

上述情况决定了目前 hESCs 相关质量评价体系仍需不断完善。就高风险性和技术复杂性而言，未来在进行 hESCs 分化细胞质量控制方面，仍需不断有新思想、新知识和新技术的支撑，相关工作仍任重而道远。

参 考 文 献

[1] NICOLAS C, WANG YJ, LUEBKE-WHEELER J, et al. Stem cell therapies for treatment of liver disease [J]. Biomedicines, 2016, 4 (1): 2.

[2] NICOLAS CT, HICKEY RD, CHEN HS, et al. Concise review: liver regenerative medicine: from hepatocyte transplantation to bioartificial livers and bioengineered grafts [J]. Stem Cells, 2017, 35 (1): 42 – 50.

[3] GÓMEZ-LECHÓN MJ, TOLOSA L. Human hepatocytes derived from pluripotent stem cells: a promising cell model for drug hepatotoxicity screening [J]. Arch Toxicol, 2016, 90 (9): 2049 – 2061.

[4] PIRYAEI A, VALOJERDI MR, SHAHSAVANI M, et al. Differentiation of bone marrow-derived mesenchymal stem cells into hepatocyte-like cells on nanofibers and their transplantation into a carbon tetrachloride-induced liver fibrosis model [J]. Stem Cell Rev Rep, 2011, 7 (1): 103 – 118.

中国新药注册与审评技术双年鉴（2022年版）

［5］ HAY DC, ZHAO DB, ROSS A, et al. Direct differentiation of human embryonic stem cells to hepatocyte-like cells exhibiting functional activities ［J］. Cloning Stem Cells, 2007, 9 （1）: 51 - 62.

［6］ SCHULDINER M, YANUKA O, ITSKOVITZ-ELDOR J, et al. Effects of eight growth factors on the differentiation of cells derived from human embryonic stem cells ［J］. Proc Natl Acad Sci USA, 2000, 97 （21）: 11307 - 11312.

［7］ RAMBHATLA L, CHIU CP, KUNDU P, et al. Generation of hepatocyte-like cells from human embryonic stem cells ［J］. Cell Transplant, 2003, 12 （1）: 1 - 11.

［8］ HAY DC, ZHAO D, FLETCHER J, et al. Efficient differentiation of hepatocytes from human embryonic stem cells exhibiting markers recapitulating liver development in vivo ［J］. Stem Cells, 2008, 26 （4）: 894 - 902.

［9］ 纳涛, 郝捷, 张可华, 等. 临床研究用人胚胎干细胞"种子细胞"的质量评价 ［J］. 生命科学, 2016, 28 （7）: 731 - 742.

［10］ 纳涛, 王磊, 郝捷, 等. 人胚胎干细胞来源的视网膜色素上皮细胞质量控制研究 ［J］. 生命科学, 2018, 30 （3）: 248 - 260.

［11］ 韩晓燕, 纳涛, 张可华, 等. 人间充质干细胞生物学有效性的质量评价 ［J］. 中国新药杂志, 2018, 27 （21）: 2511 - 2518.

［12］ 袁宝珠. 治疗性干细胞产品的相关风险因素 ［J］. 中国生物制品学杂志, 2013, 26 （5）: 736 - 739.

［13］ 张可华, 纳涛, 韩晓燕, 等. 基于免疫调控功能的间充质干细胞生物学有效性质量评价策略 ［J］. 中国新药杂志, 2016, 25 （3）: 283 - 290, 296.

［14］ 纳涛, 袁宝珠. 基于细胞色素 b 序列差异的细胞种属鉴别及种属间细胞交叉污染的快速检测方法 ［J］. 药物分析杂志, 2014, 34 （11）: 2054 - 2059.

［15］ SHIOJIRI N, LEMIRE JM, FAUSTO N. Cell lineages and oval cell progenitors in rat liver development ［J］. Cancer Res, 1991, 51 （10）: 2611 - 2620.

［16］ KUHLMANN WD, PESCHKE P. Hepatic progenitor cells, stem cells, and AFP expression in models of liver injury ［J］. Int J Exp Pathol, 2006, 87 （5）: 343 - 359.

［17］ SELL S. Alpha-fetoprotein, stem cells and cancer: how study of the production of alpha-fetoprotein during chemical hepatocarcinogenesis led to reaffirmation of the stem cell theory of cancer ［J］. Tumour Biol, 2008, 29 （3）: 161 - 180.

［18］ GARCIA-MARTINEZ R, CARACENI P, BERNARDI M, et al. Albumin: Pathophysiologic basis of its role in the treatment of cirrhosis and its complications ［J］. Hepatology, 2013, 58 （5）: 1836 - 1846.

［19］ VIOTTI M, NOWOTSCHIN S, HADJANTONAKIS AK. SOX17 links gut endoderm morphogenesis and germ layer segregation ［J］. Nat Cell Biol, 2014, 16 （12）: 1146 - 1156.

［20］ SHIMODA M, KANAI-AZUMA M, HARA K, et al. Sox17 plays a substantial role in late-stage differentiation of the extraembryonic endoderm in vitro ［J］. J Cell Sci, 2007, 120 （21）: 3859 - 3869.

［21］ REN CL, PARONETTO F, MAK KM, et al. Cytokeratin 7 staining of hepatocytes predicts progression to more severe fibrosis in alcohol-fed baboons ［J］. J Hepatol, 2003, 38 （6）: 770 - 775.

［22］ MUNZ M, BAEUERLE PA, GIRES O. The emerging role of EpCAM in cancer and stem cell signaling ［J］. Cancer Res, 2009, 69 （14）: 5627 - 5629.

［23］ DOLLÉ L, THEISE ND, SCHMELZER E, et al. EpCAM and the biology of hepatic stem/progenitor cells ［J］. Am J Physiol-Gastrointest Liver Physiol, 2015, 308 （4）: G233 - G250.

［24］ WANG YF, LANZONI G, CARPINO G, et al. Biliary tree stem cells, precursors to pancreatic committed progenitors: Evidence for possible life-long pancreatic organogenesis ［J］. Stem Cells, 2013, 31 （9）: 1966 - 1979.

［25］ PARVIZ F, MATULLO C, GARRISON WD, et al. Hepatocyte nuclear factor 4α controls the development of a hepatic epithelium and liver morphogenesis ［J］. Nat Genet, 2003, 34 （3）: 292 - 296.

［26］ BOLOTIN E, LIAO HL, TA TC, et al. Integrated approach for the identification of human hepatocyte nuclear factor 4α target genes using protein binding microarrays ［J］. Hepatology, 2010, 51 （2）: 642 - 653.

［27］ LEE CS, FRIEDMAN JR, FULMER JT, et al. The initiation of liver development is dependent on Foxa transcription factors ［J］. Nature, 2005, 435 （7044）: 944 - 947.

［28］ DELAFOREST A, NAGAOKA M, SI-TAYEB K, et al. HNF4A is essential for specification of hepatic progenitors from human pluripotent stem cells ［J］. Dev Camb Engl, 2011, 138 （19）: 4143 - 4153.

［29］ BRIVANLOU AH, GAGE FH, JAENISCH R, et al. Stem cells. Setting standards for human embryonic stem cells ［J］. Science, 2003, 300 （5621）: 913 - 916.

［30］ KALLUR T, BLOMBERG P, STENFELT S, et al. Quality assurance in stem cell banking: emphasis on embryonic and induced pluripotent stem cell banking ［J］. Stem Cell Bank, 2017, 1590: 11 - 16.

［31］ SAKAI Y, KOIKE M, MURAI T, et al. In vitro and in vivo fabrication of stable human hepatocyte tissue in combination with normal fibroblasts derived from donors of various ages ［J］. J Biosci Bioeng, 2019, 128 （6）: 766 - 772.

［32］ BRANCH RA. Drugs as indicators of hepatic function ［J］. Hepatology, 2007, 2 （1）: 97 - 105.

［33］ 国家卫生和计划生育委员会, 国家食品药品监督管理总局.

干细胞临床研究管理办法（试行）[S]. 2015.

[34] 国家卫生和计划生育委员会，国家食品药品监督管理总局.
干细胞制剂质量控制及临床前研究指导原则（试行）
[S]. 2015.

[35] 袁宝珠. 干细胞的"法规-监管-指导原则"体系 [J]. 生
命科学，2016，28（8）：949 – 957.

[36] PARK HJ, CHOI YJ, KIM JW, et al. Differences in the epige-
netic regulation of cytochrome P450 genes between human em-
bryonic stem cell-derived hepatocytes and primary hepatocytes
[J]. PLoS One, 2015, 10（7）：e0132992.

[37] 袁宝珠. 不同管理模式下的细胞产品质量要求 [C]. 成
都：2017 中国生物制品年会暨第十七次全国生物制品学术
研讨会，2017.

编辑：刘卓越/接受日期：2020 – 04 – 07

韩国细胞治疗产品监管政策及对我国的启示

李 娜，张 晓

（东南大学公共卫生学院，南京 210009）

[摘要] 随着生物治疗产业的蓬勃发展，有关细胞治疗的创新性技术、应用和成果不断涌现，在多个医学领域显示出应用潜力，我国也在逐渐增加细胞治疗临床研究，科学的监管体系是推进其产业化发展的重要一环。我国制定了一系列相关监督政策和指导意见，然而针对细胞治疗产业化的监管体系还未完全建立，按药品申报进行上市的审批路径还未明晰。本文对韩国细胞治疗产品在开发、审批和上市阶段的监管体系进行梳理，对监管特点进行总结，以期为我国细胞治疗产品监管体系的完善提出建议。

近年来，创新性生物治疗技术在国内外发展迅速，美国、日本、韩国、欧盟等发达国家和地区相继将细胞治疗作为医药领域重点支持和发展的方向[1]。这些国家和地区都根据自身研究基础，制定了符合自身发展理念的监管政策以推进细胞治疗行业健康发展。

我国细胞治疗也紧随行业发展趋势，在经历了多种模式、多个阶段的探索之后，明确了包括干细胞、体细胞在内的细胞治疗产品可以按照药品途径进行转化应用[2]，增强了行业内对于细胞治疗转化应用的信心和积极性。但现阶段我国细胞治疗监管方面还存在相关法律法规不完善、体系不全以及职责不清等问题。由此，本文详细梳理了韩国细胞治疗产品（cell therapy products, CTPs）从产品开发、审批直至上市销售整个阶段的监管体系和特点，提出较为符合国情的相关政策建议。

1 韩国关于 CTPs 相关概念辨析及 CTPs 获批现状

1.1 韩国关于 CTPs 的概念辨析与归类

目前在韩国，CTPs 被韩国食品药品安全部（Ministry of Food and Drug Safety, MFDS），2013 年之前原名为韩国食品和药品管理局（Korea Food and Drug Administration, KFDA）依据《药事法》《生物制品申请和审查监管条例》（第 2 条）作为生物制品进行监管[3]。CTPs 是指通过物理、化学和/或生物操作，如在体外培养增殖或筛选自体、同种及异种细胞等方式而制造出来的医学产品[4]。但医生在医院的治疗中对细胞执行最小操作，且不会造成安全问题，这些不适用 CTPs 的监管规定。需要指出的是，当被执行最小操作的细胞是在医疗中心以外的公司（或其他商业组织）进行时，这些细胞也被视为 CTPs，需从 MFDS 获得产品批准[5]。

受 MFDS 监管的 CTPs 包括体细胞、干细胞以及此类细胞与支架或其他设备的结合产品[5]。根据立法的基本原则以及不同产品的特性，CTPs 在研发、审批及上市后的管理依照《药事法》或《医疗器械法》进行监管。

1.2 韩国已经获批的 CTPs 现状

韩国作为细胞治疗产品研发的科技强国，截至 2017 年，已有 14 个 CTPs 获批上市，并取得良好的经济和社会效益。2010 ~ 2015 年获批的 CTPs 有 8 个（表1），其中有 4 个是干细胞产品，主要适用于肌萎缩、退行性关节炎及急性心肌梗死。

表1 2010—2015年韩国获批的CTPs[6]

商品名	细胞种类	上市时间	适应证
KeraHeal-Allo	复合细胞产物	2015年10月	深度二度烧伤
Neuronata-R	自体骨髓间充质基质细胞	2014年7月	肌萎缩
Cupistem	自体脂肪组织间充质基质细胞	2012年1月	复杂性克罗恩病并发肛瘘
Cartistem	人脐带血的间充质基质细胞	2012年1月	退行性关节炎和膝关节软骨损伤
Cellgram-AMI	自体骨髓的间充质基质细胞	2011年7月	急性心肌梗死
CureSkin Inj.	自体真皮成纤维细胞	2010年5月	凹陷型痤疮疤痕
Queencell	自体脂肪组织的脂肪细胞	2010年3月	皮下组织缺损
Kaloderm	同种异体角质形成细胞	2010年6月	糖尿病足溃疡

2 MFDS对CTPs的监管

2.1 法律基础

韩国的细胞治疗产品与其他药品一样,在临床试验、随后的销售授权和上市后的监测都需要基于《药事法》获得批准。细胞治疗产品作为特殊的生物制品,为确保其安全性和有效性以及相关产业的有序发展,MFDS制定和实行了一批新的法规和条例(表2),并且根据形势的变化进行多次修改。

表2 韩国CTPs研发阶段的主要审批材料及监管法规[4,7-8]

阶段	监管过程所要求提交的主要材料	参照的法律法规
临床试验前药品开发阶段	① 结构确证和理化性质数据[3]	药品安全条例
	② 稳定性数据、毒理学、药理学、临床试验数据[3]	生物制品申请和审查监管条例
	③ 世界范围内的批准和市场销售情况[3]	临床试验审批(药事法)
	④ 药物特性的其他数据等	药品毒性试验标准
		药品稳定性试验监管指南
		药品临床试验计划审批标准
研究性新药审批阶段	① 试验方案	生物制品申请和审查监管条例
	② 研究产品详细信息介绍	实验性药品生产质量管理规范
	③ 研究产品的结构确证、理化和生物特性数据(包括安慰剂数据)	研究性药品申请研究性应用批准条例
	④ 非临床研究数据、有关研究药物先前临床使用的数据	药品药理研究规定
	⑤ 研究者手册、药品风险管理计划	实验室操作规范条例
	⑥ 伦理审议委员会相关专家签署的同意书和临床试验方案等	孤儿药指定条例
新药上市、生产、销售审批阶段	① 产品安全和有效性信息	药品安全条例
	② 规格及测试方法信息	生物制品评估指南
	③ 药品生产和质量控制信息	药品良好生产质量规范
	④ 临床示范计划信息	药品等制造商和进口商设施标准执行令
	⑤ 生物等效性试验计划信息	
	⑥ 有关药物发展计划的信息等	
药品上市后监督管理阶段	再审查:	
	① 复审申请	药品再评估监管条例
	② 来自国内的上市后监测结果的安全性和有效性数据	药品再审查监管条例
	③ 国内外其他不良事件的安全性数据	新药检验标准
	④ 报告国内外文献、会议资料中的有关安全性数据	药品安全信息管理条例
	⑤ 国内外市场情况及国外批准情况等	药事法执行监管条例
	药品安全信息收集	
	药品分销管理	

为确保 CTPs 相关研究和开发能够安全有序进行，加强其生命周期管理，MFDS 将相关监管事项和审批材料在官方网站进行明确公布。韩国法律中心也为研究者和开发者提供了便捷查询渠道，在不同阶段，不同类型的申请都可以通过电子服务网站提交电子文件。

2.2　监管主体部门

MFDS 是 CTPs 的主要监管机构，由总部、国家食品药品安全研究所（National Institute of Food and Drug Safety Evaluation，NIFDS）和区域办事处三部门组成（图 1），总部的生物制药和草药局、药品安全局及 NIFDS 的生物制药和草药评价部、药品医疗器械研究部主要负责生物制品在各个阶段的管理。

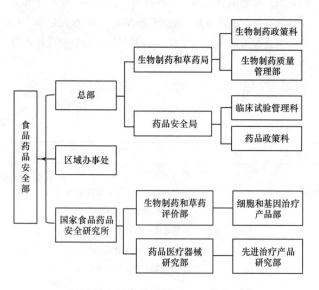

图 1　CTPs 的主要监管部门组织架构图[9]

生物制药和草药局下的生物制药政策科主要负责细胞治疗等相关安全政策及营销授权等；生物制药质量管理部主要负责生物制品的重新评估及营销后的监测项目等。药品安全局下的临床试验管理科主要负责制定临床试验政策及相关临床试验批检和监督等；药品政策科负责药品审批管理和孤儿药的指定等。生物制药和草药评价部下的细胞和基因治疗产品部主要负责审查研究性新药、新药应用的安全性和有效性数据。药品医疗器械研究部下的先进治疗产品研究部主要负责药物安全性评估等。

MFDS 根据不同部门间的职责分工、权责明细构建了复杂全面的监管体系，并依据严密的法律法规体系，构建了可操作性强的监管模式，依照此模式，CTPs 实现了从开发到上市直至后续的监督随访完整的监管流程。

2.3　监管流程[5]

对于 CTPs，当细胞在指定医疗机构被操作且超过最低限度时，无论用于临床试验或是上市均需受到 MFDS 的监管（图 2）。此外，当细胞的最低限度操作在医疗中心以外进行

时，这些细胞也被认为是 CTPs，同样受到 MFDS 的审批和监管。CTPs 作为研究性新药 IND 进行临床试验申请，相关的毒理学数据和安全药理学数据必须符合实验室管理规范（GLP）。MFDS 对 IND 临床试验申请材料的审查周期一般为 30 天，中央药事咨询委员会负责给出审查建议，审查通过后可进行 I 期 ~ III 期临床试验。研究性药品的临床试验须严格执行生产质量管理规范（GMP）和临床试验规范标准（GCP）。临床试验结束，药物安全性和有效性确证下可进行新药上市申请 NDA，申请审查周期一般为 115 天。CTPs 在授权销售后进入特定的药物警戒系统，即复查系统和重新评估系统，用于监视药品的安全性和有效性。

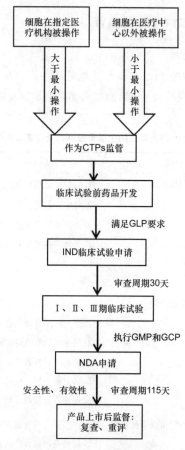

图 2　韩国 CTPs 的监管流程图

2.4　特别监管内容

2.4.1　临床试验　研究性产品的临床试验必须在 MFDS 指定的 170 家医院进行，这些医院作为临床试验机构在 MFDS 的官方网站进行公布。除了制药公司发起的试验（sponsor-initiated trial，SIT），研究人员个人发起的试验（investigator-initiated trial，IIT）在没有重大安全问题，仅用于学术研究，并且满足以下条件也可以申请进行研究性产品的临床试验：① 提交临床方案；② 获得机构伦理审查委员会（Institutional Review Board，IRB）的批准；③ 有药事咨询委员会相关领域的 5 位以上专家撰写的临床试验书面知情同意书[10]。

2.4.2 针对危及生命且尚无合适治疗方法的疾病的 CTPs
① 扩大获取渠道：针对严重疾病的研究性产品在临床试验中被观察到临床有效性，相关负责人可以向 MFDS 提交包含治疗方案的申请，以允许将研究性产品用于治疗未纳入正在进行的临床试验的患者。相关患者经医学专家确定患有严重或危及生命的疾病，无法获得替代治疗且治疗无效，则可以在紧急情况下将使用研究性产品的申请提交至 MFDS。患者使用研究性产品的相关信息，如不良事件、有效性和安全性随访，也应提交给 MFDS。② 快速通道审批：针对威胁生命的疾病，如艾滋病或癌症等，处于临床开发阶段且具有足够的临床前数据的研究性产品，可根据探索性临床数据向 MFDS 提交产品批准申请，以允许在获得销售许可后提交确证治疗性临床数据以及风险管理计划（risk management plan，RMP）[3]。③ 预审系统：2012 年 KFDA 对 CTPs 引入了预审程序，开发人员可以在新药研究的 IND 和 NDA 前，提交临床试验申请文件或上市许可申请文件[11]，通过举行中央药事咨询委员会会议进行有关科学和伦理问题的专家咨询以提供建议和反馈。

2.4.3 CTPs 上市后管理 在 CTPs 上市后的监督随访中，为确保产品的安全性，除了要求定期更新安全报告，市场授权持有人还应按规定接受重新审查和重新评估。为降低和控制患者使用 CTPs 的风险，持有人还需提交一份全面的不良事件长期随访和 RMP 相结合的产品安全管理计划。① 重新审查：除孤儿药之外，CTPs 应在上市 4 年或 6 年后向 MFDS 提交复审申请及其他相关信息，并保证数据的唯一性，以确认一段时间内常规医疗治疗下发生的任何不良事件[12]。② 重新评估：食品药品安全专员会提前对需要接受重新评估的产品持有人发出通知，根据可比较产品的标签和最新文献信息，对已批产品进行安全性和有效性评估。另外，CTPs 根据复审、复评结果每 5 年进行一次产品审批[13]。

3 韩国 CTPs 监管特点

针对 CTPs，韩国建立了从产品开发、审批到上市销售整个阶段的监管体系。韩国对 CTPs 的监管，搭建了由法律、法规和指南多个层次构成的相对完备的法律法规监管框架。并以此为基础，建立了分工明确、职责清晰的监管部门及可操作性强的监管流程，为保证产品安全性、有效性提供了重要基础。

特殊 CTPs 与常规生物制品采取不同的审批路径。针对重疾的 CTPs 研发进程较慢，通过快速通道和预审，在满足相关安全性数据和生产质量标准的条件下加快审批，提高重疾患者对于产品的可及性和企业创新积极性。

CTPs 上市后进行长期性、多渠道管理。CTPs 具有风险性不确定、技术更新快、性质多变等特点，进行长期市场

监督尤为重要。产品经 MFDS 批准之后仍要进行不良事件长期随访、提交风控计划、进行复审和复评等多渠道监督有利于降低产品使用风险，推动生物技术健康发展。

然而，这样的监管也存在个别问题。例如，针对非上市 CTPs 研究的监管政策较少，临床试验审批条件宽松，难以保证试验方案的专业性和研究开展过程的安全性；针对上市 CTPs 不同阶段的监管工作分散在众多不同部门，容易出现监管内容重复、责任推诿等现象。处于临床开发阶段的特殊 CTPs，通过快速通道审批可提前上市进入临床应用，用探索性临床数据代替确证性临床数据，一定程度上降低了产品的安全标准，存在长期风险问题。

4 对我国的启示

4.1 完善相关法律法规，健全系统科学的法律监管体系

从上述来看，韩国针对 CTPs 建立了完备的法律法规体系，并且有专门的监管机构和专家委员会进行协调管理。我国出台了《药品管理法》及《细胞治疗产品研究与评价技术指导原则（试行）》《生物医学新技术临床应用管理条例（征求意见稿）》等一系列技术性、规范性文件。但针对 CTPs 监管的职责分工、审批程序、监管权限在法律文件中并未明确。建议尽快出台或完善专门针对细胞治疗产品的法律法规和相关配套指南或指导原则，不断规范产品研发行为，完善产品审批和上市管理路径。

4.2 建立特殊 CTPs 的审批通道及上市后管理

韩国关于特殊 CTPs（针对危及生命且尚无合适治疗方法的疾病）的快速通道审批和预审系统都在一定程度给予创新性产品特殊支持。上市后的细胞产品要接受长期的随访监督和严格的再评估、再审查。建议国家药品监督管理局（NMPA）参考韩国做法，建立有别于常规生物制品的审批机制，开辟孤儿药、新药绿色通道，有条件地进入临床应用。按照药品申报进入市场的 CTPs，实行长期安全性、有效性监测，严格市场监管，对于已知和未知的产品风险配套一系列保障措施或是延长其监管年限[14-15]。严令要求企业定期更新安全报告，确保数据的真实性、唯一性。针对产品风险，要求企业提交 RMP 和产品安全管理计划。

4.3 探索建立包含专家委员会在内的"多元参与"审评机制[16]

韩国关于 CTPs 在 IND，NDA 阶段的审查和预审系统中都引入了中央药事咨询委员会，临床试验方案的审批必须经药事咨询委员会和机构伦理审查委员会的知情同意和批准。我国于 2016 年成立了国家干细胞临床研究专家委员会[17]，但人员不足、职责不清，未明确如何纳入审评机制，难以发挥专家团队技术支撑和政策咨询作用。建议在逐渐扩大专家队伍的同时，明确专家委员会在审批机制中的具

体职责，真正建立"多元参与"的审评机制。

4.4　前瞻性开展 CTPs 的临床支付、医保报销政策研究

现阶段 CTPs 仍是一种昂贵的个性化治疗方式，传统的一次性支付方式对于多数患者可能并不适用[16]。为了平衡患者产品获益和可支付性之间的矛盾，部分企业探索建立了按疗效付费或者分期付款的临床支付模式，也有部分企业积极推动将 CTPs 纳入医保报销范围的工作，扩大患者对于产品的可获得性。建议相关专业研究机构开展更多此类研究，针对不同类型产品建立规范有效的支付方式、科学合理的医保报销政策，真正造福患者。

参 考 文 献

[1] 高建超. 关于我国细胞治疗产业发展现况和监管思路的浅见（上）[J]. 中国医药生物技术，2019，14（3）：193 - 198.

[2] 国家药品监督管理局. 总局关于发布细胞治疗产品研究与评价技术指导原则的通告 [EB/OL]. [2020 - 04 - 06]. http：//www. nmpa. gov. cn/WS04/CL2138/300457. html.

[3] MFDS. Regulation on Approval and Review of Biological Products [EB/OL]. [2020 - 03 - 06]. https：//www. mfds. go. kr/eng/brd/m_ 27/view. do? seq = 71480&srchFr = &srchTo = &srchWord = &srchTp = &itm_ seq_ 1 = 0&itm_ seq_ 2 = 0&multi_ itm_ seq =0&company_ cd = &company_ nm = &page =1.

[4] MFDS. Pharmaceutical Affairs Act [Act No. 11690, Mar. 23, 2013, Other Laws and Regulations Amended] [EB/OL]. [2020 - 03 - 06]. https：//www. mfds. go. kr/eng/brd/m_ 27/view. do? seq = 70864&srchFr = &srchTo = &srchWord = &srchTp = &itm_ seq_ 1 = 0&itm_ seq_ 2 = 0&multi_ itm_ seq =0&company_ cd = &company_ nm = &page = 3.

[5] MINJOUNG C, EUIRI H, SUNMI L, et al. Regulatory oversight of gene therapy and cell therapy products in Korea [J]. Adv Exp Med Biol, 2015, 871: 163 - 179.

[6] 上海情报服务平台. 印度、日本、韩国监管机构授权上市许可的细胞/组织/基因产品简介 [EB/OL]. [2020 - 04 - 10]. http：//www. istis. sh. cn/list/list. aspx? id =11961.

[7] LIM JEONG OK. Regulation policy on cell and tissue-based therapy products in Korea [J]. Tissue Engin Part A, 2015, 21

(23 -24)：2791 -2796.

[8] 陈云，邹宜誼，张晓慧，等. 韩国与日本干细胞药品审批、监管及对我国的启示 [J]. 中国新药杂志，2018，27（3）：267 - 272.

[9] MFDS. Organization [EB/OL]. [2020 -03 -06]. https：//www. mfds. go. kr/eng/wpge/m_ 47/de011033l001. do.

[10] MFDS. Regulation on Approval for Investigational New Drug Application of Drugs [EB/OL]. [2020 - 03 - 06]. https：//www. mfds. go. kr/eng/brd/m _ 27/view. do? seq = 70876&srchFr = &srchTo = &srchWord = &srchTp = &itm_ seq_ 1 =0&itm_ seq_ 2 =0&multi_ itm_ seq =0&company_ cd = &company_ nm = &page = 2.

[11] HAN E, SHIN W. Regulation of cell therapy products in Korea [J]. ISBT Sci Series, 2015, 10 (S1)：129 -133.

[12] MFDS. Standard for Re-examination of New Drugs, etc [EB/OL]. [2020 - 03 - 06]. https：//www. mfds. go. kr/eng/brd/m _ 27/view. do? seq = 70880&srchFr = &srchTo = &srchWord = &srchTp = &itm_ seq_ 1 = 0&itm_ seq_ 2 = 0&multi_ itm_ seq =0&company_ cd = &company_ nm = &page = 2.

[13] MFDS. Regulation on Drug Re-Evaluation Execution [EB/OL]. [2020 - 03 - 06]. https：//www. mfds. go. kr/eng/brd/m _ 27/view. do? seq = 70879&srchFr = &srchTo = &srchWord = &srchTp = &itm_ seq_ 1 = 0&itm_ seq_ 2 = 0&multi_ itm_ seq =0&company_ cd = &company_ nm = &page = 2.

[14] 李玉，张晓. 日本细胞治疗监管双轨制的经验及启示 [J]. 中国生物工程杂志，2020，40（Z1）：174 -179.

[15] 王晴晴，王冲，黄志红. 中国、美国和欧盟的细胞治疗监管政策浅析 [J]. 中国新药杂志，2019，28（11）：21 -26.

[16] 于晓雯，曹震，张健，等. 细胞治疗产品开发流程及管理对策 [J]. 中国医药生物技术，2018，13（3）：281 -285.

[17] 国家卫生和计划生育委员会，国家食品药品监督管理总局. 关于成立国家干细胞临床研究专家委员会的通知 [EB/OL]. [2016 - 04 - 29]. http：//www. nhc. gov. cn/qjjys/s3581/201604/070c4 da62d924388bb46032800f2e62a. shtml.

编辑：王宇梅/接受日期：2020 - 08 - 20

干细胞临床研究质量复核中发现的问题及初步分析

张可华，纳　涛，韩晓燕，吴婷婷，张丽霞，贾春翠，袁翔鹤，冯建萍，项　楠，孟淑芳

（中国食品药品检定研究院生物制品检定所细胞资源保藏研究中心，卫生部生物技术产品检定方法及其标准化重点实验室，北京 102629）

[摘要]　自 2015 年《干细胞临床研究管理办法（试行）》颁布以来，中国食品药品检定研究院生物制品检定所细胞资源保藏研究中心承接了大量的干细胞临床研究细胞制剂质量复核工作，在与干细胞制剂研发机构技术沟通、资料审阅过程中发现了若干在细胞制备工艺、制剂质量标准中存在的问题，在质量复核中也发现在干细胞安全性和干细胞特性检测方面存在多项不符合规定或异常的情况。本文总结了当前本中心在干细胞质量复核中发现的各种情况并进行了简要分析，为干细胞制剂研发生产、质量控制以及临床使用提供参考。

近年来干细胞治疗研究发展迅速，为组织器官修复与再生、解决重大难治性疾病带来了希望。为了促进和规范干细胞研究的临床转化，原国家卫生和计划生育委员会和原国家食品药品监督管理总局于 2015 年 7 月联合发布了《干细胞临床研究管理办法（试行）》[1]，明确了以医疗机构为责任主体并以干细胞临床研究机构和临床研究项目双备案的方式，开展干细胞临床研究，获得的临床数据可为干细胞药物的临床试验申请提供参考。自该管理办法发布以来至 2021 年 9 月，干细胞临床研究备案机构已达 110 多家，备案项目 100 余项，参与临床研究的干细胞类型包括间充质干细胞（mesenchymal stem cells，MSC）、神经干细胞（neural stem cells，NSC）、多能干细胞（pluripotent stem cells，PSC）诱导分化细胞以及体内的组织单能干细胞，在各类免疫失调性疾病、组织退行性疾病、移植物排斥反应、肝硬化和糖尿病等多种适应证开展临床研究。

干细胞产品质量是临床研究安全性和有效性的决定因素，与产品研发和制备的全过程密切相关。为大力支持干细胞临床研究项目备案，我们以《干细胞制剂质量控制及临床前研究指导原则（试行）》[2]为指导、以实验室坚实的细胞基质质量控制技术为基石、以干细胞质量控制方法研究为技术支撑，承接了大量的干细胞临床研究细胞制剂的质量复核任务。自 2015 年至 2021 年上半年，已经收检了 500 多批干细胞（包括细胞库和制剂）并发布检验报告 400 余份。在同干细胞生产单位技术沟通与干细胞检验当中，发现干细胞制剂的生产和质控中存在许多质量相关共性问题。本文初步总结了目前发现的问题并做简要分析，以期引起干细胞制剂生产单位和使用者对细胞质量的关注，对干细胞临床研究制剂（或干细胞药物）研发提供参考。

1　干细胞制剂生产工艺相关问题

1.1　原材料和辅料

干细胞研发机构在生产用原材料和辅料方面普遍存在的问题主要包括以下几个方面：① 大部分干细胞研发机构特别是医疗机构，对原材料和辅料概念尚存在误区，将原材料与辅料混为一谈。② 所列原材料及辅料清单不全面，缺少质量控制标准或不能根据风险等级设立合理的质量标准[3]。③ 部分干细胞生产企业和原辅料生产供应商可能出于信息保密考虑，关键性原材料常常不能提供，比如未详细说明细胞培养基及添加剂、iPSC 重编程及诱导分化试剂的成分和来源，导致无法判断其产品是否存在一定的安全隐患，无法在干细胞质量评估时重点关注。

细胞培养基和添加剂、细胞消化液以及其他与干细胞制剂接触的原材料应参照《中华人民共和国药典》生物制品生产用原材料及辅料质量控制的要求尽量选用低风险等级材料[4]，如已有获得上市许可的无菌注射剂，如人血白蛋白，不应再使用更高风险级别的材料。对中高风险材料除了提供生产商提供的成分清单及质量合格证明外，还应合理设立质控标准，开展企业内部质控检测。非必要的人源或动物源性成分，应尽可能研究和使用替代品，如部分企业使用了猪源性胰酶，而非使用重组胰酶。基因修饰载体尽可能避免使用病毒载体，尤其是具有逆转录活性的病毒载体。部分企业在组织采集和运输阶段为防止细菌污染，会短暂使用含抗生素的缓冲液清洗和浸泡组织，但不得使用青链霉素等易致敏的抗生素，也不要将多种抗生素混合使用，在细胞培养扩增过程中不要再使用抗生素。

在使用成分明确的干细胞无血清培养基时，不能说明细胞培养的添加剂成分组成、来源、含量以及杂质等情况，

也未建立合理的质量控制措施，比如建立添加剂成分的清除工艺，开展残留量的安全范围研究。细胞培养基成分作为主要的生产用原材料，如不能充分地研究和质控，将存在较大的安全风险。

有些企业对原材料、辅料、包装材料和细胞质检的实验材料等概念理解不清，也未设立合理的质量标准。个别干细胞生产企业使用非密闭性的细胞冻存管或细胞培养瓶作为成品制剂的包装材料。

1.2　产品制备条件和制备工艺

干细胞制剂制备条件方面遇到的问题，包括制备条件不符合GMP要求，例如操作环境洁净度不符合B级背景下局部A级的要求，常见为C级洁净度。没有提供由有资质的第三方机构出具的洁净度检测报告。

细胞制备工艺方面，突出问题是许多生产企业仅有生产过程描述，缺少工艺研究内容和工艺验证研究。细胞采集分离、培养传代、建库冻存、质粒或病毒载体制备、体外诱导分化、成品制备及材料组合等关键性生产工艺环节需要提供研究数据，结合产品的关键质量属性（CQA）研究确定关键工艺参数（CPP）和设计空间。

建立合理的细胞库是保障产品质量一致性与质量合格的重要措施。是否建立细胞库，建立几级细胞库，每一级细胞库、原液和成品的代次等工艺问题，要根据干细胞特性、长期储存稳定性、预期临床使用量等因素综合研究确定。干细胞特性研究要对比和评价细胞传代稳定性，重点考察细胞鉴别和纯度、干细胞生长增殖特性、干性和分化特性、体内外有效性、遗传稳定性和成瘤性等因素。细胞库要经过充分检定。细胞扩增传代需使用培养瓶、多层培养瓶等开放性小的容器，不要使用培养皿和多孔板这种开放性强的培养方式。企业在细胞库建库方面存在问题主要表现在：细胞库代次不唯一，或用多个代次细胞混合后制备细胞库；高级细胞库未从低级细胞库复苏制备而是直接从更原始细胞直接连续传代制备；为追求更多细胞数量而随意调整细胞传代比例等情形。

许多企业未提供干细胞制剂原液和成品制备工艺。需要以与生物材料一起组合的形式应用的干细胞需要说明其组合方式，在输注或植入前需要进一步处理和加工的细胞制剂要提供在医院内操作规程以及人员、设施和环境等质量控制措施。

2　干细胞制剂质量标准相关问题

干细胞制剂质量标准方面普遍存在的问题有：干细胞制剂质量研究数据不充分，用质量检验结果替代质量研究数据；质量标准中缺少必要的安全性和有效性检测指标；质量检测方法未经过适用性评价和方法学验证；质量控制项目取样点不考虑最适样本点等。

微生物污染安全性方面，目前很少干细胞生产单位能够按照《中华人民共和国药典》要求全面开展无菌、支原体和内外源病毒因子检查。无菌检查多采用全自动细菌检查仪器检测，少部分采用涂板培养法，观察时间为3～7天，不满足《中华人民共和国药典》无菌检查法的培养观察14天的要求。支原体检查大多数干细胞生产企业采用PCR法或生物发光法等快速支原体检测试剂盒，未采用培养法和DNA染色法相结合的检查方法。病毒因子检查常采用PCR法或ELISA法等临床检验方法，部分企业仅对供体的血液样本做过检测，对生产过程关键环节细胞库和制剂则未设立病毒因子的质量检测标准。另外，微生物检测替代性方法缺少必要的专属性、检测限、重复性和耐用性等方法学验证内容。一些检验方法甚至没有经过适用性评估，例如采用临床检验中常用的ELISA法检测血液中病毒IgM抗体的方法检测细胞培养上清中病毒，以及采用解脲脲原体检测方法替代支原体污染检查。

产品有效性方面，普遍缺乏能反映产品特性的或与临床适应证治疗相关的质量研究，按照"细胞模型-动物模型-临床疗效"途径开展的有效性研究较少，适用于产品放行检验的快速有效性分子标志物检测方法的开发和应用尚缺乏[5-6]。一方面是由于干细胞制剂的临床适应证具有发病机理不清、病理特征复杂的特点，另一方面也反映了干细胞研发企业对产品有效性研究重视程度不足。另外，稳定性研究项目设置欠合理，稳定性检测项目不能反映产品质量的变化。

近年来一些创新性基因修饰或基因编辑细胞也即将进入临床研究阶段。对于这类细胞，需要针对存在的风险特征建立相应的质量控制措施。然而从目前一些产品的资料看，基因修饰的干细胞缺少对修饰工具生产工艺的描述及质量要求，缺少修饰细胞的特异性质量评价项目，如整合拷贝数、整合位点分析、病毒复制恢复性突变检测、编辑效率及脱靶效率检测、编辑工具残留、特定添加因子残留控制等。

另外还存在的问题包括：一些制剂产品的质量标准未按照《中华人民共和国药典》注射剂通则要求进行外观、装量、渗透压等物理检查；制剂标签不合理，干细胞制剂有效期大多为12～24小时，标签上出厂时间未精确到时；第三方复核检验只有一批细胞，未能显示工艺稳定性。

3　干细胞产品复核检验中遇到的问题

本中心从2015年起开展干细胞产品复核检验，共收检500余批干细胞检品，已发报告400余份，存在质量问题检品有44批，约占10%。其中有明确的质量标准而不符合规定的有13批。常见不合格原因有细胞发生交叉污染或混淆、支原体污染、软琼脂克隆阳性以及MSC表面标志物不合格等，见图1。

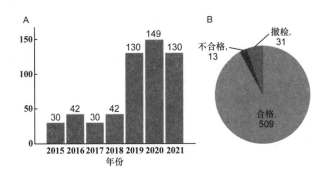

图1　干细胞产品复核检验数量统计

峰；检品细胞与相同个体来源的其他代次细胞 STR 图谱不一致；新鲜检品细胞与冻存状态细胞 STR 图谱不一致；首次送检细胞与后期补送的同一株细胞 STR 图谱不一致等情况，见图2。MSC 表面标志物普遍接受的标准应满足 CD73、CD90、CD105 阳性率不低于95%，CD11b 或 CD14，CD19 或 CD79a，CD34，CD45 和 HLA-DR 阳性率应不高于2%。MSC 表面标志物不合格率约为2.2%，不合格的情况主要集中 CD105、CD45 和 CD90 不符合规定。我们对 MSC 表面标志物不合格做进一步分析，将细胞培养基中 FBS 更换成另外一种品牌的 FBS，培养1代后发现，细胞形态和生长性状发生了改变，CD105 和 CD45 阳性率也发生了改变，并满足了标准要求。这个研究提示 MSC 表面标志物与细胞培养条件导致的细胞性状发生改变有关。

3.1　细胞鉴别和纯度

人源 STR 图谱分析结果异常所致检品不合格最为常见，不合格发生率为4.2%。不合格原因包括检品细胞存在细胞间的交叉污染，表现为每个 STR 位点出现3~4个等位基因

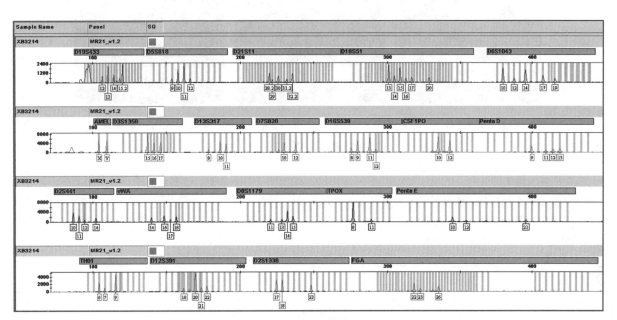

上图显示每个位点存在多个等位基因峰，提示存在交叉污染

图2　STR 图谱鉴别结果

3.2　微生物污染检查

支原体污染是微生物污染中最常见的因素，支原体污染发生率为1.5%。以药典中规定的培养法和指示细胞感染法（或称 DNA 染色法）对送检细胞进行质量复核，检出支

原体阳性。支原体检查复核阳性提示生产企业在微生物污染控制和检出方面均存在不足，多数企业内部支原体检查方法没有进行专属性和检测限验证，导致检测支原体种类偏少，检测灵敏度较低，见图3。

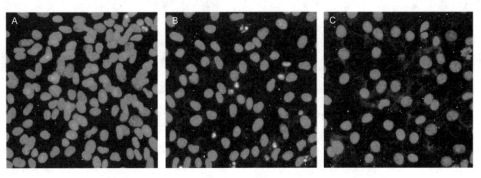

A：阴性对照；B：阳性对照；C：待检 MSC 结果为阳性

图3　支原体检查结果

3.3 成瘤性检查

成瘤性检查适用于 MSC 和 NSC 等成体干细胞以及 PSC 终末分化细胞等成瘤性为阴性的细胞。以接种到免疫缺陷动物体内观察肿瘤形成为主要检查方法，检测肿瘤细胞非锚定性生长能力的体外软琼脂克隆形成实验，以及细胞端粒酶活性升高的评价方法作为体内法的补充。开展干细胞质量复核检验以来，通过裸鼠体内接种实验未检测到各类干细胞产品在动物体内原发瘤和转移瘤发生，然而软琼脂克隆形成实验检测到一些无血清培养基工艺下的 MSC 在琼脂糖凝胶中出现克隆性生长的结果，甚至部分克隆生长较快，提示具有较高

成瘤性风险。通过对诱导软琼脂克隆阳性的培养基成分进行分析发现，表皮生长因子（epidermal growth factor，EGF）、碱性成纤维细胞生长因子（basic fibroblast growth factor，bF-GF）和血小板源性生长因子（platelet-derived growth factor，PDGF）等细胞因子水平较高。往培养基中添加 EGF，FGF，PDGF 可促使原本阴性的 MSC 出现阳性克隆，这提示无血清培养基成分对 MSC 细胞生物学特性有非常大的影响，选择无血清培养基时不仅要考察细胞的增殖、老化、凋亡等活性因素，促使分化、免疫调控等干性和生物学有效性因素，同样要关注细胞成瘤性风险，见图 4。

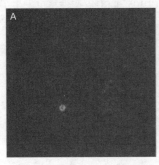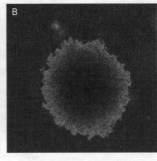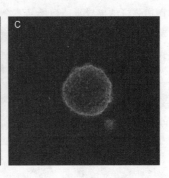

A：阴性对照；B：阳性对照 Hela-S3；C：部分无血清培养工艺的 MSC 呈克隆阳性

图 4　软琼脂克隆形成试验

3.4 染色体核型检查

染色体核型检查是检测细胞遗传背景是否存在异常以及评价体外传代和操作过程是否引起遗传变异的重要手段。干细胞质量复核中发现其中有 1 株细胞 8 号和 14 号染色体

部分片段发生易位，这是由于该细胞在供体筛查时没有做核型检查导致。另外还检测到某些 iPSC 细胞株在体外传代到一定阶段后部分细胞出现染色体三体、基因拷贝数变异和染色体片段易位等异常，见图 5。

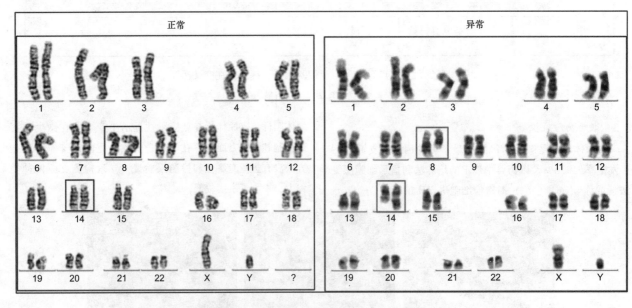

图 5　染色体核型分析显示 8 号染色体和 14 号染色体易位

3.5 MSC 诱导分化能力检测

MSC 成脂、成骨和成软骨三系诱导分化能力反映了 MSC 的干性，同时也反映了 MSC 治疗某些疾病的有效性。

在三系诱导分化检测当中，成骨诱导分化能力为阴性较为常见，占 4%（只报告结果，未算作不合格）。从组织来源上看，无成骨诱导分化能力的多为脐带来源，少数为胎盘

来源。另外也同个体来源差异和培养体系有关。成软骨分化能力和成脂分化能力为阴性的细胞较为少见。MSC 诱导分化能力的部分丢失可能反映了细胞干性下降或呈现部分分化状态，然而细胞对淋巴细胞的免疫调控能力并未检测到明显下降。

　　MSC 具备免疫调控功能是调节体内免疫稳态、治疗自身免疫病和多种原因导致炎症过激的重要生物学基础。体外评价免疫调控功能是 MSC 有效性检测的重要内容之一。MSC 各产品均可不同程度抑制有丝分裂原刺激的淋巴细胞增殖，抑制率为 30% ~ 100%，平均值为 79.5%，抑制淋巴细胞分泌炎症因子 TNF-α，抑制率为 43.9% ~ 100%，平均值为 86%。然而，MSC 产品抑制 Th1，Th17 淋巴细胞亚群增殖能力相差较大，其中 Th1 增殖抑制率在 − 32% ~ 77.9% 之间，平均值为 38%，Th17 抑制率范围为 − 38% ~ 84%，平均值为 45%。抑制率为负值代表 MSC 可活化 Th1 和 Th17。MSC 促进 Treg 增殖能力相差同样较大，增殖促进率范围为 − 20% ~ 145.5%，增殖促进率为负值表明该 MSC 可抑制 Treg 淋巴细胞亚群增殖。值得注意的是，促进 Th1 和 Th17 增殖、抑制 Treg 增殖这三种情况通常会在同一株 MSC 中出现，提示该细胞已经不具备免疫抑制功能，见图6。

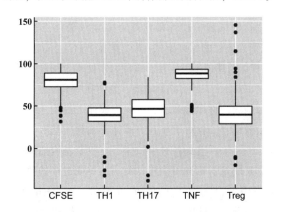

CFSE，Th1，Th17，TNF 和 Treg 分别表示 MSC 抑制淋巴细胞增殖抑制率，Th1 和 Th17 亚群抑制率，淋巴细胞分泌炎症因子 TNF-α 抑制率以及淋巴细胞亚群 Treg 促进率

图6　MSC 免疫调控功能

3.6　制剂装量、细胞数和活率

　　装量和细胞数不符合规定是干细胞成品注射液不合格的主要因素。《中华人民共和国药典》制剂通则规定注射液装量应不低于标示量，生产企业灌装时往往忽略附加量问题，导致实际吸出的装量不足。细胞数和活率不符合规定往往是由于细胞计数方法未经过验证引起，这一点在使用细胞全自动计数仪时尤为突出，由于细胞悬浮液不适合、

细胞计数参数设置不合理、细胞计数仪未经校准等因素导致细胞活率与实际相差较大。另外，部分企业细胞数和活率的内控标准的最低值和最高值范围相差过大，且没有数据支持细胞数差异对安全性和有效性带来的影响，增大临床应用时的无效性和安全性风险。

4　结语

　　干细胞制剂质量复核当中发现的以上各种问题，提示我国干细胞研发和生产企业要充分考虑当前发布的细胞制剂或细胞药物的指导原则（如《干细胞制剂质量控制及临床前研究指导原则（试行）》以及《细胞治疗产品研究与评价技术指导原则（试行）》[7]）的要求，根据干细胞产品的质量特性和潜在风险，加强产品的质量设计和质量管理，充分做好细胞产品工艺研究和工艺验证，不断完善产品的质量研究和质量标准研究。同时建议干细胞制剂研发、质控等全过程尽量遵循药品研发的标准和要求，在临床研究中获得安全性有效性数据，以期能够与药物临床试验申报更好衔接。

参 考 文 献

[1] 中华人民共和国国家卫生和计划生育委员会，国家食品药品监督管理总局. 干细胞临床研究管理办法（试行）[EB/OL]. [2015 − 07 − 20] http：//samr. cfda. gov. cn/WS01/CL1031/127243. html.

[2] 国家食品药品监督管理总局. 干细胞制剂质量控制及临床前研究指导原则（试行）[EB/OL]. [2015 − 07 − 31]. http：//samr. cfda. gov. cn/WS01/CL1616/127242. html.

[3] 中国医药生物技术协会. 干细胞临床研究项目备案材料审核要点（试行）[EB/OL]. [2021 − 08 − 07]. http：//www. cmba. org. cn/common/index. aspx-nodeid = 281&page = ContentPage& contentid = 4387. htm.

[4] 国家药典委员会. 中华人民共和国药典 [S]. 2020 年版. 三部. 北京：中国医药科技出版社，2020.

[5] 韩晓燕，纳涛，张可华，等. 人间充质干细胞生物学有效性的质量评价 [J]. 中国新药杂志，2018，27（21）：2511 − 2518.

[6] 张可华，纳涛，韩晓燕，等. 基于免疫调控功能的间充质干细胞生物学有效性质量评价策略 [J]. 中国新药杂志，2016，25（3）：50 − 58.

[7] 国家药品监督管理局药品审评中心. 细胞治疗产品研究与评价技术指导原则（试行）[EB/OL]. [2021 − 08 − 07]. https：//www. cde. org. cn/zdyz/domesticinfopage？zdyzIdCODE = 452c529 b299638297210fe 4a1294eb31.

编辑：杨青/接受日期：2021 − 08 − 31

细胞治疗产品的成瘤性和致瘤性风险评价

屈　哲，林　志，霍桂桃，侯田田，杨艳伟，张　頔，耿兴超，李　波，霍　艳

（中国食品药品检定研究院国家药物安全评价监测中心，药物非临床安全评价研究北京市
重点实验室，北京 100176）

[摘要]　细胞治疗产品（cell therapy products, CTPs）具有潜在的肿瘤形成风险，即成瘤性、致瘤性和促瘤性。来自于人胚胎干细胞（human embryonic stem cells, hESCs）和人诱导多能干细胞（human induced pluripotent stem cells, hiPSCs）的干细胞终产品中，由于可能存在未分化的干细胞残留、恶性转化细胞/突变和遗传不稳定性，其成瘤性风险最高。通过基因修饰的干细胞由于表达外源基因（如各种生长因子）以及基因修饰病毒载体（如逆转录病毒和慢病毒）的插入突变造成的致癌基因活化，也会增加 CTPs 的成瘤性和致瘤性风险。而终末分化的体细胞产品成瘤性风险相对较低。近年来，越来越多种类的细胞治疗产品进入临床应用，其肿瘤形成风险是产品研发者和监管当局都十分关注的安全性问题。本文介绍了细胞治疗产品可能存在的成瘤性、致瘤性和促瘤性风险概念，较全面地概述了目前对细胞治疗产品潜在肿瘤形成风险的体内外评价方法和对产品成瘤性和致瘤性风险评价的一般考虑。

近年来基于细胞的再生医学领域快速发展，越来越多的细胞治疗产品（cell therapy products, CTPs）进入临床，用以治疗各种严重疾病。CTPs 依据分化潜能分为干细胞、体细胞和成体干细胞。来源于人胚胎干细胞（human embryonic stem cells, hESCs）、人诱导多能干细胞（human induced pluripotent stem cells, hiPSCs）的干细胞产品以及体细胞中的免疫细胞治疗产品，例如嵌合抗原受体 T 细胞（chimeric antigen receptor T cell, CAR-T）、T 细胞抗原受体 T 细胞（T cell receptor T cell, TCR-T），是目前全球开发进程较快、品种较多的 CTPs。自 2010 年在美国进行全球首例源自 hESCs 的 CTPs 治疗脊髓损伤患者的临床试验以来，已在不同的国家进行了多项源自 hESCs 的 CTPs 的临床试验。2016 年在中国开展了 hESCs 衍生的视网膜色素上皮细胞治疗年龄相关性黄斑变性患者的临床研究[1]。2017 年在英国开始同种异体 hiPSCs 衍生的间充质干细胞（mesenchymal stem cells, MSCs）治疗类固醇抵抗性急性移植物抗宿主病的临床试验。2017 年美国 FDA 相继批准了两款治疗恶性淋巴瘤的 CAR-T 细胞产品上市，即诺华（Novatis）公司的 Kymriah 和凯特（Kite）制药公司的 Yescarta[2]。2020 年，FDA 又批准了一种治疗套细胞淋巴瘤（mantle cell lymphoma, MCL）的 CAR-T 细胞疗法 Tecartus。

鉴于 CTPs 固有的复杂性和异质性，在开发过程中对产品的安全性考虑和监管策略都存在独特的挑战。在这些关键的安全性问题中，了解和评估各类型 CTPs 与肿瘤形成的相关性至关重要[3-4]。干细胞产品的制造工艺、离体操作以及长时间的细胞传代等因素都可能导致最终产品被污染（如残留未分化的干细胞），或培养过程中产生恶性转化细胞/突变以及遗传不稳定性。这些因素使得干细胞产品的成瘤性（tumorigenicity）风险增高，其中胚胎干细胞和诱导多能干细胞成瘤性风险最高，其次为成体干细胞，体细胞产品风险较低[5]。相对于非基因修饰干细胞，基因修饰干细胞表达外源基因（如各种生长因子）以及基因修饰病毒载体（如逆转录病毒和慢病毒）的插入突变造成的致癌基因活化等因素，增加了 CTPs 的致瘤性（oncogenicity）风险[6]。目前，全球监管机构对 CTPs 成瘤性/致瘤性的风险评估策略尚未达成共识，建议对每种细胞治疗产品进行逐案评估。本文针对细胞治疗产品可能存在的成瘤性、致瘤性和促瘤性（tumor-enhancement）风险，较全面地概述了目前细胞治疗产品潜在肿瘤形成风险的评价策略和体内外评价方法。

1　成瘤性和致瘤性相关概念

2017 年，原国家食品药品监督管理总局发布的《细胞治疗产品研究与评价技术指导原则（试行）》中将细胞治疗产品肿瘤形成风险的相关术语定义为"致瘤性"，致瘤性相关风险是细胞治疗产品的一个关键的安全性问题。实际上，与之相关的概念还包括成瘤性和促瘤性。世界卫生组织（World Health Organization, WHO）定义致瘤性为非细胞因素如化学物质、病毒、病毒核酸、病毒基因或亚细胞成分等引起动物正常细胞形成肿瘤的能力[7]。与人用药品注册

中国新药注册与审评技术双年鉴（2022 年版）

技术要求国际协调会（ICH）准则 S1 中使用的致癌性（carcinogenicity）同义[8]。成瘤性是指接种细胞（包括植入自体细胞）在注射部位和/或转移部位由接种细胞本身形成肿瘤的能力。也可以说，在致瘤性/致癌性实验中鉴定出的肿瘤是宿主起源的，而在成瘤性实验中鉴定出的肿瘤来源于接种细胞。"促瘤性"概念是指干细胞对体内已存在的肿瘤细胞的生长和扩增可能产生的影响。

对于生物制品中使用的宿主细胞，成瘤性检查是看细胞基质在动物体内是否能形成肿瘤，是对细胞特性的一个鉴定。致瘤性检查是鉴定细胞里是否存在可以使细胞永生化或者具有形成肿瘤的因子，这两个概念不同。成瘤性高的细胞 DNA 的致瘤性似乎高于非成瘤性细胞的 DNA，但是目前还不清楚细胞的成瘤性和其 DNA 的致瘤性之间的关系。虽然有规定要求成瘤性为阳性的细胞需要做致瘤性检查，但《中华人民共和国药典》中也明确说明对已建株或者有充分经验证实无致瘤性的一些连续传代细胞，如中国仓鼠卵巢（Chinese hamsters ovary，CHO）细胞、小鼠骨髓瘤细胞（NS0 细胞）、低代次非洲绿猴肾细胞（Vero 细胞）等，不要求进行致瘤性检查。有研究证实仓鼠肾细胞（BHK21 细胞）和 CHO 细胞具有成瘤性，但并不具有致瘤性[9]。

2 成瘤性和致瘤性相关风险评价策略

2.1 国内外评价指导原则

目前，原国家药品监督管理总局、原国家卫生和计划生育委员会及国家药品监督管理局药品审评中心（Center for Drug Evaluation，CDE）相继发布了一系列关于细胞治疗产品的质量控制、安全性评价和临床研究的指导原则，使得我国细胞治疗领域的开发和应用逐步规范化[10-11]。在国际上，欧洲 EMA、美国 FDA 及 WHO 等针对干细胞（人诱导多能干细胞和人胚胎干细胞）、体细胞、成体干细胞、转基因细胞、基因治疗产品以及生产用动物细胞培养物等发布了多项指导原则[12-13]。目前认为，每个 CTPs 对治疗患者产生的风险情况可能各具特性，其风险性评价的最佳策略也不尽相同，但这些指南中并未提供评估成瘤性/致瘤性相关风险的实验方法的详细信息。

《中华人民共和国药典》生物制品通则中《生产用动物细胞基质制备及检定规程》对细胞基质质量要求检测其成瘤性/致瘤性。有资料显示如果 CTPs 的病毒载体细胞是稳转细胞或者病毒载体不直接进入患者体内，可不进行成瘤性/致瘤性检测[6]，但如果使用新的细胞，则要考虑进行成瘤性/致瘤性检测。EMA 发布的《人体细胞医疗产品的指导原则》（EMEA/CHMP/410869/2006）中表示"如果可以预见细胞转化风险则应开展成瘤性研究，重点检测其增殖能力以及染色体完整性"。EMA 在《干细胞医疗产品的反思文

件》（EMA/CAT/571134/2009）中提到多能干细胞和体干细胞都存在肿瘤形成风险，培养条件可能会严重影响干细胞的基因组不稳定，延长细胞培养有助于评估成瘤性和染色体稳定性。形成畸胎瘤是 hiPSC 和 hESC 的固有风险，与成体干细胞［如 MSC 和造血干细胞（hematopoietic stem cell，HSC）］成瘤性的考虑点有所不同。FDA 指导原则认为控制 hESC 衍生的细胞产品中未分化的 ESC 或其他细胞杂质的水平是成瘤性风险评价的主要方面，采用流式细胞术和逆转录聚合酶链式反应（reverse transcription-polymerase chain reaction，RT-PCR）方法测定产品中残留未分化的 ESC，采用细胞增殖测定法[14-15]和软琼脂集落形成法测定恶性转化细胞[16]，以检测最终产品中的杂质细胞是否超过相应测定法的检测限（limit of detection，LOD）或最小肿瘤产生剂量（minimal tumor producing doses，TPDmin）。FDA 指导原则中还重点讨论了临床前动物实验物种的选择和动物模型的预测能力，以评估植入细胞到达移植部位微环境中是否形成肿瘤，以及引起宿主细胞和植入细胞在各组织器官发生肿瘤转化的风险。

2.2 干细胞产品评价策略

依据分化潜能 CTPs 分为干细胞、体细胞、成体干细胞等，其成瘤性、致瘤性相关风险由细胞固有的生物学特征以及细胞的制造方法和质量控制决定。干细胞产品的成瘤因素多种多样，例如，来源于人多能干细胞（human pluripotent stem cells，hPSC）即 hESCs 和 hiPSCs 的 CTPs，具有无限的自我更新、分化潜能和多能性，其成瘤性风险较高，研究表明未分化的 hiPSC 可在免疫缺陷动物中形成畸胎瘤[17]。残留未分化细胞、细胞培养过程中的遗传和表观遗传变异等因素均可导致较高的成瘤性风险，在对高风险的干细胞产品进行开发时，应采用减少潜在肿瘤发生的策略，根据候选 CTPs 的质量和安全属性建立相应的成瘤性测试方法，同时考虑预期的患者人群，对其进行成瘤性风险评估。

2.3 体细胞产品评价策略

终末分化的体细胞产品在理论上成瘤性和致瘤性风险最低。成体干细胞如 MSCs 由于扩增能力有限，其成瘤性风险也较低。但有注射胎儿神经干细胞形成脑瘤的报道[18]。CAR-T 细胞产品由于引入外源基因以及病毒载体插入位点突变，使其可能具有致瘤性风险[19]。在申报体细胞和成体干细胞产品时，首先需要考虑细胞类型及其特征对肿瘤（良性和/或恶性）形成的可能影响，再决定是否进行成瘤性和致瘤性研究。对于成瘤性风险较低的体细胞产品可能无须开展体内成瘤性和致瘤性评价，仅需考虑在生产过程中最终产品被成瘤细胞污染的情况，以及非同源植入对移植部位微环境的影响。可先通过体外研究初步探讨其成瘤性风险。

3 成瘤性和致瘤性风险评价方法

3.1 体外评价方法

迄今为止，国内外尚未发布关于 CTPs 及其衍生产品的成瘤性评价的详细指导原则。降低成瘤性风险的基本策略是使 CTPs 中残留的未分化细胞和转化细胞最小化。而体外测试方法检测残留未分化的 hPSC 或转化细胞可能比体内动物实验更敏感，但仍需进一步验证和标准化。表 1 例举了细胞治疗产品体外成瘤性检测方法。

表 1 细胞治疗产品成瘤性的体外检测方法

目标	方法	指标	特点	案例
未分化的 hPSC	流式细胞仪	标记 hPSC 蛋白	快速测定，可分离、收集单个细胞	抗 TRA1-60 抗体标记检测原代视网膜色素上皮（retinal pigment epithelium，RPE）细胞中 0.1% 未分化 hPSC
	qRT-PCR	hPSC 基因表达	测定简单快速	Lin28 mRNA 特异性探针和引物检测 RPE 细胞中 0.002% 未分化 hPSC[20]
转化细胞	数字化分析/软琼脂集落形成实验（soft-agar colony formation，SACF）	恶性转化细胞集落形成	高灵敏度，但不适用于检测非凋亡的悬浮细胞	高内涵图像分析 SACF，人间充质干细胞含 0.00001% 个 Hela 细胞[21]
永生化细胞	连续传代细胞生长特性分析	细胞增值率	比用裸鼠检测永生化和非成瘤细胞更敏感	细胞生长分析含 0.0001% Hela 的骨髓间充质干细胞（bone marrow-derived mesenchymal stem cells，BMSC）比单独 BMSC 生长速率显著增加[22]；ASC/TERT1 永生化脂肪来源的间充质干细胞比单独人脂肪来源的干细胞生长速率显著增加
培养细胞基因组不稳定性	G 带核型分析 阵列比较基因组杂交（CGH）阵列 荧光原位杂交（fluorescence in situ hybridization，FISH）	染色体数量、大小和结构 基因拷贝数变异 染色体上特定 DNA 序列的定位和定量	这些技术已用于化学物质的遗传毒性评价	源自 iPSCs 皮肤成纤维细胞传代早期、晚期对大量 hESC 系进行高分辨率基因组分析[23]

3.2 体内评价方法

动物实验是传统药物开发中临床前安全性评价的主要方法。但现有的动物模型用于 CTPs 的成瘤性和致瘤性评价存在一定的局限性。例如，无法完全复制人体疾病状态或模拟人类肿瘤微环境；与人类相比动物的寿命较短（尤其免疫缺陷动物），从而限制了其纵向致瘤性评估；对各类动物模型的背景性数据以及免疫缺陷对植入细胞致瘤性的影响（免疫监测能力降低会增加 CTPs 依赖性或非依赖性肿瘤形成的风险）尚不完全了解。然而，即便存在诸多局限性，由于目前尚无更好的选择，监管指南要求在某些情况下进行体内成瘤性和致瘤性测定[24]。

免疫系统正常动物对植入的人类细胞可能产生免疫排斥反应，因此免疫缺陷动物是开展 CTPs 成瘤性和致瘤性研究的较好模型。目前常用的免疫缺陷动物模型包括裸鼠、NOG 小鼠、NSG 小鼠等重度联合免疫缺陷型（severe combined immuno deficiency disease，SCID）小鼠。在选择最合适、最敏感的模型进行成瘤性和致瘤性研究时，除了考虑 CTPs 的生物学特性、体外操作条件、细胞分化持久性、给药途径以及预期临床用途，最重要的是保证植入细胞在该种属体内有足够的存活时间，以观察肿瘤形成的可能性。在临床前研究中，通常使用裸鼠进行成瘤性研究，使用 SCID 小鼠开展更长时间的致瘤性研究。

3.2.1 生物制品生产用细胞的成瘤性和致瘤性评价方法

依据《中华人民共和国药典》中生物制品生产检定用动物细胞基质制备及质量控制[13]，细胞产品成瘤性研究的一般方法是将细胞接种于皮下或肌内注射，至少观察 16 周注射部位是否形成结节，如有结节形成则每周进行双向测量，以判定结节为进行性、稳定或消退。通常设定 Hela 细胞为阳性对照，至少 9 只阳性对照组动物有进行性肿瘤生长时实验视为有效。对结节开始消退的动物进行处死，不能形成进行性结节的细胞视为无成瘤性。对注射部位及其他组织器官（心脏、肺脏、肝脏、脾脏、肾脏、脑及局部淋巴结）进行肉眼和组织病理学检查，以判断接种细胞是否形成肿瘤或转移瘤。

《中华人民共和国药典》对生物制品生产检定用动物细胞基质的致瘤性检查是考察细胞裂解物、细胞 DNA 等细胞成分诱导动物本身细胞形成肿瘤的特性。其实验方法规定将细胞裂解物、细胞 DNA 分别于肩胛骨处皮下接种新生裸鼠、新生仓鼠及新生大鼠。至少观察 4 个月接种部位是否有结节形成，如有结节形成则每周进行双向测量，以判定结节为进行性、稳定或消退。当进行性结节达到 2 cm 或观察期末处死动物，对肉眼观察和显微观察疑似肿瘤的组织以及肝脏、心脏、肺脏、脾脏及局部淋巴结进行组织病理学检查，对检查的各脏器中出现的肿瘤要分析与接种部位原发肿瘤的关系，排除自发肿瘤的情况。对于接种部分和各脏器无肿瘤生长应判断为无致瘤性；分析形成的肿瘤的基因组 DNA 是细胞基质 DNA 还是接种宿主来源的 DNA，若为宿主来源的 DNA 则判定为致瘤性；对细胞基质 DNA 引起的进行性结节，应鉴别致瘤性因子或致瘤性活性，从而确定细胞的可适用性。

3.2.2 CTPs 致瘤性评价方法　CTPs 致瘤性研究的目的是评价因宿主细胞和 CTPs 发生肿瘤转化而引起的致瘤性风险。传统的致癌性研究方法不可行。CTPs 的体内致瘤性实验可与较长周期的动物毒理学研究伴随开展，以此评价细胞和/或裂解物促进正常细胞转变为肿瘤细胞的能力[14]。应使用拟用于临床的最终产品，不建议使用替代产品进行研究。

使用动物疾病模型开展 CTPs 体内长毒伴随致瘤性实验，其实验设计应关注以下几点：① 给药途径，实验中应选择临床预期的给药途径（route of administration，ROA）或临床预期 ROA 附加皮下途径。可伴随开展移植细胞局部刺激实验。② 动物数量，逐案设计所需的无致瘤性动物数量；每组足够的动物数量以确保肿瘤发生率（包括背景性的肿瘤）的分析满足统计学要求。③ 选择适当的对照品，包括阳性对照、溶媒对照以及可能产生的未分化细胞、部分分化细胞对照。④ 给药剂量，CTPs 的给药剂量应与实际患者所用剂量相同或最大可行剂量/最大耐受剂量。如果难以将相同数量的细胞植入到小型动物模型中，则可以将细胞数量按比例缩小到最大可行剂量。或者当 CTPs 直接注射到特定的靶部位（如大脑、脊髓、心脏或眼睛的特定区域）时，可以考虑根据器官重量或靶区域的体积来调整剂量。保持移植细胞与植入区域的比例类似于人体模式。设定的高剂量水平为给予最大的绝对细胞数量。⑤ 实验周期，以药动学研究所显示的细胞存续时间或者荷瘤动物在受试物作用后的最长存活时间，作为致瘤性研究时间点，通常进行 6 或 9 个月的致瘤性研究。⑥ 临床观察和病理学检查，观察与肿瘤发生有关的临床症状。剖检及组织病理学检查细胞在植入部位、靶部位和非靶部位分布、增殖和扩散情况。在观察到肿瘤形成的情况下，首先排除自发肿瘤，进一步鉴

别诊断其来源于接种细胞还是宿主细胞。此外，应用成像技术荧光探针标记各类型细胞，可以可视化追踪各组织器官潜在的肿瘤细胞。在生物分布研究中，对于含有植入细胞或其表达产物的组织，在致瘤性研究中也应特别加以分析。在观察到肿瘤形成的情况下，还可进行基因/遗传分析，用以调查是给药产物还是内源性肿瘤形成的结果。

4 结语

成瘤性、致瘤性和促瘤性是细胞治疗产品固有的潜在风险。鉴于 CTPs 的复杂性和异质性，研发者和监管当局在其开发过程中提出了特殊的考虑和要求，包括对成瘤性和致瘤性相关的监管和风险管理提出了一些建议：① 在开发过程中及早发现风险，建立有效减轻患者不良反应的框架。当将新型 CTPs 的初始数据提交给监管机构审核或批准时，通常认为一定数量的临床治疗患者以及治疗后的长时间随访可能减少产品成瘤性和致瘤性相关风险形成的机会。但在新药申报时，则需要提供足够的有关成瘤性和致瘤性相关风险的临床及临床前数据。② 设计适当的上市后研究，以跟进这些药物的安全性和有效性。包括观察性研究、随访患者肿瘤的发生情况以及通过基因分析鉴别患者体内肿瘤的起源等。总之，收集和共享尽可能多的数据，对开发安全有效的 CTP 至关重要。

参考文献

[1] Clinical Trials. gov. Subretinal Transplantation of Retinal Pigment Epitheliums in Treatment of Age-related Macular Degeneration Diseases [EB/OL]. (2020 - 10 - 14). https://clinicaltrials. gov/ct2/show/NCT02755428? term = retinal + pigment + epithelial + cells&cond = age-related + macular + degeneration& draw = 2&rank = 5.

[2] 屈哲, 林志, 吕建军, 等. CAR-T 细胞产品毒性评价概述 [J]. 中国新药杂志, 2019, 28 (21): 2646 - 2650.

[3] PRIEST CA, MANLEY NC, DENHAM J, et al. Preclinical safety of human embryonic stem cell-derived oligodendrocyte progenitors supporting clinical trials in spinal cord injury [J]. Regen Med, 2015, 10 (8): 939 - 958.

[4] KANEMURA H, GO MJ, SHIKAMURA M, et al. Tumorigenicity studies of induced pluripotent stem cell (iPSC) -derived retinal pigment epithelium (RPE) for the treatment of age-related macular degeneration [J]. PLoS One, 2014, 9 (1): e85336.

[5] 雕钰惟, 梁毅. 日本细胞治疗产品管理及对我国的启示 [J]. 药学进展, 2019, 43 (12): 908 - 913.

[6] 孟淑芳, 王佑春, 吴雪伶, 等. CAR-T 细胞治疗产品质量控制检测研究及非临床研究考虑要点 [J]. 中国药事, 2018, 32 (6): 831 - 852.

[7] WHO. World Health Organization Technical Report Series No. 987 Annex 3. 2013. In: Recommendations for the evaluation of ani-

中国新药注册与审评技术双年鉴（2022年版）

mal cell cultures as substrates for the manufacture of biological medicinal products and for the characterization of cell bank；2013 ［EB/OL］. ［2018 － 09 － 24］. http：//www. who. int/biologicals/vaccines/TRS_ 978_ Annex_ 3. pdf.

［8］　In：International Conference on Harmonization. Guideline S1：Rodent carcinogenicity studies for human pharmaceuticals；2012 ［EB/OL］. ［2019 － 02 － 07］. https：//www. ich. org/fifileadmin/Public _ Web _ Site/ICH _ Products/Guidelines/Safety/S1/S1_ Concept_ Paper_ 14_ November_ 2012. pdf.

［9］　于义娟，秦涛，闵娟娟，等. BHK-21 细胞不同处理方式对裸鼠致瘤性的影响 ［J］. 中国兽药杂志，2017，51 （11）：28 － 35.

［10］　国家食品药品监督管理局药品审评中心. 细胞治疗产品研究与评价技术指导原则 （试行） ［S］. 2017.

［11］　国家卫生和计划生育委员会. 干细胞制剂质量控制及临床前研究指导原则 （试行） ［S］. 2015.

［12］　EMA. EMA/CAT/GTWP/671639/2008Guideline on quality，non-clinical and clinical aspects of medicinal products containing genetically modified cells ［EB/OL］. （2012） ［2019 － 02 － 07］. https：//www. ema. europa. eu/documents/scientific-guideline/guideline-quality-non-clinical-clinical-aspects-medicinal-products-containinggenetically-modified_ en. pdf.

［13］　US FDA. Guidance for Industry：Preclinical assessment of investigational cellular and genetherapy products ［S］. （2013） ［2019 － 02 － 07］. https：//www. fda. gov/downloads/BiologicsBloodVaccines/GuidanceComplianceRegulatoryInformation/Guidances/CellularandGeneTherapy/UCM376521. pdf.

［14］　KONO K，TAKADA N，YASUDA S，et al. Characterization of the cell growth analysis for detection of immortal cellular impurities in human mesenchymal stem cells ［J］. Biologicals，2015，43 （2）：146 － 149.

［15］　HASEBE-TAKADA N，KONO K，YASUDA S，et al. Application of cell growth analysis to the quality assessment of human cell-processed therapeutic products as a testing method for immortalized cellular impurities ［J］. Regen Ther，2016，5：49 － 54.

［16］　KUSAKAWA S，YASUDA S，KURODA T，et al. Ultra-sensitive detection of tumorigenic cellular impurities in human cell-processed therapeutic products by digital analysis of soft agar colony formation ［J］. Sci Rep，2015，5：17892.

［17］　YASUDA S，SATO Y. Tumorigenicity assessment of human cell-processed therapeutic products ［J］. Biologicals，2015，43 （5）：416 － 421.

［18］　ABBOT S，AGBANYO F，AHLFORS JE，et al. Report of the international conference on manufacturing and testing of pluripotent stem cells ［J］. Biologicals，2018，56：67 － 83.

［19］　LI YH，HUO Y，YU L，et al. Quality control and nonclinical research on CAR-T cell products：general principles and key issues ［J］. Engineering，2019，5 （1）：122 － 131.

［20］　KURODA T，YASUDA S，SATO Y. In vitro detection of residual undifferentiated cells in retinal pigment epithelial cells derived from human induced pluripotent stem cells ［J］. Methods Mol Biol，2014，1210：183 － 192.

［21］　KUSAKAWA S，YASUDA S，KURODA T，et al. Ultra-sensitive detection of tumorigenic cellular impurities in human cell-processed therapeutic products by digital analysis of soft agar colony formation ［J］. Sci Rep，2015，5：17892.

［22］　HASEBE-TAKADA N，KONO K，YASUDA S，et al. Application of cell growth analysis to the quality assessment of human cell-processed therapeutic products as a testing method for immortalized cellular impurities ［J］. Regen Ther，2016，5：49 － 54.

［23］　ABBOT S，AGBANYO F，AHLFORS JE，et al. Report of the international conference on manufacturing and testing of pluripotent stem cells ［J］. Biologicals，2018，56：67 － 83.

［24］　SATO Y，BANDO H，DI PIAZZA M，et al. Tumorigenicity assessment of cell therapy products：The need for global consensus and points to consider ［J］. Cytotherapy，2019，21 （11）：1095 － 1111.

编辑：刘卓越/接受日期：2021 － 05 － 21

人间充质干细胞调控 Treg 细胞功能评价方法和质量标准的研究

韩晓燕，纳　涛，吴婷婷，袁宝珠

（中国食品药品检定研究院生物制品检定所细胞资源保藏研究中心，北京 100050）

［摘要］　目的：建立人间充质干细胞 （human mesenchymal stem cells，hMSCs） 调控调节性 T 细胞 （regulatory T cells，Treg） 功能的标准评价方法和相关质量属性标准。方法：利用 hMSCs 与同种异体人外周血单个核

细胞（peripheral blood mononuclear cells, PBMCs）共培养技术、流式细胞技术，以及 hMSCs 生物学有效性质量属性研究用标准细胞株 CCRC-hMSC-S1（CCRC1），建立 hMSCs 调控 Treg 功能的标准评价技术，并对不同来源 hMSCs 调控 Treg 功能的质量属性标准进行研究。**结果：**确立不同来源 hMSCs 促进 Treg 增殖的初级质量属性值为（47.9±23.3）%；不同研发者、不同组织来源、不同代次的 hMSCs 在调控 Treg 功能方面存在一定差异；不同培养基条件对相关功能影响也较大。**结论：**通过建立标准化评价方法，在国际上首次提出了 hMSCs 调控 Treg 功能的初级质量属性标准，而基于标准评价方法和初级质量属性标准的标准化评价体系，可量化、客观地评价不同来源、不同工艺情况下 hMSCs 调控 Treg 的功能。

人间充质干细胞（human mesenchymal stem cells, hMSCs）是一类成纤维细胞样、具有一定自我更新和复制能力并且存在于所有成体组织的干细胞[1]。常见的 hMSCs 组织来源包括骨髓、脐带、脂肪、胎盘、羊膜或牙髓等。体外特定诱导分化条件下，hMSCs 可向骨细胞、软骨细胞和脂肪细胞等细胞系列分化。此外，hMSCs 还具有独特的免疫调控功能和促进组织再生的功能，并因此成为目前临床应用研究中发展最为迅速的干细胞类型[2-3]。

目前应用 hMSCs 所开展的临床研究包括针对骨及软骨疾病、移植物抗宿主病（graft versus host disease, GvHD）、多发性硬化症、急性脊髓损伤、系统性红斑狼疮、炎性肠炎、糖尿病、器官纤维化和心脑血管疾病等的治疗研究[4-5]。不断积累的研究证据表明，免疫调控功能是 hMSCs 治疗所有这些临床适应证最为重要的细胞生物学基础[6-8]。

hMSCs 主要是通过与不同类型的免疫细胞直接相互作用，和释放各种免疫调控活性分子或含有不同活性因子的细胞微泡（如外泌体），发挥其免疫调控功能[9-10]。在调控各类 T 细胞功能方面，hMSCs 可抑制 Th1 和 Th17 等促炎性 T 淋巴细胞亚群增殖活化，促进调节性 T 细胞（regulatory T cells, Treg）增殖或极化[11-12]。

Treg 是一类具有免疫抑制功能的 CD_4^+ 细胞的 T 细胞亚群[13-14]。hMSCs 可促进 Treg 增殖/极化，并以此作为其治疗多种疾病的关键细胞生物学基础[15-17]。例如，在小鼠实验性自身免疫性脑脊髓炎（EAE）模型和葡聚糖硫酸钠（DSS）诱导的小鼠炎性肠炎模型中，hMSCs 均可以通过促进 Treg 细胞的增殖/极化，抑制其他促炎性 T 细胞增殖及活性，进而调节各类免疫细胞亚群的比例、维持炎性微环境的免疫平衡[18-19]。因此，hMSCs 促进 Treg 增殖/极化是其免疫调控功能的重要组成部分，也是 hMSCs 生物学有效性中免疫调控功能方面的关键质量属性[20]。建立 hMSCs 对 Treg 调控功能的标准化评价方法和确立该质量属性的质量标准，对 hMSCs 的质量控制、产品研发及指导临床应用至关重要。

本研究首先利用前期工作所建立的 hMSCs 生物学有效性质量评价用标准细胞 CCRC-hMSC-S1（以下简称 CCRC1）[21]，建立 hMSCs 调控 Treg 功能的标准化评价体系，在此基础上获得了 hMSCs 促进 Treg 增殖的初级质量标准值。

最后，我们将本研究所建立的标准评价方法和初级质量标准值所构成的 hMSCs 调控 Treg 的标准化评价体系，应用于评价不同研发机构、不同制备工艺因素对 hMSCs 促进 Treg 增殖功能的影响，进而初步验证相关标准化评价体系的价值和实际意义。

材料与方法

1 试剂

RPMI 1640 培养基（美国 Gibco 公司，目录号：11875-093，批号：1638609）；胎牛血清（美国 Hyclone 公司，目录号：SH30084.03，批号：GWH0092）；植物血凝素（PHA，美国 Sigma 公司，目录号：L8902，批号：079M4064V）；佛波酯（PMA，美国 Sigma 公司，目录号：P8139）；离子霉素（ionomycin，美国 CST 公司，目录号：9995S），FITC 标记的抗人 CD4 抗体（美国 BD 公司，目录号：555346，批号：9073869）；PE 标记的抗人 CD127 抗体（美国 BD 公司，目录号：557938，批号：9162697）；APC 标记的抗人 CD25 抗体（美国 BD 公司，目录号：555434，批号：9056872）；PE 标记的抗人 FoxP3 抗体（美国 BD 公司，目录号：560852，批号：8304977）；人淋巴细胞分离液（天津灏洋公司，目录号：LTS1077）；Transcription Factor Buffer Set 试剂盒（美国 BD 公司，目录号：562574，批号：9108792）；CD_4^+ T 细胞分选用磁珠（德国美天旎，目录号：130-045-101，批号：5190812511）；重组人 TGF-β_1（美国 PeproTech 公司，目录号：100-21，批号：0715209A1416）；IL-2（美国 PeproTech 公司，目录号：200-02，批号：111812-2 D2219）。

2 仪器

FACS Calibur 流式细胞仪（美国 BD 公司）。

3 细胞

本研究使用 65 株独立个体组织来源的 hMSCs，均为本中心保藏，并经过了本中心全面的 hMSCs 基本生物学属性鉴别和微生物学安全性检测。65 株 hMSCs 组织来源分别为：脐带 46 株、胎盘 4 株、牙髓 5 株、脂肪 5 株、骨髓 2 株、宫血 2 株、胰腺 1 株。本研究所使用独立健康供者的同种异体人外周血单个核细胞（peripheral blood mononuclear cells, PBMCs）共计 41 例，均由北京市红十字血液中心所提供的浓缩白细胞提取获得（北京市海淀区北三环中路 37 号）。

4 PBMCs 的制备

取人外周血浓缩白细胞 10 ml，用 PBS 稀释 1 倍。选取 1 支 50 ml 的离心管，将 20 ml 人淋巴细胞分离液置于其中，再将 20 ml 稀释后的浓缩白细胞沿离心管壁轻轻加入到人淋巴细胞分离液上层，以 2 000 r/min 离心 20 min 后，将所形成的白色黏稠的单个核细胞层移入新离心管中。加入 40 ml PBS 混匀，再以 2 000 r/min 离心 10 min，并用 40 ml PBS 洗涤/离心 3 次。将细胞沉淀用 5 ml RPMI 1640 完全培养基重悬制成 PBMCs。用台盼蓝排除染色法计数活细胞数和活率，细胞活率需 >85%。

5 CD$^+$4 T 细胞的分选

将 PBMCs 与 CD4$^+$ T 细胞分选用磁珠按照一定比例进行共孵育，经过 1 次洗涤后过 MACS 分选柱，再经洗脱后使用，分选后 CD4$^+$ T 细胞纯度可达 90%。具体操作可参考《美天旎磁珠分选说明书》。

6 hMSCs 调节 Treg 功能的测定与分析

将待检测的 hMSCs 复苏后培养至 90% 融合度，用 0.25% 胰蛋白酶-EDTA 消化，消化后用 RPMI 1640 完全培养基中和，然后离心，再用 RPMI 1640 完全培养基重悬，调整细胞密度至 1×10^6 个细胞/ml。

6.1 hMSCs 与 PBMCs 共培养

选择 2×10^5 的 hMSCs 与 1×10^6 的 PBMCs 于 12 孔培养板中进行混合培养。实验设计分组为：① PBMCs 单独组。② PBMCs + hMSCs 组，每组设 3 个平行孔，补充 RPMI 1640 完全培养基至 1.0 ml/孔。将细胞放入 37 ℃、5% CO$_2$ 培养箱中共培养 5 天。

6.2 Treg 的检测

共培养结束后，将 12 孔培养板中各孔悬浮的 PBMCs 分别移入 1 个 1.5 ml 离心管中，2 000 r/min 室温离心 5 分钟，弃上清液，用 PBS 重悬。可采用两组流式荧光抗体组合对细胞进行标记染色：组合一，用 CD4，CD127 和 CD25 荧光抗体，室温孵育 30 分钟。组合二，先用 CD4 抗体和 CD25 抗体室温孵育 30 分钟，PBS 洗涤 1 次，再用 Transcription Factor Buffer Set 试剂盒进行后续核转录因子 FoxP3（PE 标记）染色，具体操作可参见《试剂盒说明书》，然后用 PBS 洗涤两次，最终用 300 μl PBS 重悬细胞，用流式细胞仪检测，并使用 FCS Express V3 分析结果和作图。

6.3 数据分析与换算

通过以下公式计算 hMSCs 促进 Treg 增殖的百分率。

hMSCs 对 Treg 的增殖促进率 =（PBMCs 与 hMSCs 共培养组 – PBMCs 单独培养组）/（PBMCs 单独培养组）×100%

7 统计学分析

所有检测数据都以 $\bar{x} \pm s$ 表示，并采用 SPSS 17.0 统计学软件对数据进行处理，两组数据比较采用 t 检验，多组数据比较采用单因素方差分析，$P < 0.05$ 表示统计学上具有显著性差异。

结 果

1 方法学建立

1.1 确立 hMSCs 与 PBMCs 共培养作为 hMSCs 促进 Treg 增殖的基本分析方法

为建立 hMSCs 调控 Treg 的标准化分析技术，我们选择以细胞共培养法结合流式细胞分析法作为本研究的基本检测及分析方法。首先，我们设计了两种共培养体系，即 hMSCs + PBMCs 体系和 hMSCs + CD4$^+$ T 细胞体系，在后一个共培养体系中需同时加入诱导因子 TGF-β$_1$ 和 IL-2。2 种共培养体系所用的 PBMCs 和 CD4$^+$ T 细胞为同一供者来源。利用流式细胞技术对两种培养体系中 hMSCs 促进 Treg 增殖的能力进行检测。其中，Treg 表型鉴别采用 CD25$^+$ CD127$^-$（% CD4$^+$）进行标记分析。

我们以 CCRC1 为 hMSCs 代表，作为基本检测及分析方法建立的研究对象。结果发现，在两种共培养体系中，CCRC1 对 Treg 的增殖均表现出显著的促进作用，并且促进率相似，不存在统计学差异（$P > 0.05$），见表 1。由于第二种共培养体系涉及细胞分选及细胞因子诱导等环节，操作步骤繁琐，因此在后续研究中，我们以 PBMCs 作为 Treg 的来源，并以 hMSCs 与 PBMCs 共培养作为整个研究工作的共培养方法。将异体来源的 PBMCs 与 CCRC1 共培养，或经磁珠分选所得的 CD4$^+$ T 细胞与 CCRC1 共培养，CCRC1 与悬浮的免疫细胞数量比例均定为 1:5。共培养 5 天后，通过流式细胞仪检测，分析培养体系中 Treg 细胞的比例，计算得出 Treg 增殖促进率。

表 1 比较两种共培养体系在检测 CCRC1 对 Treg 增殖促进效应的差异 %, $\bar{x} \pm s$, $n = 3$

组别	CD25$^+$ CD127$^-$（% CD4$^+$）	Treg 增殖促进率/%
PBMC	1.21 ± 0.12	
PBMC + CCRC1	1.98 ± 0.25	63.36 ± 21.01
CD4$^+$ T cells + TGF-β$_1$ + IL-2	3.21 ± 0.06	
CD4$^+$ T cells + TGF-β$_1$ + IL-2 + CCRC1	5.42 ± 0.47	68.85 ± 14.69

1.2 Treg 流式细胞鉴别及检测方法的确立

常用检测 Treg 的方法，是通过流式细胞术检测 CD4$^+$ CD25$^+$，CD4$^+$ CD25$^+$ CD127$^-$ 或 CD4$^+$ CD25$^+$ FoxP$_3^+$ 淋巴细胞亚群[22-25]。我们进一步从三种不同的细胞标记染色方法中，确立基本的 Treg 标记方法和流式细胞检测及分析方法。将 CCRC1 与 PBMCs 以 1:5 的比例共培养，共培养结束后对所收集的 PBMCs 分别进行 CD4$^+$ CD25$^+$，CD25$^+$ CD127$^-$（% CD4$^+$）或 CD25$^+$ FoxP3$^+$（% CD4$^+$）这三种方式的 Treg 细胞标记染色。结果显示，三种染色方法均显示 CCRC1 可显著促进 Treg 增殖，并且经这三种染色方法所检测的 Treg 增殖率数值相似，见表2，相关差异不具有显著性（均 $P > 0.05$）。考虑到基于 CD4$^+$ CD25$^+$ FoxP3$^+$ 表型的实验操作需要进行细胞破膜和核内转录因子染色，步骤较为繁琐，而基于 CD4$^+$ CD25$^+$ CD127$^-$ 表型的标记方法，表型信息完整、操作简便，并与多数文献报道相符，所以我们选定该标记方法作为后续 Treg 的基本检测及分析方法。

表2　3种 Treg 标记方法及流式细胞分析结果的比较 %，$\bar{x} \pm s$，$n=3$

组别	CD4$^+$ CD25$^+$（% Total T cells）	CD25$^+$ CD127$^-$（% CD4$^+$ T cells）	CD25$^+$ FoxP3$^+$（% CD4$^+$ T cells）
PBMC 单独培养组	1.91 ± 0.09	4.23 ± 0.15	3.05 ± 0.27
PBMC 与 CCRC1 共培养组	2.71 ± 0.21	6.11 ± 0.19	4.31 ± 0.09
Treg 增殖促进率/%	41.93 ± 5.36	44.68 ± 8.96	41.99 ± 12.42

1.3 hMSCs 与 PBMCs 共培养检测体系各参数的确定

在确定基本检测方法后，我们仍以 CCRC1 为代表对影响 hMSCs 促进 Treg 增殖的检测方法中各主要参数进行优化和确定，这些参数为 hMSCs 与 PBMCs 的数量比例、共培养时间、是否使用淋巴细胞激活剂和 PBMCs 的质量。

1.3.1　共培养体系中 hMSCs 与 PBMCs 数量比例的确定　考虑到不同 hMSCs 与 PBMCs 的比例会对 Treg 增殖效应产生不同的检测结果，为此我们设置了 CCRC1 与 PBMCs 从 1:5 到 1:40 的比例分别进行共培养实验，然后检测共培养后 PBMCs 中 Treg 数量的变化。实验中，各组 PBMCs 的细胞数均为 1×10^6。结果发现，所有共培养细胞比例均可显示 CCRC1 对 Treg 的增殖促进效应，但只有 1:5~1:20 的比例区间可显示明确的量效关系，见表3，并且 1:5 的比例所产生的促进效应最强，所以后续研究中我们均采用 1:5 的 hMSCs 与 PBMCs 的混合比例。

表3　不同 hMSCs:PBMCs 比例对检测 hMSCs 调控 Treg 功能的影响 %，$\bar{x} \pm s$，$n=3$

组别	CD25$^+$ CD127$^-$（% CD4$^+$）	Treg 增殖促进率/%
PBMCs 单独培养组	2.01 ± 0.10	
CCRC1:PBMCs = 1:40	2.12 ± 0.24	5.47 ± 11.76
CCRC1:PBMCs = 1:20	2.12 ± 0.13	5.31 ± 6.49
CCRC1:PBMCs = 1:10	2.49 ± 0.05	24.05 ± 2.30
CCRC1:PBMCs = 1:5	3.09 ± 0.13	53.56 ± 6.42

1.3.2　共培养时间的确定　考虑到不同共培养时间会产生不同的检测结果，我们在同一检测实验中尝试了 1，3 和 5 d 的不同共培养时间，结果发现，CCRC1 对 Treg 的增殖促进作用具有明显的时间效应，并在 d 5 时达到最大效应，见表4。因此后续研究中均以 5 d 作为 hMSCs 与 PBMCs 的共培养时间。

表4　不同共培养时间对 hMSCs 促进 Treg 增殖功能的影响 %，$\bar{x} \pm s$，$n=3$

时间/d	组别	CD25$^+$ CD127$^-$（% CD4$^+$）	Treg 增殖促进率/%
1	PBMCs 单独培养组	5.42 ± 0.24	
	PBMCs 与 CCRC1 共培养组	5.80 ± 0.15	7.07 ± 2.78
3	PBMCs 单独培养组	5.81 ± 0.33	
	PBMCs 与 CCRC1 共培养组	7.00 ± 0.34	20.42 ± 5.78
5	PBMCs 单独培养组	6.56 ± 0.16	
	PBMCs 与 CCRC1 共培养组	9.46 ± 0.41	44.26 ± 6.24

1.3.3　淋巴细胞激活剂对 hMSCs 调控 Treg 功能检测结果的影响　在进行 hMSCs 调节免疫细胞功能检测中，常需加入不同的淋巴细胞增殖激活剂使 T 细胞处于激活增殖状态。在建立 hMSCs 调控 Treg 功能评价技术时，我们以广泛使用的 PHA 和 PMA + ionomycin 为淋巴细胞激活剂代表，研究其对 hMSCs 促进 Treg 增殖效应的影响。为此，我们设计了无激

活剂组、PHA 处理组（终浓度 10 μg/ml）、PMA（终浓度 25 ng/ml）+ ionomycin（终浓度 1 μg/ml）处理组，实验 PHA 或 PMA + ionomycin 处理对 CCRC1 调控 Treg 功能的影响。如表 5 所示，无激活剂组中，CCRC1 可显著促进 Treg 的增殖；而 PHA 处理和 PMA + ionomycin 处理，均可显著促进 PBMCs

中 Treg 的比例，但与 CCRC1 共培养后，这两种激活方法所提升的 Treg 比例均被显著抑制，即 CCRC1 对 PHA 或 PMA + ionomycin 激活 Treg 的效应表现为抑制效应。因此，后续检测 hMSCs 调控 Treg 功能的研究中，我们只采用未激活的 PBMCs 与 hMSCs 这一共培养及检测体系。

表 5　淋巴细胞刺激剂对 hMSCs 调控 Treg 功能的影响　　　　　　　　　　　　　　　%, $\bar{x} \pm s$, $n = 3$

组别	CD25$^+$CD127$^-$（% CD4$^+$）	Treg 增殖促进率/%
PBMC 单独培养组	2.69 ± 0.19	
PBMC 与 CCRC1 共培养组	4.74 ± 0.35	76.33 ± 12.99
PBMC 单独培养组 + PHA	34.46 ± 2.70	
PBMC 与 CCRC1 共培养组 + PHA	18.93 ± 0.58	−（45.08 ± 1.68）
PBMC 单独培养组 + PMA + Ionomycin	15.54 ± 0.80	
PBMC 与 CCRC1 共培养组 + PMA + Ionomycin	6.69 ± 0.74	−（56.95 ± 4.73）

1.3.4　PBMCs 中 Treg 的数量及比值对检测结果的影响　在整个检测体系中，影响检测结果客观性的 PBMCs 质量问题，应是 Treg 在 PBMCs 中所占比例的问题，Treg 的比例过高或过低均可影响检测结果的客观性。为此，我们分析了 41 个不同供者来源 PBMCs（标记为 P001 ~ P041）中 Treg 所占的比例。结果发现，不同供者来源的 PBMCs 中，Treg 所占比例差异较大，其 $\bar{x} \pm s$ 为（3.73 ± 1.40）%。在所有检测的 PBMCs 中，Treg 百分比低于 2% 的有 4 例，介于 2% ~ 6% 的有 33 例，>6% 的有 4 例。

根据文献报道健康供者 PBMCs 中 Treg 的比例可在 3.22% ~ 4.43%[26]，因此，我们将 Treg 比例 <2% 或 >6% 的数据剔除，保留 Treg 比例介于 2% ~ 6% 之间的 PBMCs（共 33 例）用于本研究。这 33 个不同供者 PBMCs 中 Treg 百分比 $\bar{x} \pm s$ 为（3.63 ± 0.94）%。

2　确定标准对照细胞 CCRC1 的 Treg 增殖促进率初级标准值

将 P10 ~ P20 间的 CCRC1 分别与以上 33 例 PBMCs 进行共培养，检测并计算各独立实验中 CCRC1 对 Treg 增殖的促进率，见表 6，结果发现，各独立检测结果差异较大，平均值为（46.88 ± 18.01）%。

表 6　CCRC1 对 33 个独立供者 PBMCs 中 Treg 的增殖促进率 %

PBMC 编号	PBMCs 自身 Treg	CCRC1 代次	Treg 增殖促进率
P001	4.00	P16	33.8
P004	3.54	P16	29.6
P005	2.57	P12	41.6
P007	2.93	P14	20.5
P008	3.95	P14	50.5
P009	3.64	P13	62.2
P010	2.05	P14	35.8
P011	3.43	P13	46.3

续表

PBMC 编号	PBMCs 自身 Treg	CCRC1 代次	Treg 增殖促进率
P012	2.76	P14	24.7
P013	2.61	P14	72.9
P016	3.93	P15	36.9
P017	3.15	P18	21.9
P018	5.32	P14	48.1
P019	5.60	P16	54.2
P020	3.59	P14	27.0
P021	3.79	P20	39.0
P023	3.17	P15	80.8
P024	3.04	P15	66.8
P025	2.70	P14	18.2
P026	4.16	P12	46.9
P029	4.63	P16	43.0
P030	5.79	P17	15.5
P031	5.37	P11	81.8
P032	4.49	P14	54.8
P033	3.24	P15	80.2
P034	3.50	P12	51.6
P035	2.91	P13	57.4
P036	4.24	P18	46.0
P037	3.96	P17	35.1
P038	3.38	P20	50.8
P039	3.23	P16	56.9
P040	2.16	P11	58.3
P041	3.03	P13	58.1

我们同时发现，在 10 ~ 20 代之间的 CCRC1 的 Treg 增殖促进率无显著差异，见表 7，说明在有限代次内，CCRC1 具有较稳定的促进 Treg 增殖的能力。因此，我们将 CCRC1 与 33 个不同供者来源的 PBMCs 进行独立共培养所获得的检测结果的平均值（46.88%），作为 CCRC1 对 Treg 增殖促进率的初级标准值，并将其应用于后续 hMSCs 对 Treg 增殖促进质量标准的研究。将表 6 的 Treg 增殖促进率数据按照

中国新药注册与审评技术双年鉴（2022 年版）

CCRC1 代次分为两组（组1：10 ~ 14 代；组2：15 ~ 20 代），并进行统计学分析，采用 t 检验比较两组差异。

表7　不同代次 CCRC1 对 33 个独立供者 PBMCs 中 Treg 的增殖促进率

CCRC1 代次	例数 (n)	Treg 增殖促进率 /% ($\bar{x} \pm s$)	P 值
组1：10 ~ 14 代	18	47.6 ± 17.4	0.81
组2：15 ~ 20 代	15	46.0 ± 19.3	

3　hMSCs 促进 Treg 增殖的质量属性初级标准值的确定

在以上工作的基础上，为确定 hMSCs 促进 Treg 增殖功能质量属性的标准值，我们共选择了 46 个不同供者来源的 hMSCs（含不同组织来源，均为 P5 代次，编号为 M001 ~ M046），分别与各独立 PBMCs 共培养，在各独立 hMSCs 实验设计中均同时设置 CCRC1 作为参比细胞，并分别对各独立的 hMSCs 和 CCRC1 实验所对应的 Treg 值进行检测，分别计算其对 Treg 的初始增殖促进率，结果见表8。我们用各独立实验所获得的 CCRC1 初始促进率和上述所得的 CCRC1 的初级标准值，按如下计算公式，对各独立 hMSCs 的初始增殖促进率进行标准化校正，获得校正后的各 hMSCs 的 Treg 增殖促进率。

校正后的 hMSCs 对 Treg 增殖促进率 = $\dfrac{\text{hMSCs 初始 Treg 增殖促进率}}{\text{CCRC1 初始 Treg 增殖促进率}} \times$ Treg 增殖促进率标准值$_{\text{标准对照细胞}}$

表8　不同供者来源 hMSCs 对 Treg 增殖的初始促进率和校准后促进率　　　　　　%

供者编号	PBMCs 自身 Treg	受测细胞（初始）	CCRC1（初始）	受测细胞校正后	供者编号	PBMC 自身 Treg	受测细胞（初始）	CCRC1（初始）	受测细胞校正后
M001	4.00	27.0	34.0	37.2	M024	3.04	88.2	66.8	61.9
M002	2.57	22.8	41.6	25.7	M025	3.04	57.9	46.9	57.9
M003	6.90	53.0	56.7	43.8	M026	4.16	48.6	51.7	44.1
M004	2.07	67.6	29.6	107.1	M027	3.51	64.7	95.5	31.8
M005	2.07	63.8	29.6	101.0	M028	2.33	28.6	40	66.6
M006	6.89	59.3	57.1	48.7	M029	2.33	86.9	57.3	71.1
M007	3.95	29.6	50.5	27.5	M030	2.91	76.3	57.3	62.4
M008	3.64	63.2	62.2	47.6	M031	4.68	14.7	42.3	16.3
M009	1.93	57.0	45.6	58.6	M032	2.82	14.2	39.9	16.6
M010	1.93	87.6	45.6	90.1	M033	3.59	38.7	23.2	78.2
M011	1.93	52.8	45.6	54.3	M034	4.65	11.8	33.4	16.6
M012	2.64	65.9	65.9	46.9	M035	4.65	17.2	33.4	24.2
M013	2.64	65.2	65.9	46.4	M036	4.65	9.4	33.4	13.2
M014	3.93	36.6	36.9	46.5	M037	4.75	42.0	79.0	24.9
M015	3.93	39.1	36.9	49.7	M038	2.45	46.3	86.9	24.9
M016	3.93	48.3	21.9	103.4	M039	2.01	48.0	59.3	38.0
M017	3.15	39.5	48.1	38.5	M040	2.01	61.6	59.3	48.7
M018	5.32	43.2	48.1	42.1	M041	2.19	128.2	77.1	77.9
M019	5.32	43.6	48.1	42.5	M042	3.26	79.2	47.0	79.0
M020	5.32	75.8	81.0	43.9	M043	3.05	48.1	60.1	37.5
M021	6.37	58.0	80.8	33.7	M044	3.59	21.0	23.2	42.4
M022	3.17	47.6	80.8	27.6	M045	3.03	29.8	64.8	21.5
M023	3.17	65.1	66.8	45.7	M046	3.68	37.7	45.1	39.2

将表8中46个不同供者来源 hMSCs 对 Treg 增殖的促进率（校准后）进行统计分析，得到平均值为47.9%，标准差为23.3%。这样，在前述所确立的标准评价方法和 CCRC1 参比细胞的基础上，我们可以提出 hMSCs 对 Treg 增殖促进的质量属性初级标准值应为（47.9±23.3）%。

4　标准评价方法和初级质量标准值在 hMSCs 生物学有效性质量研究中的应用

由上述标准评价方法和相关质量属性初级标准值构成 hMSCs 调控 Treg 质量属性的标准评价体系。该评价体系应具有对未知 hMSCs 相关质量属性的评价功能和对影响相关质量属性的工艺质量研究具有实际指导意义。以下为标准评价体系在 MSCs 细胞制品及其工艺质量评价中的应用研究，以验证标准评价体系的应用价值。

4.1　对未知 hMSCs 调控 Treg 功能的质量评价

本部分中，我们对 10 个未经质量评价的不同个体来源的 hMSCs（X001～X010，均为 P5 代次细胞）以及 10 个不同个体来源的脐带 hMSCs（Q001～Q010，均为同一代次）分别进行了促 Treg 增殖能力的评价，经检测、分析和数据标准化处理后，得到各自 hMSCs 的 Treg 增殖促进率，见表 9。从结果可以看出，不同供者不同组织 hMSCs 的 Treg 促进率相差很大；不同个体脐带 hMSCs 在对 Treg 的免疫调控功能上也存在较大差异，说明个体差异直接影响了 hMSCs 调控 Treg 功能。

表 9　应用标准化评价体系对待测 hMSCs 调控 Treg 功能的质量评价　　　　%

待测细胞	来源	PBMC 自身 Treg	待测细胞 Treg 促进率（初始）	CCRC1 Treg 促进率（初始）	待测细胞 Treg 促进率（校正后）
X001	脐带	3.96	94.3	35.1	125.9
X002	脂肪	2.91	63.8	57.3	52.2
X003	脐带	3.38	83.9	110.3	35.7
X004	脐带	4.24	13.7	46.1	13.9
X005	脂肪	3.03	32.8	58.0	26.5
X006	脐带	2.91	51.9	57.3	42.5
X007	宫血	4.63	51.0	43.0	55.6
X008	胎盘	5.37	74.9	81.8	42.9
X009	脐带	2.70	58.2	18.2	149.9
X010	胰腺	5.60	49.5	54.2	42.8
Q001	脐带	6.90	54.3	56.7	44.9
Q002	脐带	3.95	46.4	50.5	43.1
Q003	脐带	3.93	42.3	36.9	53.7
Q004	脐带	5.32	34.4	48.1	33.5
Q005	脐带	4.16	54.3	46.9	54.3
Q006	脐带	2.33	39.8	95.5	19.5
Q007	脐带	3.51	35.9	51.7	32.6
Q008	脐带	2.91	43.1	57.3	35.3
Q009	脐带	3.38	42.5	110.3	18.1
Q010	脐带	3.96	66.0	35.1	88.2

4.2　不同研发者制备的 hMSCs 促进 Treg 增殖功能的差异分析

不同研发者所代表的不同制备工艺和相同制备工艺所制备的相同细胞不同代次间的差异可能会表现在调控 Treg 上的差异。本部分中，我们选择了五家研发者（Y001、Y002、Y012、Y013、Y014）各自生产的一个批次不同代次的 hMSCs，对这些细胞调控 Treg 的功能进行评价，见表 10。结果显示，不同研发者所制备的 hMSCs 在调控 Treg 功能上存在很大差异，在 P10 代次以前，随着代次的增加，hMSCs 对 Treg 的增殖促进率呈上升趋势；但在 P10 代次以后则趋于平稳，Treg 促进率没有明显改变。此外，选择三家研发者（Y001、Y011、Y012）各自生产的三批脐带来源的 hMSCs（B1、B2、B3），均选择 P5 代次，对各研发者制备的细胞调控 Treg 功能的批间差异进行评价，见表 10。结果表明，三家研发者制备的不同批次脐带 hMSCs 的 Treg 调控功能批间差异都很小。但从待测细胞的初始 Treg 促进率数据来看，各研发者（尤其是 Y012）的不同批次细胞批间差异明显大于校准后数据。

表 10 不同代次、不同批次 hMSCs 对 Treg 增殖促进率差异分析 %

研发者	代次/批次	PBMC自身Treg	待测细胞Treg促进率（初始）	CCRC1Treg促进率（初始）	待测细胞Treg促进率（校准后）
Y001	P5	6.90	52.8	45.6	54.3
	P10	6.90	80.8	45.6	83.1
	P15	6.90	79.3	45.6	81.5
Y002	P5	3.95	29.6	50.5	27.5
	P10	3.95	46.4	50.5	43.1
	P15	3.95	48.8	50.5	45.3
Y012	P5	2.57	59.3	57.1	48.7
	P10	2.57	77.3	57.1	63.5
	P15	2.57	78.3	57.1	64.3
Y013	P3	5.32	58.7	81.0	34.0
	P7	5.32	75.8	81.0	43.9
	P15	5.32	90.3	81.0	52.3
	P30	5.32	97.6	81.0	56.5
Y014	P1	1.93	75.6	45.6	77.7
	P4	1.93	87.6	45.6	90.1
	P10	1.93	106.2	45.6	109.2
Y001	B1	6.90	54.3	56.7	44.9
	B2	2.93	45.3	48.1	44.2
	B3	4.23	75.2	70.8	49.8
Y011	B1	5.14	43.5	40.6	50.2
	B2	2.64	65.9	65.9	46.9
	B3	2.64	65.2	65.9	46.4
Y012	B1	2.57	59.3	57.1	48.7
	B2	1.93	57.0	45.6	58.6
	B3	2.18	300.8	330.5	42.7

4.3 不同培养条件对 hMSCs 调控 Treg 功能的影响

hMSCs 培养条件包括添加牛血清的完全培养基、含血小板裂解物的无血清培养基、不含血小板裂解物的化学成分明确的无血清培养基（含不同成分的生长因子）这三大类。表 11 列举了使用这三种不同培养基培养的五个不同供者来源的 hMSCs（均为 P10 代次）对 Treg 的增殖促进率。结果显示，对于同一株 hMSCs，经含牛血清完全培养基和含血小板裂解物的无血清培养基培养后，细胞对 Treg 的增殖促进率没有显著差异；经化学成分明确的无血清培养基培养后，对 Treg 的增殖促进率明显低于前两种培养基。

表 11 不同培养条件对 hMSCs 调控 Treg 功能的影响 %

hMSCs供者编号	培养基	PBMC自身Treg	待测细胞Treg促进率（初始）	CCRC1Treg促进率（初始）	待测细胞Treg促进率（校准后）
MSC017	A	4.90	39.52	53.61	34.56
	B	4.90	43.33	53.61	37.89
	C	4.90	19.32	53.61	16.89

续表

hMSCs 供者编号	培养基	PBMC 自身 Treg	待测细胞 Treg 促进率（初始）	CCRC1 Treg 促进率（初始）	待测细胞 Treg 促进率（校准后）
MSC031	A	4.90	42.93	53.61	37.54
	B	4.90	45.37	53.61	39.68
	C	4.90	2.86	53.61	2.50
MSC036	A	4.90	29.66	53.61	25.94
	B	4.90	38.91	53.61	34.03
	C	4.90	1.84	53.61	1.61
MSC043	A	4.90	35.99	53.61	31.47
	B	4.90	34.90	53.61	30.52
	C	4.90	24.29	53.61	21.24
MSC046	A	4.90	37.21	53.61	32.54
	B	4.90	37.69	53.61	32.96
	C	4.90	25.71	53.61	22.49

A：含胎牛血清完全培养基；B：含血小板裂解物的无血清培养基；C：不含血小板裂解物的成分明确的无血清培养基

讨　论

2015 年颁布的《干细胞制剂质量控制及临床前研究指导原则（试行）》中，将 hMSCs 对免疫细胞调节能力的检测作为不同组织来源 hMSCs 生物学有效性评价的检测内容[27]。而 hMSCs 对 Treg 的调节功能是其免疫调控功能的重要体现。因此，hMSCs 调控 Treg 功能检测的方法学研究、相应评价方法和评价标准的建立，对 hMSCs 制品生物学有效性评价和临床效应的预测都有非常重要的意义。本研究对 hMSCs 调控 Treg 这一质量属性进行了方法学研究，并最终建立了可用于评价 hMSCs 制品调控 Treg 功能的标准化评价方法和这一质量属性的初级标准。我们所建立的评价方法和初级质量标准，可有效地减少 hMSCs 产品质量评价时因不同供者来源的 PBMCs 间质量差异所引起的误差，从而能更准确客观地反映不同 hMSCs 制品调控 Treg 的功能。

目前国内外已有大量的文献报道体外评价 hMSCs 调控 Treg 功能的方法，然而不同文献所采用的评价方法存在显著差异，这其中包括 Treg 表面标志鉴定方法的选择和共培养检测体系的选择等。本研究中，我们通过以下四个方面对这一评价方法进行了方法学研究和优化：① Treg 的表面标志鉴别方法的选择。② hMSCs 与 TGF-β + IL-2 诱导的 $CD4^+$ T 和 hMSCs 与 PBMCs 这两种共培养检测体系的比较研究。③ hMSCs 与 PBMCs 共培养中两者数量比例的确定。④ hMSCs 与 PBMCs 共培养时间的确定。

我们从文献中选择并比较了 $CD4^+CD25^+$，$CD4^+CD25^+CD127^-$，$CD4^+CD25^+FoxP3^+$ 这 3 种鉴别方法，结果表明，这 3 种方法在最终的 Treg 增殖率结果判定时，不存在统计学差异，因此确定了 $CD4^+CD25^+CD127^-$ 这一操作简便的 Treg 鉴别方法。通过 hMSCs 与 TGFβ + IL-2 诱导的 $CD4^+$ T 细胞共培养和 hMSCs 与 PBMCs 共培养体系的比较研究，我们发现，两种共培养体系可获得相似的 hMSCs 对 Treg 增殖促进率数值，因此确定了 hMSCs 与 PBMCs 共培养这一操作简便的共培养检测体系。在 hMSCs: PBMCs 数量比例和共培养时间方面，我们确定了共培养时间为 5 天，hMSCs: PBMC 的数量比例为 1:5。通过上述方法学研究和实验条件优化，我们建立了 hMSCs 调控 Treg 的标准检测方法。

标准检测方法所使用的 PBMCs 的质量是影响该方法在评价 hMSCs 调控 Treg 功能的关键因素。不同供者来源的 PBMCs 所含各类免疫细胞的比例、基础细胞因子分泌量等都存在很大差异，并都可影响 Treg 亚群的分化和增殖，从而影响 PBMCs 中 Treg 所占比例，和 PBMCs 与 hMSCs 共培养后 Treg 增殖率的准确性。此外，不同供者 PBMCs 自身潜在微生物污染，PBMCs 的采集、分离、保存、运输以及实验时可能使用的冻存 PBMCs，在冻存时间、冻存后复苏等因素都会存在巨大差异，所有这些因素又都会直接影响 PBMCs 的质量以及 Treg 在 PBMCs 中所占比例及增殖活性。因此，我们首先依据以往研究报道的健康人外周血新鲜分离的 PBMCs 中正常 Treg 比例数值（即 2%～6%），对不同供者来源 PBMCs 进行筛选，将筛选后的 PBMCs 用于研究中。

为了减少不同供者来源 PBMCs 综合质量差异这一因素的影响，我们将前期所建立的 CCRC1 作为实验中的标准对照细胞，通过将 CCRC1 与 33 个不同供者来源 PBMCs 共培养，分别计算其对不同供者 Treg 增殖的促进率，将其平均值作为 CCRC1 细胞促进 Treg 增殖的初级标准值。CCRC1 标准细胞的设置和相应的初级标准值的确定，对后续获得 hM-

SCs 调控 Treg 功能的初级标准值以及对未知待检 hMSCs 的质量评价和 hMSCs 制备工艺的评价均具有重要意义。

为了进一步建立 hMSCs 调控 Treg 功能的初级质量标准，我们将符合已知基本质量属性的 46 株不同供者来源的 hM-SCs，与经筛选的 PBMCs 进行共培养，首先获得各自 hMSCs 促进 Treg 增殖的初步数据。在对每一株 hMSCs 进行检测时，我们均平行设置了参比细胞 CCRC1 的检测，并在结果分析时，依据标准对照细胞的检测值和标准细胞的初级标准值，对各独立 hMSCs 株检测数据进行标准化校正，最后计算出 46 株 hMSCs 调控 Treg 的均化增殖促进率，并以这一校正后的均化数据作为 hMSCs 调控 Treg 功能质量属性的初级质量标准值。

然而，需要强调的是，本研究所确立的标准细胞 CCRC1 调控 Treg 功能的质量标准值和更具普遍意义的 hM-SCs 调控 Treg 的标准值仍具有初级标准值的性质，未来在不断积累相关数据的过程中，这些标准值都将会趋向更客观性和准确性。此外，可利用 hMSCs 调控 Treg 功能初级标准值的变异度设置质量符合度区间。例如，目前相关质量符合度区间可设为 (47.9±23.3)%，作为判定未知 hMSCs 调控 Treg 的质量标准。然而，质量符合度区间的设置仍需要未来新的验证实验支持。

基于上述检测方法的确立及优化、标准对照细胞的设置及标准细胞初级标准值的确定、hMSCs 调控 Treg 质量属性初级标准值的确定，我们建立了 hMSCs 调控 Treg 功能的标准化评价体系。经过对这一标准化评价体系的验证和应用，我们发现该标准化评价体系不仅能够客观准确地评价不同研发者来源、不同个体来源、不同组织来源、不同传代次数的 hMSCs 在调控 Treg 增殖方面的差异性，还可用于评价不同制备工艺（以不同培养体系为主）在 hMSCs 调控 Treg 功能上的差异性。研究结果显示，同一研发者生产的不同批次 hMSCs 的 Treg 调控功能差异较小；含胎牛血清的培养体系和含血小板裂解物培养体系对 hMSCs 调控 Treg 功能的影响，明显小于成分明确的无血清培养体系，这可能与后者的添加成分有直接关系。一般情况下，商业配制的培养基中所含细胞因子和营养因子成分及含量都是难以获知的，其对后续进行 MSCs 免疫调控功能测定的影响也是无法预计的。因此，在实际进行 hMSCs 的 Treg 调控功能评价工作中，我们往往会在待检 hMSCs 贴壁后，除去 hMSCs 培养基，再使用含血清的淋巴细胞培养基对待检 hMSCs 培养 1~2 天后，再加入 PBMCs 进行共培养和后续检测。这一操作也使得培养基中的添加成分对实验结果的影响大大降低。

我们所建立的 hMSCs 调控 Treg 功能的标准化评价体系仍存在一些不足，检测方法的方法学验证仍需大量研究工作和数据支持，hMSCs 调控 Treg 质量属性初级标准值仅是在少量数据基础上获得的，未来需要在更多研究数据积累

后形成更为客观准确的标准值。总之，本研究工作是在以往建立 hMSCs 生物学有效性质量属性评价用标准细胞 CCRC1 工作的基础上，在 hMSCs 免疫调控质量标准研究及标准制定方面的又一成果，具有评价方法的客观性、准确性和实用性。新的质量属性标准是继本课题组所完成的另一个相关质量属性标准[28]后的又一重要尝试和又一新的成果，目前尚未见同类研究成果报道。这一成果虽仍具有初级标准值的性质，但已可用于指导目前的 hMSCs 制品在相关质量属性方面的工艺研发和质量评价，并可与其他 hMSCs 标准化质量评价内容一起共同指导现阶段 hMSCs 制品的监管。

参 考 文 献

[1] UCCELLI A, MORETTA L, PISTOIA V. Mesenchymal stem cells in health and disease [J]. *Nat Rev Immunol*, 2008, 8 (9): 726-736.

[2] 韩晓燕, 纳涛, 张可华, 等. 人间充质干细胞生物学有效性的质量评价 [J]. 中国新药杂志, 2018, 27 (21): 2511-2518.

[3] KIMBREL EA, LANZA R. Next-generation stem cells-ushering in a new era of cell-based therapies [J]. *Nat Rev Drug Discov*, 2020, 19 (7): 463-479.

[4] GALIPEAU J, SENSÉBÉ L. Mesenchymal stromal cells: clinical challenges and therapeutic opportunities [J]. *Cell Stem Cell*, 2018, 22 (6): 824-833.

[5] PAREKKADAN B, MILWID JM. Mesenchymal stem cells as therapeutics [J]. *Annu Rev Biomed Eng*, 2010, 12 (1): 87-117.

[6] GALIPEAU J, KRAMPERA M, BARRETT J, et al. International Society for Cellular Therapy perspective on immune functional assays for mesenchymal stromal cells as potency release criterion for advanced phase clinical trials [J]. *Cytotherapy*, 2016, 18 (2): 151-159.

[7] KRAMPERA M, GALIPEAU J, SHI YF, et al. Immunological characterization of multipotent mesenchymal stromal cells-the International Society for Cellular Therapy (ISCT) working proposal [J]. *Cytotherapy*, 2013, 15 (9): 1054-1061.

[8] NAJI A, EITOKU M, FAVIER B, et al. Biological functions of mesenchymal stem cells and clinical implications [J]. *Cell Mol Life Sci*, 2019, 76 (17): 3323-3348.

[9] GEBLER A, ZABEL O, SELIGER B. The immunomodulatory capacity of mesenchymal stem cells [J]. *Trends Mol Med*, 2012, 18 (2): 128-134.

[10] BERNARDO ME, FIBBE WE. Mesenchymal stromal cells: sensors and switchers of inflammation [J]. *Cell Stem Cell*, 2013, 13 (4): 392-402.

[11] 张可华, 纳涛, 韩晓燕, 等. 基于免疫调控功能的间充质干

细胞生物学有效性质量评价策略 [J]. 中国新药杂志, 2016, 25 (3)：283 – 290, 296.

[12] SINGER NG, CAPLAN AI. Mesenchymal stem cells：mechanisms of inflammation [J]. *Annu Rev Pathol Mech Dis*, 2011, 6 (1)：457 – 478.

[13] BENOIST C, MATHIS D. Treg cells, life history, and diversity [J]. *Cold Spring Harb Perspect Biol*, 2012, 4 (9)：a007021.

[14] SHEVACH EM. Mechanisms of FoxP$_3^+$ T regulatory cell-mediated suppression [J]. *Immunity*, 2009, 30 (5)：636 – 645.

[15] NEGI N, GRIFFIN MD. Effects of mesenchymal stromal cells on regulatory T cells：current understanding and clinical relevance [J]. *Stem Cells*, 2020, 38 (5)：596 – 605.

[16] WANG D, HUANG S, YUAN X, et al. The regulation of the Treg/Th17 balance by mesenchymal stem cells in human systemic lupus erythematosus [J]. *Cell Mol Immunol*, 2017, 14 (5)：423 – 431.

[17] LIU Y, LI C, WANG S, et al. Human umbilical cord mesenchymal stem cells confer potent immunosuppressive effects in Sjögren's syndrome by inducing regulatory T cells [J]. *Mod Rheumatol*, 2021, 31 (1)：186 – 196.

[18] LUZ-CRAWFORD P, KURTE M, BRAVO-ALEGRÍA J, et al. Mesenchymal stem cells generate a CD$_4^+$ CD$_{127}^+$ FoxP$_3^+$ regulatory T cell population during the differentiation process of Th1 and Th17 cells [J]. *Stem Cell Res Ther*, 2013, 4 (3)：65.

[19] HEIDARI M, POUYA S, BAGHAEI K, et al. The immunomodulatory effects of adipose-derived mesenchymal stem cells and mesenchymal stem cells-conditioned medium in chronic colitis [J]. *J Cell Physiol*, 2018, 233 (11)：8754 – 8766.

[20] YUAN BZ. Establishing a quality control system for stem cell-based medicinal products in China [J]. *Tissue Eng A*, 2015, 21 (23 – 24)：2783 – 2790.

[21] 张可华, 纳涛, 韩晓燕, 等. 人间充质干细胞生物学有效性质量评价用标准细胞株 CCRC-hMSC-S1 的建立及评价 [J]. 中国新药杂志, 2020, 29 (21)：2502 – 2510.

[22] YU N, LI X, SONG W, et al. CD$_4^+$ CD$_{25}^+$ CD127 (low/ –) T cells：a more specific Treg population in human peripheral blood [J]. *Inflammation*, 2012, 35 (6)：1773 – 1780.

[23] LIU W, PUTNAM AL, XU-YU Z, et al. CD127 expression inversely correlates with FoxP3 and suppressive function of human CD$_4^+$ T reg cells [J]. *J Exp Med*, 2006, 203 (7)：1701 – 1711.

[24] QIU J, CHE G, LIU F, et al. The detection and clinical significance of peripheral regulatory CD$_4^+$ CD25hiCD127low T cells in patients with non-small cell lung cancer [J]. *Clin Transl Oncol*, 2019, 21 (10)：1343 – 1347.

[25] ZHU Y, HUANG Y, MING B, et al. Regulatory T-cell levels in systemic lupus erythematosus patients：a meta-analysis [J]. *Lupus*, 2019, 28 (4)：445 – 454.

[26] HUANG ZX, ZHENG BR, LI TW, et al. Study on expressions of CD25 and CD127 in CD$_4^+$ peripheral T lymphocytes of patients with rheumatoid arthritis [J]. *Zhonghua Yi Xue Za Zhi*, 2009, 89 (35)：2476 – 2480.

[27] 中华人民共和国国家卫生和计划生育委员会. 干细胞制剂质量控制及临床前研究指导原则（试行）[EB/OL]. (2015 – 08 – 21). http://www.moh.gov.cn/qjjys/s3581/201508/15d0dcf66b734f338c31f67477136cef.shtml.

[28] 吴婷婷, 韩晓燕, 李欣, 等. 人间充质干细胞抑制同种异体人外周血 Th17 淋巴细胞增殖活性的质量标准体系的建立 [J]. 中国生物制品学杂志, 2021, 34 (2)：192 – 201.

编辑：刘卓越/接受日期：2021 – 05 – 24

细胞治疗产品的基因转导系统及审评要点

卢加琪，韦薇，白玉，罗建辉

（国家药品监督管理局药品审评中心，北京 100022）

[摘要]　近年来，按照药品研发并申报临床试验的细胞治疗产品大量涌现，其研发技术与评价体系处于快速发展阶段。基因转导系统包括逆转录病毒、慢病毒、腺病毒等病毒载体和转座子、TALEN、CRISPR-Cas9 等非病毒载体基因编辑系统等，广泛应用于不同种类细胞的改造。由于基因转导系统在细胞内表达、组装、转导、基因整合的作用机制复杂，对其人体应用的科学评价构成了挑战。结合近期细胞治疗产品临床试验申报资料审评和沟通交流过程中出现的问题，参考国内外相关技术指导原则，本文围绕基因转导系统中慢病毒和转座子的设计和安全性评估，提出现阶段的药学审评考虑点，供研究者和监管方讨论交流。

中国新药注册与审评技术双年鉴（2022年版）

近年来肿瘤免疫疗法和再生医学产品的临床研究不断深入，按照药品研发申报的细胞治疗产品逐渐增多。国家药品监督管理局 2017 年发布《细胞治疗产品研究与评价技术指导原则》以来，多个 CAR-T/TCR-T 细胞产品和干细胞/体细胞产品申报药品临床试验，涉及细胞类型多样，组织来源包括血液、上皮组织、骨髓、脂肪组织、肌肉组织、眼球、脐带、胎盘和牙髓等。

由于细胞产品的功能需要，CAR-T/TCR-T 细胞和部分成体干细胞及组织工程产品的制备过程中采用了基因转导系统。理想的基因转导系统应能负载一定大小的基因，高效进行基因递送，胞内表达时间长，具有较低的免疫原性等特性。基因转导系统大致可分为两类：① 病毒载体，包括逆转录病毒、慢病毒、腺病毒、腺相关病毒和单纯疱疹病毒等。② 非病毒的基因转导系统，包括质粒、mRNA 直接电转、转座子、TALEN、CRISPR-Cas9 基因编辑技术等。在我国申报的基因修饰细胞治疗产品中，病毒载体的应用较为广泛。基因转导系统的设计和相应的风险控制策略作为常见的议题，需监管方和研发者不断研讨。本文结合相关的指导原则和研究进展，针对慢病毒载体和转座子，在结构设计、风险控制和安全性评价方面提出监管方的考虑，供研发者参考。

1 慢病毒载体的设计与评价

慢病毒亚科是逆转录病毒科的亚科之一。根据生物来源不同，慢病毒可分为人类免疫缺陷病毒（HIV）、猫免疫缺陷病毒（FIV）和马传染性贫血病毒（EIAV）等类型。目前申报的细胞治疗产品多使用 HIV-1 衍生的慢病毒载体。

1.1 基于 HIV 的慢病毒载体包装系统的设计

HIV-1 病毒是有包膜的 RNA 病毒。在 HIV-1 的结构基因中，gag 基因编码核心蛋白 p18、p24、p7；pol 基因编码蛋白酶、整合酶和逆转录酶；env 基因编码病毒包膜蛋白；此外，HIV-1 野生毒株含有两个调节基因 tat 和 rev，用于调节病毒基因转录和翻译，以及四个辅助基因 vif、vpr、vpu、nef 参与整合前复合物形成、病毒颗粒组装等；病毒基因的两侧为长末端重复序列 LTR，LTR 中含有顺式作用元件，其中 3'LTR 的 U3 区有三个转录区，具有启动子活性和病毒复制能力。

经过科学家的数次改造，目前已经衍生出多于三代的基于 HIV-1 结构的慢病毒包装系统[1]，见表 1。第 1 代慢病毒转导系统含有包装质粒和载体质粒两个质粒：载体质粒包括顺式作用元件（LTR、包装信号 psi 等）、目的基因；包装质粒含有除顺式作用元件外的 HIV-1 基因结构，其中辅助基因仅去除了参与病毒颗粒组装的 vpu；包装质粒中的 env 包膜基因常见由水疱性口炎病毒 G 糖蛋白（VSV-G）基因代替，使该病毒不仅局限于感染 CD4+ 细胞，同时增强了病毒颗粒的稳定性便于后续纯化浓缩。第 2 代慢病毒转导系统多采用 3 个质粒，该系统进一步去除了辅助基因 vif、vpr、nef，将 VSV-G 包膜蛋白从包装质粒中分离出来，从而把 VSV-G、gag-pol-rev-tat，顺式作用元件-目的基因三者分离于不同质粒表达，降低了同源序列重组的概率。第 3 代包装系统去除了 tat 基因，降低了病毒基因的转录水平，同时将 rev 和 gag-pol 分离于不同质粒表达，并通过密码子优化进一步减少了序列重叠；由于 tat 基因缺失，LTR 上游需要引入较强的启动子确保一定的 RNA 转录水平。1999 年，Iwakuma 等[2]发现将 3'LTR 的 U3 区删除，减弱了该区域增强子和启动子的活性，形成自失活型慢病毒载体（self-inactivating, SIN），在不影响病毒滴度的同时提高了载体的安全性。当前涉及使用慢病毒的细胞产品的临床研究中，大部分使用了自失活型慢病毒载体。

表 1　三代基于 HIV-1 的慢病毒包装系统的设计、人体应用和 RCL 检测策略

参数	第 1 代	第 2 代	第 3 代
质粒个数	2	2/3	4
tat 基因	有	有	无
辅助基因	vif，vpr，nef	无	无
人体应用举例	未见相关应用	2 质粒系统：VRX496 病毒感染自体 T 细胞，应用于 65 例 HIV 感染者[4]	3 质粒系统[9]：NCT01029366，自体 CAR-T 细胞，3 例慢性淋巴细胞白血病患者[6]
			Gag/Pol 基因序列经密码子优化，自失活系统，删除了 SV40 复制子等改构：KYMRIAH，自体 CAR-T 细胞，临床试验共输注 68 例急性淋巴细胞白血病
RCL 检测[a]	—	病毒、修饰的 T 细胞、患者输注细胞后均进行了细胞培养法 RCL 检测，结果阴性	未见 RCL 检测结果	病毒采用细胞培养法检测 RCL，CAR-T 细胞采用直接 qPCR 法 RCL 检测放行，结果阴性

a：RCL 检测相关内容根据对应文献总结，不代表监管方对三代慢病毒 RCL 检测的要求

后期，通过包装系统的不断升级，也出现了将 *gag* 和 *pol* 基因分离表达的 6 质粒、7 质粒慢病毒包装系统（Lenti-X，Super-split 等[3]）和使用 tet-on/tet-off 元件可诱导表达型慢病毒系统等，由于这些生产成本较高或涉及使用诱导剂，目前多见用于早期研究，未见上市细胞治疗产品使用。综上，通过删除非必需的基因、将病毒基因分散于不同质粒表达、减少同源序列、抑制颗粒组装、自失活改造等措施，慢病毒载体的临床使用安全性逐步提高。

1.2　慢病毒载体的人体应用和监管考虑

2003 年慢病毒改造的细胞产品第一次报道用于人体。该细胞为自体 T 细胞，使用非自失活 2 质粒系统制备的 VRX496 慢病毒进行改造，见表 1。VRX496 病毒包装系统删去了所有辅助基因，*rev* 与 *gag*、*pol* 均串联表达于同一质粒。由于慢病毒的安全性尚不明确，该临床试验的受试者仅为 HIV 感染人群[4]。临床试验开展前后，慢病毒载体、病毒生产终末期细胞、T 细胞终产品、回输后患者长期随访阶段均采用细胞培养法进行了复制型慢病毒（replication-competent lentivirus，RCL）的检测，均未检测到 RCL 阳性[5]。该临床试验期间也开展了宿主整合位点、插入突变等系统研究，未发现重大安全性风险。此后慢病毒载体介导的细胞和基因治疗临床研究进入了快速发展期。截至 2019 年 6 月，在 clinical trials 官网可查询到 4700 余项涉及慢病毒载体的临床试验。近年开展的临床试验大部分使用了 4 质粒包装系统生产的慢病毒，使用早期慢病毒载体的临床研究目前多数已经完成，且受试者数量较少，未见 RCL 检测等系统安全性评估[6]。

国际监管方的考虑方面，美国 FDA 建议选择同源重组及回复突变发生概率较低的包装系统，相关指导原则指出将包装用基因分离于不同质粒表达（*gag/pol* 和 *rev* 分离），删除病毒包装不必要的调控元件（*nef*、*tat* 等），改构长末端重复序列使得末端自失活（SIN），均可降低同源重组和可复制型病毒出现的概率[7]。欧盟 EMA 2019 年发布的指导原则征求意见稿，在慢病毒包装系统设计和生产过程中，建议引入所有可能降低慢病毒致病风险的措施，其中包括不同基因应分离于不同质粒表达，降低辅助质粒和转移质粒间的序列同源性，降低与人体内源性病毒重组风险等[8]。

综合慢病毒载体的临床应用经验和国际通行的监管指南，笔者认为，与第 2 代 3 质粒系统相比，第 3 代 4 质粒慢病毒包装系统进一步降低了慢病毒回复突变和同源重组的可能性。现阶段申请人若按照药品进行细胞治疗产品的研发，采用慢病毒进行基因递送或编辑时，鼓励使用安全性更高的第 3 代 4 个或 4 个以上质粒系统包装慢病毒，同时建议使用含有末端自我失活结构、经充分改造的病毒载体。另外，应规范开展病毒、基因修饰细胞和患者用药后的 RCL 检测。

1.3　可复制型慢病毒监测

迄今，已应用于人体的慢病毒载体及相关细胞产品中尚未有检出 RCL 的报道。理论上目前采用的病毒包装系统降低了 RCL 出现的可能性，但未能完全排除，因此各国监管机构仍把 RCL 作为重要的安全性风险关注点[7-8]。目前的科学研究进展仍未清晰揭示 RCL 的病毒结构，有研究报道鼠白血病病毒的包装过程中曾检测出可复制型病毒，其含有病毒包装基因的序列和包装用细胞的基因序列[10]。

根据 RCL 产生的机制，人们已经发现了多种可能指示 RCL 的标志物。例如，包装质粒和转移质粒 *gag* 起始区域序列的同源性高，因而两质粒间可能重组产生 RCL[11]；另外，扩增得到的以 VSV-G 作为包膜蛋白的 RCL，可能将 VSV-G 序列迁移至指示细胞的基因组中[12]；复制型病毒具有逆转录酶活性，PERT（product-enhanced reverse transcriptase）的检出也可指示 RCL，但需要考虑到指示细胞自身表达逆转录酶的情况[13]。综上，当前一般认为 *gag* 基因编码的 p24 蛋白及指示细胞中 psi-gag 和 VSV-G 序列的检出可反映 RCL 的存在。

对于临床级别的慢病毒载体，应建立具有较高灵敏度的 RCL 检测方法。常用的检测方法有细胞培养法和直接 qPCR 法。细胞培养法检测 RCL 时，将待测物与对 HIV-1 易感并且可大量扩增病毒的细胞系（通常用 C8166）孵育，细胞传代 5 次以上，培养至少 3 周（扩增期）。3 周后收集培养上清，接种于 naïve C8166 细胞中培养 7 d 后检测 RCL 标志物（指示期）。由于 RCL 的结构未知，检测时选择何种毒株作为阳性对照具有挑战性。临床使用的慢病毒的包膜蛋白为 VSV-G，理论上使用以 VSV-G 包膜蛋白的 HIV-1 毒株作为阳性对照，比使用减毒的野生 HIV 毒株更合理[14]。Escarpe 等[15]报道，使用缺乏辅助基因的 HIV 弱毒株可以作为 RCL 检测的阳性对照（如 R8.71 病毒，其辅助基因中删去了 *vpr*、*vif* 和 *nef*，保留了 *vpu*，其 $TCID_{50}$ 值为 10 ~ 20 fg 的 p24 蛋白）。

根据 FDA 指导原则，RCL 检测的待测样品包括病毒生产过程中收获的病毒上清、生产终末细胞和经病毒转导后的细胞产品[7]。对病毒上清进行 RCL 检测时，应考虑到高浓度的慢病毒对 RCL 检测敏感细胞 C8166 的生长具有显著抑制作用。例如物理滴度为 10000 ng/ml（p24 蛋白含量）的慢病毒孵育细胞 4 小时后，60% 细胞生长受到抑制，物理滴度为 1 000 ng/ml 的慢病毒孵育后抑制 10% 的 C8166 细胞生长[16]。因此待测病毒样品滴度较高时，应进行稀释。FDA 相关指导原则要求在病毒上清中加入阳性对照，作为抑制组对照，在每一批病毒上清检测时同时检测。另外，应确保病毒 RCL 检测方法的灵敏度和检测样本量达到细胞产品临床使用剂量的安全性需要。FDA 指导原则要求，假设患者的临床用剂量中含有 1 个 RCL，对应的病毒上清的检

中国新药注册与审评技术双年鉴（2022 年版）

测样本量应至少确保 95% 的检出可能性[7]。

直接 qPCR 法通过 RT-PCR 扩增待测样品中 RCL 的标志性序列（psi-gag、VSV-G）检测，不涉及 RCL 在细胞中的扩增过程，耗时较短，检测方法相对简便。该方法的缺点是，在体外包装的病毒载体中往往存在残余质粒 DNA 的污染导致假阳性结果，此外，重组产生 RCL 的机制较为复杂，由于病毒包装系统多样，产生的 RCL 可能不具有 PCR 引物匹配的序列，因而假阴性结果也难以避免。细胞培养方法涉及 RCL 扩增的过程，方法更为灵敏，假阴性结果出现的概率低。该方法的缺点是耗时较长，对照设计复杂，且涉及使用阳性对照毒株，需要在较高级别的生物安全实验室进行，该方法的建立对很多研发者来说较难，但已有披露的研究资料可供参考[15-17]。因此笔者认为，检测病毒载体的 RCL 时，建议申请人根据所用慢病毒包装系统设计特异的检测标志物，同时鼓励申请人采取两种基于不同原理针对不同标志物的 RCL 检测方法，从而提高 RCL 的检出率[18]。临床试验申报时，建议采用经初步验证的细胞培养法完成病毒（上清液、生产终末期细胞）的 RCL 检测，验证过程应关注检测样本量和抑制组对照。

对于病毒转导后的细胞，如果对于病毒上清液等进行了比较全面合理的 RCL 检测，审评常见采取 qPCR 法进行 RCL 的检测放行。FDA 指导原则草案规定，如果有充足的生产和临床应用经验说明使用该病毒制备的细胞持续 RCL 阴性，申请人可提供相应数据，申请减免基因修饰细胞的 RCL 检测[7]。在这种情况下，申请人应在与监管方沟通交流时，详细讨论病毒载体包装系统的安全性设计考虑，对其产生 RCL 的可能性进行充分评估，同时应递交按照现行指导原则规范完成的慢病毒载体 RCL 检测数据。因此笔者认为，对于细胞产品，可采用方法学验证后的快速方法进行 RCL 的检测放行，同时留样用指示细胞培养法进行回溯检测分析。此外，提请申请人在生产过程中对 RCL 进行监控。

2　非病毒载体系统

不依赖于病毒载体进行目标基因转导的细胞治疗产品，可使用转座子系统电转导、质粒/mRNA 电转导、TALEN、CRISPR-CAS9 基因编辑等方法进行基因递送。下面以转座子系统为例进行阐述。

2.1　转座子系统及其人体应用

转座子系统与病毒载体相比，其携带基因较大（可达 100 kb），基因转导过程快捷，质粒生产成本低，免疫原性低，缺点是转导效率相对较低，通常用电转导使得细胞大量死亡，且容易出现目的基因多个拷贝整合的情况[19]。常见的转座子系统有 SB 睡美人转座子 Sleeping Beauty，PB 转座子 piggyBac 和 Tol2 等，应用于人体细胞改造的系统主要为 SB

睡美人转座子和 PB 转座子。转座子系统包括的元件有：转座子（transposon），即两端含有反向重复序列（inverted terminal repeat，ITR）的目的基因；转座酶（transposase），该酶表达后可结合于转座子的 ITR 序列，切割转座 DNA 序列后形成发卡样结构，与待修饰细胞基因组的特定序列匹配后整合在基因组中（piggyBac 系统靶向 TTAA 序列，Sleeping Beauty 系统靶向 TA 序列）。

经 clinical trials 网站查询，利用睡美人系统生产的 CAR-T 细胞已在淋巴瘤患者中开展多个 I 期临床试验（包括 NCT00968760 和 NCT01497184）[20]，另外睡美人系统也已用于 TCR-T 细胞的制备，即将靶向新生抗原的 T 细胞受体基因整合至患者自身 T 细胞，从而进行实体瘤的治疗[21]。PB 转座子系统也已用于人体临床试验，如针对多发性骨髓瘤的 BCMA CAR-T I 期临床试验已取得了初步结果（NCT03288493）[22]。虽然目前 SB 睡美人系统的人体应用案例多于其余两个系统，近年来报道的 SB 系统过表达导致的转座抑制活性和在靶细胞中较高的整合拷贝数仍呈现出其人体应用的风险，建议研发者在早期临床研究时谨慎考虑其结构设计、用量和相应安全性评估等[23-24]。

2.2　转座子系统的设计和安全性评价

近年来通过对末端重复序列和转座酶的改造，人们已开发出 DNA 剪切活性和转座活性不同的转座系统，如睡美人系统的 SB11、SB32、SB100X 以及 piggyBac 系统的 mPB、hyPB[23]。有研究报道，SB 睡美人系统 SB100X 的转座活性显著高于 Tol2，PB 系统的转座活性位于二者中间。在转座子质粒大剂量电转细胞后，三种系统均可由于过表达导致转座活性的抑制。插入拷贝数方面，SB100X 系统在 HeLa 细胞中整合的拷贝数为每克隆 2~40 拷贝，拷贝数分布范围显著高于 PB（每克隆 1~3 拷贝）和 Tol2（每克隆 1~4 拷贝）[24]。根据转座子系统的前期研究，安全性相关的设计考虑主要在于转座酶、转座子序列的优化、转座酶/转座子 DNA 的比例、质粒个数以及转座酶在细胞内的表达时间等。不同的细胞类型中，同一转座子系统的活性也具有较大差异，例如转座子系统在人胚胎干细胞内的基因转导活性普遍较低。另外，转座子系统的 DNA 剪切活性和基因转移效率并不具有强相关性，在开发过程中应同时关注转导效率、插入位点的个数、目的基因在靶细胞中整合的拷贝数等[25]。

在对人体细胞进行基因转导时，建议针对特定细胞类型，对转座子序列和转座酶基因的比例进行研究，该比例影响着质粒骨架 DNA 的整合效率和基因漂移的概率。质粒个数方面，常见将转座子和转座酶序列分散于两个质粒表达，在质粒电转导时两个质粒需同时进入细胞才能成功进行基因编辑。据报道，将 PB 转座子序列和转座酶基因串联在同一质粒表达（'cis'），可显著增加转座酶基因整合于 HEK293 细胞的概率，同时转座酶在细胞内的持续表达时间

中国新药注册与审评技术双年鉴（2022 年版）

可长达转导后31天，而2质粒系统（'trans'）改造的目标细胞中转座酶基因整合率较低，最长可观察到转座酶7天的持续表达[26]。另外，转座子介导的基因插入可能出现转录沉默的情况，在转座子质粒设计时加入隔离元件（insulator element）可有效阻止启动子和增强子的相互作用，从而增强目的基因的表达水平[27]。

转座子系统在人T细胞基因组中的整合位点具有随机性，但是不同转座子系统的基因整合选择性有所不同[28]，需要针对具体结构设计进行安全性评价。例如，piggyBac系统更倾向于将目的基因插入转录起始位点，而Sleeping Beauty系统无明显整合倾向性[29]。根据转座子系统非定点整合的特点，转座子系统临床应用的风险包括：质粒骨架DNA和转座酶基因在细胞基因组的插入、抑癌/癌基因中的插入、转座子在基因组中移动（genomic mobilization）等。在细胞产品制备的过程中，建议申请人尽量删除质粒中不必要的序列，对关键的质量指标进行过程控制，持续关注细胞产品中转座酶和质粒中其他结构基因的残留情况，同时监控转座酶的持续表达时间。鉴于转座子系统的基因毒性仍不明确，在基因组中的插入位置、拷贝数等具有不确定性和较大变数，且不同转座子系统间、不同个体细胞间存在差异，必要时应在受试者给药后进行长期监测。

3 展望

伴随合成生物学和基因编辑技术的进步，围绕罕见病和重大难治疾病等展开的医学实践不断探索着新型细胞和基因治疗产品的疗效。1993~2019年间，世界上仅肿瘤细胞治疗临床研究就开展了1216项，至今仍有760余项正在研究中。多靶点CAR-T细胞、通用型CAR-T细胞、工程NK细胞、类器官和人工器官等新的治疗技术发展，对基因转导系统的递送效率和安全性提出了更高的要求。在基础研究领域，通过整合酶、LTR的改构等策略，非整合型和定点整合型慢病毒载体也取得了进展[30]。更安全高效的CRISPR-Cas9基因编辑系统、RNA编辑系统的研究也在持续，预期未来将收获更多的人用经验。生产方面，越来越多的病毒载体CDMO生产平台日趋成熟，为细胞产品研发企业提供了GMP级别的基因递送载体。监管政策方面，各国药监局将细胞治疗产品按照先进治疗医学产品（ATMP）、再生医学先进疗法（RMAT）等提供了较多加速审批路径，并出台了相关指导原则[31]。在我国，目前能够检测RCL/RCR的第三方机构缺乏，病毒载体生产平台也需要加强。相信通过研究者、第三方和监管方的共同努力，高安全性、低成本的基因转导系统将为复杂难治疾病的患者带来新的希望。

参 考 文 献

[1] MILONE MC, O'DOHERTY U. Clinical use of lentiviral vectors [J]. *Leukemia*, 2018, 32 (7): 1529 – 1541.

[2] IWAKUMA T, CUI Y, CHANG LJ. Self-inactivating lentiviral vectors with U3 and U5 modifications [J]. *Virology*, 1999, 261 (1): 120 – 132.

[3] WESTERMAN KA, AO Z, COHEN ÉA, et al. Design of a trans protease lentiviral packaging system that produces high titer virus [J]. *Retrovirology*, 2007, 4 (1): 1 – 14.

[4] MANILLA P, REBELLO T, AFABLE C, et al. Regulatory considerations for novel gene therapy products: a review of the process leading to the first clinical lentiviral vector [J]. *Hum Gene Ther*, 2005, 16 (1): 17 – 25.

[5] MCGARRITY G J, HOYAH G, WINEMILLER A, et al. Patient monitoring and follow-up in lentiviral clinical trials [J]. *J Gene Med*, 2013, 15 (2): 78 – 82.

[6] KALOS M, LEVINE BL, PORTER DL, et al. T cells with chimeric antigen receptors have potent antitumor effects and can establish memory in patients with advanced leukemia [J]. *Sci Transl Med*, 2011, 3 (95): 1 – 11.

[7] FDA. Testing of retroviral vector-based human gene therapy products for replication competent retrovirus during product manufacture and patient follow-up [EB/OL]. (2018). https://www.fda.gov/regulatory-information/search-fda-guidance-documents/testing-retroviral-vector-based-human-gene-therapy-products-replication-competent-retrovirus-during.

[8] EMA. Guideline on quality, non-clinical and clinical requirements for investigational advanced therapy medicinal products in clinical trials [EB/OL]. (2019). https://www.ema.europa.eu/en/documents/scientific-guideline/draft-guideline-quality-non-clinical-clinical-requirements-investigational-advanced-therapy_en.pdf.

[9] ZUFFEREY R, NAGY D, MANDEL RJ, et al. Multiply attenuated lentiviral vector achieves efficient gene delivery in vivo [J]. *Nat Biotechnol*, 1997, 15 (9): 871 – 875.

[10] SCARPA M, COURNOYER D, MUZNY DM, et al. Characterization of recombinant helper retroviruses from moloney-based vectors in ecotropic and amphotropic packaging cell lines [J]. *Virology*, 1991, 180 (2): 849 – 852.

[11] OTTO E, JONES-TROWER A, VANIN EF, et al. Characterization of a replication-competent retrovirus resulting from recombination of packaging and vector sequences [J]. *Hum Gene Ther*, 1994, 5 (5): 565 – 567.

[12] SASTRY L, XU Y, JOHNSON T, et al. Certification assays for HIV-1-based vectors: frequent passage of gag sequences without evidence of replication-competent viruses [J]. *Mol Ther*, 2003, 8 (5): 830 – 839.

[13] SASTRY L, XU Y, DUFFY L, et al. Product-enhanced reverse transcriptase assay for replication-competent retrovirus and lentivirus detection [J]. *Hum Gene Ther*, 2005, 16 (10): 1227 –

中国新药注册与审评技术双年鉴（2022年版）

1236.

[14] LAKSHMI SASTRY KC. Detection of replication competent retrovirus and lentivirus [J]. *Methods Mol Biol*, 2009, 506: 243 – 260.

[15] ESCARPE P, ZAYEK N, CHIN P, *et al.* Development of a sensitive assay for detection of replication-competent recombinant lentivirus in large-scale HIV-based vector preparations [J]. *Mol Ther*, 2003, 8 (2): 332 – 341.

[16] CORNETTA K, YAO J, JASTI A, *et al.* Replication-competent lentivirus analysis of clinical grade vector products [J]. *Mol Ther*, 2011, 19 (3): 557 – 566.

[17] FARLEY DC, MCCLOSKEY L, THORNE BA, *et al.* Development of a replication-competent lentivirus assay for dendritic cell-targeting lentiviral vectors [J]. *Mol Ther Methods Clin Dev*, 2015, 2: 1 – 13.

[18] CORNETTA K, DUFFY L, TURTLE CJ, *et al.* Absence of replication-competent lentivirus in the clinic: analysis of infused T cell products [J]. *Mol Ther*, 2018, 26 (1): 280 – 288.

[19] SINGH H, HULS H, KEBRIAEI P, *et al.* A new approach to gene therapy using Sleeping Beauty to genetically modify clinical-grade T cells to target CD19 [J]. *Immunol Rev*, 2014, 257 (1): 181 – 190.

[20] KEBRIAEI P, SINGH H, HULS MH, *et al.* Phase I trials using Sleeping Beauty to generate CD19-specific CAR T cells [J]. *J Clin Invest*, 2016, 126 (9): 3363 – 3376.

[21] DENIGER DC, PASETTO A, TRAN E, *et al.* Stable, nonviral expression of mutated tumor neoantigen-specific T-cell receptors using the sleeping beauty transposon/transposase system [J]. *Mol Ther*, 2016, 24 (6): 1078 – 1089.

[22] GREGORY T, COHEN AD, COSTELLO CL, *et al.* Efficacy and Safety of P-Bcma-101 CAR-T cells in patients with relapsed/refractory (r/r) multiple myeloma (MM) [J]. *Blood*, 2018, 132 (Suppl 1): 1012.

[23] DI MATTEO M, SAMARA-KUKO E, WARD NJ, *et al.* Hyperactive piggy bac transposons for sustained and robust liver-targeted gene therapy [J]. *Mol Ther*, 2014, 22 (9): 1614 – 1624.

[24] GRABUNDZIJA I, IRGANG M, MATES L, *et al.* Comparative analysis of transposable element vector systems in human cells [J]. *Mol Ther*, 2010, 18 (6): 1200 – 1209.

[25] KOLACSEK O, ERDEI Z, APÁTI Á, *et al.* Excision efficiency is not strongly coupled to transgenic rate: cell type-dependent transposition efficiency of sleeping beauty and piggyBac DNA transposons [J]. *Hum Gene Ther Methods*, 2014, 25 (4): 241 – 252.

[26] SAHA S, WOODARD LE, CHARRON EM, *et al.* Evaluating the potential for undesired genomic effects of the piggyBac transposon system in human cells [J]. *Nucl Acids Res*, 2015, 43 (3): 1770 – 1782.

[27] SHARMA N, HOLLENSEN AK, BAK RO, *et al.* The impact of cHS4 insulators on DNA transposon vector mobilization and silencing in retinal pigment epithelium cells [J]. *PLoS One*, 2012, 7 (10): e48421.

[28] WOODARD LE, WILSON MH. piggyBac-ing models and new therapeutic strategies [J]. *Trends Biotechnol*, 2015, 33 (9): 525 – 533.

[29] GALVAN DL, NAKAZAWA Y, KAJA A, *et al.* Genome-wide mapping of PiggyBac transposon integrations in primary human T cells [J]. *J Immunother*, 2009, 32 (8): 837 – 844.

[30] SHAW A, CORNETTA K. Design and potential of non-integrating lentiviral vectors [J]. *Biomedicines*, 2014, 2 (1): 14 – 35.

[31] HARA A, SATO D, SAHARA Y. New governmental regulatory system for stem cell-based therapies in Japan [J]. *Ther Innov Regul Sci*, 2014, 48 (6): 681 – 688.

编辑/杨青/接受日期: 2019 – 10 – 10

关于基因治疗药物生物分布研究检测方法的探讨

王 欣,耿兴超,许明哲

(中国食品药品检定研究院,北京 100176)

[摘要] 生物分布研究是考察药物自给药部位进入人体以后到达靶器官的情况,和伴随时间延长的代谢消除趋势,是基因治疗药物特有的实验内容。人体暴露于外源基因片段时易发生严重危害,需要采用适宜方法考察药物基因进入体内情况以预测其潜在安全风险。当前,多个监管机构均要求在非临床阶段开展此项研究,并且在申报临床试验之前提供相关数据。本文主要概括了生物分布研究实验内容、样本种类及特点、分

析方法及原理和样本检测策略，以期望指导这项研究更加合理有效地开展，和更好地服务于我国新药安全性评价领域的监管科学工作。

生物分布（bio-distribution）是对药物在体内吸收、分布、代谢和排泄过程研究的重要内容，反映了药物进入人体后向各组织器官转运、代谢及蓄积的情况，对考察药物的药效作用和评估不良反应风险具有重要意义。基因治疗（gene therapy）是将人体基因片段通过特定方法导入靶细胞，纠正或补偿基因缺陷，或者体内表达插入基因产物，以达到治疗疾病目的的技术手段。2003 年中国批准了世界首个溶瘤腺病毒衍生基因治疗药物 Gendicine 上市，截至目前包括中国、美国、欧洲等国家已陆续批准十余种基因治疗药物上市销售[1]。随着科技创新和临床研究发展，基因治疗药物已经逐渐成为治疗遗传疾病、恶性肿瘤、自身免疫病和感染性疾病的重要备选药物。

相较于化学药与其他生物技术药，基因治疗药物具有独特的体内作用机制，对适应证可以发挥更加有效地治疗、治愈和显著改善临床症状的作用。同时，这类药物也具有特殊的安全有效性风险，其成药性风险包括可能发生的随机整合或激活原癌基因导致异常细胞增殖，病毒载体的免疫原性产生中和抗体进而影响和降低药效作用。基因治疗药物的脱靶效应也会为非靶组织器官带来潜在的安全性风险。开展生物分布研究是为了充分预测和评估此类药物暴露产生的潜在安全性风险，通过考察药物自给药部位进入人体内以后到达靶器官的情况和伴随时间延长的代谢消除趋势[2]，结合作用机制和治疗目的，预测药物的安全性和辅助推荐临床应用方案。人体暴露于外源活性基因片段时易于发生严重危害，例如基因序列与内源性配体结合激活连续的生理反应，沉积于组织器官导致脏器损伤，序列本身和/或其表达产物引起免疫反应，以及基因的复制性、存续性、整合能力等。这些都可以造成非治疗目的严重不良反应，评价药物在非靶组织器官的蓄积和表达潜力，是评估这类药物安全性的关键特征属性。研究期间，实验人员需要根据药物的序列结构特征设计适宜的方法策略与评价体系。当前，多个监管机构发布的基因治疗产品技术指导原则[2-5]中均要求在非临床阶段开展生物分布研究，以提供足够的药物毒性信息并为后续开展临床试验提供参考。

1 生物分布研究内容

根据待测药物的作用机制与药效特征选择相关动物种属和/或疾病动物模型开展生物分布实验研究。根据药物的载体类型、给药途径、治疗疾病类型等因素选择检测样本，通常用于生物分布研究的组织器官样本包括：血液、注射部位、生殖腺、大脑、肝脏、肾脏、肺脏、心脏和脾脏，还可以采集其他组织或生物体液，如局部淋巴结、骨髓、

眼球、视神经、坐骨神经、脊髓、（给药部位）对侧部位、脑脊液等。根据药物的药动学/药效学（pharmacokinetics/pharmacodynamics，PK/PD）特征设计样本采集原则，通常收集样本的时间范围应覆盖自药物进入体内的起始阶段至药物浓度达到峰值的稳态期，再逐渐降低的消除期的完全过程，在其中选择适宜时间点收集组织器官样本[6-7]。因此，生物分布实验内容存在样本种类多、不同组织样本间差异性强、样本数量巨大的突出问题，后期检测工作非常繁重，需要建立一套简便易行、快速准确且高通量的样本测定方法。根据基因治疗药物的结构特征，适宜采用实时定量核酸扩增检测（real-time quantitative PCR，qPCR）技术进行测定[8-9]。组织样本经过适当处理以后，提取样本基因组 DNA，测定其中药物基因的拷贝数。

2 qPCR 技术原理和 Taqman 绝对定量方法

qPCR 技术原理是在扩增反应过程中，通过荧光信号累积对 PCR 进程进行实时监测。当 PCR 反应进入指数扩增期时，模板的循环阈值（cycle threshold，Ct）与起始拷贝数的对数存在线性关系，以此为定量依据。生物分布研究中需要针对基因治疗药物一段特定序列建立 qPCR 检测方法，并且要求检测方法有较高的灵敏度，建议采用 Taqman 绝对定量法[10]。实验方法建立包括几项关键内容：① 选择合成特异性强和灵敏度高的引物探针序列。可以采用 SYBR Green 溶解曲线法确认合成引物的特异性，产物经琼脂糖凝胶电泳分析呈现为单一清晰条带，证明 PCR 反应中无非特异性扩增和引物二聚体形成。② 构建已知拷贝数的标准品。研究用标准品可以是质粒、扩增产物或者一段无关的 DNA 或 RNA 序列，只要浓度拷贝数已知即可。仅要求标准品的扩增效率与待测物的扩增效率一致，不要求序列完全一致。我们通常是在商品化通用质粒中插入扩增产物序列合成质粒标准品，经测序分析证明序列无误以后，再准确定量合成质粒的浓度拷贝数。③ 建立标准曲线。反复优化实验条件有助于提高扩增效率，并确定最终的实验条件。制备标准品系列浓度梯度稀释液进行 qPCR 反应，以 Ct 值对模板浓度负对数进行线性回归得到一条直线，此为标准曲线。直线斜率可以反映扩增效率（amplification efficiency，E），良好的扩增效率应在 90% ~110% 之间，认为此时可以确保定量的准确性。R^2 要求 >0.99，说明各浓度点标准品 qPCR 反应的一致性。根据所建立的标准曲线，确定定量范围和定量下限（lower limit of quantitation，LLOQ）[7]。每次实验都需要建立定量用标准曲线，为了提高实验效率，可以使用 384 孔板 qPCR 仪。并且，每次实验均需要设置无模板对照复孔以

确认实验系统无污染。

进行生物分布测定的核酸样本中至少包括组织基因组 DNA，会对 PCR 反应产生影响或者抑制作用，所以上述建立的标准曲线不能直接应用于生物分布样本测定，需要进行改造，建立反应体系中含有背景基因组的标准曲线。改造后的标准曲线参数，要求 E 值介于 90% ~110% 之间和 R^2 >0.99，确定定量范围和最低定量限。对改造后的标准曲线，进行重复性验证，考察各浓度点 Ct 值的变异性。

3　组织样本检测策略

应用已建立的标准曲线对样本进行生物分布测定。首先，对收集的不同类型组织样本采用适宜的方法提取 DNA。提取过程中会使用多种化学试剂和经过多个实验步骤，容易引入和产生 PCR 抑制物，如盐离子、有机溶剂酚-氯仿、多糖、血红素等。提取效率不同会导致各样本间收获 DNA 的产物量不同，需要进行均一化处理，才能比较其中药物基因分布数量的差异。由此可见，每个 DNA 样本在组织来源、组成成分、浓度数量等方面都存在些许不同，这些因素都会对扩增反应产生影响，需要建立一种适用于所有样本测定的通用型方法[11]。基于对样本复杂性的充分认识与考虑，目前形成了几种不同的检测策略及方法：① 组织特异性校正法，即针对不同组织脏器建立检测标准曲线[12]。称取等量的脏器组织掺入不同浓度标准品中，共同提取 DNA 以后进行 qPCR 反应，拟合生成标准曲线，利用该曲线对相同脏器来源的 DNA 样本进行测定。对不同脏器来源的 DNA 样本进行测定时，需要建立脏器专属的标准曲线。使用该方法时，需要将各种组织先修剪至相同重量再提取 DNA 和测定。一些研究者提出若可以得知组织基因组拷贝数，建议使用组织基因组 DNA 作为标准品构建标准曲线，不必须再单独制备标准品以节省时间和人力[13]。② 样本浓度校正法，即将提取的各种 DNA 样本浓度都调整至相同[14]。将等量的空白背景基因组 DNA 掺入不同浓度标准品中，进行 qPCR 反应，拟合生成标准曲线，利用该曲线对所有 DNA 样本进行测定。应用该方法时，需要在研究早期开展充分的方法学验证以说明方法的通用性。分别在标准品中掺入尽可能多的不同组织来源的空白基因组以充分模拟样本实际情况，比如心脏、肝脏、脾脏、肾脏、脑、性腺等脏器组织，每次都生成一条标准曲线，并且曲线参数满足 qPCR 实验要求，说明反应中存在不同脏器来源的基因组 DNA 对 PCR 扩增无影响。样本提取 DNA 以后经紫外法测定浓度，将各样本浓度调整至相同水平以后再进行测定。③ 内参基因校正法，即使用管家基因定量样本中背景基因组拷贝数[15-16]。使用该方法，除去构建定量药物基因的标准曲线之外，还需要构建定量背景基因组的标准曲线，并且进行充分的方法学验证。在药物标准品中掺入不同量的

背景基因组，和在基因组标准品中掺入不同量的药物基因，来模拟实际情况。生成的多条标准曲线及其参数均满足实验要求，说明两套 PCR 反应体系中分别存在其他干扰基因时对各自的反应效率无影响。常用的参比基因有 *GAPDH*，*β-actin*，*18S rRNA*[17-18]。可以采用外标测定方法，在两个 PCR 反应管中分别测定相同样本中药物基因和背景基因的拷贝数。实际研究中，实验人员可以结合具体的基因治疗药物序列特点，选择合适的方法进行研究。总结上述方法有一个共同特点，都在最大程度上尽量模拟真实样本情况，确保实验结果准确可靠。

4　其他有关研究内容

开展生物分布研究可以发现基因治疗药物在体内分布到达组织器官，当药物分布于性腺组织时，需要考虑测定药物与组织细胞染色体的潜在可整合性，以确认其是否有生殖和遗传毒性风险。当药物分布于重要生命器官或者周边组织时，如大脑、脑脊液，需要连续检测多个时间点的样本，并且设置较长的样本收集时间阶段，确保实验结束时药物在这些组织中完全消除掉。基因治疗药物分布阳性的组织器官，其所携带的插入片段也会相应地分布于这些组织器官，并且表达生成活性产物。如表达的活性蛋白质分子、细胞因子、调控蛋白、代谢酶、免疫抗体等。他们可以进入外周血并随之运输至机体靶位，也可以与分布器官中相应受体结合产生生物学效应。调控蛋白可以使脏器中受体蛋白表达含量升高或下降，并随之引起级联放大的生理反应。免疫抗体可能与脏器中某些受体结合，必要时可以采用免疫组化方法测定产物与组织器官的结合情况，以辅助分析药物对组织器官的潜在损伤作用[6]。当表达产物是非内源性蛋白分子时，产物本身还具有免疫原性，需要进行免疫原性检测研究[19]。

5　结语

相较于化学药和一般生物技术药，基因治疗药物不仅可以用于治疗前者难以有效治疗的遗传性疾病，还可以用于治疗包括恶性肿瘤、心血管疾病、感染性疾病等在内的获得性疾病，临床应用前景非常广泛。生物分布研究通过直接检测药物在各组织器官分布数量，可以明确表征药物在脏器中的分布、代谢、蓄积以及排泄消除过程的药学特征，为评估药物的给药方案、考察有效性与安全性的关键质量属性（critical quality attribute，CQA）参数提供了可靠的科学依据。生物分布研究内容聚焦于药物拷贝数测定和阳性靶器官确认，但不仅限于此，对表达产物的生成量和可能的体内作用及效应有重要的提示作用，这些对辅助毒性实验设计和解释毒性实验发现具有重要意义。生物分布研究为非临床药物安全性评价实验设计与方案选择提供了

数据支持；对于监管部门制定更为合理且有针对性的质量控制与药品评价体系，构建药学监管与生物有效性、治疗有效性的可靠关联提供了重要参考。

参 考 文 献

[1] WANG DW, WANG K, CAI YJ. An overview of development in gene therapeutics in China [J]. *Gene Ther*, 2020, 27 (7 – 8)：338 – 348.

[2] FDA US. Guidance for Industry：Preclinical Assessment of Investigational Cellular and Gene Therapy Products [EB/OL]. [2020 – 12 – 04]. https：//www. fda. gov/regulatory-information/search-fda-guidance-documents/preclinical-assessment-investigational-cellular-and-gene-therapy-products.

[3] FDA US. Guidance for Industry：Long Term Follow-up After Administration of Human Gene Therapy Products [EB/OL]. [2020 – 12 – 04]. https：//www. fda. gov/regulatory-information/search-fda-guidance-documents/long-term-follow-after-administration-human-gene-therapy-products.

[4] EMA/CAT. Guideline on the quality, non-clinical and clinical aspects of gene therapy medicinal products [EB/OL]. [2020 – 12 – 04]. https：//www. ema. europa. eu/en/documents/scientific-guideline/guideline-quality-non-clinical-clinical-aspects-gene-therapy-medicinal-products_ en. pdf.

[5] ICH. S12 Non-clinical Biodistribution Studies for Gene Therapy Products [EB/OL]. [2020 – 12 – 08]. https：//database. ich. org/sites/default/files/S12 _ FinalConceptPaper _ 2019_ 1118. pdf.

[6] SILVA LIMA B, VIDEIRA MA. Toxicology and biodistribution：the clinical value of animal biodistribution studies [J]. *Mol Ther Methods Clin Dev*, 2018, 8：183 – 197.

[7] 张旻, 宫新江, 叶旋, 等. IPRP 关于基因治疗产品生物分布研究的相关考虑 [J]. 中南药学, 2019, 17 (7)：993 – 996.

[8] JOHNSON G, NOUR AA, NOLAN T, et al. Minimum information necessary for quantitative real-time PCR experiments [J]. *Methods Mol Biol*, 2014, 1160：5 – 17.

[9] HAWORTH R, PILLING AM. The PCR assay in the preclinical safety evaluation of nucleic acid medicines [J]. *Hum Exp Toxicol*, 2000, 19 (5)：267 – 276.

[10] CIKOS S, KOPPEL J. Transformation of real-time PCR fluorescence data to target gene quantity [J]. *Anal Biochem*, 2009, 384 (1)：1 – 10.

[11] SEITZER J, ZHANG HC, KOSER M, et al. Effect of biological matrix and sample preparation on qPCR quantitation of siRNA drugs in animal tissues [J]. *J Pharmacol Toxicol Methods*, 2011, 63 (2)：168 – 173.

[12] HO JK, WHITE PJ, POUTON CW. Tissue-specific calibration of real-time PCR facilitates absolute quantification of plasmid DNA in biodistribution studies [J]. *Mol Ther Nucleic Acids*, 2016, 5：e371.

[13] YUN JJ, HEISLER LE, HWANG II, et al. Genomic DNA functions as a universal external standard in quantitative real-time PCR [J]. *Nucleic Acids Res*, 2006, 34 (12)：e85.

[14] FU J, LI D, XIA SY, et al. Absolute quantification of plasmid DNA by real-time PCR with genomic DNA as external standard and its application to a biodistribution study of an HIV DNA vaccine [J]. *Anal Sci*, 2009, 25 (5)：675 – 680.

[15] LIVAK KJ, SCHMITTGEN TD. Analysis of relative gene expression data using real-time quantitative PCR and the 2 (-Delta Delta C (T)) Method [J]. *Methods*, 2001, 25 (4)：402 – 408.

[16] KREUZER KA, BOHN A, LUPBERGER J, et al. Simultaneous absolute quantification of target and control templates by real-time fluorescence reverse transcription-PCR using 4- (4'-dimethylaminophenylazo) benzoic acid as a dark quencher dye [J]. *Clin Chem*, 2001, 47 (3)：486 – 490.

[17] AKIYAMA H, UEDA Y, NOBUMASA H, et al. A set of external reference controls/probes that enable quality assurance between different microarray platforms [J]. *Anal Biochem*, 2015, 472：75 – 83.

[18] ZHONG SL, ZHOU SY, YANG SJ, et al. Identification of internal control genes for circular RNAs [J]. *Biotechnol Lett*, 2019, 41 (10)：1111 – 1119.

[19] COUSIN S, SENESCHAL J, ITALIANO A. Toxicity profiles of immunotherapy [J]. *Pharmacol Ther*, 2018, 181：91 – 100.

编辑：刘卓越/接受日期：2021 – 03 – 01

第三章　临床试验风险管理

我国药物临床试验期间安全性数据快速报告的质量影响因素研究

苏设镇[1]，董凌云[2]，武志昂[1]

（1 沈阳药科大学工商管理学院，沈阳 110016；2 北京亦度正康健康科技有限公司，北京 100055）

[摘要]　通过对我国药物临床试验期间安全性数据快速报告质量影响因素提取和重要性排序，旨在为提高我国快速报告质量和完善药物警戒体系提供建议。以全面质量管理理论为指导，运用比较研究法、文献研究、层次分析法对我国药物临床试验安全性数据快速报告的质量影响因素进行提取、分析。我国药物临床试验期间安全性数据快速报告质量影响因素的重要性排序依次为：人员因素＞方法规章因素＞软硬件因素＞环境因素＞材料因素。提高我国药物临床试验期间安全性数据快速报告的质量和完善药物警戒体系需要着重考虑人员和方法规章因素，其次是软硬件因素，但环境因素和材料因素也不容忽视。

中国新药注册与审评技术双年鉴（2022年版）

《2017 年度药品审评报告》[1] 显示 2017 年批准创新药临床试验申请 399 件（共涉及 170 个品种），较 2016 年创新药临床试验批准数量翻了一番。如何更好地进行临床试验风险控制已成为监管当局、申请人和研究者等各方面临的巨大挑战。药物临床试验期间安全性数据快速报告是对临床试验进行安全性评价分析的基础，对提高申请人及监管部门的药物安全性评价具有重要意义，但只有得到高质量的安全性报告才能进行有效的科学分析，进而获得准确的药物安全信号并及时采取恰当的处理措施。

现阶段，我国绝大部分企业尚未形成高效的临床试验药物警戒体系，药物临床试验期间安全性数据报告亦存在专业术语不规范、信息缺失及过程描述不恰当等质量问题。故本文通过对我国药物临床试验安全性数据快速报告的质量影响因素提取、梳理和权重评估，为提高我国快速报告质量和完善药物警戒体系提供建议。

1　相关理论与研究思路

1.1　全面质量管理

全面质量管理指一个组织以质量为中心，以全员参与为基础，目的在于通过顾客满意和本组织所有成员及社会受益而达到长期成功的管理途径[2]。人、机、料、法、环是对全面质量管理理论中五个影响产品质量的主要因素的简称；人，指制造产品的人员；机，指制造产品所用的设备；料，指制造产品所使用的原材料；法，指制造产品所使用的方法；环，指产品制造过程中所处的环境[3]。

1.2　研究思路

以全面质量管理理论为指导，以人、机、料、法、环为一级指标，通过文献研究，提取一级指标所对应的二级指标，形成质量影响因素草案，以问卷调查法征求专家意

见，修订完善形成质量影响因素指标，以层次分析法确定影响因素权重，对结果分析并提出建议。

2　药物临床试验期间安全性数据快速报告质量影响因素的提取

通过对中美两国药物临床试验期间安全性数据快速报告制度在法律体系、监管主体、报告主体、报告的基本要求、已上市药物的调查研究、报告的时间限制、报告的类型及报告的方式八个方面进行比较[4-7]，得到了主要差异点并提取出法律体系、监管机构、报告标准差异、已上市药物的调查研究、报告的要求及类型、报告的方式六个层面的影响因素；通过对药物临床试验期间安全性数据快速报告的相关文献[8-22]进行分析，完成了影响因素的初步提取。结合上述方法，依据全面质量管理理论完成了我国药物临床试验期间安全性数据快速报告质量影响因素的提取。

2.1　人员因素

本研究中产品为药物临床试验期间安全性数据快速报告，生产过程即为生成安全性数据快速报告的过程。因此，"人"主要为报告单位中负责报告和监测的人员、受试者及研究机构负责报告和监测的人员。

2.2　软硬件因素

本研究中"机"主要为报告过程中用到的软硬件，包括药物警戒系统和药物警戒数据库。

2.3　材料因素

本研究中为研究者填写的 SAE 报告表及不良反应术语集。

2.4　方法因素

本研究中"法"包括快速报告过程中相关法规和制度

要求以及研究机构、申请人的标准操作程序。

2.5 环境因素

本研究中将环境引申为临床试验期间安全性数据快速报告的组织结构环境。

2.6 质量影响因素草案

根据以上分析，得到我国药物临床试验期间安全性数据快速报告的质量影响因素（草案），见表1。

表1 我国药物临床试验期间安全性数据快速报告的质量影响因素（草案）

一级	二级	序号	三级	备注
人员因素	研究机构报告和监测的人员	1	专职与否	
		2	专业背景、知识和技能	
		3	培训情况	
		4	奖惩机制	
		5	认知和态度	
	受试者	6	宣传教育情况	
		7	认知能力	
	申请人组织机构报告和监测的人员	8	专职与否	
		9	专业背景、知识和技能	
		10	培训情况	
		11	奖惩机制	
		12	认知和态度	
软硬件因素	药物警戒系统	13	有无药物警戒系统	
	药物警戒数据库	14	有无药物警戒数据库	
		15	药物警戒数据库中安全性数据的管理维护及更新	
		16	全面的安全性数据收集途径	
材料因素	SAE报告表	17	报告的内容是否规范、清晰	
		18	报告的内容是否全面	
	术语集	19	是否应用术语集	
		20	术语集的版本	
方法规章因素	法规/规章要求	21	全面的指南性文件	
		22	实施细则	
		23	有效的监督和惩罚法规和制度	
		24	报告范围	境外已上市（非研究期间）的自发报告
		25	报告类型	是否需要基于统计数据的汇总报告
		26	报告信息传递方式	电子版表格/E2B传输
		27	报告原则	可疑性只考虑申请人判断，不需考虑研究者的判断/综合考虑申请人和研究者的判断，不一致也需要上报
		28	明确的不良反应非预期性判断上报主体	
	报告的标准操作程序	29	报告信息的传递途径	邮件、传真或电子系统
		30	完善的报告处理机制	
		31	简化的报告流程	

续表

一级	二级	序号	三级	备注
环境因素	组织结构环境	32	研究者和申请人统一的预期性和因果关系判定标准	
		33	报告数据的可溯源	
		34	监管机构的管理模式	
		35	申请人组织结构的管理模式	
		36	研究机构的管理模式	
		37	建立安全评估委员会	
		38	建立数据安全监察委员会（DSMB）	

3　我国药物临床试验期间安全性数据快速报告质量影响因素的问卷调查研究

本研究选取政府监管部门、医药企业、临床研究机构及 CRO 公司等临床试验管理或药物警戒领域专家进行问卷调查，以求通过专家论证的方法补充及完善本研究。

3.1　调查方案

本研究的调查问卷通过问卷星平台进行发放，相关领域专家凭借的自身经验和学识对影响因素进行论证；根据第一轮问卷结果修正影响因素得到层次结构模型后设计第二轮问卷以评估我国药物临床试验期间安全性数据快速报告质量影响因素的权重。

3.1.1　调查对象　本研究的调查对象为政府监管部门、医药企业、临床试验研究机构及 CRO 公司等相关部门，具体包括国家药品审评中心临床审评员及临床试验管理处的相关专家、医药企业及 CRO 公司的临床试验管理或药物警戒部门专家、临床研究机构的研究者等。

3.1.2　调查问卷的样本量确定　为保证调查问卷的发放具有科学性和可靠性，估算问卷抽样调查所需要的样本容量 N 的计算公式为：$N = (Z^2\sigma^2)/E^2$，其中 N 为样本量、Z 为统计量、σ 为总体标准差、E 为抽样误差值。

为保证结果的有效性，使 $P = 0.5$，规定样本置信区间为 90%，查表得 Z 值 = 1.65，带入上式中 $N = 30.25$，因此可知，问卷数量发放超过 30 份时，样本置信度可至 90%[23]。故而，本研究为满足科学要求，需要至少 31 份调查问卷的样本量。

3.2　我国药物临床试验期间安全性数据快速报告质量影响因素的修正

第一轮问卷后共得到 68 份有效问卷，经过整理及修正，得到我国药物临床试验期间安全性数据快速报告的质量影响因素，具体见表 2。

表 2　我国药物临床试验期间安全性数据快速报告的质量影响因素

一级	二级	序号	三级	备注
人员因素	研究机构报告和监测的人员	1	专职与否	
		2	专业背景、知识和技能	
		3	培训情况	
		4	认知和态度（快速报告相关法规及技术要求等方面）	
	申请人组织机构报告和监测的人员	5	专职与否	
		6	专业背景、知识和技能	
		7	培训情况	
		8	认知和态度（快速报告相关法规及技术要求等方面）	
软硬件因素	药物警戒系统	9	有无药物警戒系统	
		10	建立安全性信号检测系统	
	药物警戒数据库	11	有无药物警戒数据库	

中国新药注册与审评技术双年鉴（2022 年版）

续表

一级	二级	序号	三级	备注
		12	药物警戒数据库中安全性数据的管理、维护及更新	
		13	全面的安全性数据收集途径	
材料因素	报告表	14	报告的内容是否规范、清晰	
		15	报告的内容是否全面	
	术语集	16	是否应用术语集	
方法规章因素	法规/规章要求	17	全面的指南性文件及实施细则	
		18	有效的监督和惩罚法规和制度	
		19	报告范围	境外已上市（非研究期间）的自发报告
		20	报告类型	基于安全性数据汇总的汇总报告
		21	申请人报告信息传递方式	电子版表格/E2B 传输
		22	明确的不良反应非预期性判断上报主体	
	报告的标准	23	完善的报告处理机制	
		24	简化的报告流程	
	操作程序	25	研究者和申请人统一的预期性和因果关系判定标准	
		26	报告数据的可溯源	
环境因素	组织结构环境	27	监管机构的管理模式	
		28	申请人组织机构的管理模式	
		29	研究机构的管理模式	
	安全性数据整体认知环境	30	建立安全评估委员会	
		31	建立数据安全监察委员会（DSMB）	

3.3　我国药物临床试验期间安全性数据快速报告质量影响因素的权重评估

3.3.1　层次结构模型构建　以第一轮调查问卷结果为依据，使用层次分析法软件 YAAHP 构建我国药物临床试验期间安全性数据快速报告质量影响因素的层次结构模型，详见图 1。

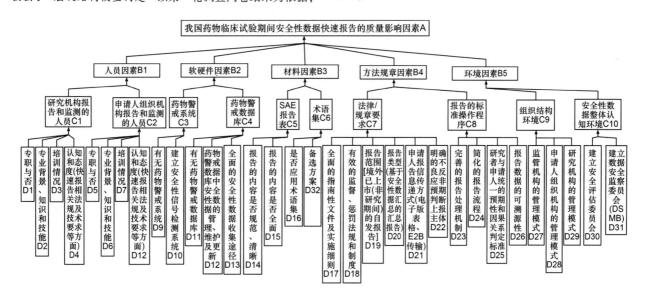

图 1　我国药物临床试验期间安全性数据快速报告质量影响因素的层次结构模型

中国新药注册与审评技术双年鉴（2022 年版）

3.3.2 构造判断矩阵 层次结构模型建立后，以此为依据构造判断矩阵并参考 Satty 九标度法设计第二轮问卷，取 1、3、5、7、9、1/3、1/5、1/7、1/9 9 个等级标度对各个影响因素进行两两比较，进而量化各个影响因素的权重[24]。

3.3.3 第二轮问卷数据处理 利用层次分析法软件 YAAHP 进行数据处理，将通过一致性检验专家的 33 份问卷数据填入层次结构模型中，得到了各因素对总目标权重，见表 3。

表 3 各影响因素对总目标的权重

一级	权重	二级	权重	三级	权重	排序
人员因素 B1	0.2907	研究机构报告和监测的人员 C1	0.4396	专职与否 D1	0.0263	20
				专业背景、知识和技能 D2	0.0295	16
				培训情况 D3	0.0255	23
				认知和态度（快速报告相关法规及技术要求等方面）D4	0.0466	4
		申请人组织机构报告和监测的人员 C2	0.5604	专职与否 D5	0.0316	13
				专业背景、知识和技能 D6	0.0386	8
				培训情况 D7	0.0362	10
				认知和态度（快速报告相关法规及技术要求等方面）D8	0.0565	2
软硬件因素 B2	0.1962	药物警戒系统 C3	0.6023	有无药物警戒系统 D9	0.0691	1
				建立安全性信号检测系统 D10	0.0491	3
		药物警戒数据库 C4	0.3977	有无药物警戒数据库 D11	0.0250	24
				药物警戒数据库中安全性数据的管理、维护及更新 D12	0.0285	17
				全面的安全性数据收集途径 D13	0.0246	25
材料因素 B3	0.1023	SAE 报告表 C5	0.5467	报告的内容是否规范、清晰 D14	0.0304	14
				报告的内容是否全面 D15	0.0256	22
		术语集 C6	0.4533	是否应用术语集 D16	0.0414	5
方法规章因素 B4	0.2822	法规/规章要求 C7	0.4858	全面的指南性文件及实施细则 D17	0.0325	12
				有效的监督和惩罚法规和制度 D18	0.0268	19
				报告范围［境外已上市（非研究期间）的自发报告］D19	0.0155	31
				报告类型（基于安全性数据汇总的汇总报告）D20	0.0190	28
				申请人报告信息传递方式（电子版表格/E2B 传输）D21	0.0204	27
				明确的不良反应非预期性判断上报主体 D22	0.0230	26
		报告的标准操作程序 C8	0.5142	完善的报告处理机制 D23	0.0410	7
				简化的报告流程 D24	0.0260	21
				研究者和申请人统一的预期性和因果关系判定标准 D25	0.0367	9
				报告数据的可溯源 D26	0.0414	5
环境因素 B5	0.1286	组织结构环境 C9	0.5039	监管机构的管理模式 D27	0.0182	29
				申请人组织机构的管理模式 D28	0.0284	18
				研究机构的管理模式 D29	0.0182	29
		安全性数据整体认知环境 C10	0.4961	建立安全评估委员会 D30	0.0303	15
				建立数据安全监察委员会（DSMB）D31	0.0335	11

中国新药注册与审评技术双年鉴（2022 年版）

4 研究结果

4.1 准则层因素对目标层的权重

准则层各因素对目标层的权重顺序为：人员因素＞方法规章因素＞软硬件因素＞环境因素＞材料因素。

4.2 子准则层因素对目标层的权重

子准则层各因素对目标层的权重顺序为：药物警戒系统＞申请人组织机构报告和监测的人员＞SAE报告表＞报告的标准操作程序＞组织结构环境＞安全性数据的整体认知环境＞法规/规章要求＞术语集＞研究机构报告和监测的人员＞药物警戒数据库。

4.3 方案层因素对目标层的权重

方案层共31个因素，取权重前40%的因素共计12个，顺序依次是有无药物警戒系统＞认知和态度（申请人）＞建立安全性信号检测系统＞认知和态度（研究人员）＞是否应用术语集＞报告数据的可溯源＞完善的报告处理机制＞专业背景、知识和技能＞研究者和申请人统一的预期性和因果关系判定标准＞培训情况（申请人机构相关人员）＞建立数据安全监察委员会（DSMB）＞全面的指南性文件及实施细则。

5 建议

根据研究结果，结合我国现状综合考虑各影响因素、各层次的重要性，从"人""机""料""法""环"五个方面针对性地提出提高我国药物临床试验安全性数据快速报告质量及完善临床试验期间药物警戒体系的建议。

5.1 "人"方面的建议

5.1.1 加强培训，提高相关人员业务能力、认知和态度 申请人需要对自身组织相关人员及研究人员进行有效的培训，提高相关人员对快速报告相关法规及技术要求等方面的认知，加强对临床试验安全性数据管理的业务能力。此外，由于申请人及研究机构相关人员的职责不同，相关的培训内容重点可进行倾斜；培训结束后还需要及时总结归纳，使培训作用最大化。

5.1.2 提高专业要求，设置学历/经验限制 较高学历及专业背景的报告和监测人员能够更准确地理解临床试验过程中的SAE，进而有效、准确地进行非预期性和因果关系判断及数据的溯源，提高安全性数据快速报告的质量。故而，申请人更需要注重药物警戒人员的要求，可在招聘报告和监测人员时将专业限制为临床医学、药学等相关专业，学历可设置为硕士及以上，部分重要岗位还需要强调2~3年，甚至更长的相关工作经验。

5.1.3 建立药物警戒部门，安排专职人员 我国临床试验期间药物警戒尚处于起步阶段，国内企业尚无药物警戒部门或缺乏人员的情况较普遍。现阶段国内对药物临床试验

期间药物警戒的认知还处于逐渐接受阶段，管理层和其他跨部门的合作者需要认识到药物警戒的重要性，企业亦需要不断增强自身的药物警戒文化，根据合适情况建立药物警戒部门，安排专职人员。

5.2 "机"方面的建议

5.2.1 建立药物警戒系统及安全性信号检测系统 对于我国企业而言，要保证符合监管当局要求必须要建立自己的药物警戒系统；此外，药物警戒系统可进行标准规范的MedDRA编码，进而保证信息质量，这对提高我国药物临床试验安全性数据快速报告质量至为关键。其次，安全性信号检测系统具有帮助发现潜在的安全性风险的重要作用，不仅可以宏观上帮助申请人监控和提高安全性数据的质量，亦可在一定程度上保证临床试验品种的风险可控。对于部分能力不足的企业，其可通过PV外包的形式将其药物警戒业务外包给有资质的CRO公司以保证其能够定时地监测药物风险并满足法规要求。

5.2.2 建立药物警戒数据库 药物警戒数据库是评价药物安全性的重要依据之一，利用数据库能够为监测不良反应信号提供帮助，亦可为临床研究的安全风险管理提供依据。我国药物警戒数据库的建立可考虑从树立药物安全风险意识、加强药物警戒数据库的数据管理及充分挖掘利用药物警戒数据库数据三方面着手。

5.3 "料"方面的建议

5.3.1 加强SAE报告的培训，完善SAE报告表 企业可考虑对于临床试验期间的SAE报告表进行定制，通过对相关内容进行要求而提高报告的规范性和准确性。此外，还可以针对SAE表设计填写说明或者提供叙述性部分的书写模板以方便研究人员理解并规范填写报告内容。

5.3.2 推广术语集的使用 对于临床试验期间安全性数据的快速报告，我国监管当局已明确提出其适用于ICH M1，因而MedDRA的实施应用是必需的，申请人需要利用药物警戒系统与MedDRA词典进行有效嵌合，进而提高报告的规范性。

5.4 "法"方面的建议

5.4.1 完善药物临床试验安全性数据快速报告管理指南及实施细则体系 尽管申请人是快速报告的责任主体，但作为政策制定和报告接收评价的监管部门，不仅具有临床试验监管的责任，还有必要对申请人如何开展具体工作进行指导，例如：指导企业如何建立中国的安全性评估委员会；明确因果关系、非预期判断及严重性标准的判断主体；对于微小企业临床试验安全性数据快速报告是否具有特殊要求；双盲临床试验过程中出现可疑不良反应如何揭盲等。

5.4.2 建立并完善内部报告处理机制及SOP 企业可以根据报告处理的主要环节，例如：数据录入、ICSR的审核、医学审核及最终的报告递交均等进行明确、详细的规定；

中国新药注册与审评技术双年鉴（2022年版）

此外，对于其中的不良反应术语编码、预期性评估、相关性评估、严重性评估、ICH E2B 验证等关键节点需要着重注意。其次，申请人不良反应数据录入及审核过程中，若发现报告信息（数据）有误或不完整，需要通过报告数据的可溯源机制对数据进行问询，及时纠正和补充报告信息。

5.5　"环"方面的建议

5.5.1　完善各方的组织结构管理模式，加强沟通反馈　申请人需要加强药物警戒的重视程度，树立临床试验药物警戒文化意识，简化报告流程，加强与研究机构及监管当局的沟通；研究机构要注重对临床试验 SAE 的监测和管理，最大限度避免漏记及错误判断等现象的出现；监管部门需要建立反馈机制，政策发布后及时通过适当的方式进行解读。

5.5.2　建立辅助监察和评估组织　我国企业可以根据 WHO、FDA 及 EMA 等先进经验建立数据安全监察委员会并规范其运行，保证其独立性并加强与申请人、研究者之间的交流，保证数据的准确性、完整性及及时性，进而提高安全性数据快速报告的质量；此外，我国企业可借鉴国外企业的成熟经验，根据自身情况建立安全性评估委员会，以便能够定期或以适当的频率审查重要的安全性信息，必要时进行追加审查，提高安全性评估的科学性。

参 考 文 献

[1]　国家食品药品监督管理总局.《2017 年度药品审评报告》[EB/OL].[2018-03-22]. http://samr. cfda. gov. cn/WS01/CL0844/226865. html.

[2]　段永刚. 全面质量管理（第四版）[M]. 北京：中国科学技术出版社，2018.

[3]　伍波，程汉宁. 借用全面质量管理相关理念推进行政机关文化建设的探讨 [J]. 福建理论学习，2016（12）：43-44.

[4]　美国联邦法规数据库. 21CFR312. 32 IND safety reporting [EB/OL].[2018-12-20]. https://www.ecfr. gov/cgi-bin/text-idx? SID = 277efc9921f61975bcc1d38e350715cf&mc = true&node = pt21. 5. 312&rgn = div5#se21. 5. 312_132.

[5]　FDA. Guidance for Industry and Investigators：Safety Reporting Requirements for INDs and BA/BE Studies (Final) [EB/OL].[2018-12]. https://www. fda. gov/Drugs/DevelopmentApprovalProcess/HowDrugsareDevelopedandApproved/ApprovalApplications/InvestigationalNewDrugINDApplication/ucm226358. htm.

[6]　国家药品监督管理局. 国家药品监督管理局关于调整药物临床试验审评审批程序的公告（2018 年第 50 号）[EB/OL].[2018-07-27]. http://www. nmpa. gov. cn/WS04/CL2111/329716. html.

[7]　药品审评中心. 关于发布《药物临床试验期间安全性数据快速报告的标准和程序》的通知 [EB/OL].[2018-04-27]. http://www. cde. org. cn/news. do? method = viewInfoCommon&id = 314449.

[8]　孙钰. 有关药品不良事件个例安全报告安全叙述的撰写 [J]. 药物流行病学杂志，2010，19（5）：285-287.

[9]　杨岚兰. 中药新药临床试验不良反应报告质量的评价与分析 [D]. 辽宁中医药大学，2014.

[10]　STEARE SE，西安杨森药品安全部. 临床试验安全数据管理介绍 [J]. 中国药物警戒，2009，6（4）：255-256.

[11]　SAINI S，西安杨森药品安全部. 快速报告标准之一：预期性的判定 [J]. 中国药物警戒，2009，6（2）：126-128.

[12]　WIJAYASINGHE MDS，PENDRAK L，REES N，et al. 快速报告标准之二：严重性及因果关系评价 [J]. 中国药物警戒，2009，6（5）：317-320.

[13]　苏敏实. 外资制药企业在中国如何建立药品不良反应收集系统 [J]. 中国药物警戒，2009，6（11）：698-699.

[14]　赵世丹，鲁仲平. 影响个例药品不良反应报告评价的因素 [J]. 中国药物警戒，2012，9（9）：553-555.

[15]　吴君，刘丽萍，胡伟，等. 应用 PDCA 循环提高医疗机构药品不良反应报告和监测管理质量 [J]. 安徽医药，2013，17（10）：1808-1809.

[16]　彭朋，元唯安，胡蕙慧，等. 药物临床试验不良事件监管问题分析 [J]. 中国临床药理学与治疗学，2018，23（1）：78-82.

[17]　张渊，叶小飞，张天一，等. 国外制药企业药物警戒数据库建设现状及启示 [J]. 中国药物警戒，2015，12（10）：590-592.

[18]　石琴. 我国药品生产企业不良反应监测的问题与对策研究 [D]. 沈阳药科大学，2015.

[19]　黄芳华，王骏，萧惠来. FDA "IND 安全性报告的安全性评估指导原则"介绍 [J]. 药物评价研究，2016，39（4）：513-521.

[20]　COMFORT S，PERERA S，HUDSON Z，et al. Sorting through the safety data haystack：using machine learning to identify individual case safety reports in social-digital media [J]. *Drug Saf*，2018，41（12）：579-590.

[21]　KUMAR R，MPHARM，KUMAR P，et al. Best practices for improving the quality of individual case safety reports in pharmacovigilance [J]. *Orig Res*，2016，3（13）：1-8.

[22]　谢洁琼. 中国药物临床试验安全性信息监测和报告体系分析 [J]. 中国新药与临床杂志，2015，34（1）：15-19.

[23]　刘晶晶，武志昂. 建立我国药品专利链接制度的专家调查研究 [J]. 中国新药杂志，2016，25（11）：1206-1211.

[24]　孙宏才，田平，王莲芬. 网络层次分析法与决策科学 [M]. 北京：国防工业出版社，2011.

编辑：王宇梅/接受日期：2019-07-11

儿童用药研发及儿科临床试验的国际发展和国内现状

李丰杉[1,2,3]，余 勤[3,4]

（四川大学华西第二医院 1 临床试验伦理专业委员会办公室，2 药学部，3 出生缺陷与相关妇儿疾病
教育部重点实验室，4 国家药物临床试验机构，成都 610041）

[摘要] 儿童用药是全球性重要问题之一，推动儿童用药研发和儿科临床试验发展十分重要却面临诸多问题。欧美等发达国家为解决儿童用药问题出台了诸多政策，在取得较好成果的同时也暴露出许多问题，相关部门根据实际问题及时进行政策调整。我国药物研发和临床试验起步较晚，儿童作为弱势群体，因药品研发成本高、周期长、临床试验开展困难等多重问题导致儿童用药研发和儿科临床试验水平依然较低。本文借鉴国外先进政策和经验，结合我国特色，为未来我国儿童用药研发和儿科临床试验政策制定提供参考。

儿童作为特殊群体，保障其健康成长对于全人类来说具有非常重要的意义，但目前儿童用药远不能满足治疗需求。儿科临床试验是儿童用药上市前的重要环节，鼓励儿童用药研发、鼓励开展儿科临床试验、推动儿童药物上市旨在从根本解决儿童用药短缺的问题。但儿童用药开发耗资巨大、成果转化困难、利润较低，药品开发动力不足，因此，需要从国家层面推动儿童用药研发和儿科临床试验发展。美国、欧盟等发达地区相比发展中国家较早暴露儿童用药的问题，并且已出台一系列有效政策，这些政策对我国儿童用药研发和儿科临床试验相关政策的改进有重要参考价值。

1 国际儿童用药研发和儿科临床试验的发展

1.1 美国儿童用药研发相关政策及成果[1]

自 1902～1962 年间，美国政府陆续颁布相关法规授权美国 FDA 在药品安全性监管方面的职责，规定在美国 FDA 批准药品上市前需要证实其安全性和有效性，这一系列法规为当前美国的药品法规体系的建立奠定了基础。

自 1997～2010 年，美国 FDA 出台一系列政策激励药品生产企业基于成人用药研发适用于儿童的药品剂型剂量，开展儿科临床试验，促进儿童用药上市。1997 年美国《食品药品管理现代化法案》（"Food and Drug Administration Modernization Act"）规定若在药品申请上市时申请儿童用药范畴，则该药品可以延长 6 个月的专利保护期。2002 年颁布的《最佳儿童药品法案》（"Best Pharmaceuticals for Children Act"，BPCA）对专利期延长的事宜进行了重申。BPCA 还授权美国国立卫生研究院（National Institutes of Health，NIH）分析儿童人群的用药需求，从专利过期的成人用药品中按照儿科用药需求次序遴选罗列清单，旨在让药品研发

企业更有效地进行儿科适用药品的剂量剂型研究，除此之外还授权 NIH 建立儿童用药发展相关的项目并给予经费支持。2010 年，NIH 儿童健康与人类发展研究院成立了儿科临床试验协作组（Pediatric Trials Network）与药品研发企业进行合作，旨在提高儿科临床试验设计水平、提高临床试验入组人数等。

从相关的激励政策施行至 2018 年底，美国 FDA 共收到了 453 项延长专利期申请，并通过了 242 项[2-3]，有 295 项药品说明书修改，修改内容包括：新增儿童作为适应人群或扩大儿童用药适应证，修改安全性有效性数据、剂量和补充儿童安全性信息等[4]。儿科临床试验协作组共招募超过 7000 名儿童入组 38 项研究，并协助企业向美国 FDA 提交了 21 项专利过期药品数据[5]。

除了正向激励作用，这些政策也产生了一些问题，例如有些药厂利用专利期延长的政策开展利润更高的针对成人用药的研究，而不是儿童用药[6-9]。为规避和修正政策所带来的负面结果，2003 年《儿童研究平等法案》（"Pediatric Research Equity Act，PREA"）要求申办方提出儿童用药上市申请时需要提供不同年龄段的给药方式、剂量以及其安全性和有效性的评价证据。若申办方需要更多儿童数据，可在成人临床试验完成后先进行注册申请。

PREA 施行至 2018 年底，美国 FDA 共受理 532 次说明书修改，其中大部分是将适用人群扩大至儿童和青少年，针对罕见病的药品上市数量也在逐渐增多[4,10]。但是随着靶向药物治疗的兴起，许多针对成人的某种抗癌靶向药物所针对的靶点和儿童的其他抗癌靶点一致（如成人非小细胞肺癌靶点和儿童某些神经母细胞瘤或间变性大细胞淋巴瘤相似[11]），但是根据 PREA 的要求，针对成人疾病的靶点与儿童的并不相同，因而可仅进行成人临床试验，该局限性

中国新药注册与审评技术双年鉴（2022 年版）

在《2017 FDA 再授权法案》（"FDA Reauthorization Act of 2017"）中进行完善。

从政策变革可以看出，新政出台总是有利有弊，在取得良好成果的同时发现不足，并根据需要不断改进，在推进中不断完善法规政策体系十分必要。

1.2　欧盟儿童用药研发相关政策及成果[12]

与美国相似，欧盟也通过延长专利保护期的方式激励药品研发企业开发儿童用药[13]，欧洲 EMA 成立儿科委员会（Paediattee Committee，PDCO）并授权其处理儿科研究的计划、开展、延期或豁免[14]。除此之外，欧盟还建立了公开的儿科研究数据库，并对进行专利过期药品儿童用药开发的药品研发企业给予资金支持。

多重激励政策有效增强了药品研发企业对儿童用药开发的动力，自相关法规落地以来，儿科临床试验数量显著增长，参加儿科临床试验的人数也显著增加，儿童可用药物的数量和质量明显提高。

1.3　国际儿童用药研发及儿科临床试验难点

发达国家的儿童用药缺乏问题主要集中在发病人数较少、发病率较低、治疗难度较大的疾病，包括儿童罕见病用药、儿童癌症用药等，患病人群小、研发投入大、上市后收益低等导致药品研发企业研发动力不足，使得治疗儿童罕见病和癌症的药品种类数量稀少，被列为孤儿药。

儿童肿瘤研发相关的经济学研究显示，采用不同的研究模型，儿童肿瘤药物研发的预期收益在 － 24.2% ～ 10.2% 之间，研发企业的研发动力不足，因此药物的研发支持资金依然主要来自社会捐赠和政府[15]。另外，儿童肿瘤的患病情况在全球范围内也不是十分明确，针对儿童肿瘤疾病负担的研究所收集的数据 80% 来自高收入发达国家，然而中等收入和低收入国家中肿瘤患儿占全球 90%。从儿童肿瘤的疾病负担入手，建立肿瘤患儿登记系统，构建较为完备的数据库以提取可用数据，鼓励中等收入国家和低收入国家关注此类问题，积极参加研究，了解全球儿童肿瘤的疾病负担[16]，以此为入口找到突破点，制定有效政策鼓励研发。

2　国内研究成果及进展

2.1　国内儿童用药与儿科临床试验相关政策

2014 年，由原国家卫生和计划生育委员会、国家发展和改革委员会、工业和信息化部、人力资源和社会保障部、国家食品药品监督管理总局和国家中医药管理局联合发布了《关于保障儿童用药的若干意见》，从加快审评促进研发、政策扶持保证供应、完善临床使用综合评价能力、发挥重要特色、加强合理用药宣传等五个维度，解决儿童用药适宜品种少、适宜剂型和规格缺乏、药物临床试验基础薄弱、不规范处方行为和不合理用药等问题。2015 年原国

家卫生和计划生育委员会牵头成立了儿童用药专家委员会，同年发布了《关于进一步加强医疗机构儿童用药配备使用工作的通知》，从儿童用药的配备、采购和处方三个角度再次进行了规范。2015—2016 年原国家食品药品监督管理总局陆续发布了《儿科人群药代动力学研究技术指导原则》和《儿科人群药物临床试验技术指导原则》，对儿科临床试验从技术操作层面进行了规范。2016 年 5 月，人力资源和社会保障部为缓解我国儿童医疗卫生服务资源短缺问题，促进儿童医疗卫生事业持续健康发展，就加强儿童医疗卫生服务改革与发展出台了《关于加强儿童医疗卫生服务改革与发展的意见》，其中再次要求建立儿童用药审评审批的专门通道。同年 11 月，工业和信息化部发布了《医药工业发展规划指南》，其中要求丰富儿童用 OTC 药物品种和剂型、开发针对儿童用药人群的高端剂型、加强儿童用药的开发等。2017 年国务院发布了《"十三五"国家药品安全规划》和《"十三五"深化医药卫生体制改革规划》，对儿童用药的研发、生产、供应和合理使用提出了要求。同年原国家食品药品监督管理总局发布了《儿科用药非临床安全性研究技术指导原则（征求意见稿）》和《成人用药数据外推至儿科人群的技术指导原则》以及《鼓励药品创新实行优先审评审批的意见》，正式开通了儿童用药优先审评机制。2018 年发布的《药品试验数据保护实施办法（暂行）（征求意见稿）》中给予儿童专用药物 6 年的数据保护期。

国家不同层面出台的文件说明了儿科临床试验的发展是多部门、多学科共同推进的，国家高度重视儿童药品研发、供应和合理用药，并就儿科临床试验发布了技术性指南，开辟了儿童用药审评审批绿色通道。

2.2　国内儿科临床试验开展情况

目前我国儿科临床试验开展情况不容乐观，相关文章发表数量、注册的临床试验数量较少。以"儿童临床试验"为主题检索万方数据库、中国知网（CNKI），检索从 2000 年至今中文文献发表情况，见图 1。

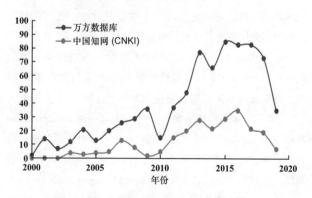

图 1　儿童临床试验文献发表情况

在国家药品监督管理局药品审评中心登记在案的临床试验共 10000 余项，以"儿童"为关键词进行检索，排除

适应证包括儿童但并未以未成年人为受试者的临床试验，共检索到 145 项。其中，关于重组生长激素有 32 项、疫苗 34 项、中成药 15 项、精神类药物（如治疗癫痫、抽动症、注意力缺陷过动症等）15 项、呼吸道疾病治疗药物 13 项，其余为治疗儿童代谢类疾病、肿瘤相关药物临床试验，见图 2。

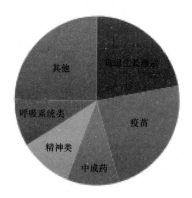

图 2　儿科临床试验开展情况

在美国国立卫生研究院临床试验注册管理中心 https：//clinicaltrials.gov/以干预性研究（Interventional studies）、儿童（Child，birth-17）、中国（China）、临床试验（Phase Ⅰ、Phase Ⅱ、Phase Ⅲ、Phase Ⅳ）进行筛选，筛选出 1204 项在中国开展的儿科临床试验，其中已完成 408 项、正在招募 388 项、启动尚未招募 45 项、未知状态 279 项。以干预性研究、中国、临床试验为限定条件进行筛选，共筛选出 8906 项临床试验，儿科临床试验占比 13.4%。以相同条件筛选美国临床试验共 70421 项，其中儿科临床试验 11940 项，占比 17.0%，较我国儿科临床试验占比高 3.6%。

2.3　国内儿童用药研发和儿科临床试验的困境

儿童用药研发动力不足。与国外药品研发企业相似，设计开发儿童用药投入大、利润低，在当前儿童用药相对较为缺乏的情况下，通过超说明书用药、使用替代治疗药物、大剂量分为小剂量给药等多种方式依然可以弥补用药缺乏的情况，虽然这些用药方式存在用药安全隐患，但不影响药品研发企业药品效益[12]。虽然有相关政策从大方向鼓励药品研发企业开展儿童用药的研发工作，但是缺少具体措施和规定，未有效激发研发能力。较少有高校和科研院所开展儿童疾病相关的药品研发，儿童用药研发积极性普遍较低。

儿童受试者招募困难。儿童作为弱势群体，参加临床试验需要首先征得监护人同意，但家长对临床试验认知偏差较大，高学历家长对临床试验、伦理委员会审查等有相对较好的认识，低学历家长对临床试验的认识较为局限[17-18]。在知情同意时，家长意愿占主导，家长对临床试验认识不足使其不愿让孩子参加临床试验，在有标准治疗

方案或替代治疗方案的情况下，选择参加临床试验的意愿较低。

具有开展儿科上市前临床试验的医疗机构少。截至 2020 年 3 月 27 日，我国经资质认定的临床试验机构 891 家，其中有儿科相关专业的有 149 家，占比约 16.7%，其中有小儿呼吸专业的 68 家、小儿消化 25 家、小儿血液 46 家、小儿神经 41 家。自 2016 年 1 月 29 日~2019 年 10 月 1 日，药审中心共公示《拟纳入优先审评程序药品注册申请》534 项，其中儿童用药 74 项，占比 13.9%，多数为进口药。儿科临床试验实施中除了存在知情同意困难、依从性差的问题，还与成人临床试验具有一些相似问题，临床试验质量相对较低[19]。

3　发展趋势及展望

3.1　国际发展趋势

世界卫生组织 2007 年牵头发起"量身定制儿童药物"计划，旨在让所有 15 岁以下儿童更方便地获取安全的专用药物。目前儿童用药品种缺乏、安全性不可控，首先需要基于现有的电子诊疗数据，分析疾病的发病率、用药情况，从需求出发对药物进行优先级别划分，有目标地鼓励药品研发企业开展研发工作，实现以治疗需求为导向的药品研发，并需要多部门协调合作，推进儿科临床试验的开展，使上市前后的临床试验能够为儿童人群提供其切实需要的、高质量的药品使用信息[1]。

3.2　国内儿童用药研发和儿科临床试验发展建议

国内儿童用药研发及临床试验尚处在较低水平，需要多角度、多维度、多部门合作，全面发展儿童用药研发、儿科临床试验，因此，政策上鼓励儿童用药研发，鼓励医疗机构开展儿科临床试验，提高临床试验水平，健全儿科临床试验审评审批机制，建立儿科临床试验专家委员会和专门的注册平台。

3.2.1　颁布鼓励和支持儿童用药研发相关政策　国内依然广泛存在儿童使用成人用药的现象，由此产生的服药不便、剂量不准确、用药不安全等问题，已经引起了高度重视。《药品管理法》2019 年修订版第十六条：国家采取有效措施，鼓励儿童用药品的研制和创新，支持开发符合儿童生理特征的儿童用药品新品种、剂型和规格，对儿童用药品予以优先审评审批。高校、科研院所和企业是药品研发的重要机构，制定相关政策，切实鼓励和支持高校、科研院所和企业开展儿童用药品的研发十分必要。

针对儿童用新药、新剂型延长专利保护期。知识产权保护可以促进创新与研发，药品上市许可持有人制度将对药品研发成果和管理的权利不仅授予企业，同时也授予高校、科研院所，提升研发动力。延长专利保护期可以提高药品可获得的潜在利润，促进相关机构开展针对儿童人群

的新药、新剂型研发。

为从事儿童用新药、新剂型研发的相关企业提供财政优惠或支持政策。新药研发具有高成本、高风险的特点，为鼓励企业开展儿童用药的研发工作需要给予其经济支持，根据研发方向和研发成果制定相关政策，包括但不限于：提供贷款优惠、税收减免、直接给予经济补偿等。将儿童用药的研究与开发列入重大专项科研项目，鼓励高校、科研院所、药品研发企业研发儿童新药，包括但不限于适用于儿童的高端给药剂型、适用于儿童的化合物和生物制品等。

鼓励高校、科研院所、我国药品研发企业加强国际交流，借鉴国外先进的研发经验和研究手段，提高研发能力。

3.2.2 鼓励医疗机构开展儿科临床试验 经国家药品监督管理局食品药品审核查验中心认证的有 GCP 资质的、可开展儿科方向以注册为目的的临床试验的医疗机构数量较少，但《药品管理法》2019 年修订版第十九条规定：药物临床试验机构实行备案管理，具体办法由国家药品监督管理部门、国家卫生健康主管部门共同制定。同样自 2019 年 12 月 1 日起施行的《药物临床试验机构管理规定》从程序规定上保障了备案的临床试验机构的软硬件条件。

将开展儿科临床试验的情况纳入科研能力考核范围。国家卫生健康主管部门制定相关政策，鼓励医疗机构开展儿科临床试验，并对临床试验质量进行考核，对积极、高质量地开展相关工作的临床试验机构进行奖励。医疗机构对积极参加儿科临床试验的相关人员制定相应的奖励政策，将临床试验成果纳入科研成果并给予奖励，鼓励相关技术人员参与临床试验。

加强儿科临床试验质量管理。除了相关主管部门对医疗机构儿科临床试验进行监管以外，政府部门和学术协会应制定相关政策加强同行监督，促进相互学习，遏制不良学术风气，共同提高儿科临床试验水平。

加强国际交流合作，学习临床试验设计、实施、总结报告撰写等多维度、多层次的先进经验。规范地开展儿科临床试验，最初可能会遇上如知情困难等阻碍，但随着大众对临床试验认识不断变化，规范的儿科临床试验终会得到家长的认可和社会的接受。

3.2.3 提高儿科临床试验伦理审查能力和效率 国家药品监督管理局药品审评中心已为儿科临床试验开启了优先审评审批通道，伦理审查作为临床试验开展前的审评环节，是保护受试者权益的主要措施之一，对于儿童这一弱势群体显得尤为重要，需要建立与儿科临床试验相匹配的制度和流程。组成上需要有能够胜任儿科临床试验项目审查的伦理委员会，成员需要有儿科专业的委员、有了解儿童身心发育的社会人士以及熟悉未成年人相关法规的律师等，能够从专业性、伦理性等多个角度评价一项儿科临床试验

是否能够开展。由当地卫生健康主管部门牵头组织当地儿科领域专家和儿童伦理审查相关领域专业人士组建区域伦理委员会，负责审查当地开展的儿科临床试验项目，提高伦理审查效率。

3.2.4 建立儿科临床试验专家委员会和专门的注册平台 成立由儿科专家组成的儿科临床试验专家委员会，赋予其规划儿童用药研发方向、协助相关优惠政策落地实施、为儿科临床试验设计提出改进意见的职责，提高我国儿科临床试验设计能力和实践能力。在专家委员会下设社会协调部门，负责撰写与临床试验基本政策法规、受试者权益与保护、临床试验的意义相关的科普文章，并通过官方媒体向社会公众发布。另外，该部门还可与药品研发企业合作，建立招募信息发布平台，协助儿科临床试验受试者招募，推动儿科临床试验开展。

4 总结

从国际先进政策体系的变革可以看出：儿童用药研发和儿科临床试验开展的最大困难在于投入大、产出少，但保障儿童用药却显得尤为重要，因而需要政府给予经济支持，减少研发企业和研发机构的投入水平，或通过延长专利保护期以提高其利润；政策需要与时俱进，不断变革方能适应需求和市场，从而取得较好成果。

我国 14 岁以下儿童占总人口约 1/5，人群数量大，但我国儿童用药研发、儿科临床试验水平与发达国家相比仍有差距，发展空间巨大。我国应借鉴国外先进经验，根据本国特色制定相关政策法规，推进儿童用药研发和儿科临床试验的发展。

可借鉴国外先进的政策理念，给予致力于儿童用药研发的药品研发企业和高校、科研院所鼓励和支持，组建专家委员会提供专业咨询以提高临床试验能力，多学科、多部门共同努力分析儿童用药需求引导药品研发企业、科研院所开展以需求为导向的研究。中医药是我国的国粹，发展儿童中医药研发和儿科中医药临床试验也十分必要。

参 考 文 献

[1] BOURGEOIS FT, KESSELHEIM AS. Promoting pediatric drug research and labeling-outcomes of legislation [J]. *N Engl J Med*, 2019, 381 (9)：875 – 881.

[2] 苏娴, 张颖. 药物临床试验伦理体系建设热点问题的探讨 [J]. 中国新药与临床杂志, 2018, 37 (9)：529 – 532.

[3] MIRACLE VA. The Belmont report：the triple crown of research ethics [J]. *Dimens Crit Care Nurs*, 2016, 35 (4)：223 – 228.

[4] 叶苗苗, 陈苑, 许小慧, 等. 多中心临床试验伦理审查工作的开展及完善 [J]. 中华医学科研管理杂志, 2018, 31 (1)：69 – 72.

［5］　周吉银，刘丹，曾圣雅，等.我国多中心临床试验组长单位伦理审查制度的挑战［J］.中国医学伦理学，2018，31（9）：1157-1161.

［6］　BOOTS I, SUKHAI RN, KLEIN RH, *et al*. Stimulation programs for pediatric drug research—do children really benefit?［J］. *Eur J Pediatr*, 2007, 166（8）：849-855.

［7］　JONG GW, VAN DEN ANKER JN, CHOONARA I. FDAMA's written request list：medicines for children［J］. *Lancet*, 2001, 357（9253）：398.

［8］　RIVERA DR, HARTZEMA AG. Pediatric exclusivity：evolving legislation and novel complexities within pediatric therapeutic development［J］. *Ann Pharmacother*, 2014, 48（3）：369-379.

［9］　SINHA MS, NAJAFZADEH M, RAJASINGH EK, *et al*. Labeling changes and costs for clinical trials performed under the US food and drug administration pediatric exclusivity extension, 2007 to 2012［J］. *JAMA Intern Med*, 2018, 178（11）：1458-1466.

［10］曾圣雅，刘丹，周吉银.临床科研受试者补偿/赔偿的难点及对策探讨［J］.中国医学伦理学，2018，31（11）：1368-1371, 1376.

［11］ADAMSON PC, HOUGHTON PJ, PERILONGO G, *et al*. Drug discovery in paediatric oncology：roadblocks to progress［J］. *Nat Rev Clin Oncol*, 2014, 11（12）：732-739.

［12］刘文辉，王淑玲.欧盟儿科药品监管法的实施成就、经验和教训［J］.中国药事，2016，30（12）：1222-1227.

［13］DALEY GQ, LOVELL-BADGE R, STEFFANN J. After the storm-a responsible path for genome editing［J］. *N Engl J Med*, 2019, 380（10）：897-899.

［14］CHARO RA. Rogues and regulation of germline editing［J］. *N Engl J Med*, 2019, 380（10）：976-980.

［15］DAS S, ROUSSEAU R, ADAMSON PC, *et al*. New business models to accelerate innovation in pediatric oncology therapeutics：a review［J］. *JAMA Oncol*, 2018, 4（9）：1274-1280.

［16］BHAKTA N, FORCE LM, ALLEMANI C, *et al*. Childhood cancer burden：a review of global estimates［J］. *Lancet Oncol*, 2019, 20（1）：e42-e53.

［17］李莉霞，王晓芸，李方，等.家长对儿童药物临床试验认知与态度调查［J］.儿科药学杂志，2019，25（3）：43-47.

［18］王之羽，石雅丽，王敏，等.儿科门诊患者家庭用药管理现状分析［J］.中国现代应用药学，2019，36（12）：1565-1568.

［19］彭诗荣，王谦，陈海燕，等.儿科人群药物临床试验培训体系的构建与思考［J］.中国药房，2019，30（11）：1441-1444.

编辑：杨青/接受日期：2020-03-23

我国16家儿科临床试验机构试验药物管理现状调查研究

吴文文[1]，丁　倩[2]，许　静[1]，王晓玲[2]

（1 南京医科大学附属儿童医院药学部，南京 210008；2 国家儿童医学中心，首都医科大学附属北京儿童医院临床研究中心，北京 100045）

［摘要］　**目的**：本研究旨在调查我国儿童（儿童妇女）专科临床试验机构试验药物管理现状，为完善儿科临床试验药物管理体系提供依据。**方法**：使用问卷调查法，对中国儿科人群药物临床试验协作网内16家儿科临床试验机构进行调研，对调查数据进行统计和分析并提出建议。**结果**：共发放问卷16份，问卷回收率和有效率均为100%。各机构试验药物管理基本情况良好，但仍然具有一定的改进空间。**结论**：调查结果较好地反映了当前我国儿童专科临床试验机构试验药物管理现状。目前试验药物管理发展的重点应当在于进一步完善药物管理模式、加大软硬件建设投入力度、优化专业人员配备、完善绩效分配制度和人员激励机制、加强试验药物预算评估管理等方面。

　　药物临床试验是为评价新药的疗效和安全性而在人体进行的系统性研究，是新药研发过程中的重要环节，也是新药正式推向市场之前不可或缺的步骤。相比已经上市的药物，试验药物的安全性及疗效更具不确定性，受试者潜在风险更高。临床试验药物的使用和管理贯穿药物临床试验全过程，试验药物是否规范化的管理，对保障受试者安全,保证临床试验质量发挥着重要作用。儿童由于生理发育、对药物代谢过程等与成人不同,其药物临床试验相比于成人更具复杂性,这使得儿童临床试验中试验药物的规范化管理显得更为重要。

本研究依托中国儿科人群药物临床试验协作网成员单位,采用问卷调查法,调查分析了国内 16 家儿科药物临床试验机构试验药物管理情况,旨在全面了解目前国内儿科医疗机构临床试验药物的管理现状,寻找管理薄弱环节,为管理部门和机构制定儿科临床试验药物规范性管理政策,建设完善儿科临床试验药物管理体系提供科学参考。

对象与方法

1 调研对象与调研时间

本研究调查样本来源于中国儿科人群药物临床试验协作网(以下简称:协作网)成员单位,覆盖全国华北、华东、华南、华中、西南 10 个省(区、市)共 16 家具有药物临床试验资格的儿科医疗机构(其中 13 家儿童专科、3 家儿童妇女专科医疗机构)。调研时间为 2019 年 11 月~12 月。

2 调研内容与方法

本次调研通过网络向调研对象发放调查问卷,问卷由机构办公室(以下简称机构办)填写,调研机构采用实名制。问卷共设计 58 个问题,不限定答卷时间,答题人可间断答卷。问题设编号,有跳转逻辑,如果答题人对条件问题选择"否",那么相关问题将自动对答题人隐藏。

课题组经查阅文献资料后完成调查问卷设计,问卷主要内容包括:机构基本信息、试验项目各期开展数量、机构人员配备及薪酬情况、试验药物管理模式、设备设施配备、信息化管理系统建设、试验药物全流程管理、质量控制、试验药物管理预算机制等九部分内容。

3 统计分析方法

问卷回收后由专业统计人员进行整理和审核,采用 Excel 2013 软件进行统计分析,计数资料采用频数或百分比表示。

结 果

1 被调研机构基本情况

此次调研共发放问卷 16 份,回收 16 份,问卷回收率 100%,有效率 100%。

根据国家药品监督管理局截至 2019 年 12 月公布的数据显示,目前我国共有 32 家儿科专科医疗机构[1](16 家儿童专科、16 家儿童妇女专科)获得药物临床试验机构资格(以下简称 GCP 资格)。本研究纳入其中 13 家儿童专科、3 家儿童妇女专科医疗机构。儿科专科医疗机构覆盖率达到

81%,基本覆盖 2019 年前获批的具有 GCP 资格的儿童专科医疗机构。各机构基本情况见表 1。

表 1 16 家药物临床试验机构基本情况

医疗机构名称	获批 GCP 资格年份/年限	获批专业数
首都医科大学附属北京儿童医院	2007/12	26
重庆医科大学附属儿童医院	2010/9	6
上海市儿童医院	2010/9	15
山西省儿童医院/山西省妇幼保健院	2011/8	15
浙江大学医学院附属儿童医院	2011/8	10
首都儿科研究所附属儿童医院	2011/8	15
广州市妇女儿童医疗中心	2012/7	6
上海交通大学医学院附属上海儿童医学中心	2012/7	8
复旦大学附属儿科医院	2012/7	6
江西省儿童医院	2014/5	5
湖南省儿童医院	2014/5	6
深圳市儿童医院	2014/5	8
广东省妇幼保健院(广东省妇产医院、广东省儿童医院)	2015/4	2
河南省儿童医院	2017/2	7
南京市儿童医院	2018/1	7
苏州大学附属儿童医院	2018/1	13

医疗机构按获批年份排序(截至 2019 年 12 月)

可以看出,我国儿科医疗机构开展药物临床试验起步较晚,获得 GCP 机构资格最早的首都医科大学附属北京儿童医院(以下简称北京儿童医院)也仅 12 年。机构所在地区分布不均,主要集中在经济和医疗资源发达区域。机构间专业数量差异较大,获批专业数最多的达 26 个,最少的仅 2 个,仅有 6 家机构获批专业达 10 个及以上。

1.1 试验项目开展情况

16 家机构自获批以来,开展药物临床试验项目超过 100 项的有 3 家(占比 18.8%),分别为北京儿童医院、浙江大学医学院附属儿童医院、复旦大学附属儿科医院;3 家(占比 18.8%)机构开展超过 60 项试验;另外 7 家(占比 43.8%)开展项目数在 20~60 项之间;2017 年之后获批的 3 家机构开展项目数均少于 20 项。可以看出,各机构开展试验项目的数量与其获批时间呈现一定的相关性。

1.2 机构办公室人员配备及薪酬体系

药物临床试验机构办是承担药物临床试验具体事务、统管机构各专业科室的重要职能部门,试验药物管理是机构办公室重要职责之一。机构办人员配备是否合理、职责是否清晰对临床试验质量至关重要。本次调研的 16 家机构均配备了专职人员开展相关工作。结果显示,绝大多数机构办(15 家,93.7%)配备了 3 名及以上工作人员。其中配备数量最多的是北京儿童医院机构办,配备 9 名专职人

中国新药注册与审评技术双年鉴(2022年版)

员；2018 年新获批的两家机构专职人员数仅 1 名，这可能与新机构开展试验项目数较少有关。所有机构办均配备了药物管理员，但仅有 6 家机构（占比 37.5%）配备了专职药物管理员。

此外，目前 16 家机构中仅有 3 家（占比 18.8%）针对药物临床试验相关人员建立了完善的薪酬体系。

2 试验药物管理情况

2.1 管理模式

目前，我国对试验药物的管理模式尚无统一的标准和明确要求，各机构根据自身实际条件和需求选择不同的管理模式。结果显示，16 家机构中 7 家（占比 43.8%）采用中心药房（即 GCP 药房）管理，2 家（占比 12.5%）采用专业科室管理，其余 7 家（占比 43.8%）则采用中心与专业科室相结合的方式管理试验药物，见表 2。

表 2　16 家机构试验药物管理模式

管理模式	机构数量/家	占比/%
专业科室管理	2	12.5
中心药房管理	7	43.8
中心药房与专业科室管理相结合	7	43.8

2.2 设备设施

基础硬件设备设施是否齐全是试验药物能否规范管理的重要保障。调研结果显示，除了两家专业科室管理的机构未配备独立的 GCP 药房外，其余 14 家均设置了独立的 GCP 药房。但各机构 GCP 药房规模不一，最大的为北京儿童医院占地 80 m²，其他各机构均在 15 ~ 40 m²。

虽然各机构 GCP 药房均配备了基础设施和办公设备，满足临床试验药物储存和管理的要求，但是从调研结果上看，部分机构 GCP 药房硬件设施配备仍然有一定缺陷。如有 4 家机构 GCP 药房未配备中央空调，有 9 家配备湿度监控设施，仅占 64.3%；此外配备温度和湿度监测专用电脑

的机构数量均不足 50%。这些设备设施的缺失，虽然不会影响正常临床试验开展，但是势必会对试验药物规范化、系统化、精细化管理造成一定的障碍。

2.3 信息化管理系统建设

采取信息化手段对临床试验以及试验药物进行管理能够提高工作效率，降低劳动成本并减少差错，有助于实现临床试验和试验药物的全程化、精细化的管理[2]。然而调研结果显示，16 家机构中，仅有 6 家（占比 37.5%）建立了临床试验信息化管理系统，而建立试验药物全流程管理的信息化系统仅有 4 家（占比 25.0%），临床试验和试验药物管理信息化程度较低。

2.4 药物管理员配备及培训情况

此次被调研的 16 家机构均配备了药物管理员，但其中仅有 6 家（占比 37.5%）配备了专职药物管理员。此外，调查结果显示，各机构均采取了有效措施提高药物管理员业务能力，主要包括：开展多层次的 GCP 培训并取得 GCP 培训证书（16 家，100%）、参加药物临床试验项目方案培训及启动会（13 家，81.3%）、参加院内外 GCP 或相关法律法规和指导原则培训（16 家，100%）、参加申办方组织的关于项目试验药物单独、专业的培训（如 IVS/IWS 系统的使用培训等，12 家，75%）。

2.5 试验药物各环节管理

我国现有法律法规中，除对临床试验机构试验药物管理的宏观规定外，尚缺乏对于试验药物全流程管理各环节的统一标准和具体要求。课题组结合工作实际，参考《药物临床试验质量管理规范》《药物临床试验药物管理·广东共识》[3]《临床研究药物中心化管理现场评估标准》[4]《ASHP 临床试验药物管理指南》[5] 等国内外规范性文件要求，将试验药物管理分为入库、登记、储存、发放、回收/销毁等五个主要环节，并对每个环节设置细化的指标。将以上内容纳入调研问卷，采用选择和填空相结合的方式由被调研机构进行填写。最终，我们整理汇总各医疗机构公认的各环节管理项目指标见表 3。

表 3　16 家机构试验药物各环节管理内容

环节	管理内容
试验药物的接收入库，应进行核对的项目	① 适当的包装和标签（注明为临床试验专用），且药物的剂型、包装和标签等是否与试验方案一致 ② 确认接收的药物运输过程是否按照要求进行 ③ 药物是否在有效期内 ④ 药物是否完好无损 ⑤ 药物的名称和批号是否与药检报告一致 ⑥ 新批号的药物，申办方提供药检报告及伦理备案审查单 ⑦ 进口药品是否有通关单 ⑧ 药物转运单是否无误

续表

环节	管理内容
试验药物确认无误后,应进行登记的项目	① 交接的日期,药物的名称、编号、数量、批号、有效期、储藏条件 ② 交接双方要在药物登记表上签字和填写日期 ③ 采用快递方式运送药物的,保存药物的运货单 ④ 试验药物运送过程中的温度记录单
试验药物储存过程,应核对的项目	① 试验药物的储存管理应做到专人、专柜、专锁和专账 ② 储藏室能达到防火、防潮、防盗、避光的要求 ③ 试验药物在药物生产厂家规定的储藏条件下进行储藏,应做好每日的温度记录/湿度记录 ④ 定期查看药物的有效期,对于近效期的药物要进行标记 ⑤ 温度记录的时间间隔应该符合要求并且能够导出 ⑥ 做好交接班记录
试验药物发放过程,应核对的项目	① 应核对受试者身份、处方信息,确认无误,并持研究者开具的专用处方取药 ② 处方中注明项目编号、受试者编号、受试者姓名缩写、发放的药物编号及数量 ③ 按处方发药,并填写发放登记表,详细记录药物发放的时间、编号、数量(记录到最小计量单位)、批号 ④ 发放登记表上记录发药人及接收人的签名和日期 ⑤ 试验药物有破损或丢失时应做好登记并注明原因 ⑥ 新批号试验药物的药检报告伦理备案表 ⑦ 随机系统发药的应核对系统随机的药物编号与研究者开具的处方是否一致
试验药物回收/销毁过程,应核对的项目	① 仔细核对药物数量至最小包装,检查药物是否有缺失,如有缺失,药物管理员需详细记录药物遗失原因,并对受试者及监护人进行教育,嘱咐其应妥善保存 ② 保存完整的回收和销毁记录 ③ 试验结束后,药物管理员记录剩余药物的品名、规格和数量,注意回收药物的包装、性状及规格,按原定试验方案退回申办者,药物回收单上需由药物管理员及申办方共同签字确认 ④ 试验用剩余药物的销毁必须严格按照销毁的 SOP 进行操作,且在见证人的见证下进行,填写销毁记录,签字并确认 ⑤ 对于细胞毒类药物、生物制剂、血液制品等空包装确实具有污染环境、对人身造成损害的,空包装可以按照医院的医疗常规进行销毁,但需要申办方对剩余药物和空包装自行处置的授权,药物管理员需要保存好与医疗垃圾回收人员的详细交接记录和申办方的授权记录 ⑥ 无论在哪方销毁,应提供销毁证明及销毁资质

中国新药注册与审评技术双年鉴(2022年版)

2.6　试验药物管理质量控制

16 家被调研机构均开展了试验药物管理的质量控制工作,采取的主要方法有 PDCA 法和一般质量控制法。结果显示,各机构质量控制的核心和重点主要包括药物库存、效期、储存环境温湿度、药检情况、接收、储存、发放、回收相关记录以及药物销毁等。

2.7　试验药物管理预算评估

调研结果显示,16 家机构中仅 5 家机构(占比 31.2%)在制定临床试验方案过程中,建立了临床试验药房相关服务成本的预算评估机制。评估内容包括固定成本(药物管理人员学习试验方案、记录临床试验药物数据、药物储存空间、基本设施设备使用及损耗费用等),可变成本

(试验药物数量、全流程管理涉及的相关物资、参与该项目的管理人员工时、试验药物存放周期等)[6]。此外,16 家机构均认为应将试验药物管理纳入机构预算评估机制中,评估应当考虑的主要因素有:受试者数量、试验持续时间、储存空间要求、储存条件要求、参与管理的人员工时、药物发放次数、涉及的药物种类以及药物管理的复杂程度等[7]。

讨　论

目前,儿童专用药品缺乏已成为全世界范围内的共性问题,而儿科临床试验基础薄弱是导致这一问题的重要原因之一。有研究表明,由于医学伦理及企业回报等方面的

考虑，我国儿科临床试验开展程度远不及成人[8]，儿科药物临床试验机构的数量也大大少于成人临床试验机构。2014年，原国家卫生和计划生育委员会联合多部门印发的《关于保障儿童用药的若干意见》中，明确提出要"鼓励开展儿童用药临床试验[9]。加强儿童用药临床试验管理，推动临床试验平台建设和研究团队能力建设"。儿童药物临床试验机构作为临床试验的实施主体，其试验药物管理能力和水平将直接影响儿童药物临床试验的质量。

本研究纳入 16 家儿童专科医疗机构，能够在一定程度上代表国内儿科医疗机构当前的临床试验药物管理的基本现状。但从调研结果上看，国内儿童药物临床试验机构在试验药物管理方面依然存在一定问题和缺陷，主要体现在：① 试验药物管理模式不统一，16 家机构中仅 7 家完全采用较为合理的 GCP 药房管理模式。② 软硬件设施尚未能满足药物管理需求，部分机构缺乏完善的试验药物管理设备设施，绝大多数机构无试验药物信息化管理系统。③ 专职药物管理员配备不足，大多数机构尚未建立完善的薪酬体系。④ 缺乏详细的试验药物费用预算评估机制。针对以上问题，为更好地促进国内儿科药物临床试验机构建设，实现试验药物的规范化管理，笔者建议从如下几个方面采取措施。

1　完善并推广统一的试验药物管理模式

GCP 药房管理模式由于场地设置和人员配置较为合理，专用试验药房、专业药物管理员、周期性的多方沟通会议等集中化管理的相关措施确保了各个环节操作规范、可靠。此外，该模式有利于协调和沟通医院、研究人员、申办方、药监相关部门等多方工作。2019 年科技重大专项实施管理办公室已明确要求承担国家"重大新药创制"科技重大专项示范性药物临床评价技术平台建设课题的医疗机构要建立 GCP 药房[9]。因此，建立 GCP 药房管理模式是药物临床试验机构发展的必然趋势。目前，各机构往往根据自身情况采取不同的管理模式，机构间试验药物管理模式的割裂势必造成管理质量存在差异，不利于试验药物管理的系统化和标准化。建议相关主管部门和行业学协会以现有 GCP 药房管理模式为基础，结合不同规模机构的实际情况，制定规范、可操作、标准统一的试验药物管理模式并加以推广。

2　加大 GCP 药房软硬件建设力度

GCP 药房完善的软硬件设备设施对于保障药物完整性、受试者安全性至关重要。调研中我们发现，部分机构软硬件设备设施配备尚无法完全满足试验药物全流程管理的需求，尤其大部分机构在信息系统建设方面较为薄弱。由于药物临床试验的特殊性、复杂性和多样性，纸质记录在整个试验过程中容易造成数据缺失、信息填写不规范、信息滞后或出现偏差、人为因素干扰等问题[2]。因此我们建议，各机构应当加大 GCP 药房软硬件设备设施建设投入力度，尤其应当加大临床试验信息化管理系统建设力度，充分利用信息化手段对临床试验及试验药物全流程进行管理，保证数据的真实性、准确性和完整性，确保临床试验的顺利实施[2]。此外，建议相关主管部门加强政策引导，鼓励机构完善软硬件设备设施建设，并在项目申报、机构评优评先方面给予一定倾斜。

3　优化试验药物管理人员配置

数量充足的专业化技术人员是试验药物管理工作能够顺利开展的重要保证。调研结果显示，仅有不到半数的机构配备了专职的药物管理员，且大部分机构未针对包括药物管理员在内的临床试验相关工作人员建立合理的激励机制和薪酬制度。从事临床试验相关工作的临床工作者的晋升途径不明、薪酬待遇偏低是多数人员不愿意参与临床试验相关工作的重要原因。2017 年中共中央、国务院办公厅印发《关于深化审评审批制度改革鼓励药品医疗器械创新的意见》（厅字〔2017〕42 号）已经明确提出机构要"完善单位绩效工资分配激励机制，保障临床试验研究者收入水平。鼓励临床医生参与药品医疗器械技术创新活动，对临床试验研究者在职务提升、职称晋升等方面与临床医生一视同仁"[10]。2019 年国家"重大新药创制"科技重大专项实施管理办公室印发《重大新药创制科技重大专项示范性药物临床评价技术平台建设课题工作要求的通知》，进一步规范了薪资水平和晋升途径[11]。因此，建议机构进一步加强试验药物管理人员的配备和培训，并制定完善相关激励措施，充分发挥相关人员的工作积极性。

4　加强试验药物预算评估管理

《ASHP 临床试验药物管理指南》中指出，机构应当建立一定的资助机制，来维持临床试验药房运行[5]。然而试验药物管理预算的评估，目前我国尚处于空白阶段。调研中也仅有 5 家机构（占比 31.2%）在建立了临床试验药房相关服务成本的预算评估机制。虽然《药物临床试验药物管理——广东共识（2014 年）》中提及试验药物管理及配置费建议根据试验药物管理的难易程度计算[3]，但对于如何操作，并未详细说明。而《药物临床试验机构经费管理——广东共识（2019 年）》中则未提及关于机构药房管理预算的相关内容[12]。因此，建议各机构借鉴 ASHP 指南，根据自身运行模式的特点，开展临床试验药物管理的成本预算评估，并向申办方或/和研究者提供较准确、详细的试验药物管理预算，保证试验药房良好运转的同时，提供更加精细化的管理服务，促进试验药物管理水平的持续提高。

5　结语

近年来，中共中央、国务院、国家卫生健康委员会、国家药品监督管理局等政府部门针对儿童专科药品缺乏、儿科临床试验基础薄弱的问题，推出一系列重要政策措施，改革临床试验管理、完善儿科用药审评审批制度，有力地推动了儿科临床研究的行业发展。我们相信，随着药物临床试验机构备案制的实施，将有更多的机构加入开展儿科临床试验的行列。作为临床试验的核心，试验药物的管理及其产生数据的质量，关系到整个临床试验能否顺利进行。通过调研我们可以发现，虽然儿科临床试验机构在试验药物管理规范化方面已经取得了长足的进步，但存在的问题依然不容忽视。进一步完善药物管理模式、加大软硬件建设投入力度、优化专业人员配备、完善绩效分配制度和人员激励机制、加强试验药物预算评估管理应成为行业主管部门和机构需要关注的重点和发展方向。

参考文献

[1]　国家药品监督管理局. 药物临床试验机构认定公告 [EB/OL]. (2019 - 12 - 31). http://www.nmpa.gov.cn/WS04/CL2111/.

[2]　徐佳琦. 医院药物临床试验中心药房的标准化建设和规范化管理 [J]. 中国现代应用药学, 2019, 36 (23): 2978 - 2982.

[3]　杨忠奇, 赖育健, 吴波林, 等. 药物临床试验 药物管理·广东共识(2014 年) [J]. 今日药学, 2015, 25 (2): 75 - 76.

[4]　李树婷, 杨丽, 张黎, 等. 临床研究药物中心化管理现场评估标准 [J]. 药物评价研究, 2016, 39 (3): 335 - 344.

[5]　KAY SC, LUKE DG, TAMER HR. ASHP guidelines for the management of investigational drug products [J]. *Am J Heal-Syst Pharm*, 2018, 75 (8): 561 - 573.

[6]　王佳庆, 徐春敏, 王维聪. 探讨 GCP 药房建设与发展之路 [J]. 中国新药杂志, 2019, 28 (24): 3001 - 3003.

[7]　裴彤, 胡朝英, 胡晓, 等. 中美药物临床试验中的药品管理现状比较 [J]. 中国药房, 2019, 30 (3): 294 - 298.

[8]　郭慧蕾, 徐进, 许静, 等. 580 份处方药说明书中儿童用药信息的调查分析 [J]. 中国药房, 2015, 26 (32): 4497 - 4500.

[9]　中华人民共和国国家卫生健康委员会. 关于保障儿童用药的若干意见. 国卫药政发 [2014] 29 号 [EB/OL]. (2014 - 05 - 21) [2020 - 03 - 28]. http://www.nhc.gov.cn/xxgk/pages/viewdocument.jsp? dispatchDate = &staticUrl = /yaozs/s3581/201405/.

[10]　中华人民共和国中央人民政府. 中共中央办公厅国务院办公厅印发《关于深化审评审批制度改革鼓励药品医疗器械创新的意见》[EB/OL]. (2017 - 10 - 08) [2020 - 03 - 28]. http://www.gov.cn/zhengce/2017-10/08/content_ 5230105.htm.

[11]　中华人民共和国国家卫生健康委员会科技教育司. 关于印发重大新药创制科技重大专项示范性药物临床评价技术平台建设课题工作要求的通知. 国卫科药专项管办 [2019] 3 号 [EB/OL]. (2019 - 01 - 21) [2020 - 03 - 28]. http://www.nhc.gov.cn/qjjys/s3593k/201901/f4b2f-f724a564b35964b296b 427b9002.shtml.

[12]　广东省药学会. 药物临床试验机构经费管理·广东共识 (2019) [J]. 今日药学, 2020, 30 (3): 145 - 149.

编辑：赵文锐/接受日期：2020 - 05 - 20

抗肿瘤药物申报联合用药早期临床试验的考虑

邹丽敏，唐　凌，齐玥丽，周　明，夏　琳，陈冬梅，宋媛媛，

张　虹，仝　昕，郝瑞敏，赵　肖，杨志敏

(国家药品监督管理局药品审评中心，北京 100022)

[摘要]　抗肿瘤新药是当前新药研发的热点。为获得更大的临床获益，积极探索不同形式的联合用药方案，是抗肿瘤药物研发的必然方向。本文将从技术审评角度，阐述当前开展抗肿瘤药物申报联合用药早期临床试验的申报要求与审评考虑。

肿瘤的发病机制复杂。为克服耐药，实现更早期、更深度的疾病缓解，延长疾病缓解时间和患者生存时间，积极探索不同形式的联合用药方案，是抗肿瘤药物研发的必然方向[1]。随着对肿瘤细胞、肿瘤微环境以及它们与宿主免疫系统相互作用的理解不断深入，肿瘤药物的研发策略不断发生转变，越来越多的新药在研发早期即开始探索不同形式的联合给药。常见的联合用药策略包括免疫治疗间联合、免疫治疗联合化疗和抗血管生成药物等。

截至 2019 年 3 月 26 日，按肿瘤适应证检索，在药物临床试验登记与信息公示平台（www. chinadrugtrials. org. cn）登记的联合用药临床试验高达 210 项，以已上市药物间联合用药居多，也不乏未上市药物与已上市药物，或未上市新药间的联合开发。近期国家药品监督管理局药品审评中心接收到的未上市抗肿瘤新药在早期阶段进行联合开发的临床试验申请也日益增多。在这些临床试验申请中，单药的研究进展、临床试验数据质量参差不齐。FDA 在 2013 年发布了行业指南《两种或两种以上联合应用的新试验药物的共同开发》草案[2]，对此提供了技术指导。

本文结合中国的新药注册法规要求和抗肿瘤药物的申报现状，对抗肿瘤药物开展联合用药临床研究的申报提出考虑和建议，探讨开展抗肿瘤药物联合试验前应具备的临床和/或临床前数据基础，以协助新药研发企业合理开展新药的联合研发，从而保障受试者利益，合理分配临床试验资源。

1 联合用药分类

联合用药的分类主要基于联合方案中各单药的基本情况。单药的注册情况可以最直接地反映出该产品是否可提供相对充分的安全性和有效性信息，依此对单药进行分类是最为简洁高效的方法。对单药的注册情况分类包括：① 中国境内已上市；② 中国境内未上市。

需注意的是，这一简单分类不能涵盖对联合用药方案的所有考量维度，同时还需要对各单药的其他信息进行综合评估。① 各单药在目标适应证中的注册情况。某些联合方案的目标适应证非常明确，如具体到瘤种，甚至具体到治疗线数，则需将单药针对该目标适应证的注册情况纳入考虑。由于有时单药在目标适应证中未成功注册的原因较为复杂，因此除注册状态以外，还可能结合单药在目标适应证中已获得的数据进行分类，如单药已获批目标适应证；单药未获批目标适应证但已获得全面的安全有效性数据（包括研究失败）；单药未获批目标适应证且处于临床研究

早期（安全有效数据有限）；单药未获批目标适应证且尚未开展相关临床研究等。② 各单药的创新程度。产品的创新性在很大程度上决定了可参考信息的多少。如针对全新靶点的创新产品与靶点机制已经过临床研究验证的新药，或处于研发阶段的生物类似药或小分子仿制药，可参考信息的水平差异较大，因此在开展联合用药临床研究前的要求也会有不同。③ 药物类型。单药属于化学药品还是生物制品，在新药研发过程中特征迥异，因此在开展联合用药研究前也可能有不同的考量。

2 联合用药开展临床试验的申报要求

联合用药开展临床试验的前提是各单药处于以下两种状态之一：① 在中国递交过新药临床试验申请（IND）且已获得批准；② 已在中国境内上市。联合用药在开展临床试验前是否需要递交新的 IND，主要依据各单药的注册情况及注册需求。在此，以两药联合方案（产品 A + 产品 B）为例推荐两药联合方案开展临床试验前的申报要求，见表 1。

表 1 根据各单药的上市状态提出两药联合方案开展临床试验前的申报要求

产品 A	产品 B	申报要求
已上市	已上市	由一方或双方递交 IND 申请；递交申请方，可获批联用适应证
已上市	未上市	B 需提交 IND 申请；如 A 需获得联用适应证，则 A 需一并提交 IND 申请
未上市	未上市	A 和 B 需一并提交 IND 申请[a]

a：此种情形下，若因特殊原因（如其中一种产品在境外已经上市但在境内尚未上市且已经成为公认的标准治疗药物）无法进行双方同时申报，建议计划进行申报的一方提前与药审中心进行沟通交流，说明单方递交 IND 申请的理由，并按照表 2 提供联合用药的立体依据及已有的支持性数据

上述 IND 递交的形式，是在兼顾单药在国内的上市情况，以及申办方对相应适应证需求的情况下提出的整体原则。在实际申报操作过程中，建议申办方在申报前提交沟通交流申请，对联合方案的 IND 申报要求及申报资料提前予以明确。

3 具体的技术资料建议

按照上市状态分类的情形下按照表 2 提出要求。

表2　不同情形下开展联合用药研究时应具备的条件

组合情况	单药	第一步 具备联合用药的合理性	第二步 需获得单药的人体药动学特征、安全性特征、单药的安全剂量范围，并获得相对明确的Ⅱ期推荐剂量（RP2D）	第三步 初步获得单药在联合方案拟定目标人群中的量效关系和有效性数据
第一类：A、B均上市	A/B	对于未上市新药而言，立题依据通常来自临床前研究中两药联合的体内或体外研究的结果。某些未上市药物也可能已获得联合用药的人体临床试验数据，应一并提供。对于已上市的药物，也可通过真实世界中研究者已进行过联合用药的实践数据提供依据	—	如A/B没有获批用于治疗拟联合用药的目标人群，则需提供；如已获批可省略
第二类：A上市，B未上市	A		同第一类中A/B	同第一类中A/B
	B		应具备	应具备
第三类：A、B均未上市	A/B		按第二类中的单药B进行考虑	按第二类中的单药B进行考虑

在申报开展联合用药开发时，应具备以下条件：① 证明联合用药方案的合理性。② 需获得单药的人体药动学特征、安全性特征、单药的安全剂量范围，并获得相对明确的Ⅱ期推荐剂量（RP2D）。③ 初步获得单药在联合方案拟定目标人群中的量效关系、安全性特征和有效性数据。

需要特别指出的是，对于靶点机制已在其他同类产品的临床研究中获得验证的创新药，通常情况下，同类产品的信息仅能作为参考，不能作为支持该创新药开展联合用药临床试验的结论性依据。对于生物类似药，在完成与原研产品的人体生物等效性（BE）研究后，若证明二者具有相似的药动学特征，可以引用原研产品已有的文献数据作为申报依据；但是，联合方案适应证最终的获批将以单药作为生物类似药获批为前提。

4　对技术资料建议的解读

联合治疗在肿瘤领域是一种重要的治疗模式；疗效的提高，是促使联合药物开发的重要动力。由于内在耐药性，或在有效治疗的选择性压力下，进化和增殖的肿瘤细胞克隆中会出现大量获得性新抗药性的机制，使得一些药物的潜力未能充分发挥。通过治疗组合可以绕过某些耐药机制，从而产生临床获益[2]。以免疫检查点抑制剂为例，可通过与其他药物联合用药，发挥肿瘤杀伤上的互补作用，从而克服免疫治疗应答率不足的缺陷：一方面，由于肿瘤逃逸机制可能会涉及多个免疫检查点分子的异常表达，免疫检查点抑制剂间的相互联合治疗，可用于获得疗效的增强，如FDA批准的两种免疫治疗药物Opdivo与Yervoy联合用于黑色素瘤、晚期肾细胞瘤、MSI-H或dMMR转移性结直肠癌；另一方面，免疫检查点抑制剂与化疗联合也是一种经典的肿瘤治疗策略，2017年5月10日FDA加速批准了pembrolizumab（Keytruda）联合培美曲塞＋卡铂用于既往晚期非小细胞肺癌（NSCLC）患者的一线治疗。

然而，肿瘤联合开发不是简单、盲目的药物叠加，而是一个复杂的过程；在制定治疗癌症的药物组合策略时，往往会面临两方面挑战：一方面是如何基于合理的机制，寻找恰当的药物组合；另一方面，是如何设计合理的联合给药方式[2]，这其中包括药物相互作用、联合时序、剂量优化、安全性风险等多个问题，这些问题的解答有赖于对单药信息的掌握。因此，一项严谨的联合开发研究应建立在立题合理、单药特征基本清晰的基础之上进行设计和实施。

立题合理，即联合用药为患者带来有效性方面的获益大于安全风险的增加。应具备联合用药的合理性数据，支持临床联合用药。对于未上市新药，一般会通过非临床研究获得联合用药的合理性数据。应参照ICH S9中的要求开展非临床研究[3]。通常我们希望按以下三种情况，对非临床数据提出要求：① 联合用药是全新的作用机制组合，或者国外已有相同作用机制药物的联合用药在开展临床试验，但尚处于早期研究阶段的（如Ⅰ/Ⅱ期临床），应开展非临床药效学研究，以支持联合用药的合理性。② 国外相同机制的联合用药已进入关键性研究阶段的，可借鉴国外研究的数据作为联合用药的合理性依据，但鼓励开展自身的非临床药效学研究。③ 对于国外已有相同作用机制药物联合用药方案获批上市的，不作要求。对于已上市的药物，也可通过总结真实世界中已开展过的联合用药临床实践数据支持联合用药合理性。

单药的特征主要通过单药的Ⅰ期临床试验获得，包括安全剂量范围、单药的安全性特征、药动学特征、量效关系、Ⅱ期临床推荐剂量（RP2D）等。这些信息在设计联合给药的临床试验时，将为联合给药的剂量、给药时序、研究中的安全性风险以及临床期间的风险控制计划，提供宝贵的依据和信号。

在开展联合用药早期研究之前，应对单药在目标适应证的有效性进行初步的探索。表 2 中第三步所提及的"初步有效性数据"，不仅包括单药具备疗效的情况，也包括单药疗效不足或单药不具备疗效的情况。获得单药的初步有效性数据，将进一步为两药联合的合理性和必要性提供支持。另一方面，联合用药的后续开发策略与关键性研究设计也有赖于对单药探索的结果。析因研究通常是联合开发的首选设计，应尽可能证明联合治疗中每一种新试验药物的作用和对疗效的贡献。但在某些情况下，如已知单药并不具备抗肿瘤活性或疗效不足时，析因设计则可进行简化。后续联合用药研究的设计类型，将取决于单药在联合用药中的贡献。对于两种新试验药物在不同情况中的联合应用，下文列举了可能的研究设计。

情况 1：每个新试验药物本身具有抗肿瘤活性且可分别给药，而联合治疗有望获得疗效增加的情况。如果临床前研究、Ⅰ期或其他早期临床研究表明，每个新试验药物本身具有抗肿瘤活性，但联合治疗的活性更大，且不存在发生快速耐药的问题，则应在目标适应证中，采用联合治疗与每种单药以及安慰剂或标准治疗方案（SOC）进行比较的设计，即 AB vs A vs B vs SOC 或安慰剂。

情况 2：当联合治疗中的两个药物均不能作为单药治疗的情况。如果临床前研究、Ⅰ期或其他早期临床研究表明，联合治疗中的个体新试验药物在所关注疾病的临床试验中均不能单独给药，或可作为单药治疗但给药的时间不足以评估有效性（如快速发生耐药），联合治疗的研究通常设计为联合治疗（AB）与 SOC 直接比较的研究。

情况 3：联合治疗中的一种新试验药物有抗肿瘤活性，另一种无活性或活性很小，主要作用为增强其他药物活性的情况。如果临床前研究、Ⅰ期或其他早期临床研究表明，联合治疗中的一种新试验药物（A）没有活性或活性很小，

而另一种药物（B）有活性，但联合治疗有显著活性，通常需要对其中有效的药物（B）进行更为全面的评价，并且一般应首先考虑作为单药进行研究。后续研究中，微效药物（A）通常不需要再作为单药进行研究，可采取单药、联合治疗和 SOC（B vs AB vs SOC）的三组比较进行证明。

在设计联合方案时，还应特别关注联合用药的安全性。联合给药时可能会出现单药给药时难以预测、严重的不良反应，应高度重视。联合治疗初始剂量、剂量递增的增幅等主要根据个体新试验药物的Ⅰ期安全性数据进行确定。对于不良反应谱存在重叠的药物，由于可能存在毒性叠加，因此可考虑以低于 RP2D 的剂量开始联合用药探索。在 FDA 的指南中提出，必要时也可采用的一种序贯研究设计，即受试者先接受药物 A，再接受药物 B，最后接受 A 和 B 联用[2]。

综上所述，联合用药治疗是提高抗肿瘤疗效的手段之一，是当今抗肿瘤药物研发领域的大势所趋。药物的研发是一个连续而层层递进的过程，联合开发应以科学为基础，在对单药充分了解的基础上，设计更合理的联合策略和试验设计，通过更充分的早期研究，提高后续研究效率和把握。

参 考 文 献

[1] LOPEZ JS, BANERJI U. Combine and conquer: challenges for targeted therapy combinations in early phase trials [J]. *Nat Rev Clin Oncol*, 2017, 14 (1): 57 - 66.

[2] CDER. Guidance for industry codevelopment of two or more unmarketed investigational drugs for use in combination (DRAFT GUIDANCE) [S]. 2013.

[3] ICH. ICH 指导原则 S9：抗肿瘤药物非临床评价 [S]. 2009.

编辑：杨青/接受日期：2019 - 12 - 04

中国新药注册与审评技术双年鉴（2022 年版）

国外创新药Ⅰ期临床试验剂量探索设计方法及其对我国的启示

刘 晋[1]，杨嘉莹[2]，朱文博[3]，邵 凤[1]，周 辰[1]，王 璐[1]，李天萍[1]，汪秀琴[1]，梁宁霞[1]

（1 南京医科大学第一附属医院，南京 210029；2 东南大学公共卫生学院，南京 210009；
3 江苏省肿瘤医院机构办公室，南京 210009）

[摘要]　Ⅰ期临床试验剂量探索设计方法已成为国外新药研发的热点问题之一，及时引进国外新方法对提升我国Ⅰ期临床试验水平具有实际意义。本文从基于规则、基于模型和基于模型辅助的设计方法 3 个方面较系统介绍了目前国际主流Ⅰ期临床试验剂量探索方法。从有效性、安全性、可靠性 3 个层面介绍了国外新方法的评价指标和评价结果。结果显示，以 BOIN、键盘、mTPI-2 为代表的基于模型辅助的设计方法和以 CRM

为代表的基于模型的设计方法明显优于我国目前惯用的3+3设计。模型辅助设计方法和基于模型设计的方法具有相似的准确性但简单易用。在分析国外Ⅰ期临床试验剂量探索方法发展经验的基础上，探讨了引进国外新方法对提升我国创新药Ⅰ期临床试验剂量探索设计水平的四点启示。

在创新药研发中，剂量探索是新药Ⅰ期临床试验的重要研究目的之一，其研究方法的科学性直接决定了后续临床试验给药剂量的安全性和有效性。最近研究表明，国外Ⅲ期临床试验失败的主要原因之一是药物剂量确定不正确[1]。目前，Ⅰ期临床试验剂量探索设计方法已成为国外新药研发的热点问题之一，并产生了一系列理论基础扎实、应用效果良好的新方法[2-9]。及时引进国外新方法对提升我国Ⅰ期临床试验水平具有实际意义。虽然国内学者从统计学角度对一些新方法进行了探索和介绍[7,10]，但目前作者尚未见到以临床试验实际工作者为对象从应用角度对国外新方法较为全面的介绍。本文旨在较系统介绍目前国际主流Ⅰ期临床试验剂量探索方法基本概念和应用方法的基础上，探讨引进这些方法对改变目前我国Ⅰ期临床试验剂量探索研究单一使用传统3+3设计方法[11-13]的启示。

1　方法介绍

Ⅰ期临床试验剂量探索设计方法按其原理分为三大类，即基于规则、基于模型和基于模型辅助的设计方法。本文将分别介绍这三类方法中的代表方法及其主要变体，重点介绍近年发展较快的模型辅助设计方法。

1.1　基于规则的设计方法——3+3设计及其变体

3+3设计是一种最早应用于Ⅰ期临床试验基于规则的设计方法[14]，也是我国目前Ⅰ期临床试验剂量探索中最为常用的方法[11-13]。设计原理为：在假设药物效应和毒性随剂量增加而增加的条件下，使用预先确定的规则进行剂量增减。3+3设计的优势是：原理简单，操作方便。缺点是，目标毒性率固定为33.3%，不能按临床需要变化。另外所得的最大耐受剂量（maximum tolerated dose，MTD）准确性差，结果较为保守，导致在指导Ⅱ期临床试验时，由于剂量不足而不能显现应有疗效。美国MD安德森癌症中心报告，在使用3+3设计的Ⅰ期临床试验中，只有约3%的患者对他们被分配到的治疗剂量有反应[14]。为了克服3+3设计的缺点，Simon等[15]提出了加速滴定的3+3设计，此设计的主要特点是快速的初始剂量递增并允许对同一受试者进行剂量递增，该设计有助于减少接受低剂量治疗的受试者数量并能加快研究进度。传统3+3设计的另一变体为药理学指导剂量爬坡方法（pharmacologically guided dose escalation，PGDE）[14]。该设计假设剂量限制毒性反应（dose-limiting toxicity，DLT）可以基于动物数据通过药物血浆浓度预测。PGDE方法分两个阶段进行，在第1阶段，实时测量每位患者的药动学数据以确定随后的剂量水平。只要血药

浓度-时间曲线（AUC）面积未达预先定义水平，就按每剂量一个患者进行剂量爬坡，剂量增量通常为100%。一旦达到目标AUC或DLT发生，剂量爬坡方法就切换为传统3+3设计，剂量增量减小（通常约40%）。

1.2　基于模型的设计方法——连续重评估方法及其变体

连续重评估方法（continual reassessment method，CRM）[16]是一种最早的基于模型的Ⅰ期临床试验设计方法。其原理是假设药物的剂量反应关系为某一参数模型，常见的有双曲正切模型、logistic模型、指数模型。应用贝叶斯统计整合先验信息和试验信息，求得最大耐受剂量MTD。虽然CRM可获得准确的MTD并具有良好的统计特征[17]，但CRM方法涉及较深奥的统计学理论和复杂的计算。首先为获得贝叶斯统计所需的先验信息，试验开始前需对各个剂量水平的毒性概率进行初步估计，这些概率被称作骨架概率（skeleton）。然后通过标准数值积分法或马尔科夫链蒙特卡洛模拟，利用贝叶斯统计专业软件计算MTD的后验分布。对于临床试验者CRM原理类似一个"黑盒子"，加之在试验过程中要不断更新后验分布动态计算剂量增减界值，因此早期的CRM设计在其实施时常常需要统计学者的全程支持，增加了操作上的难度。另外一个妨碍CRM临床应用的问题是，在试验开始前如何正确估计骨架概率，若估计不正确，则会使结果偏离实际[18]。这是CRM虽然理论完善，但发展至今仍未能被临床实际工作者广泛接受的主要原因。虽然CRM存在这些问题，但是CRM方法的意义在于提出了和3+3方法截然不同的解决问题的新思路，通过定义模型、引入先验信息及贝叶斯方法，使得剂量探索的效率更高[17]。

自CRM首次提出后，吸引了众多研究者对其进行扩展和改进，包括控制过量用药的剂量递增方法（EWOC）[19]，解决迟发毒性问题的时间事件方法（time-to-event CRM）[20]、贝叶斯数据扩增方法（DA-CRM）[21]，解决"骨架"随意性对模型影响的贝叶斯模型平均方法（BMA-CRM）[18]，半参数剂量递增方法[22]以及针对竞争风险的双变量CRM方法[23]等。

1.3　基于模型辅助的设计方法

近年来，伴随着Ⅰ期临床试验剂量探索方法研究的深入及统计学方法的进展，研究者越来越注重将统计优良特性与实际易用性相结合。因此，一类新的方法应运而生，称为模型辅助设计（model-assisted designs）[3,7]。这类方法的特点是剂量增减的规则类似于传统3+3设计，但是规则的制定则基于统计模型的估计，因此，相比较于3+3设计

具有更好的统计特性，相较于模型的方法具有更好的易用性。

1.3.1　改进的毒性概率区间设计（modified toxicity probability interval，mTPI）

该设计[24]的原理为：首先定义 3 个区间，$(0, \phi - \varepsilon_1)$、$[\phi - \varepsilon_1, \phi + \varepsilon_2]$ 和 $(\phi + \varepsilon_2, 1)$ 分别代表当前剂量毒性过低区间（LI）、剂量毒性适当区间（EI）和剂量毒性过高区间（HI）。其中 ϕ 为预定目标毒性概率，ε_1 和 ε_2 为根据临床实际确定的等效界值的上下限。然后通过贝叶斯定理分别计算上述三个区间的单位概率质量（unit probability mass，UPM），当 LI 对应的 UPM_{LI} 最大时，增加 1 个剂量；当 EI 对应的 UPM_{EI} 最大时，保持当前剂量；当 HI 对应的 UPM_{HI} 最大时，降低 1 个剂量。由上述原理可知，由于其决定剂量增减的标准是根据贝叶斯统计计算的概率值而不是人为确定的固定值，所以与 3 + 3 设计相比其准确性提高；又由于决定剂量增减的三个区间可在试验前给出，不需像 CRM 方法那样对模型进行实时重复计算，因此大大地简化了其实际操作。值得注意的是，尽管 mTPI 规定了相应的安全停止规则，但由于 $(1 - \phi - \varepsilon_2)$ 通常宽度较大，因此 mTPI 有分配受试者到毒性过高剂量的风险。Guo 等[25]提出 mTPI-2 方法以缓解 mTPI 剂量过度的问题。

1.3.2　键盘设计（keyboard）[7]

Keyboard 是由我国学者提出的 I 期临床试验剂量探索新方法。该设计通过构建一系列宽度相等的剂量区间，称为琴"键"，以解决 mTPI 易过剂量的缺陷。键盘设计将剂量毒性适当区间称为"目标键"，在其两侧构建一系列宽度相等的键填充 [0, 1] 区间。接下来，该设计计算各键在当前剂量处观察到 DLT 率的后验分布曲线下面积并取面积最大键为"最强键"。剂量分配规则为：如果"最强键"在"目标键"左侧，增加一个剂量水平；如果"最强键"就是"目标键"，保持当前剂量水平；如果"最强键"在"目标键"右侧，降低 1 个剂量水平。

Zhou 等[3]研究显示，与 mTPI 设计相比，键盘设计在保留其简单性的同时具备更优秀的过量控制和识别 MTD 能力[7]。键盘设计与 mTPI-2 设计原理及决策规则基本相同，但键盘设计更易被非统计人员理解。Pan 等[26]将该设计扩展到联合用药的 I 期临床试验中。

1.3.3　贝叶斯最优区间设计（Bayesian optimal interval design，BOIN）[27-28]

BOIN 与 mTPI/mTPI-2 以及键盘设计相比，更为简洁。BOIN 不需要提前计算后验分布，仅需将当前剂量下观察到的 DLT 率与事先定义的剂量增减界值比较即可进行决策。令 λ_e 和 λ_d 分别表示当前剂量下剂量增加和减小的最优界值，$\hat{p}_j$ 代表当前剂量 j 下观察到的毒性概率，则其剂量分配规则为：如果 $\hat{p}_j \leq \lambda_e$，则将剂量增加至 $j + 1$；如果 $\hat{p}_j \geq \lambda_d$，则将剂量减小至 $j - 1$；如果 $\lambda_e < \hat{p}_j < \lambda_d$，则维持当前剂量 j。

多个研究[3,29]表明，尽管 BOIN 设计简单、直观，但在准确性和安全性方面具有与更为复杂的 CRM 设计相当的优良性能且优于 mTPI。BOIN 在 $\hat{p}_j > \lambda_d$ 时，保证降低剂量，因此临床医生和监管部门容易评估试验的安全性。BOIN 还允许临床研究者通过选择适当的目标 DLT 率校准设计，以满足监管机构特定的安全要求。与其他模型辅助设计（如 mTPI/MTPI-2 和键盘设计）相比，BOIN 的灵活性和透明性是其重要优势。目前由美国国家癌症研究所正在进行的一项 I ~ II 期临床试验[30]（NCT02942264）可说明 BOIN 设计的优势。该试验旨在确定 TG02（一种基于嘧啶的多激酶抑制剂）与替莫唑胺联合应用治疗成人复发性星形细胞瘤或胶质母细胞瘤患者的 MTD。研究设置了 150、200、250 和 300 mg 四种剂量的 TG02。最大样本量为 24 例，目标 DLT 率为 0.35。根据 BOIN 设计，如果当前剂量观测到的 DLT 率低于 $\lambda_e = 0.276$，升高剂量；如果观察的 DLT 率大于 $\lambda_d = 0.419$，降低剂量；如果观察的 DLT 率位于 0.276 和 0.419 之间则维持原剂量。而对 3 + 3 设计，当 DLT 率 > 33% 时，不能确定 MTD。

此外，BOIN 设计还是一种"多才多艺"的方法，目前已经看到多个研究者对 BOIN 设计进行了扩展，包括适用于联合用药的设计[8]，同时探索药物毒性和药物疗效的设计[5]，研究终点为时间事件指标的设计[4]，用于处理多种毒性结局的设计[6]以及可在一个统一框架下处理毒性终点指标为等级、二分类或连续型资料的设计[31]等。BOIN 软件可在 3 种平台实现：R 软件包、Web 网页和 Windows 系统，这些软件可在 http：//www. trialdesign. org 上免费下载[10]。据美国 MD 安德森癌症中心统计，BOIN 软件在全球已超过 3 000 用户。

2　方法评价

对应用工作者而言，除了了解这些新方法的基本概念外，可能更为关注的问题是如何评价这些方法，以便在实际工作中选择适合的方法。由于 I 期临床试验的特殊性，使其评价方法较其他研究更为复杂。如除了关注药物的有效性，尚应满足伦理学要求（安全性），除了对所用方法的平均水平进行评价外，尚应考虑对其极端情况（分配不良）的评价。其评价指标可总结为准确性、安全性和可靠性三大类。

2.1　准确性评价指标

①正确选择率：定义为所用方法能够正确选择 MTD 的概率。②分配至 MTD 剂量的人数比例：定义为所用方法将受试者分配到 MTD 剂量组的平均百分比。显然，这两个指标值越大，所得 MTD 的准确度越高。

2.2　安全性评价指标

①过毒剂量选择百分比：定义为选择真实 DLT 发生率

≥目标毒性概率作为 MTD 的百分比。② 过毒剂量配置人数平均百分比：定义为将受试者分配到过毒剂量的平均百分比。显然，这两个指标值越大，其安全性越差。

2.3 可靠性评价指标

① 过量用药风险：定义为在大于 MTD 的剂量组中，超过 x% 受试者的百分比。如设置 x% = 50%，则表示这种设计将超过半数的受试者分配到 MTD 以上剂量的可能性。② 分配不良风险，定义为在试验过程中小于 6 名受试者接受 MTD 治疗剂量的百分比。③ 不合理剂量分配风险：定义为当 2/3 或 3/6 的受试者出现 DLTs 时，该设计未能降低剂量的百分比。这三项可靠性指标实质上是对被评价方法出现极端情况的度量。这对样本量小，安全性要求高，研究结果对后续临床试验影响较大的 I 期临床试验剂量探索研究具有特别的重要性。

2.4 评价结果

Zhou 等[3] 和 Ruppert 等[29] 对目前主流的三种基于模型的方法 [连续重评估方法（CRM）、过量控制剂量递增模型（EWOC）和贝叶斯逻辑回归模型（BLRM）] 和三种基于模型辅助的方法 [改进的毒性概率区间（MTPI）、贝叶斯最优区间（BOIN）和键盘设计（等效于 MTPI-2）] 进行了评价。结果显示，在准确性方面，CRM、MTPI、BOIN 和键盘设计效果相近，且均明显优于 3 + 3 设计。但 BLRM 和 EWOC 的准确性较差，其平均水平与 3 + 3 设计相似。在安全性方面，BLRM 和 EWOC 设计的安全性最好，但这一优势以牺牲准确性为代价。CRM、MTPI、BOIN 和键盘设计效果相近，但 BOIN 和键盘设计的变异更小。

在可靠性方面，从过量用药风险指标看，BLRM、BOIN 和键盘设计表现最好，CRM 和 MTPI 设计稍差，EWOC 虽然有与 BOIN 和键盘设计相似的过量用药风险，但 EWOC 的变异明显大于 BOIN 和键盘设计。关于分配不良风险，BLRM 和 EWOC 表现最差，风险显著高于其他设计；CRM、BOIN 和键盘设计具有类似的错误分配风险；键盘设计和 MTPI-2 设计均改进了 MTPI 设计。关于不合理剂量分配的风险，即稳健性，模型辅助设计优于基于模型的设计，当 2/3 或 3/6 的受试者出现 DLTs 时，基于模型的设计（CRM、BLRM 和 EWOC）有 8% ~ 55% 的概率不能降低剂量，而在 MTPI，BOIN 和键盘设计从未发生过这种不合理的剂量分配。这一结果可能是因为当模型被错误指定时，基于模型的设计会产生不合理的剂量分配，而模型辅助设计不存在这个问题。

综合考虑，BOIN 在简易性、准确性、安全性和稳健性上均表现突出，且易于和临床人员沟通，是一个值得我国学者高度关注的 I 期临床试验剂量探索新方法。

3 启示

I 期临床试验剂量探索方法是保障新药开发成功的重要基础，近年来，国外无论在理论研究还是在临床应用上都取得了重要进展[1,3,31]。在美国，BOIN 设计已用于不同人群不同肿瘤的临床试验，包括儿童[32-34]和成人[30,35-48]、实体肿瘤（如乳腺癌[36]、脑部肿瘤[30]、卵巢癌[37]、胃癌[41]、颈部肿瘤[42]、肺癌[45]、膀胱癌[46]、前列腺癌[47]、生殖细胞肿瘤[48]）、液体肿瘤（如白血病[38]和淋巴瘤[43]）以及各种治疗药物（如化疗[30]、放疗[42]、单克隆抗体[35]）。BOIN 还被用于非肿瘤试验，如用于中风患者的干细胞治疗[49]。然而，遗憾的是，目前国内在这一方向仍沿用已经使用了几十年的 3 + 3 设计[11-13]，截至 2019 年 6 月，采用中国知网、万方数据库、中国生物医学数据库三大中文检索系统，未能检索到采用上述新方法的实例。这一方面说明 CFDA 在《药物 I 期临床试验管理指导原则》提出的"我国对 I 期临床试验的管理与国际规范相比还有一定差距"[50]的判断符合当前我国实际；另一方面提示，及时引进国外新理念、新方法已成为提升我国 I 期临床试验水平的当务之急。

他山之石可以攻玉，分析国外 I 期临床试验剂量探索方法发展的经验，给我们带来以下启示：① 虽然从理论基础和实际应用上，基于模型和模型辅助的新方法较 3 + 3 设计的优势十分明显，但由于人们对新方法缺乏认识从而习惯性选择熟悉的 3 + 3 方法[1]，这样的规律同样适用于我国。因此，为在我国使用这些新方法，必须对 I 期临床试验剂量探索方法要有较深入和全面的了解。② 面对众多新方法，要正确认识各种方法的优缺点和应用条件。特别是在 I 期临床试验剂量探索方法中，方法的准确性和安全性常常是对立的，若要提高准确性，常要牺牲安全性，反之亦然。因此拿一根尺子去衡量这些新方法是不可取的。如某一新药的毒性较大，则有可能选择较为保守的 EWOC 方法；若某一新药的安全性较好，为加快试验进度，则可选用加速滴定的 BOIN 设计。又如，根据现有的药理学知识和临床经验，可以较准确估计药物的剂量反应模型和骨架概率，则应使用模型基础的设计，但若缺乏对新药剂量反应关系的认识，则应使用模型辅助设计。③ 在引进国外新方法时，切忌生搬硬套，在设定某些新方法的重要参数时，应特别注意这一点。如为方便实际工作者的应用，上面介绍的新方法在相应软件参数的设置上多已给出默认值。在使用这些默认值时，应理解这些参数的统计学意义和临床意义。如在 BOIN 设计中，对目标毒性率 ϕ，其下限推荐使用默认值 $\phi_1 = 0.6\phi$，上限推荐使用默认值 $\phi_2 = 1.4\phi$，但若被研究的药物对安全性要求较高，则应降低上限值。④ 在引进国外新技术的时候，要注重对方法原理的理解，不应停留在对方法表面认识的一知半解上。如对目前应用前景较好的 BOIN 方法，从操作层面上看，十分简单（类似于 3 + 3 的简洁性），但其原理既蕴含有贝叶斯统计后验概率最优化的决策理论又有经典统计的似然比检验原理；至于理解其具有的长期记忆一致性和大样本条件下收敛于 MTD 的特征[27]都对该方法的创新性引进具有重要意义。显然对这一方面的研究，需要生物统计学者的介入。

综上所述，我国创新药物的研发要走向世界，药物临床试验必须与国际接轨。根据目前国际发展趋势和国内计算机技术的普及，使用模型和模型辅助设计取代 3 + 3 设计将成为必然。这需要临床学者、生物统计学者以及监管学者的通力合作。

参 考 文 献

[1] CONAWAY MR, PETRONI GR. The impact of early-phase trial design in the drug development process [J]. *Clin Cancer Res*, 2019, 25（2）: 819 – 827.

[2] CLERTANT M, O'QUIGLEY J. Semiparametric dose finding methods: special cases [J]. *J R Stat Soc C*, 2019, 68（2）: 271 – 288.

[3] ZHOU H, YUAN Y, NIE L. Accuracy, safety, and reliability of novel phase I trial designs [J]. *Clin Cancer Res*, 2018, 24（18）: 4357 – 4364.

[4] YUAN Y, LIN RT, LI D, et al. Time-to-event Bayesian optimal interval design to accelerate phase I trials [J]. *Clin Cancer Res*, 2018, 24（20）: 4921 – 4930.

[5] TAKEDA K, TAGURI M, MORITA S. BOIN-ET: Bayesian optimal interval design for dose finding based on both efficacy and toxicity outcomes [J]. *Pharm Stat*, 2018, 17（4）: 383 – 395.

[6] LIN RT. Bayesian optimal interval design with multiple toxicity constraints [J]. *Biometrics*, 2018, 74（4）: 1320 – 1330.

[7] 汶柯, 柴栋, 王瑾, 等. 基于风险的 I 期临床试验质量管理探讨 [J]. 中国新药杂志, 2019, 28（13）: 1600 – 1604.

[8] 赵淑华, 刘晓红, 江旻. 抗肿瘤新药 I 期临床试验的风险管理 [J]. 中国新药杂志, 2020, 29（7）: 749 – 752.

[9] LIN RT, YIN GS. Uniformly most powerful Bayesian interval design for phase I dose-finding trials [J]. *Pharm Stat*, 2018, 17（6）: 710 – 724.

[10] 刘晋, 邵凤, 王璐, 等. I 期临床试验最大耐受剂量探索新方法: 贝叶斯最优区间设计介绍 [J]. 中国卫生统计, 2018, 35（6）: 806 – 810.

[11] 朱丽红, 田素青, 曲昂, 等. 早期宫颈癌术后每周紫杉醇 + 顺铂同步 3 DCRT 的 I 期临床研究 [J]. 中华放射肿瘤学杂志, 2016, 25（8）: 834 – 838.

[12] 朱丽红, 姜伟娟, 田素青, 等. 每周紫杉醇和顺铂同步三维适形盆腔放疗原发宫颈癌的 I 期临床研究 [J]. 中华肿瘤防治杂志, 2016, 23（15）: 1034 – 1037.

[13] 穆晓峰, 王迎选, 宁健, 等. 低分割高剂量适形放疗同步吉西他滨治疗胰腺癌的 I 期临床研究 [J]. 临床肿瘤学杂志, 2011, 16（7）: 630 – 633.

[14] BERRY SM, CARLIN BP, LEE JJ, et al. Bayesian adaptive methods for clinical trials [M]. CRC Press, 2010.

[15] SIMON R, RUBINSTEIN L, ARBUCK SG, et al. Accelerated titration designs for phase I clinical trials in oncology [J]. *J Natl Cancer Inst*, 1997, 89（15）: 1138 – 1147.

[16] O'QUIGLEY J, PEPE M, FISHER L. Continual reassessment method: a practical design for phase 1 clinical trials in cancer [J]. *Biometrics*, 1990, 46（1）: 33 – 48.

[17] ANANTHAKRISHNAN R, GREEN S, CHANG M, et al. Systematic comparison of the statistical operating characteristics of various phase I oncology designs [J]. *Contemp Clin Trials Commun*, 2017, 5: 34 – 48.

[18] YIN GS, YUAN Y. Bayesian model averaging continual reassessment method in phase I clinical trials [J]. *J Am Stat Assoc*, 2009, 104（487）: 954 – 968.

[19] BABB J, ROGATKO A, ZACKS S. Cancer phase I clinical trials: efficient dose escalation with overdose control [J]. *Stat Med*, 1998, 17（10）: 1103 – 1120.

[20] CHEUNG YK, CHAPPELL R. Sequential designs for phase I clinical trials with late-onset toxicities [J]. *Biometrics*, 2000, 56（4）: 1177 – 1182.

[21] LIU SY, YIN GS, YUAN Y. Bayesian data augmentation dose finding with continual reassessment method and delayed toxicity [J]. *Ann Appl Stat*, 2013, 7（4）: 1837 – 2457.

[22] CLERTANT M, O'QUIGLEY J. Semiparametric dose finding methods [J]. *J Royal Stat Soc B*, 2017, 79（5）: 1487 – 1508.

[23] BRAUN TM. The bivariate continual reassessment method [J]. *Control Clin Trials*, 2002, 23（3）: 240 – 256.

[24] JI Y, LIU P, LI YS, et al. A modified toxicity probability interval method for dose-finding trials [J]. *Clin Trials Lond Engl*, 2010, 7（6）: 653 – 663.

[25] GUO WT, WANG SJ, YANG SJ, et al. A Bayesian interval dose-finding design addressingOckham's razor: mTPI-2 [J]. *Contemp Clin Trials*, 2017, 58: 23 – 33.

[26] PAN H, LIN R, YUAN Y. Statistical properties of the keyboard design with extension to drug-combination trials [EB/OL]. 2019. https: //arxiv. org/pdf/1712. 06718. pdf.

[27] LIU SY, YUAN Y. Bayesian optimal interval designs for phase I clinical trials [J]. *J R Stat Soc C*, 2015, 64（3）: 507 – 523.

[28] YUAN Y, HESS KR, HILSENBECK SG, et al. Bayesian optimal interval design: a simple and well-performing design for phase I oncology trials [J]. *Clin Cancer Res*, 2016, 22（17）: 4291 – 4301.

[29] RUPPERT AS, SHOBEN AB. Overall success rate of a safe and efficacious drug: Results using six phase 1 designs, each followed by standard phase 2 and 3 designs [J]. *Contemp Clin Trials Commun*, 2018, 12: 40 – 50.

［30］ WU J. TG02 plus dose-dense or metronomic temozolomide followed by randomized phase II trial of TG02 plus temozolomide versus temozolomide alone in adults with recurrent anaplastic astrocytoma and glioblastoma, identifier：NCT02942264 ［EB/OL］. (2016 – 10 – 24). http：//ClinicalTrials. gov.

［31］ MU RJ, YUAN Y, XU J, *et al*. gBOIN: a unified model-assisted phase I trial design accounting for toxicity grades, and binary or continuous end points ［J］. *J R Stat Soc C*, 2019, 68 (2): 289 – 308.

［32］ BERNHARDT MB, DE GUZMAN MM, GRIMES A, *et al*. Rapid infusion of rituximab is well tolerated in children with hematologic, oncologic, and rheumatologic disorders ［J］. *Pediatr Blood Cancer*, 2018, 65 (1): e26759.

［33］ PLACE AE, GOLDSMITH K, BOURQUIN JP, *et al*. Accelerating drug development in pediatric cancer: a novel Phase I study design of venetoclax in relapsed/refractory malignancies ［J］. *Fut Oncol Lond Engl*, 2018, 14 (21): 2115 – 2129.

［34］ MUSCAL J. Phase I study of SGT-53, a TfRscFv-liposome-p53 complex, in children with refractory or recurrent solid tumors. Identifier：NCT02354547 ［EB/OL］. (2015 – 02 – 03). http：//ClinicalTrials. gov.

［35］ LI JE. The safety, efficacy of anti-EGFR humanized monoclonal antibody combined with chemotherapy in advanced solid tumors (HLX07Ib/II). Identifier：NCT03577704 ［EB/OL］. (2018 – 07 – 05). http：//ClinicalTrials. gov.

［36］ LIM B. A phase II study of triple combination of atezolizumab + cobimetinib + eribulin (ACE) in patients with recurrent/metastatic inflammatory breast cancer, NCT03202316 ［EB/OL］. (2017 – 06 – 28). http：//ClinicalTrials. gov Identifier.

［37］ JAZAERI AA, YEE C. T cell immunotherapy for advanced ovarian cancer, identifier：NCT03318900 ［EB/OL］. (2017 – 10 – 24). http：//ClinicalTrials. gov.

［38］ AL-ATRASH G. Nivolumab and ipilimumab after donor stem cell transplant in treating participants with high risk refractory or relapsed acute myeloid leukemia, identifier：NCT03600155 ［EB/OL］. (2018 – 07 – 26). http：//ClinicalTrials. gov.

［39］ REZVANI A, ANDERMANN T. Fructooligosaccharides in treating patients with blood cancer undergoing donor stem cell transplant, identifier：NCT02805075 ［EB/OL］. (2016 – 06 – 17). http：//ClinicalTrials. gov.

［40］ SIKORA A. Binary oncolytic adenovirus in combination with HER2-Specific CAR VST, advanced HER2 positive solid tumors (VISTA) (VISTA), identifier：NCT03740256 ［EB/OL］. (2018 – 11 – 14). http：//ClinicalTrials. gov.

［41］ BADGWELL BD. Study of hyperthermic intraperitoneal chemoperfusion (HIPEC) in patients with gastric adenocarcinoma and carcinomatosis or positive cytology, Identifier：NCT03330028 ［EB/OL］. (2017 – 11 – 06). http：//ClinicalTrials. gov.

［42］ PHAN J. Trial of stereotactic HYpofractionateD RadioAblative (HYDRA) treatment of laryngeal cancer, identifier：NCT03114462 ［EB/OL］. (2017 – 04 – 14). http：//ClinicalTrials. gov.

［43］ LEONARD JP, ABRAMSON JS, RUTHERFORD S. Study of Venetoclax Plus DA-EPOCH-R for the treatment of aggressive B-cell lymphomas (V + DA-EPOCH-R), identifier：NCT03036904 ［EB/OL］. (2017 – 01 – 30). http：//ClinicalTrials. gov.

［44］ LOSKOG A. Phase I/IIa trial evaluating safety of LOAd703, an armed oncolytic adenovirus for pancreatic cancer, identifier：NCT02705196 ［EB/OL］. (2016 – 03 – 10). http：//ClinicalTrials. gov.

［45］ HONG DS. Study of ixazomib and erlotinib in solid tumors, identifier：NCT02942095 ［EB/OL］. (2016 – 10 – 21). http：//ClinicalTrials. gov.

［46］ SIKORA A. Binary oncolytic adenovirus in combination with HER2-Specific CAR VST, advanced HER2 positive solid tumors (VISTA) (VISTA), identifier：NCT03740256 ［EB/OL］. (2018 – 11 – 14). http：//ClinicalTrials. gov.

［47］ FU S. SOR-C13 in treating patients with advanced refractory solid tumors, identifier：NCT03784677 ［EB/OL］. (2018 – 12 – 24). http：//ClinicalTrials. gov.

［48］ Astellas Pharma Global Development I. A study to assess the safety and efficacy of ASP1650, a monoclonal antibody targeting claudin 6 (CLDN6), in male subjects with incurable platinum refractory germ cell tumors, identifier：NCT03760081 ［EB/OL］. (2018 – 11 – 30). http：//ClinicalTrials. gov.

［49］ PHAN TG, MA H, LIM R, *et al*. Phase 1 trial of amnion cell therapy for ischemic stroke ［J］. *Front Neurol*, 2018, 9: 198.

［50］ 国家食品药品监督管理局. 药物 I 期临床试验管理指导原则 (征求意见稿) ［S］. 2011.

编辑：王宇梅/接受日期：2020 – 02 – 04

中国新药注册与审评技术双年鉴 (2022 年版)

条件检验效能在疫苗临床试验中的应用

佟　亮[1]，蒋志伟[2]，李　晨[1]，李　凡[1]，葛　伟[1]，胡海霞[1]，王　陵[1]，夏结来[1]

（1 空军军医大学军事预防医学系卫生统计学教研室，西安 710032；2 北京康特瑞科统计科技

有限责任公司，北京 100025）

[摘要]　　目的：探讨以条件检验效能作为无效指标的两阶段成组序贯设计应用于疫苗临床试验的可行性，并为确定合适的无效界值 γ 提供依据。方法：以评价某轮状病毒灭活疫苗保护效力的Ⅲ期临床试验为背景，采用 Monte Carlo 模拟方法，比较两阶段成组序贯设计在不同保护效力（Pr）、计算样本量时所用的检验效能（$1-\beta_0$）条件下疫苗无效和有效时，期中分析得出无效结论的概率（P_1，P_2）和试验结束得出有效结论的概率（α，Power）的变化情况。结果：Pr 变化不大时，对确定 γ 并无影响，γ 的确定主要受 $1-\beta_0$ 影响。当 $1-\beta_0 =$ 0.8，$\gamma = 0.25$ 或 $1-\beta_0 = 0.9$，$\gamma = 0.35$ 时，P_1 有较大幅度增大，且 $Power$ 无明显下降。结论：建议当 $1-\beta_0$ =0.8 时，取 $\gamma = 0.25$，当 $1-\beta_0 = 0.9$ 时，取 $\gamma = 0.35$，在实际应用中，可先确定 $1-\beta_0$ 进行模拟，结合试验目的和模拟结果，适当做出调整。

成组序贯设计允许在试验过程中对已收集到的受试者信息进行期中分析，评价药物的有效性和安全性，常可提前得出结论，从而减少实际样本量，缩短试验周期，因无效而终止时可尽早地使受试者停止接受较差的处理。相比传统的临床试验设计方法，成组序贯设计更具有灵活性，在药物临床试验中已有较广泛应用[1-3]。目前成组序贯设计常采用的方法是 α 消耗函数方法，在国外也有文献报道采用随机缩减方法进行成组序贯设计，其中以条件检验效能（conditional power，CP）作为衡量指标最为常用[4-7]。条件检验效能是基于已有试验数据，估计试验完成时能够得出有效结论的可能性。它相对于 α 消耗函数最大的优点是可解释性好，便于生物统计人员与临床医学专家交流讨论以选择最佳的成组序贯设计方案，缺点是没有切实有效的控制Ⅰ类错误的办法。所以，国外研究者主要考虑将条件检验效能作为期中分析无效指标，来判断是否提前结束试验。在国内关于条件检验效能的文献报道较少，更缺乏具体的实例研究。

疫苗属于生物制品，成分复杂，预防接种的目标人群多为健康人群，且以婴幼儿和儿童为主。所以，疫苗临床研究应重点考虑试验疫苗的安全性问题[8]。目前针对疫苗保护效力的临床试验受试者大多集中在同一个时间段入组，同时接种，同一个发病季进行随访观察发病情况。试验过程中虽可考虑进行期中分析，但即使期中分析得出有效或无效结论，此时因所有的受试者已经接种疫苗，仍需继续随访直至试验结束。这种试验方式可能会使过多的受试者接种无效的疫苗，从而发生不必要的不良事件。

鉴于以上问题，基于伦理和安全性的考虑，本研究提出当对疫苗的保护效力信心不足时，可采用分阶段入组的成组序贯设计，例如将全部受试者分成两部分，分别在两个发病季前接种疫苗进行随访观察发病，以条件检验效能作为期中分析的无效指标，以期能够在疫苗无效时提前结束试验，减少受试者接种无效疫苗的可能性。通过 Monte Carlo 模拟方法探索该设计的可行性，并为如何确定合适的条件检验效能无效界值提供依据。

资料与方法

1　试验设计

轮状病毒性胃肠炎能够使婴幼儿出现严重脱水性腹泻，重者可导致死亡。据统计，全世界 5 岁左右儿童均至少感染过 1 次轮状病毒。目前对于轮状病毒性胃肠炎尚无特效药物，只能对症治疗。因此，通过疫苗预防轮状病毒性胃肠炎具有很重要的意义[9-10]。

假定要开展一项评价针对重度轮状病毒性胃肠炎的疫苗保护效力的多中心、随机、双盲、安慰剂对照的Ⅲ期临床试验。轮状病毒性胃肠炎的易感人群为婴儿，所以选取受试人群为 6~12 周龄婴儿，计划入组 N 例，以 1:1 比例随机接种试验疫苗和安慰剂。由于对该疫苗的保护效力不明

中国新药注册与审评技术双年鉴（2022 年版）

确，故采用分阶段入组的成组序贯设计方法展开试验。观察所有受试者重度轮状病毒性胃肠炎的发病情况。试验的具体流程如图1所示，其中 N 为入组的总病例数，CP 为条件检验效能，γ 为条件检验效能无效界值，P 为试验结束时统计学检验的双侧概率，$r_{vaccine}$ 为疫苗组发病率，$r_{placebo}$ 为安慰剂组发病率。

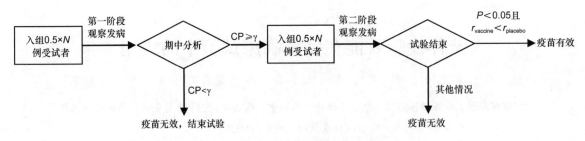

图1 试验设计流程图

中国新药注册与审评技术双年鉴（2022年版）

首先入组 $0.5 \times N$ 例受试者，第一个发病季随访结束后，对已收集到的受试者发病情况数据进行期中分析。如果 $CP < \gamma$，则认为试验疫苗无效，提前结束试验，不再对后续受试者接种疫苗；如果 $CP \geq \gamma$，则继续进行试验直至试验结束。试验结束时，对所有受试者的发病情况数据进行 Fisher 确切概率法检验，如果 $P < 0.05$，且疫苗组发病率低于对照组发病率，则认为试验疫苗有效，否则不能得出疫苗有效结论。本研究 CP 按式（1）计算：

$$CP(t,\theta) = 1 - \Phi \left\{ \frac{Z_\alpha - B(t) - \theta(1-t)}{\sqrt{1-t}} \right\} \quad 式（1）^{[6]}$$

其中 t 为信息时间，在本模拟研究中 $t = 0.5$，$B(t) = \sqrt{t} \times Z(t)$，$Z(t)$ 为期中分析时的 Z 检验统计量。θ 为整个试验基于想定的疫苗组和安慰剂组效应差值条件下 Z 检验统计量的期望，文献中报道可基于三种条件设定 θ，分别为无效假设、期中分析时已观察到的组间效应差值或者计算样本量时组间效应差值的预估值。本研究基于第三种条件设定 θ：

$$\theta = Z_{1-\alpha/2} + Z_{1-\beta} \quad 式（2）^{[6,11]}$$

其中 α 和 $1-\beta$ 为不考虑期中分析计算样本量时所预设的一类错误（双侧）和检验效能。由于重度轮状病毒性胃肠炎的发病率较低，故不能直接计算 Z 检验统计量，考虑采用 Fisher 确切概率法进行检验计算双侧概率 Pt，将其作为正态分布的双侧概率 α，近似推导 $Z(t)$。

本设计的评价指标为当试验疫苗无效时，期中分析得出无效结论的概率 P_1，I 类错误 α；当试验疫苗有效时，期中分析得出无效结论的概率 P_2，检验效能 Power。通过比较不同参数条件下 P_1，α，P_2，Power 的变化情况，探讨本设计的可行性，并为确定合适的 γ 提供依据。

本研究中合适的 γ 取值应使得 $\alpha < 0.05$，P_1，Power 越大越好，P_2 越小越好，然而，实际上 P_1，P_2 是同向变化的，P_2 增大会导致 Power 减小，为了达到足够的 P_1，一定会牺牲部分检验效能。为了同时兼顾 P_1 和 Pow-er，γ 应取值在 P_1 随 γ 有大幅增加，而 Power 无明显下降的位置。

2 模拟研究

2.1 模拟数据样本量估算

根据流行病学调查数据，估计安慰剂组发病率 $R_{placebo} = 0.01$，试验疫苗保护效力的估计值 $Pr = 0.7$，I 类错误 $\alpha_0 = 0.05$，在检验效能 $1 - \beta_0$ 分别设为 0.8 和 0.9 的前提下，采用 SAS 9.4 Power 过程步计算得样本量 N 分别为 4412 和 5710。本研究将按 $N = 4412$，$N = 5710$ 两种样本量进行模拟。

2.2 模拟过程和参数设定

如图2所示，seed 为种子数，生成 $n_{vaccine\_1}^+$，$n_{placebo\_1}^+$，$n_{vaccine\_2}^+$，$n_{placebo\_2}^+$ 时，seed 分别取相应的循环次数 $i + 10\,000$，$i + 20\,000$，$i + 30\,000$，$i + 40\,000$。n 为不同阶段不同组别观察的受试者人数，当 $N = 4412$ 时，取 $n = 1103$，当 $N = 5710$ 时，生成第一阶段数据时，取 $n = 1428$，生成第二阶段数据时，取 $n = 1427$。R 为所观察的受试者的发病率，安慰剂组取 $R = 0.01$，假定疫苗的保护效力 $Pr = 0$，0.6，0.7，0.75，故疫苗组分 $R = 0.01$、0.004、0.003、0.0025 四种情况进行模拟。γ 取 $[0, 1]$，间距为 0.05，模拟次数（num）= 5000。

当疫苗组发病率低于安慰剂组发病率时，取 $Z(t) = -\text{probit}\left(\frac{P_t}{2}\right)$，当疫苗组发病率高于安慰剂组发病率时取 $Z(t) = \text{probit}\left(\frac{P_t}{2}\right)$。当 $Pr = 0$ 时，计算 P_1 和 α：P_1 为 $CP < \gamma$ 的模拟试验出现的次数/5000，α 为同时满足 $CP \geq \gamma$，$P < 0.05$、疫苗组发病率低于安慰剂组发病率3个条件的模拟试验出现的次数/5000；当 $Pr \neq 0$ 时，计算 P_2 和 Power，P_2 计算方法同 P_1，Power 计算方法同 α。

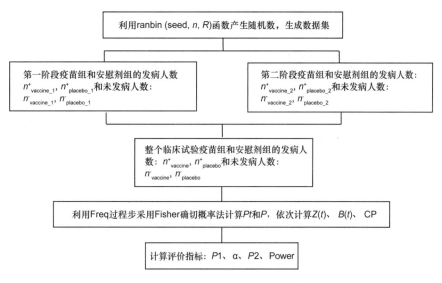

图2　模拟流程图

结　果

从图3中可以看出，当疫苗的实际保护效力 $Pr = 0$ 时，期中分析终止试验的概率 P_1 随条件检验效能无效界值 γ 增大而增大，当 $1 - \beta_0 = 0.8$ 和 $1 - \beta_0 = 0.9$ 时，P_1 分别在 $\gamma = 0.25$、$\gamma = 0.35$ 处有较大幅度增大且之后增大趋势逐渐减小，Ⅰ类错误 α 随 γ 增大逐渐减小，均控制在0.025（单侧）范围内。当 $Pr \neq 0$ 时，期中分析终止试验的概率 P_2 随 γ 增大而增大，检验效能 Power 随 γ 增大而减小，P_2 和 Power 同步变化且变化趋势逐渐增大。表明随着 γ 增大，试验更有可能在期中分析时被终止，期中分析终止试验的概率增大，更多的疫苗试验即使有效也不能进行到试验结束而得出有效结论。P_2 和 Power 随 γ 的变化受 Pr 影响不大，在相同的 γ 时，出现相似的变化趋势。相比 $1 - \beta_0 = 0.8$，当 $1 - \beta_0 = 0.9$ 时，P_1、P_2 和 Power 使在 γ 相对较小时变化较平缓，在 γ 较大时变化幅度更大。

按照前述 γ 的选取原则，建议当 $1 - \beta_0 = 0.8$ 时，取 $\gamma = 0.25$，当 $1 - \beta_0 = 0.9$ 时，取 $\gamma = 0.35$。在这种取值下，当疫苗无效时，期中分析终止试验的概率相对较大，而疫苗有效时，期中分析终止试验的概率和检验效能下降幅度比较小。

讨　论

本研究以评价针对重度轮状病毒性胃肠炎疫苗保护效力的Ⅲ期临床试验为背景，提出了以条件检验效能作为期中分析无效指标的疫苗两阶段成组序贯设计方法。通过 Monte Carlo 模拟比较不同 Pr、$1 - \beta_0$、γ 时，P_1、α、P_2、Power 的变化情况，探讨了本设计的可行性，并为确定合适的 γ 提供依据。

期中分析无效终止也可通过 β 消耗函数、直接利用期中

分析时 $Z(t)$ 或 $B(t)$ 统计量判定、重复可信区间法[5,12-13]等方法实现，条件检验效能相比上述方法最大的优势在于更容易被临床医学专家所理解，便于生物统计人员与临床医学专家交流讨论以选择最佳的成组序贯设计方案。条件检验效能的计算依赖于 θ 的设定，确定 γ 时，应首先确定条件检验效能基于哪种条件进行计算。

结果中 α 控制得很好，始终在0.025（单侧）范围内，因为本设计仅考虑期中分析无效终止试验，不仅不会增大 α，反而会减小 α，α 得到很好的控制，故确定 γ 时，可不考虑 α。当 $Pr = 0$ 时，P_1 增大趋势逐渐减小，且存在增幅特别明显的位置，这是因为 $Pr = 0$ 时，期中分析计算出的 $Z(t)$ 在0附近的模拟试验次数比较多。理论上，Pr 可通过影响 $Z(t)$ 而影响 CP，$1 - \beta_0$ 可通过影响 $Z(t)$ 和 θ 而影响 CP，二者均可能通过影响 CP 进而影响 γ 值的确定。但是，从模拟结果中可以看出，在 Pr 变化不大时，P_2 和 Power 随 γ 的变化受 Pr 影响并不大，Pr 对确定 γ 并无影响。所以，γ 的确定主要受 $1 - \beta_0$ 影响，本研究建议当 $1 - \beta_0 = 0.8$ 时，取 $\gamma = 0.25$，当 $1 - \beta_0 = 0.9$ 时，取 $\gamma = 0.35$。在实际应用中，可先确定 $1 - \beta_0$，按本研究中的模拟步骤进行模拟，结合试验目的和模拟结果，适当调整 γ。

本研究提出的两阶段成组序贯设计方法，在疫苗无效时，可有效地提前结束试验，减少受试者接种无效疫苗的可能性，从而减少不良事件的发生，具有可行性。不足之处在于没有考虑到因为期中分析有可能会终止试验从而会导致Ⅱ类错误膨胀，可能需要在试验设计阶段修正样本量的问题。γ 取值不同，Ⅱ类错误膨胀的程度也会不同，修正后样本量也随 γ 变化，故需首先确定 γ，然后再修正样本量，γ 的确定可参照本研究中方法进行。另外本研究仅考虑了两阶段的成组序贯设计，$t = 0.5$ 时的情况，后续研究中将会对多阶段、不同 t 取值时的情况加以探讨。

中国新药注册与审评技术双年鉴（2022年版）

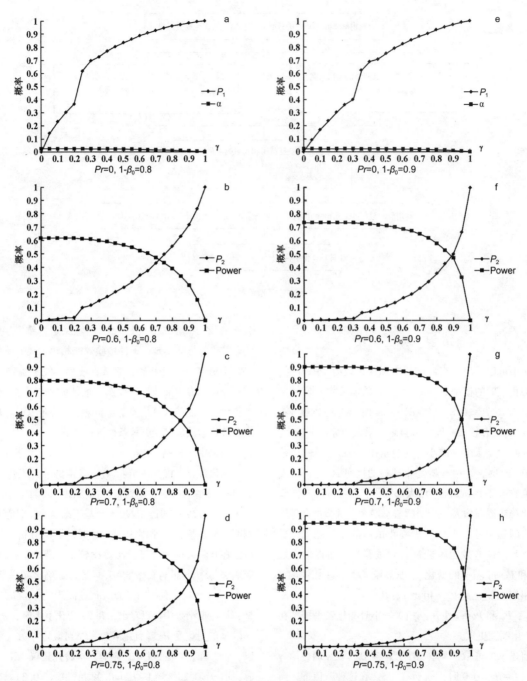

图3　不同参数设置下的模拟结果

参 考 文 献

［1］　MICHAEL J, JAMES MS, ADRIAN P. Group sequential clinical trial designs for normally distributed outcome Variables ［J］. *Stata J: Promot Commun Stat Stata*, 2018, 18（2）: 416 – 431.

［2］　PAK K, JACOBUS S, Uno H. Decision on performing interim a-nalysis for comparative clinical trials ［J］. *Contemp Clin Trials Commun*, 2017, 7: 224 – 230.

［3］　KNAHL SIE, LANG B, FLEISCHER F, *et al.* A comparison of group sequential and fixed sample size designs for bioequivalence trials with highly variable drugs ［J］. *Eur J Clin Pharmacol*, 2018, 74（5）: 549 – 559.

［4］　CIOLINO JD, MARTIN RH, ZHAO W, *et al.* Continuous cova-riate imbalance and conditional power for clinical trial interim analyses ［J］. *Contemp Clin Trials*, 2014, 38（1）: 9 – 18.

［5］　GALLO P, MAO L, SHIH VH. Alternative views on setting clin-ical trial futility criteria ［J］. *J Biopharm Stat*, 2014, 24（5）: 976 – 993.

［6］　JIANG Z, WANG L, Li CJ, *et al.* CP function: an alpha spend-ing function based on conditional power ［J］. *Stat Med*, 2014, 33（26）: 4501 – 4514.

[7] ZOU B, CAI J, KOACH GG, et al. A model-based conditional power assessment for decision making in randomized controlled trial studies [J]. *Stat Med*, 2017, 36 (30): 4765 – 4776.

[8] 国家食品药品监督管理局. 疫苗临床试验技术指导原则 [EB/OL]. [2004 – 12 – 03]. http://samr.cfda.gov.cn/WS01/CL1616/83398.html.

[9] 江超雄, 杨长青, 王慧. 婴幼儿轮状病毒感染致肠外损害的临床研究 [J]. 国际儿科学杂志, 2017, 44 (3): 205 – 209.

[10] 熊励晶, 邓孝智, 向梅. 2008 年至 2015 年成都地区 5 岁以下患儿 A 组轮状病毒分子流行病学研究 [J]. 中华实用儿科临床杂志, 2016, 31 (21): 1630 – 1633.

[11] WALKERAM. Conditional power as an aid in making interim decisions in observational studies [J]. *Eur J Epidemiol*, 2018, 33 (9): 777 – 784.

[12] ZHANG Q, FREIDLIN B, KORN EL, et al. Comparison of futility monitoring guidelines using completed phase Ⅲ oncology trials [J]. *Clin Trials*, 2017, 14 (1): 48 – 58.

[13] NEWCZAS J, KUNZ CU, KONIG F. Interim analysis incorporating short- and long-term binary endpoints [J]. *Biom J*, 2019, 61 (3): 665 – 687.

编辑：王宇梅/接受日期：2019 – 10 – 13

凝血因子Ⅷ与Ⅸ按需治疗血友病临床试验疗效指标的探讨

饶亚岚，季双敏，熊文翔，于爱平，杨　焕，高晨燕

（国家药品监督管理局药品审评中心，北京 100022）

[摘要]　凝血因子Ⅷ（FⅧ）或Ⅸ（FⅨ）替代疗法是治疗和预防血友病 A 或血友病 B 出血的主要手段。目前国内血源 FⅧ 或 FⅨ 制剂治疗血友病的临床试验基本为按需治疗，主要疗效指标一般为活性回收率和止血疗效评价。本文结合临床审评，对按需治疗血友病临床试验的疗效指标及相关问题进行探讨。活性回收率与药动学（pharmacokinetic，PK）参数增量回收率密切相关，其影响因素包括受试者个体差异、用药剂量、因子类型等。活性回收率 <66% 提示可能存在因子抑制物。重型血友病患者的特点是肌肉和关节反复出血，评估输注凝血因子改善患者关节与肌肉急性出血的四级止血疗效评价是国际公认的血友病疗效指标，但具有一定的主观性。止血疗效与 FⅧ/FⅨ 的用药剂量密切相关。因此，凝血因子临床有效性需结合多个疗效指标进行评价。

血友病是一种 X 染色体连锁的隐性遗传病，可分为血友病 A 和血友病 B，前者为凝血因子Ⅷ（coagulation factor Ⅷ，FⅧ）缺乏，后者为凝血因子Ⅸ（coagulation factor Ⅸ，FⅨ）缺乏，均由相应的凝血因子基因突变引起，临床表现为反复发生的异常出血，补充相应凝血因子的替代疗法是治疗和预防血友病出血的主要手段。依据 WHO 国际标准定义，一个国际单位（IU）的 FⅨ/FⅧ 活性相当于 1 ml 正常人血浆中因子的量。100 ml（即 1 dl）正常人血浆中的因子的量为 100 IU，那么 1 IU/dl 相当于正常水平的1%，血液中因子浓度单位 IU/dl 与% 表示的意义相同[1-2]。根据血友病患者的凝血因子水平及出血表现进行分型，FⅧ/FⅨ 水平 <1 IU/dl（即 <1%）时定义为重型血友病，此类患者的肌肉或关节可自发性出血；FⅧ/FⅨ 水平为 1 ~ 5 IU/dl 时定义为中间型血友病，此类患者在小手术/外伤后有严重出血，偶有自发性出血；FⅧ/FⅨ 为 5 ~ 40 IU/dl 时定义为轻型血友病，大的手术或外伤可致此类患者严重出血，罕见自发性出血[3-4]。

目前国内 FⅨ/FⅧ 产品主要为血源制剂，血源 FⅧ 治疗血友病 A 或血源 FⅨ 治疗血友病 B 的临床试验基本为按需治疗，主要疗效指标一般为活性回收率和止血疗效评价。国内临床试验一般将凝血因子用量作为用药依从性的评价指标，但在国外同品种临床试验中凝血因子用量也作为疗效指标进行评价[5-6]。本文结合临床审评探讨按需治疗血友病临床试验的疗效指标及相关问题。

1　活性回收率

1.1　活性回收率与增量回收率的关系

活性回收率又称输注效率值，是目前国内血源性 FⅧ/FⅨ 临床试验评价按需治疗疗效的常见主要疗效指标，其计算如公式 1。公式 1 中的分母"期望的凝血因子升

中国新药注册与审评技术双年鉴（2022 年版）

中国新药注册与审评技术双年鉴（2022年版）

幅"的计算如公式2，与增量回收率相关。增量回收率是临床药动学（PK）试验常见的参数，其计算如公式3。由此可见，活性回收率和增量回收率均为反映药物代谢的指标，两者之间密切相关。

活性回收率 = ［实际的凝血因子升幅（% 或 IU/dl）］/［期望的凝血因子升幅（% 或 IU/dl）］×100%　（公式1）

期望的凝血因子升幅（% 或 IU/dl）= 输注的凝血因子剂量（IU/kg）× 预计或实测的增量回收率（IU/dl 每 IU/kg）　（公式2）

增量回收率（IU/dl 每 IU/kg）= ［凝血因子 C_{max}（IU/dl）– 基线凝血因子水平（IU/dl）］/［输注的凝血因子剂量（IU/kg）］　（公式3）

其中 C_{max} 是给药后体内因子的最高活性水平。

增量回收率（IU/dl 每 IU/kg）定义为：每 kg 体重给予1 IU 的因子，预期可使体内因子水平增加多少 IU/dl。增量回收率是在输注因子后，血浆中因子水平达到峰值的时间（T_{max}）测定因子峰值（C_{max}）后进行换算。正常人的血液总量约相当于体重的 7%～8%，即每 kg 体重血液总量约为 0.7～0.8 dl，其中血浆量约为 0.4～0.5 dl，那么因子以1 IU/kg 剂量注射后，可以估算血浆中因子的浓度为 2.0～2.5 IU/dl，由此推算增量回收率为每 IU/kg 2.0～2.5 IU/dl。根据中国血友病专家共识，每输注1 IU/kg 因子Ⅷ可使体内Ⅷ因子水平提高2 IU/dl；每输注1 IU/kg 因子Ⅸ可使体内Ⅸ因子水平提高1 IU/dl，即表示因子Ⅷ增量回收率为每 IU/kg 2 IU/dl；Ⅸ因子增量回收率为每IU/kg 1 IU/dl[3]。为方便计算，目前国内临床试验因子用量计算一般采用这样的估算方法，国内外Ⅷ/Ⅸ因子制剂说明书也一般推荐这样的剂量估算方法，但实际每位患者输注凝血因子后的因子增量回收率不同。

目前国内已完成的血源性 FⅧ/Ⅸ 临床试验几乎都未开展 PK 试验测定因子增量回收率，那么实际因子增量回收率是多少？以 FⅨ 为例，国外血源性 FⅨ（plasma-derived factor Ⅸ，pdFⅨ）的增量回收率为每 IU/kg（1.17 ± 0.26）IU/dl[1]。对于受试者个体，根据出血程度，如果期望的 FⅨ 升幅为 50%（即 50 IU/dl），如前所述，通常 FⅨ 以增量回收率为每 IU/kg 1 IU/dl 估算，根据上述公式2，输注的 FⅨ 剂量为 50÷1 = 50 IU/kg；而该例受试者实际增量回收率可能为每 IU/kg 1.17 IU/dl，那么实际的 FⅨ 最高升幅为 50×1.17 = 58.5 IU/dl，根据上述公式1，该例受试者的最高活性回收率（在 T_{max} 测定）为 58.5÷50 =117%；如果该例受试者的实际增量回收率恰好为每 IU/kg 1 IU/dl，则其最高活性回收率为100%。可见，当受试人群输注某个 FⅨ 产品的增量回收率为每 IU/kg（1.17 ± 0.26）IU/dl 时，可以推算该人群的 FⅨ 活性回收率大概为（117 ± 26）%。

实际新药审评中，可以看到国内不同企业申报生产的血源人凝血酶原复合物（prothrombin complex concentrate，PCC）或 FⅨ 临床试验测定的 FⅨ 活性回收率值近似（表1）。国内用于治疗 B 型血友病的制剂有血源性 PCC，其主要成分为 FⅨ，临床试验的主要疗效指标为 FⅨ 的活性回收率。

表1　国内不同企业生产的血源 PCC 或 FⅨ 临床试验测定的 FⅨ 活性回收率

国内不同企业的 PCC 或 FⅨ	输注后检测时机/分钟	FⅨ活性回收率/%
A 企业的 PCC	15	119.37 ± 25.12
B 企业的 PCC	30	104.86 ± 34.45
C 企业的 FⅨ	30	113.82 ± 28.19

国内不同企业申报生产的血源性 FⅧ 临床试验测定的 FⅧ 活性回收率见表2。国内目前有一家企业（表2中 G 企业）测定了其生产的血源性 FⅧ 的增量回收率为每 IU/kg（3.11 ± 0.75）IU/dl，FⅧ 剂量计算时以增量回收率为每 IU/kg 2 IU/dl 估算，那么可以推算该血源 FⅧ 的活性回收率 >100%。

表2　国内不同企业生产的血源 FⅧ 临床试验测定的 FⅧ 活性回收率

国内不同企业的 FⅧ	输注后检测时机/分钟	FⅧ活性回收率/%
E 企业的 FⅧ	60	144.92 ± 59.84
F 企业的 FⅧ	60	146.57 ± 61.23
G 企业的 FⅧ	10	110.52 ± 37.45

活性回收率与增量回收率测定时间、人群不同，所以两个值不能直接对应，但变化趋势是一致的，由增量回收率推算的活性回收率往往比实际测定的高。增量回收率是在 T_{max} 时测定 C_{max} 进行换算，活性回收率是在输注因子后固定时间测定所有受试者的因子水平，可能对于多数受试者均低于 C_{max}；不过，两个指标测定的时间区间一般为输注后 60 min 内。两个指标测定的人群不同，一般在未出血受试者中进行 PK 研究时测定增量回收率；活性回收率作为按需治疗疗效指标是在出血受试者中测定。

1.2　增量回收率与活性回收率的影响因素

国外同类产品上市前均需开展 PK 研究，测定因子的增量回收率，分析其影响因素。重组 FⅧ 产品 KOVALTRY 临床试验测定了不同年龄曾接受过治疗的患者（previous treated patients，PTPs）人群的增量回收率，可见随受试者年龄增加 FVIII增量回收率增加（表3）[2]。重组 FIX产品 Bene-Fix®的增量回收率亦呈现随受试者年龄增加而增加的趋势（表4）[1]。

表3 重组 FVIII产品 KOVALTRY 在不同年龄人群的增量回收率

年龄组	n	增量回收率平均值（Q1，Q3）/每（IU/kg）/（IU/dl）
0~6 岁	25	1.6（1.3，1.9）
6~12 岁	25	1.7（1.4，2.0）
≥12 岁	115	2.3（1.8，2.6）

表4 重组 FIX产品 BeneFix®在不同年龄人群的增量回收率

年龄组	n	增量回收率/每（IU/kg）/（IU/dl）
1 个月~2 岁	33	0.7 ± 0.4
2~12 岁	61	0.7 ± 0.2
≥12 岁	46	0.8 ± 0.3

血源性 FIX产品 Mononine®的临床研究表明，在使用较高剂量条件下，36 例受试者剂量范围从 71~161 IU/kg，增量回收率呈现随 FIX用药剂量增加而降低的趋势[7]。重组 FVIII产品 ELOCTATE 的增量回收率亦随用药剂量增加而降低（表5）[8]。

表5 重组 FVIII产品 ELOCTATE 不同输注剂量条件测定的增量回收率

用药剂量（IU/kg）	n	增量回收率平均值（95% CI）/每（IU/kg）/（IU/dl）
25	6	2.46（2.12~2.81）
50	28	2.26（2.13~2.40）
65	9	1.85（1.60~2.11）

在 PTPs 随机交叉 PK 研究中，重组 FIX产品 BeneFix®的增量回收率显著低于血源 FIX制剂 Mononine®，可能是由于重组 FIX相对血源 FIX，Tyr-155 上的磺化减少，Ser-158 上的磷酸化缺失，结构差异可能是导致增量回收率差异的原因[9]。

活性回收率与增量回收率密切相关，增量回收率的影响因素同样是活性回收率的影响因素，不同个体的活性回收率也与受试者个体差异、用药剂量及因子类型等有关。此外，由于不同实验室测定凝血因子活性方法的差异，测定的凝血因子水平可能偏差很大，开展临床试验前需做好方法学验证与室间质评。原卫生部临床检验中心对凝血因子进行室间质评的可接受范围为靶值 ±25%[10]。按欧盟标准，FIX 标示量标准为 80%~125%。由此可见，装量的差异及因子测活方法的差异同样是增量回收率与活性回收率的影响因素。

1.3 活性回收率作为主要疗效指标是否存在有效界值

临床审评中，有申请人将 66% 作为活性回收率的有效界值。参照国际血栓与止血协会（International Society on Thrombosis and Haemostasis，ISTH）的科学与标准化委员会（Scientific and Standardization Committee，SSC）的推荐，判断存在有临床意义的因子抑制物指标：抑制物滴度 < 0.6 BU/ml，且因子活性回收率 <66%[4]。大剂量连续长期输注 FVIII，免疫耐受诱导（immune tolerance induction，ITI）治疗血友病 A 伴抑制物的患者，ITI 治疗成功必须同时满足三个条件：① 检测不到因子抑制物。② 活性回收率 >66%。③ FVIII半衰期 >6 小时，提示患者体内抑制物消除，FVIII药物代谢恢复正常[11-12]。可见，活性回收率 <66% 仅提示可能存在抑制物，且如前所述，活性回收率影响因素较多，目前尚无证据表明该指标可作为疗效指标的有效界值。

2 止血疗效评价

止血疗效评价是国内临床试验评价 FVIII/FIX 治疗血友病疗效的主要疗效指标之一，亦是国外血友病临床试验的疗效指标[5-6]，是国际公认的血友病疗效评价方法。

重型血友病患者的特点是肌肉和关节反复出血，出血最多的关节位于脚踝、膝盖和肘部。目前国内临床试验采用的四级评分量表与 ISTH 的 SSC 推荐的方法基本相同，该推荐方法为评估输注凝血因子治疗血友病患者关节和肌肉急性出血疗效的方法，具体分级标准如表6。要准确评估凝血因子治疗血友病的疗效目前仍具有挑战性，未能实现标准化，ISTH 的 SSC 推荐该方法的目的在于使此项工作更加客观和标准化。ISTH 的 SSC 对血友病相关术语进行定义，关节急性出血的定义为：关节内不寻常的感觉，如刺痛或压迫，伴随关节的肿胀增强或发热，或疼痛增强，或与基线相比肢体运动受限。在大多数临床研究中，关节急性出血由个人自行判断，并没有标准化的规定。肌肉出血表现为疼痛、肿胀和活动受限，不结合影像学检测，肌肉出血可能难以准确诊断。新的出血定义为：停止治疗后发生的出血，即前一次出血替代治疗缓解、停止用药 72 小时后再次发生的出血。对于大多数急性关节出血，一般输注 1~2 次凝血因子后出血改善[4,13]。在实际操作中，四级评分法是由医生根据血友病患者的疾病基本情况，以及患者对问诊的回复进行主观判定。临床试验中，四级疗效评分应具有可溯源性，应详细记录患者症状，可记录在病例报告表（case report form，CRF）、原始病历或门诊病历中，同时记录凝血因子给药用量，临床研究者/医生必须做好此项工作并进行疗效评价。

表6　输注凝血因子治疗关节和肌肉急性出血的四级评分量表

评级	标准
优良	首次输注治疗8小之内，疼痛完全缓解和/或出血征象完全改善，72小时内不需要进一步的替代治疗
良好	首次输注治疗8小时之内，疼痛基本缓解和/或出血征象明显改善，72小时之内需要再次输注治疗才能完全缓解
改善	首次输注治疗8小时以内，疼痛适度缓解和/或出血征象有改善，72小时之内需要再次输注治疗且症状不能完全缓解
无效	首次输注8小时内，只有很少或者没有得到改善，甚至病情恶化

临床审评可见，血友病临床试验入选患者的FⅧ/FⅨ基线水平一般低于5%，即为中间型及重型血友病患者，主要评估输注因子对关节出血的疗效，个别为表层肌或黏膜出血（如皮下、牙龈）；关节出血表现为肿胀、疼痛和活动受限；首次输注因子8小时内表现为出血部位肿胀、疼痛不同程度的缓解。国内由于以前缺少对症药物的原因，绝大部分受试者的关节都有不同程度的病变，会带来不同程度的疼痛。患者在反复经历自发性出血事件后获得经验，可能能够区别关节病变与关节自发出血的疼痛及其缓解。急性关节出血的典型特征是在输注因子后疼痛快速缓解，而慢性关节病变的典型特征是休息一段时间后能改善与活动相关的疼痛[4,13]。四级止血疗效评价方法具有一定的主观性，比如，临床审评中可见分别评价为优良与良好的受试者在首次输注后8小时疼痛与出血部位及征象的描述相似，但由于研究者对于相似情况是否再次输注药物的判断不同，疗效评价不同。

3　FⅧ/FⅨ用药剂量

除止血疗效，国外血友病临床试验也以凝血因子用量作为疗效指标。止血疗效与FⅧ/FⅨ用药剂量密切相关。目前国内血友病治疗专家共识及世界血友病联合会（World Federation of Hemophilia，WFH）发布的血友病处理指南中，在凝血因子不受限与受限条件下推荐不同给药剂量[3,14]。比如关节、表层肌出血时，在凝血因子不受限条件下，推荐剂量为提升FⅧ/FⅨ因子水平40%～60%；凝血因子受限条件下，建议提升FⅧ/FⅨ因子水平10%～20%。可见，国内外血友病指南推荐的凝血因子用药剂量范围较宽。临床试验中，凝血因子用药剂量主要由研究者根据受试者具体情况及临床经验决定。临床审评中发现，同一产品的多

中心临床试验，由于不同分中心因子给药剂量差异，止血疗效评价不同；因子给药剂量相对较低的分中心，其止血疗效评价优良率偏低。

4　结语

综上所述，活性回收率为替代疗效指标，影响因素较多，无有效界值，但该指标相对直观，直接测定输注后体内的因子活性，且该指标在国内血友病临床试验中长期使用；止血疗效是直接疗效指标，但具有一定主观性，所以仍建议在血友病按需治疗疗效评价时，兼顾这两个疗效指标[15-16]。活性回收率还可以作为抑制物的监测指标。国内已有的临床试验在评价因子按需治疗止血疗效时，往往仅评价受试者入组后首次出血的止血疗效，为获得更多的试验数据，建议也评价随访期出血输注凝血因子的止血疗效。国外同类产品均首先进行PK试验，测定增量回收率等PK参数，可更准确地计算凝血因子给药剂量；进一步进行有效性临床试验时，以止血疗效评价和凝血因子用量为疗效指标[5-6]。国内产品也建议进行PK试验，测定增量回收率等参数。对于重组产品，除按需治疗临床试验，还须设计预防治疗临床试验，以年化出血率（annualized bleeding rates，ABR）等指标为疗效评价指标[15]。

参　考　文　献

[1] FDA. 重组凝血因子Ⅸ BeneFix® 说明书［EB/OL］.（2006）. https：//www.fda.gov/downloads/BiologicsBloodVaccines/BloodBl-oodProducts/ApprovedProducts/LicensedProducts-BLAs/FractionatedPlasmaProducts/UCM093957.pdf.

[2] FDA. 重组凝血因子 VIII KOVALTRY 说明书［EB/OL］.（2016）. https：//www.fda.gov/downloads/BiologicsBlood-Vaccines/BloodBloodProducts/ApprovedProducts/LicensedProductsBLAs/FractionatedPlasmaProducts/UCM491119.pdf.

[3] 中华医学会血液学分会血栓与止血学组、中国血友病协作组. 血友病诊断与治疗中国专家共识（2017年版）［J］. 中华血液学杂志，2016，37（5）：364-370.

[4] BLANCHETTE VS, KEY NS, LJUNG LR, et al. Definitions in hemophilia：communication from the SSC of the ISTH［J］. J Thromb Haemost，2014，12（11）：1935-1939.

[5] EMA. Guideline on the clinical investigation of recombinant and human plasma-derived factor VIII products［EB/OL］.（2018）. https：//www.ema.europa.eu/en/clinical-investigation-recombinant-human-plasma-derived-factor-viii-products.

[6] EMA. Guideline on clinical investigation of recombinant and human plasma-derived factor Ⅸ products［EB/OL］.（2018）. https：//www.ema.europa.eu/en/clinical-investigation-recombinant-human-plasma-derived-factor-ix-products.

[7] CSL Behring. 人凝血因子Ⅸ Mononine® 说明书［EB/OL］.

中国新药注册与审评技术双年鉴（2022年版）

（2013）．http：//www.bdipharma.com/sites/default/files/mononine_pi_0213.pdf.

［8］ FDA. 重组凝血因子 VIII ELOCTATE 临床药理审评意见 ［EB/OL］．（2016）．https：//www.fda.gov/BiologicsBlood-Vaccines/BloodBloodProducts/ApprovedProducts/LicensedProd-uctsBLAs/FractionatedPlasmaProducts/ucm399909.htm.

［9］ KISKER CT, EISBERG A, SCHWARTZ B, *et al*. Prophylaxis in factor IX deficiency product and patient variation ［J］. *Hae-mophilia*, 2003, 9 (3)：279－284.

［10］ 卫生部临床检验中心. 2019 年临床检验室间质量评价计划 ［EB/OL］．（2018）．http：//www.clinet.com.cn/plan/? type=list&classid=1384&years=2019&labcenterid=11.

［11］ ROCINO A, SANTAGOSTINO E, MANCUSO ME, *et al*. Im-mune tolerance induction with recombinant factor VIII in hemo-philia A patients with high responding inhibitors ［J］. *Haema-tologica*, 2006, 91 (4)：558－561.

［12］ 张磊, 薛峰, 刘晓帆, 等. 血友病 A 伴抑制物一例及其免疫

耐受诱导治疗探讨 ［J］. 中华血液学杂志, 2010, 31 (9)：577－580.

［13］ BLANCHETTE VS, SRIVASTAVA A. Definitions in hemophili-a：resolved and unresolved issues ［J］. *Semin Thromb Hemost*, 2015, 41 (8)：819－825.

［14］ SRIVASTAVA A, BREWER AK, MAUSER-BUNSCHOTEN EP, *et al*. Guidelines for the management of hemophilia ［J］. *Hae-mophilia*, 2013, 19 (1)：e1－e47.

［15］ 季双敏, 熊文翔, 于爱平, 等. 重组人凝血因子VIII和IX临床试验共性问题的探讨 ［J］. 中国新药杂志, 2018, 27 (21)：2572－2577.

［16］ 贾东晨, 刘伯宁, 罗建辉. 重组人凝血VIII因子产品的研究进展与药学评价 ［J］. 中国新药杂志, 2019, 28 (14)：1681－1687.

编辑：杨青/接受日期：2019－12－27

非劣效临床试验的总结与思考

李新旭，周 军，高丽丽，王 骏

（国家药品监督管理局药品审评中心，北京 100022）

［摘要］ 本文对非劣效临床试验进行了系统总结，讨论了非劣效临床试验的兴起与发展、主要特征、设计要点、非劣效界值、技术挑战、非劣效与优效检验的相互转换等关键内容，希望能够促进对非劣效临床试验的深入理解，为高质量地设计、实施、分析、解释和报告非劣效临床试验提供借鉴。

自从 20 世纪 80 年代开始出现非劣效设计并应用于临床试验以来，非劣效临床试验（non-inferiority clinical trial，以下简称非劣效试验）已成为评价药物、生物制品、医疗器械等的主要方法[1-2]。近 20 年来，非劣效试验增加了数十倍[3-4]，对其重要性的认识也稳步提高[5]。但是，与优效试验相比，非劣效试验设计复杂，是建立在难以验证的假设之上的，因此其概念、统计方法和试验结论很难被完全理解，以至于在非劣效试验的设计、实施和报告中存在较多不规范的问题[6-9]。为此，我们对非劣效试验进行了系统总结，并结合药物注册申报的专业审评工作经验，讨论了非劣效试验的兴起与发展、主要特征、设计要点、非劣效界值（non-inferiority margin）、技术挑战、非劣效与优效检验的相互转换等关键内容；希望通过我们的总结与思考，能够促进药物临床试验各相关方进一步深入理解非劣效试验，为其高质量地设计、实施、分析、解释和报告非劣效试验

提供借鉴。

1 非劣效试验的兴起与发展

通常当开展药物临床试验时，理想的选择是优效试验，即研究者期望新药的疗效能够优于标准治疗药。然而，随着药物疗效的不断改善，期待更加优效的药物变得越来越难以实现。因此，研究者的注意力转向了标准治疗药其他方面的改善，如不良反应更少、使用更加方便灵活、价格更便宜等，同时期望能够在某种程度上维持药物疗效[10]。为此，等效或非劣效试验成为药物临床试验的方法选择。等效试验的目的是试图证明两种药物在疗效上大致相似。但在临床实践中更关心的是，在其他方面改善的情况下，新药的疗效是否不比标准治疗药更差，甚至是否比它更好，而并不关心两种药物疗效是否大致相似[11]。因此，非劣效试验逐渐成为药物临床试验的主要方法之一。

由于优效试验的原假设是两种药物之间的疗效没有差异，因此曾出现过认识上的误区，即不拒绝优效试验的原假设就认为是非劣效[12]。实际上，优效试验无法拒绝原假设的可能原因是缺乏检验效能（样本量少）而未能发现差异，而并非无差异，因此非劣效不能建立在优效试验未能发现显著性差异（原假设）的基础上[4]。另一个认识上的误区是，药物临床试验申办方出于降低研究成本的目的，为了使样本量最小化而进行非劣效试验[11]。事实上，样本量大小与所比较的两组之间的疗效差异大小有关，差异越小样本量越大，差异越大样本量越小。当预计疗效差异小时，一般会选择非劣效设计，当预计疗效差异大时，一般会选择优效设计，因此非劣效试验所需样本量通常要大于优效试验[11]。

含有安慰剂对照、阳性对照药和试验药的三臂非劣效试验可用于评估检定灵敏度（assay sensitivity）[13]。出于伦理方面的考虑，当有标准治疗药时，使用安慰剂作为对照被认为是不道德的[2]。因此，通常采用不含安慰剂对照的两臂非劣效试验来证明新药并不比标准治疗药更差。即使没有安慰剂对照，两臂非劣效试验也是建立在新药优效于安慰剂的潜在假设之上[4]。如无特别说明，本文中所讨论的非劣效试验均指不含安慰剂对照的两臂非劣效试验。

随着非劣效试验的应用越来越广泛[1-4]，其设计、实施和报告中存在的较多不规范问题逐渐凸显出来。例如，在肿瘤治疗领域的非劣效试验存在严重的方法学和伦理问题，多选择较大的非劣效界值，少部分试验未明确说明选择非劣效设计的目的[6]；既往文献分析显示，非劣性界值并不是经常基于阳性对照的历史数据来确定的，多数文献未能较好地报告非劣效试验的随机化方法、盲法、样本量、分析人群（analysis population）、试验结果及其置信区间等，甚至少部分试验所报告的结论有些是错误的或不可理解的[7-8]；非劣效试验的设计和解释存在明显的系统偏倚，可导致产生有利的试验结论[9]。

为了提高非劣效试验设计、实施和报告的质量，ICH 的临床试验中对照组选择和相关问题指南（ICH E10）在 2000 年提出了确定检定灵敏度和选择适当的非劣效界值的建议[14]，欧洲 EMA 和美国 FDA 分别在 2005 年和 2010 年发布了非劣效试验指南[15-16]，试验报告综合标准（CONSORT）小组在 2010 年对非劣效试验的报告标准提出了建议[17]。

2 非劣效试验的主要特征

2.1 符合伦理要求

通常采用非劣效试验的原因是为了符合伦理要求。ICH E10 指出，如果已知可用的治疗可以预防研究人群的死亡或不可逆转的发病等严重危害，则通常不宜使用安慰剂对照[14]。因此，当标准治疗药能为试验所研究的疾病提供重要获益（如挽救生命或预防不可逆转的损害）时，使用安慰剂对照、无治疗对照或极低剂量的阳性对照药均不符合伦理要求[18]。出于同样的原因，试验药失去阳性对照药的大部分疗效通常是不可接受的，因此在非劣效试验中通常选择非劣效界值来反映临床上可接受的最大疗效损失[18]。

2.2 提供潜在获益

即使在对照选择上符合伦理要求，如果允许试验药损失临床上可接受的最大疗效却不要求提供其他方面的潜在获益时，使用非劣效试验仍然是不道德的。与阳性对照药相比，其他方面的潜在获益包括剂量更低、疗程更短、价格更便宜、使用更方便、创伤（毒性）更小、不良反应更少、依从性更好等。只有试验药能够提供一项或多项其他方面的潜在获益，使用非劣效试验才是有意义的[1,10,19-26]。

2.3 建立恒定假设

恒定假设（constancy assumption）是非劣效试验的统计推断所需的一个关键假设，要求在当前非劣效试验中阳性对照药的疗效要与其历史安慰剂对照试验中观察到的疗效保持一致。这意味着，当前非劣效试验和历史安慰剂对照试验应该在所有重要方面尽可能接近一致，如患病群体的特征、重要的伴随治疗、研究终点的定义和确定、阳性对照药的剂量、入选标准、分析方法等[18]。如果有充分的理由质疑恒定假设，并且无法排除违反该假设的偏倚，最好采用优效试验而不是非劣效试验[27]。

2.4 具有检定灵敏度

非劣效试验的检定灵敏度是指检测阳性对照药与安慰剂的疗效差异是否达到指定幅度以区分试验药为有效、低效或无效治疗的能力[14,18]。在无安慰剂对照的情况下，评估非劣效试验的检定灵敏度依赖于外部信息（历史数据）和恒定假设[18]。此外，试验质量不佳也可以降低检定灵敏度，如药物依从性差、治疗效果差、使用试验方案之外的药物或治疗、纳入的研究人群不合适、诊断标准应用不当以及对研究终点进行有偏倚的评估[14,18]。如果在非劣效试验中发现阳性对照药没有预期疗效，那么即使获得试验药非劣效于阳性对照药的结论，也不能认为试验药是有效的[18]。

3 非劣效试验的设计要点

3.1 研究假设

由于非劣效试验中未设安慰剂对照，因此需要假设阳性对照药具有相对于安慰剂的预期疗效，即通过设定非劣效界值以确保试验具有检定灵敏度。非劣效试验的目的是通过非劣效界值（Δ）表明在具有检定灵敏度的前提下试验药（T）的疗效并不比阳性对照药（C）的疗效低[18]。表 1 列出了在不同指标类型下非劣效试验的原假设（H_0）和备择假设（H_1）[18,28-30]。

表1 非劣效试验的原假设（H_0）和备择假设（H_1）

指标类型	高优指标	低优指标
绝对度量	$H_0: T-C \leq \Delta \ (\Delta < 0)$	$H_0: T-C \geq \Delta \ (\Delta > 0)$
	$H_1: T-C > \Delta \ (\Delta < 0)$	$H_1: T-C < \Delta \ (\Delta > 0)$
相对度量	$H_0: T/C \leq \Delta \ (0 < \Delta < 1)$	$H_0: T/C \geq \Delta \ (\Delta > 1)$
	$H_1: T/C > \Delta \ (0 < \Delta < 1)$	$H_1: T/C < \Delta \ (\Delta > 1)$

3.2 阳性对照药

除了被广泛使用之外，作为合适的阳性对照药还需要具备两个条件：首先，该药针对相关适应证中的有效性在高质量的优效试验中得到了定量化验证。其次，该药能够可靠地预期在将要实施的试验中显示出相似的有效性[31]。为了证明在非劣效试验中选择的阳性对照药具有合理性，必须阐明阳性对照药与安慰剂的有效性、其在特定人群和疾病研究阶段的益处、其结果测量的方法和时机等问题[32]。通常建议选择当前标准治疗药或者最佳治疗药作为阳性对照药[4,10,33-34]。

如果现有的阳性对照药的总体疗效证据不能完全令人信服，那么将其用于评价其他新药的疗效具有巨大的风险[35]，其中最令人关注的风险是生物爬行现象（Biocreep）[33-34]。生物爬行现象是指当连续批准使用非劣效试验作为药物注册申报的试验时，上一代非劣效试验的试验药获批后会被作为下一代非劣效试验的阳性对照药，经过数代试验，阳性对照药的疗效可能会逐渐递减直至不再优于安慰剂，最终导致无效甚至有害的试验药经过非劣效试验而获批[11,33-34,36-39]。

3.3 研究终点

研究终点选择关系到非劣效试验的质量。选择研究试验终点时应考虑以下几个方面：① 应该能够在阳性对照药与安慰剂比较的既往非劣效试验中找到该研究终点的历史数据，以便可以选择合理的非劣效界值[4,32]。② 该研究终点应该易于被测量，其数据能够被准确和完整地收集，较少出现缺失，因为研究终点数据缺失可能使试验倾向于得出非劣效结论[4,40]。③ 应该避免选择测量方法主观性较强的研究终点，如采用量表或评分，因为对所有受试者进行相似评价即可使试验倾向于得出非劣效结论，盲法无法控制此偏倚[32,41-42]。④ 应该避免选择具有不可调和的利益和风险组分的复合终点作为研究终点，例如包含安全性和有效性评价指标的复合终点[4,21]。

3.4 度量类型

非劣效试验的统计分析方法和非劣效界值的度量类型（measurement type）分为绝对度量和相对度量。绝对度量包括均值差、率差、风险差等，相对度量包括率比、风险比、优势比等[4,29,37]。由于绝对度量和相对度量的选择会影响试验的检验效能和有效性评价，所以在试验设计阶段必须仔细考虑这种选择[4]。研究显示，在估计阳性对照药相对安慰剂的疗效差异时，合并多个试验的绝对度量值比合并相对度量值更易于显示出较大的异质性[43]；当把风险比作为有效性的评价方法时，试验得出非劣效结论的概率会随着阳性对照组中潜在风险的增加而增加[44]，但当比例风险假设不成立时，在非劣效试验中使用风险比评价有效性存在局限性[45]；当阳性对照组的事件率不可预测或低于预期时，可考虑使用相对度量，能够提供更保守的非劣效界值，当阳性对照组的事件率较高时，可考虑使用绝对度量[21,25]。如果基于绝对度量和相对度量的分析结果一致，那么对非劣效的判断会更有说服力[21]。

3.5 样本量

与非劣效试验的样本量估算有关的关键参数一般包括检验水准（α）、检验效能（1-β）、预期疗效变异（σ）和非劣效界值（Δ）[18,31]。通常检验水准设在双侧5%（或单侧2.5%）及以下，检验效能设在80%及以上，预期疗效变异基于公开发表数据或早期试验结果进行估计[31]。除此之外，对样本量估算产生显著影响的参数是非劣效界值。非劣效界值越小，所需样本量越大。原则上，在确定非劣效界值时不应该事先考虑样本量大小，即临床上可接受的最大疗效损失不会因为试验规模大小而发生变化[15]。如果阳性对照药的疗效小到仅略微区别于安慰剂，或者疗效不确定，则会设定很小的非劣效界值或者设定困难，会导致估算的样本量大到完全不可行，这时可考虑采用ICH E10推荐的替代设计，如加载研究、补救治疗、随机撤药等[14,18]，不能因为期望开展规模较小的试验而有意识地选择较宽的非劣效界值[15]。

由于预期疗效变异如事件发生率等的假设存在不确定性，因此在试验设计时难以准确估算样本量。为此，可考虑规划期中分析（interim analysis）以前瞻性地重新评估样本量[18]。例如，对于事件驱动性的非劣效试验，如果试验中事件发生率低于预期，则证明非劣效的检验效能将会降低，则需要通过期中分析调整样本量[18]。

3.6 分析人群

意向性治疗（ITT）原则是指基于受试者的治疗意向（即计划的治疗方案）而不是实际给予的治疗进行评价的原则，遵循该原则需要对所有随机化受试者完成随访以获得研究结局，但在实践中很难达到这一理想状态；因此，只能获得尽可能接近符合意向性治疗原则的理想受试者集，即从所有随机化的受试者中以最少的和合理的方法排除违背入选标准、未服用任何试验药以及缺乏随机化后任何数据的受试者后得到的数据集，称之为全分析集（FAS）；符合方案集（PPS）是指由全分析集中对方案的依从性较好的受试者子集所产生的数据集，依从性是指暴露于处理、可获得测量值以及无重大方案违背等[31]。

对于非劣效试验，如果 ITT/FAS 人群中出现大量失访、退出、替代治疗或组间交叉等试验质量问题时，试验药不会比阳性对照药显示出更好的疗效，可能会缩小组间疗效差异，从而得出非劣效的假阳性结论[4,10-11,23,25,34,40,41,46]。因此，ITT/FAS 人群不是非劣效试验的最佳分析人群[11,34]。由于 PPS 人群排除了不符合入选标准、未被随机化以及违背方案等的受试者，减少了脱落和不依从对试验结果解释的潜在影响，所以该人群在某种程度上被认为是非劣效试验的优选或替代分析人群[4,34,37,47]。但是，PPS 人群在非劣效试验中的预期保守作用尚未探索清楚[25,34]，受试者数量减少、基线特征不平衡等因素也可能会引入偏倚[4,23,25,34,40]。为此，形成的共识对 ITT/FAS 人群和 PPS 人群是同等重要的，应同时进行分析，只有两个分析结果均得出非劣效结论，才认为试验的非劣效结论成立[4,10-11,23,25-26,34,37,40-41,46-47]。当两个分析结果不一致，表明偏倚已经被引入到试验中，因此需要进一步的分析和解释[46]。

3.7　期中分析/监测[48]

除了样本量再评估之外，在非劣效试验中进行期中分析/监测（interim analysis/monitoring）的主要目的应该是减少受试者对劣效治疗的暴露。当试验药的疗效劣于阳性对照药时，适当的期中分析/监测可以及早发现并停止试验；反之，当试验药的疗效显著优于阳性对照药时，通过期中分析/监测发现后也应尽早停止试验。期中分析/监测应纳入试验设计中，制定正式计划，并作为数据监查委员会的审议指南。在理论上，通过预设的期中分析/监测发现试验结果的非劣效结论成立，可以提早停止试验并得出结论，但通常不推荐这种期中分析/监测计划，因为考虑到确定非劣效界值会有某种程度的主观性，只有通过完整的试验获得更加充分的信息（以及较窄的置信区间）才能较为准确地评价试验药疗效。

4　非劣效界值的确定方法

确定非劣效界值是非劣效试验中至关重要但又最具挑战性的环节之一。研究表明，在既往试验中由于规则不明确，确定非劣效界值并不经常基于阳性对照药的历史数据，更可能是来自临床上的主观判断，所选界值过于宽松，因此在统计学上被认为其选择过于自由[7,49-51]。对此，ICH E10 指出，非劣效界值的确定应当基于统计推断和临床判断[14]。但是，目前却更倾向于通过统计推断来确定非劣效界值，从而使临床判断处于从属位置[37]，这种现象值得关注。

非劣效界值是指试验药与阳性对照药相比在临床上可接受的最大疗效损失，不应大于阳性对照药相对于安慰剂的临床获益，以确保非劣效试验具有足够的检定灵敏度[18]。

近年来，经常用于确定非劣效界值的方法包括点估计法（point estimate method）、固定界值法（fixed margin method）、综合法（synthesis method）和德尔菲法（Delphic method）等[25,36,43]。美国 FDA 推荐使用固定界值法和综合法，主要基于阳性对照药与安慰剂、试验药与阳性对照药、可接受的最大疗效损失比例之间的相互关系[18]。有学者认为，在药物研发进展迅速以及治疗把握度不断增加的情况下，仅根据阳性对照药相对于安慰剂的疗效基础来选择非劣效界值是不够的，建议基于"最佳"和"次佳"阳性对照药之间的疗效差异选择非劣效界值[52]。

4.1　固定界值法

固定界值法始于估算阳性对照药相对于安慰剂的疗效差异（M_1）。M_1 的估算主要依赖于阳性对照药的历史安慰剂对照试验，通常使用 Meta 分析方法，选择随机效应模型分析异质性[18]。但有学者指出，随机效应模型的假设对小样本试验赋予了不适当的权重，因此 M_1 的估算易受与其他大样本试验结果完全不同的小样本试验的影响[36]。通常选择 Meta 分析估算出的阳性对照药相对于安慰剂的疗效差异的双侧 95%（或单侧 97.5%）置信区间的上限或下限作为 M_1（疗效评价指标为高优时选下限，低优时选上限）。美国 FDA 建议，如果恒定假设存在不确定性，可采用"折扣"策略（如减半）确定 M_1，即将 Meta 分析估算出的 M_1 通过一定幅度的"折扣"转换为更加保守的 M_1；这种"折扣"的概念着重于确定 M_1，明显不同于在临床判断上可接受的最大疗效损失（M_2）[18]。M_1 的估算归属于统计推断的范畴[43]。

M_2 的确定需要基于临床判断，即选择临床上可接受的 M_1 的最大损失，其损失比例为 r[43]。例如选择 $r=0.5$，即临床上最多可接受 M_1 损失 50% 作为 M_2[18,22]。若 M_1 为绝对度量，则 $M_2=-rM_1$，若 M_1 为相对度量，则 $M_2=e^{r\ln(1/M_1)}$。对 r 的选择有影响的因素可能包括研究终点的严重性（例如不可逆的发病率或死亡率）、阳性对照药的疗效、风险获益曲线、阳性对照药的成本、阳性对照的疗效是否随时间减少等[43]。当阳性对照药与安慰剂的疗效差异很大时，如疫苗，对 r 的选择应该需要更加严格[36,53]；当研究终点测量为不可逆的发病率或死亡率时，对 r 的选择应基于伦理慎重考虑[37]；当试验药显示出其他方面的明显优势时，如不良事件发生率低、用药依从性好、价格便宜等，对 r 的选择可以适当放宽[36-37]。M_2 即为非劣效界值。

在检验水准为双侧 5%（或单侧 2.5%）的情况下，当疗效评价指标为高优时，双侧 95%（或单侧 97.5%）置信区间的下限大于非劣效界值，即认为试验的非劣效结论成立；当疗效评价指标为低优时，双侧 95%（或单侧 97.5%）置信区间的上限小于非劣效界值，即认为试验的非劣效结论成立[15,18]。

虽然从假设检验的角度拒绝原假设则允许得出非劣效结论，但在临床上更关心的是试验药相对于阳性对照药的疗效差异程度，即置信区间与非劣效界值的相对位置及其对应的统计结论。图 1 显示了五种潜在的试验结果[4,36]。结果 A 表明试验药不仅显示出了非劣效，而且显示出了优效（从优效试验的角度）；结果 B 表明试验药显示出了非劣效；结果 C 表明试验药虽然显示出了非劣效，但也显示出了劣效（从优效试验的角度）；结果 D 表明试验药显示出了劣效；结果 E 表明试验的检验效能不足，具有不确定性。

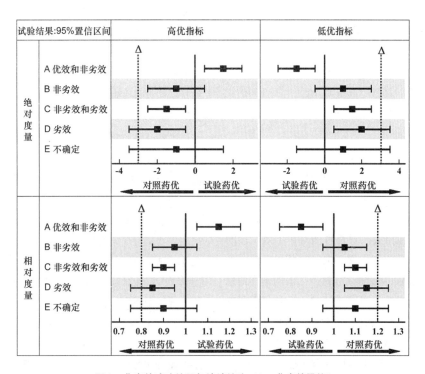

图 1　非劣效试验结果与统计结论（Δ：非劣效界值）

4.2　综合法

综合法不要求指定特定的界值（M_1 和 M_2），通常通过确定一个检验统计量来显示试验药是否保留了阳性对照药疗效的一部分[26,36,43]。该检验统计量基于疗效估计和标准误差的组合，即比较阳性对照药的历史安慰剂对照试验和当前试验药的阳性对照非劣效试验之间的疗效估计和标准误差[26,36]。

利用历史试验（阳性对照药 C_h 与安慰剂 P 比较）和当前非劣效试验（试验药 T 与阳性对照药 C_n 比较）的数据来源的变异性（C_h 相对于 P 的疗效估计及其标准误差 SE，T 相对于 C_n 的疗效估计及其 SE），并根据预先确定的 C_h 相对于 P 的疗效差异的可损失比例 r，构建用于检验非劣效假设的统计量 Z 如下[18]：

对于绝对度量的疗效评价，

$$Z = \frac{\widehat{(T-C_n)} + r\widehat{(C_h-P)}}{\sqrt{SE^2_{\widehat{T-C_n}} + r^2 SE^2_{\widehat{C_h-P}}}}$$

对于相对度量的疗效评价，

$$Z = \frac{\ln\widehat{(T/C_n)} + r\ln\widehat{(C_h/P)}}{\sqrt{SE^2_{\ln\widehat{(T/C_n)}} + r^2 SE^2_{\ln\widehat{(C_h/P)}}}}$$

综合法作为固定界值法的替代方法，也考虑了阳性对照药相对于安慰剂的疗效差异的变异性[4]。需要选择 Meta

分析估算出的阳性对照药相对于安慰剂的疗效差异的点估计值及其双侧 95%（或单侧 97.5%）置信区间，推算出 SE。

当疗效评价指标为高优时，统计量 Z 大于 $Z1-\alpha2$（α=5% 时，$Z1-\alpha2=1.96$），则认为试验药非劣效于阳性对照药；当疗效评价指标为低优时，统计量 Z 小于 $-Z1-\alpha2$（α=5% 时，$Z1-\alpha2=1.96$），则认为试验药非劣效于阳性对照药[18]。

只要恒定假设成立，使用综合法相对于使用固定界值法可以使研究设计更加有效率（例如，可以减少样本量或在给定样本量上获得更大的检验效能）；综合法在开展非劣效试验之前不能根据 M_1 通过临床判断选择 M_2，但是需预先确定 r[18]。

4.3　其他方法

非劣效界值的确定主要依赖于阳性对照药的历史数据[18]。在实践中，历史数据可能存在缺失，如未报告置信区间[54]，或者可能无可用的历史数据，如在抗感染治疗领域没有安慰剂对照研究[4]。为此，也采用过其他一些替代方法来确定非劣效界值。例如，可选择其他不太有效的药物代替安慰剂来确定阳性对照药的预期疗效，或者采用点估计法、德尔菲法等[4,26,36,43]。在确证性临床试验中一般不

中国新药注册与审评技术双年鉴（2022 年版）

推荐使用这些替代方法。

点估计法与固定界值法的区别在于，点估计法选择阳性对照药相对于安慰剂的疗效差异的点估计值作为 M_1，而固定界值法选择选择 Meta 分析估算出的双侧 95%（或单侧 97.5%）置信区间的上限或下限作为 M_1[43]。德尔菲法需要临床医生或患者考虑愿意牺牲何种程度的阳性对照药的疗效（M_1）来换取试验药提供的潜在获益[26]。对于德尔菲法，M_1 可能存在于临床医生或患者的头脑、经验和判断中[36]。使用德尔菲法时，应该严格按照该方法的要求收集信息并进行科学分析[55]，以避免选择 M_1 时的主观性和随意性。点估计法和德尔菲法的 M_2 选择方法和统计推断方法与固定界值法相同。

5　非劣效试验的技术挑战

5.1　试验结果难以解释和理解

非劣效试验建立在难以验证的假设之上，导致研究者、临床医生、患者以及其他相关人员都可能对非劣效试验的概念、设计、统计方法等存在误解，难以解释和理解非劣效试验结果[1,21,36]，更难以判断非劣效试验之间的真实信息传递[10,25]。例如，优效试验结果具有传递性，如果药物 B 优效于药物 A，药物 C 优效于药物 B，则药物 C 优效于药物 A；但非劣效试验结果不具有传递性，如果药物 B 非劣效于药物 A，药物 C 非劣效于药物 B，则难以直接推导出药物 C 与药物 A 之间的疗效关系。

5.2　试验质量不佳会受到鼓励

当优效试验质量较差时，如有设计缺陷、方案违背、依从性差、数据缺失等，常常稀释了试验药与阳性对照药之间对真实疗效差异的敏感性，从而不能拒绝原假设[36,56]。但在非劣效试验中，试验质量差可能使得试验药与阳性对照药的研究结果趋向于一致，更容易表现出非劣效[4,11,36,56-57]。仅根据结果数据，实施良好且正确地证实非劣效的非劣效试验却无法与实施不佳而未能发现真实差异的非劣效试验进行区别[41-42]。这意味着非劣效试验质量不佳不仅未受到惩罚，反而可能会受到鼓励[36,57]。

5.3　恒定假设通常难以成立

在实践中，恒定假设通常难以被证明是成立的。阳性对照药的历史试验并不总是安慰剂对照试验，也可能与标准治疗药或其他阳性对照药进行比较；或者历史试验的结果测量方法、阳性对照药剂量等不同于当前试验；或者历史试验中使用了与当前试验中阳性对照药同类的不同药物；或者历史试验与当前试验是在不同的国家开展的[36,41]。在历史试验和当前试验之间受试者特征也可能存在不同的分布[4,56]。此外，材料研究、制造工艺、生物学以及医学（如诊断和治疗标准）等领域可能随着时间在不断发展进步，但这些因素是不可测量的[54]。

5.4　检定灵敏度无法得到证实

在安慰剂对照的优效试验中可以通过试验药优效于安慰剂来验证检定灵敏度[4,36,42]，因此 EMA 建议尽可能在非劣效试验中包括安慰剂对照，以允许试验药和阳性对照药与安慰剂直接比较[15]。但出于伦理考虑，大多数情况下，在非劣效试验中设置安慰剂对照是不可接受的[4,36]。在没有安慰剂对照的情况下，非劣效试验的检定灵敏度无法被验证[4,23,36,41-42]，只能基于显示阳性对照药优效的历史数据、当前试验与历史试验的相似性（恒定假设）以及当前试验质量去假设具有检定灵敏度[18]。

5.5　生物爬行现象的风险很高

虽然药品监管机构批准的药物在特定条件下是安全有效的，但并不意味着使用该药物作为阳性对照药开展新药的非劣效试验能够提供可靠的依据[35]。研究显示，在约 60% 的非劣效试验中试验药相对于阳性对照药存在 50% 以上的疗效降低的可能性[58]。这意味着重复开展非劣效试验出现生物爬行现象的风险很高。除了阳性对照药疗效降低之外，试验药为降低剂量的阳性对照药（降低治疗强度）[59]，阳性对照药相对于安慰剂的历史数据存在发表偏倚、统计显著性偏倚以及选择偏倚等[33,54]，违反恒定假设[36-38]，以及非劣效界值不够保守[33,39]，也可导致出现生物爬行现象。此外，生物体本身的进化也可能产生真正的生物爬行现象，例如人体对于长期使用的药物逐渐耐受，致病微生物对药典中抗感染药物产生耐药性等[36]。

5.6　选择大界值的诱惑很强烈

研究显示，药物临床试验申办方支持的非劣效试验中有 97% 得出了有利的结论，确保试验成功的最简单方法是选择较大的非劣效界值[19]。从成本角度来看，较大的非劣效界值意味着较小的试验规模以及较大的可能性得出非劣效结论，这对药物临床试验申办来说利害攸关，具有强烈的诱惑力[21-22,32,39,56]。因此，选择较大的非劣效界值通常不是基于研究人员的误解或判断差异，而是其明确地认识到可能的预期收益[56]。开展非劣效试验可能是试图获取市场份额而非为了回答有意义的临床问题，所以会有意识地忽视对临床上可接受的疗效所造成的巨大损失[19,32]。

6　非劣效与优效检验的相互转换

在非劣效试验中，对于单一主要疗效指标，当试验结果显示出非劣效后可以进行优效检验，若也显示出优效，则可以允许同时声明非劣效和优效结论，在此过程中不需要消耗检验水准（α）[21,23,25,28,36,40-42,60]。有学者认为该过程需要事先计划[40-41]，也有学者认为无须事先计划[42]，但更多的学者强调要按照顺序先检验非劣效再检验优效，即"封闭检验"[21,25,28,36,40-41]。

在优效试验中，对于单一主要疗效指标，当试验结果未显示出优效后，是否可以进行非劣效检验，则要区分两种情况：① 事先计划了非劣效检验，制定了非劣效界值。这种情况下，可以先检验优效再检验非劣效，不需要进行统计学惩罚[23,41,60]。② 事先未计划非劣效检验，事后再制定非劣效界值。这种情况下原则上不允许再进行非劣效检验[21,23,41-42,61]。然而，EMA 认为，只要证明事后非劣效界值是合理的，则可以允许再进行非劣效检验，但事实上这难以证明，并且仅限于非劣效界值是被广泛接受的少数情况下[60]。

对于单一主要疗效指标，无论是在非劣效试验中进行优效检验，还是在优效试验中预设非劣效界值进行非劣效检验，在实践中都等同于在同一个试验中检验非劣效和优效，无须进行统计学惩罚[25,41-42]，其原因是，可以将非劣效和优效检验视为对主要疗效指标的置信区间的解释，根据置信区间所处的不同位置得出不同的统计学结论[36]。原则上，在非劣效与优效检验的相互转换过程中，无论是哪个检验，对 ITT/FAS 人群和 PPS 人群的分析结果均应保持一致，若不一致则需要进一步的分析和解释。

值得注意的是，当允许在同一个试验中对单一主要疗效指标进行非劣效和优效检验时，则存在试验药和阳性对照药之间疗效解释不对称的矛盾，即当试验药优效于阳性对照药时，阳性对照药却可以非劣效于试验药，或者反之[62-63]。这种不对称性来源于非劣效检验标准（即非劣效界值）与优效检验标准（即差异性检验）的混合[62]。若要消除不对称性，则需要在优效检验中设定与非劣效界值对称的优效界值[63]。

7　总结与思考

虽然非劣效试验在临床研究中应用越来越广泛，在识别具有临床价值的创新药方面发挥了重要作用，但应该认识到非劣效试验的结果不如优效试验可信，其面临的技术挑战隐藏着固有偏倚风险，如恒定假设、检定灵敏度、非劣效界值、试验质量等，可能会导致高估试验药的真实疗效。在开展非劣效试验时，必须通过合理应用、正确设计、良好实施、全面分析和充分解释等措施来控制其固有偏倚风险。当有证据显示非劣效试验的固有偏倚风险无法被有效控制时，应采用其他合适的试验设计。由于错误认为非劣效试验更容易得出有利结论而滥用该试验设计，将会极大危害公众健康利益。药品监管机构、药物临床试验申办方、伦理委员会、研究者、临床医生以及患者等各相关方应该谨慎看待非劣效试验的技术挑战，建立沟通机制，充分评估使用其解决研究问题的风险与获益。

目前，非劣效试验的成功与否取决于主要疗效评价指标的分析结果，而未考虑其潜在获益的评价，如安全性、依从性、成本等。对此，药品监管机构和药物临床

试验各相关方应该进一步讨论现行的非劣效试验评价标准的合理性，以确保非劣效试验能够全面评价药物的真正价值。

参考文献

[1] GREENE CJ, MORLAND LA, DURKALSKI VL, et al. Noninferiority and equivalence designs：issues and implications for mental health research［J］. *J Trauma Stress*, 2008, 21（5）：433 - 439.

[2] BOWALEKAR SK. Non-inferiority and equivalence trials：Need for a standardized process［J］. *Perspect Clin Res*, 2011, 2（4）：115 - 118.

[3] MURTHY VL, DESAI NR, VORA A, et al. Increasing proportion of clinical trials using noninferiority end points［J］. *Clin Cardiol*, 2012, 35（9）：522 - 523.

[4] MAURI L, D'AGOSTINO RB, SR. Challenges in the Design and Interpretation of Noninferiority Trials［J］. *N Engl J Med*, 2017, 377（14）：1357 - 1367.

[5] WELLEK S, BLETTNER M. Establishing equivalence or non-inferiority in clinical trials：part 20 of a series on evaluation of scientific publications［J］. *Dtsch Arztebl Int*, 2012, 109（41）：674 - 679.

[6] RIECHELMANN RP, ALEX A, CRUZ L, et al. Non-inferiority cancer clinical trials：scope and purposes underlying their design［J］. *Ann Oncol*, 2013, 24（7）：1942 - 1947.

[7] ALTHUNIAN TA, DE BOER A, KLUNGEL OH, et al. Methods of defining the non-inferiority margin in randomized, double-blind controlled trials：a systematic review［J］. *Trials*, 2017, 18：107.

[8] SCHILLER P, BURCHARDI N, NIESTROJ M, et al. Quality of reporting of clinical non-inferiority and equivalence randomised trials-update and extension［J］. *Trials*, 2012, 13：214.

[9] ABEREGG SK, HERSH AM, SAMORE MH. Empirical consequences of current recommendations for the design and interpretation of noninferiority trials［J］. *J Gen Intern Med*, 2018, 33（1）：88 - 96.

[10] HILLS RK. Non-inferiority trials：no better? no worse? no change? no pain?［J］. *Br J Haematol*, 2017, 176（6）：883 - 887.

[11] BROWN TM. Design and interpretation of non-inferiority studies：A clinician's perspective［J］. *J Nucl Cardiol*, 2017, 24（6）：1994 - 1997.

[12] POWERS JH, FLEMING TR. Noninferiority trials：clinical understandings and misunderstandings［J］. *Clin Investig（Lond）*, 2013, 3（3）：215 - 218.

[13] ZHOU M, KUNDU S. Some practical considerations in three-arm non-inferiority trial design［J］. *Pharm Stat*, 2016, 15（6）：550 - 559.

［14］ International Conference on Harmonisation of Technical Requirements for Registration of Pharmaceuticals for Human Use. ICH harmonised tripartite guideline: choice of control group and related issues in clinical trials (E10) ［EB/OL］. (2000 – 07 – 20). ［2019 – 06 – 01］. http: //www. ich. org/fileadmin/Public_ Web_ Site/ICH_ Products/Guidelines/Efficacy/E10/Step4/E10_ Guideline. pdf.

［15］ Committee for Medical Products for Human Use (CHMP). Guideline on the choice of the non-inferiority margin ［EB/OL］. (2005 – 07 – 27). ［2019 – 06 – 01］. http: //www. ema. europa. eu/docs/en_ GB/document_ library/Scientific_ guideline/2009/09/WC500003636. pdf.

［16］ The Food and Drug Administration of the United States. Guidance for industry non-inferiority clinical trials (draft guidance) ［EB/OL］. (2010 – 03). ［2019 – 06 – 01］. https: //www. fdanews. com/ext/resources/files/archives/n/NoninferiorityGuidance. pdf.

［17］ MOHER D, HOPEWELL S, SCHULZ KF, et al. CONSORT 2010 explanation and elaboration: updated guidelines for reporting parallel group randomised trials ［J］. BMJ, 2010, 340: c869.

［18］ The Food and Drug Administration of the United States. Non-inferiority clinical trials to establish effectiveness: guidance for industry ［EB/OL］. (2016 – 11). ［2019 – 06 – 01］. https: //www. fda. gov/downloads/Drugs/Guidances/UCM202140. pdf.

［19］ PRASAD V. Non-inferiority trials in medicine: practice changing or a self-fulfilling prophecy? ［J］. J Gen Intern Med, 2018, 33 (1): 3 – 5.

［20］ TURNER JR, DURHAM TA. Must new drugs be superior to those already available? The role of noninferiority clinical trials ［J］. J Clin Hypertens (Greenwich), 2015, 17 (4): 319 – 321.

［21］ HEAD SJ, KAUL S, BOGERS AJ, et al. Non-inferiority study design: lessons to be learned from cardiovascular trials ［J］. Eur Heart J, 2012, 33 (11): 1318 – 1324.

［22］ CAMPBELL-SCHERER D. Reflections on using non-inferiority randomised placebo controlled trials in assessing cardiovascular safety of new agents for treatment of type 2 diabetes ［J］. Evid Based Med, 2017, 22 (2): 54 – 56.

［23］ HAHN S. Understanding noninferiority trials ［J］. Korean J Pediatr, 2012, 55 (11): 403 – 407.

［24］ MYLES PS. What's new in trial design: propensity scores, equivalence, and non-inferiority ［J］. J Extra Corpor Technol, 2009, 41 (4): 6 – 10.

［25］ LESAFFRE E. Superiority, equivalence, and non-inferiority trials ［J］. Bull NYU Hosp Jt Dis, 2008, 66 (2): 150 – 154.

［26］ AL DEEB M, AZAD A, BARBIC D. Critically appraising noninferiority randomized controlled trials: a primer for emergency physicians ［J］. CJEM, 2015, 17 (3): 231 – 236.

［27］ BRITTAIN EH, FAY MP, FOLLMANN DA. A valid formulation of the analysis of noninferiority trials under random effects meta-analysis ［J］. Biostatistics, 2012, 13 (4): 637 – 649.

［28］ ZHONG J, WEN MJ, KWONG KS, et al. Testing of non-inferiority and superiority for three-arm clinical studies with multiple experimental treatments ［J］. Stat Methods Med Res, 2018, 27 (6): 1751 – 1765.

［29］ TUNES DA SILVA G, LOGAN BR, KLEIN JP. Methods for equivalence and noninferiority testing ［J］. Biol Blood Marrow Transplant, 2009, 15 (1 Suppl): 120 – 127.

［30］ TURAN FN, SENOCAK M. Evaluating "superiority", "equivalence" and "non-inferiority" in clinical trials ［J］. Ann Saudi Med, 2007, 27 (4): 284 – 288.

［31］ International Conference on Harmonisation of Technical Requirements for Registration of Pharmaceuticals for Human Use. ICH harmonised tripartite guideline: statistical principles for clinical trials. ICH harmonised tripartite guideline: statistical principles for clinical trials (E9) ［EB/OL］. (1998 – 02 – 05). ［2019 – 06 – 01］. http: //www. ich. org/fileadmin/Public_ Web_ Site/ICH_ Products/Guidelines/Efficacy/E9/Step4/E9_ Guideline. pdf.

［32］ FLEMING TR, POWERS JH. Issues in noninferiority trials: the evidence in community-acquired pneumonia ［J］. Clin Infect Dis, 2008, 47 (Suppl 3): S108 – S120.

［33］ ODEM-DAVIS K, FLEMING TR. A simulation study evaluating bio-creep risk in serial non-inferiority clinical trials for preservation of effect ［J］. Stat Biopharm Res, 2015, 7 (1): 12 – 24.

［34］ GUPTA SK. Non-inferiority clinical trials: Practical issues and current regulatory perspective ［J］. Indian J Pharmacol, 2011, 43 (4): 371 – 374.

［35］ POCOCK SJ. The pros and cons of noninferiority trials ［J］. Fundam Clin Pharmacol, 2003, 17 (4): 483 – 490.

［36］ SCHUMI J, WITTES JT. Through the looking glass: understanding non-inferiority ［J］. Trials, 2011, 12: 106.

［37］ PINTO VF. Non-inferiority clinical trials: concepts and issues ［J］. J Vasc Bras, 2010, 9 (3): 145 – 151.

［38］ EVERSON-STEWART S, EMERSON SS. Bio-creep in non-inferiority clinical trials ［J］. Stat Med, 2010, 29 (27): 2769 – 2780.

［39］ FLEMING TR. Current issues in non-inferiority trials ［J］. Stat Med, 2008, 27 (3): 317 – 332.

［40］ KERAI S. Equivalence and non-inferiority trials in a snapshot ［J］. J Ayub Med Coll Abbottabad, 2017, 29 (3): 371 – 372.

［41］ SCOTT IA. Non-inferiority trials: determining whether alternative treatments are good enough ［J］. Med J Aust, 2009, 190 (6): 326 – 330.

［42］ SNAPINN SM. Noninferiority trials ［J］. Curr Control Trials

Cardiovasc Med, 2000, 1 (1): 19 – 21.

[43] ALTHUNIAN TA, DE BOER A, GROENWOLD RHH, *et al.* Defining the noninferiority margin and analysing noninferiority: An overview [J]. *Br J Clin Pharmacol*, 2017, 83 (8): 1636 – 1642.

[44] XIE X, YE C, MITSAKAKIS N. The impact of the underlying risk in control group and effect measures in non-inferiority trials with time-to-event data: a simulation study [J]. *J Clin Med Res*, 2018, 10 (5): 376 – 383.

[45] UNO H, WITTES J, FU H, *et al.* Alternatives to hazard ratios for comparing the efficacy or safety of therapies in noninferiority studies [J]. *Ann Intern Med*, 2015, 163 (2): 127 – 134.

[46] TURGEON RD, REID EK, RAINKIE DC. Design and interpretation of noninferiority trials [J/OL]. *J Gen Intern Med*, 2018. https://doi.org/10.1007/s11606-018-4504-9.

[47] GONZALEZ CD, BOLANOS R, DE SEREDAY M. Editorial on hypothesis and objectives in clinical trials: superiority, equivalence and non-inferiority [J]. *Thromb J*, 2009, 7: 3.

[48] KORN EL, FREIDLIN B. Interim monitoring for non-inferiority trials: minimizing patient exposure to inferior therapies [J]. *Ann Oncol*, 2018, 29 (3): 573 – 577.

[49] AL DEEB M, AZAD A, BARBIC D. Re: a note on non-inferiority margins [J]. *CJEM*, 2015, 17 (3): 239.

[50] FLACCO ME, MANZOLI L, IOANNIDIS JP. Noninferiority is almost certain with lenient noninferiority margins [J]. *J Clin Epidemiol*, 2016, 71: 118.

[51] THOMA A, FARROKHYAR F, WALTHO D, *et al.* Users' guide to the surgical literature: how to assess a noninferiority trial [J]. *Can J Surg*, 2017, 60 (6): 426 – 432.

[52] LANGE S. Noninferiority trials [J]. *N Engl J Med*, 2018, 378 (3): 303.

[53] LIU GF. A dynamic power prior for borrowing historical data in noninferiority trials with binary endpoint [J]. *Pharm Stat*, 2018, 17 (1): 61 – 73.

[54] LIU Q, LI Y, ODEM-DAVIS K. On robustness of noninferiority clinical trial designs against bias, variability, and nonconstancy [J]. *J Biopharm Stat*, 2015, 25 (1): 206 – 225.

[55] GARSON GD. The Delphi method in quantitative research [M]. Asheboro, NC: Statistical Associates Publishers, 2014.

[56] FLEMING TR, ODEM-DAVIS K, ROTHMANN MD, *et al.* Some essential considerations in the design and conduct of non-inferiority trials [J]. *Clin Trials*, 2011, 8 (4): 432 – 439.

[57] BITTL JA. What do noninferiority trials say about coronary stents? [J]. *JACC Cardiovasc Interv*, 2017, 10 (3): 265 – 267.

[58] GLADSTONE BP, VACH W. Choice of non-inferiority (NI) margins does not protect against degradation of treatment effects on an average-an observational study of registered and published NI trials [J]. *PLoS One*, 2014, 9 (7): e103616.

[59] ABEREGG SK, HERSH AM, SAMORE MH. Do non-inferiority trials of reduced intensity therapies show reduced effects? A descriptive analysis [J]. *BMJ Open*, 2018, 8 (3): e019494.

[60] COMMITTEE FOR PROPRIETARY MEDICINAL P. Points to consider on switching between superiority and non-inferiority [J]. *Br J Clin Pharmacol*, 2001, 52 (3): 223 – 228.

[61] TANAKA S, KINJO Y, KATAOKA Y, *et al.* Statistical issues and recommendations for noninferiority trials in oncology: a systematic review [J]. *Clin Cancer Res*, 2012, 18 (7): 1837 – 1847.

[62] GANJU J, ROM D. Non-inferiority versus superiority drug claims: the (not so) subtle distinction [J]. *Trials*, 2017, 18 (1): 278.

[63] DINUBILE MJ. Bias and asymmetry in sequential noninferiority-superiority trial designs [J]. *Clin Infect Dis*, 2013, 56 (12): 1841 – 1842.

编辑: 王宇梅/接受日期: 2020 – 01 – 27

消化性溃疡出血治疗药物临床试验设计和评价考虑要点

陈 颖，鲁 爽

（国家药品监督管理局药品审评中心，北京 100022）

[摘要] 消化性溃疡出血为临床常见内科急症之一，有一定的病死率。近年来在我国，抑酸药用于该治疗领域的药物研发较为活跃。目前，国内外药品监管机构尚未发布相关技术文件可供参考。本文基于临床研发现状，同时结合在药品技术审评中发现一些常见共性问题，就临床试验设计与评价重点关注内容，从技术审

评角度提出一些考虑，以期为开展药物临床试验提供参考，进而促进有临床价值药物尽早上市，更好地满足患者的临床需求。

上消化道出血临床表现为呕血、黑便等，轻者可无症状，重者伴有贫血及血容量减少，甚至休克，危及生命。消化性溃疡出血是我国上消化道出血的首要病因，占比达50%以上，为临床最常见的急症之一[1-2]。国外一项包括93个临床试验的系统评价显示，其年发病率为（19.4～57.0）/10 万例，发病后 7 天再出血率为 13.9%，病死率为 8.6%[3]。临床常用止血措施包括抑酸药物和内镜下止血。在我国，抑酸药物的临床研发近年来较为活跃，包括新的钾离子竞争型酸阻断剂以及已上市质子泵抑制剂（proton pump inhibitors，PPIs）的光学异构体药物等，部分品种已完成用于消化性溃疡出血适应证的临床试验申报生产。

目前，国内外药品监管机构尚未发布相关药物研发技术文件供参考。本文结合审评，梳理了该治疗领域临床试验设计与评价关注点，为国内开展此类药物临床试验提供参考。

上消化道出血病因不同，病理机制和预后存在一定差异，在同一个临床试验中进行疗效评价存在困难。本文仅讨论由胃或十二指肠溃疡引起的上消化道出血的治疗，不涉及其他原因如静脉曲张性疾病等引起出血的治疗，或者应激性溃疡、非甾体抗炎药相关溃疡引起出血的预防等。

1 现有治疗手段的局限性和临床需求

国内急性非静脉曲张性上消化道出血诊治指南[4]建议早期对患者进行病情评估，在内镜下采用 Forrest 分级（Ⅰa喷射样出血、Ⅰb活动性渗血、Ⅱa血管裸露、Ⅱb附着血凝块、Ⅱc黑色基底、Ⅲ基底洁净）对出血溃疡进行再出血风险判断，根据病情、按照循证医学原则行个体化分级救治。20 世纪 90 年代，一项国外研究显示，根据内镜下出血性消化性溃疡的 Forrest 分级判断患者发生再出血的风险，Ⅰa、Ⅰb、Ⅱa、Ⅱb、Ⅱc、Ⅲ级的再出血概率分别是55%、55%、43%、22%、10%、5%[5]。

临床常用止血措施包括内镜下止血和药物治疗，药物治疗主要是使用抑酸药。

常用的内镜止血方法包括药物局部注射、热凝止血和机械止血三种。内镜下止血起效迅速、疗效确切。国内外临床诊治指南均推荐对再出血高危病变行内镜下止血治疗[4,6-8]。Wang 等[9]报道，欧洲、美国高危消化性溃疡出血患者的内镜治疗率达 70% 以上。然而，由于医疗资源、技术水平、治疗理念等因素限制，我国各消化内镜中心的治疗方案、治疗方式和习惯差异较大，目前国内临床实际工作中急诊胃镜检查比例普遍较低，尚未完全普及，选择内镜技术止血临床实际情况并不理想，国内高危溃疡患者接

受内镜治疗的比例仍然偏低，部分或大部分患者并不能及时获得内镜诊断分级和止血治疗，尤其是在基层医院。近年一项全国 1006 例的流行病学调查研究显示，我国的出血性溃疡中 43.4% 为 Forrest 分级Ⅰa～Ⅱb，但其中仅有25.2%接受内镜下止血治疗[10]。此外，首次内镜止血治疗成功后也可能发生再出血。一项北京某三甲医院 223 例患者的回顾性分析显示，Forrest 分级Ⅰa～Ⅱb级首次内镜止血成功后发生再出血的比例为 15.2%[11]。前述全国 1006 例的流行病学研究显示，Forrest 分级Ⅰa～Ⅱb患者内镜治疗后 3 d 内再出血发生率为 10.9%[10]。

公认的抑酸药治疗消化性溃疡出血的机制是提高胃内pH 值，既可促进血小板聚集和纤维蛋白凝块的形成，避免血凝块过早溶解，有利于止血和预防再出血，又可治疗消化性溃疡。临床常用的抑酸药物包括 PPIs 和 H_2 受体拮抗剂（histamine-2 receptor antagonist，H_2RAs）。国内临床诊治指南推荐：内镜治疗前采用大剂量 PPIs 可减少内镜下止血的需要、降低内镜治疗难度；内镜治疗后大剂量 PPIs 可以降低高危患者再出血率及病死率；对于低危患者，可采用常规剂量 PPIs 治疗，实用性强，适于基层医院开展[4]。

目前国内已批准用于消化性溃疡出血的 PPIs 注射剂有奥美拉唑、兰索拉唑、泮托拉唑、雷贝拉唑、艾司奥美拉唑、艾普拉唑等；H_2RAs 注射剂有雷尼替丁、法莫替丁、罗沙替丁等。

随着内镜和药物治疗的进步，消化性溃疡再出血率显著降低。以国内近年批准的 PPIs 注射用艾普拉唑钠为例，该品种在上市时进行了一项多中心、随机、双盲双模拟、阳性平行对照Ⅲ期临床试验，入选人群为内镜确诊的消化性溃疡出血患者，包括胃溃疡和十二指肠溃疡，按照临床指南对再出血风险高危人群进行内镜止血，低危人群不进行内镜止血，之后给予药物静脉滴注治疗。试验组静脉滴注艾普拉唑钠 10 mg（qd），首剂加倍，对照组静脉滴注奥美拉唑钠 40 mg（bid），疗程 3 天，之后改为口服治疗。结果显示，注射用艾普拉唑钠试验组和奥美拉唑对照组的总体人群 72 小时止血率分别为 95.49%（339/355）和 95.51%（170/178）[12]。

尽管以 PPIs 为代表的抑酸药物短期用于消化性溃疡出血普遍耐受良好且对大多数患者有效，但尚有一定改善空间，如影响有效性方面的抑酸作用起效时间和维持时间、夜间胃酸控制效果、代谢酶遗传多态性等问题，以及药物相互作用和罕见的全血细胞减少、肝肾功能损害等安全性方面的问题。

2　临床研发现状和常见共性问题

近 5 年国内批准的品种包括：注射用艾普拉唑钠，于 2017 年批准上市用于消化性溃疡出血；注射用艾司奥美拉唑钠，于 2018 年批准用于降低成人胃和十二指肠溃疡出血内镜治疗后再出血风险。

目前，国内消化性溃疡出血适应证在研药物多为已上市 PPIs 拆分而来，包括左旋泮托拉唑、右旋雷贝拉唑、右旋兰索拉唑等，部分品种目前已完成临床试验申报生产、审评中。预期可为临床提供更多一种治疗选择。

审评发现，在临床试验设计、实施和评价方面存在一些常见共性问题，如适应证定位不明确、药物量效关系研究不充分、主要疗效指标判断标准不清楚或无法对应至病例报告表中的具体参数、入组前违背方案在一定时间内使用 PPIs 或止血药物等、涉及主要疗效指标判断的内镜或临床指标检查时间严重超窗或者缺失、对于 Forrest 分级以及给药前是否进行内镜止血治疗等重要基线因素未充分考虑和评价、未进行必要的亚组分析或敏感性分析等。

3　临床试验设计的考虑

消化性溃疡出血药物的临床试验设计遵循药物临床研发的一般规律，基于临床试验目的而定。

首先明确适应证定位，应聚焦国内临床需求，符合国内临床实际和治疗目标，同时结合研究药物的特点。如明确是用于高危患者内镜治疗后，或者不区分再出血风险的全部患者。

一般来讲，重点关注的应是高危患者。国内外指南一致推荐高危患者在内镜治疗后静脉使用大剂量 PPIs 可以降低再出血风险[4,6-8]，这一观点已有国内外循证医学证据支持[13-15]。注射用艾司奥美拉唑钠于 2018 年国内批准增加的适应证"用于降低成人胃和十二指肠溃疡出血内镜治疗后再出血风险"，即定位于这部分人群，与 FDA 批准的适应证相同[16-17]。

低危患者再出血风险相对较低，国外指南推荐标准剂量 PPIs 口服。然而，如前所述，国内外临床实践存在一定差异，在我国临床实际工作中，有相当比例的患者并不能及时获得内镜诊断分级和止血治疗，因此对于不能接受内镜诊治的出血患者，无论高危或者低危，药物治疗都有其临床意义。此外，临床上诊断为活动性出血的患者通常需要禁食，口服药物不能完全满足临床需求。注射用艾普拉唑钠于 2017 年批准上市时的适应证"消化性溃疡出血"，包括了不同风险的广泛人群[12]。

临床试验期间加强安全性监测。对研究药物作用机制相关安全性问题、研究药物及相同靶点药物非临床研究和已完成的临床试验中暴露出的安全性问题等，作为特殊关注的不良事件予以观察和研究，充分实施风险管理。针对可能发生的再出血风险，根据诊疗规范监测出血征象，并在方案中事先规定补救治疗，以确保临床试验受试者安全。

3.1　临床药理学研究

在药物的早期研发阶段，可以考虑在健康志愿者中以抑制胃酸分泌作用相关的指标作为药效学指标，进行药动学/药效学评估，全面了解药物的暴露/效应作用特点，为后续临床试验提供指导。常用的药效学指标有：胃内 pH > 6 的时间百分比、胃内 pH > 4 的时间百分比、胃内 pH 平均值和中位数等。

根据药物的代谢特点，考虑 CYP450 代谢酶基因多态性等的影响，必要时对药物在不同代谢型受试者中的量效关系进行分层分析，以进一步支持后续临床试验中剂量选择的合理性。

3.2　探索性临床试验

探索性临床试验一般采用随机、双盲、对照设计。目前消化性溃疡出血适应证领域在临床上已有多种有效治疗药物可供选择，如果采用安慰剂对照可能会面临伦理学、可接受性以及可行性等问题。在采用阳性对照时，应考虑该阳性药对于消化性溃疡出血是否具有充分的临床有效性和安全性证据，是否能够反映临床标准治疗。

探索性临床试验应基于前期药动学/药效学评估结果设置多个剂量组，充分评价药物的量效关系，为后续给药方案的选择提供依据。消化性溃疡出血为急危重症，需要药物快速起效并达到满意的治疗目标，因此在保证安全性可接受的前提下，探索性试验中选择的剂量和间隔应包括能够提供最大抑酸作用的给药方案。由于疾病严重程度是决定患者标准治疗的重要因素，基线 Forrest 分级和给药前是否进行内镜下止血等不同情况下患者的再出血风险不同，因此如果适应证定位包括了不同出血风险的广泛人群，在评价量效关系时应充分考虑高危患者亚组，特别是基线未进行内镜止血的高危患者亚组。

对于某些特定情况，如已上市 PPIs 的光学异构体药物，在经过充分的科学评估后，可以考虑基于研究药物与已上市药品的药动学/药效学比较研究的结果进行桥接，从而简化部分剂量探索试验。

3.3　确证性临床试验

3.3.1　总体设计　确证性临床试验应采用随机、双盲、对照设计。基线 Forrest 分级以及给药前是否进行内镜止血治疗等因素都可能对预后产生显著影响，为减少偏倚，随机分组时可以考虑采用分层随机化的方法。

对照药的选择原则与探索性临床试验相同。阳性对照研究的目的既可以是证明研究药物与阳性药相比的优效性，也可以是证明其非劣效性。界值应遵循相关指导原则预先确定。不同临床试验入选人群基线再出血风险（包括给药

中国新药注册与审评技术双年鉴（2022 年版）

前是否进行内镜止血）以及评价有效止血率的具体标准可能不同，在确定界值时需要关注。

3.3.2 受试者 受试者应符合消化性溃疡出血的诊断标准，内镜检查是确诊的关键，可明确病因并判断再出血风险。需要考虑年龄、性别、疾病严重程度、Forrest 分级以及给药前是否进行内镜止血治疗等。根据适应证定位制定具体的入排标准，尽可能接近预期的目标治疗人群。部分临床试验方案中规定由研究者视受试者情况决定是否行内镜治疗，鉴于研究者判断具有一定主观性，如缺乏统一标准，可能造成一定偏倚，因此建议在方案中明确是否进行内镜诊断和治疗的具体标准并说明依据，建立统一的标准作业程序（SOP）。

在入组前一定时间内及试验期间，所有使用止血药物的患者均应排除。目前，临床上诊断为活动性出血的患者多数在急诊内镜前已常规使用静脉 PPIs，需要特别注意患者在入组前是否接受这些可能影响有效性评价的合并用药等情况。

此外，出于保证受试者安全性的考虑，临床试验中一般需要考虑排除血流动力学不稳定者、内镜治疗失败需要手术者、伴有重要器官疾病者等严重情况。

3.3.3 给药方案 给药方案应有前期临床试验数据等科学支持，根据研究药物的作用机制和所选疗效指标的预期作用，基于量效关系和整体获益风险评估合理选择剂量、给药间隔和治疗持续时间。已上市 PPIs 注射剂一般仅短期用于不宜口服者，疗程多为 3 ~ 5 天，视无活动性出血可以改为口服的时间而定，后续改为口服标准剂量至溃疡愈合。

3.3.4 有效性评价指标 有效性评价指标一般包括有效止血率或再出血率、因出血导致的再次内镜治疗或外科手术率、输血率、输血量、死亡率、止血时间等。

应保证足够长的研究时间以观察再出血情况。不同时间的再出血风险不同，以 72 小时内风险最高，之后逐渐递减。研究显示，接受内镜治疗和未接受内镜治疗的高危患者治疗后 1 ~ 3 天，4 ~ 5 天，6 ~ 30 天再出血的发生率分别是 10.9% 和 10.4%，3.6% 和 3.7%，0.9% 和 1.5%[10]。因此，有效性评价时间点的选择需要考虑入选人群再出血风险（如 Forrest 分级，给药前是否进行内镜下治疗等因素）和药物预期作用等因素。临床试验中有效性评价时间点通常包括 3、5、7 和 30 天。

据已有品种审评情况，消化性溃疡出血主要疗效指标通常选择 72 小时的有效止血。也有药物临床定位为降低高危人群内镜治疗后再出血的风险，如注射用艾司奥美拉唑钠，其主要疗效指标选择了 72 小时再出血率。次要疗效终点至少包括 5 天的有效止血率或再出血率，还可能包括 7 和 30 天的有效止血率，以及 3、5、7 和 30 天的输血率、因出血导致的再次内镜治疗或外科手术率、死亡率、临床止

血时间等。

如何判断有效止血或再出血是有效性评价的关键，目前尚无公认的统一标准，需要进一步讨论。

国内临床诊治指南[4]指出，临床上下述症候与实验室检查结果均提示有活动性出血：① 呕血或黑便次数增多，呕吐物呈鲜红色或排出暗红血便，或伴有肠鸣音活跃。② 经快速输液输血，周围循环衰竭的表现未见明显改善，或虽暂时好转但而后又恶化，中心静脉压仍有波动，稍稳定又再下降。③ 红细胞计数、血红蛋白浓度和血细胞比容继续下降，网织红细胞计数持续增高。④ 补液和尿量足够的情况下，血尿素氮持续或再次增高。⑤ 胃管抽出物有较多新鲜血。

在临床诊疗实际中，血压、心率、呕血、黑便、血红蛋白、红细胞压积等指标是监测出血征象的常规项目，临床医师通常根据这些临床症状、生命体征和实验室检查结果综合判断患者是否有活动性出血。临床指标相对内镜检查结果而言更容易获得，能在一定程度上反映临床止血情况，但是用于评价药物的有效性时可能存在一些不足，如血红蛋白降低、黑便可能有一定延迟，血压、心率的影响因素较多，故而特异性不足等，缺乏灵敏性或可靠性，无法完全反映止血疗效。

内镜检查客观性强、可靠性高。然而，对于低危患者，目前临床诊治规范中没有要求再次进行内镜检查。如果研究人群包括了不同出血风险的广泛人群，常规复查内镜可能面临一定伦理方面的挑战，患者依从性差，可能造成一定的疗效指标缺失而影响有效性评价。

近 5 年国内消化性溃疡适应证领域申报生产品种确证性临床试验中，72 小时有效止血的判断标准大多采用内镜与临床结合的标准；也有单独采用内镜标准。在后续 5、7 和 30 天时间点，有效止血的判断标准基本采用临床标准。临床标准中涉及的评价指标包括临床症状与实验室检查，如血压、心率、呕血、黑便、血红蛋白、红细胞压积等。

以下列举近 5 年来国内批准上市用于消化性溃疡出血的两个品种的有效性指标及其判断标准。

注射用艾司奥美拉唑钠 2013 年 2 月 ~ 2014 年 12 月开展的国内Ⅲ期临床试验[15]的设计与之前 2005 年 10 月 ~ 2007 年 12 月开展的用于支持其在美国注册的Ⅲ期临床试验[14]的设计基本一致，主要疗效指标是内镜止血成功后 72 小时内的临床显著再出血率。临床显著再出血定义为研究者估计呕吐大量新鲜血液（> 200 ml），或者出现以下三项中至少两项：① 呕吐新鲜血液，鼻胃管抽出新鲜血液，或正常大便后出现血便或黑便。② 24 小时内血红蛋白下降 > 20 g/L（或红细胞压积下降 > 6%），或 24 h 内输血量 ≥ 2 个单位而血红蛋白增加 < 10 g/L（或红细胞压积增加 < 3%）。③ 在血流动力学稳定后出现生命体征不稳定，即收缩压 ≤ 90 mmHg

或脉搏≥110 次/min。无论如何，内镜检查发现胃中有血液或者活动性溃疡出血（Forrest 分级Ⅰa、Ⅰb）时确认有再出血。

注射用艾普拉唑钠2014 年10 月~2015 年4 月开展的Ⅲ期临床试验[18]中，主要疗效指标72 小时有效止血率按照内镜标准进行判断，内镜确认止血的标准为 Forrest 分级降至或稳定在Ⅱb 中的陈旧性血痂、Ⅱc 和Ⅲ级者，或溃疡分期进入愈合期以上者；次要疗效指标中的临床再出血率按照临床标准或者内镜标准进行判断，同时符合以下①②③④项中的两项及以上，或第⑤⑥项中的1 项，可诊断临床明显出血：① 呕血。② 便血，或大便正常后再次黑便。③ 生命体征（体温、血压、脉搏及呼吸频率）不稳定，收缩压 < 90 mmHg，或者脉搏 >110 次/min。④ 血常规检查：24 h 内血红蛋白下降 >20 g/L 或红细胞压积下降 >6%；24 h 输血量≥400 ml 而血红蛋白增加 <10 g/L 或 红细胞压积增加 <3%。⑤ 研究者估计呕血量 >200 ml。⑥ 内镜确认出血：静脉滴注治疗结束 Forrest 分级属Ⅰa、Ⅰb、Ⅱa 或Ⅱb 中的鲜红色血凝块。

在审评过程中，通过与临床研究者讨论，一般认为内镜检查结果是最重要、最直观、最核心的疗效评价指标，是公认的金标准。部分观点认为72 小时内镜下未见出血可作为主要终点，其他如生命体征和血液学指标可作为次要终点。也有部分观点认为，消化性溃疡出血常是阵发性，难以确定复查内镜的最佳时机，高危患者72 小时时间点的内镜检查未见出血，不排除72 小时后的再出血，尤其是给药前不进行内镜下止血治疗的高危患者，再出血风险较高，5 天的临床指标包括生命体征、呕血、黑便、血红蛋白或红细胞压积等还是很有价值的，在评估5 天止血成功与否时要结合上述临床指标来判定。

无论使用哪种标准判断有效止血，均应在方案中事先定义。并且，对于临床和内镜标准中涉及的每一项指标，均应明确检查的时间窗。考虑到临床实际情况比较复杂，一般认为，72 小时内镜检查时间超过12 小时内（即84 小时内）是可以接受的。

4 临床试验结果的评价

原则上遵循药物上市申请的基本评价标准，包括数据来源和质量、有效性评价、安全性评价、获益-风险评估等。

4.1 有效性评价

4.1.1 试验设计的影响 评价内容包括总体设计、受试者入排标准、有效性终点的选择等。关注前期临床试验数据对给药剂量、给药间隔等的支持。如果采用阳性对照非劣效设计，论证对照药和非劣效界值的选择合理性。

4.1.2 受试人群特征和基线可比性 评价临床试验实际入选人群是否可充分代表目标人群，包括人口学特征、病因、

疾病严重程度、Forrest 分级以及给药前是否进行内镜止血治疗等。关注从试验中排除的重要人群，除儿童、老年、肝肾功能不全等特殊人群外，有些试验还排除了内镜检查见喷血者（Forrest 分级Ⅰa）等。

基线 Forrest 分级和给药前是否进行内镜下止血对于基线比较十分重要，不同情况的再出血风险不同，影响主要疗效指标评价。大多数临床试验，分析基线内镜下是否止血的组间可比性时未区分 Forrest 分级，考虑因素不够全面。建议详细列出各组按 Forrest 分级（Ⅰa、Ⅰb、Ⅱa、Ⅱb、Ⅱc）或者按合并的 Forrest 分级（Ⅰa~Ⅱb、Ⅱc）是否行内镜止血组间分布情况，并分析组间是否均衡可比。

4.1.3 重要亚组分析 研究药物的有效性在不同亚组中可能不同，需要关注这些差异是否具有临床意义。重要亚组包括基线 Forrest 分级Ⅰa~Ⅱb 患者、未进行内镜止血的高危患者、老年患者等。

Forrest 分级Ⅰa~Ⅱb 患者，特别是未进行内镜止血的高危患者再出血风险增加。而目前国内临床实际工作中选择胃镜止血治疗的比例仍然偏低，大多数临床试验中也有相当比例的高危患者未按临床指南推荐进行内镜止血。因此，如果适应证定位包括了不同出血风险的广泛人群，建议按基线 Forrest 分级和是否进行内镜下止血治疗进行分层分析。特别关注基线未进行内镜止血的高危患者合并亚组是否与整体人群一致。

65 岁以上老年患者再出血风险增加。如果临床试验入选人群包括这部分患者，建议按年龄进行亚组分析。多数情况下，消化性溃疡出血临床试验中入选的老年人群非常有限，可能影响亚组分析的结果解读。可以考虑结合研究药物在老年患者中的药动学特征等，根据总体人群的临床试验数据，综合评价老年患者的有效性和安全性。还需要关注肝肾功能不全和药物相互作用等影响因素。

胃或十二指肠溃疡出血患者病因不同，分层设计最为理想。近年来消化性溃疡出血适应证领域申报生产品种临床试验中的入选人群均以十二指肠溃疡出血为主，胃溃疡出血病例有限。有观点认为，PPIs 用于治疗消化道溃疡出血的药理机制相同，均为通过升高胃内 pH 值而改善血液凝固与血小板聚集功能、抑制胃蛋白酶的活性而发挥抑制出血的作用，临床转归相似，且国内已批准上市的 PPIs 用于胃、十二指肠溃疡出血的用法用量相同，因此如临床试验中两种病因在组间分布均衡，不会影响整体有效性评价。

4.1.4 影响有效性评价的重要方案偏离 消化性溃疡出血中常见的可能影响有效性评价的方案偏离包括：入组前违背方案在一定时间内使用 PPIs、止血药物等，涉及主要疗效指标判断的内镜或临床指标检查时间超窗或者缺失等。

对于所有可能影响有效性评价的方案偏离，均应从保守角度按无效进行必要的敏感性分析，以进一步评价整体

结论的稳健性。

4.1.5 其他 对于未达到主要终点的再出血病例，建议提供该病例的叙述性描述。

4.2 安全性评价

目前已上市的PPIs短期用于消化性溃疡出血普遍耐受良好。因此对于研究药物安全性特征的可接受性相比之下要求较高。

对入选人群特征和暴露程度进行分析，说明是否存在一些局限性因素可能影响安全性评价。特别是对于方案中列为特殊关注的安全性问题等，需要重点考虑监测相关不良事件的措施和频率是否足够用于安全性评价[19]。

综合考虑不良事件的发生频率、严重程度、与研究药物的相关性、预后和可逆性等因素，关注是否存在剂量或治疗持续时间等相关趋势。重视实验室及心电图检查中研究者判定为有临床意义变化的异常情况，不应仅作为"各类检查异常"孤立解读。对于一些安全性特征可能存在差异的特殊人群，如老年患者、CYP450酶慢代谢者等，需要关注亚组安全性特征与整体人群的一致性。

对于重要的已确定风险、潜在风险和缺失信息，制定必要的风险管理措施。

5 结语

近年来，消化性溃疡出血治疗领域国内药物临床研发较为活跃，但是在临床试验的设计和评价方面，仍存在一些尚需探讨的问题，如主要疗效指标的判断标准等，有待临床试验各方达成一致意见。目前为止，国内外药品监管机构也没有发布相关药物临床试验技术文件可供参考。

消化性溃疡出血药物的临床研发遵循药物临床研发的一般规律，但又有其特点。本文主要结合审评经验，就临床试验设计与评价关键点，从技术审评角度，针对总体设计、受试者选择、评价指标、数据分析思路、风险控制等方面提出了一些考虑，期望能够推进更大范围的讨论，最终形成共识，从而为国内开展临床试验提供有益参考。

参 考 文 献

[1] 王海燕，顿晓熠，柏愚，等. 中国上消化道出血的临床流行病学分析 [J]. 中华消化内镜杂志，2013，30（2）：83-86.

[2] 王锦萍，崔毅，王锦辉，等. 上消化道出血15年临床流行病学变化趋势 [J]. 中华胃肠外科杂志，2017，20（4）：425-431.

[3] LAU JY, SUNG J, HILL C, et al. Systematic review of the epidemiology of complicated peptic ulcer disease: incidence, recurrence, risk factors and mortality [J]. *Digestion*, 2011, 84（2）：102-113.

[4] 《中华内科杂志》《中华医学杂志》《中华消化杂志》，等. 急性非静脉曲张性上消化道出血诊治指南（2018年，杭

州）[J]. 中华内科杂志，2019，58（3）：173-180.

[5] LAINE L, PETERSON WL. Bleeding peptic ulcer [J]. *N Engl J Med*, 1994, 331（11）：717-727.

[6] KARSTENSEN J, EBIGBO A, AABAKKEN L, et al. Nonvariceal upper gastrointestinal hemorrhage: European Society of Gastrointestinal Endoscopy (ESGE) Cascade Guideline [J]. *Endosc Int Open*, 2018, 6（10）：E1256-E1263.

[7] LAINE L, JENSEN DM. Management of patients with ulcer bleeding [J]. *Am J Gastroenterol*, 2012, 107（3）：345-360.

[8] BARKUN AN, ALMADI M, KUIPERS EJ, et al. Management of nonvariceal upper gastrointestinal bleeding: guideline recommendations from the international consensus group [J]. *Ann Intern Med*, 2019, 171（11）：805-822.

[9] WANG YR, RICHTER JE, DEMPSEY DT. Trends and outcomes of hospitalizations for peptic ulcer disease in the United States, 1993 to 2006 [J]. *Ann Surg*, 2010, 251（1）：51-58.

[10] BAI Y, DU YQ, WANG D, et al. Peptic ulcer bleeding in China: a multicenter endoscopic survey of 1006 patients [J]. *J Dig Dis*, 2014, 15（1）：5-11.

[11] 张静，张佳莹，丁士刚，等. 内镜止血在急性非静脉曲张性上消化道出血治疗中的临床价值 [J]. 北京大学学报（医学版），2012，44（4）：582-587.

[12] 国家食品药品监督管理总局. 注射用艾普拉唑钠说明书 [S]. 2017.

[13] LAINE L, MCQUAID KR. Endoscopic therapy for bleeding ulcers: an evidence-based approach based on meta-analyses of randomized controlled trials [J]. *Clin Gastroenterol Hepatol*, 2009, 7（1）：33-47.

[14] SUNG JJY. Intravenous esomeprazole for prevention of recurrent peptic ulcer bleeding: a randomized trial [J]. *Ann Intern Med*, 2009, 150（7）：455-464.

[15] BAI Y, CHEN DF, WANG RQ, et al. Intravenous esomeprazole for prevention of peptic ulcer rebleeding: a randomized trial in Chinese patients [J]. *Adv Ther*, 2015, 32（11）：1160-1176.

[16] 国家食品药品监督管理总局. 注射用艾司奥美拉唑钠说明书 [S]. 2018.

[17] FDA. Label approved on 09/30/2019 for NEXIUMI.V. [EB/OL]. [2020-03-31]. https://www.accessdata.fda.gov/drugsatfda_docs/label/2019/021689Orig1s034lbl.pdf.

[18] 索宝军，王晔，周丽雅，等. 注射用艾普拉唑钠治疗消化性溃疡出血的多中心、随机、双盲、阳性药物平行对照Ⅲ期临床研究 [J]. 中华消化杂志，2018，38（10）：691-696.

[19] 刘霭明，罗蓓. 我院质子泵抑制剂不合理用药分析 [J]. 今日药学，2019，29（12）：828-831.

编辑：王宇梅/接受日期：2020-04-20

抗肿瘤新药临床试验 134 例死亡严重不良事件质量管理分析

傅志英，赵淑华，刘晓红，江　旻

（北京大学肿瘤医院暨北京市肿瘤防治研究所，国家药物临床试验机构，恶性肿瘤发病机制及
转化研究教育部重点实验室，北京 100142）

[摘要]　目的：通过分析我院上报的结局为死亡的严重不良事件（SAE）的临床试验受试者信息、项目信息和核查问题，为提高临床试验 SAE 上报的准确性、及时性、规范性，加强临床试验风险管理、提升临床试验质量提供参考。方法：收集我院 2016 年 1 月 ~ 2019 年 7 月上报到本院药物临床试验机构的死亡 SAE 事件，描述受试者性别、年龄、疾病分期、体能状态、合并疾病情况、上报科室、项目分期、项目设计、受试者死亡原因、SAE 与研究药物相关性等，并结合死亡 SAE 专项核查发现的问题进行讨论。结果：134 例死亡 SAE 受试者中，以男性、50 岁以上人群、疾病分期Ⅳ期、入组时 ECOG 评分 1 分、接受生物制剂类药物为主，一半以上自身合并有其他疾病，多分布在消化肿瘤内科；死亡原因多为疾病进展相关死亡（73 例，54.5%）；死亡 SAE 与研究药物相关性为"有关"（74 例，55.2%）。涉及Ⅰ ~ Ⅲ期临床试验 55 项，Ⅰ期项目的人均 SAE 数和人均死亡 SAE 数均较Ⅱ ~ Ⅲ期高。SAE 报告核查发现问题包括：SAE 延迟上报 3 例（2.2%）、SAE 死亡依据不充分 3 例（2.2%）、SAE 填写前后矛盾 4 例（3.0%），SAE 与药物相关性判断依据不充分 6 例（4.5%）。结论：药物临床试验管理部门需对研究者加强 SAE 相关培训，并加强 SAE 相关的质量管理措施。

中国新药注册与审评技术双年鉴（2022 年版）

临床试验是新药研发的重要阶段，抗肿瘤药物是当前新药研发热点，对抗肿瘤药物的安全性评价是临床试验的必备研究终点。严重不良事件（serious adverse event，SAE）是指临床试验过程中发生的，导致住院或住院时间延长、致残致畸、危及生命、导致死亡或其他重要医学事件[1]。发生 SAE 时，研究者应及时采取相应的救治措施，并在规定的时限内上报伦理委员会、申办方、药政当局等相关部门。临床试验过程中发生的各类死亡事件均需给予特别关注。SAE 报告既关系到受试者的利益，也关系到试验干预措施的安全性评价[2]。本文对我院 2016 ~ 2019 年上报药物临床试验机构的最终结局为死亡的 SAE（以下称死亡 SAE）核查分析，以全面了解、掌握我院死亡 SAE 发生、处理、填写情况，为提高临床试验 SAE 上报的准确性、及时性、规范性，为加强临床试验风险管理、提升临床试验质量提供参考。

资料与方法

1　资料来源

收集北京大学肿瘤医院自 2016 年 1 月 ~ 2019 年 7 月间上报至本院药物临床试验机构的死亡 SAE，同时搜集这些事件相关的临床试验项目信息和受试者信息。

2　方法

采用 excel 表格，对我院 2016 年 1 月 ~ 2019 年 7 月上报的药物临床试验中的死亡 SAE 报告，按照受试者性别、年龄、疾病分期、东部肿瘤协作组（Eastern Oncology Cooperative Group，ECOG）体能状态评分、合并疾病、上报科室、研究药物、项目分期、项目设计、受试者死亡原因、SAE 与药物的相关性进行分析。按照我院 SAE 核查标准操作化规程对死亡 SAE 进行专项质控核查，并描述发现的重点问题。

结　果

1　死亡 SAE 受试者的基本情况分布

共收集死亡 SAE 134 例，其中男性 89 例（66.4%），女性 45 例（33.6%），男女性比例为 2.0:1。受试者年龄 23 ~ 77 岁，中位年龄 58 岁，平均年龄是 55.8 岁，50 岁以上的人群为 104 例，占 77.6%。受试者入组时疾病分期分布以Ⅳ期为主，115 例，占 85.8%。受试者入组时 ECOG 体能状态评分以 0 和 1 分为主，分别为 50 例（37.3%）、81 例（60.4%）。发生死亡 SAE 的受试者中一半以上合并有其他疾病（74 例，55.2%），伴随疾病多为糖尿病（18 例，13.4%）、高血压（18 例，

13.4%）、其他心脑血管疾病（10 例，7.5%）、疼痛（10 例，7.5%）、乙型肝炎（8 例，6.0%）等。受试者使用的临床试验药物涉及两类，生物制剂类 108 例（80.6%），化药类 26 例（19.4%）。受试者最多分布的科室为消化肿瘤内科（42 例，31.3%），其次为肾癌黑色素瘤科（36 例，26.9%）。SAE 诊断中，死亡受试者中 73 例（54.5%）考虑为疾病进展；41 例（30.6%）为非疾病进展（15 例为感染，11 例为心脑血管原因）；20 例（14.9%）为不明原因死亡。死亡 SAE 受试者的基本情况分布见表 1。

表1 受试者基本特征

项目	n（%）	项目	n（%）
性别		所处试验分期	
男	89（66.4）	Ⅰ期	41（30.6）
女	45（33.6）	Ⅱ期	41（30.6）
年龄/岁		Ⅲ期	52（38.8）
中位年龄（范围）	58（23～77）	所处试验设计	
平均年龄	55.8	单臂	64（47.8）
年龄分组		对照	70（52.2）
≥50 岁	104（77.6）	是否盲法	
<50 岁	30（22.4）	是	18（13.4）
疾病分期		否	116（86.6）
Ⅰ期	5（3.7）	药物类型	
Ⅱ期	3（2.2）	生物制剂	108（80.6）
Ⅲ期	11（8.2）	化学药品	26（19.4）
Ⅳ期	115（85.8）	死亡原因	
入组时体能状态		考虑疾病进展	73（54.5）
0 分	50（37.3）	非疾病进展	41（30.6）
1 分	81（60.4）	死亡原因不明	20（14.9）
2 分	3（2.2）		
是否合并其他疾病			
是	74（55.2）		
否	60（44.8）		

2 死亡 SAE 项目基本情况

134 例死亡 SAE 涉及 55 个项目，其中Ⅰ期 16 项（29.1%），Ⅱ期 13 项（23.6%），Ⅲ期 26 项（47.3%）；生物制剂类为 42 项（76.4%），化学药品类 13 项（23.6%）。试验设计方面单臂研究 29 项（52.7%），对照研究 27 项（47.3%）；以开放研究为主（44 项，80%），盲法研究 11 项（20%）。死亡项目基本特征详见表 2。

表2 死亡 SAE 项目基本特征

项目	n（%）
项目分期	
Ⅰ期	16（29.1）
Ⅱ期	13（23.6）
Ⅲ期	26（47.3）

续表

项目	n（%）
所处试验设计	
单臂	29（52.7）
对照	26（47.3）
是否盲法	
是	11（20.0）
否	44（80.0）
药物类型	
生物制剂	42（76.4）
化学药品	13（23.6）

进一步收集涉及项目的入组总数、AE 总数、SAE 总数，死亡 SAE 总数，统计发现Ⅰ期项目的中位 AE 数、中位 SAE 数、平均 AE 数、平均 SAE 数、平均死亡 SAE 数均较Ⅱ～Ⅲ期高，中位死亡 SAE 数两者一致。不同分期的 AE、SAE、死亡 SAE 比较分析见表 3。

表3 不同分期的 AE, SAE 和死亡 SAE 比较

项目	I 期	II ~ III 期
总数	16	39
入组患者总数	296	957
AE 总数	7365	18225
SAE 总数	114	272
死亡 SAE 总数	41	93
中位入组病例数	24	17
中位 AE 数	283	279
中位 SAE 数	6	5
中位死亡 SAE 数	2	2
平均 AE 数	24.9	19
平均 SAE 数	0.39	0.28
平均死亡 SAE 数	0.14	0.10

3 死亡 SAE 与药品相关性

死亡 SAE 涉及项目的药物相关性均是采用 WHO 5 级分类法判断。134 例死亡 SAE 与试验药品相关性：肯定有关 1 例，可能有关 15 例，可能无关 54 例，肯定无关 60 例，无法判断 4 例。按照临床试验统计方法惯例，将 SAE 与药品相关性按二分法进行统计，"肯定无关"属于"无关"类，肯定有关、可能有关、可能无关、无法判断归"有关"类，则 134 例死亡 SAE 中有 55.2% 可考虑判断为与研究药物有关。化学药品有关率较生物制剂的有关率高（65.4% 对比 52.8%）。按照试验设计进行分析，盲法研究有关率较开放研究高（77.8% 对比 51.7%）；对照研究有关率较单臂研究有关率高（65.6% 对比 50%）。死亡 SAE 与药品相关性数据详见表4。

表4 死亡 SAE 与药品相关性

分类	肯定有关/例	可能有关/例	可能无关/例	肯定无关/例	无法判断/例	有关率/%
总体	1	15	54	60	4	55.2
按药品分类统计						
生物制剂	1	11	41	51	4	52.8
化学药品	0	4	13	9	0	65.4
按照是否设盲统计						
开放研究	1	12	43	56	4	51.7
盲态研究	0	3	11	4	0	77.8
按照设计统计						
单臂研究	1	10	21	35	3	50
对照研究	0	5	33	25	1	60.9

4 死亡 SAE 质控核查发现的问题

药物临床试验机构按照本院《不良事件与严重不良事件核查的标准操作规程》SOP-BJZL-G-III-11-V1.0，对已上报的 SAE 从上报时间、上报内容、上报对象、上报者、填写是否规范、判断及内容是否准确、处理是否及时、是否随访、SAE 报告表与原始病历、CRF 是否一致等方面进行核查，后与研究者、临床试验监查员（CRA）和试验协调员进行沟通发现 16 个 SAE 事件（占 11.9%）存在问题。

4.1 SAE 上报延迟（3 例，2.2%）

我院 134 例死亡 SAE 中有 3 例（2.2%）是研究者在获知受试者死亡 24 小时之后才上报，均发生在临床试验经验较少的科室。研究者在 2018 年 11 月 9 日获知某受试者死亡，2018 年 11 月 14 日才上报给相关部门。某受试者于 2019 年 2 月 20 日因呼吸困难等情况入我院治疗，2 月 21 日研究者下病危通知书并转 ICU 进行治疗，而研究者未在 24 小时内上报 SAE，而是在 2019 年 2 月 25 日受试者死亡时上报。某受试者家属 2018 年 4 月 9 日来院告知研究者，受试者于 2018 年 3 月 21 日在当地医院住院治疗，研究者未及时上报"导致住院 SAE"，而于 2018 年 4 月 23 日得知受试者死亡时才上报。

4.2 药物与 SAE 相关性判断依据不充分（6 例，4.5%）

针对死亡 SAE 进行的专项核查发现，SAE 与研究药物相关性判断的依据不足有 6 例（4.5%），主要情况如下：2 例受试者 SAE 诊断为"不明原因死亡"，研究者在判断相关性时选择"肯定无关"；1 例受试者 2018 年 7 月 14 日用药，8 月 1 日死亡，研究者判断死亡与药物相关性为"肯定无关"，依据不足；1 例受试者，2018 年 6 月 26 日签署 ICF，7 月 13 日首次用药，7 月 17 日出现胸闷气短症状，于 8 月 5 日死亡，研究者考虑与疾病进展相关，但研究者判断疾病进展的依据无临床表现、影像学、细胞学、病理学支持，判断与研究药物关系为"肯定无关"依据不足。1 例肺癌患

者在 2019 年 4 月 26 日评效时为缩小的疾病稳定（SD），5 月 6 日出现心包积液，研究者在无细胞学检查结果的情况下判断心包积液与药物"肯定无关"，而研究者手册说明该药物动物实验中发现心脏毒性；1 例受试者使用 2 次药物后在家死亡，家属一直拒绝提供病历。研究者判断死亡与药物"肯定无关"的相关性依据不足。

4.3　SAE 死亡原因依据不充分（3 例，2.2%）

本次核查发现 3 例（2.2%）死亡 SAE 的死亡原因依据不充分。其中 1 例死亡 SAE 的名称由"不明原因死亡"被研究医生进行更改为"疾病进展导致死亡"，但未见疾病进展的相关记录。2 例死亡 SAE 中，研究者未描述疾病进展的临床表现或者未提供影像学、病理学、细胞学相关证据。

4.4　SAE 报告内容有误（4 例，3.0%）

1 例 SAE 报告第 1 页中"SAE 与试验药物关系"勾选的是"肯定无关"，而 SAE 报告第 2 页中"SAE 处理及发生的详细情况"中却写到"考虑此 SAE 与研究药物可能无关"，前后不一致。1 例 SAE 诊断是"疾病进展"，"SAE 报道情况"勾选为"国内无，国际不详"；疾病进展为国内外肿瘤受试者常见情况，故此勾选不正确。1 例 SAE 诊断是"死亡"，"SAE 报道情况"勾选为"国内无，国际无"。"死亡"现象为常见情况，故此勾选不正确。另外该 SAE 诊断不准确，死亡为结局、一般不作为诊断，宜改为"不明原因死亡"。1 例 SAE 原因为"导致住院"，受试者和家属放弃治疗要求出院，出院后死亡，出院时的 SAE 随访报告转归未勾选"危及生命"、未能体现受试者危急情况。

死亡 SAE 核查问题详见表 5。

表 5　死亡 SAE 核查问题统计

SAE	n（%）
存在 SAE 上报延迟	3（2.2）
SAE 死亡原因依据不足	3（2.2）
SAE 内容不准确	4（3.0）
SAE 与药物相关性判断不充分	6（4.5）
合计	16（11.9）

讨　论

SAE 核查是临床试验质量控制的重点与难点，国内外学者对此研究较少。张田香等[3]和朱晓芳等[4]均曾分析医院 SAE，但未涉及 SAE 上报的质量问题；金花等[5]对院内 10 个项目的 SAE 问题进行分析并提出对策；周蓓等[6]尝试利用 SAS 程序实现安全性数据库与临床数据库 SAE 一致

性核对，以减轻人工工作量，提高核对的准确性。Aletta 等[7]在进行高血压 SAE 系统分析时提倡提高 SAE 报告质量。由于抗肿瘤药物临床试验存在周期相对较长、病程相对复杂、肿瘤并发症多等特点，对 SAE 核查提出更高的要求。定期对 SAE 进行核查分析，有利于提高研究者对 SAE 重视程度与认知水平并及时发现预警信号，降低临床试验风险。

本次核查发现死亡 SAE 中男性发生率高于女性、50 岁以上的人群多见、受试者疾病分期以 IV 期为主，与张田香等[3]研究相似，这与肿瘤发病的特征基本吻合。因临床试验入组条件中一般要求 ECOG ≤ 2 分，故受试者入组时 ECOG 以 0 和 1 分为主。发生死亡 SAE 的受试者中一半以上自身合并有其他疾病，这与中老年人群通常伴随基础疾病相关。死亡 SAE 发生的上报科室最多为消化肿瘤内科，可能与我院消化肿瘤内科临床试验入组受试者较多且消化道肿瘤较为凶险、治疗方面未有突破性进展有关。死亡 SAE 涉及的临床试验药品分两类，生物制剂和化药，并以前者为主，这与我院药物临床试验机构仅承接抗肿瘤新药、且近年抗程序性死亡分子（programmed death-1，PD-1）、安维汀、赫赛汀、美罗华等生物类似物研发活跃有关。死亡 SAE 中，20 例（14.9%）为不明原因死亡，其中 16 例为居家死亡，因中国国情未常规进行尸检而无法获知死亡原因；另 4 例在外院死亡但家属拒绝提供相关诊治资料故未能确认具体死亡原因。

I 期项目的中位 AE 数、中位 SAE 数、平均 AE 数、平均 SAE 数、平均死亡 SAE 数均较 II ~ III 期高，显示 I 期临床试验风险指数较高，我院每年有 50 余项 I 期临床试验，超一半为首次人体研究（first in human，FIH）。研究者及机构管理人员应对 I 期临床试验加以关注，研究者宜适当放缓 I 期临床试验入组速度，以增加人力资源和时间精力，加强对 I 期临床试验受试者管控。临床试验管理机构应根据试验进度对 I 期项目增加核查频率。

《药物注册管理办法》（2007）[8]第 41 条规定："临床研究过程中发生严重不良事件的，研究者应当在 24 小时内报告有关省、自治区、直辖市药品监督管理局和国家药品监督管理局，通知申请人，并及时向伦理委员会报告。"我院 134 例死亡 SAE 中有 3 例 SAE 均是在研究者得知的超过 24 小时之后上报，均发生在临床试验经验较少的科室。药物临床试验管理部门应对临床试验经验较少的科室进行《药物临床试验管理规范》《药物注册管理办法》等的基本法律法规的培训，以保证试验程序按照相关法律法规进行、不违反基本原则、保障受试者安全。

3 例 SAE 死亡原因依据不充分、提示研究者在判断死亡原因时需客观，避免"先入为主"，同时加强随访。因中国三级甲等医院病床使用紧张及患者"叶落归根"的心理，

中国新药注册与审评技术双年鉴（2022 年版）

肿瘤受试者发生院外死亡情况较多，搜集死亡受试者的信息或得到外院医生出具的病例摘要确实存在较大困难。研究者宜在试验过程中增加与受试者及家属的宣教和沟通，受试者出院后采用电话、家访等多种形式竭尽全力收集受试者相关信息，以保证 SAE 信息完整与准确。4 例 SAE 内容前后不准确，提示研究者填写 SAE 时需遵从 SAE 填写标准操作化规程、认真细致。

SAE 与研究药物相关性判断的依据不足是本次 SAE 专项核查发现突出问题，提示我们研究者缺乏试验药物与不良事件因果关系的系统培训。判断 SAE 是否与药物有因果关系时，目前各国用世界卫生组织乌普沙拉监测中心（WHO-UMC）、ICH 因果关系评价标准和方法[9-11]，可从以下六点考虑：① 与用药是否有时间先后关系。② 是否有国内外文献报道。③ 出现的症状、体征是否可由此药物本身作用机理或代谢成分引起。④ 减量或暂停药物后，症状/体征是否好转。⑤ 再次用药后症状/体征是否复现或加重。⑥ 能否用患者的伴随疾病或其他混杂因素解释。

SAE 因果关系判断应由授权的临床医生完成。研究者应熟悉临床研究方案和研究者手册，在判断时不应带有偏向性，因果关系判断在有理有据基础上进行划分，并尽量写出判断的依据。当 SAE 事件较为复杂时可组织相关专业医护人员会诊以辅助判断。为最大限度收集安全数据，降低人群的用药风险，本着"可疑即报"且"不利于新药"的判断原则。当多个受试者出现相同的 AE 或 SAE，而在目前的研究者手册或研究方案中没有提到时，研究者应尽快向申办者报告这一事件，并协助申办者一起研究有关信息。如确定此 AE 或 SAE 为非预期药物不良反应，必要时修改研究者手册和方案。

值得一提的是，核查时发现 8 例 SAE 死亡在受试者入组不满 3 个月发生。这与肿瘤本身特点及受试者入组时疾病状态有关。恶性肿瘤患者耐受性差，建议研究者在入组时严格遵守入排标准，根据受试者肿瘤负荷和一般状况客观评判患者生存期。

综上所述，死亡 SAE 是临床试验中需特殊关注的事件。由于抗肿瘤新药临床试验的特殊性，死亡 SAE 较其他类别临床试验多。药物临床试验管理部门需对研究者加强 SAE 相关知识培训并根据风险增加 SAE 质量控制管理。临床试验过程中研究者需严格遵守入排标准，重点加强对Ⅰ期临床试验、老年和自身合并疾病受试者的管理，针对质控核查发现的问题进行深入剖析，提出相应的预防改进措施，确保每例 SAE 得到合理判断，迅速处理，准确记录，及时报告，充分随访，以保障药物临床试验数据的质量和受试者的安全。

参 考 文 献

[1] 国家食品药品监督管理局.《药物临床试验质量管理规范》,局令第 3 号[EB/OL].[2003-08-06]. http://www.nmpa.gov.cn/WS04/CL2077/300595.html.

[2] 舒洋,王玉玖,丁长玲,等.药物临床试验中受试者医疗安全的权益保障[J].临床合理用药杂志,2018,11(32):163-164.

[3] 张田香,陆明莹,张彩霞,等.我院药物临床试验中严重不良事件报告 233 例分析[J].中国药房,2016,27(23):3210-3212.

[4] 朱晓芳,王健,王璐璐,等.综合性医院药物临床试验严重不良事件报告的分析[J].解放军预防医学杂志,2019,37(11):163-164.

[5] 金花,张晓,莫选菊,等.药物临床试验 SAE 报告存在问题及对策[J].中国医院药学杂志,2017,37(15):1530-1532.

[6] 周蓓,于浩.临床试验中严重不良事件一致性核对的优化[J].中国临床药理学与治疗学,2018,23(4):428-433.

[7] SCHUTTE AE. A call for improved reporting on serious adverse events in clinical trials[J]. J Hypertens, 2019, 37(11): 2154-2155.

[8] 国家食品药品监督管理局.药品注册管理办法[S].2007.

[9] 李涛,鲁岛.新药Ⅰ期临床试验中不良事件关联性评价存在的问题与对策[J].中国新药杂志,2011,20(2):101-105.

[10] 郭韶洁,赵秀丽,周辉.临床试验中不良事件管理的问题及分析[J].中国临床药理学杂志,2014,30(1):73-74,77.

[11] 刘龙,漆璐,王进,等.抗肿瘤药物临床使用中不良事件规范化判断的探讨[J].中国临床药理学杂志,2019,35(4):396-398.

编辑：刘卓越/接受日期：2020-01-13

美国尝试权法案对临床试验用药物扩大使用制度的新发展

葛章志

（中国科学技术大学，合肥 230026）

[摘要] 通过查阅美国的法律法规、FDA 指南文件和实施准则、新闻报道和国内外文献，本文深入分析尝试权法案的产生背景、内容体系、引发的社会争议及其对已有扩大使用制度的重要突破，为我国相关制度规范的设计和创新提供借鉴。尝试权法案虽然强调放松监管、简化程序和相对风险控制，但更为重要的是拓宽了危重患者的选择权。立足中国国情，我们需全面衡量并审慎推进相关制度规范的引入和建设。

在药物可及性和治疗方式适用性上，危重患者较之普通患者均受限。当其使用已上市药物未获有效治疗时，可入组临床试验从而获得未经上市许可的试验用药物（investigational new drug，IND）治疗；若其在特殊情况下不能通过参加临床试验来获得 IND 治疗时，可申请在临床试验以外使用 IND[1]。这种常规临床试验外开展的、灵活的用药机制通常称之为"扩大使用"（expanded access）或"同情使用"（compassionate use）[2]，它最早可追溯至 20 世纪 70 年代的美国，当前除美国外的欧盟、加拿大、日本等国家或地区均已建立扩大使用制度。40 多年来，美国 IND 扩大使用制度的不断完善，为危重患者获得未上市的诊疗手段提供保障渠道。2018 年 5 月 30 日，美国通过"尝试权法案"（Right to Try Act），允许已用尽美国 FDA 许可疗法的危重患者尝试 IND，只要这些药物经临床试验通过初步安全检测，显示不具毒性或威胁生命即可。因其赋予危重患者更充分的自决权并削减公共部门对药物的审评监管流程，进而被认为是对已有扩大使用制度的重大变革。

1 扩大使用制度体系中的尝试权法案

1.1 尝试权法案产生的背景

美国每年众多危重患者花费大量时间寻找潜在的治疗方法或徒劳地挣扎着接受临床试验的事实，引发公众对 FDA 繁琐的规章制度限制公民进入有希望的新疗法的批判，并认为即便是对于那些已经进入相关治疗程序者来说往往也因太晚而失去绝佳机会。同时，诸多危重患者也不断呼吁改革现有制度，使其能迅速参与相关未经

许可上市的药物治疗或是新技术的创新疗法，以获得重生的机会。从 2014 年 2 月患者 Jordan McLinn 首次公开呼吁尝试权到 2018 年 5 月尝试权法案正式生效之前，美国已有 40 个州通过了类似法律，其余 11 个州也引入了这项法律[3]。2016 年 2 月，调查记者 Mark Flatten 发表了 Dead On Arrival：Federal "Compassionate Use" Leaves Little Hope for Dying Patients 的报道[4]，该报告援引众多医疗案例说明美国扩大使用制度的缺陷，力证变革的重要性，在医疗界、法律界、社会界乃至政治界引起广泛而深刻的影响。可以说，尝试权法案直接产生于对扩大使用制度的批判。尝试权法案在生效前也经历了重要曲折（图1），且被多次修订以反映患者、倡导者、工业界、现任和前任 FDA 官员以及其他人员对原始议案的反对意见。

1.2 尝试权法案的内容体系

尝试权法案官方公布版本由 4 个部分构成（表 1），其中第 2 节内容众多，构成该法案的主体内容。尝试权法案核心要义在于：允许危重患者尝试使用尚未获得 FDA 批准上市但已通过 I 期临床试验的 IND，为自己争取生存的可能。对于尝试权法案的内容应整体把握，注重系统理解、历史理解和目的理解，摒弃当然逻辑、片面解读和断章取义。例如，有报道认为"尝试权法案完全绕开了 FDA 的监管"[5]，这本身就是片面的观点，至少尝试权的客体"适格 IND"需要通过 I 期临床试验，而这仍属于 FDA 弱干预的范畴。再如，有报道认为"尝试权法案通过后无数美国人的生命最终将被拯救"[6]，这也是一种不严谨的观点，它关乎法律实施效果的评估而不能在法案刚通过时就能预期其正面效果。

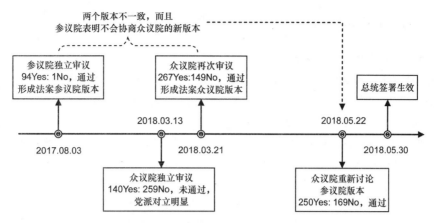

图1　美国尝试权法案重要审议和签署历程

表1　尝试权法案基本结构和内容

法案结构	内容概括	具体内容
前言	立法目的和立法机构	为授权未经批准的医疗产品在绝症患者身上的使用以及其他目的；由美国国会参议院和众议院通过
第1节	法案简称	特里克特·温德勒、弗兰克·蒙吉洛、乔丹·麦克林恩、马修·贝利娜2017年尝试权法案
第2节	在绝症患者身上使用未经批准的试验用药物	包括一般规定（适格患者定义、适格试验用药物定义、责任豁免、临床结果的使用、信息报告）和免责条款两部分内容
第3节	参议院的声明	立法者本意说明

1.3　尝试权法案之于扩大使用制度的规范体系

考察美扩大使用制度的历史沿革可以发现，其建立和完善大致经历三个阶段[7]（图2）。此次《尝试权法案》的出台，是继《食品药品监管现代化法案》、《21世纪治愈法案》之后，对《联邦食品药品和化妆品法案》（FD&CA）的重要修订，在FD&CA新增第561B条"试验用药物在适格患者上的使用"。从发展阶段来说，仍处于扩大使用制度的完善阶段。诚如参议院的声明指出，它并"不设立新的权利或修改现有的权利，或以其他方式建立任何团体或个人的积极权利"，也"不设立任何新的命令、指令或附加性

规定"，更"不会也不能实现目前尚不存在的治愈或有效治疗"，它只是"在限定情况下，扩大患者的个人自由和代理范围"，并"与FDA现有的扩大使用政策一致，并将作为其一种替代途径"[8]。因此，尝试权法案和扩大使用制度在目的上是一致的，其相关规定是对扩大使用制度的进一步补充和优化，在目的一致的情况下，寻求更为便捷、高效的替代路径。基于扩大使用又被称为同情使用的事实以及尝试权法案对扩大使用制度的继承和发展，为更好厘清逻辑结构和概念涵摄关系，文章将扩大使用作为上位概念，同情使用和尝试使用共同作为其两个平行的下位概念。

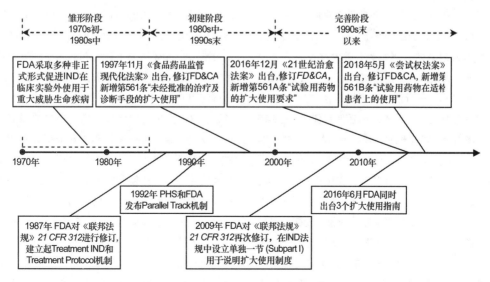

图2　扩大使用制度的规范体系的形成与发展

2 尝试权法案对同情使用制度的重要突破

2.1 优化患者和药物的认定条件以促进两者匹配

尝试使用和同情使用一样，强调特定患者和特定药物的匹配。首先，尝试使用对适合患者要求十分严格，必须满足"已被诊断为危及生命的疾病或状况""已用尽经批准的治疗方法且不能参加相关 IND 的临床试验""已向主治医生提交知情同意书"三个条件；而对于适格药物的标准较宽松，只要求其"已完成 I 期临床试验"、"尚未被批准或许可使用"、"后续的有效性临床试验/研发生产活动正积极开展且未被暂停/中止"即可[8]。这与单个患者同情使用（含紧急情况使用）（21CFR 312.310）、中等数量患者同情使用（21CFR 312.315）、大量患者同情使用（21CFR 312.320）等不同类型的同情使用对 IND 采取不同的证据标准有着明显区别。例如，中等数量患者同情使用要求使用的 IND 的剂量和疗程是安全的或至少有早期临床有效性证据，大量患者同情使用一般需要 IND 的临床试验全部完成以确保有充分的 II/III 期临床试验证据。其次，在患者和药物的对应上，危重患者使用 IND 的潜在利益超过合理可能风险是 FDA 对同情使用的重要判定条件，用以保护危重患者免受 IND 的不可接受风险[9]，但尝试权法案本身未要求对"风险-效益"平衡作出强制判断，仅需药企或医生辅助患者自己作出选择即可，因而仅适用涉及人的生物医学研究普遍性的伦理要求。最后，尝试权法案强调二者的匹配，是为危重患者争取生存的可能，而非为 IND 上市充当"小白鼠"，即仅以治疗为目的而不能以上市为目的。

2.2 免除药企和医生等主体相关责任以排除后顾之忧

尝试权法案赋予危重患者更多的自由选择权利，但权利的实现也依赖于药企和医生等相关主体的积极回应。为保证药企和医生参与治疗的积极性，降低药企和医生提供未经批准上市 IND 的法律风险，尝试权法案规定，在"遵守 IND 适用要求的情况下向合格患者提供该 IND 可免除责任"。制造这类药品的企业和处方这些药品的医生，除非他们涉及构成法律规定的"鲁莽或故意的不当行为、重大过失或故意侵权"，通常会受到该法案保护。而且对于药企和医生来说，允许或者不允许使用 IND 进行治疗也需根据客观条件来定，而"决定不提供对 IND 的准入也不承担任何责任"。需要特别注意的是，前述内容不得理解为"修改或以其他方式影响任何人根据任何州或联邦的产品责任法、侵权法、消费者保护法或保修法提起个人诉讼的权利"[8]。在试药费用方面，同情使用中发起人须在 FDA 事先授权下向患者收取 IND 使用费（21CFR 312.8），FDA 可撤销书面收费授权，发起人也可主动选择免费提供 IND。通常国际巨头药企的同情使用一般为慈善赠药，由药企垫付试药费用；初创企业的同情使用一般为部分免费，在一段试验时间内免费，超出时间外收

费。但在尝试权法案下，由于试药在药企与患者之间直接进行，因而未对药企的收费进行限制，药企可根据 IND 生产和供应情况自行决定收费标准。

2.3 有效限制对临床结果的不利援用以激励企业行动

同情使用更多强调对患者进行临床诊治而不是为了获取临床试验数据，因此，FDA 一般不能使用来自同情使用的不良事件或其他临床结果来延迟或不利地影响该 IND 的审评和批准。尽管如此，药企发起同情使用仍然存在一些风险。例如，在同情使用申请材料中对 IND 临床试验开展情况和上市情况的说明若不能满足相应要求，可能会导致 FDA 拒绝批准该同情使用。再如，同情使用过程中若识别到相对罕见的不良事件甚至出现患者死亡，可能会导致 FDA 对该 IND 以上市为目的的临床试验出现负面判断。为规避不必要的风险，药企往往等到支持上市申请的临床试验有充足的入组率或在临床试验完成后才会开展大量患者同情使用。尝试权法案同样保留了 FDA "不得使用与 IND 有关的临床结果以延迟或不利地影响该药物的审查和批准"，但对于一些情况做了例外处理，即 FDA 确定"使用此类临床结果对于决定 IND 的安全性至关重要"或者"发起人请求使用此类临床结果"的除外。此外，FDA 行使此例外的决定时"应向发起人提供该决定的书面通知，包括对该决定的公共卫生理由，并且该通知应作为行政管理记录的一部分（如需在年度总结报告中体现该内容）"；"该决定也必须由 IND 上市前审查机构的主任级别以上的人员作出"[8]。

2.4 简化申请适用程序以减少 FDA 不必要的监管

无论药企还是医生发起的同情使用都需取得伦理委员会（IRB）的批准，并向 FDA 提出申请。两类不同发起人填写的申请表有所不同，FDA 在收到申请的 30 天后自然生效或更早通知发起人即时生效[10]。单个患者同情使用还有紧急程序，可通过电话、传真等方式申请并获得快速授权，IND 使用后一定期限内再向 FDA 和 IRB 补交申请材料即可。尝试权法案下，个人尝试使用请求无须经 FDA 和 IRB 审查或批准[11]，也不再要求药企和医生必须遵循或提交具体治疗方案，只要患者提出需求，由医生和药企决定是否助其尝试使用 IND。如此，FDA 事前事中监管更多地转变为事后备案，这一点也集中体现在相关报告的提交上。同情使用中，发起人需要强制提交 IND 安全报告和年度报告，以供 FDA 监测评价患者在接受同情使用时的风险变化。尝试权法案则并不要求发起人提交安全报告，"只要求发起人向 FDA 提交任何有关该药物使用的年度总结报告，报告应包括供应剂量、治疗患者数量、针对适应证的用法和已知严重不良事件"等内容。同时规定，"FDA 应制定规范明确提交此类年度总结报告的期限，同时也可修订 21CFR 312.33 以规范提交此类年度总结报告，并附上适用于该药上市申

中国新药注册与审评技术双年鉴（2022 年版）

请的年度报告"。"FDA 应在其官方网站上发布使用情况的年度总结报告"供公众查看[8]。

3　尝试权法案引起的社会争议

3.1　争议的焦点

尝试权法案立法上的反复性说明了该法案一开始就充满争议，即便在法案通过之后也是社会关注的焦点。关于尝试权法案是否公正、有效地平衡个人、企业和社会的利益，各利益主体认识不一。从赞成者和反对者两方对立的视角看，争议的焦点集中于尝试权法案是否充分保障患者利益、能否有效引导药企行为、应否适当兼顾社会利益三个方面（表2）。

表2　尝试权法案赞成者和反对者的争议

争议的焦点	赞成者意见	反对者意见
尝试权法案是否充分保障患者利益	赋予危重患者使用潜在救命药物的权利，接受 IND 治疗有一线生存希望	只有极少部分患者可能获得再生机会，多数患者将饮鸩止渴；消减 FDA 监管或将患者置于危险境地，试药甚至加重病情
	设置了严格的患者条件	危重患者若认定不严，很容易使新法案异化而走向对一般患者的治疗，也会引发医生等专业人士职业操守建设的新问题
	设置了相应的 IND 条件	通过 I 期临床试验的 IND 即允许使用，患者获得的保障太低；药品虽然无毒但可能有害，破坏患者安全性标准反而不会增加患者获得挽救生命的治疗机会
	经 FDA 批准的通过 I 期临床试验 IND 的安全性受到世界范围的认可	相对可靠不代表绝对可靠，通过 FDA 第一阶段试验的药品中只有 13.8% 能最终获批上市[12]
尝试权法案能否有效引导药企行为	药企选择提供或是不提供 IND 均可，且一般情况下都享有责任免除	药企可找很多借口拒绝患者提出的尝试用药请求，原因正在于法案没有要求药企必须要给申请尝试使用的患者提供新药
	在传统业务外，药企可为满足尝试用药患者的需求而开辟增收新渠道	对药企的正常运营是额外负担，当其没有足够的药物提供给所有患者时，可能引入一套抽签系统来决定哪些患者获得使用，进一步损害公平性
	没有限制药企收费，给予其较大的自由空间	当没有医疗保险能覆盖这些实验性治疗时，获取 IND 的成本显然只有富人才能负担得起，给患者带来的并非是"第二次生命的机会"而是"虚假的希望"[13]
	在久病乱投医心理驱使下会有人主动要求使用在研药物，倾其所有做最后一搏也在情理之中，药企虽不主动推广但其市场常在	缺少专家为复杂的疗效/风险平衡把关，也没有 FDA 作为裁判，很难形成一个规范市场
尝试权法案应否适当兼顾社会利益	IND 应急治疗和 IND 发展上市难以协调于同一法案，尝试权法案采取重前者轻后者，与临床试验轻前者重后者同理	尝试权法案对于尊重患者自决权具备正当性，但忽视对社会利益的考虑，而同情使用制度在两者平衡上就解决得很好
	将社会利益保护作为隐含前提而非目标，在不减损其情况下增开危重患者尝试使用 IND 的路径	危重患者更倾向于进入流程更为宽松的尝试使用 IND 治疗，避免接受常规临床试验的空白对照，可能造成以上市为目的 IND 的入组数量减少，难以发掘产品的真正疗效和安全性，导致 IND 上市进程变缓，实质上导致社会效益的下降
	特殊情况下也可导致 FDA 对该 IND 以上市为目的的临床试验出现负面判断	除两个特殊情况外，一般不会

3.2　争议的本质

上述争议的本质即是尝试权法案的出台是否必要，而对这一问题的讨论离不开对同情使用实施现状的把握。根据美国 FDA 网站数据统计，FDA 药品审评和研究中心（CDER）、生物制品审评和研究中心（CBER）在 2009~2018 年 10 年间共收到了 10751 份临床试验用药物同情使用申请，

其中 10 696 份申请获批，批准率约为 99.5%[14]。于是有人质疑，已有同情使用为何还要颁布新法案。FDA 几位前局长也表示，危重患者已经可以通过既有的同情使用计划获得 IND 治疗，因此该法案并非必需。不可否认，IND 同情使用为危重患者获得 IND 提供了合法途径。但需注意的是，以 FDA 同情使用申请的总量及其批准率来反映同情使用的普

中国新药注册与审评技术双年鉴（2022 年版）

适性以及患者广泛参与性是不可靠的，毕竟还有诸多 IND 未提供同情使用途径，而且已经 FDA 批准的 IND 同情使用计划纳入的也只是极小比例的危重患者。正如法案支持者指出，同情使用一直处于叫好不叫座的尴尬境况：FDA 将同情使用纳入监管范围，严格要求 IND 的治疗方案，其官僚行为美其名曰保障患者的生命安全，却导致大量危重患者游离于同情使用之外；同时需花费大量的时间填写 FDA 既定流程要求的申请文件，而这些时间是危重患者所等不起的。因此，需要寻求新的合法路径。

3.3　争议的评析

提高药品可及性、为患者提供更多治疗机会以及节省费用是美国政府重要议题之一，尝试权法案无疑是一项新的卫生政策，但该法案实施中的潜在风险与背离情形尤其需要重视，况且绝大多数危重患者是否真的倾向于尝试用药而避开传统临床试验或是同情用药还有待观察，对患者产生的实际影响尚不明确。正是因为同情使用制度和尝试使用制度各有其优缺点，进而在孰优孰劣的问题上无法达成共识从而相互批判不止、争议不断。因此，不妨从选择权的角度看待这一问题，这也是尝试权法案自身名称的应有之义。尝试权法案出台的积极意义在于它突破现有同情使用制度，为危重患者创设了一种新的选择权，尽管实施这种选择权有诸多漏洞甚至安全风险。这种选择权包含了对"试"与"不试"双重尊重，是对危重患者的再次分流：一些激进的患者可选择"试"从而适用监管较少的新机制，承担更大的风险以赌重生的机会；一些保守的患者可选择"不试"从而采用原有监管较为充分的同情使用制度，承担较少的风险以谨慎追求重生。两者仅仅是选择对象上的差异进而引起适用标准和程序上的差异，并没有优劣之分，仅取决于患者疾病危重程度及其风险偏好。因生命权无小事，即便尝试权法案下潜在的生命风险较高，但基于对生命的尊重也不可随意进行，符合伦理要求的基本准则必须得以满足。

4　对我国制度规范建设的启示

4.1　现实需求下协调多元路径的供给

药品审评监管与公众健康保护之间的矛盾始终存在，新修订的《药品管理法》（2019 年 12 月）确立药品监管的安全、有效、可及三个目标之间亦存在冲突。当监管趋宽，药品安全性和有效性均可能有较高的风险，虽然其临床可及性会增强，但绝大多数的需求患者会暴露在用药风险甚至危险之下；当监管趋严，药品安全性和有效性固然能有良好预期，但苛刻条件和固定程序会排斥特殊用药群体的特别需求，虽然这部分群体只占全体患者的极少比例。因此，两弊相衡取其轻，基于患者权益保护的基本判断是：一般性的药品审评监管实为必要，但需设置例外规则，即

同时考虑到特殊群体的特别需求。这也是扩大使用制度产生的重要前提。而从更宏观的角度看，美国的同情使用和尝试使用均反映对稀缺的未上市 IND 资源有效使用的探索，也是解决药品审评监管与公众健康保护两者冲突的折中路径选择，最终解决的是"流"的问题。而更为基本的"源"的问题，还有赖于其他多项制度的配合。对我国而言也是如此，为解决现实强烈的医疗需求，审慎拓宽危重患者治疗路径固然重要，但更重要的是鼓励新药研发、加速新药审评审批、改革进口药批准流程等政策，以协同推进"源"与"流"的制度规范建设。我国近些年已出台许多政策以解决上述"源"的问题，如原国家食品药品监督管理总局发布《关于调整进口药品注册管理有关事项的决定》（2017 年 10 月）等惠利新药创新的政策，国家药品监督管理局和国家卫生健康委员会联合发布《关于优化药品注册审评审批有关事宜的公告》（2018 年 5 月）等简化审批程序的政策，国务院办公厅《关于改革完善仿制药供应保障及使用政策的意见》（2018 年 3 月）等促进仿制药研发的政策。

4.2　适时评估并引入具体的制度规范

从中共中央办公厅、国务院办公厅《关于深化审评审批制度改革鼓励药品医疗器械创新的意见》（2017 年 10 月）明确提出"支持拓展性临床试验"，到《拓展性同情使用临床试验用药物管理办法（征求意见稿）》（2017 年 12 月）和《医疗器械拓展性临床试验管理规定（征求意见稿）》（2019 年 8 月）尝试界定和规制拓展性临床试验，再到《药品管理法》（2019 年 12 月）修订后新增拓展性临床试验条款，这些都表明我国已在药物临床试验法律框架中正式引入同情用药制度。但与美国前卫的制度创新相比，我国一方面需要保持定力、仔细评估、避免激进，另一方面也需要立足国情、摸石前行、展现自信。首先，从目前我国已拟定的 IND 同情使用制度具体规范要求来看，已做出相应改进和调整，如同情用药的申请人不是患者而是药品注册申请人、注册申请人向国家药品监督管理局药品审评中心申请开展而不是向国家药品监督管理局提出申请、同情用药原则上不允许注册申请人对 IND 收费等。其次，对于尝试使用制度的建设美国采用"自上而下"的立法模式，先有法案后配套以法规政策是其路径选择，而我国目前的趋势及最优的路径是"自下而上"的立法模式，先有政策而后将纳入《药品管理法》、《药品管理法实施条例》或《药品注册管理办法》等法律规章的修订条款。最后，美国尝试使用制度生效时间不长，还有待跟踪、评估其实施效果，进一步引入尝试使用制度尚需综合考虑。

4.3　细化标准确保新制度的可操作性

在美国尝试权法案出台的过程中，加拿大也形成相同名称的尝试权法案的草案并积极推进立法过程，可见尝试使用制度并非仅仅是美国的一项"创新"，未来主要国家改

变以往谨慎保守的态度，向美国、欧盟先进的审评审批理念靠近，不失为一种趋势。虽然当前我国规范同情使用的仅是指导性政策和新《药品管理法》原则性规定，同情用药的细则性规定虽有出台但尚未正式生效，但这并不妨碍对构建尝试使用制度具体适用条件、程序要求、风险控制等方面内容的思考，也不妨碍同情使用制度预见性立法中为尝试使用制度留下口子。从法律实施的角度看，现有尝试权法案仍较为笼统，具体执行中需要进一步细化相应的准则。正如美国参议院的声明所述："鉴于适格的绝症患者通常由那些死亡率最高的患者组成，在 FD&CA 561A 所规定的标准和程序下使用试验性治疗包含风险知情的假设，并且只有在建立国家标准和规则情况下试验用药物才能提供给绝症患者"[8]。例如，尝试权法案虽规定适用对象是"患有危及生命的疾病或状况"的患者，但也较为模糊尚需谨慎区分；为保障危重患者在 IND 的早期尝试过程中更加安全，伦理审查、知情同意如何进行才能满足完善的手续要求，发起人或医生注意义务需达到何种程度才受到责任豁免条款的保护等，也都需要法规予以明确。如果滥用尝试权法案，不但不会达到预期效果，反而扰乱了 IND 的正常审评监管法规。

4.4 探索并超前布局未来的制度创新

尝试权法案虽已实现对同情使用的重要突破，但在一些方面仍存在继续突破的空间，后续政策制定者或制度引进者可在这些方面实现赶超以实现制度再创新。首先，最新的尝试权法案仅规定适格患者获取适格 IND 用以治疗危重疾病，对象多限于药物，而很少涉及对新医疗器械和新医疗技术的尝试使用，能否类推适用指向不明。诚然，IND相对于新医疗器械和新医疗技术更具基础性和广泛适用性，但未经批准的新医疗器械和新医疗技术的尝试使用也是危重患者获取重生机会的重要选项，不能当然地被排除在尝试使用对象之外。未来，可考虑临床试验用医疗器械、临床试验用医疗技术相对于 IND 的特殊性，并将其纳入尝试使用制度中。其次，尝试权法案未禁止药企向危重患者收取试药费用，而在很多情况下这种费用相当高昂，不被商业保险或医疗保险覆盖的 IND 治疗成本是患者的重要负担。未来，可考虑将尝试使用 IND 的治疗费用纳入医疗保险范畴，我国现有"国家谈判药品纳入各省基本医疗保险基金支付范围"业已形成相关经验，可供尝试使用 IND 费用分担借鉴。复次，现有的临床试验责任保险可否扩展用于尝试使用也值得研究，这将有助于进一步保障患者利益、分担发起人忧虑、促进保险险种创新。最后，当前新型冠状病毒肺炎（COVID-19）全球暴发之时，是否提供了同情使用和尝试使用实践的良好契机和具体案例，并加速这些制度的引进和完善，尚需进行观察和总结。

5　结语

尝试权法案在同情使用制度之外，为妥善解决现实需求与路径供给的矛盾提供了另一条可选路径。它对利益均衡有所衡量和取舍，甚至是有选择地忽视，讨论尝试权法案的潜在风险，犹如讨论安乐死是否合法一样，难以达成一致意见，唯有从选择权拓宽的角度才能充分论证其存在价值。在无人能保证一个特定的治疗是有效的情况下，尝试权法案将治疗方案的选择权和控制权返回到最有效的地方，无疑可以使危重患者获益。尝试权法案强调放松监管、简化程序和相对风险控制，它既要给予患者自由选择的权益，又需保障患者基本的用药安全，同时也不能忽视医学研究伦理准则，当然也不能扰乱临床研究和药物研发正常秩序，这都将是巨大的挑战，也要求我国在相关制度规范的引入和建设中需全面衡量、审慎推进。

参 考 文 献

[1] FDA. Expanded Access ｜ Information for Patients ［EB/OL］. （2019 – 05 – 20）［2020 – 02 – 05］. https：//www.fda.gov/news-events/expanded-access/expanded-access-information-patients.

[2] FDA. Expanded Access ［EB/OL］. （2019 – 05 – 06）［2020 – 02 – 05］. https：// www.fda.gov/news-events/public-health-focus/expanded-access.

[3] Right to try. Nebraska Becomes 40th State to Adopt Right to Try Law ［EB/OL］. （2018 – 04 – 24）［2020 – 02 – 11］. http：//righttotry.org/nebraska-becomes-40th-state-to-adopt-right-to-try-law/.

[4] Right to try. Dead on Arrival：Federal "Compassionate Use" Leaves Little Hope for Dying Patients ［EB/OL］. （2016 – 02 – 24）［2020 – 02 – 11］. http：//righttotry.org/dead-on-arrival/.

[5] THE HILL. "Right to try" is a win for patient rights and President Trump ［EB/OL］. （2018 – 05 – 26）［2020 – 01 – 19］. https：//thehill.com/opinion/healthcare/389514-right-to-try-is-a-win-for-patient-rights-and-president-trump.

[6] Fox News. Trump signs "Right to Try", says it will save "tremendous number of lives" ［EB/OL］. （2018 – 05 – 30）［2020 – 01 – 07］. https：//www.foxnews.com/politics/trump-signs-right-to-try-says-it-will-save-tremendous-number-of-lives.

[7] 孙宇昕，魏芬芳，冯霄婵，等. 美国临床试验用药物扩大使用制度沿革与发展 ［J］. 中国新药杂志，2017，26 （16）：1880 – 1886.

[8] 115s204enr ［EB/OL］. ［2020 – 02 – 15］. https：//www.congress.gov/115/bills/s204/BILLS-115s204enr.pdf.

[9] ROTHCLINE M，NELSON R. FDA implementation of the expanded access program in the United States ［J］. *Am J Bioeth*，

中国新药注册与审评技术双年鉴（2022 年版）

2014，14（11）：17 – 19.

［10］　FDA. Expanded Access ｜ How to Submit a Request（Forms）［EB/OL］.（2019 – 09 – 17）［2020 – 02 – 05］. https：//www. fda. gov/news-events/expanded-access/expanded-access-how-submit-request-forms.

［11］　FDA. Right to Try［EB/OL］.（2020 – 01 – 04）［2020 – 02 – 05］. https：//www. fda. gov/patients/learn-about-expanded-access-and-other-treatment-options/right-try.

［12］　WONG CH, SIAH KW, LO AW. Estimation of clinical trial success rates and related parameters［J］. *Biostatistics*, 2019, 20（2）：273 – 286.

［13］　CBSNEWS. What is "right to try" and will it help terminally ill patients?［EB/OL］.（2018 – 05 – 30）［2020 – 02 – 15］. https：//www. cbsnews. com/news/right-to-try-bill-trump-signing-will-it-help-terminally-ill-patients-today-2018 – 05 – 30/.

［14］　FDA. Expanded Access（compassionateuse）submission data［EB/OL］.（2019 – 05 – 20）［2020 – 02 – 05］. https：//www. fda. gov/news-events/expanded-access/expanded-access-compassionate-use-submission-data.

编辑：王宇梅/接受日期：2020 – 06 – 06

第四章　药品上市后再评价

倡议建立协调统一的药物不良反应因果关系评价标准

黄　仟¹，温泽淮²,³

（1 广州中医药大学第二临床医学院，广州 510120；2 广东省中医院临床研究方法学重点研究室，
广州 510120；3 广州中医药大学 DME 中心，广州 510405）

[摘要]　　评价个体的不良事件（adverse event，AE）与药物的因果关系，即药物不良反应（adverse drug reaction，ADR）因果关系判断是药物安全性评价的关键。在上市前及上市后的不同研究阶段，ADR 判断、监测和评价虽各有侧重，但保持 ADR 因果关系评价标准在整个研发过程中的连贯性、协调性甚为重要。现行的个体 ADR 因果关系评价方法多样，不同方法判断结论的差异阻碍了药物安全性数据的汇总、分析和交流，也对 ADR 研究造成困扰。推广及应用 WHO 乌普萨拉监测中心（WHO-UMC）和国际人用药品注册技术协调会（ICH）的 ADR 因果关系评价标准和方法，将有力促进 ADR 因果关系判断的标准化。我国自加入 ICH 后，逐步建立起与国际接轨的试验及数据传输标准，但有关 ADR 监测与评价的法规对于 ADR 因果关系判断的操作说明仍较模糊，尚无文件明确说明上市前 ADR 因果关系评价的操作细节。因此，我们倡议制订覆盖药品研发全周期、统一协调、包含操作说明的 ADR 因果关系判定标准，以进一步改善我国药物安全性监测的连续性和数据共享。

上市前及上市后临床研究中的药物不良反应情况是药物临床安全性评估及上市后风险控制的重要依据。上市前后临床研究的药物安全性评价主要是收集不良事件并进行药物与不良事件因果关联性的分析、评价，即药物不良反应（adverse drug reaction，ADR）因果关系的判断。各国对于 ADR 因果关系判断各有其相应指南和标准，但存在着或多或少的差异。我国自加入国际人用药品注册技术协调会（ICH）以来，建立与国际接轨的药物警戒标准体系已成为当前重要的监管工作之一。国家药品监督管理局（NMPA）也加快了推动各项技术指南、标准的更新工作，密集发布了系列文件。我们通过对国内外文献的梳理发现，现行的个体 ADR 因果关系评价标准尽管定义相同、基本原则相近，但仍存在不尽相同的评价方法和内容。在我国，甚至上市前后的 ADR 因果关系评价标准也不完全相同，这可能会影响同类药物的安全性数据汇总、分析和交流，对 ADR 研究造成困扰。因此，有必要建立协调统一、可操作的 ADR 因果关系评价标准。

1　不良事件（adverse event，AE）与 ADR

1.1　AE 与 ADR

AE 和 ADR 的定义经过 WHO 乌普萨拉监测中心（WHO-UMC）及其 30 多个合作中心的协调，已达成一致意见，并被广泛引用。《临床安全性数据的管理：快速报告的定义和标准》（ICH E2A）[1] 将 AE 定义为任何发生在患者或药物临床研究受试者的不利医学事件。AE 可以是一种不利的、与用药目的无关的体征（也包括异常实验室检查等）、症状或疾病，与药物使用有时间相关性，不考虑是否同药物有因果关系。只有当 AE 与怀疑药物存在明确因果关系时才能被判定为 ADR。

1.2　上市前后的 ADR 定义

ADR 定义是判断 AE 与药物的因果关系是否成立的重要依据。在探讨 ADR 因果关系评价时，需注意的是 ADR 定义在上市前后是有所区别的。根据 ICH E2A 及《药物临床试验质量管理规范》[E6（R2）][2] 的定义，新药在获得批准前的临床研究中或新适应证批准之前，尤其治疗剂量未建立之前，与药物任何剂量有关的所有有害的、与用药目的无关的药物反应都被认为是 ADR。我国也采用类似定义，在 2020 年 7 月 1 日起施行的《药物临床试验质量管理规范》[3] 中指出，ADR 指临床试验中发生的任何与试验用药品可能有关对人体有害或者非期望的反应。试验用药物与 AE 之间的因果关系至少有一个合理的可能性，即不能排除相关性。

《上市后安全数据管理：快速报告的定义和标准》（ICH E2D）[4] 对上市后 ADR 的定义是在人体上使用正常剂量来预防、诊断、治疗疾病或改善生理功能时出现的有害的、与用药目的无关的药物反应。同时强调，出于监管报告的目的，如果一个事件是自发报告的，即使关系并不清楚或未明确说明，也符合 ADR 范畴。我国对于上市后 ADR 监管主

要依据《药品不良反应报告和监测管理办法》[5]和《药品不良反应报告和监测工作手册》（2012 修订版）[6]进行。ADR 被定义为合格药品在正常用法用量下出现的与用药目的无关的有害反应。要求医疗机构和药品生产、经营企业在发现或者获知可能与用药有关的 ADR 后，按规定报告。这实际暗含判断可能性后进行报告的要求，与 ICH E2D 的理念不完全相同[7]。

从上市前后 ADR 定义来看，上市前试验阶段因对药物安全性信息了解较少，故包含了更广的表现以探索尽可能多的预警信号；上市后再评价则强调正常用法用量下的新的、严重的不良反应信息，以进一步合理评估药物安全性。

1.3　上市前后 ADR 的监测和评价特点

上市前的药物临床试验严格来说还属于探索药物用于人体的安全有效剂量的阶段，具有研究目的明确、研究人群特殊、适应证唯一、用药单一、观察时间有限、样本量小等特点[8]，其 ADR 监测重在搜集尽可能多的预警信息，因而更强调对严重或非预期 ADR 的快速报告和评价，主要由研究人员及申办方报告。上市后药物安全性评价则是在更广泛的人群、更复杂的临床用药环境中进行药物有效性、安全性、经济性、适用性的整体评价，以明确安全性证据，保证用药安全，提升药品质量[9]，可以是医务工作者、上市持有人的定期报告及消费者自发报告。鉴于药物上市前后不同研究阶段的特点，上市前 ADR 的因果关系较上市后评价相对易于归因判断。

2　现行 ADR 因果关系评价方法

事实上，ADR 因果关系评价包含了确定发生的 AE 是否与怀疑药物相关、相关程度如何、是否与其他药物或疾病进程相关等多项内容。尽管 ADR 定义渐归统一，但 ADR 因果关系程度的分类并不完全一致[10]。目前用于评价 ADR 因果关系的方法有 30 余种，尚无国际一致公认的方法，但学术界、工业界已对相关术语进行了规范，例如药物名称编码、药物不良反应术语、疾病分类编码等[11]。ADR 因果关系评价与分析实际上包括了个体评价和群体评价，而个体 ADR 因果关系判断是群体 ADR 因果关系评价分析的前提[12]。个体评价即针对个体案例的 ADR 因果关系的评价，有总体内省法、标准化法及贝叶斯法等评价方法[10,13-14]。群体评价则是在大样本数据汇集基础上，运用流行病学研究方法验证某一人群中 AE 与药物之间因果关系的假说，常用于国家或部分基础数据完善的 ADR 监测中心[15]。群体评价采用的是学术界公认的、病因学意义上的因果关系判断原则[12,16-18]，在此不加赘述。

2.1　个体 ADR 因果关系评价方法

个体的 ADR 因果关系评价是 ADR 报告和安全性监测的重要内容。常用评价方法可分为以下三类。

总体内省法（global introspection）：也称专家判断法、全局评价法，是一种主要依据评估者的临床经验，对所有可能引起 ADR 的因素进行重要性权衡后得出结论的方法。在 ADR 监测起步初期的 20 世纪 60 至 70 年代，该法成为 ADR 因果关系判断的唯一方法[14]。

标准化法：多以问卷形式提出一系列特定的问题，将因果关系的可能性进行分级评定，是目前 ADR 因果关系评价的主流方法。Karch 和 Lasagna 提出了第一个标准方法，将因果关系划分为肯定、很可能、可能、可疑、待评价 5 级，为其他评价方法提供了基础。另一常用方法为 Naranjo 的 APS 评分法，其他方法还包括 Kramer 的 Yale 评分法、Venule 评分法以及 Begaud 评分法（法国评分法）等[14-15]。

贝叶斯法：也称概率法，通过计算可疑药物引起 ADR 的概率相对于其他因素引起的概率的大小，定量判断因果关系的可能性。此方法具有相对较好的重现性，结果较准确可靠，被视作"金标准"，但其计算方法繁复、难于掌握，且相较于其他评价方法需要更多的专家判断，时间耗费也更大，因此在常规工作中难以推广使用[10,13]。

2.2　常用的个体 ADR 因果关系评价方法

目前不同国家和地区应用的 ADR 因果评价方法各异。多数国家对单个病例 ADR 报告常依据临床医务工作者的经验，并结合临床药理学信息进行个例审查来确定因果关系，也有国家主要采用集合或流行病学方法进行分析评价，这使得评价结果存有争议[12]。随着 WHO-UMC 和 ICH 针对 ADR 因果关系评价的标准和方法逐渐被更多国家和地区的药监部门借鉴和采用，这将有力促进 ADR 因果关系评价的标准化。

2.2.1　WHO-UMC 评定法[10,19]

WHO-UMC 参照 Karch 和 Lasagna 评定法的因果关系判断原则，制定了用于个体 ADR 报告的因果关系评价标准和方法。WHO-UMC 评定法重视临床事件与可疑药物使用的时间关系，还考虑了临床药理学方面的信息。此法将 ADR 因果关系按照五条标准划分为六个类别：肯定（certain）、很可能（probable/likely）、可能（possible）、可能无关（unlikely）、待评价（conditional/unclassified）和无法评价（unassessable/unclassifiable）。我国现行的 ADR 因果关系评价标准也是据此制定的。

2.2.2　ICH 的药物-事件相关性评价[20-22]

ICH 有关 ADR 因果关系评价的内容主要在《临床安全数据的管理：个例安全报告传输的数据元素》[E2B（R3）]中的 G.k.9.i 药物-反应/事件模块中体现。该指导原则未明确给出具体的评价标准，也未指定评价方法，仅在其示例说明中提及"报告者依据 ADR 报告提供的具体信息，主要凭经验作出相关/不相关的因果关系结论判断，并将被发送者编码为总体内审法（global introspection）。发送者可采用算法（algorithm）或贝叶斯分析法（Bardi）进行因果关系评估"。《临床研究报

中国新药注册与审评技术双年鉴（2022 年版）

告的结构与内容》（ICH E3）[23]则建议在 AE 汇总表中将 AE 分为与药物使用相关（related）和不相关（not related）2 类，但同时也允许使用其他的因果关系描述，例如无关或可能（unrelated or possibly）、很可能（probably）以及肯定相关（definitely related）等。欧盟国家 CPMP 药品监测工作组针对 ADR 因果关系评价曾提出过"ABO"分类法，即 A "很可能"（probable）、B "可能"（possible）、O "难以分类"[24]。目前 ICH 的方法已被欧盟药物警戒实践指南（Guideline on Good Pharmacovigilance Practices，GVP）及美国 FDA 采纳[25]。

2.2.3　专用评价方法　基于某些药源性疾病的特殊性，有学者研究了疾病专用的 ADR 因果关系评价方法。例如，针对药源性急性肝损害因果关系评估的 RUCAM 评分法。该法自 1993 年制订以来，经实践经验表明显著改善了对药物和草药诱导性肝损伤的诊断状况。近年来新版 RUCAM 法又进一步设计了肝细胞损伤型、胆汁淤积性与混合型肝损伤专用量表，得到广泛认可和使用[10,26]。

　　中药安全性近年来屡屡成为社会热点问题，中药与肝损伤的因果关系备受关注。NMPA 于 2018 年发布了《中药药源性肝损伤临床评价技术指导原则》，将肝损伤与中药的因果关系可靠性分级分为肯定、很可能、可能、疑似、排除五级[27]。该原则用于指导中药新药研制和临床实践中的中药药源性肝损伤评价，可供中药研发、生产、医疗和监管机构使用。这也为科学评估患者肝损伤与中药的因果关系、有效减少误判、全面评估相关中药的安全性以及风险与获益提供有力支持[28]。

2.3　我国 ADR 因果关系评价方法及其协调性

　　我国新药临床试验期间的安全性监测主要根据《药物临床试验质量管理规范》及《药品注册管理办法》来执行。可是，以上两部法规均没有提供 ADR 因果关系评价的执行标准。1994 年国家药品不良反应监测中心制定了 ADR 因果关系判断标准及方法，在要求填报的《药物不良反应/事件报告表》中，将 AE 与试验药物的关系分为五个等级：肯定有关、可能有关、可能无关、无关、无法判定[14,29-30]，但没有提供具体的操作说明。2020 年广东省药学会发布的《药物临床试验安全评价·广东共识》中提出七分类法，包括肯定相关、很可能相关、可能相关、可疑、不相关、待评价和无法判断。针对新药研发过程中申办方后台数据统计的需要，还有 ADR 因果关系二分法即相关、不相关[30-31]。可见，上市前 ADR 因果关系评价标准及其操作细节尚需完善，不同法规以及专业学会之间针对 ADR 因果关系评价的协调性也有待加强。

　　我国现行的上市后 ADR 因果关系评价方法与 WHO-UMC 评定法基本一致。2012 年修订的《药品不良反应报告和监测工作手册》规定，ADR 因果关系评价遵循五条原则：

用药与可疑 ADR/AE 的出现有无合理的时间关系；可疑 ADR/AE 是否符合该药已知的不良反应类型；停药或减量后，可疑 ADR/AE 是否消失或减轻；再次使用可疑药品是否再次出现同样反应事件；可疑 ADR/AE 是否可用并用药的作用、患者病情的进展、其他治疗的影响来解释。根据条件的满足情况将关联性评价分为肯定有关、很可能有关、可能有关、可能无关、待评价、无法评价六个分类。2018 年 NMPA 发布了《关于药品上市许可持有人直接报告不良反应事宜的公告》，其后针对持有人直报要求，制定了《个例药品不良反应收集和报告指导原则》[32]和《上市许可持有人药品不良反应报告表（试行）》。在该指导原则和报告表填写说明中，也明确指出采用 WHO 相关指导原则，规定了上述六分类法，但均缺乏操作细节的指导。

3　讨论

　　药物作为医疗产品在患者人群中的使用必须经过严格规范的临床试验确认其安全性及有效性。新药临床试验中受试者的安全性评价是药物研发过程中的关键内容，将上市前与上市后安全性信息有效衔接，进行持续风险分析，建立覆盖药品全生命周期的药物警戒，保护受试者权益，是目前药品监管的重心[33]。这意味着上市前后 ADR 观察和因果关系判断需要有连贯性、协调性。从上述分析可见，尽管我国现行的上市后 ADR 因果关系评价方法与 WHO-UMC 评定法基本一致，但上市前、上市后以及专业学会在此方面评价仍缺乏协调性、连贯性，这将可能影响药品安全性监测的连续性和数据共享。

　　药物安全性评价中，个体 ADR 因果关系评价结果是归纳、分析其 ADR 情况的根本性资料，也是进行群体流行病学研究的必备前提。群体的流行病学研究，通过对药物与可疑 ADR 关系的分析，对该药的 ADR 进一步验证。从这一角度而言，个体 ADR 因果关系评价标准是药品生命周期的安全性评价的根基，涉及药物安全性信息的报告、整理、归类、分析、传输和共享，在整个研发过程中保持协调性、一致性甚为重要。随着我国加入 ICH，统一的试验及数据传输标准逐步建立，将促进我国药物安全性评价标准的统一、协调。

　　目前使用的各种 ADR 因果关系评价方法各具优点和不足，加上 ADR 因果关系评价的主观性及复杂性，使得众多评价标准的建立缺少共识的细节，相互之间也缺乏协调性。部分评价方法和分类标准之间定义模糊不清、报告资料不完整、评价者在临床应用时的不同理解均是造成 ADR 因果关系评价可重复性不足的重要原因[30,34-36]。关于上市前后不同研究阶段药物安全性的不同评估侧重点，已有报告关注到相应的标准空缺问题[22,29-30,33]。目前我国发布的法规对于上市前后的 ADR 因果关系标准的操作说明仍然比较模糊，尤其针对上市前的 ADR 因果关系评价，尚没有文件明确说明相关操作细节。因此，我们倡议我国药物监管部门、行业协会或专业学会有必要尽快制订覆盖整个药品研发生命周期、协调统一的 ADR 因果关系判定标准的操作说明或实施细则。

参 考 文 献

[1] ICH. Clinical Safety Data Safety Data Management：Definitions and Standards for Expedited Reporting A（E2A）［EB/OL］.（1995 - 05 - 01）［2020 - 05 - 08］. https：//database. ich. org/sites/default/files/E2A_ Guideline. pdf.

[2] ICH. Guideline For Good Clinical Practice E6（R2）［EB/OL］.（2016 - 11 - 09）［2020 - 05 - 03］. https：//database. ich. org/sites/default/files/E6_ R2_ Addendum. pdf.

[3] 国家药品监督管理局，国家卫生健康委员会. 关于发布药物临床试验质量管理规范的公告（2020 年第 57 号）［EB/OL］.［2020 - 05 - 18］. http：//www. nmpa. gov. cn/WS04/CL2138/376852. html.

[4] ICH. Post-Approval Safety Data Management：Definitions and Standards for Expedited Reporting（E2D）［EB/OL］.（2003 - 11 - 12）［2020 - 05 - 03］. https：//database. ich. org/sites/default/files/E2D_ Guideline. pdf.

[5] 中华人民共和国卫生部.《药品不良反应报告和监测管理办法》（卫生部令第 81 号）［EB/OL］.（2011 - 05 - 30）［2020 - 05 - 08］. http：//www. nmpa. gov. cn/WS04/CL2174/300642. html.

[6] 国家药品不良反应监测中心. 药品不良反应报告和监测工作手册［EB/OL］.（2012）. https：//wenku. baidu. com/view/b7957683caaedd3383c4d3f0. html.

[7] 杨悦. 我国药物警戒制度实施与 ICH 药物警戒指导原则转化适用［J］. 中国药物警戒，2020，17（2）：65 - 71.

[8] 杨焕. 新药上市前临床试验安全性数据的分析与评价［J］. 中国临床药理学杂志，2009，25（5）：464 - 466.

[9] 张晓雨，王燕平，林丽开，等. 中药注射剂上市后整体评价的思路与关键［J］. 中国中药杂志，2017，42（16）：3229 - 3232.

[10] 魏戌，谢雁鸣. 国内外不良反应因果判断原则及评价方法解读［J］. 中国中药杂志，2012，37（18）：2744 - 2747.

[11] 刘晶，谢雁鸣，盖国忠，等. 药品不良反应术语集 WHOART 与 MedDRA 的应用探析［J］. 中国中药杂志，2015，40（24）：4728 - 4733.

[12] 曾繁典，郑永远，詹思延，等. 药物流行病学［M］. 2 版. 北京：中国医药科技出版社，2016.

[13] 魏晶，王瑜歆. 药品不良反应报告因果关系评价方法概述［J］. 中国药物警戒，2011，8（10）：600 - 603.

[14] 李博，高蕊，李睿，等. 药物临床试验不良反应/不良事件关联性判定方法研究探讨［J］. 中国新药杂志，2014，23（12）：1465 - 1470.

[15] 冯硕，刘文佳，胡晶，等. 药品安全性评价技术及其在中药领域的应用［J］. 中国合理用药探索，2020，17（1）：28 - 31.

[16] 詹思延. 药物流行病学研究方法与药品风险管理［J］. 药物流行病学杂志，2013，22（4）：199 - 204.

[17] 刘建平，邢建民. 循证的药品不良反应评价方法［J］. 中国药物警戒，2010，7（1）：12 - 15.

[18] 吴嘉瑞，张冰，董玲，等. 药物流行病学在药品不良反应监测与评价中的应用［J］. 中国医药指南，2012，10（21）：57 - 58.

[19] WHO-UMC. The use of the WHO-UMC system for standardised case causality assessment［EB/OL］.（2012 - 04 - 17）［2020 - 05 - 28］. https：//www. who. int/medicines/areas/quality_ safety/safety_ efficacy/WHOcausality_ assessment. pdf.

[20] ICH. Implementation Guide for Electronic Transmission of Individual Case Safety Reports（ICSRs）E2B（R3）Data Elements and Message Specification［EB/OL］.（2016 - 11 - 10）［2020 - 05 - 28］. http：//www. cde. org. cn/ichWeb/guideIch/toGuideIch/3/0.

[21] 杨华，魏晶，王嘉忆，等. 药品不良反应/事件报告评价方法研究［J］. 中国药物警戒，2009，6（10）：581 - 584.

[22] 李涛，鲁岩. 新药 I 期临床试验中不良事件关联性评价存在的问题与对策［J］. 中国新药杂志，2011，20（2）：101 - 105.

[23] ICH. Structure and Content of Clinical Study Reports（E3）［EB/OL］.（1995 - 11 - 30）［2020 - 5 - 30］. https：//database. ich. org/sites/default/files/E3_ Guideline. pdf.

[24] 杜文民，王永铭，程能能. 药品不良反应的判定与其研究方法（续完）［J］. 中国药物警戒，2005，2（1）：11 - 13.

[25] 董铎，刘巍，杨乐，等. 欧盟药品不良反应管理和上报指南简介［J］. 中国药物警戒，2014，11（10）：611 - 613，617.

[26] 陈诗琪，郑蕊，李幼平，等. 不良反应因果关系判定方法对上市后中成药安全性评价的指导意义［J］. 世界科学技术-中医药现代化，2018，20（10）：1729 - 1733.

[27] 国家药品监督管理局. 中药药源性肝损伤临床评价技术指导原则［EB/OL］.（2018 - 06 - 19）［2020 - 05 - 18］. http：//www. cde. org. cn/zdyz. do? method = largePage&id = a707338103 c73e83.

[28] 葛斐林，郭玉明，曹俊岭，等. 中药药源性肝损伤评价方法及风险因素研究进展［J］. 中国现代中药，2019，21（3）：284 - 290.

[29] 徐波，王彦. 药物临床试验期间药物安全监控体系的中外比较分析［J］. 中国新药杂志，2009，18（14）：1291 - 1293.

[30] 王春华，胡晓，杨翠翠，等. I期临床试验中不良事件的因果关系评价［J］. 药物不良反应杂志，2019，21（1）：30 - 35.

[31]　曹烨，万邦喜，苏敏实. 药物临床试验 安全评价·广东共识（2020 年版）[J]. 今日药学，2020，30（11）：731－740.

[32]　国家药品监督管理局. 关于发布个例药品不良反应收集和报告指导原则的通告（2018 年第 131 号）[EB/OL].（2018－12－19）[2020－05－16]. http://www.nmpa.gov.cn/WS04/CL2138/334011.html.

[33]　刘欢，张钟艺，杨悦. 新药临床试验中安全性报告管理[J]. 中国药物警戒，2019，16（2）：88－93.

[34]　赵世丹，鲁仲平. 影响个例药品不良反应报告评价的因素[J]. 中国药物警戒，2012，9（9）：553－555.

[35]　牛瑞，冯变玲，林蓉. 国际药品不良反应报告的研究进展[J]. 中国合理用药探索，2020，17（1）：24－27.

[36]　郭韶洁，赵秀丽，周辉. 临床试验中不良事件管理的问题及分析[J]. 中国临床药理学杂志，2014，30（1）：73－74，77.

编辑：刘卓越/接受日期：2020－12－07

欧盟药品上市后安全性研究制度及对我国的启示

张　琪，颜建周，姚　雯，邵　蓉

（中国药科大学国家药物政策与医药产业经济研究中心，南京 211198）

[摘要]　本文旨在学习和总结欧盟药品上市后安全性研究制度设计和框架，结合我国Ⅳ期临床研究实施现状，为完善我国药品上市后安全工作提供参考。查阅并总结欧盟药品上市后安全性研究的相关制度，分析欧盟药品上市后安全性研究的定义、法律渊源、适用对象、主要流程及监管方式等内容，并探讨对我国的借鉴意义。近年来，欧盟对于监测上市后药品的安全性愈加重视，在加强药品上市后安全性监测体系方面采取了不少新举措，值得我们借鉴。欧盟在药品上市后安全性研究方面已经有健全的制度体系，相关经验对我国开展相关工作具有借鉴意义。

欧盟在 2010 年修订了新的药品法规，并于 2012 年正式实施，在新的法律体系下，重新修订了药物警戒实践指南（Guideline on Good Pharmacovigilance Practices，GVP），从而建立了科学有效的药物警戒制度框架。欧盟药物警戒制度覆盖了药品整个生命周期。上市后安全性研究（post-authorization safety studies，PASS）作为药物警戒流程的一个模块，同样有详细的要求和实施指南，以监测药品上市后的安全性风险，识别之前未发现的药品安全性问题，保障药品的长期安全使用。

1　药品上市后安全性研究的定义

欧洲 2001/83/EC 第 1（15）条款 PASS 定义为"为发现或定量分析已上市医疗产品有关的安全风险，或评估其风险管理措施的实施效果，依照上市许可条款开展的药物流行病学研究或临床试验"。上市后安全性研究包含临床试验或者非干预性研究，非干预性研究一般需要满足的指标为：① 医疗产品的处方是在正常诊疗过程中开具的。② 特定治疗策略所涉及患者不是根据研究草案提前决定，而是基于真实的用药环境，并且药品处方的开具与患者是否纳入研究是分开的。③ 对患者没有实施额外的诊断或监测程序，采用流行病学的方法来分析收集的数据。

2　法律渊源

欧盟药品警戒法律体系主要由 2010 年修订的（EU）1027/2012 法规、2012/26/EU 指令、根据（EC）726/2004 法规和 2001/83/EC 指令中药物警戒部分内容制定的（EU）520/2012 条例三者为主干，其相关的实施条例和 GVP 指南为枝叶，是世界上最完备的药品上市后安全评价法律体系[1]。

2.1　法律法规

2.1.1　Regulation（EU）No1027/2012 和 Directive 2012/26/EU　Regulation（EU）No1027/2012 和 Directive2012/26/EU 在法律层面上规定了欧盟药物警戒内容包括上市后安全性评价。

2.1.2　《药物警戒法规的实施条例》[Commission Implementing Regulation（EU）No 520/2012]　实施条例在操作细节上对欧洲药品管理局（European Medicines Agency，EMA）、欧盟成员国监管部门、上市许可人（marketing authorization holder，MAH）执行新法规作出了详细的要求。

实施条例规定了药物警戒工作中上市后安全性研究的最低要求、使用术语、格式和标准。

2.2　指南文件

欧盟现行指南文件主要是《药物警戒实践指南》（guideline on good pharmacovigilance practices，GVP）。欧盟药品警戒分为 16 个模块，模块间相互链接，形成药品警戒的主要流程。每个模块都有相应的 GVP 指南，内容包括相关法律法规、技术指导、实施细节和标准等[2]。药品上市后安全性研究是药物警戒系统第 8 个模块，GVP 第 8 模块指南是目前欧盟药品上市后安全性评价的工作准则，对 PASS 进行过程提出详细指南，力求提高 PASS 质量，促进各部门按要求履行自身责任[3]。

3　药品上市后安全研究的主体

药品上市后安全研究主要涉及 MAH、欧盟药品管理局及其相关监管部门，下面分别对其职责进行分析。

3.1　MAH

MAH 对研究的实施负总责：发起、管理和提供经费支持研究，并且应该符合 PASS 相关的药物警戒法规要求。欧盟药物警戒受权人应该参与所有 PASS 方案的评估，如果 MAH 没有直接开展研究，并且安全性研究的人员不是上市许可人的雇员，上市许可人应该确保研究者受到良好的教育、具备相当的经验，并且应该签署合同，该文件应符合药物警戒法规要求。

MAH 应该保证 PASS 不得以药品推销为目的，PASS 不能以推销药品使用为目的开展计划。MAH 的销售和市场代表不能参与研究，如果这些人员开展对患者和医生的招募，将被视为是一种药品推销行为。

3.2　药品风险管理委员会以及国家相关部门

药品风险管理委员会（Pharmacovigilance Risk Assessment Committee，PRAC）指定一个报告人，负责对药品上市后安全性研究的监管，以此对草案进行评估。在开始对草案进行审评的 60 天内，PRAC 或相关部门对草案提出意见，MAH 根据意见对草案进行修改并提交，PRAC 或相关部门在修改草案提交之后的 30 天内对修改草案做出同意或反对的决定，最终会生成一个评估报告。并且药品风险管理委员会会对药品上市安全性研究报告进行评估，并根据报告的内容，做出相关决定[4]。

3.3　科学秘书

EMA 及各国机构向药品风险评价委员会提供科学秘书，在收到研究草案和最终研究报告的时候，科学秘书应该向 PRAC 报告人提交一个研究草案和最终研究报告的总结，科学秘书应该把草案等方面的内容告知 MAH，并把安全性研究的相关报告公布在网上，当 MAH 进行咨询时，科学秘书充当安全 MAH 与药品风险管理委员会联络人。

4　药品上市后安全性研究适用对象

PASS 可能由 MAH 自愿开展、管理或资助，也可能是在相关部门的监督下依法履行义务。欧盟对需要开展 PASS 的药物有明确规定，一般地说，出现下述情况的，药品监管机构会要求 MAH 开展 PASS：① 具有全新化学构成或者治疗机制的药品；② 动物实验出现毒性反应，需进行临床验证的；③ 安全性不明确，有待临床进一步确定的；④ 上市后发现安全性问题，需加以验证的；⑤ 需研究药品临床应用中有关问题的；⑥ 需评价其风险最小化措施有效性的。除被要求之外，MAH 也可主动开展 PASS。

5　药品上市后安全性研究的内容

5.1　药品上市后安全性研究草案

EMA 要求所有的上市后安全性研究在开展之前，都必须向 EMA 或成员国主管当局递交纸质版研究草案。研究草案应该符合 PASS 相关的药物警戒法规要求，此外欧盟药物警戒授权人应该参与所有 PASS 方案的评估。研究应该有指定的监督员或者监督组织进行监督，同时监督员的姓名应记录在研究文件中。如果 MAH 没有直接开展研究，应具备符合药物警戒法规要求的合同协议类文件[1]。研究草案基本项目和内容包括：① 标题；② 上市许可人：姓名及地址；③ 责任主体：列举相关主体；④ 摘要：研究草案的独立总结；⑤ 修正和更新：开始数据收集工作以后，所有对于草案的修正和更新都记录，包括修正/更新的理由、变更日期以及此处变更的参考资料等；⑥ 时间表：包括开始、结束收集数据的时间，提交研究进展报告、研究结果最终报告的时间；⑦ 基本原理和背景介绍：简单描述药品上市后安全性研究的原理及背景；⑧ 研究问题及研究目标：研究过程中解决的问题及目标；⑨ 研究方法：研究设计、基本设置、变量、数据来源、研究规模、数据管理、数据分析、质量控制、研发方法的限制；⑩ 受试者保护：说明情况；⑪ 不良反应报告的管理：应设置明确的操作规程，保证在研究进行过程中，任何可能影响产品"效益/风险比"评估结果的不良反应个案的信息都将被收集、管理和上报；⑫ 宣传、交流研究结果的计划：包括提交研究进展报告和最终报告的计划；⑬ 参考资料：列举研究草案中涉及的参考性资料。

5.2　研究报告提交时间

MAH 应该每年向主管当局提交研究进展报告（可能也需要向 PRAC 提交），或者根据主管当局的要求更频繁地提交进展报告。报告提交的时间应按照 MAH 在研究开展之前与主管当局达成的协议以及在研究草案中规定的时间表来进行。报告内容应遵循合理的时间顺序并包括所有可以获得的与研究进展相关的数据。如已进入研究的患者数量、遇到的问题以及预期计划的变更等。主管当局对报告审评后，可能会提出补充数据的要求。

6 药品上市后安全性研究的方法

MAH 在开展 PASS 时，可以采用的方法有主动监测、观察性研究、大型简单临床试验、药物利用研究等[5]。一般多种方法共同使用，以获取全面、及时、可靠的安全性研究结果。

6.1 主动监测（active surveillance）

MAH 可通过处方监测、集中监测等手段，利用电子医疗档案和生物医学电子数据库，运用现代信息化方法，对药物的不良事件和安全性风险进行系统分析，以期早期发现不良反应。

6.2 比较观察性研究（comparative observational studies）

比较观察性研究指在实际用药中，比较不同用药情况下的效益风险差异。这种研究主要评估某一用药人群在不同用药情况下的疗效或不良反应差别，研究可以是比较不同给药剂量，也可以是比较两种药物，以及药物效价比。MAH 通过比较观察性研究可确认不良事件等用药后临床结果。

6.3 大型简单试验（large simple trial）

大型简单试验部分受控于环境，选取的研究人群比较特殊，监控时间长，搜集资料较少。MAH 在上市前已知有重大药品不良事件时，药品上市后应采用大型简单试验方法继续研究药物不良反应的作用机制。

6.4 药物利用研究（drug utilization study）

药物利用研究可用来研究患者使用某药物的临床医疗结果，也可以专门研究特殊人群，如老人、肝肾功能不全患者等的使用情况。MAH 可采取药物利用研究方法研究药品不良事件，以评估上市后药品安全性。药物利用研究还可被用于监测特殊人群使用此药物的临床医疗结果[6]。

7 药品上市后安全性研究的流程

针对主管部门要求的 PASS，MAH 需将研究方案报 EMA 或成员国主管当局批准。为了对研究方案和期限表达成一致意见，必要时，主管部门会和 MAH 进行会议研究。当 MAH 认为研究方案需要进行修改时，应将有关情况报告主管当局，由其进行审批。

MAH 应该每年提交研究进展报告，或者根据主管当局的要求更频繁地提交进展报告。报告内容应遵循合理的时间顺序并包括所有可以获得的与研究进展相关的数据。如已进入研究的患者数量、遇到的问题以及预期计划的变更等。MAH 应该根据协定的时间表提交研究的最终报告。最终报告应分析进展报告所及资料与研究结果是否一致，并讨论可能的偏倚和目前研究的局限性等。

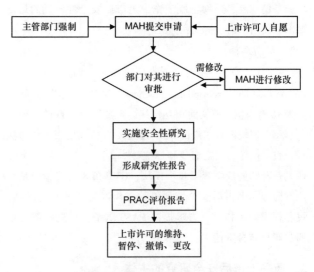

图 1　药品上市后安全性研究生命周期

8 药品上市后安全性研究的监管

8.1 相关报告的监管

EMA 主要对 PASS 开展过程中涉及报告进行审评，以评价 PASS 方案可行性、可靠性、真实性。需要审评的报告主要有研究草案、研究进展报告和最终报告等。

8.1.1 研究草案　所有要求开展上市后安全性研究的药物在上市前，均应向 EMA 或 MS 药品监管机构递交研究草案，监管机构在欧盟药物警戒受权人参与情况下对研究草案进行审核，确保其符合 PASS 相关法律法规的要求。PASS 开展过程中，监管机构指定监督员进行监督，因此研究文件中应包含监督员姓名。

8.1.2 研究进展报告　在 PASS 开展前，监管机构与 MAH 达成协议确定研究进展报告提交时间（此时间应根据研究草案确定）及频率，研究进展报告应至少每年提交一次。所有试验中可获得的数据应在报告中提交，且时间顺序合理。如研究案例数量、发现的问题和计划修订等。监管机构对报告审评，如有需要，可要求 MAH 补充研究数据。

8.1.3 最终报告　最终报告由 MAH 在既定时间内完成 PASS 后及时提交。最终报告格式与研究草案相似，需标明标题、MAH、时间表等；研究者的相关信息也应包含在最终报告中，有对研究结果的说明和分析，反思研究过程中可能出现的疏漏和研究方法的局限性。研究的最终报告的基本项目及内容包括：① 标题；② 摘要：研究草案的独立总结；③ 上市许可人：姓名及地址；④ 实施者：名称、学历、地址等信息；⑤ 时间表：包括开始、结束收集数据的时间，提交研究进展报告、研究结果最终报告的时间；⑥ 基本原理和背景介绍：简单描述进行安全性评价的背景；⑦ 研究问题及研究目标：对研究的问题及目标简要描述；⑧ 修正和更新：开始数据收集工作以后，所有对于草案的修正和更新都记录，包括修正/更新的理由、变更日期以及此处变更的参考资料等；⑨ 研究方法：研究设计、基本设置、变量、主体、数据来源、研究规模、数据管理、数据分析、质量控制、研发方法的限制；⑩ 结果：参与者的人数，描述性数据分析，主要的结果，不良事件和不良反应；⑪ 讨论：主要的结果、局限性等；⑫ 参考资料：标注资料参考情况；⑬ 其他信息：包括提交研究进展报告和最终报告的计划。

8.1.4 其他 PASS 的研究结果应该是公开的，鼓励其发表在期刊上。当某 PASS 中途终止时，也应提交最终报告，同时说明原因。

8.2 强制性措施

如果各国药品监管机构检查发现 MAH 出现违规行为或未完成药物上市后安全性研究工作，此成员国药品监管机构会对 MAH 给予警告，并将相关情况通知所有成员国的药品监管机构、EMA 和欧洲议会和欧盟理事会（European Commission，EC），必要时对 MAH 进行劝诫性处罚，即对上市许可进行暂停、撤销或变更[7]。另外，EC 还会对 MAH 进行罚款，罚金不超过其上一年在欧盟营业额的 5%。若 MAH 仍继续违规，EC 会继续按天追加罚款，每日罚金额不超过其上一年在欧盟平均每日营业额 2.5%，直至 MAH 停止违规行为。

EC 要求 MAH 解释其违规行为时，对于不服从 EC 要求的 MAH，EC 会对其处罚款，罚金不超过其上一年在欧盟营业额 0.5%。若 MAH 仍继续违规，EC 会继续按天追加罚款，每日罚金额不超过其上一年在欧盟平均每日营业额 0.5%，直至 MAH 解释违规行为[8]。

9 对我国的启示

在对欧盟上市后安全性评价制度研究中可以发现：欧盟上市后研究及临床试验已经有健全的法律框架，政府在试验中起指导作用，实现全过程监管，并通过状态定期报告等监管机制实现研究状态的动态追踪。现结合我国Ⅳ期临床实施现状，提出以下借鉴。

9.1 健全法律法规体系，以法律强制力保证Ⅳ期临床试验的实施，以实施细则和指南性文件指导企业科学开展相关研究工作

9.1.1 修订《药品管理法》，强化Ⅳ期临床试验的法律地位 欧盟对企业上市后研究中出现的违法违规处罚十分严厉，如限制市场流通、设置巨额罚款等，有力督促药企严格开展上市后研究。我国虽然在法律法规中明确要求企业开展Ⅳ期临床，但对于Ⅳ期临床中的违法违规行为处罚力度不足，对企业威慑力不足。

因此，应从药品监管的法律法规着手，在上位法中添加对Ⅳ期临床的要求，以法律强制力保障Ⅳ期临床试验真

实、合规、可靠[9]。具体来说，即建议在下一轮《药品管理法》的修订中，强调药物Ⅳ期临床试验的重要性，如在原第二十九条第二款后，增加"企业获得新药证书后，仍需按监管部门要求开展Ⅳ期临床试验"；同时，在"法律责任"章节进一步明确未按要求开展Ⅳ期临床试验的法律责任（第七十八条），增加处罚力度，从而督促药企自觉依法实施Ⅳ期临床试验。

9.1.2 以规范、条例和指南文件为依托，建设Ⅳ期临床试验的实施细则和技术指导原则 《药品注册管理办法》和《药物临床试验质量管理规范》是我国目前Ⅳ期临床试验监管的主要法律依据。但前者仅对注册上市的新药提出了Ⅳ期临床试验的要求；后者则主要围绕药物上市前的临床试验制定，而涉及上市后Ⅳ期临床试验的条款并不多，相关实施细则有待进一步完善[10]。欧盟《药物警戒实践指南》第八模块均对试验目的、试验过程、监管机构管理权限、研究方职责等作出详细说明，一方面监管机构可依法有效监管，另一方面，药品上市后试验质量也得以保障。

我国可借鉴欧盟上市后临床试验管理制度的完善过程，在修改《药品注册管理办法》及《药品管理法》的基础上，首先出台专门针对Ⅳ期临床试验的管理规范及管理条例，通过法律要求企业定期上报临床试验的进展状态，实现对Ⅳ期临床试验的动态监管；其次，在科学技术层面出台相应配套的指导原则，指导企业开展上市后药品研究，加深企业对Ⅳ期临床试验的认知，建立一套关于Ⅳ期临床试验研究范围、研究方法、研究进展状态及结果报告、监督及审评管理程序等的指导原则，用于规范我国临床Ⅳ期试验的实施。

9.2 强化监管部门的监督和指导作用，并充分利用多元化监管手段加强Ⅳ期临床试验过程监管

9.2.1 加强监管部门和企业间的沟通，特色化制定Ⅳ期临床试验方案 目前我国主要通过强制手段，对于安全风险较大的药品通过新药注册文件直接要求企业进行Ⅳ期临床研究，但对部分品种鉴于其风险较小未要求其进行上市后研究。相比之下，欧盟对于风险信号不明显的品种会选择与企业协商进行临床后研究。我国可借鉴欧盟经验，针对安全隐患较小的药品与企业协商，要求其进行上市后研究，研究方法及方案设计由企业自行定夺，国家药品监督管理局（NMPA）不做强制要求，以进一步保障药品上市后安全。

9.2.2 明确Ⅳ期临床试验进度要求，建立研究进展时间轴 我国目前仅由 NMPA 通过新药审批文件告知企业是否需要进行Ⅳ期临床试验，而 NMPA 依据何种标准判断新药是否需要进行Ⅳ期临床试验以及临床试验的内容及分类，国内尚无明确文件告知。可以借鉴欧盟向申请者明确规定需

要进行上市后安全性研究的类别，同时与申请者协商制定试验时间轴，在Ⅳ期临床实施过程中，严格按照时间轴执行，定期进行阶段性报告。

参 考 文 献

[1] 董铎，吴桂枝，程刚. 欧盟新法规下的药物警戒制度简介[J]. 中国药物警戒，2012，9（11）：662-665.

[2] 谢雁鸣，田峰. 欧盟新版《药物警戒实践指南》解读[J]. 中国中药杂志，2013，38（18）：2963-2968.

[3] European Medicines Agency. Guideline on Good Pharmacovigilance Practices（GVP）Annex I-Definitions[EB/OL].（2012-06-25）. http：//www.europa.eu/ema.

[4] 张桂菊，初晓艺，田月洁，等. 欧盟药物警戒体系对我国的启示[J]. 中国药物警戒，2015，12（10）：593-596.

[5] 赵建中，谢松梅，杨进波，等. 不同国家药品上市后研究管理现状比较[J]. 中国新药杂志，2014，23（22）：2589-2592.

[6] JASMANDA WU，JUHAERI J，WANG LL，et al. 美国与欧洲上市后药品安全风险管理进展概述[J]. 药物流行病学杂志，2014，23（4）：19-23.

[7] European Commision. The EU pharmacovigilance system[EB/OL].（2013-10-01）[2013-12-26]. http：//ec.europa.eu/health/human-use/pharmacovigilance/index_en.htm.

[8] 宋洋，杨悦. 欧盟药物警戒体系建立运行与实施进展[J]. 中国药物警戒，2014，11（7）：401-406.

[9] 武楠，杨悦. 欧盟药物警戒数据库建设对我国的启示[J]. 中国药物警戒，2018，15（4）：230-233.

[10] 任经天，郭晓昕，程刚. 药品重点监测的工作现状与建议[J]. 药物流行病学杂志，2014，23（10）：602-607，611.

编辑：王宇梅/接受日期：2019-05-10

基于循证医学的抗菌药物点评申诉反馈流程及分析

应颖秋¹，李潇潇¹，杨　丽¹，孔　洁²，胥雪冬²，翟所迪¹

（北京大学第三医院 1 药剂科，2 医务处，北京 100191）

[摘要]　**目的**：系统分析某院基于循证医学的抗菌药物医嘱点评申诉反馈。**方法**：基于循证形成申诉反馈流程，并用 SAS 9.1.3 统计软件对申诉反馈进行统计分析，计量资料用 $\bar{x}\pm s$ 描述，计数资料用例数和百分比（%）描述。**结果**：在 105 例申诉反馈中，以给药剂量、药物选择、用药疗程等问题最为突出；临床药师进行申诉反馈时参考的证据包含药品说明书、行政管理文件、指南、教材、文献及循证医学数据库等；其中 59 例（56.19%）有 2~3 条判定证据支持。**结论**：循证的申诉反馈为医师与药师搭建起良好沟通平台，促进抗菌药物合理使用。

为进一步加强抗菌药物管理，某院制定了抗菌药物点评申诉制度。目前国内外已有相关研究显示：药师主导的抗菌药物处方审核-反馈制度可以加强抗菌药物管理，降低抗菌药物耐药性，提高临床合理用药水平[1-8]。因此在美国感染疾病协会抗菌药物管理政策中，将处方审核-反馈的干预方式作为抗菌药物管理的核心策略之一，并给予了强推荐[9]。在某院抗菌药物点评申诉制度中，医师如对抗菌药物医嘱点评结果有异议，可向医务处递交书面申诉材料。之后由药师代表医院抗菌药物临床应用专家组，以抗菌药物相关的行政管理文件、指南及原始文献等为依据对医师提出的申诉意见的合理性进行评价，并出具相应的申诉意见反馈。经专家组复核后给出最终意见。

材料与方法

1　基于循证形成的申诉反馈流程

某院抗菌药物医嘱点评中的申诉反馈流程如图 1 所示：① 临床药师将医嘱点评中的不合理医嘱递交医务处。② 医务处将点评结果发至各科室。③ 不合理使用抗菌药物医师对抗菌药物医嘱审核的结果有异议，向医务处递交书面申诉材料。④ 医务处将临床申诉材料转交临床药师。⑤ 临床药师寻找循证证据、对临床医师提出的申诉意见进行评价，出具书面申诉反馈意见交由医务处。⑥ 经专家组复核后给出书面意见，该意见为最终意见。

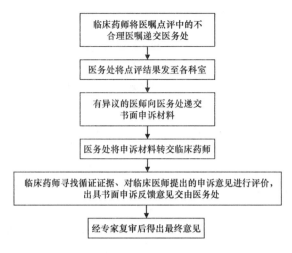

图1　申诉反馈流程

2　统计学方法

使用 SAS 9.1.3 统计软件对申诉反馈进行统计分析。计量资料用 $\bar{x} \pm s$ 描述，计数资料用例数和百分比（%）描述。

结　果

1　申诉反馈总体情况

2012 年 2 月～2017 年 3 月期间，共有 24 个科室对医嘱点评结果提出申诉，累计 105 例。多由中级职称（53.85%）与副高级职称（39.42%）医生提出。申诉主要涉及非限制使用级抗菌药物，以头孢呋辛钠（28 例，28.28%）与阿莫西林/克拉维酸钾（23 例，23.23%）居首。预防用药（84 例，80%）占申诉的比例是治疗用药（21 例，20%）的 4 倍。按申诉涉及的手术类型分：Ⅰ类切口为 49 例（46.67%）、Ⅱ类切口为 30 例（28.57%），非手术用药申诉为 22 例（20.95%）。

2　申诉反馈相关不合理医嘱分析

在 105 例申诉反馈中，共出现 117 条不合理原因（表1）。其中 87 例申诉反馈明确有 1 条不合理原因，并以单次用药剂量过大（31 例，36.90%）、无适应证给药（15 例，17.86%）以及用药疗程过长（15 例，17.86%）这 3 类问题最为突出。其余 15 例申诉反馈存在 2 条不合理原因，常见合并药物选择不适宜与单次剂量过大（4 例，26.67%）、合并药物选择不适宜与用药疗程过长（4 例，26.67%），以及合并单次剂量过大与给药频次过少（2 例，13.33%）等不合理情况。另有合并用药疗程过长与术中未追加剂量、合并单次剂量过大与用药疗程过长、合并单次剂量过大与更换药品、合并给药频次过少与用药疗程过长以及合并给药频次过少与药物选择不适宜的现象（各 1 例，6.67%）。

表1　不合理医嘱原因分析

不合理原因类型	不合理原因描述	条数	占全部申诉的百分比/%
适应证	无适应证给药	15	12.82
药物选择	药物选择不适宜	17	14.53
	更换药品	3	2.56
	联合用药	2	1.71
给药剂量	单次给药剂量过大	39	33.33
	术中未追加剂量	3	2.56
	单次给药剂量过小	2	1.71
给药频次	给药频次过少	11	9.40
	给药频次过多	1	0.85
给药时机	术前给药≤0.5 小时	1	0.85
	术前未用术后用药	1	0.85
用药疗程	用药疗程过长	22	18.80
合计		117	100

在 22 例涉及疗程过长的不合理医嘱中，Ⅰ类切口 15 例（78.95%），患者平均用药时间（4.73 ± 1.39）d；Ⅱ类切口 3 例（16.79%），患者平均用药时间（4.50 ± 3.04）d；非手术用药 1 例（5.26%），疗程 20 d。其中涉及头孢呋辛钠与头孢米诺钠的问题医嘱分别有 8 例（42.11%）和 4 例（21.05%），占全部申诉比例为 37.14%。

在 17 例药物选择不适宜的申诉反馈中，其中 13 例均涉及Ⅰ类切口，即阿莫西林/克拉维酸钾、头孢哌酮/舒巴坦以及三代头孢如头孢他啶、头孢唑肟钠等。

在 15 例涉及无适应证给药的不合理医嘱中，有 3 例（20%）为疝修补术的预防用药，有 2 例（13.33%）的主要诊断为先兆流产，其中预防用药、治疗用药各 1 例。结合药物类型与手术切口，无适应证用药更倾向于选择头孢唑林钠作为Ⅰ类切口手术的预防用药（4 例，26.67%），选择头孢克洛作为非手术的治疗用药（2 例，13.33%）。

作为申诉提及频率最高的抗菌药物，头孢呋辛钠与阿莫西林/克拉维酸钾涉及 51 例申述反馈，它们易被医师开具为单次剂量过大（38 例，74.51%）。其中，涉及头孢呋辛钠的医嘱 18 例，均被医师开具处方为 2.25 g/次，含Ⅰ类切口 10 例（55.56%）、Ⅱ类切口 8 例（44.44%）；涉及阿莫西林的医嘱 20 例，均被医师开具处方为 2.4 g/次，含Ⅰ类切口 9 例（45.00%）、Ⅱ类切口 9 例（45.00%）以及非手术治疗 2 例（10.00%）。

3　申诉反馈的参考证据

在 105 例申诉反馈中，除 4 例（3.81%）事务性原因导致的不合理医嘱外，其余 101 例（96.19%）申诉经临床

中国新药注册与审评技术双年鉴（2022 年版）

药师复核后均维持原判。临床药师针对申诉进行书面反馈，在申诉反馈材料中提供了包含药品说明书、行政管理文件、指南、教材、文献及循证医学数据库等 219 条判定依据（表2）。其中有 59 例（56.19%）申诉反馈有 2~3 条判定证据的支持。

表2 不合理医嘱判定依据分析

证据类型	n/例	占全部申诉的百分比/%
指南	67	63.81
行政管理文件	65	61.90
药品说明书	45	42.86
文献	16	15.24
教材	14	13.33
循证医学数据库	6	5.71
事务性反馈	4	3.81
其他依据	2	1.90
合计	219	100.00

除 3 例仅以说明书作为反馈证据的申诉反馈外，102 例申诉反馈均列出了其他证据：有 65 例申诉反馈采用行政管理文件作为证据，包含 7 项原卫生部发布的行政管理文件与两例本院制定的行政管理文件。其中引用 1 项行政管理文件的 45 例（69.23%），两项行政管理文件的 18 例（27.69%），3 项行政管理文件的 2 例（3.08%）。有 20 例（30.77%）仅以行政管理文件作为反馈依据的申诉。除 1 例缺失数据外，采用行政管理文件可进行解释的不合理医嘱原因主要为单次剂量过大（18 例，28.13%）、无适应证用药（13 例，20.31%）、用药疗程过长（13 例，20.31%）以及药物选择不适宜（12 例，18.75%）等。

67 例申诉反馈采用指南作为证据，并以国外指南为主。其中有 38 例（56.72%）不合理医嘱引用 1 条指南意见，包含国外指南 30 例（78.95%），国内指南 8 例（21.05%）。有 18 例（26.87%）不合理医嘱引用两条指南意见，均采用国外指南的 10 例（55.56%），均采用国内指南仅 3 例（16.67%），其余 5 例（27.78%）综合了国外与国内指南中的意见。有 11 例（16.42%）不合理医嘱引用 3 条指南意见，包含两条为国外指南意见与 1 条为国内指南意见的有 10 例（90.91%）。

14 例申诉反馈引用教材作为依据，并以国外教材为主（12 例，85.71%），中文教程仅占 14.29%（2 例）。在 16 例文献作为依据的不合理医嘱中，10 例（62.5%）引用 1 篇英文文献，2 例（12.50%）引用两篇英文文献，其余至少引用 1 篇中文文献（4 例，25.00%）。

4 申诉反馈相关不合理医嘱类型的变化

在 2012 年 2 月~2017 年 3 月期间共有 105 例申诉反馈。涉及给药剂量的申诉共有 40 例，其中 38 例（95.00%）在 2012 年 7~8 月集中出现。涉及药物选择的申诉共有 13 例，其中 9 例（69.23%）在 2012 年 7~11 月频繁出现。无适应证给药和用药疗程相关的申诉，则在开展申诉反馈期间平均多次出现。其余类型的不合理医嘱均为零散发生。与 2012 年相比，2013~2017 年申诉数量显著减少。

讨 论

通过申诉反馈梳理常见不合理医嘱种类，纠正不合理用药习惯。申诉反馈涉及不合理医嘱的种类主要包括：抗菌药物单次剂量过大、给药疗程过长及药物选择等。① 抗菌药物单次剂量过大：头孢呋辛单次剂量 2.25 g；阿莫西林/克拉维酸钾单次剂量 2.4 g。头孢呋辛、阿莫西林/克拉维酸为时间依赖性抗菌药物，说明书、《国家抗微生物治疗指南》[10]、《热病（46 版）》[11] 均推荐剂量分别为 1.5 g，q8h 与 1.2 g，q6~8h，静脉滴注。② 用药疗程过长：主要集中在 I 类、II 类切口预防疗程过长。《抗菌药物临床应用指导原则（2015）》（以下简称"原则"）[12] 指出：清洁手术的预防用药时间不超过 24 小时，心脏手术可视情况延长至 48 小时。清洁-污染手术和污染手术的预防用药时间亦为 24 小时，污染手术必要时延长至 48 小时。③ 药物选择不合理，主要集中在 I 类切口药物选择不合理，其中有用药指征的 I 类切口选择阿莫西林/克拉维酸钾 6 例，《原则》[12] 推荐：I 类切口可能的污染菌主要为金黄色葡萄球菌、凝固酶阴性葡萄球菌、链球菌等，应选用一、二代头孢菌素。因此选择含酶抑制剂的抗菌药物合理性有待商榷。另有选用头孢哌酮舒巴坦、头孢他啶及头孢唑肟等优势覆盖阴性杆菌的第 3 代头孢菌素用于 I 类切口，药物选择起点过高。

申诉反馈制度搭建起药师与医师沟通的平台，基于循证方法讨论争议性问题并最终达成一致。某院经内镜逆行胰胆管造影 ERCP 操作习惯预防性使用莫西沙星口服 3 天。《英国手术预防抗菌药物指南》[13]《美国消化道内镜预防用抗菌药物指南》[14] 推荐：ERCP 一般无须使用抗菌药物；有或怀疑有胆道梗阻的患者，且预计行 ERCP 时存在引流不畅的情况（如肝内胆管狭窄及原发硬化性胆管炎），推荐术前给予抗菌药物；如行 ERCP 后胆道仍引流不畅则推荐术后继续给予抗菌药物；可选择覆盖革兰阴性肠杆菌及肠球菌的抗菌药物，如喹诺酮类。如行 ERCP 后可使胆道引流完全则不继续使用；行 ERCP 前无胆道梗阻疾病则不需要使用抗菌药物。《热病（46 版）》[11] 推荐：内镜逆行胆胰管造影，如存在梗阻操作前 1 小时给予哌拉西林钠/他唑巴坦 4.5 g *iv* 或操作前 2 小时环丙沙星 500~750 mg 口服。《原则》[12] 推荐：

中国新药注册与审评技术双年鉴（2022 年版）

ERCP 选用第 2 代头孢菌素或头孢曲松，建议使用 1 次。《国家抗微生物治疗指南》[10] 指出如无法获得充分引流，术后可继续用药 24~48 小时。某院检验科近几年细菌学/真菌学工作总结中指出：左氧氟沙星及环丙沙星对大肠埃希菌的耐药率均已超过 50%；故建议 ERCP 高危患者（主要指已知或疑似胆道梗阻者且引流不畅）方可预防用抗菌药物，结合某院细菌耐药特点，操作前可选用二代头孢菌素或头孢曲松 1 次。

国外医疗机构主要通过前瞻性审核对抗菌药物的临床使用进行事前干预，研究显示可以减少抗菌药物的使用，提升用药合理性[2-5,8]。也有研究显示前瞻性审核前后抗菌药物的使用并无明显差异[15]。某院基于循证医学的抗菌药物点评申诉反馈流程则主要通过抗菌药物事后点评，以实际发生的问题为切入点进行循证反馈，最终与临床科室形成共识，通过该持续的长效机制促进抗菌药物合理使用。本点评申诉反馈机制存在的局限性为未能事前干预不合理医嘱。药师基于循证医学寻找证据结合临床实际进行申诉反馈，应与事前干预相结合避免不合理医嘱的发生，全面促进临床抗菌药物的合理使用。

参 考 文 献

[1] 李金凤, 上官路. 病历医嘱点评反馈制度在抗菌药物管理中的作用与成效分析 [J]. 临床医药文献电子杂志, 2017, 4 (13): 2410.

[2] ELLIGSEN M, WALKER SA, PINTO R, et al. Audit and feedback to reduce broad-spectrum antibiotic use among intensive care unit patients a controlled interrupted time series analysis [J]. Infect Control Hosp Epidemiol, 2012, 33 (4): 354 – 361.

[3] DIAZGRANADOS CA. Prospective audit for antimicrobial stewardship in intensive care: impact on resistance and clinical outcomes [J]. Am J Infect Control, 2012, 40 (6): 526 – 529.

[4] NEWLAND JG, STACH LM, DE LURGIO SA, et al. Impact of a prospective-audit-with-feedback antimicrobial stewardship program at a children's hospital [J]. J Pediatric Infect Dis Soc, 2012, 1 (3): 179 – 186.

[5] OHASHI K, MATSUOKA T, SHINODA Y, et al. Clinical outcome of pharmacist-led prospective audit with intervention and feedback after expansion from patients using specific antibiotics to those using whole injectable antibiotics [J]. Eur J Clin Microbiol Infect Dis, 2019, 38 (3): 593 – 600.

[6] 应颖秋, 张哲浩, 杨毅恒, 等. 亚胺培南西司他丁钠使用管理监测及合理性分析 [J]. 中国新药杂志, 2019, 28 (4): 501 – 504.

[7] 孙晓变, 王莹, 李歆. 江苏省 47 家三级医院抗菌药物利用与趋势分析 [J]. 中国现代应用药学, 2019, 36 (19): 2478 – 2484.

[8] WILLIS ZI, GILLON J, XU M, et al. Reducing antimicrobial use in an academic pediatric institution: evaluation of the effectiveness of a prospective audit with real-time feedback [J]. J Pediatric Infect Dis Soc, 2017, 6 (4): 339 – 345.

[9] BARLAM TF, COSGROVE SE, ABBO LM, et al. Implementing an antibiotic stewardship program: guidelines by the infectious diseases society of America and the society for healthcare epidemiology of America [J]. Clin Infect Dis, 2016, 62 (10): e51 – e77.

[10] 中华人民共和国卫生部医政司. 国家抗微生物治疗指南 [M]. 北京: 人民卫生出版社, 2012.

[11] 戴维·吉尔伯特(David N. Gilbert) 著, 范洪伟译. 热病-桑福德抗微生物治疗指南 [M]. 新译第 46 版. 北京: 中国协和医科大学出版社, 2017.

[12] 《抗菌药物临床应用指导原则》修订工作组. 抗菌药物临床应用指导原则 [M]. 2015 年版. 北京: 人民卫生出版社, 2015.

[13] Scottish Intercollegiate Guidelines Network (SIGN). Antibiotic prophylaxis in surgery. Edinburgh: SIGN; 2008. (SIGN publication no. 104) [EB/OL]. [2014 – 04]. http://www.sign. ac. uk.

[14] TANG XW, GONG W, JIANG B. Antibiotic prophylaxis for GI endoscopy [J]. Gastrointest Endosc, 2015, 81 (6): 1503 – 1504.

[15] CHAN S, HOSSAIN J, DI PENTIMA MC. Implications and impact of prior authorization policy on vancomycin use at a tertiary pediatric teaching hospital [J]. Pediatr Infect Dis J, 2015, 34 (5): 506 – 508.

编辑：杨青/接受日期：2019 – 07 – 31

美国 FDA 药品上市后风险管理措施研究及对我国的启示

——以沙利度胺为例

陈锦敏，柳鹏程，余 正

（中国药科大学国际医药商学院，南京 211198）

[摘要] 通过研究美国 FDA 对沙利度胺上市后风险管理的实例，为我国药品风险管理制度的有效实施提供参考。主要采用文献研究法和案例分析法，通过查阅 FDA 药品上市后风险管理指南及法规，分析典型案例沙利度胺重新上市后实施的风险管理措施。针对已知毒性药物沙利度胺，美国 FDA 和药品生产厂商共同制定风险管理计划，采取一系列干预措施，包括登记注册项目、提供可获得性证明、知识测试等，直接作用于处方医师、药师、患者等多个环节，同时定期评估风险控制效果以不断完善，有效地控制沙利度胺严重风险，发挥其临床价值。美国药品上市后风险管理的理念和手段值得我国借鉴。

药品风险管理的历程通常贯穿了药品整个生命周期，从临床前及 Ⅰ～Ⅲ 期临床研究中的风险鉴别，到药品审批前后制定并提交风险管理计划，再到药品上市后风险的监测、鉴别、评估、交流和控制等。其中控制环节是针对风险最小化的关键步骤，以美国为代表的国家基于药品风险管理理论和安全监管的实践经验，在风险管理措施的应用方面相对成熟，可以为我国的风险管理工作提供参考借鉴。

本文主要结合文献研究法和案例分析法，基于对美国 FDA 风险管理措施相关法规和文件的介绍，分析沙利度胺风险管理的要素、特点和实施过程，为我国的药品上市后风险管理体系建设提供参考借鉴。

1 美国风险管理法规框架及相关规定

1.1 法规体系

1999 年，FDA 出台药品风险管理的框架（Management the Risks from Medical Product Use）[1]。2005 年，FDA 发布并正式实施了三部风险管理的行业指南（Guidance for Industry），分别是：①《上市前风险评估指南》（Premarketing Risk Assessment）[2]；②《药物警戒管理规范和药物流行病学评估指南》（Good Pharmacovigilance Practices and Pharmaco-epidemiological Assessment）》[3]；③《风险最小化行动计划的开发和使用指南》（Development and Use of Risk Minimization Action Plan, RiskMAP）》[4]。

前两个指南分别规范药品上市前和上市后的风险评估，第 3 个指南指出了风险管理的根本目的——使风险最小化，提出对于常规监测、评估和控制无法满足其风险管理要求

的药物，企业可以制定额外的风险干预措施，为后续出台风险评估与减低策略（risk evaluation and mitigation strategies, REMS）奠定了基础。

2007 年《美国食品和药品管理修正法案》（Food and Drug Administration Amendments Act, FDAAA）正式颁布，该法案提供了全面的风险减低规定，FDA 认为 REMS 对保证药品上市后效益大于风险必要的情况下，将要求申请人提交一份 REMS[5]，法案同时赋予 FDA 强制要求申请人实施 REMS 的处罚权，标志美国正式将风险管理计划纳入立法。

为了推动 REMS 管理的规范化与标准化，2017～2019 年，FDA 又发布了相关的五个指南文件[6]，包括《REMS 格式及内容、评估、修改指南（Format and Content of a REMS Document Guidance for Industry）》《确定 REMS 必要性的因素（FDA's Application of Statutory Factors in Determining When a REMS Is Necessary）》 《REMS：修订指南（Risk Evaluation and Mitigation Strategies：Modifications and Revisions）》等。

1.2 REMS 相关规定介绍

1.2.1 REMS 递交要求 根据 FDAAA505-1 部分，REMS 定义为"管理与药品或生物制品有关的已知或潜在的严重风险的一种策略"[8]。在对新药申请审批时，FDA 会根据预计用药人群规模、所治疗疾病或症状的严重性、用该药品治疗的预期或实际持续时间、对药品效益的期望、已知的或潜在的不良事件的严重性和发生率、药品是否是新分子实体等要素来确定企业是否需要提交 1 份 REMS 作为 NDA 的一部分，确保药品效益大于风险。对于已上市药品，当 FDA 从临床试验数据、药品不良事件报告等中发现新的安全性信

息时，为了确保药品的效益大于风险，FDA 会通知申请人在 120 天内提交 REMS。

REMS 递交的时间点可以在初始上市审批后、申请药物用于新的适应证时，或新的安全性信息出现 FDA 认为 REMS 对于确保药品风险-获益平衡有必要时。

1.2.2 REMS 的格式及内容 根据《REMS 格式及内容、评估、修改指南》[7]，企业向 FDA 提交的 REMS（proposed REMS）应包括两部分内容：REMS 主文档和 REMS 支持性材料。

其中主文档应包含风险管理计划的主要内容，主要包括药品风险减低目标、实施工具和提交评估报告的时间表。①目标：风险评估与减低策略要求以药物的已知风险为控制对象，有针对性地设计风险控制计划的目标。对于无法直接测量的风险减低目标，可以通过纳入 1 个或多个

间接可测量的指标与目标的达成相关联。②实施工具：包括用药指南或药品说明书、针对医疗保健专业人员的沟通计划和用药安全保障措施。针对被证实具有临床价值，但存在已知的严重风险的药物，或是其他工具都不足以降低药物使用风险时，FDA 要求申请人必须执行确保安全用药措施（elements to assure safe use，ETASU），否则将要被撤市。

根据 FDAAA 第 IX 节 901 章 505-1 f（1）（A）条，确保安全用药措施是指由 FDA 要求参与者（批发商、处方医生、药房及患者）和生产商在处方或配发药品前实施的一系列风险控制措施，具体操作方式如表 1 所示，同一 REMS 品种可以综合使用多种建议方法。为了保证相关对象的依从性，当包含此要素时，申请人应说明实施的相关执行机制。

表1 美国 REMS 实施工具具体形式

实施工具	建议形式
用药指南（medication guide）和患者说明书（patient package insert）	由生产商向每位患者发布的指导用药说明，前者是在 PPI 基础上更加简化和适于患者阅读的材料
针对医疗保健专业人员沟通计划（communication plan for healthcare providers）	①向医疗保健专业人员寄信 ②向保健提供者宣传 REMS 相关信息，以提高 REMS 的有效实施 ③向保健提供者说明某些安全协定，如通过定期性实验室检查进行医学监测 ④通过学术团体向医疗保健专业人员宣传药品风险信息或者其他相关的安全用药信息
确保安全用药措施（elements to assure safe use，ETASU）	①医务工作者应接受培训或经过特殊认证 ②分发药品的药房、医师或医疗机构必须经过特殊认证 ③药物仅分发给在特定医疗机构或具有特定用药条件的患者，如住院患者 ④凭证明或其他安全使用记录供药，如提供检查结果证明 ⑤每位使用药物的患者都必须接受定期的测试和随访 ⑥每位使用药物的患者都必须在注册项目中入组

REMS 支持性材料是对 REMS 制定、实施和评估等信息的拓展说明，应包含的内容如制定该 RMES 必要性的考虑因素、该份 REMS 的实施过程、如何确保依从性、监督执行以确保药品的获益大于风险等。

1.2.3 有效性评估 REMS 有效性评估是每份 REMS 的必需组成部分，FDAAA 505-1（d）规定[8]：对认定需要提交 REMS 的新药申请（NDAs）和生物制品许可申请（BLAs），必须提交 1 份评估有效性的时间表，评估的时间点至少应包括 REMS 批准后的 18 个月、3 年、7 年，对所包含的目标或者要素进行修订前，必须先完成评估。评估内容包括目前的措施是否足以达到目标，是否会增加医疗卫生系统的负担等。REMS 批准 3 年后，如 FDA 认为药品的严重风险已确定并得到充分管理，可以停止 REMS 评估。

1.2.4 信息公开 所有批准的 REMS 文件及其所附材料

（除支持性材料）均会发布在 FDA 建立的 REMS@FDA 网站上[9]。公众可以通过网站查询到每份药品的 REMS 文件、所有参与者和申请者的义务以及评估、修订的信息等。

2 美国风险管理措施案例分析

2.1 案例简介

沙利度胺（酞咪哌啶酮，thalidomide，TLD）是 20 世纪 60 年代"反应停"事件的主角，导致了数百例的先天性畸形胎儿出生。但随后由于不断发现其在部分难治性疾病中具有显著疗效，1998 年美国 Celgene 公司以红斑结节性麻风（erythema nodosum leprosum，ENL）为适应证向 FDA 申请该药上市，经过专家咨询委员会审评，最终作为罕见病用药获批。为了控制其对胎儿可能产生的致畸风险，FDA 与厂商共同制定了名为 S.T.E.P.S™（the System for Thalidomide Education and Prescribing Safety）的风险管理计划。

2006 年 FDA 批准 TLD 与地塞米松联合用药用于多发性骨髓瘤（multiplemyeloma，MM）的一线治疗。2010 年 8 月 3 日根据最新的 FDAAA 法案要求，S. T. E. P. S™ 项目更新为 THALOMID REMS™ 计划。该计划沿用了 S. T. E. P. S™ 的核心要素，同时按照 REMS 计划的要求明确了目标和新的要素构成。

2.2　REMS 目标与要素

沙利度胺 REMS 目标包括：① 防止胚胎或胎儿暴露，即避免服用沙利度胺的妇女怀孕以及避免未出生婴儿暴露

于沙利度胺。② 告知处方医生、药师和患者沙利度胺的严重风险和安全使用条件。

为实现上述目标，沙利度胺 REMS 包括以下三个要素：① 确保安全用药措施（包括处方医生、患者、药房进行处方登记，同时应采取措施避免妊娠暴露）；② 实施系统；③ 评估报告。

2.2.1　确保安全用药措施　沙利度胺风险控制过程中综合使用了 REMS 指南中推荐的工具：包括如黑框警告、医师和药房培训、患者教育、登记制度、问卷调查和处方限量等，能够有效收集处方信息、监测怀孕患者，充分避免妊娠暴露的风险，具体流程如图 1 所示。

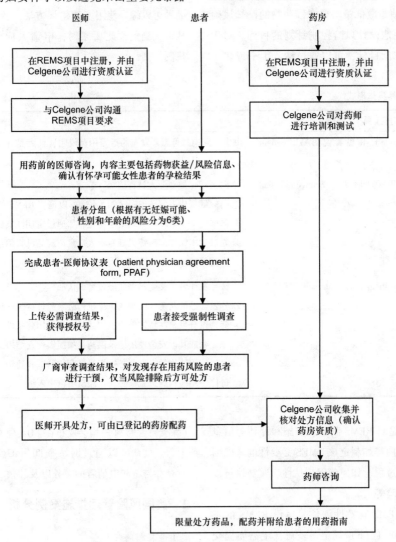

图1　沙利度胺 REMS 计划流程图

① 登记注册项目。登记注册项目是指在风险管理计划中，要求处方医师、经销商、药房和患者进行登记注册，同时确保上述参与者对药品风险的充分了解。在沙利度胺的登记注册项目中，要求患者签署患者-医师协议表（patient physician agreement form，PPAF），即知情同意书。在 THALOMID REMS™ 计划中，接受该药物的患者按照有无妊娠可

能、性别和年龄被分为六种类型：有怀孕可能的女性（females of childbearing potential，FCBP）、无怀孕能力的成年妇女、有怀孕能力的儿童、无怀孕能力的儿童、成年男性、男性儿童。针对不同类别的患者，厂商会相应在 PPAF、患者咨询材料等材料中区分安全性信息内容，要求患者进行强制性信息测试的频率和内容也有所区分。

② 提供检查结果证明。提供检查结果证明是指患者在获取药品之前，必须提供的某类项目的检验项目结果，凭此结果医师或药品才可处方或销售药品。在沙利度胺 REMS 实施系统中，对有怀孕能力的女性（FCBP）和无怀孕能力的成年女性要求定期接受妊娠检查，处方前医师必须通过电话或网站登记患者的孕检结果，仅有阴性结果可以获得公司的授权号（authorization number），授权码的有效期为自处方日期起育龄女性患者为 7 天，其他患者 30 天，超出时限即作废。配药前，药房应在确认每张处方都包含患者的风险类别、剂量、授权码和处方者签名等信息后，凭自身的资质认证代码，在相应网站或系统中获取确认码（confirmation number）。确认码同样具有 24 小时的有效期，如果药房未在规定的时间内向患者提供产品，则会被取消。

该步是确保安全使用要素的核心组成部分，表明处方医生、药房和患者已经了解患者获取沙利度胺的全部要求，严格监控有妊娠可能的患者使用该药品；同时设置授权码和确认码，能确保上传患者孕检结果的时效性，上述过程收集到的处方量、患者用药行为等信息有利于及早发现和监控风险。

③ 知识测试和咨询热线。为了对患者孕检结果进行记录和确认，该项目还采用了患者知识测试，即患者、医师和药师在用药前都必须通过语音电话确认医师处方量、患者孕检结果、是否按照要求采取避孕措施等信息，结合上述登记注册、分发授权码和确认码等程序，收集到的信息均可作为有效性评估的数据支持。

2.2.2　实施系统（implementation system）　根据 FDAAA，规定含有确保安全用药的要素的 REMS 还应包含相应的实施系统。即申请人应提供一定的资源和手段，以监测、评估以及改善认证的医疗机构和医师、药师及其他参与者的工作情况。

在沙利度胺的登记注册项目中，所有处方信息存储在 Celgene 公司建立的专门的数据库中，以监测是否只将沙利度胺分销到认证机构和患者，以及药房是否遵守约定，在规定的时限内执行，并报告存在潜在风险的用药行为。厂商将对药房进行现场稽查，如发现违规行为，要求药房进行整改。

2001 年，生产商在该项计划中引入了语音应答系统（interactive voice response，IVR）和医学信息呼叫热线，对于患者调查结果未达到要求或是出现孕检结果阳性的情况时，将会转接至外部专家，并在 24 小时内给出进一步确认、补救或干预风险病例的措施建议，仅有消除风险预警后才能授权医师处方。

2.2.3　评估报告　按照 FDA 规定，Celgene 公司基于该项目强制性测试的数据，同时配合 2012 年 6 月～2013 年 2 月进行的额外调查，对 THALOMID REMS™ 实施后的患者信息

理解情况、是否遵照避孕要求等几项指标效果进行评估[10]，结果显示：患者对安全性使用信息的理解度情况良好，总体对避孕控制要求呈现出高度的依从性，男性和女性患者自我报告对避孕要求依从性良好的比例平均为 90% 以上，与此前的研究结果一致。

3　对我国的启示

3.1　完善风险管理法规体系，加强监管力度

美国风险管理法规体系是伴随"反应停""万络事件"等药害事件不断完善的[11]，已逐步形成了完整的上市后风险管理规定框架，对需要采取措施的情况、管理程序、控制措施以及处罚等给出明确规定。通过将风险控制与减低策略（REMS）写入立法，赋予 FDA 对未履行责任企业经济处罚的权力，大大增强 REMS 执行效力。在制定每份 REMS 的过程中，FDA 和企业通过前期沟通，以及多次专家审评最终给出意见，保证了计划的科学和合理性[12]。

建议我国效仿美国的 REMS 制度，应从法律层面上赋予监管部门要求企业提交风险控制方案的权力；出台相关指南，为企业制定风险控制方案提供指导[13]；增设专门机构负责风险控制方案的审批和执行监督，强调政府和企业的共同参与。

3.2　积极探索多环节强干预措施

沙利度胺上市后风险管理计划使用了登记注册项目、可及性控制等要素，结果达到较高的患者知晓率和依从性。在一项针对包含不同要素 REMS 计划的有效性调查中，研究者测试了 2008～2012 年所有 REMS 计划中患者对于药物关键性安全信息的了解情况，结果显示，比较仅提供用药指南的 REMS 计划，纳入 ETASU 的计划具有更高的患者知晓率[14]。这提示我们为了有效地控制药品上市后风险小于获益，尤其是对于高风险类药品，可能需要针对患者、处方医师和药房的使用行为采取直接干预，使用强干预性的控制措施。

建议我国监管部门和企业在制定风险控制措施时，除了传统的撤市、召回，以及干预程度相对较弱的医师和患者教育等方式，针对处方、流通和使用环节发展更加丰富的干预方案，如限定有资质的分销商和医疗机构、使用电子监管码增强可追溯性、分发用药前知情同意等[15]，并根据品种的风险、医疗环境等因素灵活选择适宜的控制措施。

3.3　实施有效性评估

在 RiskMAP 的基础上，REMS 增加了必须实施有效性评估以确保实现药品安全目标的要求[16]，通过将评估结果作为直接的参考依据，能避免上述措施对医疗服务系统造成负担，或是现有手段不足以控制药物风险等情况。在本案例中，生产商在实施过程中同时收集和分析项目注册人数、患者知晓率等数据，评估现有的措施实施后能否达成预期

目标，并根据评估结果及时调整和完善药物 REMS 计划。

建议制定我国风险管理指南时，可要求企业在规定时限内提交评估报告，以评估每个工具的执行情况、目标完成度、改进措施方法；企业可主动设置数据收集节点，定期进行分析、检查和维护，在实施风险控制前明确评估指标，监控措施的执行情况和有效性。

参 考 文 献

［1］ FDA. Managing the Risks from Medical Product Use［EB/OL］. ［2019 - 10 - 07］. https：//www. fda. gov/drugs/risk-evalua-tion-and-mitigation-strategies-rems/fdas-role-managing-medica-tion-risks.

［2］ FDA. Guidance for Industry Premarketing Risk Assessment［EB/OL］. ［2019 - 10 - 07］. https：//www. fda. gov/media/71650/download.

［3］ FDA. Guidance for Industry Good Pharmacovigilance Practices and Pharmacoepidemiologic Assessment［EB/OL］. ［2019 - 10 - 07］. https：//www. fda. gov/media/71546/download.

［4］ FDA. Guidance for Industry Development and Use of Risk Minimi-zation Action Plans［EB/OL］. ［2019 - 10 - 07］. https：//www. fda. gov/media/71268/download.

［5］ Risk Evaluation and Mitigation Strategies（REMS）-A Brief History［EB/OL］. ［2019 - 10 - 01］. http：//www. para-gonrx. com/rems-hub/rems-history/.

［6］ FDA. REMS Integration Initiative［EB/OL］. ［2019 - 10 - 07］. https：//www. fda. gov/industry/prescription-drug-user-fee-a-mendments/rems-integration-initiative.

［7］ Format and Content of a REMS Document Guidance for Industry［EB/OL］. ［2019 - 10 - 07］. https：//www. fda. gov/media/77846/download.

［8］ FDAAA. ［EB/OL］. ［2019 - 10 - 07］. https：//www. govi-nfo. gov/app/details/PLAW-110publ85.

［9］ Drugs@FDA：FDA-Approved Drugs［EB/OL］. ［2019 - 10 - 07］. https：//www. accessdata. fda. gov/scripts/cder/daf/.

［10］ BRANDENBURG NA, BWIRE R, FREEMAN J, et al. Effec-tiveness of risk evaluation and mitigation strategies（REMS）for lenalidomide and thalidomide：patient comprehension and knowledge retention［J］. Drug Saf, 2017, 40（4）：333 - 341.

［11］ 唐健元. 关于美国 FDA 药品风险管理体系的介绍［J］. 中国临床药理学杂志, 2009, 25（3）：277 - 282.

［12］ 鲍程程, 王宏伟, 杨悦. FDA 风险评估与减低策略实施与借鉴的思考［J］. 中国药物警戒, 2017, 14（5）：283 - 288.

［13］ 林琳, 李野, 杨悦, 石蕴辉. FDA 对异维 A 酸事件实施风险干预的案例研究［J］. 中国新药杂志, 2011, 20（9）：771 - 773.

［14］ KNOX CA, HAMPP C, WILLY M, et al. Patient understanding of drug risks：an evaluation of medication guide assessments：patient understanding of drug risks［J］. Pharmacoepidemiol Drug Saf, 2015, 24（5）：518 - 525.

［15］ 邹琛, 梁冰. 上市后药品风险管理策略的回顾与展望［J］. 药物流行病学杂志, 2012, 21（5）：224 - 228.

［16］ 李延敏, 戴秋萍, 杨悦. 美国药品风险减低措施及其对中国的启示［J］. 中国新药杂志, 2010, 19（21）：1928 - 1931.

编辑：王宇梅/接受日期：2020 - 05 - 15

2013～2017 年我国六城市医疗机构急诊国家基本药物使用情况分析

任 佚[1,2]，胡 欣[1]，裴艺芳[1]，史录文[2]

（1 北京医院药学部，国家老年医学中心，中国医学科学院老年医学研究院，药物临床风险与个体化应用评价北京市重点实验室，北京 100730；2 北京大学药学院药事管理与临床药学系，北京 100191）

［摘要］ **目的**：调查、了解我国国家基本药物在医疗机构急诊的使用情况，为《国家基本药物目录》实施的相关研究提供参考，为促进基本药物制度和优先选用政策的落实提供依据。**方法**：利用中国药学会医院处方分析项目组数据库数据，统计分析 2013～2017 年我国六城市 105 家医疗机构急诊处方用药中化学药品和生物制品类药物信息，对各类基本药物用药品种数、用药金额、处方频次数等进行统计排序和分析，计算基本药物急诊使用率（覆盖率）和用药占比；计算药品用药频度（defined daily dose system, DDDs）及限定日费用（defined daily cost, DDC）。**结果**：研究共包含 7219483 条患者用药信息，急诊共配备使用 2012 版《国家基本

药物目录》中化学药品和生物制品类药物 272 种（按药品通用名及规格计），占目录中全部 317 种同类药物的比例（覆盖率）较高（85.80%），但占全部急诊用药品种比例较低（15.43%）；六城市急诊使用的基本药物品种数、金额和频次的占比差异不大；共涉及 24 大类药理学类别，用药金额排序前 3 位分别为调节水、电解质、酸碱平衡药物，抗微生物药物，消化系统用药；调节水、电解质、酸碱平衡的基本药物品规数最少（10，3.06%），但金额和频次每年均居首位，且占比很高（31.70%，63.74%），以输液为主；抗微生物类药物品规数最多（63，19.27%），金额排序位居第 2，占比较高（25.30%）；激素内分泌类药物品规数第 2（54），应用也相对较多；前 10 类中金额排序最末位是维生素矿物质类药物，频次排序最末位的是解毒药；销售金额前 20 位的具体药品相对固定，每年变化不明显，基本药物进入全部急诊用药金额排名前 20 位的有 5 种，且金额相对较低；几种抗菌药物和抗凝药 DDDs 有逐年增加趋势，多种药物的 DDC 持平或逐年下降。将样本数据按照 2018 版《国家基本药物目录》进行统计并对比，急诊用药品种数占比为 21.84%、急诊使用率为 92.33%、急诊销售金额占比为 34.81%、急诊处方频次占比为 67.45%，分别比 2012 版增高 41.54%、7.61%、191.05% 及 48.99%；金额排序前 20 位中莫西沙星、培美曲塞、哌拉西林/酶抑制剂纳入 2018 版目录。**结论：**国家基本药物急诊使用率高，品种使用占比较低，销售金额占比随 2018 版目录的实施会出现较大增高；输液和抗菌药物是基本药物急诊的主要消耗源，也应是基本药物合理使用的监测重点；2018 版《国家基本药物目录》的实施，临床使用空间增大会较为显著，需要进一步加强国家基本药物优先选用政策的落实和监管。

国家基本药物是适应基本医疗卫生需求、剂型适宜、价格合理、能够保障供应、公众可公平获得的药品[1-2]。定期对国家基本药物使用状况做调查分析，是相关机构对国家基本药物使用情况进行评价的基本做法，这些调查分析有助于国家基本药物制度和国家基本药物目录得到更好落实。《国家基本药物目录（2012 年版）》（以下简称为 2012 版基本药物）在 2018 年 11 月新版《国家基本药物目录（2018 年版）》（以下简称为 2018 版基本药物）开始实施后即完成了其使命，2012 版基本药物从 2013 年 5 月至 2018 年 10 月总共延续实施了长达 5 年多的时间，研究其在这一期间的使用状况对新版基本药物的贯彻实施具有现实的指导意义。近些年有很多相关研究见诸文献，其中相对比较多的集中于医院门诊或病房对国家基本药物应用状况的分析研究。本项研究主要针对医院急诊的用药状况展开回顾性研究。研究基于 6 个城市医疗机构急诊的用药数据，调查分析 2012 版基本药物中化学药品和生物制品在医院急诊的应用情况并按照 2018 版基本药物进行了对比分析，以期为新版基本药物实施后的相关研究提供参比资料，为促进基本药物制度和优先选用政策的更好落实提供参考依据。

资料与方法

1　资料来源

本项研究数据由《医院处方分析合作项目》[3]提供。该项目提供的数据取自 2013～2017 年 2012 版基本药物在 105 家医院急诊科的用药信息。这 105 家医院分别来自北京、天津、上海、杭州、广州、成都 6 个城市，包括三级医院 90 家、二级医院 14 家、一级医院 1 家。每个医院每个季度抽取 10 天的急诊处方作为研究对象，并依据处方相关信息建立数据库，按照年份、城市名称、药品名称、药品剂型、药品规格、处方数量、用药金额、用药数量等项目抽取数据。

本项研究共抽取 7219483 条数据作为样本。

2　统计和分析方法

本项研究运用 Access 数据库管理系统对数据进行描述性统计整理。

按药品通用名从上述样本中筛选出化学药品和生物制品的相关数据，依据 2012 版基本药物的编码分类原则，按照品种和品规数、销售金额、处方频次等项目对数据进行分类和统计汇总；计算出急诊基本药物品种使用比例和使用率（覆盖率）；采用销售金额排序法和处方频次排序法，对急诊用基本药物的药理学分类和药物品种进行统计排序，计算药品用药频度（defined daily dose system, DDDs）及限定日费用（defined daily cost, DDC），分析比较各个药品的使用情况。

基本药物品种使用比例体现基本药物在急诊用药中占比情况，基本药物使用率（覆盖率）指急诊使用基本药物品种数占基本药物总品种数比例，2012 版基本药物共收入化学药品和生物制品类药物 317 种，2018 版基本药物共收入化学药品和生物制品类药物 417 种。

药品的限定日剂量（defined daily dose, DDD）参照《卫生部抗菌药物临床应用监测网药品字典及 DDD 值》（2011 年 4 月）、《药品的解剖学治疗学化学分类索引及规定日剂量》[4]、《新编药物学》（17 版）[5]和药品说明书规定的成人常用剂量确定，有负荷剂量和维持剂量者，取维持剂量。DDDs ＝ 某药品年消耗总量（g 或 mg）/该药品的 DDD

值，有个别药物不能确定 DDD 值，不予计算，药品的 DDDs 越大，说明使用频度越高，对该药的选择倾向性越大；DDC＝某药年销售金额/该药的 DDDs，代表药品的总价格水平，表示应用该药的平均日费用，DDC 越大，表示患者的经济负担可能越重[6]。

结 果

1 2012 版基本药物化学药品和生物制品在北京等六城市 105 家医院急诊的使用情况

按药品通用名从本项研究样本中共采集到急诊使用化学药品和生物制品 1763 种，其中属于 2012 版基本药物的品种 272 种，按不同剂型、不同规格细分共包含 450 个品规的单品种。2013～2017 年 2012 版基本药物化学药品和生物制品在北京等六城市 105 家医院急诊使用情况见表 1。表 1 中列出了包括药品的品种数、销售金额、处方频次及各相应占比。从表 1 中可以看出 2013～2017 年期间 2012 版基本药物在北京等六城市 105 家医院急诊的使用比例为 15.43%（272/1763 × 100%），使用率为 85.80%（272/317 × 100%）；2013～2017 年期间 2012 版基本药物在北京等六城市 105 家医院急诊的销售金额为 112896450 元，在用药总销售金额中占比为 11.96%；基本药物处方频次为 42.27%。

表 1 2013～2017 年六城市 105 家医疗机构急诊 2012 版基本药物化学药品和生物制品使用综合情况

城市	基本药物[a] 品种数	全部用药[a] 总品种数	基药品种数 占比/%	基药使用率[b]/%	基药销售 金额/元	全部药品销售 总金额/元	基药金额 占比/%	基药处方 频次数	全部用药总 处方频次数	基药处方频 次占比/%
北京	241	1199	20.10	76.03	25912378	227514972	11.39	1420512	2922982	48.60
天津	220	998	22.04	69.40	19084367	111943278	17.05	916582	2007667	45.65
上海	239	1302	18.36	75.39	34001496	307081208	11.07	2239021	4886925	45.82
杭州	240	1245	19.28	75.71	12669789	88150489	14.37	819462	1726966	47.45
广州	246	1452	16.94	77.60	14846806	130319980	11.39	1278002	3069215	41.64
成都	248	1341	18.49	78.23	6381612	78706943	8.11	571099	1390058	41.08
平均	239	1014	19.20	75.43	—	—	12.23	—	—	45.04
全部	272	1763	15.43	85.80	112896450	943716869	11.96	7244678	16003813	45.27

a：指化学药品和生物制品类；b：2012 版基药目录急诊使用率［急诊基药品种数占 2012 版目录总品种数（317 种）比例］

2 急诊使用基本药物按药理学分类统计金额排序前 10 位类别用药情况

按 2012 版目录药理学编码分类原则对 272 种基药进行分类，共涉及 24 大类药理学类别，分别是抗微生物药，抗寄生虫药，麻醉药，镇痛解热抗炎抗风湿，神经系统用药，治疗精神障碍药，心血管系统用药，呼吸系统用药，消化系统用药，泌尿系统，血液系统用药，激素内分泌药，抗变态反应药，免疫系统用药，抗肿瘤药，维生素及矿物质类药，调节水、电解质及酸碱平衡药，解毒药，生物制品、诊断用药，皮肤科用药，眼科用药，耳鼻喉科用药，妇产科用药；唯一未涉及的是计划生育类药物。使用类别占比为 96%（24/25 × 100%）。

将 2013—2017 年六城市抽样医院急诊使用 2012 版基本药物按药理学分类对其品种结构、销售金额、处方频次和相应构成比进行汇总、统计，结果见表 2。表 2 中品种结构项以通用名按不同剂型、不同规格划分到单品种进行考察，以便更好地反映实际状况。

表 2 2013～2017 年六城市 105 家医疗机构急诊按药理学分类统计金额排序前 10 位类别基本药物逐年使用情况

药理学分类	5 年总计				2013 年			2014 年		
	品规数[a]/ 构成比/%	金额/元/ 构成比/%	频次[b]/构 成比/%	排序 （金额/ 频次）	金额/元/ 构成比/%	频次/构 成比/%	排序 （金额/ 频次）	金额/元/ 构成比/%	频次/构 成比/%	排序 （金额/ 频次）
调节、水电解质、酸碱平衡药物	10/3.06	34577478/31.70	4369962/63.74	1/1	5845951/28.54	723609/60.37	2/1	6893546/32.45	823109/63.05	1/1
抗微生物药物	63/19.27	27596391/25.30	419792/6.12	2/3	6193110/30.24	88199/7.36	1/3	4913930/23.13	78272/6.00	2/4
消化系统用药	36/11.01	14710252/13.48	554146/8.08	3/2	2987046/14.59	108922/9.09	3/2	3088574/14.54	110715/8.48	3/2
血液系统药物	32/9.79	14162105/12.98	173061/2.52	4/8	2462381/12.02	28349/2.37	4/8	3056169/14.39	30695/2.35	4/8

续表

药理学分类	5年总计				2013年			2014年		
	品规数a/构成比/%	金额/元/构成比/%	频次b/构成比/%	排序(金额/频次)	金额/元/构成比/%	频次/构成比/%	排序(金额/频次)	金额/元/构成比/%	频次/构成比/%	排序(金额/频次)
心血管药物	46/14.07	7039785/6.45	307447/4.48	5/6	1167511/5.70	55122/4.60	5/6	1235251/5.82	57570/4.41	5/6
激素内分泌药	54/16.51	4699788/4.31	419380/6.12	6/4	661643/3.23	74081/6.18	6/4	803783/3.78	80987/6.20	6/3
镇痛解热、抗炎、抗风湿、抗痛风	46/14.07	2322310/2.13	201297/2.94	7/7	442188/2.16	37432/3.12	7/7	462180/2.18	39805/3.05	7/7
呼吸系统用药	14/4.28	1685754/1.55	86213/1.26	8/9	359992/1.76	17020/1.42	8/9	424815/2.00	19149/1.47	8/9
解毒药	14/4.28	1234929/1.13	16227/0.24	9/10	230577/1.13	3320/0.28	9/10	232257/1.09	3185/0.24	9/10
维生素矿物质类药物	12/3.67	1053714/0.97	308668/4.50	10/5	129405/0.63	62601/5.22	10/5	131636/0.62	61945/4.75	10/5
前10位合计	327	109082506	6856193		20479804	1198655		21242141	1305432	
全部24类基药总计	450	112896450	7244678		21253314	1266123		21842098	1375452	
前10位合计占比（%）	72.67	96.62	94.64		96.36	94.67		97.25	94.91	

药理学分类	2015年			2016年			2017年		
	金额/元/构成比/%	频次/构成比/%	排序(金额/频次)	金额/元/构成比/%	频次/构成比/%	排序(金额/频次)	金额/元/构成比/%	频次/构成比/%	排序(金额/频次)
调节水、电解质、酸碱平衡药物	7114047/32.79	867265/64.16	1/1	7450240/31.97	947847/65.27	1/1	7273693/32.53	1008132/65.12	1/1
抗微生物药物	4454327/20.53	72451/5.36	2/4	5397491/23.16	83265/5.73	2/4	6637532/29.69	97605/6.30	2/4
消化系统用药	3093798/14.26	114668/8.48	3/2	2893117/12.41	110874/7.63	3/2	2647718/11.84	108967/7.04	3/2
血液系统药物	3481564/16.05	33254/2.46	4/8	3529047/15.14	38997/2.69	4/8	1632944/7.30	41766/2.70	4/8
心血管药物	1350433/6.22	61062/4.52	5/6	1602066/6.87	66464/4.58	5/6	1684524/7.53	67229/4.34	5/6
激素内分泌药	978066/4.51	82753/6.12	6/3	1147170/4.92	87008/5.99	6/3	1109126/4.96	94551/6.11	6/3
镇痛解热、抗炎、抗风湿、抗痛风	438178/2.02	38679/2.86	7/7	472090/2.03	40407/2.78	7/7	507673/2.27	44974/2.90	7/7
呼吸系统用药	366115/1.69	17007/1.26	8/9	295134/1.27	16322/1.12	8/9	239698/1.07	16715/1.08	8/9
解毒药	250996/1.16	3339/0.25	9/10	271747/1.17	3347/0.23	9/10	249352/1.12	3036/0.19	9/10
维生素、矿物质类药物	168992/0.78	61221/4.53	10/5	249327/1.07	57643/3.97	10/5	374354/1.67	65258/4.21	10/5
前10位合计	21696518	1351699		23307429	1452174		22356614	1548233	
全部24类基药总计	22314725	1427062		24262682	1534854		23223630	1641187	
前10位合计占比（%）	97.23	94.72		96.06	94.61		96.27	94.34	

a：以通用名按不同剂型、不同规格划分到单品种；b：处方频次。

3　急诊使用基本药物按5年累计销售金额排序前20位药品DDDs、DDC情况

计算2013~2017年六城市抽样医院急诊使用2012版基本药物药品及全部使用药品的销售金额，排出5年累计销售金额前20位药品；进一步对基本药物逐年统计，计算DDDs、DDC，结果见表3。药品品种以通用名加给药途径划分，同一通用名，不同规格，但相同给药途径的药品划归为一种。其中3种药不能确定DDD值（氯化钠注射液、葡萄糖注射液、葡萄糖氯化钠注射液），不予计算DDDs和DDC。

中国新药注册与审评技术双年鉴（2022年版）

表3　2013～2017年六城市105家医疗机构急诊基本药物5年累计销售金额排序前20位药品及逐年DDDs和DDC情况

排名	全部药品	5年总计			2013年			2014年		
		金额/元	基本药物[a]	金额/元	金额/元	DDDs	DDC/元	金额/元	DDDs	DDC/元
1	氯化钠	28391552	氯化钠注射液	28197639	4637689	—	—	5588458		
2	莫西沙星	27009341	头孢呋辛钠注射剂（3规）	12081048	3363886	30907	108.84	3198426	30584	104.58
3	醒脑静	24423032	奥美拉唑钠注射剂	10430192	2191853	51993	42.16	2247577	57469	39.11
4	左氧氟沙星	24210272	注射用凝血因子Ⅷ[b]（3规）	7165631	1475623	499	2955.56	1785292	629	2836.81
5	拉氧头孢	19551899	头孢曲松钠注射剂（4规）	6985859	2093928	22581	92.73	1038672	10088	102.96
6	泮托拉唑	16563135	头孢他啶注射剂（2规）	5322000	1135445	5655	200.80	1007470	5119	196.81
7	头孢呋辛	15583987	葡萄糖注射液	4476112	842184	—	—	928598	—	—
8	头孢唑肟	14555316	阿奇霉素口服制剂（2规）	3562833	535219	46973	11.39	661361	53891	12.27
9	头孢西丁	13997313	氯吡格雷片（2规）	3556538	471421	28053	16.80	637730	39307	16.22
10	依达拉奉	13274978	头孢呋辛酯口服制剂（2规）	3250909	973452	152178	6.40	972645	155013	6.27
11	兰索拉唑	13248977	左氧氟沙星口服制剂（2规）	3212746	461413	60583	7.62	533591	66450	8.03
12	依替米星	12693461	左氧氟沙星注射液（2规）	2883539	710526	9840	72.20	728187	10290	70.76
13	奥美拉唑	12410931	氟康唑注射液	2238263	368161	1447	254.43	347037	1594	217.71
14	培美曲塞	12393203	氨氯地平片	1302235	220127	39957	5.51	265996	45949	5.79
15	长春西汀	12184256	葡萄糖氯化钠注射液	1208041	236242	—	—	238947	—	—
16	前列地尔	11967285	奥美拉唑口服制剂（2规）	1196859	238726	28329	8.43	242493	32439	7.48
17	人血白蛋白	11881535	双八面蒙脱石散	1194389	220043	35637	6.17	222458	36877	6.03
18	阿奇霉素	10812888	那屈肝素钙注射剂[b]（4规）	1139729	202923	1318	153.98	204849	1357	150.98
19	氨溴索	10774785	盐酸纳洛酮注射剂（3规）	1131979	212365	6529	32.53	215702	6515	33.11
20	哌拉西林钠/舒巴坦钠	9723314	环丙沙星注射液	665099	348458	4780	72.91	55836	606	92.20

排名	全部药品	2015年			2016年			2017年		
		金额/元	DDDs	DDC/元	金额/元	DDDs	DDC/元	金额/元	DDDs	DDC/元
1	氯化钠	5805582	—	—	6122923	—	—	6042987		
2	莫西沙星	2480784	28752	86.26	1794155	23665	75.82	1243797	15424	80.64
3	醒脑静	2166551	56600	38.28	1959733	54532	35.94	1864478	56579	32.95
4	左氧氟沙星	2093364	709	2950.89	1811352	634	2858.51	0[d]	0[d]	0.00[d]
5	拉氧头孢	609551	5227	116.61	1112929	11226	99.14	2130779	26746	79.67
6	泮托拉唑	1002650	5246	191.11	1012177	5605	180.59	1164258	6829	170.50
7	头孢呋辛	924768	—	—	926911	—	—	853651	—	—
8	头孢唑肟	685709	55707	12.31	846770	73991	11.44	833774	76743	10.86
9	头孢西丁	751079	47439	15.83	878581	58116	15.12	817727	58288	14.03
10	依达拉奉	616937	106669	5.78	351566	80732	4.35	336309	85130	3.95
11	兰索拉唑	640146	68459	9.35	751679	79909	9.41	825917	95308	8.67
12	依替米星	383039	6108	62.71	471741	8178	57.69	590046	11318	52.13
13	奥美拉唑	457449	1934	236.53	505164	2133	236.83	560452	2552	219.61
14	培美曲塞	255752	46971	5.44	288095	54476	5.29	272265	57837	4.71
15	长春西汀	244396	—	—	236049	—	—	252407	—	—
16	前列地尔	242557	30406	7.98	241916	29643	8.16	231167	31736	7.28
17	人血白蛋白	250335	42118	5.94	241763	42251	5.72	259790	52989	4.90
18	阿奇霉素	255512	1706	149.74	233454	1653	141.21	242991	1869	130.03
19	氨溴索	234260	7427	31.54	250908	8554	29.33	218744	8487	25.77
20	哌拉西林钠/舒巴坦钠	128440	1906	67.40	109397	1645	66.50	22968	322	71.33

　　a：按同一通用名相同给药途径划分；b：生物制品用量以"iu"为计量单位；c："—"表示该药DDD值不能确定，不予计算；d：注射用凝血因子Ⅷ可能因数据缺失原因，2017年使用为0。

中国新药注册与审评技术双年鉴（2022年版）

4　2012 版与 2018 版基本药物化学药品和生物制品在北京等六城市 105 家医院急诊使用情况的对比

参照上述统计分析方法，将 2013～2017 年期间在北京等六城市 105 家医院急诊使用化学药品和生物制品有关数据，按照 2018 版基本药物进行统计并与 2012 版基本药物相应情况作对比，结果见表 4。表 4 显示，按照 2018 版基本药物目录统计，急诊用药品种数占比为 21.84%（385/1763 ×100%）、急诊使用率为 92.33%（385/417×100%）、急诊销售金额占比为 34.81%、急诊处方频次占比为 67.45%，分别比 2012 版增高 41.54%，7.61%，191.05% 及 48.99%。

表 4　2012 版与 2018 版基本药物化学药品和生物制品在北京等六城市 105 家医院急诊利用情况的对比

目录版次	基本药物品种数[a]	基药品种数占比[b]/%	基药使用率[c]/%	基药销售金额/元	基药金额占比[d]/%	基药处方频次数	基药处方频次数占比[e]/%
2018	385	21.84（385/1763×100%）	92.33（385/417×100%）	328497663	34.81	10794901	67.45
2012	272	15.43（272/1763×100%）	85.80（272/317×100%）	112896450	11.96	7244678	45.27
对比[f]	+113	+6.41/+41.54%	+6.53/+7.61%	+215601213	+22.85/+191.05%	+3550223	+22.18/+48.99%

a：指化学药品和生物制品类；b：急诊全部用药 a 总品种数为 1763 种；c：基药目录急诊使用率［急诊基药品种数分别占 2018 版目录品种数（417）和 2012 版目录品种数（317 种）比例］；d：急诊全部药品销售总金额为 943716869 元；e：急诊全部用药总处方频次数为 16003813；f：+ 表示增加

讨　论

1　从不同角度对基本药物使用情况的调查分析的必要性

WHO 在第 28 届世界卫生大会上首次提出"基本药物"的概念，将其定义为"能满足人群优先卫生保健需要的药物"[7-9]。实施好国家基本药物制度要求各医疗卫生机构应该按规定使用，把国家基本药物作为临床"首选药物"。2009 年我国启动国家基本药物制度时，原卫生部曾设想将三级医院国家基本药物品种的覆盖率应达到 80% 作为目标[10]。这也对国家基本药物制度制定以及基本药物遴选和目录调整提出更高的要求，我国对基本药物目录实行动态管理，目前每 3、5 年各调整了 1 次。多角度了解各版基本药物目录在临床各领域的使用情况是非常必要的。

急诊治疗危急重症多，需要及时给予有效治疗措施和治疗用药，以不失挽救生命的最佳时机。急诊用药的有效和充足尤其重要。本研究显示，2012 版基本药物品种对六城市 105 家医疗机构急诊用药的覆盖率（使用率）达到 85.80%，说明 2012 版目录收录品种对急诊用药有较充分的覆盖[11]。

2　六城市抽样医院急诊化药和生物制品类基本药物使用综合情况

2013～2017 年六城市汇总急诊化学药品和生物制品类基本药物品种数共为 272 种，基本药物品种在急诊全部用药

数目占比较低（15.43%），六城市间一致性强、差异不大；基本药物销售金额占比低（11.96%），其中成都最低（8.11%），天津最高（17.05%），北京、上海、广州一致；基本药物处方频次占比平均 45.04%，且城市间差异不大。结果表明国家基本药物在急诊使用比例严重不足，抽样医院急诊配药品种多且繁杂，范围过大，国家基本药物在急诊用药中被淡化，地位不够；急诊基本药物金额占比很低，导致此结果的主要因素是使用数量少，次要因素是与基本药物价格低廉有关；基本药物在急诊处方频次上所占比例中等，但与销售金额占比存在严重比例不对称，基本药物销售金额占比远低于处方频次占比，表现出频次高但开药量少、金额低的特点，提示急诊实际对基本药物的优先选择和利用不足。

综合以上结果的几点分析：① 2012 版基本药物目录品种对六城市 105 家医疗机构急诊用药覆盖较全，这些药物是急诊治疗所必备和必用的，急诊配备的覆盖率高。② 急诊接诊患者病情急、变化快，治疗时需少量多次频开方，另则《处方管理办法》规定，急诊处方限开 3 常用量，3 天后再重复开药继续治疗的情况不少，本研究结果中处方频次高、开药量少、金额低也显示了急诊用药的这个共性特点。③ 提示以处方频次作为评价急诊药物利用指标存在片面性，仅适合作为次要辅助参考指标。

3　按药理学分类统计金额排序前 10 位类别基本药物急诊使用情况

按 2012 版基本药物药理学编码分类原则对六城市急诊使用 272 种基药进行分类，共涉及 24 大类药理学类别，本

研究对 2013～2017 年金额排序前 10 位类别使用情况依品规数、金额和频次考察，结果见表 2，前 3 位分别为调节水电解质酸碱平衡药物、抗微生物药物、消化系统用药。六城市急诊使用基本药物共涉及 450 个品规，其中金额排序前 10 位类别药物的品规数占比 72.67%（327/450），金额占比 96.62%，处方频次占比 94.64%，且每年保持稳定，用药范围也较为固定，也是急诊基本药物消耗的主要来源。

调节水电解质酸碱平衡类基本药物品规数最少（10 个，3.06%），但金额和频次每年位居首位，且占比很高（金额 31.70%，频次 63.74%），此类品种以输液为主，由此可见急诊输液治疗之广泛和常用，也是急诊基本药物消耗的第一来源。抗菌药物品规数最多（63 个，19.27%），金额排序位居第 2（25.30%），频次排序位居第 3 或 4 位（6.12%），金额占比较高（25.30%），是急诊基本药物使用的第二消耗源。这种情况与急诊接诊患者特点有关，急诊内科接诊感染性疾病较多，急诊外科创伤较为常见，大部分创伤是因意外损伤或意外伤害造成，存在较多隐藏并发症，我国普遍对创伤清创缝合后常规应用抗生素[9]。值得关注激素类药物，品规数排序第 2（54 个），频次排序位居第 3 或 4 位，与抗微生物类药物相互交叉，也是急诊基本药物中应用较多的。

我国药物滥用较为普遍和严重的问题是输液、抗菌药物和激素类药物的过度使用或滥用，本研究结果显示，六城市急诊国家基本药物消耗金额大、处方频次高的是输液类药物、抗菌药物和激素类药物，提示药物滥用问题在国家基本药物的急诊应用中也有相似情况，值得高度关注和进一步研究。

4　急诊 2013～2017 年累计销售金额排序前 20 位基本药物的 DDDs 和 DDC 情况

本研究中 2013～2017 年销售金额居前 20 位的国家基本药物品种相对固定，每年变化不大，故以 5 年累计销售金额居前 20 位的药品进行各年 DDDs 和 DDC 统计分析。

如表 3 所见，前 20 位药品中，包含输液 3 种、抗菌药物 9 种、消化系统用药 3 种、抗凝药 2 种；氯化钠注射液消耗金额有明显逐年增加的趋势；DDDs 有逐年增加趋势的药物有左氧氟沙星口服制剂、阿奇霉素口服制剂、头孢他啶注射剂、氯吡格雷片、氟康唑注射剂、双八面蒙脱石散；头孢呋辛钠注射剂和头孢呋辛酯口服制剂的 DDDs 有逐年减少的趋势，笔者认为这与该药耐药问题有关；纳洛酮注射剂在急诊通常用于急性酒精中毒，DDDs 虽居后位，但近年来有上升趋势，与其他研究报道结果一致[12]。5 年来，多种药物的 DDC 持平或逐年下降，说明国家药品价格控制和降阶政策显现成效，在一定程度上减轻了患者的经济负担。结果显示抗菌药物仍然是急诊主要用药，对急诊抗菌药物

应用合理性的监测仍然不容忽视，同时对基本抗菌药物的合理使用也应该加强监控。

全部药品金额排名前 20 位中有 5 种为 2012 版基本药物（氯化钠、左氧氟沙星、头孢呋辛、奥美拉唑、阿奇霉素），表明基本药物在急诊的使用金额较低。与 2018 年版基本药物进行比对，金额排名前 20 位中有 3 种药物被收入 2018 版基本药物中，分别是第 2 位的莫西沙星、第 14 位的培美曲塞、第 20 位的哌拉西林/酶抑制剂（2018 版收入了哌拉西林钠他唑巴坦钠）。

5　2018 版基本药物发布前化学药品和生物制品急诊利用情况及与 2012 版对比变化情况

如表 4 所示，2018 版基本药物在急诊使用率高达 92.33%，表明此版目录对急诊适用性很高；与 2012 版基本药物对比，2018 版基本药物急诊销售金额增高最大，为 191.05%，其次为处方频次，增高 48.99%，再次为基本药物品种数占比，增高 41.54%，表明 2018 版基本药物目录的扩增不仅品种增多，而且体现了对临床使用多、用量大的常用药物的覆盖；销售金额的大幅增高，也体现了基本药物价格水平放宽。

由于 2018 版基本药物实施不到 1 年，数据积累不足，且在新旧不同版本的条件下，医疗机构临床用药也会有所不同，表 4 中有关统计结果不足以代表 2018 版基本药物的使用状况，但已能反映出非常明显的趋势。

综上所述，2013～2017 年期间 2012 版基本药物化学药品和生物制品在北京等六城市 105 家医院急诊的用药特点可以概括为"两高、两低、一集中"。首先，急诊用药品种多、范围广，所以对 2012 版基本药物 317 个品种的覆盖率较高，反过来也正是因此，基本药物在急诊实际用药数量占比很低，绝大多数情况的用药不是基本药物；其次，尽管 2012 版基本药物急诊用药处方频次比较高，但用药金额却很低；第三，2102 版基本药物在急诊的用药数量和用药金额主要集中于少数几种类别的药品。这 3 个特点反映了 2012 版基本药物在急诊的使用状况。按照 2018 版基本药物的统计结果看，上述状况已呈现出非常明显的改善趋势。2019 年，北京、浙江、四川、天津、广东等多省份相继明确不再增补省基药目录，且如北京、天津等地还明确了各级医疗机构的基本药物使用比例，三级医院要求在 30% 以上[13]，从 2012 版基本药物的使用情况看，显然差距较大，2018 版基本药物的实施，执行该项政策更加合理、可行。此外，需要进一步加强国家基本药物优先选用政策的落实和监管，关注急诊输液类、抗菌药类和激素类基本药物的合理使用，加强监测，急诊用药过于繁杂，建议可考虑建立专门对急诊用药品种进行适当约束的目录与规范。

参 考 文 献

[1] 卫生部，国家发展改革委员会，工业和信息化部等. 关于建立国家基本药物制度的实施意见 [J]. 中国药房，2010，21 (4)：297.

[2] 李逸云，胡欣，武志昂. 2013~2014年上半年北京地区20家医疗卫生机构基本药物使用分析 [J]. 中国药房，2015，26 (24)：3354－3357.

[3] 北京普瑞快思医药咨询有限公司. 医院处方分析合作项目 [EB/OL]. [2018－02－01]. 2http://www.rx-consultant.net/About.asp?G1=2.

[4] 王强，金岩，李婉. 药品的解剖学治疗学化学分类索引及规定日剂量 [M]. 北京：中国协和医科大学出版社，2003：40－80.

[5] 陈新谦，金有豫，汤光. 新编药物学 [M]. 17版. 北京：人民卫生出版社，2011.

[6] 张碧华，穆林，金鹏飞，等. 我院门诊2007~2011年中成药应用与分析 [J]. 中国药房，2012，23 (39)：3726－3729.

[7] 陈鸣，闫峻峰，童荣生，等. 基本药物制度的相关研究进展 [J]. 中国药房，2013，24 (20)：1913－1917.

[8] 刘静，茹爱忠，倪建峰，等. PDCA循环原理下医院基本药物制度推行对合理用药的影响 [J]. 中国现代应用药学，2016，33 (5)：667－670.

[9] 张若明，平其能，余丽丽，等. 国内外基本药物制度的比较 [J]. 中国现代应用药学，2011，28 (10)：969－971.

[10] 李亚冰，周本杰，张忠. 我国国家基本药物政策实施概况 [J]. 今日药学，2010，20 (1)：55.

[11] 徐堃. 急诊外科创伤伤口感染的预防和控制研究 [J]. 临床医药文献电子杂志，2016，59：11781－11783.

[12] 张田，任侠，裴艺芳，等. 我国六城市2011~2016年医疗机构急 (抢) 救药品使用现状分析 [J]. 中国新药杂志，2018，27 (23)：2843－2848.

[13] 国家卫生健康委. 关于进一步加强公立医疗机构基本药物配备使用管理的通知 [EB/OL]. http://wsjk.tj.gov.cn/html/WSJn/GFXWJ22927/2019－01－10/Detail_650580.htm.

编辑：杨青/接受日期：2020－05－25

中国新药注册与审评技术双年鉴（2022年版）

2003~2019年北京市利妥昔单抗不良反应报告分析

张春燕[1]，邢丽秋[2]，钟　蕾[2]，任晓蕾[1]，封宇飞[1]

(1 北京大学人民医院药剂科，北京 100044；2 北京市药品不良反应监测中心，北京 100024)

[摘要]　　目的：分析利妥昔单抗导致不良反应的特点，为临床合理使用利妥昔单抗提供参考。方法：对2003年1月~2019年3月374例北京市利妥昔单抗不良反应报告进行回顾性分析。结果：374例不良反应中男203例，女171例，用药剂量范围为100~1100 mg，其中严重报告47例，不良反应临床表现以全身症状和皮肤系统损害为主，不良反应发生时间从用药后5分钟到用药后7个月不等，大部分发生在开始给药后10分钟至4小时内。结论：合理使用利妥昔单抗可以降低不良反应发生，建议临床在严密监护下用药，通过预防措施及严格给药降低不良反应发生风险。

利妥昔单抗是全球第一个被批准用于临床治疗非霍奇金淋巴瘤（NHL）的单克隆抗体，是一种人/鼠嵌合型抗CD20单克隆抗体，靶向正常和恶性B淋巴细胞的CD20抗原。研究表明，利妥昔单抗主要与前期和成熟B细胞表面的CD20抗原结合，从而导致细胞溶解[1]。一般认为利妥昔单抗是一种相对安全的治疗药物，其表现出的不良反应通常是比较温和的，全身使用利妥昔单抗最常见的不良反应是输液反应，包括发热、淋巴增多、中性粒细胞减少、寒战、呼吸道感染和虚弱。严重药物不良反应包括输液相关反应（如细胞因子释放综合征和肿瘤溶解综合征）、间质性肺病、乙肝病毒再激活等[2]。

国内外有关利妥昔单抗不良反应报道不多，本文对近16年北京市收集的374例利妥昔单抗引起的不良反应进行回顾性分析，对不良反应发生特点及规律进行总结，旨在为临床更加安全地使用利妥昔单抗提供参考。

资料方法

1　资料

选择通过国家药品不良反应监测系统上报的北京市利妥昔单抗不良反应报告，检索得到2003年1月至2019年3

月药品不良反应报告 374 例。

2 方法

对发生不良反应人群的一般情况、用药情况、临床表现、发生时间、因果关系、转归情况、预防用药情况等进行统计分析。

结 果

1 一般情况

本次研究收集到的 374 例利妥昔单抗引起的不良反应报告中，男 203 例，女 171 例。374 例患者平均年龄（57 ± 17）岁，年龄最大 91 岁，最小 4 岁。各年龄段人数及所占百分比见表 1。汉族 359 例，少数民族 8 例，不详 7 例。既往有药物过敏史 40 例（占 10.7%），无药物过敏史 190 例（占 50.8%），不详 144 例（占 38.5%）。

2 用药情况

374 例患者均为静脉滴注给药，单次给药剂量范围为 100 ~ 1100 mg, *qd*。

表 1　374 例利妥昔单抗所致不良反应年龄分布

年龄组/岁	男性	女性	合计	构成比/%
0 ~ 10	5	3	8	2.14
11 ~ 20	8	3	11	2.94
21 ~ 30	3	6	9	2.41
31 ~ 40	17	16	33	8.82
41 ~ 50	25	19	44	11.76
51 ~ 60	58	47	105	28.07
61 ~ 70	52	31	83	22.19
71 ~ 80	19	42	61	16.31
81 ~ 90	15	4	19	5.08
≥91	1	0	1	0.27
合计	203	171	374	100.00

3 临床表现

本研究资料共发生不良反应 374 例，累及部位及临床特点见表 2。其中全身症状居首位，共 218 例，占 58.29%，最主要表现为发热、寒战；皮肤系统损害居第 2 位，共 56 次，占 14.97%，主要表现为皮疹、皮炎；其他依次为呼吸系统、循环系统、消化系统、血液系统、神经系统及其他系统表现。

表 2　利妥昔单抗致不良反应累及系统或器官及临床表现

累及的系统/器官	主要临床表现	例数	构成比/%
全身症状	喉头痉挛、喉头水肿、发热、寒战、抽搐、过敏性休克、过敏样反应	218	58.29
皮肤症状	带状疱疹、皮炎、皮疹、红斑性皮疹、面色改变、瘙痒	56	14.97
呼吸系统	化疗性肺损伤、卡氏肺孢子菌肺炎、咳嗽、呼吸困难、药物性肺损伤、肺炎、呼吸急促、呼吸困难、呼吸衰竭、间质性肺炎、咽痛、低氧血症	32	8.56
循环系统	房颤、室上性心动过速、心电图异常、心慌、血压升高、心悸、心律失常、心区不适、胸闷、憋气、血压下降	19	5.08
消化系统	腹痛、腹水、腹泻、肝功能异常、肝细胞损害、胃肠道出血、乙肝病毒 DNA 升高、恶心、呕吐	18	4.81
血液系统	骨髓抑制、中性粒细胞减低、白细胞减少、出血、血小板减少、血红蛋白下降	18	4.81
神经系统	局部麻木、头痛、震颤、癫痫	4	1.07
其他	肌痛、肾功能损害、肿瘤溶解综合征、听力下降、下肢酸胀	9	2.41
合计		374	100.00

4 因果关系评价及转归

374 例不良反应中，痊愈 108 例，好转 257 例，未好转 3 例，死亡 1 例，有后遗症 1 例，不详 4 例。根据我国不良反应因果评价标准，对药品及不良反应进行因果关系评价，该 374 例不良反应评价为很可能及可能。

5 不良反应报告严重程度

根据上报的报告记录，374 份报告中，报告类型为"一般"的 327 例，"严重"的 47 例。严重不良反应中，男性 28 例，女性 19 例，平均年龄（61.9 ±17）岁，年龄最大 86 岁，最小 6 岁。严重不良反应主要表现为肺损伤、过敏样反应、过敏性休克、骨髓抑制、肝肾功能损害等。

6 不良反应发生时间

374 例不良反应发生时间不同，最短的在用药后 5 分钟之内即发生，最长的为用药后 7 个月，开始给药后 10 分钟至 4 小时内发生例数最多，共 175 例，占有时间记录患者（除发生时间不详）的 75.1%，具体见表 3。

表 3　374 例利妥昔单抗不良反应发生时间分布

时间	例数	构成比/%
3~10 分钟	12	3.21
11~30 分钟	34	9.09
31~60 分钟	51	13.64
1~2 小时	56	14.97
2~4 小时	34	9.09
4~24 小时	11	2.94
1~10 天	15	4.01
11~30 天	15	4.01
1~7 个月	5	1.34
不详	141	37.70
合计	374	100.00

7 预防用药使用情况

374 例不良反应中，使用利妥昔单抗前明确说明给予预防用药的仅有 13 例，其他均未描述预防用药情况。预防用药主要是抗过敏处理，如地塞米松 5 mg 静脉滴注联合苯海拉明 12.5 mg 肌内注射或异丙嗪 25 mg 肌内注射。

讨 论

2003~2019 年北京市上报的 374 份不良反应报告中累及系统器官例数从多到少依次是全身症状、皮肤系统损害、呼吸系统、循环系统、消化系统、血液系统、神经系统及其他系统表现。出现全身症状的患者共 218 例，占 58.29%，全身症状最主要表现为发热、寒战，其次有喉头痉挛、喉头水肿、抽搐、过敏性休克、过敏样反应等。文献显示利妥昔单抗的输液相关全身反应频繁，从最常见的类流感症状到包括呼吸困难、支气管痉挛和缺氧、荨麻疹、低血压、血管水肿、支气管痉挛、肺浸润、急性呼吸窘迫综合征、心肌梗死、心室纤颤、心源性休克、类过敏反应和一些致命反应的严重细胞因子释放综合征[3]。因此，建议在输液前充分给予预防用药。另外文献报道不良反应的发生和严重程度在前几次给药中最高，随着给药次数增多而减少。

皮肤系统损害居第 2 位，共 56 例（占 14.97%），主要表现为皮疹、皮炎，其次为带状疱疹、红斑性皮疹、面色改变、瘙痒等。

呼吸系统损害为第 3 位，共 32 例（占 8.56%），表现有化疗性肺损伤、卡氏肺孢子菌肺炎、咳嗽、呼吸困难、药物性肺损伤、肺炎、呼吸急促、呼吸困难、间质性肺炎、咽痛、低氧血症等，文献报道利妥昔单抗与多种肺部疾病有关（3.7%~10%），包括间质性肺疾病（0.01%~0.03%），如脱屑肺泡炎和闭塞性细支气管炎组织性肺炎等[4]。

循环系统不良反应表现为房颤、室上性心动过速、心电图异常、心慌、血压升高、心悸、心律失常、心区不适、胸闷、憋气、血压下降，与文献报道相似，严重心律失常和心绞痛的报道很少，确切的因果关系和不良反应的频率尚不清楚[5]。消化系统的不良反应表现为腹痛、腹水、腹泻、肝功能异常、肝细胞损害、胃肠道出血、乙肝病毒 DNA 升高、恶心、呕吐。

血液系统表现主要有骨髓抑制、中性粒细胞减低、白细胞减少、出血、血小板减少、血红蛋白下降。文献报道在使用利妥昔单抗治疗的患者中，发生细胞减少的程度和频率因治疗持续时间、伴随治疗和使用利妥昔单抗的适应证而异。在使用利妥昔单抗治疗的非霍奇金淋巴瘤患者中，近一半的患者发生细胞减少症，包括淋巴细胞减少（40%），中性粒细胞减少（6%），白细胞减少（4%），贫血（3%）和血小板减少（2%），多数情况是一过性的[6]。神经系统不良反应包括局部麻木、头痛、震颤、癫痫，其他不良反应有肌痛、肾功能损害、肿瘤溶解综合征、听力下降、下肢酸胀等。

374 例不良反应发生时间不同，最短的在用药后 5 分钟即发生，最长的为用药后 7 个月，开始给药后 10 分钟至 4 小时内发生例数最多。输液相关反应一般发生在开始输液后 4 小时内，因此在输液开始后应密切观测患者情况，及时发现及时采取处理措施，大部分患者通过暂停输注，给予对症处理，降低输液速度可以得到缓解，与文献报道一致[7-8]。

文献研究显示生物制剂不良反应发生可能与以下因素有关，即结构特征（药物的序列变化和糖基化）、储存条件（氧化引起的变性或聚集）、制剂中的污染物或杂质、治疗的剂量和疗程、给药途径和配方的适当性等。除此之外，还可能与患者的遗传背景相关[9-10]。

研究显示输液相关反应的致病机制包括细胞因子产生（肿瘤坏死因子-a、白细胞介素-6、白细胞介素-8 和干扰素-g）、补体激活、血管内凝血和肿瘤溶解综合征。因此，群体遗传学可能会显著影响生物制剂的免疫原性。已有研究证明某些特定的多态性可能会改变药物的代谢或特定的免疫反应，这可能会增加个体对特定药物的易感性，如发生一些严重皮肤反应等[10-11]。因此，临床在使用利妥昔单抗等生物制剂时除了进行充分预防给药，还应加强对每一位患者的监护，一旦发生不良反应及时妥善处理，保证用药安全。

374 例不良反应中，使用利妥昔单抗前明确说明给予预防用药的仅有 13 例，其他均未描述预防用药情况。预防用药主要是抗过敏处理，如地塞米松 5 mg 静脉滴注联合苯海拉明 12.5 mg 肌内注射或异丙嗪 25 mg 肌内注射，13 例使用预防用药的患者发生的不良反应均较轻，主要表现为寒战、发热和皮疹。因此，在使用利妥昔单抗前应按说明书给予预防用药以有效预防不良反应的发生，例如：每次滴注利妥昔单抗前预先使用解热镇痛药（例如对乙酰氨基酚）和抗组胺药（例如苯海拉明），预先使用糖皮质激素，尤其所使用的治疗方案不包括皮质激素时。同时在患者输液期间，备好肾上腺皮质激素、抗组胺药、肾上腺素等药物。对于容易出现恶心、呕吐等症状的患者，为了减轻胃肠道反应，可静脉推注止吐药治疗，且鼓励患者保持清淡、易消化、高维生素、高营养的进食原则。另外控制输液速度也非常重要，初次滴注起始速度为 50 mg/h，如无滴注毒性，每 30 分钟增加 50 mg/h，直至最大速度 400 mg/h。有些发生不良反应的患者在减慢滴注速度后患者症状减轻或消失。

参 考 文 献

［1］ PLOSKER GL, FIGGITTD P. Rituximab, a review of its use in non-Hodgkin' slymphoma and chronic lymphocytic leukaemia ［J］. *Drugs*, 2003, 63（8）：803 – 843.

［2］ ONRUST SV, LAMB HM, BALFOUR JA. Rituximab ［J］. *Drugs*, 1999, 58（1）：79 – 88；discussion 89 – 90.

［3］ KASI PM, TAWBI HA, ODDIS CV, *et al*. Clinical review：serious adverse events associated with the use of rituximab-a critical care perspective ［J］. *Crit Care*, 2012, 16（4）：231.

［4］ NAQIBULLAH M, SHAKER SB, BACH KS, *et al*. Rituximab-induced interstitial lung disease：five case reports ［J］. *Eur Clin Respir J*, 2015, 21（2）：1 – 5.

［5］ PASSALIA C, MINETTO P, ARBOSCELLO E, *et al*. Cardiovascular adverse events complicating the administration of rituximab：report of two cases ［J］. *Tumori*, 2013, 99（6）：288e – 292e.

［6］ RAM R, BEN-BASSAT I, SHPILBERG O, *et al*. The late adverse events of rituximab therapy-rare but there! ［J］. *Leuk Lymphoma*, 2009, 50（7）：1083 – 1095.

［7］ 陈永, 高永艳, 李艳, 等. 利妥昔单抗致不良反应 325 例文献分析 ［J］. 广东药学院学报, 2010, 26（2）：179 – 181.

［8］ 史吟. 利妥昔单抗不良反应文献分析 ［J］. 临床合理用药, 2013, 6（7c）：15 – 16.

［9］ SCHELLEKENS H. Factors influencing the immunogenicity of therapeutic proteins ［J］. *Nephrol Dial Trasplant*, 2005, 20（Suppl 6）：vi 3 – vi 9.

［10］ KESSLER M, GOLDSMITH D, SCHELLEKENS H. Immunogenicity of biopharmaceuticals ［J］. *Nephrol Dial Transplant*, 2006, 21（Suppl 5）：v9 – 12.

［11］ BIENVENU J, CHVETZOFF R, SALLES G, *et al*. Tumor necrosis factor a release is a major biological event associated with rituximab treatment ［J］. *Hematol J*, 2001, 2（6）：378 – 384.

编辑：王宇梅/接受日期：2020 – 01 – 10

北京地区贝伐珠单抗不良反应报告分析及安全性研究

任晓蕾[1]，邢丽秋[2]，詹轶秋[1]，张春燕[1]，刘　一[1]，封宇飞[1]

（1 北京大学人民医院药剂科，北京 100044；2 北京市药品不良反应监测中心，北京 100024）

［摘要］　目的：以临床实例出发探讨贝伐珠单抗导致不良反应的发生特点，为临床用药安全提供依据。方法：报道我院应用贝伐珠单抗引起死亡病例 1 例，并对 2010 年 1 月 ~ 2018 年 12 月间 70 例北京市贝伐珠单抗不良反应（ADR）报告进行回顾性分析。结果：70 例 ADR 报告中男 42 例，女 28 例。静脉滴注给药 68 例，胸膜腔内给药 2 例。用药剂量范围为 100 ~ 915 mg。严重报告 10 例，死亡报告 1 例。ADR 临床表现以心血管系统、呼吸系统和血液系统损害为主。存在超适应证用药问题。结论：贝伐珠单抗的安全性是应给予临床应关注的重要问题，应在合理使用的基础上，监测并及时处理其 ADR。

贝伐珠单抗（bevacizumab）是一种重组人源化免疫球蛋白 G1（IgG1）单克隆抗体，可以结合血管内皮生长因子（VEGF）-A，抑制其与 VEGF 受体-2 结合，继而抑制 VEGF 的生物学作用，包括影响血管的渗透性、增生以及内皮细胞迁移与存活，达到抑制肿瘤血管生成、生长以及转移的效果[1]。贝伐珠单抗于 2004 年经 FDA 批准上市，是首个应用于临床与血管内皮生长因子结合的重组人源化单克隆抗体，2010 年在我国上市[2]。由于作用靶点广谱、无须基因检测、毒性较低等特点，贝伐珠单抗相对于其他抗体靶向药物在临床应用更加广泛，其安全性问题也引起关注。本研究统计分析了 2010 年 1 月~2018 年 12 月北京市药品不良反应监测中心收到的贝伐珠单抗注射液药品不良反应（ADR）报告，并详细报道了我院 1 例应用贝伐珠单抗注射液引起死亡的病例，评价贝伐珠单抗注射液的用药风险，为临床合理用药提供数据支持，保证用药安全。

资料与方法

2010 年 1 月~2018 年 12 月北京市药品不良反应监测中心收到使用贝伐珠单抗注射液发生不良反应的报告，其中因果关系评价结果为肯定、很可能、可能的，将患者年龄、性别、过敏史、原患疾病情况、用药情况、ADR 累及系统/器官及临床表现、严重程度、不良反应结局等资料导入 Excel，进行统计分析。

结 果

1 一般情况

2010 年 1 月~2018 年 12 月北京市药品不良反应监测中心共收到贝伐珠单抗注射液 ADR 报告 70 例，其中一般 ADR 报告 63 例（90%），严重 ADR 报告 7 例（10%），有死亡报告 1 例。70 例 ADR 报告中男性 42 例（60%），女性 28 例（40%），男女比例为 1.5:1。最小年龄 23 岁，最大年龄 80 岁，平均年龄（55.35±13.15）岁（表 1）。既往有明确过敏史 5 例，无 31 例，不详 9 例。

2 原患疾病情况

患者原患疾病：结直肠癌 32 例，肺癌 20 例，乳腺癌 5 例，肾细胞癌 2 例，宫颈癌 2 例，卵巢癌 1 例，十二指肠癌 1 例，胃癌 1 例，纵隔黑色素瘤 1 例，非霍奇金淋巴瘤 1 例，神经胶质瘤 1 例，胸膜间皮瘤 1 例，仅注明癌/肿瘤 2 例。

表 1 患者年龄与性别分布

年龄/岁	n/例			构成比/%
	男性	女性	合计	
≤30	0	3	3	4.29
31~40	4	2	6	8.57
41~50	9	9	18	25.71
51~60	11	6	17	24.29
61~70	10	4	14	20.00
71~80	8	4	12	17.14
合计	42	28	70	100.00

3 贝伐珠单抗用药情况

70 例 ADR 报告中，患者接受静脉滴注 68 例（97.14%），胸膜腔内给药 2 例（2.86%）。贝伐珠单抗注射液用量情况见表 2。

表 2 贝伐珠单抗注射液用量情况

用量/mg	n（%）
100	3（4.29）
200	3（4.29）
240	1（1.43）
300	20（28.57）
400	17（24.29）
450	4（5.71）
500	9（12.86）
600	12（17.14）
915	1（1.43）

4 ADR 结局情况

70 例 ADR 报告的结局情况：痊愈 10 例，好转 55 例，未好转 3 例，不详 1 例，死亡 1 例。

5 ADR 累及系统/器官及临床表现

贝伐珠单抗注射液 ADR 累及系统/器官及临床表现见表 3。

表 3 ADR 累及系统/器官及临床表现

累及系统/器官	临床表现（例）	n（%）
心血管系统	高血压（7），肺栓塞（3），深静脉血栓（2），低血压（2），心绞痛（1），充血性心力衰竭（1），房颤（1）	19（24.29）
呼吸系统	鼻出血（11），咯血（1）	12（17.14）
肌肉骨骼系统	关节痛（1）	1（1.43）
泌尿生殖系统	蛋白尿（4）	4（5.71）

续表

累及系统/器官	临床表现（例）	n（%）
神经系统	头晕（2）、抽搐、脑水肿（1）	3（4.29）
肝脏	转氨酶升高（1）	1（1.43）
胃肠道	恶心、呕吐（2），腹泻（1），肠穿孔（1），肠梗阻（1），便潜血阳性（1）	6（8.57）
血液	白细胞减少、中性粒细胞减少、骨髓抑制（21）	21（30.00）
皮肤	皮疹（4）	4（5.71）
其他	高热（1）	1（1.43）

6 严重 ADR 情况

在 70 例 ADR 报告中，共有严重 ADR 7 例，情况见表4。

表4 严重 ADR 情况

性别	年龄	原患疾病	给药途径	用量/mg	ADR 表现	ADR 结局
男	54	结肠癌	静脉滴注	300	心绞痛	痊愈
男	64	肺癌	静脉滴注	450	肺栓塞	好转
男	68	肺癌	静脉滴注	400	咯血	死亡
男	45	肺癌	静脉滴注	600	蛋白尿	好转
男	75	肺癌	静脉滴注	100	骨髓抑制	好转
男	56	肾恶性肿瘤	静脉滴注	400	抽搐、脑水肿	好转
男	47	结肠癌	静脉滴注	500	肠穿孔	好转

7 死亡病例解析

病例资料：患者男，68 岁，主因"咳嗽、咳痰，确诊肺腺癌 3 年，头痛、双下肢无力 4 个月"于 2018 - 07 - 10 收住我院呼吸科。患者于 2015 - 05 - 18 在全麻下进行支气管内超声引导针吸活检术（EBUS-TBNA）。术后病理：7 组淋巴结，考虑腺癌可能性大。头颅磁共振成像（MRI）提示右脑转移瘤可能，诊断为肺腺癌（cT4N3M1c）Ⅳ期、纵隔淋巴结转移、脑转移，PS 评分 0 分，于 2015 - 5 - 23、2015 - 6 - 12、2015 - 07 - 04、2015 - 07 - 25、2015 - 08 - 21 和 2015 - 09 - 15 以紫杉醇注射液 270 mg + 卡铂注射液 450 mg 方案化疗 6 周期，化疗过程中复查胸部 CT 为疾病稳定（SD），此后患者转至放疗科进行 30 次胸部局部放疗。2 年前头颅 MRI 提示脑转移较前增大，于外院进行 γ 刀治疗 2 次，头颅 MRI 再次提示脑转移较前增大，再次进行脑部放疗 15 次。5 个月前患者逐渐出现进食后哽噎感伴剑突下隐痛，我院超声胃镜及病理提示食管中段挛缩及黏膜微血管结构改变，考虑放疗后改变可能性大。4 个月前胸部 CT 及头颅 MRI 提示病变进展（最大直径增加 >20%），间断无明显诱因出现猝倒、小腿无力，持续 3 ~ 5 分钟恢复正常，无明显摔伤，共发作 4 次，伴右额部胀痛，多于夜间发作，每次持续 1 小时后自行缓解，考虑患者疾病进展明确，于 2018 - 04 - 23、2018 - 05 - 19 和 2018 - 06 - 16 给予贝伐珠单抗 400 mg 抗血管生成治疗，2018 - 04 - 26、2018 - 05 - 20 和 2018 - 06 - 16 给予培美曲塞 750 mg + 顺铂 110 mg 化疗。患者诉化疗后头痛较前减轻。2018 - 07 - 10 进行第 4 次化疗入院。既往史：高血压病 15 年，血压最高达 180/100 mmHg，现给予厄贝沙坦片 75 mg qd，血压控制可。诊断 2 型糖尿病 3 个月，盐酸二甲双胍片 0.5 g tid 口服降糖，血糖控制可。

2018 - 07 - 11 上午 9 点 24 分给予患者贝伐珠单抗 400 mg 输注抗血管生成治疗，过程顺利，10 点左右输注完毕，患者未诉不适。19 点 54 分患者突发咯血，色鲜红，自口鼻涌出，含血块，量大，约 500 ml。立即给予床旁心电及血压、血氧监测，给予氯化钠注射液 500 ml 快速静脉补液及巴曲亭 1 U 小壶止血治疗。19 点 56 分患者于短暂抽动后出现昏迷，呼之不应，查体心率、血压测不出，SpO_2 56%，双侧瞳孔散大，直径约 5 mm，对光反射消失。立即予以胸外按压，给予肾上腺素、阿托品静脉升压及维持心率，血压升至 73/11 mmHg，心率 52 次/分，心电图提示室性心律。患者气道内积血量大，实施吸痰并立即吸取积血，立即床旁气管插管，继续给予床旁胸外按压、球囊辅助通气，先后给予肾上腺素 7 mg、阿托品 2 mg 静脉小壶，患者血压及心率不能维持。20 点 40 分患者血压、血氧测不出，瞳孔散大固定，心电图提示心脏停搏，宣布患者临床死亡。

病例解析：老年男性患者，慢性病程，肺腺癌明确诊断已 3 年，明确分期为 cT4N3M1c Ⅳ 期，既往规律化疗联合放疗治疗，定期复查，4 个月前影像学检查提示病情进展，调整治疗方案为培美曲塞 + 顺铂化疗，同时应用贝伐珠单抗抗血管生成治疗，两个周期后复查病变缩小，右下肺复张，遂继续该治疗方案，此次为第 4 个周期。入院后患者一般情况好，否认咯血等症状，应用贝伐珠单抗当晚，患者突发大咯血。结合患者病变部位，考虑患者肿瘤与中心气道相通，且前期肿瘤疗效好，考虑肿瘤坏死相关血管破裂出血可能大。使用贝伐珠单抗引起出血的机制与肿瘤靠近大血管、肿瘤坏死、肿瘤病理类型、空洞形成相关[3]。选择适合的患者对于防止严重肺出血/咯血具有重要的意义。患者用药前应对肿瘤的病理类型、位置、浸润深度进行充分的评估。对于有放疗史、放化疗反应良好的中心气道肿瘤患者，同时使用贝伐珠单抗尤其需警惕咯血等 ADR。

讨 论

1 性别、年龄分布

从年龄分布来看，70 例贝伐珠单抗引起 ADR 的病例中 ≥40 岁的共计 61 例，占 87.12%，以中老年人群为主，男性 42 例，女性 28 例，男女比例为 1.5:1，贝伐珠单抗主要用于转移性结直肠癌，晚期、转移性或复发性非小细胞肺癌等，这可能与肿瘤的疾病发病特点相一致。

2 适应证

目前国内批准的贝伐珠单抗适应证：转移性结直肠癌；晚期、转移性或复发性非小细胞肺癌。FDA 发布的贝伐珠单抗说明书的适应证：结直肠癌、非鳞状非小细胞肺癌、宫颈癌、脑胶质母细胞瘤、肾细胞癌、卵巢癌、输卵管癌、腹膜癌。同时，对这些病种的治疗类型做出了规定，均为用于复发或转移性癌的治疗。本次统计的 70 例患者中，乳腺癌、十二指肠癌、胃癌、纵隔黑色素瘤、非霍奇金淋巴瘤、胸膜间皮瘤患者可能存在超适应证用药问题。2011 年 FDA 撤销了乳腺癌为适应证，原因是临床试验中其未能延长患者的生存期，而美国国立综合癌症网络（NCCN）指南从 2012 年版至今仍将贝伐珠单抗保留为转移性乳腺癌的治疗选择。NCCN 指南恶性胸膜间皮瘤指南 2015 年第 2 版首次增加贝伐珠单抗作为一线联合治疗药物[4]。

3 用药情况

FDA 说明书中贝伐珠单抗在治疗各病种使用时的剂量有所不同，其中结肠直肠癌的剂量为 5 mg/kg，每 2 周 1 次，而其他适应证剂量强度要求加倍，为 10 mg/kg，每 2 周 1 次或 7.5 mg/kg，15 mg/kg，每 3 周 1 次。本次统计的 70 例患者用药剂量范围为 100 ~ 915 mg，使用最多的几个剂量分别为 300、400、500 和 600 mg。说明书不推荐减少贝伐珠单抗的使用剂量，因此可能存在剂量不足的问题。对于输注方式，应采用静脉输注给药，不能采用静脉内推注或快速注射。70 例患者中有 68 例为静脉滴注，2 例胸膜腔内给药，患者给药方式可能存在不规范的地方。说明书建议初次使用时，输注时间应 >90 分钟，第 2 次输注时间 >60 分钟，如均无过敏反应发生，此后输注时间可缩短为 30 分钟。

4 ADR 主要临床表现分析

新发高血压和高血压加重是贝伐珠单抗治疗中最常见的不良反应，发生率为 8% ~ 67%[5]。贝伐珠单抗引起高血压的可能机制：① 减少内皮细胞一氧化氮的含量，降低外周血管密度从而引起血管收缩。② 增加血管壁通透性，从而增加血容量，导致血压升高[6]。患者在接受贝伐珠单抗第 1 次治疗后发生血压升高的比例较低，一般在治疗开始后的 4 ~ 12 个月发生率较高[7]。其高血压的发生可能具有剂量依赖性，据文献报道[8]，贝伐珠单抗导致的高血压可能与年龄相关，年龄越大，发生风险越高。在使用贝伐珠单抗之前应提前了解患者的基础血压情况，对血压的监测应贯穿治疗全程，特别是开始治疗的 2 周，应该每日进行血压的监测。对于有高血压病史的患者应保证患者的血压控制在 150/100 mmHg 以下。治疗期间如果患者出现 2 ~ 3 级高血压应暂停用药，同时给予降压药，可选择血管紧张素转换酶抑制剂，待血压恢复到治疗前水平，若治疗 1 个月仍未控制，则不应该再使用贝伐珠单抗[9]。

贝伐珠单抗引起血栓的发生率为 3% ~ 19%，包括静脉血栓（深静脉血栓、肺栓塞）和动脉血栓（脑血管事件、心肌梗死）[7]。晚期肿瘤患者，其血液处于高凝状态，血栓栓塞是常见并发症之一，使用贝伐珠单抗可进一步增加血栓栓塞风险。贝伐珠单抗引起血栓栓塞发生率增加的机制可能与其抑制 VEGF，引起内皮细胞改变、细胞因子释放相关。有动脉血栓栓塞史、年龄 >65 岁的患者为血栓栓塞的高危人群。对于静脉血栓栓塞，如发生威胁生命（4 级）的栓塞事件（包括肺栓塞）应永久停用贝伐珠单抗，栓塞事件 ≤3 级的患者应密切监测；发生动脉血栓栓塞患者应永久停用贝伐珠单抗[10]。

常见的贝伐珠单抗导致出血包括两类：① 皮肤黏膜出血，发生率达到 50%，常见可能包含鼻、口腔黏膜出血、牙龈出血及阴道不规则出血。② 肿瘤相关出血，如肺恶性肿瘤患者出现肺出血及咯血、结直肠癌患者出现便血、胃肠道出血等[11-12]。贝伐珠单抗引起出血的机制可能为贝伐

中国新药注册与审评技术双年鉴（2022 年版）

珠单抗可以阻断 VEGF 与血管内皮表面的受体结合，阻断肿瘤细胞的血管生成，影响纤维蛋白酶原的表达，造成凝血功能障碍[11]。也有研究表明[13]：血小板是 VEGF 的载体，贝伐珠单抗抑制 VEGF，可以直接导致血小板功能障碍而干扰止血，这也合理解释肿瘤相关出血与肿瘤原发病灶的类型及浸润深度相关。用药期间如果出现Ⅲ级、Ⅳ级出血，患者应立即停止用药，并考虑永久停药[11]。

蛋白尿的发生率为 18% ~ 41%，治疗肾癌时发生率更高。蛋白尿发生的原因包括：抑制肾小球脏层上皮细胞 VEGF 的表达，导致肾小球滤过膜的通透性增高；引起肾小球微血管血栓的形成，导致肾小球内压增高、滤过膜的通透性增加[14]。药物剂量和疗程、原发肿瘤的类型、合并使用其他肾毒性药物及肾脏基础疾病等因素可能影响该药发生肾脏损害的风险，停药后肾损害则可减轻或逆转[15]。在治疗期间应监测尿常规，如果尿蛋白结果是 + +，则应行 24 h 尿蛋白的定量检查，定量结果 >2 g 则暂停治疗，至尿蛋白 <1 g/24 h 再恢复贝伐珠单抗的治疗，如发生肾病综合征则应永久停用贝伐珠单抗[16]。

5　结语

在临床应用贝伐珠单抗时应充分评估，选择合适的患者，平衡其抗肿瘤疗效与可能发生的 ADR 风险，对于有放疗史、放化疗反应良好的中心气道肿瘤患者，同时使用贝伐珠单抗尤其需警惕咯血等 ADR。并依据药品说明书及指南推荐，选择适宜的药物浓度及给药速度，做好监测尽可能避免或减少 ADR 发生，保障患者得到更好的长期生存获益。

参 考 文 献

[1] 周振兴，宋军民，陈姬华，等. 贝伐珠单抗在肿瘤治疗中的应用研究进展[J]. 药学进展，2015，39（7）：525 - 532.

[2] FERRARA N. Vascular endothelial growth factor：basic science and clinical progress[J]. *Endocr Rev*，2004，25（4）：581 - 611.

[3] SHEPHERD FA，SRIDHAR SS. Angiogenesis inhibitors under study for the treatment of lung cancer[J]. *Lung Cancer*，2003，41（Suppl 1）：S63 - S72.

[4] 张超，屈茹楠，缪玮，等. 贝伐珠单抗临床应用的合理性及安全性评价[J]. 中国新药杂志，2017，26（17）：2107 - 2112.

[5] 程刚，张力. 贝伐珠单抗治疗非小细胞肺癌的相关不良反应及处理原则[J]. 中国肺癌杂志，2010，13（6）：563 - 567.

[6] HIGA GM，ABRAHAM J. Biological mechanisms of bevacizumab-associated adverse events[J]. *Expert Rev Anticancer Ther*，2009，9（7）：999 - 1007.

[7] 余文韬，王怡鑫，蒋刚. 贝伐珠单抗不良反应的文献计量分析[J]. 中国药房，2017，28（2）：190 - 193.

[8] 李然，赵冰清，张艳华. 贝伐珠单抗治疗恶性肿瘤的不良反应分析[J]. 中国新药杂志，2013，22（17）：2097 - 2102.

[9] DINCER M，ALTUNDAG K. Angiotensin-converting enzyme inhibitors for bevacizumab-induced hypertension[J]. *Ann Pharmacother*，2006，40（12）：2278 - 2279.

[10] 刘利艳，王东晓，管希周，等. 1 例化疗联合贝伐珠单抗治疗的肺腺癌患者的药学监护[J]. 中国药物应用与监测，2017，14（2）：92 - 95.

[11] 黎苏，霍虹，刘广宣，等. 贝伐珠单抗应用分析与合理性评价[J]. 中国医院药学杂志，2017，37（9）：855 - 858.

[12] 张超，屈茹楠，缪玮，等. 贝伐珠单抗临床应用的合理性及安全性评价[J]. 中国新药杂志，2017，26（17）：2107 - 2112.

[13] 赵肖，王孟昭，张力，等. 贝伐珠单抗联合紫杉醇/卡铂治疗晚期非小细胞肺癌 25 例分析[J]. 中国肺癌杂志，2012，15（1）：6 - 10.

[14] SHORD SS，BRESSLER LR，TIERNEY LA，*et al.* Understanding and managing the possible adverse effects associated with bevacizumab[J]. *Am J Health Syst Pharm*，2009，66（11）：999 - 1013.

[15] 安玉，吴燕，刘志红. 贝伐珠单抗化疗后蛋白尿、高血压[J]. 肾脏病与透析肾移植杂志，2017，26（1）：95 - 99.

[16] CRINO L，DANSIN E，GARRIDO P，*et al.* Safety and efficacy of first-line bevacizumab-based therapy in advanced non-squamous no-small-cell lung cancer：a phase 4 study[J]. *Lance Oncol*，2010，11（8）：733 - 740.

编辑：刘卓越/接受日期：2019 - 09 - 18

附　录

附录 1　2020 年度药品审评报告

前　言

　　2020 年是极不平凡的一年，面对突如其来的新冠肺炎疫情，国家药品监督管理局药品审评中心在国家药品监督管理局的坚强领导下，认真学习贯彻习近平总书记重要讲话和重要指示批示精神，闻令而动、尽锐出战，坚持人民至上、生命至上，超常规建立"早期介入、持续跟踪、主动服务、研审联动"全天候应急审评审批工作机制，加速推动新冠病毒疫苗和新冠肺炎治疗药物研发上市，充分发挥技术审评对疫情防控的科技支撑作用；主动服务于药监系统工作大局，紧紧围绕落实党中央、国务院审评审批制度改革，贯彻《药品管理法》《疫苗管理法》《药品注册管理办法》，推动审评体系和审评能力现代化，统筹推进疫情防控和依法依规科学审评工作，不断提高审评质量和效率，不断加快新药研发上市步伐，为疫情防控和满足临床急需提供有效药物保障、为医药产业高质量发展提供有力促进作用，保障了人民群众用药安全、有效、可及，药品审评事业得到新发展、迈上新台阶、开创新局面。

国家药品监督管理局药品审评中心

目　　录

第一章　药品注册申请审评审批情况

（一）总体完成情况

1. 全年审评审批完成情况

2020 年根据《药品注册管理办法》（国家市场监督管理总局令第 27 号）、《国家药品监督管理局关于实施〈药品注册管理办法〉有关事宜的公告》（2020 年第 46 号，以下简称 46 号公告）及《药品注册管理办法》相关配套文件，国家药品监督管理局药品审评中心（以下简称药审中心）完成中药（包括民族药，下同）、化学药、生物制品各类注册申请审评审批共 11582 件（含器械组合产品 4 件，以受理号计，下同），较 2019 年增长 32.67%（如无说明，以注册申请件数计，下同）。其中，完成需技术审评的注册申请 8606 件（含 5674 件需药审中心技术审评和行政审批注册申

请），较 2019 年增长 26.24%；完成直接行政审批（无须技术审评，下同）的注册申请 2972 件。2020 年底正在审评审批和等待审评审批的注册申请已由 2015 年 9 月高峰时的近 22000 件降至 4882 件（不含完成技术审评因申报资料缺陷等待申请人回复补充资料的注册申请）。

完成 8606 件需技术审评的药品注册申请中，中药注册申请 418 件，较 2019 年增长 39.33%；化学药注册申请为 6778 件，较 2019 年增长 25.22%；生物制品注册申请 1410 件，较 2019 年增长 27.72%；化学药注册申请约占全部技术审评完成量的 78.76%。2016～2020 年中药、化学药、生物制品注册申请审评审批完成情况详见图 1。

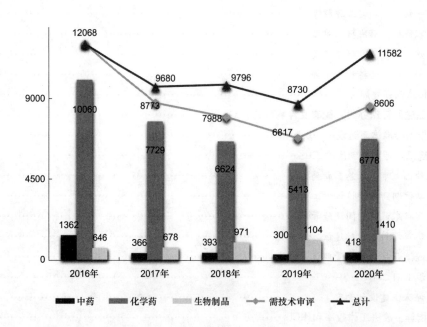

图 1　2016～2020 年中药、化学药、生物制品注册申请审评审批完成情况

注：1. 完成总量中包含含器械组合产品的注册申请，故注册申请完成总量大于中药、化学药、生物制品注册申请完成量之和。

2. 药审中心的直接行政审批工作自 2017 年开始，故 2016 年无直接行政审批的注册申请，2016 年的注册申请均需技术审评。

2. 各类注册申请审评完成情况

药审中心完成需技术审评的 8606 件注册申请中，完成新药临床试验（IND）申请审评 1561 件，较 2019 年增长 55.94%；完成新药上市申请（NDA）审评 289 件，完成仿制药上市申请（ANDA）审评 1700 件；完成仿制

药质量和疗效一致性评价（以下简称一致性评价）申请（以补充申请途径申报）1136 件，较 2019 年增长 103.22%；完成补充申请技术审评 3250 件，较 2019 年增长 24.19%。2016～2020 年各类注册申请审评完成情况详见图 2。

中国新药注册与审评技术双年鉴（2022 年版）

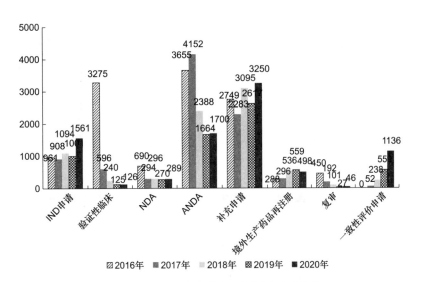

图2 2016～2020年各类注册申请审评完成情况

注：药审中心自2017年8月开始承担一致性评价工作。

3. 审评通过情况

2020年药审中心审评通过批准IND申请1435件，较2019年增长54.97%；审评通过NDA 208件，较2019年增长26.83%；审评通过ANDA 918件；审评通过批准一致性评价申请577件，较2019年增长121.92%。

药审中心审评通过创新药NDA 20个品种，审评通过境外生产原研药品NDA 72个品种（含新增适应证品种），具体品种详见附件1、2。

4. 审结注册申请任务按时限完成情况

2020年，药审中心持续优化审评流程，严格审评时限管理，加强项目督导，加快审评速度，整体审评任务和重点序列审评任务按时限完成率均取得显著提升。全年审结注册申请任务整体按时限完成率为94.48%，其中临床急需境外已上市新药注册申请审结任务整体按时限完成率为100%，按默示许可受理注册申请的审结任务整体按时限完成率为99.87%，直接行政审批的注册申请100%在法定的20个工作日内完成，且审批平均用时11.8个工作日。各类注册申请任务按时限完成情况详见表1。

表1 各类注册申请任务按时限完成情况

注册申请任务分类	审结任务整体按时限完成率
直接行政审批的注册申请	100%
临床急需境外已上市新药	100%
按照临床默示许可受理的注册申请	99.87%
境外生产药品再注册	97.99%
补充申请	96.94%

续表

注册申请任务分类	审结任务整体按时限完成率
一致性评价申请	89.01%
ANDA	76.77%
优先审评	72.87%
NDA	55.50%
注册申请任务整体情况	94.48%

2020年的NDA年度整体按时限完成率已经有了很大的提升，例如：NDA按时限完成率在2020年12月突破80%，提升至87.5%；ANDA按时限完成率在2020年12月突破90%，达到93.85%；纳入优先审评程序的注册申请按时限完成率在2020年10～12月的月度按时限完成率连续达到90%以上，取得历史性突破。

（二）中药注册申请审评完成情况

1. 总体情况

2020年药审中心完成审评的中药注册申请418件。其中，完成IND申请37件，完成NDA 8件，完成ANDA 3件。2020年中药各类注册申请的审评完成情况详见图3。

2. 审评通过情况

药审中心审评通过批准中药IND申请28件，审评通过中药NDA 4件（连花清咳片、筋骨止痛凝胶、桑枝总生物碱片及桑枝总生物碱）。2020年中药各类注册申请审评完成的具体情况详见表2，2016～2020年审评通过批准中药IND申请和审评通过中药NDA情况详见图4。

中国新药注册与审评技术双年鉴（2022年版）

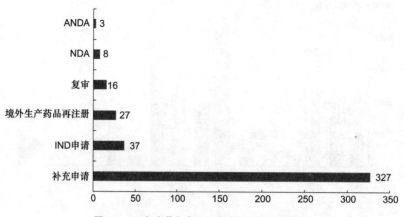

图 3   2020 年中药各类注册申请的审评完成情况

表 2   2020 年中药各类注册申请审评完成的具体情况

申请类型	完成审评情况			
	审评通过/批准（含补充完善资料后通过）	建议不批准/不批准	其他	合计
IND 申请	28	5	4	37
NDA	4	0	4	8
ANDA	0	2	1	3
补充申请	220	42	65	327
境外生产药品再注册	17	6	4	27
复审	/			16
总计	/			418

注："其他"是指申请人主动申请撤回的注册申请、完成审评等待申请人补充完善申报资料的注册申请等，表3、表4 同。

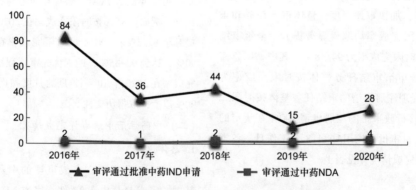

图 4   2016～2020 年审评通过批准中药 IND 申请和审评通过中药 NDA 情况

药审中心审评通过批准的中药 IND 申请 28 件，涉及 10 个适应证领域。其中，呼吸 7 件、骨科 4 件、消化 4 件，共占 53.57%，2020 年审评通过批准的中药 IND 申请适应证分布详见图5。

（三）化学药注册申请审评完成情况

1. 总体情况

2020 年，药审中心完成审评的化学药注册申请 6778 件。其中，完成化学药临床申请（IND 申请和验证性临床）共 1086 件，较 2019 年增长 45.58%；完成化学药 NDA 163 件；完成化学药 ANDA 1697 件；完成一致性评价申请 1136 件，较 2019 年增长 103.22%；完成化学药补充申请 2248 件，较 2019 年增长 23.72%。2020 年化学药各类注册申请的审评完成情况详见图6。

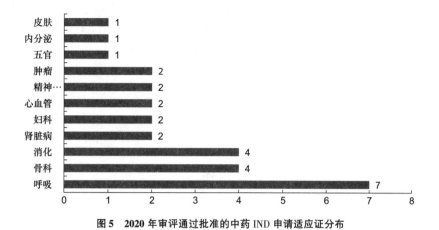

图5 2020年审评通过批准的中药IND申请适应证分布

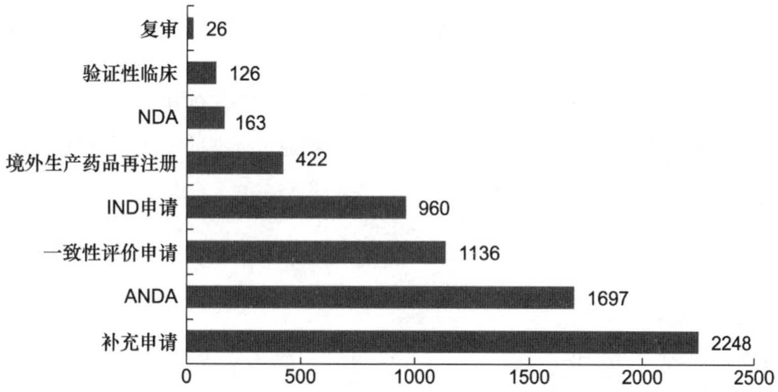

图6 2020年化学药各类注册申请的审评完成情况

2. 审评通过情况

药审中心完成审评的化学药注册申请中，审评通过批准IND申请907件，较2019年增长51.42%；审评通过NDA 115件，较2019年增长30.68%；审评通过ANDA 918件，较2019年增长15.33%。2020年化学药各类注册申请审评完成的具体情况详见表3。

表3 2020年化学药各类注册申请审评完成的具体情况

申请类型	完成审评情况			
	审评通过/批准 （含补充完善资料后通过）	建议不批准 /不批准	其他	合计
IND申请	907	39	14	960
验证性临床	108	11	7	126
NDA	115	3	45	163
ANDA	918	32	747	1697
补充申请	1732	126	390	2248
境外生产药品再注册	380	17	25	422
一致性评价申请	577	12	547	1136
复审	/			26
总计	/			6778

中国新药注册与审评技术双年鉴（2022年版）

药审中心完成审评的化学药 IND 申请 960 件，审评通过批准 IND 申请 907 件。其中，1 类创新化学药 IND 申请 694 件（298 个品种），较 2019 年增长 40.77%，品种数较 2019 年增长 57.67%。2016～2020 年审评通过批准化学药 IND 申请、1 类创新化学药 IND 申请情况详见图 7。

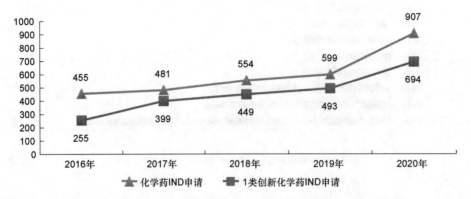

图 7　2016～2020 年审评通过批准化学药 IND 申请、1 类创新化学药 IND 申请情况

药审中心审评通过批准 IND 申请的 694 件 1 类创新化学药中，抗肿瘤药物、抗感染药物、循环系统疾病药物、内分泌系统药物、消化系统疾病药物和风湿性疾病及免疫药物较多，占全部创新药临床试验批准数量的 80.69%。2020 年审评通过批准的 1 类创新化学药 IND 申请适应证分布详见图 8。

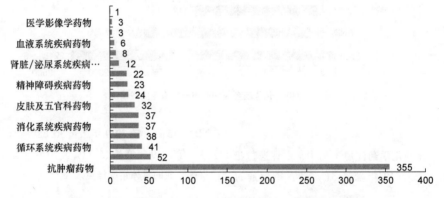

图 8　2020 年审评通过批准的 1 类创新化学药 IND 申请适应证分布

药审中心完成审评的化学药 NDA 共 163 件。其中，审评通过化药 NDA 115 件，审评通过 1 类创新化学药 NDA 14 个品种。2016～2020 年审评通过化学药 NDA 情况详见图 9。

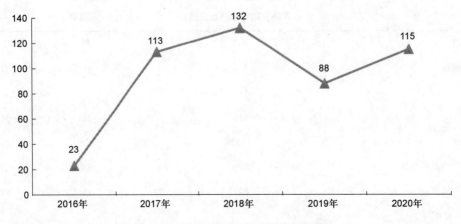

图 9　2016～2020 年审评通过化学药 NDA 情况

药审中心完成审评的一致性评价申请共 1136 件，审评通过 577 件。其中，审评通过批准口服固体制剂一致性评价 456 件，审评通过批准注射剂一致性评价申请 121 件，具体品种详见附件 3。2017~2020 年审评通过批准的一致性评价申请情况详见图 10。

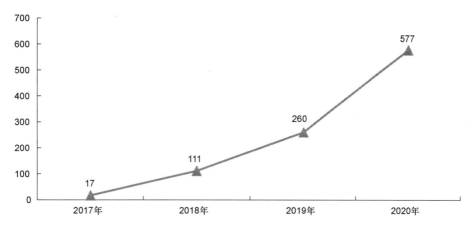

图 10　2017~2020 年审评通过批准的一致性评价申请情况

（四）生物制品注册申请审评完成情况

1. 总体情况

2020 年药审中心完成审评的生物制品注册申请共 1410 件。其中，完成预防用生物制品 IND 申请（预防用 IND 申请）27 件，完成治疗用生物制品 IND 申请（治疗用 IND 申请）537 件，较 2019 年增长 58.88%；完成预防用生物制品 NDA（预防用 NDA）9 件，完成治疗用生物制品 NDA（治疗用 NDA）108 件，完成体外诊断试剂 NDA（体外诊断 NDA）1 件。2020 年生物制品各类注册申请的审评完成情况详见图 11。

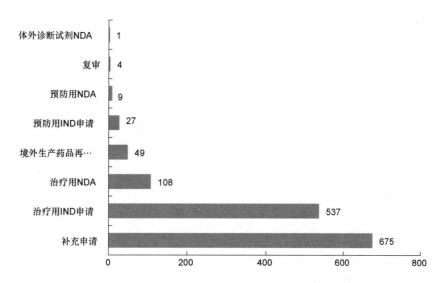

图 11　2020 年生物制品各类注册申请的审评完成情况

2. 审评通过情况

药审中心审评通过批准生物制品 IND 申请 500 件，较 2019 年增长 60.26%。其中，预防用 IND 申请 19 件；治疗用 IND 申请 481 件，较 2019 年增长 63.61%。审评通过生物制品 NDA 89 件，较 2019 年增长 20.27%。其中，预防用 NDA 7 件；治疗用 NDA 81 件（制剂 77 件），较 2019 年增长 19.12%；体外诊断 NDA 1 件。2020 年生物制品各类注册申请审评完成的具体情况详见表 4，2016~2020 年审评通过批准生物制品 IND 申请和审评通过生物制品 NDA 情况详见图 12。

药审中心审评通过批准生物制品 IND 申请 500 件，2020 年审评通过批准的生物制品 IND 申请适应证分布详见图 13。药审中心审评通过生物制品 NDA 89 件，2020 年审评通过的生物制品 NDA 适应证分布详见图 14。

中国新药注册与审评技术双年鉴（2022 年版）

表4 2020 年生物制品各类注册申请审评完成的具体情况

申请类型	完成审评情况			
	审评通过/批准 （含补充、完善资料后通过）	建议不批准 /不批准	其他	合计
预防用 IND 申请	19	4	4	27
治疗用 IND 申请	481	45	11	537
预防用 NDA	7	0	2	9
治疗用 NDA	81	1	26	108
体外诊断试剂 NDA	1	0	0	1
补充申请	551	22	102	675
境外生产药品再注册	45	0	4	49
复审	/			4
总计	/			1410

中国新药注册与审评技术双年鉴（2022 年版）

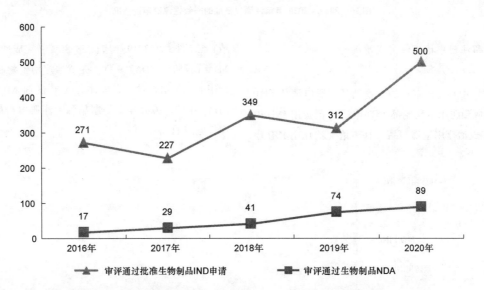

图12 2016～2020 年审评通过批准生物制品 IND 申请和审评通过生物制品 NDA 情况

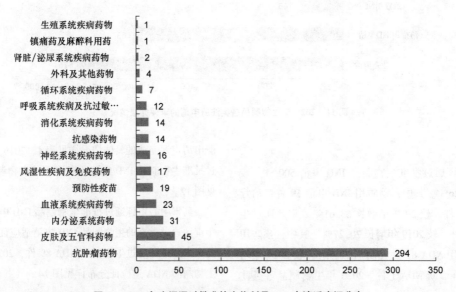

图13 2020 年审评通过批准的生物制品 IND 申请适应证分布

注：预防性疫苗、体外诊断试剂作为大类进行统计，未细分适应证，图14 同。

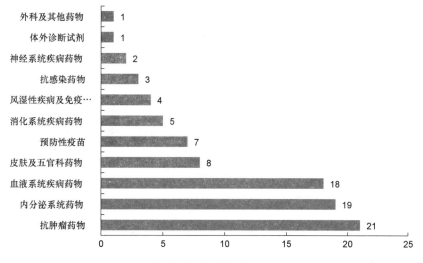

图14　2020年审评通过的生物制品NDA适应证分布

中国新药注册与审评技术双年鉴（2022年版）

（五）行政审批注册申请完成情况

1. 总体情况

2020年药审中心完成中药、化学药、生物制品各类注册申请行政审批共8646件，较2019年增长44.51%。其中，完成审评审批的注册申请（临床试验申请、一致性评价申请、补充申请、境外生产药品再注册及复审）5674件，较2019年增长39.24%；完成直接行政审批的注册申请（无须技术审评的补充申请、临时进口申请）2972件，较2019年增长55.77%。2020年中药、化学药、生物制品各类注册申请行政审批完成情况详见表5。2018~2020年行政审批注册申请完成情况详见图15。

表5　2020年中药、化学药、生物制品各类注册申请行政审批完成情况

	完成量	中药	化学药	生物制品	总计
需审评审批的注册申请完成数量	临床试验申请（含验证性临床）	37	1085	564	1686
	一致性评价申请	0	623	0	623
	补充申请	290	1955	615	2860
	境外生产药品再注册	23	406	49	478
	复审	7	17	3	27
直接行政审批的注册申请完成数量	无须技术审评的补充申请	141	2048	348	2537
	临时进口申请	12	363	60	435
	总计	510	6497	1639	8646

注：1. 根据《药品注册管理办法》，行政审批决定应当在20日内作出，技术审评与行政审批在时间上有先后顺序。

2. 行政审批注册申请中不包含因申请人主动撤回等情形的注册申请。

3. 该表以受理号统计。

2. 需审评审批的注册申请完成情况

药审中心完成的需审评审批的5674件注册申请中，临床试验申请1686件（含验证性临床），较2019年增长50.00%；一致性评价申请623件，较2019年增长80.58%；补充申请2860件，较2019年增长34.46%；境外生产药品再注册478件、复审27件。

3. 直接行政审批的注册申请完成情况

药审中心完成直接行政审批的2972件注册申请中，按注册申请类型划分，补充申请2537件、临时进口申请435件。按药品类型划分，中药153件、化学药2411件、生物制品408件。

（六）注册申请不批准的主要原因及存在的问题

2020年中药、化学药、生物制品各类药品注册申请因申报资料无法证明药品安全性、有效性或者质量可控性，以及未能按期提交补充资料等情形，导致审评结论为建议不批准的共367件。通过系统梳理上述注册申请不批准原因，从新药、仿制药等不同注册分类角度分析药品注册申请在研发和申报过程中存在的主要问题包括以下几个方面。

1. 新药申请

IND申请和研发中存在的问题主要有：正式申报前未开展沟通交流；开发立题依据不足，成药性存在严重缺陷；申报资料不足以支持开展药物临床试验或者不能保障临床受试者安全。具体表现包括：未沟通交流致使申报后发现研究信息严重缺项，无法在时限内完成补充研究；已有的研究结果提示药效作用弱，毒性大，临床获益和风险比值不合理；临床开发定位违背临床诊疗、用药的基本原则；已有的药学、临床前研究不符合临床试验要求；临床试验方案整体设计严重缺陷，风险控制措施不足；联合用药的非临床研究数据不充分；联合疫苗中单苗的数据不充分和/或免疫程序不一致。

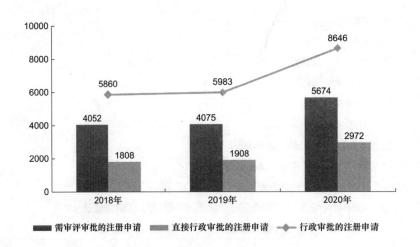

图15 2018～2020年行政审批注册申请完成情况

NDA研发和申报中存在的问题主要有：研究质量控制和管理存在缺陷，导致已有的研究结果不能证明药品安全性、有效性和质量可控性；违反合规性要求。具体表现包括：关键临床研究设计存在重大缺陷，无法得出客观、有力的有效性、安全性证据；药学研究存在严重缺陷，无法证明产品的质量可控性；各开发阶段的研究受试样品不一致；注册核查中发现临床试验数据存在真实性问题。

2. 仿制药申请

仿制药一致性评价申请和上市申请中存在的问题主要有：仿制药研发立题不合理；申报资料无法证明仿制药与参比制剂（被仿制药品）的质量一致性。具体表现包括：仿制药的参比制剂已撤市，且已有更新换代安全性更好的产品满足临床需求；样品复核检验不符合规定或分析方法存在严重缺陷；人体生物等效性试验结果表明不等效；样品稳定性研究结果、原料药起始物料选择等不符合仿制药上市技术要求；仿制药未按规定使用具有合法来源的原料药。

3. 补充申请

补充申请研究和申报中存在的问题主要有：申请资料未能充分说明变更的科学性和合理性，不足以支持变更事项；已有的研究结果不能保证变更后产品的安全性、有效性和质量可控性。具体表现包括：变更引起药用物质基础发生重大改变；药品说明书修改申请不符合说明书撰写的技术要求；用于支持变更的文献资料存在偏倚，或者临床安全性和有效性数据不充分。

4. 其他

其他药品注册申请在研发和申报中存在的问题主要有：生物类似药开发缺少相似性比较数据，药学比对研究中参照药选择存在缺陷；生物类似药临床前研究结果不足以支持其开展临床试验；天然药物的研究资料不符合国际多中心临床试验或我国天然药物评价基本技术要求。

（七）药品加快上市注册程序情况

创新是推动药品高质量发展的力量源泉，《药品注册管理办法》结合我国医药产业发展和临床需求实际，参考国际经验，设立了特别审批、突破性治疗药物、附条件批准、优先审评审批四个药品加快上市程序。《国家药品监督管理局关于发布〈突破性治疗药物审评工作程序（试行）〉等三个文件的公告》（2020年第82号），明确了加快通道的适用范围、适用条件、工作程序和政策支持等，既能显著提高相关程序执行过程中的可操作性，鼓励药物研制和创新，又能在全球抗击疫情的大背景下，依法依规对疫情防控所需药物实行特别审批，对于加快临床急需、临床价值突出、公共卫生急需等药物的上市具有重要推动作用。2020年已批准上市药品纳入加快上市程序情况详见附件4。

1. 特别审批药物情况

在发生突发公共卫生事件的威胁时以及突发公共卫生事件发生后，国家药品监督管理局可依法决定对突发公共卫生事件应急所需防治药品实行特别审批。纳入实施特别审批程序的药物，国家药品监督管理局按照统一指挥、早期介入、快速高效、科学审批的原则，组织加快并同步开展药品注册受理、审评、核查、检验工作，并根据疾病防控的特定需要，限定其在一定的期限和范围内使用。

2020年新冠肺炎疫情在全球范围内不断蔓延，人民群众的生命安全受到严重威胁，药审中心闻令而动，第一时间科学、高效推进特别审评工作，按程序将59件中药、化学药、生物制品注册申请纳入特别审批程序并完成技术审评。建议附条件批准上市1件，为新型冠状病毒灭活疫苗（Vero细胞）；建议批准临床试验申请53件，其中5件已进入Ⅲ期临床试验，批准化湿败毒颗粒、清肺排毒颗粒的临床试验申请；批准连花清瘟胶囊/颗粒、金花清感颗粒及血必净注射液等5件增加适应证的补充申请，加速了新冠病毒疫苗和新冠肺炎治疗药物的上市进程，初步满足了新冠肺炎疫情防控的需要。

2. 突破性治疗药物情况

突破性治疗药物指的是用于防治严重危及生命或者严重影响生存质量的疾病，且尚无有效防治手段或者与现有治疗手段相比有足够证据表明具有明显临床优势的创新药或者改良型新药等，申请人可在I、II期临床试验阶段申请适用突破性治疗药物程序。根据《突破性治疗药物审评工作程序（试行）》，纳入到"突破性治疗"审评通道的药物，药审中心一是会优先处理相关沟通交流，加强指导并促进药物研发进程；二是在申报上市环节，该药物可适用优先审评审批程序，审评时限进一步缩短；三是上市申请阶段，药审中心会滚动接收其申报资料，并优先安排其核查、检验等，可大大缩减新药从研发到上市的时间。2020年药审中心收到147件突破性治疗药物申请。经综合评估、公示，已将24件突破性治疗药物申请（21个品种）纳入突破性治疗药物程序，详见附件5。

3. 附条件批准药物情况

附条件批准上市，目的在于缩短药物临床试验的研发时间，使其尽早应用于无法继续等待的危重疾病或公共卫生方面急需的患者。药物有效性评价的指标为临床终点，符合附条件批准上市情形的药物，可使用替代终点、中间临床终点或早期临床试验数据来反映药物的有效性，当这些数据能够提示药品的获益大于风险时候，即可申请附条件批准上市。

对于若不尽早进行治疗则会在数月或者更短时间内导致死亡的疾病患者来说，附条件批准上市的药物，使得这些无法继续等待的患者能够延续生命、提高生存质量，消除重大突发公共卫生事件对于人民生命安全的威胁。2020

年药审中心审评通过的新药上市申请中，共有15件注册申请经附条件批准后上市，覆盖了新型冠状病毒感染引起的疾病、非小细胞肺癌、卵巢癌等适应证。

4. 优先审评药物情况

（1）优先审评品种纳入情况

《药品注册管理办法》对优先审评审批程序的调整，是在多年实践经验基础上的优化，一是适用范围更多地向具有明显临床价值、临床急需和临床优势的药物聚焦，致力于将更多的临床价值显著、临床急需的短缺药品、防治重大传染病、罕见病、儿童用、纳入突破性治疗程序、符合附条件批准的药品等纳入优先审评程序；二是审评时限的加速，药品上市许可申请的审评时限一般为200个工作日，与完整的申报路径相比，优先审评审批程序的审评时限缩短至130个工作日，其中临床急需境外已上市罕见病用药优先审评审批程序的审评时限为70个工作日。药审中心通过优化审评资源配置，在高标准完成技术审评的前提下，力争按时限完成审评，推动纳入优先审评审批程序中的品种尽快获批上市。

根据《药品注册管理办法》、46号公告、《国家食品药品监督管理总局关于鼓励药品创新实行优先审评审批的意见》（食药监药化管〔2017〕126号，以下简称126号文件），2020年药审中心将219件（按通用名计127个品种）注册申请纳入优先审评审批程序。其中，144件注册申请按照126号文件规定的范围纳入优先审评审批程序，75件按照《药品注册管理办法》规定的范围纳入优先审评审批程序，包括42件儿童用药和罕见病用药。2016~2020年纳入优先审评审批程序的各类注册申请情况详见表6和表7。

表6　2016~2019年纳入优先审评审批程序的各类注册申请情况

纳入优先审评审批程序的注册申请情况	2016年		2017年		2018年		2019年	
	任务	比重	任务	比重	任务	比重	任务	比重
具有明显临床价值的新药	85	44.0%	106	46.1%	72	23.0%	86	34.0%
同步申报	19	9.8%	36	16.0%	86	27.5%	71	28.1%
罕见病	8	4.1%	11	5.0%	28	8.9%	28	11.1%
儿童用药	17	9.0%	30	13.0%	35	11.2%	24	9.5%
按与原研药质量和疗效一致的标准完善后重新申报	—	—	10	4.0%	52	16.6%	20	7.9%
重大专项	—	—	—	—	15	4.8%	19	7.5%
专利到期	16	8.0%	18	8.0%	25	8.0%	4	1.6%
临床急需、市场短缺	5	3.0%	12	5.0%	—	—	1	0.4%
首仿	43	22.0%	7	3.0%	—	—	—	—
总计	193	100%	230	100%	313	100%	253	100%

注：1. 该表以受理号统计，表7同。

2. 优先审评审批工作自2016年开始。

3. 该表中注册申请纳入优先审评审批程序的依据为《国家食品药品监督管理总局关于解决药品注册申请积压实行优先审评审批的意见》（食药监药化管〔2016〕19号）、126号文件、46号公告。

4. 比重=当年各类任务/任务总量，表7同。

表 7　2020 年纳入优先审评审批程序的各类注册申请情况

《药品注册管理办法》发布前纳入范围	任务	比重	《药品注册管理办法》发布后纳入范围	任务	比重
具有明显临床价值的新药	29	20.1%	临床急需的短缺药品、防治重大传染病和罕见病等疾病的创新药和改良型新药	14	18.7%
同步申报	64	44.4%	符合儿童生理特征的儿童用药品新品种、剂型和规格	7	9.3%
艾滋病	4	2.8%	疾病预防、控制急需的疫苗和创新疫苗	4	5.3%
罕见病	21	14.6%	纳入突破性治疗药物程序的药品	—	—
儿童用药	14	9.7%	符合附条件批准的药品	27	36.0%
按与原研药质量和疗效一致的标准完善后重新申报	6	4.2%	国家药品监督管理局规定其他优先审评审批的情形	23	30.7%
重大专项	1	0.7%	—		
专利到期	3	2.1%	—		
临床急需、市场短缺	2	1.4%	—		
首仿	—	—			
总计	144	100%	总计	75	100%

按此前优先审评范围纳入的注册申请中，同步申报占比多达 44%（64/144），具有明显临床价值的新药占比为 20%，按与原研药质量和疗效一致的标准完善后重新申报品种占比则由 7.9% 降至 4.2%。

按照《药品注册管理办法》优先审评范围纳入的注册申请中，符合附条件批准的药品占比为 36%（27/75），创新药和儿童用药占比 28%（21/75），优先审评资源已向具有明显临床价值的创新、急需药物倾斜。

（2）优先审评品种完成情况

2020 年有 217 件注册申请（按通用名计 121 个品种）通过优先审评程序建议批准上市（含已上市药品新增适应证），审评通过件数较 2019 年增长 51.7%，例如：我国自主研发的 1 类创新药甲磺酸阿美替尼片、泽布替尼胶囊、奥布替尼片等，治疗罕见病法布雷病阿加糖酶 α 注射用浓溶液，用于配合饮食控制及运动治疗 2 型糖尿病的中药新药桑枝总生物碱片、间变性淋巴瘤激酶抑制剂盐酸恩沙替尼胶囊、成人复发型多发性硬化治疗药物西尼莫德片等。2016 ～ 2020 年优先审评通过的品种情况详见表 8。

表 8　2016 ～ 2020 年优先审评通过的品种情况

优先审评通过的品种	2016 年		2017 年		2018 年		2019 年		2020 年	
	品种	比重	品种	比重	品种	比重	品种	比重	品种	比重
具有明显临床价值的新药	1	14.3%	33	66.0%	39	47.0%	40	48.8%	36	30%
同步申报	—	—	4	8.0%	14	16.9%	7	8.5%	30	25%
艾滋病	—	—	—	—	—	—	—	—	3	2%
罕见病	—	—	—	—	3	3.6%	6	7.3%	11	9%
儿童用药	4	57.1%	1	2.0%	9	10.8%	7	8.5%	8	7%
按与原研药质量和疗效一致的标准完善后重新申报	—	—	—	—	5	6.0%	8	9.8%	20	17%
重大专项	—	—	—	—	—	—	5	6.1%	9	7%
专利到期	1	14.3%	2	4.0%	4	4.8%	7	8.5%	4	3%

续表

优先审评通过的品种	2016 年		2017 年		2018 年		2019 年		2020 年	
	品种	比重	品种	比重	品种	比重	品种	比重	品种	比重
临床急需、市场短缺	—	—	2	4.0%	3	3.6%	—	—	—	—
首仿	1	14.3%	8	16.0%	6	7.2%	2	2.4%	—	—
总计	7	100%	50	100%	83	100%	82	100%	121	100%

注：1. 该表以品种数统计。

2. 2016～2019 年治疗艾滋病的药物均被纳入"具有明显临床价值的新药"的分类中进行统计。

（八）药品注册现场核查相关情况

1. 总体情况

药审中心积极落实《药品注册管理办法》，转变药品注册核查理念，将注册现场核查启动工作模式由基于审评需要调整为基于风险启动，并联开展技术审评与注册现场核查工作；对于自 2020 年 7 月 1 日起受理的注册申请，在受理后 40 个工作日内决定是否启动相应注册现场核查任务。为便于申请人及时获知注册现场核查启动相关信息，完善药审中心网站申请人之窗栏目，开通递交注册现场核查用生产工艺与质量标准通道和查收注册现场核查电子通知函的功能。

2. 注册现场核查具体情况

2020 年药审中心基于品种因素和研发生产主体合规因素风险启动注册现场核查任务 1235 个。其中，药学现场核查任务 792 个，临床试验数据核查任务 439 个，药理毒理研究核查任务 4 个。

药审中心接收核查报告 818 份。其中，药学现场核查报告 449 份，临床试验数据核查报告 363 份，药理毒理研究核查报告 6 份。

（九）沟通交流情况

1. 总体情况

2020 年药审中心在落实疫情防控要求的同时，尽量满足申请人的需要，全力保障各类沟通交流畅通。在推动新冠病毒疫苗和新冠肺炎治疗药物的研发方面，为 79 个新冠病毒疫苗，中医药、中和抗体（27 个）等新冠肺炎治疗药物，组织申请人与药审中心审评团队之间的沟通交流 5600 余次，并针对新冠病毒疫苗、中和抗体等重点品种，单独设立了台账，动态跟进；在维护与申请人沟通桥梁方面，药审中心发布了《药物研发与技术审评沟通交流管理办法》《药审中心关于业务咨询服务联络方式的通知》，优化了电话咨询服务，每天有专人接听解答申请人咨询电话，根据咨询问题类型的不同设立了 8 个联系邮箱，及时解答处理申请人问题，不断提高沟通交流的质量和效率。

药审中心接收沟通交流会议申请 3229 件，较 2019 年增长 22.64%，办理沟通交流会议申请 2451 件，较 2019 年增长 31.00%。在网络平台接收一般性技术问题咨询 20285 个，较 2019 年增长 22.41%；接收电话咨询超过上万次，邮件咨询数千件，同时也面向社会提供现场咨询服务。2016～2020 年沟通交流申请和一般性技术问题咨询具体情况详见图 16。

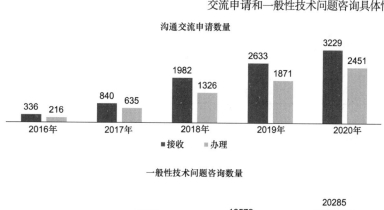

沟通交流申请数量

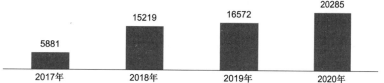

一般性技术问题咨询数量

图 16　2016～2020 年沟通交流申请和一般性技术问题咨询具体情况

注：一般性技术咨询平台自 2017 年上线运行。

2. 沟通交流会议申请的完成情况

药审中心所接收的 3229 件沟通交流会议申请中，符合会议召开条件的，及时与申请人取得了联系，商议会议细节；无须召开会议的，以书面形式尽快回复了申请人。2020 年共办理了 2451 件沟通交流会议申请。在药物研发关键阶段召开的 Ⅱ 类会议占比 76.42%，其中临床前（Pre-IND）申请占比 37.49%。2020 年各类沟通交流会议申请及办理情况详见表 9。

沟通交流会议的形式为电话会议、视频会议、面对面会议，共召开沟通交流会议 268 次，以书面形式回复两千余件。2018～2020 年各类沟通交流会议召开情况详见表 10。

3. 一般性技术问题答复情况

药审中心通过网上咨询平台共接收了 20285 个一般性技术问题的咨询。按照内容分类，问题主要集中于受理（4038 个）、原辅包（3952 个）等方面；按照药品分类，问题主要集中于化学药（11338 个）方面，其中化学药受理（2396 个）、化学药一致性评价（1258 个）。一般性技术问题答复具体情况详见表 11。

表 9 2020 年各类沟通交流会议申请及办理情况

沟通交流会议申请类型	申请数量	申请占比	办理数量	办理占比
Ⅰ 类会议	202	6.26%	138	5.63%
临床前（Pre-IND）申请	1250	38.71%	919	37.49%
临床（IND）申请	228	7.06%	171	6.98%
完成 Ⅰ 期临床后（End of Phase Ⅰ）申请	231	7.15%	213	8.69%
完成 Ⅱ 期临床后（End of Phase Ⅱ）申请	241	7.46%	188	7.67%
生产前（Pre-NDA）申请	417	12.91%	324	13.22%
生产（NDA）申请	71	2.20%	45	1.84%
一致性评价品种	1	0.03%	3	0.12%
复杂仿制药	17	0.53%	10	0.41%
Ⅲ 类会议	571	17.68%	440	17.95%
总计	3229	100%	2451	100%

注：2020 年办理的申请中，有部分为 2019 年提交的申请。

表 10 2018～2020 年各类沟通交流会议召开情况

沟通交流会议申请类型	2018 年 召开会议	2018 年 占比	2019 年 召开会议	2019 年 占比	2020 年 召开会议	2020 年 占比
Ⅰ 类会议	—	—	20	4.75%	26	9.70%
临床前（Pre-IND）申请	120	37.27%	134	31.83%	77	28.73%
临床（IND）申请	31	9.63%	33	7.84%	14	5.22%
完成 Ⅰ 期临床后（End of Phase Ⅰ）申请	37	11.49%	33	7.84%	22	8.21%
完成 Ⅱ 期临床后（End of Phase Ⅱ）申请	47	14.60%	42	9.98%	33	12.31%
生产前（Pre-NDA）申请	87	27.02%	71	16.86%	47	17.54%
生产（NDA）申请	—	—	6	1.43%	10	3.73%
一致性评价品种	—	—	1	0.24%	0	0.00%
复杂仿制药	—	—	2	0.48%	1	0.37%
Ⅲ 类会议	—	—	79	18.76%	38	14.18%
合计	322	100%	421	100%	268	100%

表 11 一般性技术问题答复具体情况

咨询问题内容分类	原辅包	化学药物	生物制品	中药和天然药物	综合	合计
受理相关问题	315	2396	790	141	397	4038
原辅包相关问题	2764	1055	85	30	18	3952
技术审评相关问题 – 药学	47	1077	482	46	18	1670
一致性评价相关问题	10	1258	7	2	35	1312
技术审评相关问题 – 临床	0	824	335	59	37	1255
技术审评相关问题 – 合规	47	668	216	64	47	1042
发补资料相关问题	163	718	87	28	14	1010

中国新药注册与审评技术双年鉴（2022 年版）

续表

咨询问题内容分类	原辅包	化学药物	生物制品	中药和天然药物	综合	合计
指导原则相关问题	33	519	164	58	118	892
CDE 网站相关问题	225	151	29	4	52	461
技术审评相关问题 – 药理毒理	0	158	113	16	3	290
技术审评相关问题 – 统计/临床药理	0	111	34	4	3	152
其他事项	197	2331	607	175	381	3691
合计	3804	11338	3381	636	1125	20285

第二章　药品注册申请受理情况

（一）总体情况

2020 年根据 46 号公告、《国家药品监督管理局关于发布生物制品注册分类及申报资料要求的通告》（2020 年第 43 号）、《国家药品监督管理局关于发布化学药品注册分类及申报资料要求的通告》（2020 年第 44 号）、《国家药品监督管理局关于发布〈中药注册分类及申报资料要求〉的通告》（2020 年第 68 号）等，药审中心受理中药、化学药、生物制品各类注册申请共 10245 件（含药械组合产品 6

件），较 2019 年增长 26.76%。其中，需技术审评的注册申请 7147 件（含 5695 件需药审中心技术审评和行政审批的注册申请），较 2019 年增长 15.29%；直接行政审批的注册申请 3092 件，较 2019 年增长 64.64%。

受理的 10239 件药品注册申请中，化学药注册申请受理量为 7901 件，较 2019 年增长 22.02%，占 2020 年全部注册申请受理量的 77.17%。2016~2020 年各类注册申请受理情况详见图 17。

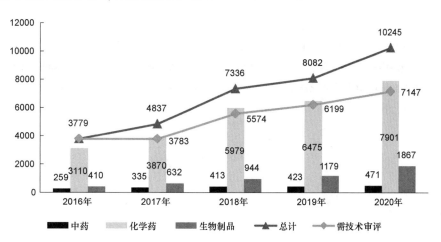

图 17　2016~2020 年各类注册申请受理情况

注：1. 2019~2020 年受理量中含药械组合产品的注册申请，故上图中 2019~2020 年受理注册申请总量大于中药、化学药、生物制品受理注册申请之和。

2. 药审中心的直接行政审批工作自 2017 年开始，故 2016 年无直接行政审批注册申请，所有受理注册申请均需技术审评。

2020 年受理的需技术审评的注册申请 7147 件中，中药注册申请 315 件，较 2019 年增长 22.57%；化学药注册申请为 5402 件，较 2019 年增长 9.42%，占全部需技术审评的注

册申请受理量的 75.58%；生物制品注册申请 1430 件，较 2019 年增长 42.29%。2016~2020 年需技术审评的中药、化学药、生物制品各类注册申请受理情况详见图 18。

中国新药注册与审评技术双年鉴（2022 年版）

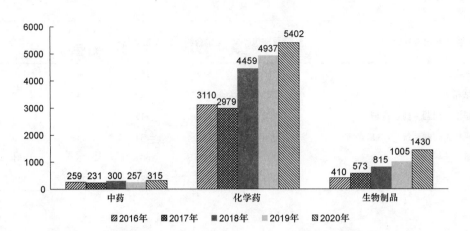

图18 2016～2020年需技术审评的中药、化学药、生物制品各类注册申请受理情况

（二）1类创新药受理情况

2020年药审中心受理1类创新药注册申请共1062件（597个品种），较2019年增长51.71%。其中，受理IND申请1008件（559个品种），较2019年增长49.78%；受理NDA 54件（38个品种），较2019年增长100.00%。以药品类别统计，中药、化学药、生物制品1类创新药受理量分别为14、752、296件，中药、化学药、生物制品1类创新药受理情况详见表12。以生产场地统计，境内生产药品843件，境外生产药品219件，境内、境外生产的1类创新药受理情况详见表13。

（三）各类注册申请受理情况

1. 中药注册申请受理情况

2020年药审中心受理中药注册申请471件。其中，受理中药IND申请22件，受理中药NDA 6件，受理中药ANDA 1件。2020年中药各类注册申请受理情况详见图19。

表12 中药、化学药、生物制品1类创新药受理情况

	中药	化学药	生物制品	总计
IND申请	9	721	278	1008
NDA	5	31	18	54
总计	14	752	296	1062

表13 境内、境外生产的1类创新药受理情况

	境内生产	境外生产	总计
IND申请	794	214	1008
NDA	49	5	54
总计	843	219	1062

受理1类中药创新药注册申请14件。其中，受理IND申请9件（9个品种），受理NDA 5件（5个品种）。

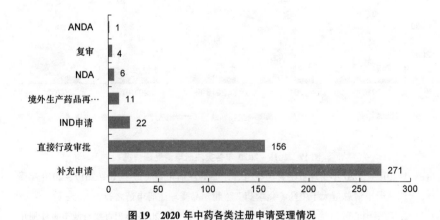

图19 2020年中药各类注册申请受理情况

2. 化学药注册申请受理情况

2020年药审中心受理化学药注册申请7901。其中，受理化学药IND申请946件，较2019年增长36.31%；受理化学药NDA 191件，较2019年增长46.92%；受理ANDA 1125件，较2019年增长7.45%；受理一致性评价申请914件，较2019年减少11.95%。2020年化学药各类注册申请受理情况详见图20。2016～2020年化学药各类注册申请受理情况详见图21。

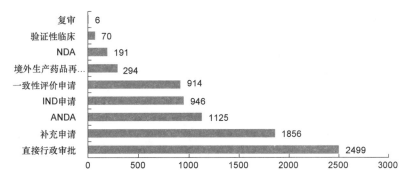

图20　2020年化学药各类注册申请受理情况

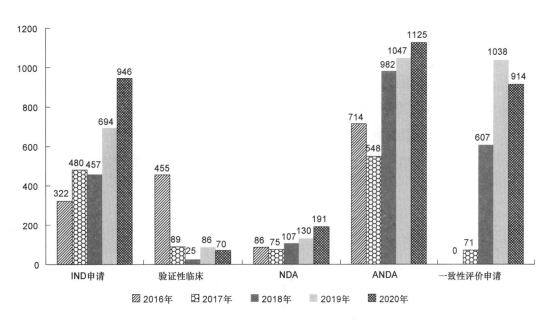

图21　2016～2020年化学药各类注册申请受理情况

药审中心受理1类创新化学药注册申请752件（360个品种），较2019年增长31.24%。其中，受理IND申请721件（339个品种），较2019年增长30.62%；受理NDA 31件（21个品种），较2019年增长47.62%。

药审中心受理化学药5.1类注册申请160件，较2019年增长1.91%。其中受理临床试验申请（验证性临床）53件，受理NDA 107件。

360个品种的1类创新化学药注册申请中，境内生产化学药注册申请为258个品种，境外生产化学药注册申请为102个品种。2016～2020年1类创新化学药注册申请受理情况详见图22。

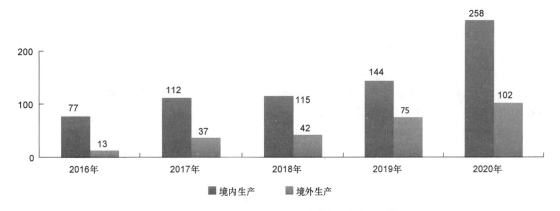

图22　2016～2020年1类创新化学药注册申请受理情况

注：该图以品种数统计。

中国新药注册与审评技术双年鉴（2022年版）

3. 生物制品注册申请受理情况

2020 年药审中心受理生物制品注册申请 1867 件。其中，受理生物制品 IND 申请 580 件（预防用 IND 申请 25 件、治疗用 IND 申请 555 件），较 2019 年增长 87.10%；受理生物制品 NDA 126 件（预防用 NDA 7 件、治疗用 NDA 117 件、体外诊断试剂 2 件），较 2019 年增长 1.62%。2020 年生物制品各类注册申请受理情况详见图 23。2016~2020 年生物制品 IND 申请和 NDA 受理情况详见图 24。

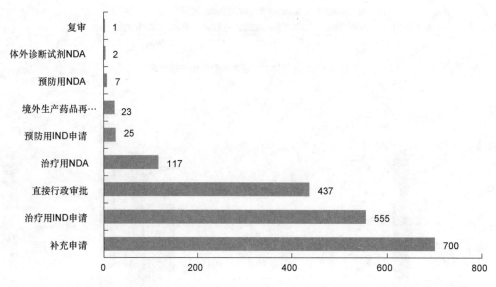

图 23　2020 年生物制品各类注册申请受理情况

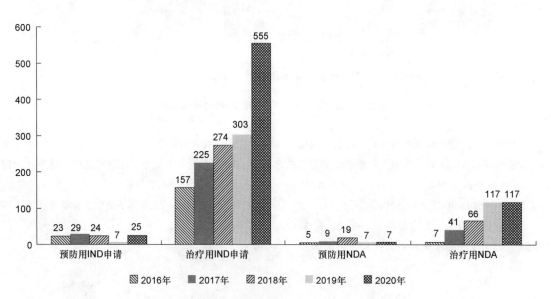

图 24　2016~2020 年生物制品 IND 申请和 NDA 受理情况

药审中心受理 1 类创新生物制品注册申请 296 件（223 个品种），较 2019 年增长 133.07%。其中，受理预防用生物制品 5 件，受理治疗用生物制品 291 件；受理生物制品 IND 申请 278 件（211 个品种），较 2019 年增长 129.75%；受理生物制品 NDA 18 件（12 个品种），较 2019 年增长 200.00%，1 类创新生物制品注册申请受理情况详见表 14。

表 14　1 类创新生物制品注册申请受理情况

	预防用生物制品	治疗用生物制品	总计
IND 申请	5	273	278
NDA	0	18	18
总计	5	291	296

4. 行政审批注册申请受理情况

（1）总体情况

2020 年药审中心受理需中心行政审批的中药、化学药、生物制品各类注册申请 8787 件，较 2019 年增长 29.51%。其中，受理需审评审批的注册申请（临床试验申请、一致性评价申请、补充申请、境外生产药品再注册及复审）5695 件，较 2019 年增长 16.06%；受理直接行政审批的注册申请（无须技术审评的补充申请、临时进口申请）3092 件，较 2019 年增长 64.64%。2020 年行政审批注册申请受理情况详见表 15。2018 ~ 2020 年行政审批注册申请受理情况详见图 25。

（2）需审评审批的注册申请受理情况

药审中心受理 5695 件需审评审批的注册申请中，临床试验申请 1618 件（含验证性临床）、一致性评价申请 914 件、补充申请 2827 件、境外生产药品再注册 328 件、复审 8 件。

（3）直接行政审批的注册申请受理情况

药审中心受理 3092 件直接行政审批的注册申请中，按申请类型划分，补充申请 2644 件、临时进口申请 448 件。

按药品类型划分，中药 156 件、化学药 2499 件、生物制品 437 件。

表 15　2020 年行政审批注册申请受理情况

受理量		中药	化学药	生物制品	总计
需审评审批的注册申请受理数量	临床试验申请（含验证性临床）	22	1016	580	1618
	一致性评价申请	0	914	0	914
	补充申请	271	1856	700	2827
	境外生产药品再注册	11	294	23	328
	复审	3	5	0	8
直接行政审批的注册申请受理数量	无须技术审评的补充申请	144	2124	376	2644
	临时进口申请	12	375	61	448
总计		463	6584	1740	8787

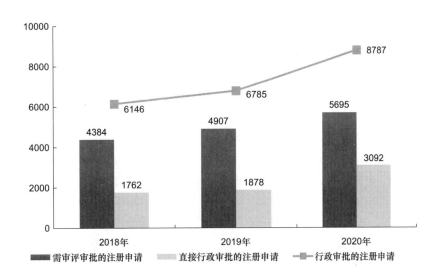

图 25　2018 ~ 2020 年行政审批注册申请受理情况

第三章　重点治疗领域品种

新型冠状病毒疫苗和治疗药物

1. 新型冠状病毒灭活疫苗（Vero 细胞），为国内首个附条件批准的新型冠状病毒疫苗，也是全球首个新冠病毒灭活疫苗。适用于 18 岁及以上人群预防由新型冠状病毒（SARS-CoV-2）感染引起的疾病。

2. "三药"品种，为《新型冠状病毒肺炎诊疗方案（试行）》推荐药物，即连花清瘟颗粒/胶囊、金花清感颗粒和血必净注射液。连花清瘟颗粒/胶囊和金花清感颗粒新增适应证用于在新型冠状病毒肺炎的常规治疗中的轻型、普通型引起的发热、咳嗽、乏力，血必净注射液新增适应证用于新型冠状病毒肺炎重型、危重型的全身炎症反应综合征或/和多脏器功能衰竭，其获批上市充分发挥了中医药在疫情防控中的作用。

3. 注射用西维来司他钠，为中性粒细胞弹性蛋白酶选择性抑制剂，适用于改善伴有全身性炎症反应综合征的急性肺损伤/急性呼吸窘迫综合征（ALI/ARDS），是全球唯一用于 ALI/ARDS 的药物，其获批上市填补了我国 ALI/ARDS 药物治疗领域的空白，为我国呼吸系统危重症患者提供用药选择。

抗肿瘤药物：

4. 甲磺酸阿美替尼片，为我国首个具有自主知识产权的第三代靶向表皮生长因子受体（EGFR）小分子酪氨酸激酶抑制剂（TKI）创新药物，适用于治疗既往经 EGFR-TKI 治疗时或治疗后出现疾病进展，并且经检测确认存在 EGFR T790M 突变阳性的局部晚期或转移性非小细胞肺癌。本品疗效突出，脑转移病灶控制良好，其获批上市将显著改善该疾病治疗药物的可及性。

5. 索凡替尼胶囊，为多靶点、抗血管生成口服小分子酪氨酸激酶抑制剂，是国内首个用于治疗无法手术切除的局部晚期或转移性、进展期非功能性、分化良好（G1、G2）的非胰腺来源的神经内分泌瘤的创新药物。本品疗效突出，显著降低了此类患者的疾病进展和死亡风险，其获批上市填补了该疾病治疗领域的空白。

6. 注射用维布妥昔单抗，为全球首个 CD30 靶点抗体偶联药物（ADC），也是国内首个用于恶性淋巴瘤患者的 ADC 药物，适用于治疗复发或难治性的系统性间变性大细胞淋巴瘤和经典型霍奇金淋巴瘤，本品获批上市为改善我国此类患者的长期生存提供了有效的治疗手段。

7. 注射用贝林妥欧单抗，为全球首个双特异性抗体（CD3 和 CD19 靶点）药物，也是我国首个用于肿瘤适应证的双特异性抗体药物，适用于治疗成人复发或难治性前体 B 细胞急性淋巴细胞白血病。对于化疗失败的复发或难治性急性淋巴细胞白血病患者，与标准化疗相比，本品可显著延长患者生存期，其获批上市为我国此类患者提供了更好的治疗手段。

8. 甲磺酸仑伐替尼胶囊，为多靶点、口服酪氨酸激酶抑制剂，是国内首个用于治疗进展性、局部晚期或转移性放射性碘难治性分化型甲状腺癌的小分子药物。本品疗效突出，其获批上市为我国此类患者提供了有效的治疗方案，填补了该治疗领域的空白。

抗感染药物：

9. 盐酸可洛派韦胶囊，为非结构蛋白 5A（NS5A）抑制剂，是我国具有自主知识产权的广谱、直接抗丙肝病毒创新药物，适用于与索磷布韦联用治疗初治或干扰素经治的基因 1、2、3、6 型成人慢性丙型肝炎病毒感染，可合并或不合并代偿性肝硬化，本品获批上市为我国慢性丙肝患者提供了一种新的治疗选择。

10. 恩曲他滨替诺福韦片，增加适应证用于降低成人和青少年（体重至少在 35 kg 以上）通过高风险性行为获得 HIV-1 的风险，是国内首个用于暴露前预防 HIV 的药物。HIV 感染是重大公共卫生问题，本品获批上市对于控制 HIV 传播具有重大意义。

循环系统药物：

11. 拉那利尤单抗注射液，为全人源化单克隆抗体（IgG1/K–轻链），是我国首个用于 12 岁及以上患者预防遗传性血管性水肿（HAE）发作的药物。HAE 疾病反复发作，近半数患者可出现上呼吸道黏膜水肿引发窒息而危及生命，本品获批上市为我国 HAE 患者预防发作提供了安全有效的治疗手段。

12. 氯苯唑酸软胶囊，为转甲状腺素蛋白（TTR）稳定剂，适用于治疗转甲状腺素蛋白淀粉样变性心肌病，以减少心血管死亡及心血管相关住院。该疾病是一种致命性疾病，属罕见病，本品为我国首个针对该病因治疗的药物，其获批上市为我国此类患者提供了新的治疗手段。

呼吸系统药物：

13. 苯环喹溴铵鼻喷雾剂，为胆碱能受体拮抗剂，为我国首个具有自主知识产权用于变应性鼻炎的鼻用抗胆碱创新药物，适用于改善变应性鼻炎引起的流涕、鼻塞、鼻痒和喷嚏症状，本品其获批上市可为我国此类患者提供新的治疗选择。

14. 乙磺酸尼达尼布软胶囊，为小分子酪氨酸激酶抑制剂，具有抗纤维化作用，增加适应证用于治疗系统性硬化病相关间质性肺疾病（SSc-ILD）和具有进行性表型的慢性纤维化性间质性肺疾病（PF-ILD）。目前可用于 SSc-ILD 和 PF-ILD 的有效治疗方式有限，临床用药需求迫切，本品获批新增适应证可以填补该治疗领域空白，为我国此类患者提供药物选择。

神经系统药物：

15. 氘丁苯那嗪片，为囊泡单胺转运蛋白 2（VMAT2）抑制剂，是我国首个用于治疗与罕见病亨廷顿病有关的舞蹈病、迟发性运动障碍的药物，属临床急需境外新药名单品种，本品获批上市满足了我国此类患者迫切的临床需求。

16. 氯苯唑酸葡胺软胶囊，为转甲状腺素蛋白（TTR）稳定剂，是我国首个用于治疗成人转甲状腺素蛋白淀粉样变性多发性神经病 I 期症状患者、延缓周围神经功能损害的药物，属临床急需境外新药名单品种，其获批上市改变了该病无药可治的局面。

镇痛药及麻醉科药物：

17. 环泊酚注射液，为 GABA$_A$ 受体激动剂，是用于消化道内镜检查中镇静的创新药物。本品与临床常用麻醉镇静药物丙泊酚具有相似的药理机制，但具有起效快，注射痛少，呼吸抑制轻，恢复速度快等优势特征，其获批上市可为我国消化内镜检查操作用药提供新的选择。

皮肤五官药物：

18. 塞奈吉明滴眼液，为国内首个用于治疗神经营养性角膜炎（NK）的重组人神经生长因子（rhNGF）药物，属临床急需境外新药名单品种。NK 为罕见的退行性角膜疾病，可致盲，中重度 NK 手术治疗为侵入性操作，费用高且不能永久治愈，本品获批上市为我国此类患者提供了有效的治疗药物，预计将成为中重度 NK 患者的首选治疗。

19. 度普利尤单抗注射液，为重组人免疫球蛋白 – G4 单克隆抗体，适用于治疗外用处方药控制不佳或不建议使用外用处方药的成人中重度特应性皮炎，属临床急需境外新药名单品种。与现有治疗方式相比，本品有明显临床优势，其获批上市为此类难治性严重疾病患者提供了治疗选择。

消化系统药物：

20. 注射用维得利珠单抗，为作用于人淋巴细胞整合素 α4β7 的人源化单克隆抗体，适用于治疗对传统治疗或肿瘤坏死因子 α（TNF-α）抑制剂应答不充分、失应答或不耐受的中度至重度活动性溃疡性结肠炎、克罗恩病，属临床急需境外新药名单品种。此类疾病存在迫切的临床治疗需求，特别是对于 TNF-α 拮抗剂治疗失败的患者，本品获批上市可为临床提供新的治疗选择。

外科药物：

21. 注射用丹曲林钠，适用于预防及治疗恶性高热（MH），是目前唯一短时间内给药可改变该疾病转归的药物。MH 临床结局危重，死亡率高，其获批上市可改变目前国内 MH 无安全有效治疗手段的现状，满足迫切临床需求。

22. 他克莫司颗粒，适用于预防儿童肝脏或肾脏移植术后的移植物排斥反应，治疗儿童肝脏或肾脏移植术后应用其他免疫抑制药物无法控制的移植物排斥反应，属儿童用药，本品获批上市可极大解决我国儿科肝肾移植患者未满足的临床需求。

罕见病药物：

23. 注射用拉罗尼酶浓溶液，为国内首个用于罕见病黏多糖贮积症 I 型（MPS I，α-L-艾杜糖苷酶缺乏症）的酶替代治疗药物，属临床急需境外新药名单品种。黏多糖贮积症 I 型是一种严重危及生命且国内尚无有效治疗手段的遗传性罕见病，已列入我国第一批罕见病目录，本品获批上市填补了我国此类患者的用药空白。

24. 艾度硫酸酯酶 β 注射液，为国内首个用于罕见病黏多糖贮积症 II 型（MPS II，亨特综合征）的酶替代治疗药物。黏多糖贮积症 II 型是一种严重危及生命且国内尚无有效治疗手段的遗传性罕见病，已列入我国第一批罕见病目录，本品获批上市填补了我国此类患者的用药空白。

体内诊断试剂：

25. 重组结核杆菌融合蛋白（EC），适用于 6 月龄及以上婴儿、儿童及 65 周岁以下成人结核杆菌感染诊断，并可用于辅助结核病的临床诊断，为全球首个用于鉴别卡介苗接种与结核杆菌感染的体内诊断产品，其获批上市为临床鉴别诊断提供了新的手段。

预防用生物制品（疫苗）：

26. 鼻喷冻干流感减毒活疫苗：为国内首家以鼻喷途径接种的疫苗，适用于 3（36 月龄）~17 岁人群用于预防由疫苗相关型别的流感病毒引起的流行性感冒，接种后可刺激机体产生抗流感病毒的免疫力。

中药新药：

27. 桑枝总生物碱片，其主要成分为桑枝中提取得到的桑枝总生物碱，是近十年来首个获批上市的抗糖尿病中药新药，适用于配合饮食控制及运动、治疗 2 型糖尿病。本品可有效降低 2 型糖尿病受试者糖化血红蛋白水平，其获批上市为 2 型糖尿病患者提供新的治疗选择。

28. 筋骨止痛凝胶，为醋延胡索、川芎等 12 种药味组成的中药复方新药，适用于膝骨关节炎肾虚筋脉瘀滞证的症状改善，具有"活血理气，祛风除湿，通络止痛"的功效。本品为外用凝胶制剂，药物中各成分通过透皮吸收而发挥作用，可避免肠胃吸收和肝脏首过代谢，其获批上市可为膝关节骨性关节炎患者提供新的治疗选择。

29. 连花清咳片，为麻黄、桑白皮等 15 种药味组成的中药新药，适用于治疗急性气管 – 支气管炎痰热壅肺证引起的咳嗽、咳痰等，具有"宣肺泄热，化痰止咳"的功效，其获批上市可为急性气管 – 支气管炎患者提供新的治疗选择。

第四章　全力做好应急审评工作

中国新药注册与审评技术双年鉴（2022年版）

（一）加强统一领导，制定工作程序

按照国家药品监督管理局党组关于疫情防控应急审评审批工作部署，药审中心闻令而动，一是充分发挥集体决策作用，迅速成立抗新型冠状病毒药物特别审评领导小组，抽调16个部门148名骨干力量为工作小组成员，先后召开特别审评领导小组会议6次和领导小组专题会18次，明晰工作原则，优化工作流程，及时研究解决应急审评过程中遇到的问题，保证工作顺利推进、有序开展。二是制定工作程序，形成1个方案、2个程序、1个规范，即《药审中心抗新型冠状病毒药物特别审评工作方案》《关于新型冠状病毒（2019-nCoV）药物立项申请评议工作程序》《关于新型冠状病毒（2019-nCoV）药物特别专家组评估和审核工作程序》《国家药品监督管理局抗新型冠状病毒药物专家会议管理规范》。三是严格落实"安全守底线、疗效有证据、质量能保证、审评超常规"的工作要求，按照工作程序，依法依规、科学规范审评，标准不降，加速审批。

（二）发挥专家作用，解决技术难题

一是组建特别专家组。按照《国家食品药品监督管理局药品特别审批程序》（原国家食品药品监督管理局令第21号）规定和国家药品监督管理局新型冠状病毒感染肺炎疫情应对工作组药品组的决定，药审中心先后遴选出多位院士和知名专家组成了特别专家组，经国家药品监督管理局批准后开展工作。遇到新的技术难点问题时，听取专家意见建议后，由专家投票表决。二是注重发挥专家技术支撑作用。通过专家研讨会和专家咨询会解决特定技术问题，例如针对mRNA新冠病毒疫苗在研发上存在的难点和潜在的风险，药审中心组织专家形成技术指导原则，以指导相关企业的研发。

（三）实时高效沟通，提高研发进度

一是遵循"早期介入、持续跟进、主动服务"的工作要求，第一时间组织审评力量对咨询品种或注册申请立项的科学性和可行性进行评议，并在24小时内与申请人进行沟通交流，保证申请人尽快提交特别审批注册申请。二是加强国际合作。积极参加世界卫生组织（WHO）、国际药品监管机构联盟（ICMRA）等组织召开的视频电话会议，共同探讨研发审评标准，了解新冠病毒疫苗研发信息，指导推动研发企业赴国外开展Ⅲ期临床试验。

（四）探索研审联动，坚持科学审评

一是探索建立研发审评联动工作机制。边研发、边提交、边审评，为新冠病毒疫苗研发争取到了宝贵时间，确保新冠病毒疫苗等研发走在世界前列。通过这种工作机制，大大缩短了审评时间。二是建立技术标准体系。针对新冠病毒的特点，及时制定新冠病毒疫苗、新冠肺炎治疗药物研发技术指导原则等28个技术文件，指导企业高标准研发，少走弯路，科学开展审评。

第五章　鼓励中药传承创新发展

贯彻落实习近平总书记关于中医药的重要指示精神、《中共中央 国务院关于促进中医药传承创新发展的意见》及国家药品监督管理局要求，药审中心从改革中药注册分类、健全中药技术指导原则等方方面面积极鼓励中药守正创新。一是推动中药的传承发展。起草并由国家药品监督管理局发布《中药注册分类及申报资料要求》，丰富古代经典名方复方制剂的范围，促进古代经典名方中药复方制剂研发，推动其向新药转化。二是建立完善符合中药特点的质量控制体系。遵循中药特点和研发规律，将中药独特的理论体系和实践特点、中药制剂质量控制特点与药品质量控制的一般要求有机结合，研究构建完善符合中药制剂特点的质量控制方法和策略，制定《中药新药用饮片炮制研究指导原则（试行）》《中药新药质量标准研究技术指导原则（试行）》《中药复方制剂生产工艺研究技术指导原则（试行）》《中药生物效应检测研究技术指导原则（试行）》等8个技术指导原则。三是健全符合中药特点的审评体系。引入新工具、新方法、新标准用于中药疗效评价，细化申报资料要求，制定《中药新药用于慢性便秘临床研究技术指导原则》《中药新药用于糖尿病肾病临床研究技术指导原则》等技术指导原则，探索构建中医药理论、人用经验和临床试验相结合的审评证据体系。四是全力做好中药特别审评工作。充分发扬抗疫精神，制定了《用于新冠肺炎中药注册申请特别审批申报资料要求（试行）》《用于新冠肺炎中药注册申请特别审批技术指导原则（试行）》等，指导应急状态下的中药审评。截至 2020 年 12 月 31 日，"三方"中的清

肺排毒颗粒、化湿败毒颗粒的 IND 申请已获批准，"三药"连花清瘟颗粒/胶囊、金花清感颗粒、血必净注射液获批增加用于治疗新冠肺炎的适应证。五是赴武汉开展实地调研和座谈，持续推进中药监管科学"以临床价值为导向的中药安全性评价研究"课题研究。六是开展援疆援藏工作，赴西藏开展实地调研、与新疆维吾尔自治区药品监督管理局召开线上座谈交流会，支持民族药发展。

第六章　加强《药品注册管理办法》配套文件制（修）订

新修订的《药品注册管理办法》是贯彻党中央、国务院审评审批制度改革精神和落实新修订《药品管理法》的重要规章，考虑到药品注册管理中的具体技术要求，需要跟随技术发展的脚步不断调整完善，在规章中不适宜作出具体的规定，因此这些具体技术要求在《药品注册管理办法》发布后，以配套文件、技术指导原则等形式发布，既能更好地顺应药品研发的科学规律，也能确保新旧《药品注册管理办法》的平稳过渡和新《药品注册管理办法》的顺利实施。

根据国家药品监督管理局部署，药审中心统筹协调，加大配套文件的制（修）订力度，成立课题组，对重点难点问题开展调研攻关，充分听取专家、业界意见，力求达成共识，共参与了 48 个配套文件制（修）订工作，其中牵头起草配套文件 30 个。自开展工作以来，已基本完成配套文件公开征求意见工作，部分文件已经国家药品监督管理局审核同意后发布实施，有效确保了各项审评任务不断、不散、不乱，新旧注册相关规定的顺利过渡和实施。

第七章　加快审评技术标准体系建设

在药品审评和研发过程中，指导原则兼具监管依据和技术要求的双重职能。《药品注册管理办法》明确从事药物研制和药品注册活动，应当遵守有关法律、法规、规章、标准和规范；药审中心等专业技术机构，应当根据科学进展、行业发展实际和药品监督管理工作需要制定技术指导原则和程序，并向社会公布。

药品技术指导原则体系的建立与完善，是落实"四个最严"要求的最好实践，是药审中心推进审评体系和审评能力现代化的重要举措。药审中心通过"定标准、定程序、定计划"三步走的方式，统筹规划以指导原则为核心的审评标准体系建设，围绕药品研发需求和鼓励创新的原则，对标国际先进监管机构技术标准，加大指导原则制定和公开力度。2020 年共开展了 119 个技术指导原则制修订工作，根据《国家药品监督管理局综合司关于印发药品技术指导原则发布程序的通知》（药监综药管〔2020〕9 号）要求，截至 2020 年 12 月 31 日，药审中心已经国家药品监督管理局审查同意发布了 71 个指导原则，详见附件 6。

在应对新型冠状病毒肺炎、促进新冠病毒疫苗和新冠肺炎治疗药物的研发和审评质量、速度方面，药审中心发布了《新型冠状病毒预防用疫苗研发技术指导原则（试行）》等 7 个指导原则；在着力提升中药材质量研究，鼓励中药研发与创新方面，发布了《中药新药用药材质量控制研究技术指导原则（试行）》《中药复方制剂生产工艺研究技术指导原则（试行）》《中药新药用于慢性便秘临床研究技术指导原则》等 10 个指导原则；在鼓励儿童药物研发方面，发布了《真实世界研究支持儿童药物研发与审评的技术指导原则（试行）》等 3 个指导原则；在支持抗肿瘤药物研发，进一步满足申请人对具体抗肿瘤药物的个药指导原则需求方面，发布了《抗肿瘤药联合治疗临床试验技术指导原则》《注射用曲妥珠单抗生物类似药临床试验指导原则》等 22 个指导原则；在提高仿制药质量，推进仿制药一致性评价方面，规范审评标准和尺度，发布了《化学药品注射剂仿制药质量和疗效一致性评价技术要求》《化学药品注射剂（特殊注射剂）仿制药质量和疗效一致性评价技术

要求》等9个指导原则。这些指导原则覆盖新冠应急审评标准、儿童用药、中药民族药技术标准体系、抗肿瘤药物研发及仿制药研发等热点难点问题，持续完善药品技术指导原则体系，有效推动药物研发创新，不断优化统一审评尺度，大力提升审评质量和效率，显著减少审评自由裁量权。

第八章　持续深化药品审评审批制度改革

中国新药注册与审评技术双年鉴（2022 年版）

（一）加快境外已上市临床急需新药审评

深入贯彻国务院常务会议精神，落实加快境外已上市临床急需新药审评要求，在确定了第一、二批 74 个品种名单的基础上，国家药品监督管理局、国家卫生健康委员会组织有关专家研究论证，遴选临床急需新药品种，药审中心发布了第三批 7 个品种名单。对于符合《国家药品监督管理局 国家卫生健康委员会关于临床急需境外新药审评审批相关事宜的公告》（2018 年第 79 号）规定情形的品种，国家药品监督管理局会同国家卫生健康委员会已组织进行了充分遴选，基本解决了临床急需境外已上市新药在我国上市速度较慢的问题，进一步提高了公众用药的可及性。

2020 年，药审中心完成了 13 个用于治疗罕见病的、临床急需的药品的技术审评，均在规定时限内完成，罕见病药品在 3 个月之内完成审评，其他临床急需药品在 6 个月之内完成审评，大大缩短了临床急需境外新药在我国上市的时间差距。截至 2020 年 12 月 31 日，已发布的共三批 81 个品种临床急需境外已上市新药中，已有 38 家企业的 48 个品种提出注册申请，其中 39 个品种已获批上市或完成审评，100% 在时限内完成审评工作，详见附件 7。

（二）加速推动仿制药一致性评价工作

2020 年，药审中心采取切实有效措施加速推进仿制药一致性评价工作。

一是在口服固体制剂一致性评价工作的基础上，积极推进注射剂一致性评价工作。5 月 12 日，《国家药品监督管理局关于开展化学药品注射剂仿制药质量和疗效一致性评价工作的公告》（2020 年第 62 号）发布，正式启动注射剂一致性评价工作。药审中心发布《化学药品注射剂仿制药质量和疗效一致性评价技术要求》《化学药品注射剂仿制药质量和疗效一致性评价申报资料要求》和《化学药品注射剂（特殊注射剂）仿制药质量和疗效一致性评价技术要求》等技术要求。针对正式启动前已有 620 件待审评的注射剂一致性评价申请，药审中心成立专项审评工作组，采取细化分类处理措施，严格执行一次性发补，明确注射剂一致性评价注册检查的随机原则，加快审评速度，在不到 5 个月的时间内完成了 620 件品种的审评，一致性评价按时限审评已进入常态化。

二是继续规范参比制剂遴选工作，强化服务与指导。药审中心发布《化学仿制药参比制剂遴选申请资料要求》，进一步强调申请人的自查环节，提高参比制剂遴选工作效率。通过进一步规范内部审核、专家委员会审核等流程，2020 年优化了参比制剂遴选工作。自 2017 年 8 月开展一致性评价工作以来共发布参比制剂目录 35 批，涉及 3963 个品规（1703 个品种），其中包括注射剂参比制剂 975 个品规（405 个品种）。

三是加强信息公开和培训。2020 年 7 月举办线上化学仿制药注射剂一致性评价技术研讨会，对注射剂一致性评价技术要求、特殊注射剂技术要求、参比制剂申请资料要求等进行宣讲。

四是持续推进生物等效性试验备案工作。2020 年化学药生物等效性试验备案平台共收集了 672 条记录，仿制药一致性评价生物等效性试验备案平台共收集了 292 条记录。

（三）全面落实临床试验期间风险管理

为落实《药品管理法》《药品注册管理办法》中有关临床试验期间安全风险管理工作，药审中心在国家药品监督管理局指导下，发布了《药物临床试验期间安全信息评估与管理规范（试行）》《研发期间安全性更新报告管理规范（试行）》和《药物临床试验登记及信息公示管理规范（试行）》3 个配套文件。为进一步加强临床试验过程的安全信息监测、识别、评估和风险控制，制定了《药品审评中心药物临床试验期间安全信息评估与风险管理工作程序（试行）》，上线运行"临床试验期间安全风险管理系统"，对临床试验期间的安全信息，如可疑且非预期严重不良反应（SUSAR）和研发期间安全性更新报告（DSUR）等开展全过程信息系统化的风险评估。

2020 年药审中心接收来自国内外的 SUSAR 个例报告 164403 份（涉及病例为 57995 例）。其中，来自中国的 SUSAR 个例报告 17243 份（涉及病例为 4647 例）；接收 DSUR 共计 1775 份；完成临床试验登记 2610 项（含新冠病毒疫苗和新冠肺炎治疗药物）。对 18 个药物临床试验中存在的安全性风险，提出了进一步的风险控制处理意见，包括一般风险控制（如修改临床试验方案、修改知情同意书、修改研究者手册、补充完善风险控制措施）和建议申请人主动暂停临床试验等。

面对突如其来的严重新冠肺炎疫情,药审中心探索建立了申请人进行临床试验进展信息报告机制与通道,规范了相关工作程序与技术要求,发布了《新冠肺炎疫情期间药物临床试验管理指导原则（试行)》,制定了规范、统一的《应急审批品种临床试验进展和安全监测工作文件》。通过每日和每周的动态风险沟通交流,实施有效的风险监测与风险控制。对 2020 年 2 月 2 日至 2020 年 12 月 31 日经特别审批程序批准 15 个疫苗、16 个生物制品、6 个化学药、2 个中药的临床试验共 39 个品种实施动态安全监测,完成了应急审批新冠病毒疫苗及新冠肺炎治疗药物临床试验进展及安全性监测报告共 195 份。

药审中心参加《药物警戒质量管理规范》（GVP）的起草工作,撰写临床试验期间药物警戒相关内容和要求。完成《临床试验期间安全信息管理:国际医学科学组织理事会（CIOMS）VI 工作组报告》的翻译与出版工作,召开疫情期间临床试验管理及远程智能技术应用学术交流视频会议,探索开展远程智能化临床试验的安全管理工作,稳步提升临床试验期间安全信息评估和风险管理能力。

(四)继续夯实审评科学基础建设

1. 审评质量管理体系建设

发挥审评质量管理体系对药品审评工作持续有效运行的保障作用。一方面是应对新法律规章实施对审评业务工作带来的风险和挑战,结合《药品注册管理办法》及其配套文件要求,及时组织对《质量手册》等体系文件进行全面修订,加强药品审评业务与质量体系的结合;另一方面是应对新冠肺炎疫情对审评工作带来的影响,通过开展药审中心专项内部监督检查,充分锻炼药审中心内审员队伍,及时发现存在的风险并组织改进;同时持续开展年度满意度调查工作,收集国家药品监督管理局和申请人对药审中心在落实新注册相关要求、应对新冠肺炎疫情风险防控时的意见和建议,为提高审评质量和效率提供思路,发挥质量体系对各项工作的支持作用。

2. 强化审评信息化建设

为确保各项审评改革工作执行过程中的规范化、标准化、数字化,药审中心大力推进信息化建设,依据《药品注册管理办法》和流程导向科学管理体系,以药品审评业务流程为基础,立足工作实际,对药品技术审评系统升级完善。新增发补前的专业审评问询和发补后的补充资料问询平台,优化沟通交流系统,加强审评期间与申请人的主动沟通交流,促进审评业务工作开展;新增异议处理审核和注册检验网络通道,调整优先审评审批系统,强化审核流程可操作性,保障审评审批工作顺利实施。开通受理网上预约通道,减少人员流动聚集,有效保障新冠肺炎疫情期间申请人受理业务的有序办理;增加突破性治疗药物程

序,为鼓励创新和加快临床急需品种上市拓宽审评通道。通过信息化手段助力药品审评审批业务管理,强化网络信息安全保障,不断提升药品审评审批工作质量和效率。目前药审中心网站"申请人之窗"实名注册申请企业 10674 家,基本实现了药品、原料药、辅料、包材注册申请人网上业务办理的全覆盖。

(五)积极推进流程导向科学管理体系建设

为贯彻党的十九届四中、五中全会精神,加强治理体系、治理能力建设,以流程导向科学管理体系建设为抓手,不断推进药品审评体系和审评能力的现代化。按照前期工作计划,药审中心已全面铺开任务受理、任务分配、专业审评、综合审评、沟通交流、专家咨询、书面发补、核查检验共 8 个子课题的科学管理体系试点建设,并印发《药审中心关于启动药品注册现场核查检验环节流程导向科学管理体系试点工作的通知》等 5 个文件,制定科学管理体系制度制修订计划（含 28 项制度),截至 2020 年 12 月 31 日已完成 14 项。注重试点建设成果的信息化,将各项措施纳入审评信息系统,增强措施执行的刚性约束,提高了科学监管和智慧审评能力。

形成按季度汇报机制,定期组织汇报试点运行情况。建立了改革措施管理台账,纳入了 58 项需要监督的改革措施,按月度对每项改革措施实施的责任落实、进展情况、新问题和解决建议予以一体化动态管理。召开了试点推进座谈会、子课题结题座谈会,对各子课题试点进度、成效、问题等进行总结分析。建立了促进试点建设的长效运行机制,常态化、一体化推进科学审评、高效审评和廉洁审评。

(六)持续开展 ICH 工作

切实推进我国药品审评审批体系与国际接轨,参与 ICH 指导原则的国际协调。一是积极参与 ICH 议题协调工作,自原国家食品药品监督管理总局 2017 年加入 ICH 以来,已向 36 个 ICH 工作组派出了 69 名专家,2020 年参与 ICH 工作组电话会 437 场。二是进一步推进 ICH 三级指导原则实施工作,国家药品监督管理局共发布了 3 个 ICH 指导原则适用及推荐适用公告。三是组织开展 ICH 指导原则培训工作,药审中心开展 ICH 指导原则线上培训共 15 场,主要围绕 29 个 ICH 指导原则的技术要点、实施现状、实施过程中可能存在的问题等内容进行宣贯。培训对象主要包括国家药品监督管理局相关司局、各直属单位、各省级药监局和省级药检机构的相关工作人员,共计 2723 人观看培训直播,4244 人观看直播回放。四是召开 ICH 指导原则和协调议题研讨会,为广泛听取行业及学界专家意见,2020 年药审中心共召开 ICH 国内专家研讨会 15 场,共计 312 人参会。

(七)加强审评队伍建设和管理

加强审评队伍建设,畅通审评员职业发展通道,开展

主审审评员认定工作；完善聘期考核评价体系，加强员工聘期考核工作；开展补充性招聘，引进临床、统计等紧缺专业人才；加强员工培训，组织开展《药品注册管理办法》及配套文件系列讲座、实训、英语口语等培训。

第九章　加强服务指导、改进工作效率和作风

2020年药审中心驰而不息强化作风建设，积极服务药品高质量发展新要求。

一是紧密围绕新冠肺炎疫情防控大局，超常规创新开展应急审评审批，加强审评服务保障，全力做好新冠病毒疫苗审评过程中的各项工作。面对新冠肺炎疫情对新冠病毒疫苗药物的急迫需求，药审中心坚持尊重科学规律，建立"早期介入、持续跟踪、主动服务、研审联动"的工作机制，始终保持24小时与企业畅通沟通的状态，无论多晚，即使是凌晨3、4点钟，都会第一时间反馈研发企业诉求，在推动境外临床试验上强化担当，在创新审评审批中挖潜增效，成功高效推动国药集团新冠病毒疫苗附条件批准上市和5个疫苗品种进入Ⅲ期临床试验，确保中国新冠病毒疫苗走在世界前列，及时有力支撑了疫情防控大局。同时贯彻落实习近平总书记坚持中西医结合、中西药并用的重要指示精神，主动对接临床救治中应用的"三药三方"生产企业和研发单位，积极做好有效中药方剂转化产品注册和临床试验申请技术指导，确保中药第一时间用于新冠肺炎患者救治。这些成果不仅确保了防疫的应急所需，还为常态化疫情防控准备了重要的战略资源，不仅提振了国人战胜疫情的信心，还为全球疫情防控贡献了中国力量。

二是强化服务申请人沟通交流。在新冠肺炎疫情防控常态化的情况下，全面落实新冠肺炎疫情联防联控措施，最大限度减少人员流动聚集，阻断疫情传播扩散渠道，切实保障申请人的生命安全和身体健康，暂停现场咨询业务的同时开通了电话咨询业务。增设立了8个联系邮箱，申请人可以邮件咨询问题并提供在审品种受理号等信息，项目管理人员将在3个工作日内与该受理号相关的申请人进行联系。通过不断丰富和拓展沟通交流的渠道和方式，服务和便利申请人；为鼓励创新，更好地体现沟通交流的服务属性，结合《药品注册管理办法》，从药物研制规律和注册要求出发，秉持为药品注册申请人服务的原则，修订后发布了《药物研发与技术审评沟通交流管理办法》。在保证受试者安全性的基础上，将Ⅱ类会议划分为依法应沟通交流、原则上应当沟通交流、可以沟通交流三类情形，并明确和细化了三类沟通交流的情形和要求；为提高沟通交流申请办理的可预见性和效率，药审中心通过持续优化沟通交流管理，细化环节时限控制，确保了申请人能够尽快享受到优质的沟通交流服务，努力满足申请人逐年增加的沟通交流需求，将2020年沟通交流申请办理量提升至2019年办理量的1.31倍，这也是2016年办理量的11.35倍。

三是持续改善内部工作作风，提高工作效率。这一年药审中心继续深化审评审批制度改革，持续优化审评流程，严格时限管理，实施审评任务分析会制度，加强项目督导，鼓励药品创新，推动仿制药高质量发展，审评质量和效率有了极大地提升，2020年全年审结任务整体按时限完成率创历史新高。药品审评审批的可预期性进一步提高，顺利完成《"十三五"国家药品安全规划》涉及药品审评审批改革目标。通过5年来深化药品审评审批制度改革的不懈努力，药审中心实现了量变到质变的飞跃，药品平均审评时限大幅压缩，审评能力大幅提升，一大批创新药、临床急需药获批上市，累计通过和视同通过一致性评价审评的品种已达445个，为"十四五"时期药品审评事业的发展奠定了坚实的基础。

药审中心将深入梳理在提高审评效率、创新审评方式等方面的经验做法，使应急状态下的临时性措施，有序地上升为常态化审评工作长效机制，将被动选择但被实践证明长期有效的方法转化为常态化条件下提高审评能力的主动选择。

第十章　加大药品审评审批信息公开力度

药审中心持续推进技术审评的信息公开工作，提高药品审评审批工作透明度。一是完善信息公开制度，发布了

《药品审评审批信息公开管理办法》，明确信息公开的范围、种类、时限等要求，为做好信息公开工作提供了制度依据。二是大力推动新药技术审评报告的公开，自开展工作以来已完成公开新药技术审评报告 316 个，指导行业研发，更好的服务药品注册申请人和公众。三是加大技术审评过程信息公开力度，通过药审中心网站向申请人进一步公开了审评排队信息、优先审评的状态信息、沟通交流申请及办理信息等信息，新增了"突破性治疗公示"的栏目，公开了"拟突破性治疗品种、异议论证结果"等信息。方便申请人查询信息，进一步拓宽了申请人的沟通渠道，及时回应社会关切，提高了审评审批工作的透明度。

第十一章　2021 年重点工作安排

2020 年药品审评工作取得了一定进展，但仍存在着一些问题：一是注册申请申报量，特别是创新药申报量连年递增，药审中心审评队伍规模结构与审评任务量配比失衡；二是高层次及紧缺专业人才引进难、新进审评员亟需长期专业培训等审评能力现代化短板问题突出；三是新旧注册相关规定过渡期间，应及时研究问题，给予相应的解决措施。2021 年药审中心将紧密围绕国家药品监督管理局工作部署，重点开展以下工作。

（一）积极推动制度体系建设

完善新《药品注册管理办法》配套文件，做好新旧注册相关规定过渡期相关工作，稳妥处理历史问题；继续开展药品审评流程导向科学管理体系建设工作，构建长效运行机制，完善药品技术指导原则体系，规范药审中心制度体系建设，推动审评体系和审评能力现代化；深入推进监管科学研究，深化与高校、科研院所合作，加快首批重点项目研究成果转化。

（二）毫不放松做好应急审评审批工作

始终保持应急工作状态，完善研审联动机制，坚持特事特办，促进包括中医药、抗体药物等新冠肺炎治疗药物的研发；持续做好应急审评审批核查检验协调工作；继续强化服务指导，持续跟进各条技术路线新冠病毒疫苗研发进展，依法依规严格审评，继续做好新冠肺炎治疗药物和新冠病毒疫苗审评工作；全面总结应急审评审批工作经验，完善审评审批制度体系，进一步激发药品创新发展活力。

（三）加快建立符合中医药特点的中药审评机制体系

构建中医药理论、中药人用经验和临床试验"三结合"的审评证据体系，组建古代经典名方中药复方制剂专家审评委员会，扎实推进中药审评审批改革；参考"三方"审评审批经验，逐步探索适合古代经典名方的中药复方制剂的审评指导原则和标准，完善符合中医药特点的技术指导原则；加快确有临床价值的中药新药审评审批，发挥中医药在疾病防治中的独特优势。

（四）持续深化审评审批制度改革

巩固按时限审评改革成果，完善项目管理工作机制；完善专家咨询委员会制度，解决争议重大疑难问题，利用巡视整改要求推动制度改革，加大审评审批信息公开力度，优化沟通交流制度，提高审评服务水平；细化上市药品变更管理技术要求，指导药品上市许可持有人开展上市后持续研究；进一步加强临床试验期间安全性评价及药物警戒体系建设；持续推进 ICH 指导原则在国内转化实施；加快审评数字化建设，推进 eCTD 系统使用。加快推进研发生产主体信息库建设。

（五）坚持鼓励药品研发创新

持续完善药品审评审批制度体系，坚持以安全有效为根本标准，优化审评资源配置，在创新药审评中探索实施"提前介入""研审联动""平行检验""前置检验"等方式；继续鼓励新药好药研发创新，强化沟通交流，优先配置资源，进一步细化和实施突破性治疗药物、附条件批准、优先审评、特别审批等加快审评程序，加快临床急需境外新药、罕见病用药、儿童用药、重大传染病用药等上市速度。

（六）推动仿制药高质量发展

持续完善仿制药参比制剂遴选，坚持标准不降低的原则，稳妥有序推进一致性评价工作；进一步完善仿制药相关技术指导原则和标准体系建设；以建立审评要点体系为基础，推动仿制药审评科学规范、标准，提高仿制药审评质量和效率。

（七）优化人才队伍建设

按照国家药品监督管理局统一部署，全力指导和推进长三角、大湾区两个分中心建设；以专业培训为抓手，进一步加强药品审评队伍能力建设；配合药品审评业务，积极开展人员招聘工作，加强队伍建设；进一步加强专业技术队伍建设，完善专业技术队伍晋升制度；进一步严格人员招聘条件，规范人员离职，严格队伍管理。

第十二章　结语

大鹏一日同风起，扶摇直上九万里。2021 年是实施"十四五"规划的开局之年，药审中心将在国家药品监督管理局的坚强领导下，坚持以习近平新时代中国特色社会主义思想为指导，全面贯彻党的十九大和十九届二中、三中、四中、五中全会精神，坚持以人民为中心的发展思想，按照立足新发展阶段，贯彻新发展理念，构建新发展格局的要求，以习近平总书记"四个最严"要求为根本遵循，以鼓励创新推动药品高质量发展为主题，以深化药品审评审批制度改革为主线，以满足人民日益增长的美好生活需要为根本目的，以建设国际化、现代化、科学化药品审评机构为根本动力，坚持为国为民履职尽责，切实保障药品安全有效可及，保护和促进公众健康，努力实现"十四五"时期发展开好局、起好步，以优异成绩迎接中国共产党成立 100 周年。

附件

中国新药注册与审评技术双年鉴（2022 年版）

附录 2 2021 年度药品审评报告

国家药品监督管理局药品审评中心

前　言

2021 年是党和国家历史上具有里程碑意义的一年。以习近平同志为核心的党中央团结带领全党全国各族人民，隆重庆祝中国共产党成立一百周年，胜利召开党的十九届六中全会、制定党的第三个历史决议，如期打赢脱贫攻坚战，如期全面建成小康社会、实现第一个百年奋斗目标，开启全面建设社会主义现代化国家、向第二个百年奋斗目标进军新征程。在"十四五"开局之年，作为我国负责药品注册上市的专职技术审评机构，国家药品监督管理局药品审评中心（以下简称药审中心）始终坚决贯彻落实习近平总书记重要讲话和重要指示精神，全面践行"四个最严"要求，牢记保护和促进公众健康初心使命，坚持人民至上、生命至上和科学审评，积极投身药品审评审批制度改革事业，紧紧围绕人民生命健康、世界科技前沿、国家重大需求等战略目标，在体制机制、技术标准、流程管理、队伍建设等方面加快创新融合步伐。

面对复杂严峻的疫情防控形势和极为艰巨繁重的药品审评任务，药审中心在国家药品监督管理局党组的坚强领导下，以习近平新时代中国特色社会主义思想为指导，深入学习贯彻党的十九届五中、六中全会精神和"七一"重要讲话精神，认真落实党中央、国务院决策部署，推动全面从严治党不断向纵深发展，认真开展好党史学习教育和"我为群众办实事"实践活动，全力推进新冠病毒疫苗、药物应急审评审批，推动两款国产新冠病毒疫苗接连被纳入世界卫生组织（WHO）紧急使用清单（EUL），应急审评通过一组新冠病毒中和抗体联合治疗药物上市，着力建设公开透明的审评机制，多措并举支持儿童用药研发创新，人民获得感、幸福感、安全感显著增强。

2021 年审评通过 47 个创新药，再创历史新高，临床急需境外新药上市持续加快，优先审评效率大幅提高，仿制药质量和疗效一致性评价工作扎实推进，临床试验管理跃上新台阶，核查检验协调机制更加通畅，实施药品电子通用技术文档申报，中国上市药品专利信息登记平台建设运行，完成中药"三方"抗疫成果转化，完善符合中医药特点的审评技术标准体系，支持和推动中药传承创新发展，持续深化 ICH 工作，保障国家药品监督管理局成功连任 ICH 管理委员会成员，发布 87 个技术指导原则，审评标准体系更加完备，流程导向审评体系更加科学，审评体系和审评能力现代化建设持续推进，医药产业创新能力和高质量发展进一步增强。

国家药品监督管理局药品审评中心

目　录

第一章　药品注册申请受理情况

(一) 总体情况

1. 全年受理情况

2021 年国家药品监督管理局药品审评中心（以下简称药审中心）受理注册申请 11658 件①，同比增长 13.79%。

受理需技术审评的注册申请 9235 件，同比增长 29.11%，包括需经技术审评后报送国家药品监督管理局②审批（以下简称技术审评）的注册申请 2180 件，需经技术审评后以国家药品监督管理局名义作出行政审批（以下简称审评审批）的注册申请 7051 件，需经技术审评后送国家药品监督管理局医疗器械技术审评中心以医疗器械作用为主的药械组合（以下简称药械组合）产品的注册申请 4 件。

受理无须技术审评直接以国家药品监督管理局名义作出行政审批③（以下简称直接审批）的注册申请 2423 件。2017～2021 年注册申请受理量详见图 1。

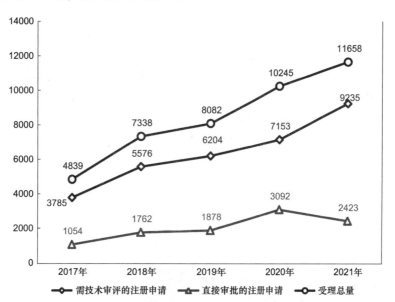

图 1　2017～2021 年注册申请受理量（件）

注：自 2017 年 5 月 1 日药审中心根据《国家食品药品监督管理总局关于调整部分药品行政审批事项审批程序的决定》（国家食品药品监督管理总局令第 31 号），开始受理以国家药品监督管理局名义作出行政审批的注册申请。

根据《国家药品监督管理局关于进一步完善药品关联审评审批和监管工作有关事宜的公告》（2019 年第 56 号，以下简称 56 号公告）要求，2021 年受理原料药注册申请 1313 件，同比增长 2.98%。

2. 需技术审评的各类注册申请受理情况

2021 年受理的需技术审评的 9231 件④注册申请中，以药品类型统计，中药⑤注册申请 444 件，同比增长 40.95%；化学药注册申请为 6788 件，同比增长 25.66%，占全部需技术审评的注册申请受理量的 73.53%；生物制品注册申请 1999 件，同比增长 39.79%。2017～2021 年需技术审评的各药品类型注册申请受理量详见图 2。

---

① 此数据包含以医疗器械作用为主的药械组合产品 4 件，不包含原料药；本报告中"注册申请"的数量单位为"件"，以受理号计算。

② 原国家食品药品监督管理总局、现国家药品监督管理局在本报告中统称为国家局。

③ 包括无须技术审评的补充申请和临时进口注册申请。

④ 在受理需技术审评的注册申请 9235 件的基数上，此数据不含药械组合产品 4 件。

⑤ 包含民族药。

中国新药注册与审评技术双年鉴（2022 年版）

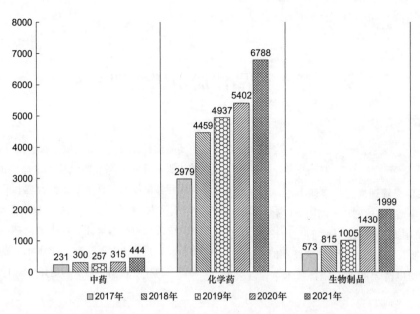

图 2　2017～2021 年需技术审评的各药品类型注册申请受理量（件）

以注册申请类别统计，受理新药临床试验申请（该注册申请类别以下简称 IND）2412 件，同比增长 55.81%；新药上市许可申请（该注册申请类别以下简称 NDA）389 件，同比增长 20.43%；同名同方药、仿制药上市许可申请（该注册申请类别以下简称 ANDA）1791 件，同比增长 59.06%；仿制药质量和疗效一致性评价注册申请①（该注册申请类别以下简称一致性评价申请）908 件；补充申请 3283 件，同比增长 16.13%。2017～2021 年需技术审评的各类别注册申请受理量详见图 3。

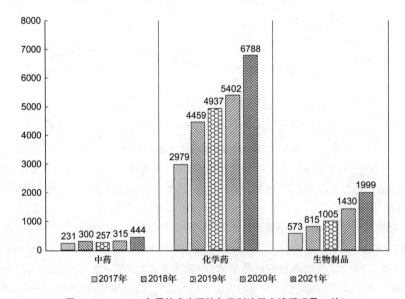

图 3　2017～2021 年需技术审评的各类别注册申请受理量（件）

注：自 2020 年 7 月 1 日，根据现行《药品注册管理办法》，无"复审"注册申请，不再受理该注册申请类别。

（二）创新药注册申请受理情况

2021 年受理创新药②注册申请 1886 件（998 个品种③），同比增长 76.10%。

以药品类型统计，创新中药 54 件（51 个品种），同比

---

①　以补充申请途径申报。药审中心自 2017 年 8 月开始承担仿制药质量和疗效一致性评价工作。

②　本章创新药包含按照现行《药品注册管理办法》（国家市场监督管理总局令第 27 号）注册分类中药、化药、生物制品 1 类和原《药品注册管理办法》（国家食品药品监督管理局令第 28 号）注册分类中药 1–6 类、化药 1.1 类、生物制品 1 类受理的药品。

③　本报告中"品种"的数量单位为"个"，均以通用名称计。

增长 134.78%；创新化学药 1166 件（508 个品种），同比增长 55.05%；创新生物制品 666 件（439 个品种），同比增长 125.00%。

以注册申请类别统计，IND 1821 件（953 个品种），同比增长 79.23%；NDA 65 件（45 个品种），同比增长

18.18%。

2021 年创新中药、创新化学药、创新生物制品注册申请受理量详见表 1，2017～2021 年创新药 IND 受理量详见图 4，2017～2021 年创新药 NDA 受理量详见图 5。

表 1　2021 年创新中药、创新化学药、创新生物制品注册申请受理量

受理量	创新中药		创新化学药		创新生物制品		总计	
	注册申请（件）	品种（个）	注册申请（件）	品种（个）	注册申请（件）	品种（个）	注册申请（件）	品种（个）
IND	44	43	1134	487	643	423	1821	953
NDA	10	8	32	21	23	16	65	45
总计	54	51	1166	508	666	439	1886	998

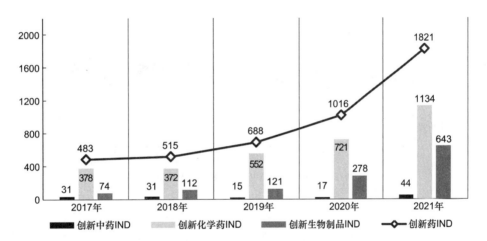

图 4　2017～2021 年创新药 IND 受理量（件）

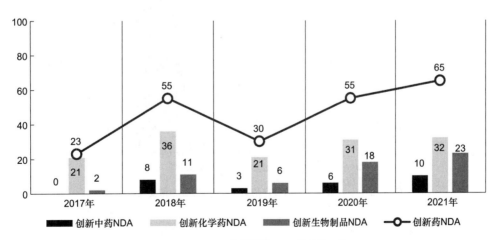

图 5　2017～2021 年创新药 NDA 受理量（件）

以生产场地类别统计，境内生产创新药 1485 件（790 个品种），境外生产创新药 401 件（208 个品种）。2021 年

境内、境外生产的创新药注册申请受理量详见表 2。

中国新药注册与审评技术双年鉴（2022 年版）

表2　2021年境内、境外生产的创新药注册申请受理量

注册申请类别	境内生产		境外生产		总计	
	注册申请（件）	品种（个）	注册申请（件）	品种（个）	注册申请（件）	品种（个）
IND	1428	750	393	203	1821	953
NDA	57	40	8	5	65	45
总计	1485	790	401	208	1886	998

中国新药注册与审评技术双年鉴（2022年版）

（三）需技术审评的中药注册申请受理情况

2021年受理需技术审评的中药注册申请444件。以注册申请类别统计，IND 52件，同比增长136.36%，包括创新中药IND 44件（43个品种），同比增长158.82%；NDA 14件，同比增长133.33%，包括创新中药NDA 10件（8个品种），同比增长66.67%。

2021年需技术审评的中药各类别注册申请受理量详见图6。2017～2021年需技术审评的中药各类别注册申请受理量详见图7。

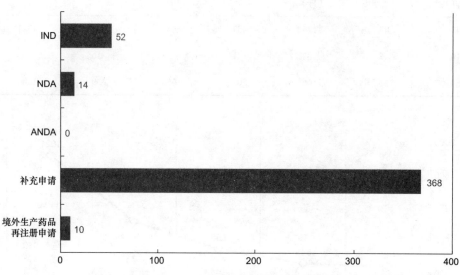

图6　2021年需技术审评的中药各类别注册申请受理量（件）

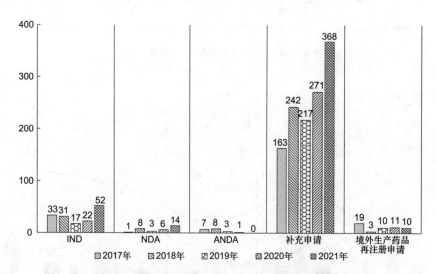

图7　2017～2021年需技术审评的中药各类别注册申请受理量（件）

（四）需技术审评的化学药注册申请受理情况

2021年受理需技术审评的化学药注册申请6788件。以注册申请类别统计，IND 1500件，同比增长58.56%，包括

创新化学药IND 1134件（487个品种），同比增长57.28%；NDA 197件，同比增长3.14%，包括创新化学药NDA 32件（21个品种），同比增长3.23%；化学药5.1类①注册申请

---

①　化学药5.1类为境外上市的原研药品和改良型药品的境内上市。

169 件，同比增长 5.63%，其中临床试验申请①共 44 件，NDA 125 件；ANDA 1791 件，同比增长 59.20%；一致性评价申请 908 件。

2021 年需技术审评的化学药各类别注册申请受理量详见图 8。2017～2021 年化学药 IND、验证性临床试验申请、NDA、ANDA、一致性评价申请受理量详见图 9。

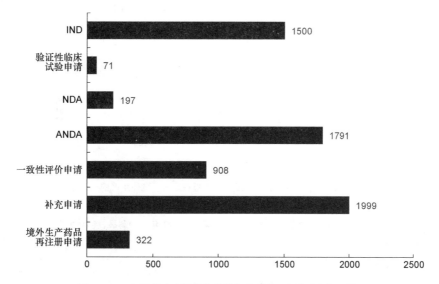

图 8　2021 年需技术审评的化学药各类别注册申请受理量（件）

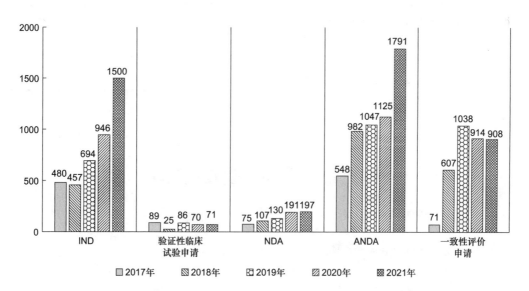

图 9　2017～2021 年化学药 IND、验证性临床试验申请、NDA、ANDA、一致性评价申请受理量（件）

需技术审评的创新化学药注册申请共 1166 件（508 个品种）② 中，以生产场地类别统计，901 件（385 个品种）申报在境内生产，265 件（123 个品种）申报在境外生产。2017～2021 年创新化学药注册申请申报在境内、境外生产的受理量详见图 10。

（五）需技术审评的生物制品注册申请受理情况

2021 年受理需技术审评的生物制品注册申请 1999 件，其中，预防用生物制品注册申请 229 件，治疗用生物制品注册申请 1755 件和体外诊断试剂 15 件。以注册申请类别统计：IND860 件，同比增长 48.28%，包括创新生物制品 IND 643 件（423 个品种），同比增长 131.29%。其中，预防用生物制品 IND 45 件，包括创新预防用生物制品 IND 26 件（16 个品种）；治疗用生物制品 IND 815 件，包括创新治疗用生物制品 IND 617 件（407 个品种）。

---

① 临床试验申请包括 IND 和验证性临床试验申请。
② 创新化学药 IND 1134 件（487 个品种）、NDA 32 件（21 个品种）。

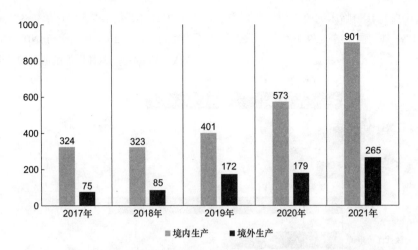

图 10 2017 ~ 2021 年创新化学药注册申请申报在境内、境外生产的受理量（件）

NDA 178 件，同比增长 41.27%，包括创新生物制品 NDA 23 件（16 个品种），同比增长 27.78%。其中，预防用生物制品 NDA 13 件，包括创新预防用生物制品 NDA 5 件（2 个品种）；治疗用生物制品 NDA 156 件，包括创新治疗用生物制品 18 件（14 个品种）；体外诊断试剂 9 件。

补充申请 916 件。境外生产药品再注册申请 45 件。

2021 年生物制品、创新生物制品 IND 和 NDA 受理量详见表 3。2021 年需技术审评的生物制品各类别注册申请受理量详见图 11。2017 ~ 2021 年生物制品 IND 和 NDA 受理量详见图 12。

表 3 2021 年生物制品、创新生物制品 IND 和 NDA 受理量（件）

药品类型	IND		NDA	
	生物制品总量	创新生物制品	生物制品总量	创新生物制品
预防用生物制品	45	26	13	5
治疗用生物制品	815	617	156	18
体外诊断试剂	—	—	9	—
合计	860	643	178	23

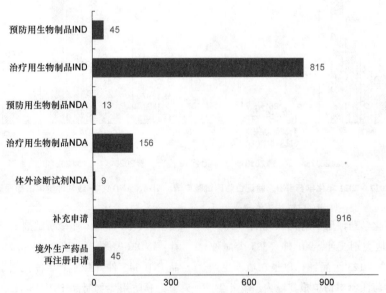

图 11 2021 年需技术审评的生物制品各类别注册申请受理量（件）

需技术审评的创新生物制品注册申请共 666 件（439 个品种①）中，以生产场地类别统计，境内生产创新生物制品注册申请 530 件（354 个品种），境外生产创新生物制品注册申请 136 件（85 个品种）。2017 ~ 2021 年创新生物制品注册申请申报在境内、境外生产的受理量详见图 13。

---

① 创新生物制品 IND 643 件（423 个品种）、NDA 23 件（16 个品种）。

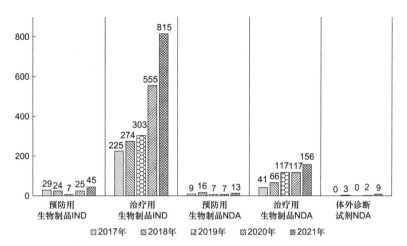

图12 2017~2021年生物制品IND和NDA受理量（件）

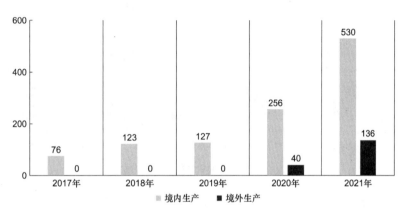

图13 2017~2021年创新生物制品注册申请申报在境内、境外生产的受理量（件）

中国新药注册与审评技术双年鉴（2022年版）

（六）行政审批注册申请受理情况

1. 总体情况

2021年受理行政审批注册申请9474件，同比增长7.82%。其中，直接审批的注册申请2423件；审评审批的注册申请①7051件，同比增长23.81%，包括临床试验申请2483件，同比增长53.46%。

2021年行政审批注册申请受理量详见表4。2017②—2021年行政审批注册申请受理量详见图14。

表4 2021年行政审批注册申请受理量（件）

注册申请类别		中药	化学药	生物制品	总计
审评审批的注册申请	临床试验申请	52	1571	860	2483
	一致性评价申请	—	908	—	908
	补充申请	368	1999	916	3283
	境外生产药品再注册申请	10	322	45	377
	合计	430	4800	1821	7051

续表

注册申请类别		中药	化学药	生物制品	总计
直接审批的注册申请	无须技术审评的补充申请	930	1038	34	2002
	临时进口注册申请	1	340	80	421
	合计	931	1378	114	2423
总计		1361	6178	1935	9474

注：根据现行《药品注册管理办法》，行政审批决定应当在20个工作日内作出。

2. 审评审批的注册申请受理情况

2021年受理审评审批的注册申请7051件，以药品类型统计，中药注册申请430件，同比增长40.07%；化学药注

---

① 药物临床试验申请、一致性评价申请、补充申请、境外生产药品再注册申请。

② 自2017年5月1日，药审中心根据《国家食品药品监督管理总局关于调整部分药品行政审批事项审批程序的决定》（国家食品药品监督管理总局令第31号），开始以国家药品监督管理局名义对部分注册申请作出药品行政审批决定。

册申请 4800 件,同比增长 17.50%,占全部审评审批的注册申请受理量的 68.08%;生物制品注册申请 1821 件,同比增长 39.75%。

以注册申请类别统计,临床试验申请 2483 件,同比增长 53.46%;一致性评价申请 908 件;补充申请 3283 件,同比增长 16.13%;境外生产药品再注册申请 377 件,同比增长 14.94%。

3. 直接审批的注册申请受理情况

2021 年受理直接审批的注册申请 2423 件,以药品类型统计,中药注册申请 931 件、化学药注册申请 1378 件、生物制品注册申请 114 件。以注册申请类别统计,补充申请 2002 件、临时进口注册申请 421 件。

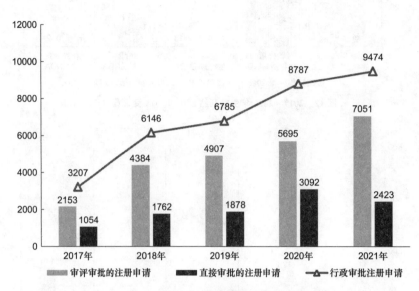

图 14　2017 ~ 2021 年行政审批注册申请受理量(件)

第二章　药品注册申请审评审批情况

(一) 总体情况

1. 全年审评审批工作情况

2021 年审结的①注册申请共 12083 件②,同比增长 19.55%。

审结的需技术审评的注册申请 9679 件,同比增长 35.66%,包括技术审评的注册申请 2632 件,审评审批的注册申请 7039 件,药械组合注册申请 8 件。

审结直接审批的注册申请 2404 件。2017 ~ 2021 年注册申请审结量详见图 15。

截至 2021 年底,有 5652 件注册申请正在审评审批中;待申请人回复补充资料 1353 件。根据 56 号公告,2021 年

审结原料药注册申请 494 件。截至 2021 年底,有 1302 件原料药注册申请正在审评审批中;待申请人回复补充资料 582 件。

2. 需技术审评的各类注册申请审结情况

2021 年审结的需技术审评的 9671 件③注册申请中,以药品类型统计,中药注册申请 456 件,同比增长 22.25%;化学药注册申请 7295 件,同比增长 34.22%,占全部需技术审评审结量的 75.43%;生物制品注册申请 1920 件,同比增长 45.12%。

2017 ~ 2021 年需技术审评的各药品类型注册申请审结量详见图 16。

---

①　本报告所称"审结"包括:完成技术审评报送国家药品监督管理局审批、完成技术审评后以国家药品监督管理局名义审批、不需要技术审评以国家药品监督管理局名义直接审批、审评审批程序终止。"审结"不包含已完成至少一轮技术审评,因需申请人补充资料而发出补充资料通知书的注册申请(以下简称待申请人回复补充资料)。

②　含药械组合注册申请 8 件。

③　不含药械组合注册申请 8 件。

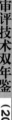

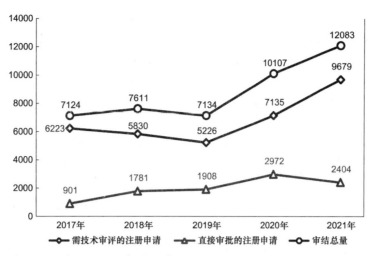

图15 2017～2021年注册申请审结量（件）

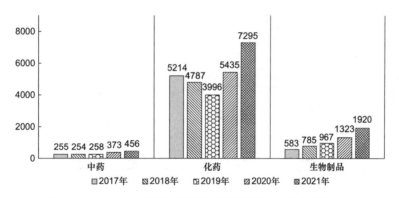

图16 2017～2021年需技术审评的各药品类型注册申请审结量（件）

以注册申请类别统计，IND 2273 件，同比增长 45.61%；NDA 408 件，同比增长 84.62%；ANDA 2210 件，同比增长 81.30%；一致性评价申请 1158 件，同比增长 85.87%；补充申请 3149 件，同比增长 10.10%。2017～2021年需技术审评的各类别注册申请审结量详见图17。

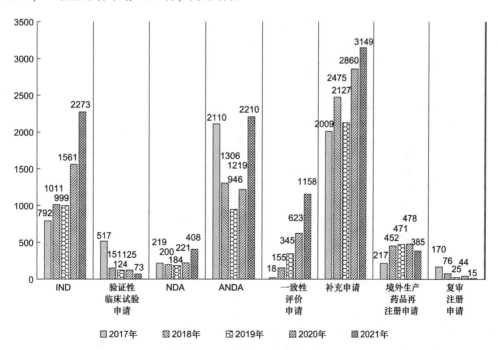

图17 2017～2021年需技术审评的各类别注册申请审结量（件）

409

3. 批准/建议批准情况

2021年批准 IND 2108件，同比增长46.90%；建议批准 NDA 323件（见附件1），同比增长55.29%；建议批准 ANDA 1003件，同比增长9.26%；批准一致性评价申请1080件，同比增长87.18%。各类别注册申请批准/建议批准量详见表5。

表5 各类别注册申请批准/建议批准量（件）

注册申请类别	批准/建议批准
IND	2108
验证性临床试验申请	59
NDA	323
ANDA	1003
一致性评价申请	1080
补充申请	2751
境外生产药品再注册申请	372
直接审批的注册申请	2362
复审注册申请	1
总计	10059

建议批准境外生产原研药①76个品种（含新增适应证品种，见附件2）。

临床急需境外新药81个品种②中，截至2021年底，已有54个品种提出注册申请，51个品种获批上市，按审评时限审结率（以下简称按时限审结率）100%，临床急需境外新药审评审批情况见附件3。

4. 各类别注册申请按时限审结情况

2021年药审中心持续优化审评流程、严格审评时限管理、加快审评速度、强化项目督导，全年整体按时限审结率98.93%。其中 NDA、ANDA、纳入优先审评审批程序的注册申请按时限审结率均超过90%，取得历史性突破。2021年各类别注册申请按时限审结情况详见表6，2020～2021年各类别注册申请按时限审结情况详见图18。

表6 2021年各类别注册申请按时限审结情况

注册申请类别	按时限审结率
临床急需境外新药	100.00%
境外生产药品再注册	100.00%
直接审批	99.96%
临床默示许可	99.86%
补充申请	99.34%
一致性评价	98.80%
ANDA	95.68%
优先审评审批	95.15%
NDA	93.68%
整体按时限审结率	98.93%

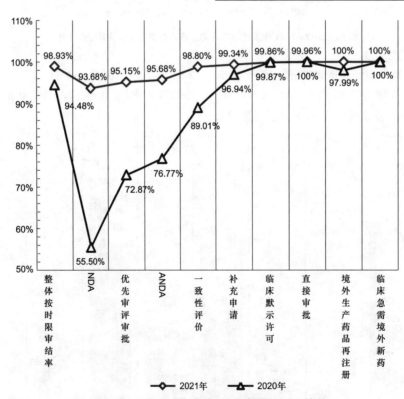

图18 2020～2021年各类别注册申请按时限审结情况

---

① 本报告中的原研药为通过系统完整的研究并证明安全有效、质量可控的药品。

② 根据《国家药品监督管理局、国家卫生健康委员会关于临床急需境外新药审评审批相关事宜的公告》（2018年第79号），药审中心先后遴选并发布三批临床急需境外新药名单共81个品种。

（二）创新药注册申请审结情况

1. 总体情况

2021 年审结创新药①注册申请 1744 件（943 个品种），同比增长 67.85%。

以药品类型统计，创新中药 55 件（55 个品种），同比增长 52.78%；创新化学药 1085 件（484 个品种），同比增长 45.44%；创新生物制品 604 件（404 个品种），同比增长 135.02%。

以注册申请类别统计，IND 1663 件（885 个品种），同比增长 67.14%；NDA 81 件（58 个品种），同比增长 84.09%。

2. 批准/建议批准情况

2021 年批准/建议批准创新药注册申请 1628 件（878 个品种），同比增长 67.32%。

以药品类型统计，创新中药 39 件（39 个品种），同比增长 39.29%；创新化学药 1029 件（463 个品种），同比增长 44.32%；创新生物制品 560 件（376 个品种），同比增长 141.38%。以注册申请类别统计，IND 1559 件（831 个品种），同比增长 65.32%，NDA 69 件（47 个品种，见附件 4），同比增长 130.00%。

以生产场地类别统计，境内生产创新药 1261 件（684 个品种），同比增长 60.84%；境外生产创新药 367 件（194 个品种），同比增长 94.18%。2021 年各药品类型创新药批准/建议批准量详见表 7，2021 年境内、境外生产创新药批准/建议批准量详见表 8，2017～2021 年创新药 IND 批准量详见图 19，2017～2021 年创新药 NDA 建议批准量详见图 20。

表7　2021 年各药品类型创新药批准/建议批准量

注册申请类别	创新中药		创新化学药		创新生物制品		总计	
	注册申请（件）	品种（个）	注册申请（件）	品种（个）	注册申请（件）	品种（个）	注册申请（件）	品种（个）
IND	28	28	994	439	537	364	1559	831
NDA	11	11	35	24	23	12	69	47
总计	39	39	1029	463	560	376	1628	878

表8　2021 年境内、境外生产创新药批准/建议批准量

注册申请类别	境内生产		境外生产		总计	
	注册申请（件）	品种（个）	注册申请（件）	品种（个）	注册申请（件）	品种（个）
IND	1194	639	365	192	1559	831
NDA	67	45	2	2	69	47
总计	1261	684	367	194	1628	878

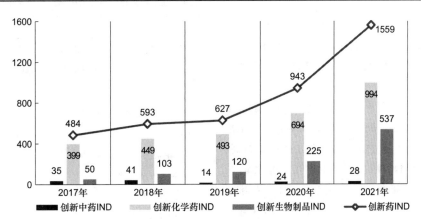

图19　2017～2021 年创新药 IND 批准量（件）

① 本章创新药包含按照现行《药品注册管理办法》（国家市场监督管理总局令第 27 号）注册分类中药、化药、生物制品 1 类和原《药品注册管理办法》（国家食品药品监督管理局令第 28 号）注册分类中药 1–6 类、化药 1.1 类、生物制品 1 类审结的药品。

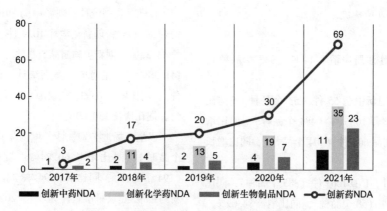

图 20   2017 ~ 2021 年创新药 NDA 建议批准量（件）

（三）需技术审评的中药注册申请审结情况

1. 总体情况

2021 年审结需技术审评的中药注册申请 456 件，同比增长 22.25%。以注册申请类别统计，IND 49 件，同比增长 32.43%；NDA 19 件，同比增长 216.67%；ANDA 3 件。2021 年需技术审评的中药各类别注册申请审结量详见图 21。

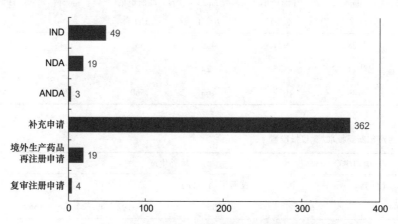

图 21   2021 年需技术审评的中药各类别注册申请审结量（件）

2. 批准/建议批准情况

2021 年审结的中药 IND 中，批准 34 件，不批准 9 件。审结的中药 NDA 中，建议批准 14 件，建议不批准 3 件。2021 年需技术审评的中药注册申请审结情况详见表 9。

批准中药 IND 34 件，同比增长 21.43%，包括创新中药 IND 28 件（28 个品种），同比增长 16.67%；建议批准中药 NDA 14 件，同比增长 250.00%，创 5 年以来新高，包括创新中药 NDA 11 件（11 个品种），同比增长 175.00%。2017 ~ 2021 年中药 IND、创新中药 IND 批准量详见图 22，2017 ~ 2021 年中药 NDA、创新中药 NDA 建议批准量详见图 23。

批准的 34 件中药 IND 中，涉及 13 个适应证领域，其中消化 8 件、呼吸 6 件、妇科 4 件，共占 52.94%，2021 年批准中药 IND 的适应证领域分布量详见图 24。

表 9   2021 年需技术审评的中药注册申请审结情况（件）

注册申请类别	审结量			
	批准/建议批准	不批准/建议不批准	其他	合计
IND	34	9	6	49
NDA	14	3	2	19
ANDA	0	1	2	3
补充申请	291	7	64	362
境外生产药品再注册申请	19	0	0	19
复审注册申请	0	3	1	4
总计	358	23	75	456

注："其他"是指申请人未按规定缴纳费用、撤回申请等原因导致审评审批终止的情形。

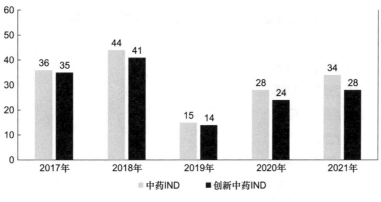

图22　2017～2021年中药IND、创新中药IND批准量（件）

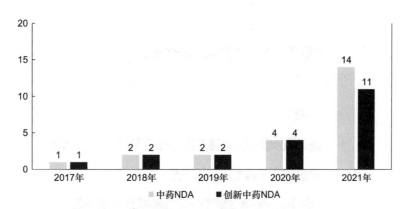

图23　2017～2021年中药NDA、创新中药NDA建议批准量（件）

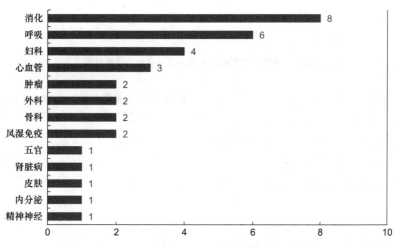

图24　2021年批准中药IND的适应证分布量（件）

建议批准的中药NDA 14件中，呼吸肿瘤、精神神经、骨科药物较多，占全部中NDA批准量的71.43%。

2021年建议批准中药NDA的适应证分布量详见图25。

（四）需技术审评的化学药注册申请审结情况

1. 总体情况

2021年审结需技术审评的化学药注册申请7295件。以注册申请类别统计，化学药临床试验申请1467件，同比增长35.21%；化学药NDA 208件，同比增长67.74%；化学药ANDA 2207件，同比增长81.50%；化学药一致性评价申请1158件，同比增长85.87%。2021年需技术审评的化学药各类别注册申请审结量详见图26。

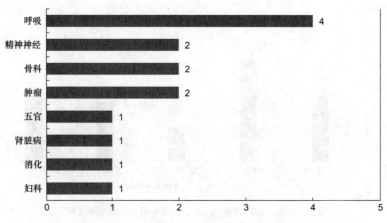

图25 2021 年建议批准中药 NDA 的适应证分布量（件）

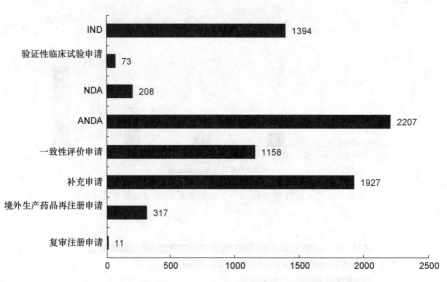

图26 2021 年需技术审评的化学药各类别注册申请审结量（件）

2. 批准/建议批准情况

2021 年审结的化学药 IND 中，批准 1310 件，不批准 26 件。审结的化学药 NDA 中，建议批准 160 件，建议不批准 8 件。审结的化学药 ANDA 中，建议批准 1003 件，建议不批准 394 件。2021 年需技术审评的化学药注册申请审结情况详见表10。

批准化学药 IND 1310 件，同比增长 44.43%，其中创新化学药 IND 994 件（439 个品种），同比增长 43.23%。2017～2021 年化学药 IND、创新化学药 IND 批准量详见图27。

批准的化学药 IND 1310 件中，抗肿瘤药物、皮肤及五官科药物、循环系统疾病药物、消化系统疾病药物、内分泌系统药物、抗感染药物和神经系统疾病药物较多，占全部化学药 IND 批准量的 83.21%。2021 年批准化学药 IND 的适应证分布量详见图28。

表10 2021 年需技术审评的化学药注册申请审结情况（件）

注册申请类别	审结量			
	批准/建议批准	不批准/建议不批准	其他	合计
IND	1310	26	58	1394
验证性临床	59	1	13	73
NDA	160	8	40	208
ANDA	1003	394	810	2207
一致性评价申请	1080	16	62	1158
补充申请	1673	23	231	1927
境外生产药品再注册申请	305	0	12	317
复审注册申请	1	7	3	11
总计	5591	475	1229	7295

注："其他"是指申请人未按规定缴纳费用、撤回申请等原因导致审评审批终止的情形。

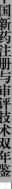

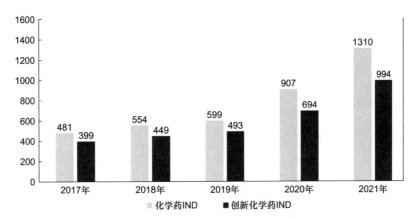

图 27 2017~2021 年化学药 IND、创新化学药 IND 批准量（件）

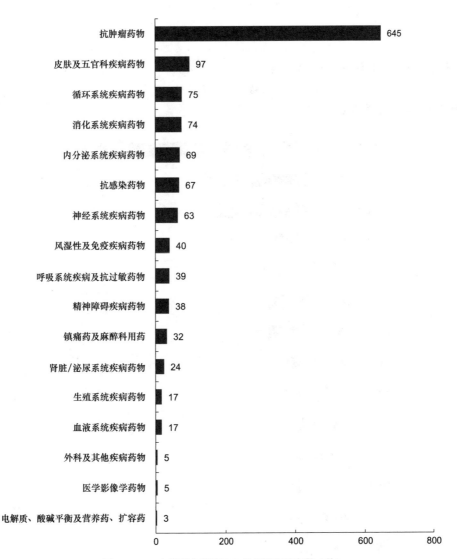

图 28 2021 年批准化学药 IND 的适应证分布量（件）

建议批准化学药 NDA 160 件，同比增长 39.13%，包括创新化学药 35 件（24 个品种），同比增长 84.21%；建议批准化学药 ANDA 1003 件，同比增长 9.26%。2017~2021 年化学药 NDA、创新化学药 NDA 建议批准量详见图 29。

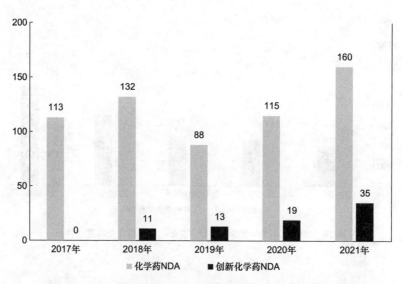

图 29 2017～2021 年化学药 NDA、创新化学药 NDA 建议批准量（件）

建议批准的化学药 NDA 160 件中，抗肿瘤药物、抗感染药物、神经系统疾病药物、循环系统疾病药物、呼吸系统疾病及抗过敏药物较多，占全部化学药 NDA 批准量的 73.75%。2021 年建议批准化学药 NDA 的适应证分布量详见图 30。

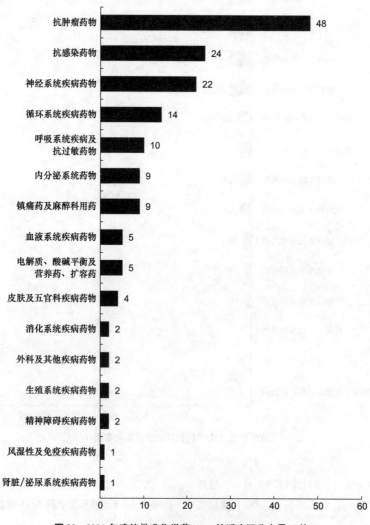

图 30 2021 年建议批准化学药 NDA 的适应证分布量（件）

中国新药注册与审评技术双年鉴（2022 年版）

审结一致性评价申请共 1158 件，批准 1080 件。其中口服固体制剂一致性评价申请 391 件，注射剂一致性评价申请 689 件，2017～2021 年一致性评价申请批准量详见图 31。2021 年批准的一致性评价品种见附件 5。

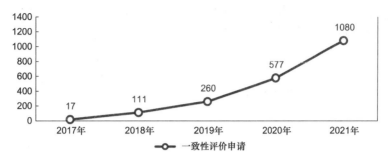

图 31　2017～2021 年一致性评价申请批准量（件）

（五）需技术审评的生物制品注册申请审结情况

1. 总体情况

　　2021 年审结 1920 件需技术审评的生物制品注册申请，其中，预防用生物制品 234 件和治疗用生物制品 1676 件，体外诊断试剂 10 件。以注册申请类别统计，IND 830 件，同比增长 47.16%，NDA 181 件，同比增长 98.90%，补充申请 860 件，境外生产药品再注册申请 49 件。2021 年需技术审评的生物制品各类别注册申请审结量详见图 32。

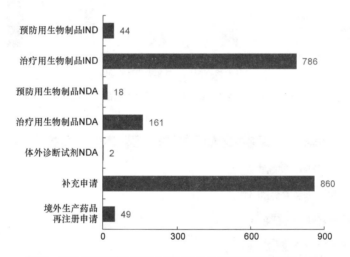

图 32　2021 年需技术审评的生物制品各类别注册申请审结量（件）

2. 批准/建议批准情况

　　2021 年审结的生物制品 IND 中，批准 764 件，不批准 34 件。审结的生物制品 NDA 中，建议批准 149 件，建议不批准 4 件。2021 年需技术审评的生物制品注册申请审结情况详见表 11。

表 11　2021 年需技术审评的生物制品注册申请审结情况（件）

注册申请类别	审结量			
	批准/建议批准	不批准/建议不批准	其他	合计
预防用生物制品 IND	44	0	0	44
治疗用生物制品 IND	720	34	32	786
预防用生物制品 NDA	15	0	3	18
治疗用生物制品 NDA	134	2	25	161

续表

注册申请类别	审结量			
	批准/建议批准	不批准/建议不批准	其他	合计
体外诊断试剂 NDA	0	2	0	2
补充申请	787	6	67	860
境外生产药品再注册申请	48	0	1	49
总计	1748	44	128	1920

　　注：“其他”是指申请人未按规定缴纳费用、撤回申请等原因导致审评审批终止的情形。

　　批准生物制品 IND 764 件，同比增长 52.80%，包括创新生物制品 IND 537 件（364 个品种），同比增长 138.67%。其中，预防用生物制品 IND 44 件，同比增长 131.58%，包括创新预防用生物制品 IND 24 件（16 个品种），同比增长 800%；治疗用生物制品 IND 720 件，同比增长 49.69%，包括创新治疗用生物制品 IND 513 件（348 个品种），同比增长 131.08%。2021 年生物制品 IND、创新生物制品 IND 批准量详见表 12。2017 ~ 2021 年生物制品 IND、创新生物制品 IND 批准量详见图 33。

批准的生物制品 IND 764 件中，抗肿瘤药物较多，占全部生物制品 IND 批准量的 58.77%。2021 年批准生物制品 IND 的适应证分布量详见图 34。

表 12　2021 年生物制品 IND、创新生物制品 IND 批准量（件）

药品类型	IND	
	总量	创新
预防用生物制品	44	24
治疗用生物制品	720	513
合计	764	537

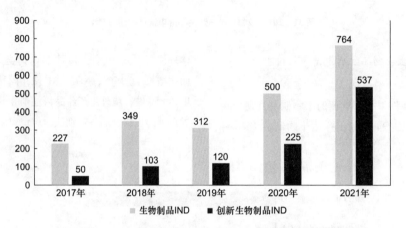

图 33　2017 ~ 2021 年生物制品 IND、创新生物制品 IND 批准量（件）

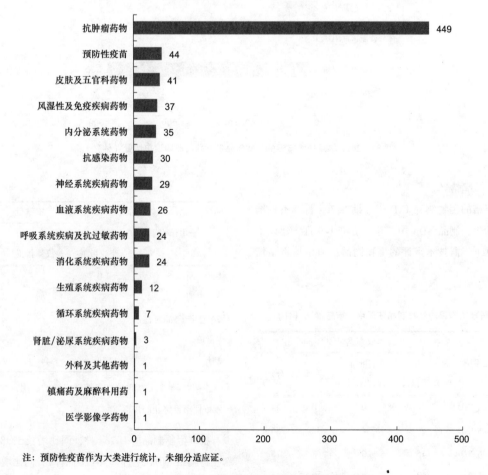

注：预防性疫苗作为大类进行统计，未细分适应证。

图 34　2021 年批准生物制品 IND 的适应证分布量（件）

建议批准生物制品 NDA 149 件，同比增长 67.42%，包括创新生物制品 NDA 23 件（12 个品种），同比增长 228.57%。其中，预防用生物制品 NDA 15 件，同比增长 114.29%，包括创新预防用生物制品 NDA 6 件（3 个品种）；治疗用生物制品 NDA 134 件，同比增长 65.43%，包括创新治疗用生物制品 NDA 17 件（9 个品种），同比增长 142.86%。2021 年生物制品 NDA、创新生物制品 NDA 建议批准量详见表 13。2017~2021 年生物制品 NDA、创新生物制品 NDA 通过批准量详见图 35。

表13　2021 年生物制品 NDA、创新生物制品 NDA 建议批准量（件）

药品类型	NDA	
	总量	创新
预防用生物制品	15	6
治疗用生物制品	134	17
体外诊断试剂	0	—
合计	149	23

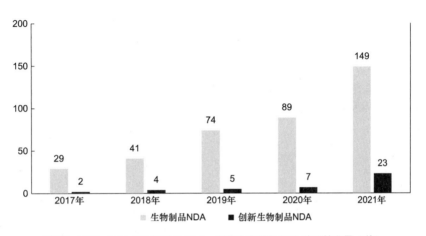

图 35　2017~2021 年生物制品 NDA、创新生物制品 NDA 建议批准量（件）

建议批准的生物制品 NDA 149 件中，抗肿瘤、血液系统、内分泌系统药物、疫苗较多，占全部生物制品 NDA 批准量的 82.55%。2021 年建议批准生物制品 NDA 的适应证分布量详见图 36。

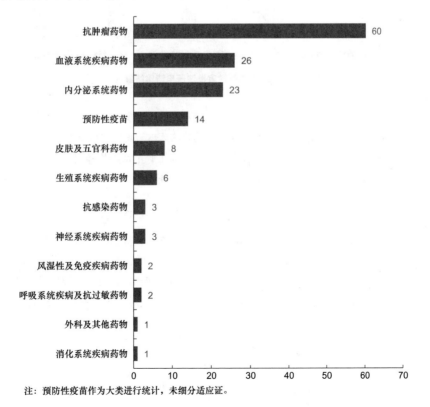

注：预防性疫苗作为大类进行统计，未细分适应证。

图 36　2021 年建议批准生物制品 NDA 的适应证分布量（件）

中国新药注册与审评技术双年鉴（2022年版）

（六）行政审批注册申请审结情况

1. 总体情况

2021年审结行政审批注册申请9443件，同比增长9.22%。审评审批的注册申请①7039件，同比增长24.06%；直接审批的注册申请②2404件。2021年中药、化学药、生物制品行政审批注册申请审结量详见表14。2017～2021年需行政审批注册申请审结量详见图37。

2. 审评审批的注册申请审结情况

审评审批的7039件注册申请中，以药品类型统计，中药注册申请431件，同比增长20.73%；化学药注册申请为4869件，同比增长19.16%，占全部审评审批审结量的69.17%；生物制品注册申请1739件，同比增长41.27%。以注册申请类别统计，临床试验申请2346件，同比增长39.15%；一致性评价申请1158件，同比增长85.87%；补充申请3149件，同比增长10.10%；境外生产药品再注册申请385件、复审注册申请1件。

表14 2021年中药、化学药、生物制品行政审批注册申请审结量（件）

注册申请类别		中药	化学药	生物制品	总计
审评审批的注册申请	临床试验申请	49	1467	830	2346
	一致性评价申请	0	1158	0	1158
	补充申请	362	1927	860	3149
	境外生产药品再注册申请	19	317	49	385
	复审注册申请	1	0	0	1
	合计	431	4869	1739	7039
直接审批的注册申请	无须技术审评的补充申请	897	1028	57	1982
	临时进口注册申请	1	344	77	422
	合计	898	1372	134	2404
总计		1329	6241	1873	9443

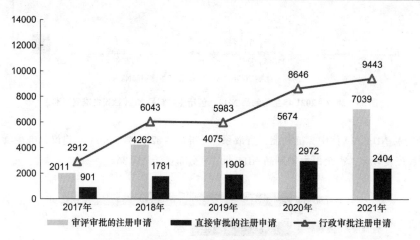

图37 2017～2021年行政审批注册申请审结量（件）

3. 直接审批的注册申请审结情况

直接审批的2404件注册申请中，以药品类型统计，中药注册申请898件、化学药注册申请1372件、生物制品注册申请134件。以注册申请类别统计，补充申请1982件、临时进口注册申请422件。

（七）药品注册核查情况

2021年合规审查8526件注册申请，以注册申请类别统计，NDA 617件，ANDA 2375件，一致性评价申请1687件，补充申请2423件，原料药注册申请1424件。

2021年基于风险共启动注册核查任务③1067件，包括药品注册生产现场（以下简称生产现场）核查任务684件，药物临床试验现场（以下简称临床试验现场）核查任务383件；以注册申请类别统计，NDA核查任务285件，ANDA核查任务619件，一致性评价申请核查任务101件，补充申请核查任务62件。基于风险启动注册核查任务量详见表15。

此外，启动了新冠病毒治疗药物、新冠病毒疫苗的现场核查、有因检查34次。

2021年国家药品监督管理局食品药品审核查验中心共返回药审中心各类核查报告1165件。

---

① 药物临床试验申请、一致性评价申请、补充申请、境外生产药品再注册申请及其复审注册申请。
② 无须技术审评的补充申请、临时进口注册申请。
③ 基于风险启动的注册核查任务不包含新冠病毒肺炎治疗药物，新冠病毒疫苗的现场核查、有因检查。

表 15 基于风险启动注册核查任务量（件）

核查任务类型	高风险		中风险		低风险	
	生产现场	临床试验现场	生产现场	临床试验现场	生产现场	临床试验现场
NDA	104	181	0	0	0	0
ANDA	407	93	29	25	52	13
一致性评价申请	8	34	31	13	13	2
补充申请	6	20	28	1	6	1
小计	525	328	88	39	71	16
合计	853		127		87	
总计	1067					

第三章 药品加快上市注册程序和沟通交流情况

（一）药品加快上市注册程序情况

1. 突破性治疗药物程序

2021 年受理的注册申请中，申请适用突破性治疗药物程序的注册申请 263 件。经综合评估、公示，53 件（41 个品种）纳入突破性治疗药物程序，覆盖了新型冠状病毒感染引起的疾病、非小细胞肺癌、卵巢癌等适应证。2021 年药审中心突破性治疗药物程序纳入情况详见附件 6。2021 年建议批准的 NDA 中有 5 件被纳入了突破性治疗药物程序得以加快上市。

2. 附条件批准程序

2021 年建议批准的 323 件 NDA 中，共有 60 件（38 个品种）经附条件批准后上市，占比 18.58%。2021 年新药上市许可的附条件批准情况详见附件 1。

3. 优先审评审批程序

根据现行《药品注册管理办法》，2021 年共 115 件注册申请（69 个品种）纳入优先审评审批程序。其中，符合附条件批准的药品 41 件，占比 35.65%，符合儿童生理特征的儿童用药品新品种、剂型和规格 34 件，占比 29.57%。药审中心优先审评资源逐年加大向具有临床优势的新药、儿童用药、罕见病药物注册申请倾斜。

2020 ~ 2021 年根据现行《药品注册管理办法》纳入优先审评审批程序的注册申请量详见表 16。

已纳入优先审评审批程序的注册申请，2021 年有 219 件（131 个品种）建议批准上市。按照现行《药品注册管理办法》发布前纳入范围，130 件注册申请已纳入优先审评审批程序，其中同步申报的注册申请 56 件，占比 43.08%，具有明显临床价值的新药 22 件，占比 19.92%；按照现行《药品注册管理办法》发布后纳入范围，89 件注册申请已纳

入优先审评审批程序，其中符合附条件批准的药品 31 件，占比 34.83%，符合儿童生理特征的儿童用药品新品种、剂型和规格 9 件，占比 10.11%。2021 年通过优先审评建议批准的注册申请量详见表 17。

表 16 2020 ~ 2021 年根据现行《药品注册管理办法》纳入优先审评审批程序的注册申请量（件）

《药品注册管理办法》发布后纳入范围	2020 年		2021 年	
	注册申请	占比	注册申请	占比
临床急需的短缺药品、防治重大传染病和罕见病等疾病的创新药和改良型新药	14	18.67%	5	4.35%
符合儿童生理特征的儿童用药品新品种、剂型和规格	7	9.33%	34	29.57%
疾病预防、控制急需的疫苗和创新疫苗	4	5.33%	3	2.61%
纳入突破性治疗药物程序的药品	—	—	11	9.57%
符合附条件批准的药品	27	36.00%	41	35.65%
国家药品监督管理局规定其他优先审评审批的情形	23	30.67%	21	18.26%
总计	75	100%	115	100%

表 17　2021 年通过优先审评建议批准的注册申请量（件）

《药品注册管理办法》发布后纳入范围	注册申请	占比	《药品注册管理法》发布前纳入范围	注册申请	占比
临床急需的短缺药品、防治重大传染病和罕见病等疾病的创新药和改良型新药	9	10.11%	具有明显临床价值的新药	22	16.92%
符合儿童生理特征的儿童用药品新品种、剂型和规格	9	10.11%	同步申报	56	43.08%
疾病预防、控制急需的疫苗和创新疫苗	2	2.25%	罕见病	13	10.00%
纳入突破性治疗药物程序的药品	5	5.62%	儿童用药	9	6.92%
符合附条件批准的药品	31	34.83%	按与原研药质量和疗效一致的标准完善后重新申报	16	12.31%
			重大专项	3	2.31%
国家药品监督管理局规定其他优先审评审批的情形	33	37.08%	专利到期	8	6.15%
			临床急需、市场短缺	3	2.31%
总计	89	100%	总计	130	100%

4. 特别审批程序

2021 年审结 81 件纳入特别审批程序的注册申请（新冠病毒疫苗和治疗药物），其中，批准新冠病毒疫苗 IND 12 件，建议批准新冠病毒疫苗 NDA 5 件（均为附条件批准上市），分别为 4 件新型冠状病毒灭活疫苗（Vero 细胞）、1 件重组新型冠状病毒疫苗（5 型腺病毒载体）；批准新冠病毒肺炎治疗药物 IND 15 件，分别为小分子抗病毒药物 4 件，中和抗体 9 件，其他类药物 2 件；建议批准新冠病毒肺炎治疗药物 NDA 5 件，分别为清肺排毒颗粒、化湿败毒颗粒、宣肺败毒颗粒、新冠病毒中和抗体联合治疗药物安巴韦单抗注射液（BRII-196）及罗米司韦单抗注射液（BRII-198）；批准涉及新冠病毒相关补充申请 44 件。

（二）与申请人沟通交流情况

药审中心不断调整沟通交流和咨询方式，以适应疫情防控常态化和申请人逐年增长的沟通交流需求。目前，药审中心与申请人沟通交流和咨询的方式主要有：召开沟通交流会议、药审中心网站（申请人之窗）一般性技术问题咨询、电话咨询、邮件咨询等。

2021 年接收沟通交流会议申请 4450 件，同比增长 37.81%，办理沟通交流会议申请 3946 件，同比增长 61.00%。接收一般性技术问题咨询 18867 个，办理一般性技术问题咨询 18423 个；办理电话咨询一万余次，8 个联系邮箱①咨询近万次，2017～2021 年接收及办理沟通交流会议申请量详见图 38，2021 年接收一般性技术问题咨询量详见图 39。

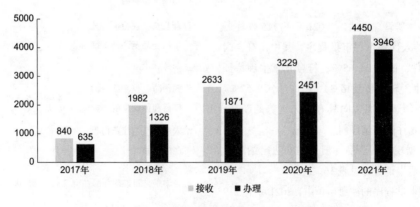

图 38　2017～2021 年接收及办理沟通交流会议申请量（件）

---

① 《药审中心关于业务咨询服务联络方式的通知》见药审中心网站（www.cde.org.cn）。

中国新药注册与审评技术双年年鉴（2022 年版）

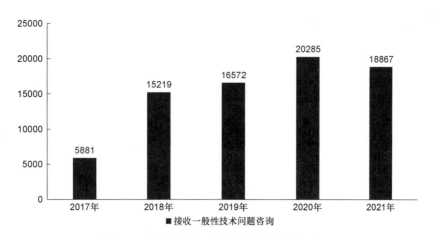

中国新药注册与审评技术双年鉴（2022年版）

图39 2021年接收一般性技术问题咨询量（个）

2. 沟通交流会议办理情况

2021年接收沟通交流会议申请4450件。经综合评估，符合沟通交流会议召开条件的，及时与申请人取得联系，商议会议细节；无须召开沟通交流会议的，以书面形式尽快回复申请人。2021年办理沟通交流会议申请3946件，在药物研发关键阶段召开的Ⅱ类会议69.23%，其中新药临床前（Pre-IND）申请32.84%，新药生产前（Pre-NDA）申请11.05%。2021年沟通交流会议申请接收及办理量详见表18。

2021年召开沟通交流会议（面对面会议、视频会议和电话会议）425次，同比增长58.58%。Ⅱ类会议占比70.35%，其中新药临床前（Pre-IND）申请占比21.65%；新药生产前（Pre-IND）申请占比18.12%。2018～2021年沟通交流会议召开量详见表19。

表18 2021年沟通交流会议申请接收及办理量（件）

沟通交流会议申请类型		接收量	接收占比	办理量	办理占比
	Ⅰ类会议	589	13.24%	538	13.63%
Ⅱ类会议	新药临床前（Pre-IND）申请	1418	31.87%	1296	32.84%
	新药临床（IND）申请	279	6.27%	271	6.87%
	完成Ⅰ期临床后（End of phase Ⅰ）申请	245	5.51%	236	5.98%
	完成Ⅱ期临床后（End of phase Ⅱ）申请	364	8.18%	308	7.81%
	新药生产前（Pre-NDA）申请	478	10.74%	436	11.05%
	新药生产（NDA）申请	172	3.87%	156	3.95%
	一致性评价品种申请	9	0.20%	6	0.15%
	复杂仿制药申请	30	0.67%	23	0.58%
	Ⅲ类会议	866	19.46%	676	17.13%
总计		4450	100%	3946	100%

表19 2018～2021年沟通交流会议召开量（件）

沟通交流会议申请类型		2018年		2019年		2020年		2021年	
		召开会议	占比	召开会议	占比	召开会议	占比	召开会议	占比
	Ⅰ类会议	—	—	20	4.75%	26	9.70%	72	16.94%
Ⅱ类会议	新药临床前（Pre-IND）申请	120	37.27%	134	31.83%	77	28.73%	92	21.65%
	新药临床（IND）申请	31	9.63%	33	7.84%	14	5.22%	37	8.71%
	完成Ⅰ期临床后（End of phase Ⅰ）申请	37	11.49%	33	7.84%	22	8.21%	31	7.29%
	完成Ⅱ期临床后（End of phase Ⅱ）申请	47	14.60%	42	9.98%	33	12.31%	43	10.12%
	新药生产前（Pre-NDA）申请	87	27.02%	71	16.86%	47	17.54%	77	18.12%
	新药生产（NDA）申请	—	—	6	1.43%	10	3.73%	17	4.00%
	一致性评价品种申请	—	—	1	0.24%	0	0.00%	0	0%
	复杂仿制药申请	—	—	2	0.48%	1	0.37%	2	0.47%
	Ⅲ类会议	—	—	79	18.76%	38	14.18%	54	12.71%
合计		322	100%	421	100%	268	100%	425	100%

第四章 药品注册申请存在的主要问题及分析

2021年药品注册申请经技术审评后审评结论为不批准/建议不批准的注册申请542件,其中,359件属于因申请人未能在规定时限内补充资料的情形,占全年不批准/建议不批准总量的66.3%,包括中药9件、化学药349件、生物制品1件;183件注册申请主要存在申报资料无法证明申请注册药品的安全性、有效性或质量可控性等缺陷问题,包括中药14件、化学药126件、生物制品43件。

(一) 主要问题

1. 研发立题方面

这方面问题主要存在于早期开发品种(IND阶段)和某些仿制药及补充申请的开发立项阶段。具体包括:药物研发的临床定位不清,适应证选择不合理;剂型或给药途径选择不合理;已有研究数据提示药效作用不明显,作用靶点和机制不清晰,成药性风险高;联合用药违背临床诊疗和用药原则,或缺乏有效性和安全性研究数据支持;已有的研究数据不支持已上市品种的改良开发;仿制药研发的参比制剂因安全有效性问题已撤市;补充申请变更事项缺乏科学性和合理性。

2. 有效性方面

这方面问题在上市注册申请中比较常见。具体包括:已有的临床研究数据尚无法证明品种的有效性;已开展的临床研究存在试验方案或者研究质量控制问题,无法评价受试品种的有效性;仿制药人体生物等效性试验结果表明和参比制剂不等效;化学药注册分类第3类的上市注册申请缺乏境内有效性临床数据。

3. 安全性方面

药物安全性方面问题存在于药物开发的各个阶段。具体包括:早期(IND阶段)研究结果提示毒性明显或者安全窗过于狭窄,难以进入临床开发或提示应用于临床可能综合获益非常有限;临床前安全性研究方法或研究质量控制问题,或者研究数据不充分,不足以支持后续临床开发;已有的临床研究数据显示存在严重不良反应,临床应用获益和风险比值不合理;化学药注册分类第3类的上市注册申请缺乏境内安全性临床数据。

4. 质量可控性方面

这方面问题常见于仿制药的开发。具体包括:药学研究存在严重缺陷,无法证明产品的质量可控性;申报资料无法证明仿制药与参比制剂质量的一致性;各开发阶段的研究受试样品不一致;样品稳定性研究结果、原料药起始物料选择等不符合仿制药上市技术要求;仿制药未按规定使用具有合法来源的原料药;样品复核检验不符合规定或检验方法存在严重缺陷。

5. 合规性方面

这方面问题常见于经注册核查和注册检验的注册申请。具体包括:注册核查中发现研究数据存在真实性问题;注册核查中发现其他影响产品质量的重大缺陷;注册核查抽样检验不合格。

6. 其他方面

具体包括:未按沟通交流时监管方提出的要求和标准提供研究数据或补充完善研究项目;审评中发现研究内容缺项,无法支持注册申请事项;药品说明书修订补充申请不符合说明书撰写要求和管理规范;用于支持变更补充申请的文献依据或者研究数据支持不足。

(二) 与往年情况的比较

总体上看,2021年注册申请存在的主要问题,在分类、具体表现等方面与往年具有较大的相似性,但也出现了一些变化。

1. 出现的新问题

申请人未按在临床试验申请前沟通交流时监管方提出的补充资料要求提交研究资料,导致审评过程中发现IND研究内容缺项。根据现行《药品注册管理办法》第八十八条规定,申请人在药物临床试验申请的审评期间不得补充新的技术资料,致使审评不通过。

上述情况主要由于申请人未注意依据现行《药品注册管理办法》在审评期间不得补充新的技术资料,在提交注册申请资料时忽视了沟通交流中已明确的应提交的研究资料。此类情形是过往导致无法获批的原因中很少见到的。

2. 基于某些问题而不批准的品种数量发生变化

一是2021年没有出现因未进行沟通交流而不批准的注册申请;二是因缺乏境内有效性、安全性临床数据而未获批准的化学药注册分类第3类上市注册申请数量较往年明显增加;三是因合规性问题而未获批准的注册申请数量较往年有减少趋势;四是开发立题合理性问题未获批准的注册申请数量增加趋势明显。

中国新药注册与审评技术双年鉴(2022年版)

上述情况和注册申请过程中沟通交流管理要求，以及现行《药品注册管理办法》实施后化学药注册分类第 3 类上市注册申请审评结论管理要求的调整有关。

（三）启示和建议

对近期注册申请存在的主要问题进行梳理分析，可以从中得到启示，并为参与药物研发、注册、监管的各方提供参考建议。

1. 充分重视药物开发立题依据

药物开发应立足于临床需求，尤其应重视解决未被满足的临床需求问题；应以临床价值为导向，充分重视同类创新药开发的优势问题，避免群体化、低水平、重复性创新；应充分评估改良型新药的临床价值和优势；变更补充申请应遵循必要性与合理性原则等。

2. 利用好沟通交流机制

在已有的沟通交流机制下，申请人除了在药物开发过程的各关键节点提出沟通交流申请，还可以加强在研发其他环节和审评审批过程中的沟通交流；沟通交流应基于问题，解决问题，就关注的问题达成共识，消除信息不对等，不宜将沟通交流和行政审批程序等同起来；对于沟通交流达成的共识，各方应予以充分遵循。

3. 加强创新药物开发的前期基础研究

某些新机制、新靶点宜做充分的成药性评估，开展尽可能多的概念验证研究，以降低后续开发风险，以免造成研究资源浪费；创新药商业开发策略应建立在科学性基础上，重视成药性证据链的完整性；应遵循药物开发的科学逻辑，循序渐进，尽量减少非科学因素对开发进程的干扰。

第五章　重点治疗领域品种

新冠病毒疫苗和新冠病毒肺炎治疗药物：

1－2. 新型冠状病毒灭活疫苗（Vero 细胞）（北京科兴中维生物技术有限公司）、新型冠状病毒灭活疫苗（Vero 细胞）（国药集团中国生物武汉生物制品研究所有限责任公司），适用于预防新型冠状病毒感染所致的疾病（COVID-19）。

3. 重组新型冠状病毒疫苗（5 型腺病毒载体），为首家获批的国产腺病毒载体新冠病毒疫苗，适用于预防由新型冠状病毒感染引起的疾病（COVID-19）。

4－6. 清肺排毒颗粒、化湿败毒颗粒、宣肺败毒颗粒，即"三方"品种，为《新型冠状病毒肺炎诊疗方案（试行第九版）》推荐药物，清肺排毒颗粒用于感受寒湿疫毒所致的疫病，化湿败毒颗粒用于湿毒侵肺所致的疫病，宣肺败毒颗粒用于湿毒郁肺所致的疫病。"三方"品种均来源于古代经典名方，是新冠肺炎疫情暴发以来，在武汉抗疫临床一线众多院士专家筛选出有效方药清肺排毒汤、化湿败毒方、宣肺败毒方的成果转化，也是《国家药品监督管理局关于发布〈中药注册分类及申报资料要求〉的通告》（2020 年第 68 号）后首次按照"中药注册分类 3.2 类 其他来源于古代经典名方的中药复方制剂"审评审批的品种。"三方"品种的获批上市为新冠肺炎治疗提供了更多选择，充分发挥了中医药在疫情防控中的作用。

7－8. 安巴韦单抗注射液（BRII-196）、罗米司韦单抗注射液（BRII-198），为我国首家获批拥有自主知识产权新冠病毒中和抗体联合治疗药物，上述两个药品可治疗新型冠状病毒肺炎（COVID-19），联合用于治疗轻型和普通型且伴有进展为重型（包括住院或死亡）高风险因素的成人和青少年（12 ～ 17 岁，体重 ≥40kg）新型冠状病毒感染（COVID-19）患者，其中，青少年（12 ～ 17 岁，体重 ≥40kg）适应证人群为附条件批准，其获批上市为新冠肺炎治疗提供了更多选择。

中药新药：

9. 益气通窍丸，具有益气固表，散风通窍的功效，适用于治疗对季节性过敏性鼻炎中医辨证属肺脾气虚证。本品为黄芪、防风等 14 种药味组成的原 6 类中药新药复方制剂，在中医临床经验方基础上进行研制，开展了随机、双盲、安慰剂平行对照、多中心临床试验，其获批上市为季节性过敏性鼻炎患者提供了一种新的治疗选择。

10. 益肾养心安神片，功能主治为益肾、养心、安神，适用于治疗失眠症中医辨证属心血亏虚、肾精不足证，症见失眠、多梦、心悸、神疲乏力、健忘、头晕、腰膝酸软等，舌淡红苔薄白，脉沉细或细弱。本品为炒酸枣仁、制何首乌等 10 种药味组成的原 6 类中药新药复方制剂，在中医临床经验方基础上进行研制，开展了随机、双盲、安慰剂平行对照、多中心临床试验，其获批上市为失眠症患者提供了一种新的治疗选择。

11. 银翘清热片，功能主治为辛凉解表、清热解毒，适用于治疗外感风热型普通感冒，症见发热、咽痛、恶风、鼻塞、流涕、头痛、全身酸痛、汗出、咳嗽、口干、舌红、脉数。本品为金银花、葛根等 9 种药味组成的 1.1 类中药创新药，在中医临床经验方基础上进行研制，开展了多中心、随机、双盲、安慰剂/阳性药平行对照临床试验，其获批上市为外感风热型普通感冒患者提供了一种新的治疗选择。

12. 玄七健骨片，具有活血舒筋、通脉止痛、补肾健骨的功效，适用于治疗轻中度膝骨关节炎中医辨证属筋脉瘀滞证的症状改善。本品为延胡索、全蝎等11种药味组成的1.1类中药创新药，基于中医临床经验方基础上进行研制，通过开展随机、双盲、安慰剂平行对照、多中心临床试验，获得安全性、有效性证据，其获批上市将为患者提供一种新的治疗选择。

13. 芪蛭益肾胶囊，具有益气养阴、化瘀通络的功效，适用于治疗早期糖尿病肾病气阴两虚证。本品为黄芪、地黄等10种药味组成的1.1类中药创新药，基于中医临床经验方基础上进行研制，通过开展随机、双盲、安慰剂平行对照、多中心临床试验，获得安全性、有效性证据，其获批上市将为患者提供新的治疗选择。

14. 坤心宁颗粒，具有温阳养阴、益肾平肝的功效，适用于治疗女性更年期综合征中医辨证属肾阴阳两虚证。本品为地黄、石决明等7种药味组成的1.1类中药创新药，基于中医临床经验方基础上进行研制，通过开展随机、双盲、安慰剂平行对照、多中心临床试验，获得安全性、有效性证据，其获批上市将为患者提供新的治疗选择。

15. 虎贞清风胶囊，具有清热利湿、化瘀利浊、滋补肝肾的功效，适用于治疗轻中度急性痛风性关节炎中医辨证属湿热蕴结证。本品为虎杖、车前草等4种药味组成的1.1类中药创新药，在中医临床经验方基础上进行研制，开展了随机、双盲、安慰剂平行对照、多中心临床试验，获得安全性、有效性证据，其获批上市将为患者提供新的治疗选择。

16. 解郁除烦胶囊，具有解郁化痰、清热除烦的功效，适用于治疗轻、中度抑郁症中医辨证属气郁痰阻、郁火内扰证。本品种为栀子、姜厚朴等8种药味组成的1.1类中药创新药，在中医临床经验方基础上进行研制，处方根据中医经典著作《金匮要略》记载的半夏厚朴汤和《伤寒论》记载的栀子厚朴汤化裁而来，开展了随机、双盲、阳性对照药（化学药品）、安慰剂平行对照、多中心临床试验，获得安全性、有效性证据，其获批上市将为患者提供新的治疗选择。

17. 七蕊胃舒胶囊，具有活血化瘀、燥湿止痛的功效，适用于治疗轻中度慢性非萎缩性胃炎伴糜烂湿热瘀阻证所致的胃脘疼痛。本品为三七、枯矾等4种药味组成的1.1类中药创新药，在医疗机构制剂基础上进行研制，开展了随机、双盲、阳性药平行对照、多中心临床试验，其获批上市为慢性胃炎患者提供了新的治疗选择。

18. 淫羊藿素软胶囊，适用于治疗不适合或患者拒绝接受标准治疗、且既往未接受过全身系统性治疗的、不可切除的肝细胞癌，患者外周血复合标志物满足以下检测指标

的至少两项：$AFP \geqslant 400\ ng/ml$；$TNF-\alpha < 2.5pg/ml$；$IFN-\gamma \geqslant 7.0pg/ml$。本品为从中药材淫羊藿中提取制成的1.2类中药创新药，其获批上市为肝细胞癌患者提供了新的治疗选择。

罕见病药物：

19. 布罗索尤单抗注射液，适用于治疗成人和1岁以上儿童患者的X连锁低磷血症（XLH）。X连锁低磷血症属罕见病，目前尚无有效治疗药物。本品种属临床急需境外新药名单品种，为以成纤维细胞生长因子23（FGF23）抗原为靶点的一种重组全人源IgG1单克隆抗体，可结合并抑制FGF23活性从而使血清磷水平增加，其获批上市为患者提供了新的治疗选择。

20. 醋酸艾替班特注射液，适用于治疗成人、青少年和≥2岁儿童的遗传性血管性水肿急性发作。遗传性血管性水肿属罕见病，近半数患者会出现上呼吸道黏膜水肿，引发窒息进而危及生命，已被纳入国家卫生健康委员会等五部门联合公布的《第一批罕见病目录》。本品种属临床急需境外新药名单品种，为缓激肽B2受体的竞争性拮抗剂，其获批上市可为我国遗传性血管性水肿患者的预防发作提供安全有效的药物。

21. 注射用艾诺凝血素α，适用于成人和儿童B型血友病（先天性IX因子缺乏）患者的以下治疗：按需治疗以及控制出血事件；围手术期的出血管理；常规预防，以降低出血事件的发生频率。血友病B属遗传性、出血性罕见病，目前国内尚无长效重组人凝血因子IX进口或上市。本品种属临床急需境外新药名单品种，为首个在国内申报进口的长效重组人凝血因子IX产品，其获批上市为患者提供了新的治疗选择。

22. 注射用妥昔单抗，适用于治疗人体免疫缺陷病毒（HIV）阴性和人疱疹病毒8型（HHV-8）阴性的多中心卡斯特曼病（MCD）成人患者。MCD是一种以淋巴组织生长为特征的罕见病，多数患者出现多器官损害且预后差，部分患者会转化为恶性淋巴瘤，已被纳入国家卫生健康委员会等五部门联合公布的《第一批罕见病目录》。本品种属临床急需境外新药名单品种，其获批上市为患者提供了治疗选择。

23. 奥法妥木单抗注射液，适用于治疗成人复发型多发性硬化（RMS），包括临床孤立综合征、复发缓解型多发性硬化和活动性继发进展型多发性硬化。多发性硬化（MS）是免疫介导的慢性中枢神经系统疾病，已被纳入国家卫生健康委员会等五部门联合公布的《第一批罕见病目录》。本品为抗人CD20的全人源免疫球蛋白G1单克隆抗体，其获批上市为患者提供了治疗选择。

儿童用药：

24. 利司扑兰口服溶液用散，适用于治疗2月龄及以上

患者的脊髓性肌萎缩症（SMA）。SAM 是由于运动神经元存活基因 1（SMN1）突变导致 SMN 蛋白功能缺陷所致的遗传性神经肌肉病，是造成婴幼儿死亡的常染色体隐性遗传疾病之一，已被纳入国家卫生健康委员会等五部门联合公布的《第一批罕见病目录》。本品种为治疗儿童罕见病的 1 类创新药，可直接靶向疾病的潜在分子缺陷，增加中枢组织和外周组织的功能性 SMN 蛋白的产生，其获批上市可为 SMA 患者提供新的治疗选择。

25. 达妥昔单抗 β 注射液，适用于治疗≥12 月龄的高危神经母细胞瘤和伴或不伴有残留病灶的复发性或难治性神经母细胞瘤的儿童患者。神经母细胞瘤为儿童常见的恶性肿瘤之一，尚无免疫治疗产品获批上市。本品种属临床急需境外新药名单品种，其获批上市可丰富儿童患者的治疗选择。

26. 顺铂注射液，此前已批准适用于小细胞与非小细胞肺癌、非精原细胞性生殖细胞癌、晚期难治性卵巢癌、晚期难治性膀胱癌、难治性头颈鳞状细胞癌、胃癌、食管癌的姑息治疗，此次新增批准了儿童用法用量，其获批上市保障了儿童临床合理用药。

27. 盐酸氨溴索喷雾剂，适用于治疗 2～6 岁儿童的痰液黏稠及排痰困难。本品种为适合儿童使用剂型的改良型新药，相对于口服制剂，可以避免遗撒和呕吐，对于年龄小且不配合服药的儿童而言，具有更好的顺应性，其获批上市可丰富儿童患者的治疗选择。

28. 盐酸头孢卡品酯颗粒，适用于儿童对头孢卡品敏感的菌所致的下列感染：皮肤软组织感染、淋巴管和淋巴结炎、慢性脓皮病；咽炎、喉炎、扁桃体炎（包括扁桃体周炎、扁桃体周脓肿）、急性支气管炎、肺炎；膀胱炎、肾盂肾炎；中耳炎、鼻窦炎；猩红热。本品种为第三代口服头孢菌素类抗菌药物，剂型具有较高的用药依从性，适合儿童尤其是婴幼儿使用，其获批上市可为儿童患者提供一种有效的治疗选择。

公共卫生用药：

29. 四价流感病毒裂解疫苗，适用于 3 岁及以上人群预防疫苗相关型别的流感病毒引起的流行性感冒。本品种为使用世界卫生组织推荐的甲型（H1N1 和 H3N2）和乙型（B/Victoria 和 B/Yamagata）流行性感冒病毒株制成的裂解疫苗，国内既往使用的流感疫苗以三价流感病毒裂解疫苗为主，本品种在此基础上增加了一种乙型流感抗原，以增加对乙型流感的抗体保护率和阳转率，其获批上市有助于进一步缓解四价流感疫苗供不应求的矛盾。

30. ACYW135 群脑膜炎球菌多糖结合疫苗（CRM197 载体），适用于预防 A 群、C 群、Y 群和 W135 群脑膜炎奈瑟球菌引起的流行性脑脊髓膜炎。本品种为国内首个批准上市的四价脑膜炎多糖结合疫苗，其获批上市可填补国内 2 岁以下儿童无 Y 群、W135 群脑膜炎多糖结合疫苗可用的空白。

31. 冻干人用狂犬病疫苗（Vero 细胞），适用于预防狂犬病。目前国内仅两家企业疫苗获批四剂免疫程序，其余均为五剂免疫程序，本品种同时申报五剂免疫程序和 2－1－1 四剂免疫程序，其获批上市可进一步缓解狂犬病疫苗市场短缺现象。

抗肿瘤药物：

32. 甲磺酸伏美替尼片，适用于既往经 EGFR 酪氨酸激酶抑制剂治疗时或治疗后出现疾病进展，并且经检测确认存在 EGFR T790M 突变阳性的局部晚期或转移性非小细胞性肺癌（NSCLC）成人患者的治疗。本品种是我国自主研发并拥有自主知识产权的 1 类创新药，为第三代表皮生长因子受体（EGFR）激酶抑制剂，其获批上市为患者提供了新的治疗选择。

33. 普拉替尼胶囊，适用于既往接受过含铂化疗的转染重排（RET）基因融合阳性的局部晚期或转移性非小细胞性肺癌（NSCLC）成人患者的治疗。本品为受体酪氨酸激酶 RET（Rearranged during Transfection）抑制剂的 1 类创新药，可选择性抑制 RET 激酶活性，可剂量依赖性抑制 RET 及其下游分子磷酸化，有效抑制表达 RET（野生型和多种突变型）的细胞增殖，其获批上市为患者提供了新的治疗选择。

34. 赛沃替尼片，适用于治疗含铂化疗后疾病进展或不耐受标准含铂化疗的、具有间质－上皮转化因子（MET）外显子 14 跳变的局部晚期或转移性非小细胞肺癌成人患者。本品种是我国拥有自主知识产权的 1 类创新药，为我国首个获批的特异性靶向 MET 激酶的小分子抑制剂，可选择性抑制 MET 激酶的磷酸化，对 MET 14 号外显子跳变的肿瘤细胞增殖有明显的抑制作用，其获批上市为患者提供了新的治疗选择。

35. 舒格利单抗注射液，适用于联合培美曲塞和卡铂用于表皮生长因子受体（EGFR）基因突变阴性和间变性淋巴瘤激酶（ALK）阴性的转移性非鳞状非小细胞肺癌患者的一线治疗，以及联合紫杉醇和卡铂用于转移性鳞状非小细胞肺癌患者的一线治疗。本品为重组抗 PD-L1 全人源单克隆抗体，可阻断 PD-L1 与 T 细胞上 PD-1 和免疫细胞上 CD80 间的相互作用，通过消除 PD-L1 对细胞毒性 T 细胞的免疫抑制作用，发挥抗肿瘤作用，其获批上市为患者提供了新的治疗选择。

36. 优替德隆注射液，适用于联合卡培他滨，治疗既往接受过至少一种化疗方案的复发或转移性乳腺癌患者。本品种是我国自主研发并拥有自主知识产权的 1 类创新药，为埃坡霉素类衍生物，可促进微管蛋白聚合并稳定微管结构，诱导细胞凋亡，其获批上市为患者提供了新

中国新药注册与审评技术双年鉴（2022 年版）

的治疗选择。

37. 羟乙磺酸达尔西利片，适用于联合氟维司群，治疗既往接受内分泌治疗后出现疾病进展的激素受体阳性、人表皮生长因子受体 2 阴性的复发或转移性乳腺癌患者。本品种是一种周期蛋白依赖性激酶 4 和 6（CDK4 和 CDK6）抑制剂的 1 类创新药，可降低 CDK4 和 CDK6 信号通路下游的视网膜母细胞瘤蛋白磷酸化水平，并诱导细胞 G1 期阻滞，从而抑制肿瘤细胞的增殖。其获批上市为患者提供了新的治疗选择。

38. 帕米帕利胶囊，适用于既往经过二线及以上化疗的伴有胚系 BRCA（gBRCA）突变的复发性晚期卵巢癌、输卵管癌或原发性腹膜癌患者的治疗。本品种为 PARP-1 和 PARP-2 的强效、选择性抑制剂 1 类创新药，通过抑制肿瘤细胞 DNA 单链损伤的修复和同源重组修复缺陷，对肿瘤细胞起到合成致死的作用，尤其对携带 BRCA 基因突变的 DNA 修复缺陷型肿瘤细胞敏感度高。其获批上市为患者提供了新的治疗选择。

39. 甲苯磺酸多纳非尼片，适用于既往未接受过全身系统性治疗的不可切除肝细胞癌患者。本品种是我国自主研发并拥有自主知识产权的 1 类创新药，为多激酶抑制剂类小分子抗肿瘤药物，其获批上市为患者提供了一种新的治疗选择。

40. 注射用维迪西妥单抗，适用于至少接受过 2 种系化疗的人表皮生长因子受体–2 过表达局部晚期或转移性胃癌（包括胃食管结合部腺癌）患者的治疗。本品种为我国自主研发的创新抗体偶联药物（ADC），包含人表皮生长因子受体–2（HER2）抗体部分、连接子和细胞毒药物单甲基澳瑞他汀 E（MMAE），其获批上市为患者提供了新的治疗选择。

41. 阿基仑赛注射液，适用于治疗既往接受二线或以上系统性治疗后复发或难治性大 B 细胞淋巴瘤成人患者（包括弥漫性大 B 细胞淋巴瘤非特指型、原发纵隔大 B 细胞淋巴瘤、高级别 B 细胞淋巴瘤和滤泡淋巴瘤转化的弥漫性大 B 细胞淋巴瘤）。本品种为我国首个批准上市的细胞治疗类产品，是一种自体免疫细胞注射剂，由携带 CD19 CAR 基因的逆转录病毒载体进行基因修饰的自体靶向人 CD19 嵌合抗原受体 T 细胞（CAR-T）制备，其获批上市为患者提供了新的治疗选择。

42. 瑞基奥仑赛注射液，适用于治疗经过二线或以上系统性治疗后成人患者的复发或难治性大 B 细胞淋巴瘤。本品种是我国首款自主研发的以及中国第二款获批上市的细胞治疗类产品，为靶向 CD19 的自体 CAR-T 细胞免疫治疗产品，其获批上市为患者提供了新的治疗选择。

43. 奥雷巴替尼片，适用于治疗任何酪氨酸激酶抑制剂耐药，并采用经充分验证的检测方法诊断为伴有 T315I 突变

的慢性髓细胞白血病慢性期或加速期的成年患者。本品种为我国自主研发并拥有自主知识产权的 1 类创新药，是小分子蛋白酪氨酸激酶抑制剂，可有效抑制 Bcr-Abl 酪氨酸激酶野生型及多种突变型的活性，可抑制 Bcr-Abl 酪氨酸激酶及下游蛋白 STAT5 和 Crkl 的磷酸化，阻断下游通路活化，诱导 Bcr-Abl 阳性、Bcr-Abl T315I 突变型细胞株的细胞周期阻滞和凋亡，是国内首个获批伴有 T315I 突变的慢性髓细胞白血病适应证的药品，其获批上市为因 T315I 突变导致耐药的患者提供了有效的治疗手段。

44. 恩沃利单抗注射液，适用于不可切除或转移性微卫星高度不稳定（MSI-H）或错配修复基因缺陷型（dMMR）的成人晚期实体瘤患者的治疗，包括既往经过氟尿嘧啶类、奥沙利铂和伊立替康治疗后出现疾病进展的晚期结直肠癌患者以及既往治疗后出现疾病进展且无满意替代治疗方案的其他晚期实体瘤患者。本品种为我国自主研发的创新 PD-L1 抗体药物，为重组人源化 PD-L1 单域抗体 Fc 融合蛋白注射液，可结合人 PD-L1 蛋白，并阻断其与受体 PD-1 的相互作用，解除肿瘤通过 PD-1/PD-L1 途径对 T 细胞的抑制作用，调动免疫系统的抗肿瘤活性杀伤肿瘤，其获批上市为患者提供了新的治疗选择。

抗感染药物：

45. 阿兹夫定片，与核苷逆转录酶抑制剂及非核苷逆转录酶抑制剂联用，适用于治疗高病毒载量的成年 HIV-1 感染患者。本品种是新型核苷类逆转录酶和辅助蛋白 Vif 抑制剂的 1 类创新药，也是首个上述双靶点抗 HIV-1 药物，能够选择性进入 HIV-1 靶细胞外周血单核细胞中的 CD4 细胞或 CD14 细胞，发挥抑制病毒复制功能。其获批上市为 HIV-1 感染者提供了新的治疗选择。

46. 艾诺韦林片，适用于与核苷类抗逆转录病毒药物联合使用，治疗成人 HIV-1 感染初治患者。本品种为 HIV-1 新型非核苷类逆转录酶抑制剂的 1 类创新药，通过非竞争性结合 HIV-1 逆转录酶抑制 HIV-1 的复制，其获批上市为 HIV-1 感染患者提供了新的治疗选择。

47. 艾米替诺福韦片，适用于治疗慢性乙型肝炎成人患者。本品种是我国自主研发并拥有自主知识产权的 1 类创新药，为核苷类逆转录酶抑制剂，其获批上市为慢性乙型肝炎患者提供了新的治疗选择。

48 –49. 甲苯磺酸奥马环素片、注射用甲苯磺酸奥马环素，适用于治疗社区获得性细菌性肺炎（CABP）、急性细菌性皮肤和皮肤结构感染（ABSSSI）。甲苯磺酸奥马环素为新型四环素类抗菌药，具有广谱抗菌活性，以及口服和静脉输注两种剂型，其获批上市丰富了患者的治疗选择，提高了药品可及性。

50. 康替唑胺片，适用于治疗对康替唑胺敏感的金黄色葡萄球菌（甲氧西林敏感和耐药的菌株）、化脓性链球菌或

中国新药注册与审评技术双年鉴（2022 年版）

无乳链球菌引起的复杂性皮肤和软组织感染。本品种是我国自主研发并拥有自主知识产权的 1 类创新药,为全合成的新型噁唑烷酮类抗菌药,其获批上市为患者提供了新的治疗选择。

51. 苹果酸奈诺沙星氯化钠注射液,适用于治疗对奈诺沙星敏感的肺炎链球菌、金黄色葡萄球菌、流感嗜血杆菌、副流感嗜血杆菌、卡他莫拉菌、肺炎克雷伯菌、铜绿假单胞菌以及肺炎支原体、肺炎衣原体和嗜肺军团菌所致的成人(≥18 岁)社区获得性肺炎。本品种为无氟喹诺酮类抗菌药,与含氟喹诺酮类抗菌药具有不同的作用位点,其获批上市可为患者提供新的治疗选择。

52. 注射用磷酸左奥硝唑酯二钠,适用于治疗肠道和肝脏严重的阿米巴病、奥硝唑敏感厌氧菌引起的手术后感染和预防外科手术导致的敏感厌氧菌感染。本品种属于最新一代硝基咪唑类抗感染药,其获批上市可为厌氧菌感染的治疗和预防提供新的治疗选择。

内分泌系统药物:

53. 西格列他钠片,适用于配合饮食控制和运动,改善成人 2 型糖尿病患者的血糖控制。本品种是我国自主研发并拥有自主知识产权的 1 类创新药,为过氧化物酶体增殖物激活受体(PPAR)全激动剂,能同时激活 PPAR 三个亚型受体(α、γ 和 δ),并诱导下游与胰岛素敏感性、脂肪酸氧化、能量转化和脂质转运等功能相关的靶基因表达,抑制与胰岛素抵抗相关的 PPARγ 受体磷酸化,其获批上市为患者提供了新的治疗选择。

54. 脯氨酸恒格列净片,适用于改善成人 2 型糖尿病患者的血糖控制。本品种是我国自主研发并拥有自主知识产权的 1 类创新药,为钠 – 葡萄糖协同转运蛋白 2(SGLT2)抑制剂,通过抑制 SGLT2,减少肾小管滤过的葡萄糖的重吸收,降低葡萄糖的肾阈值,从而增加尿糖排泄。其获批上市为患者提供新的治疗选择。

循环系统药物:

55. 海博麦布片,适用于作为饮食控制以外的辅助治疗,可单独或与 HMG-CoA 还原酶抑制剂(他汀类)联合用于治疗原发性(杂合子家族性或非家族性)高胆固醇血症,可降低总胆固醇、低密度脂蛋白胆固醇、载脂蛋白 B 水平。本品种为我国自主研发并拥有自主知识产权的 1 类创新药,可抑制甾醇载体 Niemann-Pick C1-like1(NPC1L1)依赖的胆固醇吸收,从而减少小肠中胆固醇向肝脏转运,降低血胆固醇水平,降低肝脏胆固醇贮量,其获批上市为原发性高胆固醇血症患者提供了新的治疗选择。

血液系统药物:

56. 海曲泊帕乙醇胺片,适用于因血小板减少和临床条件导致出血风险增加的既往对糖皮质激素、免疫球蛋白等治疗反应不佳的慢性原发免疫性血小板减少症成人患者,以及对免疫抑制治疗疗效不佳的重型再生障碍性贫血(SAA)成人患者。本品种是我国自主研发并拥有自主知识产权的 1 类创新药,为小分子人血小板生成素受体激动剂,其获批上市为患者提供了新的治疗选择。

风湿性疾病及免疫药物:

57. 注射用泰它西普,适用于与常规治疗联合用于在常规治疗基础上仍具有高疾病活动的活动性、自身抗体阳性的系统性红斑狼疮(SLE)成年患者。本品种为我国自主研发的创新治疗用生物制品,可将 B 淋巴细胞刺激因子(BLyS)受体跨膜蛋白活化物(TACI)的胞外特定的可溶性部分,与人免疫球蛋白 G1(IgG1)的可结晶片段(Fc)构建成的融合蛋白,由于 TACI 受体对 BLyS 和增殖诱导配体(APRIL)具有很高的亲和力,本品种可以阻止 BLyS 和 APRIL 与它们的细胞膜受体、B 细胞成熟抗原、B 细胞活化分子受体之间的相互作用,从而达到抑制 BLyS 和 APRIL 的生物学活性的作用,其获批上市为患者提供了新的治疗选择。

皮肤五官药物:

58. 阿普米司特片,适用于治疗符合接受光疗或系统治疗指征的中度至重度斑块状银屑病的成人患者。本品种属临床急需境外新药名单品种,是磷酸二酯酶 4(PDE4)小分子抑制剂,可以通过抑制 PDE4 促使细胞内环磷酸腺苷(cAMP)含量升高,从而增加抗炎细胞因子,并下调炎症反应,其获批上市可为患者提供一种给药便利的新型替代治疗选择。

第六章　高效做好应急审评

2021 年新冠肺炎疫情全球大流行仍处于发展阶段,病毒不断变异进一步增加了疫情的不确定性,我国疫情防控"外防输入、内防反弹"压力持续增大,人民群众对疫苗药品的期待不断增高,国际社会对我国疫苗药品安全的关注度与日俱增。在这种形势下,党和国家对新冠病毒疫苗药物审评审批工作不断提出更高要求,国务院副总理孙春兰、国务委员肖捷亲赴药审中心调研并召开座谈会。药审中心坚持人民至上、生命至上,尊重科学、遵循规律，以高效应对疫情形势变化的工作机制和举措，全力服务保障疫情防控工作大局，持续做好新冠病毒治疗药物、新冠病毒疫苗应急审评审批工作，交出了满意答卷。

（一）加速推动新冠病毒肺炎治疗药物研发上市

药审中心坚决有力落实孙春兰副总理、肖捷国务委员调研座谈会部署要求，严守新冠病毒治疗药物研发安全有效标准，加快重点药物应急审评审批，为应对突发公共卫生事件和新冠重大疫情提供科技保障。

一是第一时间学习传达调研座谈会议精神，研究贯彻落实措施，梳理新冠病毒药物应急审评工作进展情况，对重点品种按照"一药一策一团队"原则，逐个制定应急审评工作方案，建立工作机制，明确上市审评技术标准，确定上市审评工作节点，制定上市审评倒排时间表、路线图，形成《新冠药物上市审评工作方案》。

二是加强研审联动、主动指导企业，持续跟进新冠病毒治疗药物研发进展，对于已进入Ⅲ期临床试验或已获得初步临床试验数据提示临床终点获益的重点品种，依法依规做好新冠病毒药物审评工作，加快推动新冠病毒药物获批上市。同时密切关注国际上新冠病毒治疗药物研发、审评审批情况，做好知识储备，以便更好地指导进口药及国产仿制药研发及上市申报。

三是落实申请人主体责任，对于申请附条件批准上市的品种，督促申请人按照承诺按时完成相关研究并递交相关资料，做好新冠病毒治疗药物全生命周期科学监管。

四是在中药应急审评方面，药审中心第一时间调集中药技术审评骨干力量，形成新冠肺炎疫情中药应急审评专项工作小组，深入了解新冠肺炎病理特征、演变规律、中医证候和辨证施治的原则，紧跟抗疫一线中医药使用情况和研发动态，结合国家卫生健康委发布的《新型冠状病毒肺炎诊疗方案》，不断加深对中医药在新冠肺炎治疗中独特作用和临床需要的认识。

五是加强对申请人的技术指导和注册服务，随研发随提交，随提交随审评，大大缩短了审评时间，进一步优化了审评流程，累计完成84项立项申请的可行性评议工作，所有立项申请均在24小时内完成。在此基础上，全天候接受相关品种申请人在研发和整理申报资料过程中遇到的问题并坚持做到随到随答。按照"边审评、边研究、边总结"的工作模式，充分发挥以中医药院士和抗疫临床一线专家为主的特别专家组的指导作用，完成"三方"抗疫成果转化。

截至2021年底，累计批准55个品种新冠病毒治疗药物IND，包括中药2个，小分子抗病毒药物10个，中和抗体30个，其他类药物13个。2021年新冠病毒中和抗体联合治疗药物（安巴韦单抗注射液、罗米司韦单抗注射液）、清肺

排毒颗粒、化湿败毒颗粒、宣肺败毒颗粒已获批上市。新冠病毒治疗药物临床试验申请获批情况详见图40。

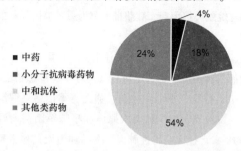

图40　新冠病毒治疗药物 IND 批准量（件）

（二）坚持研审联动，创新工作模式，高效完成新冠病毒疫苗应急审评工作

药审中心深入贯彻落实党中央、国务院和国家药品监督管理局部署，持续优化"早期介入、持续跟踪、研审联动、科学审评"全天候应急审评审批工作机制，积极履职担当。

一是截至2021年底，加速推动4个新冠病毒疫苗附条件批准上市，5条技术路线的27个疫苗品种获批开展临床试验，其中9个进入Ⅲ期临床试验，新冠病毒疫苗审评取得重大突破。

二是主动服务疫苗企业，提供全程指导，与 WHO 积极沟通，全力支持两款国产新冠病毒疫苗纳入 WHO 紧急使用清单，取得历史性突破，为全面疫情防控、为企业复工复产、推动我国经济社会发展提供了重要保障，也为落实习近平总书记"疫苗作为全人类公共产品"的承诺提供了坚实支撑，展现了疫苗应急审评审批的"中国质量"和"大国担当"，为全球携手战胜疫情注入了强大信心。

三是积极推进新冠病毒疫苗扩产保质保供相关工作，创新工作模式，深入江苏、北京、安徽等地新冠病毒疫苗生产企业进行现场指导、现场办公，研究解决技术问题，高效完成扩产能应急审评工作，全面提升我国疫苗年产能达数十亿剂，扩大了疫苗的可及性和可负担性，有效地保障了人民群众的接种需求。

四是继续强化服务指导，持续跟进各技术路线新冠病毒疫苗研发进展，尤其是重点跟进重组蛋白类、核酸类新冠病毒疫苗临床试验进展情况，依法依规做好新冠病毒疫苗审评工作，推动更多新冠病毒疫苗获批上市，为抗击疫情扩充"武器库"，补充"弹药"。

五是密切关注新冠病毒流行株的变化情况，指导督促企业开展相关研究，及时调整研发策略，鼓励开展针对变异株新冠病毒疫苗研发并提供技术指导，为后续疫情防控提供支撑。

六是督促新冠病毒疫苗上市许可持有人，落实主体责任，完成附条件批准时要求的各项相关任务，持续深化对

附条件上市产品安全性特征的认识。

七是积极参加WHO、国际药品监管机构联盟（ICMRA）等组织召开的视频电话会议，共同探讨研发与评价标准，推动我国新冠病毒疫苗研发注册标准与国际接轨，为中国新冠病毒疫苗走向世界打下了坚实基础，为助力全球抗疫贡献了宝贵的中国药监智慧、中国药审力量。截至2021年底，药审中心累计派员参加WHO相关会议71场，参加ICMRA相关会议49场。

在高效完成应急审评工作的同时，药审中心及时梳理应急审评中好经验好做法，完善现有审评工作流程，探索制定加快创新药上市申请的工作机制和程序，加快新药新疫苗上市，不断满足人民群众的健康需求。

第七章　持续深化审评审批制度改革

（一）多措并举满足儿童用药临床急需，促进儿童用药研发创新

"支持研发严格监管儿童药"是国家药品监督管理局党史学习教育"我为群众办实事"实践活动"药品监管惠企利民十大项目"之一。为切实解决人民群众"急难愁盼"的用药问题，药审中心多措并举，精准发力，谋划解决儿童用药研发重点、难点问题，鼓励和促进儿童用药的研发创新，不断满足临床需求。

创新儿童用药审评管理工作机制。药审中心成立儿童用药专项领导小组和工作小组，形成任务统一部署、力量统筹调配、工作一体推进的工作格局，有效提高了发现问题、解决问题的能力。

深入调研，协调各方共破儿童用药难题。解决儿童用药难的问题，需要监管部门、临床机构和药品生产企业同向发力。药审中心多次前往国家儿童医学中心和科研企业进行调研座谈，以临床需求为导向共同研究和解决儿童用药研发、使用和审评中的技术问题，提升我国儿童用药研发和科学监管水平。

落实儿童用药优先审评审批政策，提高儿童用药安全性和可及性。药审中心坚持"高标准、严要求、强服务"的原则，借鉴新冠病毒治疗药物等应急审评审批经验，在审评系统中设立"儿童用药"特殊标识，优化审评资源配置，专人对接，加快儿童用药上市速度。2021年共有24件适用于儿童的药品上市许可申请通过优先审评审批程序获批上市。

完善儿童用药审评标准体系，指导科学研发。药审中心按照"急用先行"的原则，结合临床实际、借鉴国际经验、集中专家智慧、大胆探索实践，建立了包含真实世界数据支持等指导原则在内的儿童用药研发审评证据体系。截至2021年底共发布了《儿童用药（化学药品）药学开发指导原则（试行）》《真实世界研究支持儿童用药物研发与审评的技术指导原则（试行）》《注意缺陷多动障碍（ADHD）药物临床试验技术指导原则》等12项儿童用药专项指导原则，完善了儿童用药临床试验和安全性评价标准，为研发和审评提供了重要技术支持与审评依据，激发了企业研发活力，更好地指导了儿童用药的科学研发。

开展已上市药品说明书中儿童用药信息规范化增补工作，保障儿童临床科学用药。药审中心着力改善儿科临床中普遍存在的超说明书使用现状，破解"儿童吃药靠掰，用量靠猜"的困局。会同国家儿童医学中心及其医联体成员单位，设立"中国儿童说明书规范化项目"，充分利用儿童医疗机构数据资源，采用真实世界研究方法，筛选出建议修订说明书的品种名单和具体修订内容，现已公布两批修订说明书的品种名单。

加强儿童用药的政策宣传与培训力度。药审中心于2021年6月1日在网站开设了"儿童用药专栏"，及时公布与儿童用药相关的政策法规、指导原则、培训资料、品种批准信息等内容，集中展示了我国儿童用药审评工作，加强政策解读和宣传。人民日报刊发了《多举措鼓励儿童用药研发生产——满足用药需求 保障用药安全》，中国医药报社刊发了《全力破解儿童用药短缺难题》。

（二）完善临床试验管理制度，提高药物临床研究质量

1. 发布《中国新药注册临床试验现状年度报告（2020年）》

为全面掌握中国新药注册临床试验现状，及时对外公开临床试验进展信息，为新药研发、资源配置和药品审评审批提供参考，药审中心根据药物临床试验登记与信息公示平台的新药临床试验登记信息，首次对中国新药注册临床试验现状进行全面汇总分析，发布了《中国新药注册临床试验现状年度报告（2020年）》。

药审中心将以中国新药注册临床试验登记数据为依托，聚焦监管创新，提高监管效能，在推动药品监管能力现代化中加强与业界沟通交流，增加信息透明度，助推中国新药临床试验高质量健康发展。

2. 强化新冠病毒疫苗、治疗药物的临床试验进展和安全监管工作

药审中心严格按照新冠病毒疫苗、治疗药物临床试验过程中监管的工作要求，调整优化安全性监管措施，实施高频次的药物警戒及安全风险监管工作，加强对重点品种的安全监测与风险处理。截至2021年底，获准开展临床试验的82个新冠病毒疫苗、治疗药物均被纳入临床试验安全风险管理的专用通道。

3. 推动《药物警戒质量管理规范》落地实施

《药物警戒质量管理规范》自2021年12月1日起正式施行，药审中心参与了该规范及其配套文件的制定以及规范的宣贯培训和技术解读工作，提高申请人对药物警戒的主体责任意识，助推《药物警戒质量管理规范》落地实施。

4. 逐步完善临床试验期间药物警戒及安全风险管理工作

药审中心紧跟国际药物警戒新动态，结合中国实际，不断完善药物警戒工作的新理论、新方法和新工具，积极构建药物警戒学科发展的监管科学体系和工作平台。一是优化安全信息审评程序，构建临床试验期间安全风险管理系统（CTRiMS），实现了安全信息检测和风险处理的电子化管理，增加临床试验期间安全风险管理的协调性、有序性、规范性。二是升级符合E2B（R3）区域实施要求的药物警戒接收系统，提升安全数据库应用功能，推进ICH E2B（R3）和ICH E2A指导原则在我国的转化实施。三是优化安全风险管理机制，组建安全信息监测小组，对安全信息进行监测、识别、分析与初步评估，形成风险处理意见。四是形成临床试验安全信息的三级风险处理方式，即临床试验风险管理告知信、临床试验风险控制通知书、暂停或终止临床试验通知书，持续强化药物临床试验期间安全信息报告评估管理。

5. 安全信息的风险识别能力稳步提高

2021年收到国内临床期间可疑且非预期的严重不良反应（SUSAR）首次报告7197份，同比增长54.51%；收到研发期间年度安全性报告（DSUR）2568份，同比增长42.82%。临床试验登记平台登记信息15075条（包括首次登记和信息更新登记），同比增长22.95%。发出临床试验风险管理告知信86份、临床试验风险控制通知书21份，暂停临床试验通知书1份，建议申办者主动暂停临床试验5次。

新冠病毒疫苗和新冠病毒治疗药物均采用快速推进的研发模式，存在一定程度的潜在风险，且临床试验开展过程中短时间纳入大量受试者。药审中心始终将新冠病毒疫苗、新冠病毒治疗药物的安全性放在首位，对新冠病毒疫苗、新冠病毒治疗药物临床试验加大安全监管力度、提高安全监管频次、加强风险预警、提升安全监管的灵活性，对警戒信息第一时间进行处理，严守安全底线。确保了临床试验风险可控、受试者安全，尽早满足了公众对新冠病毒疫苗和新冠病毒治疗药物用药安全的需求。

（三）建设中国上市药品专利信息登记平台

为贯彻落实《中共中央办公厅、国务院办公厅关于深化审评审批制度改革鼓励药品医疗器械创新的意见》（厅字〔2017〕42号）和《国家药品监督管理局、国家知识产权局关于发布〈药品专利纠纷早期解决机制实施办法（试行）〉的公告》（2021年第89号），探索建立药品专利纠纷早期解决机制，对符合药品专利纠纷早期解决机制的品种，依法设置等待期、专利保护期或市场独占期。药审中心建设了中国上市药品专利信息登记平台。

1. 以问题为导向，充分聆听社会各界意见建议

药审中心加强沟通协调，多次邀请相关部门、业界专家召开平台建设研讨会，汲取行业专业性意见，及时发现解决问题，推进平台建设。在中国上市药品专利信息登记平台测试期间，根据社会各界反映的问题，逐一解答并同步优化平台功能。

2. 发布操作指南等文件，提高用户的平台使用体验

药审中心发布《中国上市药品专利信息登记平台用户操作指南》《中国上市药品专利信息登记填表说明》等指导性文件，给予申请人明晰指导。2021年有325个上市许可持有人登记专利信息1476条，涉及药品1090个；公开专利声明959个，其中一类申明783个，二类申明65个，三类申明175个，四类申明97个，实现药品注册相关专利信息公开。

（四）扎实推进仿制药一致性评价工作

1. 持续开展参比制剂遴选工作

药审中心根据《药审中心化学仿制药参比制剂遴选工作流程》要求，继续规范遴选工作流程，有效提高工作效率，按时限完成参比制剂遴选工作。自2017年8月开展一致性评价工作以来共发布参比制剂目录49批，涉及4677个品规（1967个品种），其中包括注射剂参比制剂1253个品规（477个品种）。2021年发布参比制剂850个品规（527个品种）。

2. 继续完善优化一致性评价工作

2021年已通过一致性评价331个品种。为了更好地开展一致性评价工作，药审中心完成了我国上市化学药品相关数据的梳理工作，对临床价值明确无原研对照的品种、国产创新品种、我国特有品种等进行了分析研究，为下一步一致性评价工作提供了参考。2021年制定了75个品种的药学研究技术要求，起草了27项生物等效性个药指导原则，逐步完善了审评标准体系。同时，药审中心召开一致性评价企业座谈会，充分听取企业提出的相关意见和建议，以企业关心的痛点难点问题作为下一步工作的重点。

3. 优化一致性评价专栏

在药审中心网站中优化了"仿制药质量与疗效一致性

中国新药注册与审评技术双年鉴（2022年版）

第八章　支持推动中药传承创新发展

评价"专栏，设专人对一致性评价专栏进行更新和维护，及时更新通过一致性评价的口服固体制剂品种说明书、企业研究报告及生物等效性试验数据、参比制剂目录、政策法规、技术指南等信息。

（五）提高药品审评审批透明度①

一是加大审评信息公开力度，建立审评信息公开的长效机制。药审中心制定《药审中心技术审评报告公开工作规范（试行）》，发布《2020 年度药品审评报告》，提高审评工作透明度。截至 2021 年底，已累计公开新药技术审评报告 500 个。二是持续推进审评信息公开。在药审中心网站增设"突破性治疗公示"等栏目，对申请人关注度高的加快品种信息予以公开，同时上线异议解决系统，开通对审评结论提出异议的通道，及时回应社会关切。三是不断加强信息化建设。对药审中心网站进行升级改造。新增"儿童用药""行政受理服务""指导原则""药品电子通用技术文档（eCTD）"等专栏，增强审评信息公开的主动性，信息检索的便利性和信息更新的时效性，不断满足公众和申请人诉求。四是深化"放管服"改革，加快实现"一网通办"，推进药监服务事项整体联动。以建设整体联动、高效便民的网上服务平台为目标，整合内部账户体系，对接国家药品监督管理局网上办事大厅，做到统一账户、入口和登录。

2021 年公开已承办的注册申请信息 11546 条，公示纳入优先审评品种信息 112 个，公示纳入突破性治疗品种信息 51 个，公示沟通交流申请信息 3757 个，公开批准临床默示许可申请信息 2873 个，公开上市药品审评报告信息 184 个。公开登记审查通过、受理通过的原料药、药用辅料和药包材任务 2524 个。2021 年首次实现原料药审评进度查询，并实现与关联制剂的关联查询，公开单独审评原料药进度任务 927 个及与关联制剂的关联查询任务 443 个，持续推进审评进度公开。

（六）推动药品注册申请申报电子化

为推进药品注册申请电子申报，提高"互联网＋药品监管"服务效能，eCTD 项目正式实施。一是发布技术规范，指导申请人准备 eCTD 申报资料。制定 eCTD 技术规范、实施指南等技术文件，为申请人准备电子申报资料提供技术指导和标准遵循。二是开展宣贯工作，提高申请人开展 eCTD 申报的积极性。制定宣讲解读计划，开展对外宣讲，帮助申请人理解 eCTD 技术要求和申报流程。三是做好相关信息化建设，方便申请人开展 eCTD 申报。建设 eCTD 专栏，集中公开国内外指导原则、工作动态等，建设 eCTD 申报系统，对接国家药品监督管理局药品业务应用系统，打通药品注册申请全流程电子化通道。四是开展信息安全评估，提高信息安全性。开展 eCTD 等级保护测评、密码应用安全性评估测评、网络安全风险评估等，多措并举，有效控制和降低信息安全风险。

中国新药注册与审评技术双年鉴（2022 年版）

第八章　支持推动中药传承创新发展

2019～2021 年，中药 IND 申请量（17 件、24 件、52 件）、批准量（15 件、28 件、34 件）和 NDA 申请量（3 件、6 件、14 件）、建议批准量（2 件、4 件、14 件）均呈现连年增长的态势。2019～2021 年中药 IND 申请量、批准量和 NDA 申请量、建议批准量详见图 41。

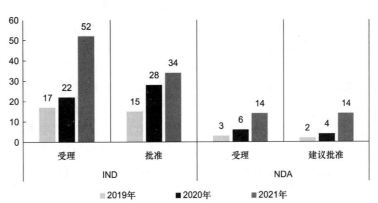

图 41　2019～2021 年中药 IND 申请量、批准量和 NDA 申请量、建议批准量（件）

① 数据来源为药审中心网站"信息公开"专栏。

433

（一）落实改革完善中药审评审批机制要求，推动构建"三结合"① 注册审评证据体系

认真落实《中共中央 国务院关于促进中医药传承创新发展的意见》和习近平总书记关于改革完善中药审评审批机制指示精神，按照传承精华、守正创新、高质量发展的原则，深刻研究总结中药审评审批实践经验和药品审评审批制度改革成果，结合中药特点和研发实际情况，积极主动研究中药注册分类调整意见，加快构建"三结合"注册审评证据体系，畅通了中药新药的注册途径。

基于"三结合"注册审评证据体系，制定审评标准和指导原则。针对"三结合"注册审评证据体系下研究策略、方法的调整和沟通交流关注点，将目前已形成的人用经验的共识转化到指导原则之中，发布了《中药新药复方制剂中医药理论申报资料撰写指导原则（试行）》《古代经典名方中药复方制剂说明书撰写指导原则（试行）》。选择恶性肿瘤、慢性胃炎、胃食管反流病三个具体适应证为突破口，引入真实世界研究等新工具新方法，与中医临床相关适应证领域的权威专家一起针对符合中医药特点的临床疗效评价技术要求进行研究，逐步形成指导原则。

（二）研究优化注册分类，开辟古代经典名方中药复方制剂研发与审评新路径

药审中心对现行《药品注册管理办法》中药分类中的第3类"古代经典名方中药复方制剂"进行了系统研究，基于"三结合"注册审评证据体系思维，增加了"3.2类其他来源于古代经典名方的中药复方制剂"分类，并提出了一系列与之相适应的注册管理要求。该分类体现了传承精华、守正创新的原则，有别于中药创新药的研发模式，对于加快来自中医长期临床实践传承下来的经典名方、名老中医经验方以及医院制剂等的成果转化，充分满足中医临床治疗需求，具有十分积极的意义。通过"三方"相关品种的审评，实践了与该分类相适应的审评程序、临床及药学审评要点和技术要求，得到了中医药院士、国医大师等权威专家的高度赞扬。

按照国家药品监督管理局、国家中医药管理局工作部署，药审中心持续推进古代经典名方中药复方制剂专家审评委员会的组建工作。

（三）持续加强标准研究，构建符合中药特点的全过程质量控制体系

遵循中医药理论、传统用药经验和中药研发规律，深入研究中药特点和中药审评标准，建立完善中药新药全过程质量控制体系，制定符合中药特点的研究和评价技术指导原则，转变中药"唯成分"的质量控制理念，基本构建涵盖药材、饮片、制剂等的中药新药全过程质量控制体系和全生命周期管理的有关要求。发布了《中药新药质量研究技术指导原则（试行）》，该指导原则一方面重视中药临床长期使用证明安全、有效的事实，以临床价值为导向，尊重中医药传统和特色，引导生产企业制定符合中药特点的质量控制方法和策略；另一方面强调"质量源于设计"、"全过程质量控制"等理念，指导生产企业更加有效地控制产品质量。

深入研究、总结近几十年来中药变更研究以及中药变更监管的经验和成果，破除"唯成分"的评价方式，基于生产过程、人用经验和质量评价，构建了新的变更研究评价标准，发布了《已上市中药药学变更研究技术指导原则（试行）》，优化已上市中药药学变更技术要求，解决长期困扰企业的难点痛点问题，推动中药产业高质量发展。

（四）加强对申请人的指导，加快确有临床价值的中药新药审评

药审中心将具有明显临床价值的中药新药纳入优先审评审批程序。通过问询式沟通交流、专业问询、线上视频会议等多种方式，主动与申请人就针对关键技术问题的沟通交流，使申请人在专家咨询会上答辩更为聚焦，提高了补充资料以及说明书、质量标准等审评所需文件撰写的质量和效率。全力以赴加快中药上市许可申请审评，发挥中医药在疾病防治中的独特优势。

自《药物研发与技术审评沟通交流管理办法》发布以来，中药新药沟通交流会议申请的办理量不断增加，从2017年62件、2018年74件，增加至2019年133件、2020年125件、2021年191件。通过与申请人的沟通交流，前置处理申报资料存在的问题，提高了申报资料质量和审评工作效率。2017～2021年中药新药沟通交流会议申请办理量详见图42。

（五）积极做好援疆援藏工作，支持促进民族药发展

按照国家药品监督管理局的部署和工作要求，药审中心多次赴新疆、西藏等民族地区开展调研、培训、座谈，深入了解民族药研发实际情况和存在的问题，探索调整民族药注册管理思路，推进具有民族药临床治疗优势药物的研发。通过线上答疑等方式解答新疆、西藏民族药企业咨询问题数百条，及时解决申请人在研发和注册过程中的问题。积极推动民族药品种的研发，优先配置审评资源、加强注册服务指导、做好审评全过程的沟通交流。

---

① 中医药理论、人用经验、临床试验相结合的中药注册审评证据体系。

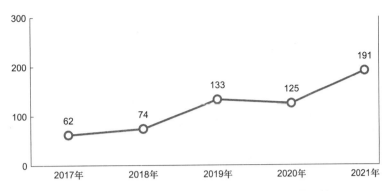

图 42　2017～2021 年中药新药沟通交流会议申请办理量（件）

第九章　审评体系和审评能力现代化稳步提升

（一）保障连任 ICH 管委会成员相关工作

ICH 工作办公室为保障国家药品监督管理局成功连任 ICH 管委会成员，一是争取各 ICH 成员的理解和支持，积极筹办"ICH 中国进程与展望会"，向国际行业协会全面展示了我国 ICH 工作成果；组织参加了药品信息协会（DIA）中国年会 ICH 主题日活动，围绕推动 ICH 国际协调等议题与来自欧美日机构代表进行深入交流；与日本监管机构联合举办研讨会，全面深化与国际监管机构和工业界的交流合作。二是提高在行业代表领域的宣传力度，2021 年 4 月 28 日举办了"ICH 指导原则实施情况宣讲会"，线上观看直播人数达 1.4 万人次，回放 1.1 万人次。三是密切关注 ICH 管委会选举进程，深入研究，积极筹备 ICH 管委会选举申请材料，为国家药品监督管理局成功连任 ICH 管委会成员奠定了坚实的基础。2021 年 6 月 3 日国家药品监督管理局再次当选 ICH 管委会成员。

（二）积极推动 ICH 指导原则转化实施和议题协调工作

一是 ICH 工作办公室进一步推动 ICH 指导原则在国内的落地实施，2021 年报请国家药品监督管理局发布 ICH 指导原则实施适用公告 6 个，明确了 9 个 ICH 指导原则的实施时间节点。截至 2021 年底，国家药品监督管理局已充分实施 ICH 指导原则 53 个，实施比例达 84.13%。二是 ICH 工作办公室深入参与 ICH 议题协调工作。目前 ICH 共有活跃议题 28 个，向 ICH 议题协调专家工作组选派专家 53 人次，共参加工作组电话会累计达 379 次。

（三）流程导向科学管理体系建设更加科学

在中央纪委国家监委驻市场监管总局纪检监察组及国家药品监督管理局党组的支持和指导下，药审中心科学管理体系 8 个子课题的试点建设运行良好，科学管理体系制度

计划制修订 28 个，已发布制度 17 个，58 项改革措施稳步推进。2021 年药审中心内部审评以流程为导向的科学管理体系基本建成，制度标准体系和风险防控机制进一步完善、审评流程更加清晰、审评审批效率明显提高、服务意识显著增强、服务对象满意度和社会美誉度明显提高，以问题为导向、流程为主线、制度建设为抓手的药品审评审批工作体系基本形成。同时，药审中心总结流程导向审评体系的建设成果，对《药品技术审评质量管理规范》（GRP）进行了修订。以此为新起点，按照推进治理体系和治理能力现代化新要求，药审中心将继续发挥以流程导向科学体系建设工作机制作用，坚持问题导向，不断发现新问题，研究新措施，持续推进审评体系和审评能力现代化。

（四）人才队伍建设迈出坚实步伐

药审中心积极开展人才队伍建设，树立鲜明用人导向，坚持严管和厚爱结合、激励和约束并重，鼓励工作人员锐意进取、担当作为。一是持续加强审评队伍和能力建设。积极协调增加人员编制，立足审评需要做好人才引进工作，充实专业审评力量，持续开展员工教育培训，提高工作能力。二是畅通员工职业发展通道。做好高级职称评审申报，积极开展专业技术岗位评审聘任、主审审评员选聘，做好中级职称以及管理岗位级别认定工作，破除人才职业发展瓶颈。三是不断加强制度建设，制定《员工辞职管理办法》《职工兼职（任职）管理办法》《考勤与休假管理办法》《因私出国（境）管理办法》等 11 个制度，夯实了人才队伍管理的基础。四是完善绩效考核等措施，进一步规范各类人员激励和约束机制。

（五）指导规范药品分中心开展审评工作

设立药品审评检查长三角分中心、药品审评检查大湾区分中心（以下简称药品分中心）是党中央、国务院在长

三角区域、粤港澳大湾区推进更高起点深化改革和更高层次对外开放等战略部署和发展规划的重要举措，是对药品审评改革创新和药品审评能力建设的强化支持。药审中心在国家药品监督管理局的统一领导下，坚决贯彻国家区域战略，认真落实"统一审评团队、统一业务管理、统一审评系统、统一审评标准"要求，大力加强药品分中心建设工作的规划设计、建设运行及支持保障，加大业务支持指导力度，加强业务培训，推动药品分中心尽快发挥应有作用，助力区域医药产业高质量发展。

一是建立药品分中心业务工作协调机制。药审中心成立专项工作组，专题研究推进药品分中心业务开展、人才队伍建设等工作，全力推进药品分中心逐步开展审评工作。二是多种形式组织培训。药审中心通过线上培训、线下一对一带教等形式，对药品分中心人员开展了涵盖审评任务管理、专家会议、沟通交流、技术审评等方面的业务培训，促进药品分中心人员审评业务能力的提升。三是支持指导药品分中心开展沟通交流相关工作。针对具有临床价值的重点品种，药审中心给予技术支持，支持药品分中心对区域内申请人开展指导和交流工作，2021年共组织沟通交流会议17次；发布《国家药品监督管理局药品审评检查长三角分中心、大湾区分中心关于启动一般性技术问题解答工作的通知》，开通申请人向药品分中心提交一般性技术问题端口，指导药品分中心解答一般性技术问题咨询1415个。四是开展上市后变更研讨会和培训。在上海和深圳召开了"药品上市后变更类别确认研讨会"，建立药审中心与药品分中心、省级药监局关于上市后变更分类确定的沟通协调机制。选派人员前往两个药品分中心开展药品上市后变更指导原则的培训，长三角区域约两千人参加培训，粤港澳大湾区约五百人参加培训。

两个药品分中心挂牌运行以来，主动服务，深入调研了解区域内药品企业服务需求，积极解决企业新药研发与注册中遇到的突出问题。后续药审中心将会同两个药品分中心进一步深化审评审批制度改革，有效提升药品分中心服务区域医药产业创新发展的工作质量，指导支持药品分中心推动建设政治过硬、素质优良、高效廉洁的审评人才队伍。

第十章　加快完善药品技术指导原则体系

近年来，随着医药产业迅猛发展，新技术、新靶点、新机制、新成果不断涌现，药品注册申报数量持续增加，大批创新型高科技药物进入注册审批程序。为满足药品更新换代速度和医药行业发展需求，药品技术指导原则在具有规范性、指导性和应用效果的同时还必须具有前瞻性。药审中心以满足药物研发需求和鼓励创新为目标，持续推进审评体系和审评能力现代化建设，致力于构建科学权威公开的审评标准体系，解决影响和制约药品创新、质量、效率的突出问题。

根据《国家药品监督管理局综合司关于印发药品技术指导原则发布程序的通知》（药监综药管〔2020〕9号）要求，药审中心加大指导原则的起草制定力度，2021年经国家药品监督管理局审查同意发布了87个指导原则。开展药品审评标准体系建设以来，已累计发布了361个指导原则，覆盖中药、化学药、生物制品等领域，包含新冠病毒治疗药物、古代经典名方、细胞和基因治疗等研发热点难点问题。目前国内指导原则已基本形成技术标准体系，为医药产业的创新发展和药品审评提供了科学有力的技术支撑。2021年药审中心完成的技术指导原则详见附件7。

在加速推动新冠病毒治疗药物研发上市方面，药审中心发布了《新型冠状病毒中和抗体类药物非临床研究技术指导原则（试行）》《抗新冠病毒肺炎症药物非临床药效学研究与评价技术指导原则（试行）》《抗新冠病毒化学药物非临床药效学研究与评价技术指导原则（试行）》等指导原则，紧跟国内国际新冠肺炎疫情的发生发展及临床治疗需求，以新冠病毒中和抗体类药物、抗新冠病毒肺炎炎症药物和抗新冠病毒化学药物作为抗疫药物研发和审评审批的重点，更好地指导相关药物的研发。

在支持推动中药传承创新发展方面，发布了《古代经典名方中药复方制剂说明书撰写指导原则（试行）》《中药新药复方制剂中医药理论申报资料撰写指导原则（试行）》《按古代经典名方目录管理的中药复方制剂药学研究技术指导原则（试行）》等指导原则，加快构建中医药理论、人用经验和临床试验相结合的中药注册审评证据体系，规范中医药理论申报资料和古代经典名方中药复方制剂说明书相关内容的撰写。

在满足儿童用药临床急需、促进儿童用药研发创新方面，发布了《儿童用化学药品改良型新药临床试验技术指导原则（试行）》《化学药品和治疗用生物制品说明书中儿童用药相关信息撰写的技术指导原则（试行）》等指导原则，鼓励药物研发者研发适宜儿童使用的剂型和规格，同时通过完善药品说明书中儿童用药信息以指导临床合理用药，持续解决临床儿童用药紧缺问题。

在细胞和基因治疗方面，发布了《基因修饰细胞治疗产品非临床研究技术指导原则（试行）》《基因治疗产品非临床研究与评价技术指导原则（试行）》《基因治疗产品长期随访临床研究技术指导原则（试行）》等指导原则，规范了国内细胞和基因治疗药物的研究与评价，进一步提高企业研发效率，引导行业健康发展。

在肿瘤药物研发方面，发布了《以临床价值为导向的抗肿瘤药物临床研发指导原则》《生物标志物在抗肿瘤药物临床研发中应用的技术指导原则》《抗肿瘤药首次人体试验扩展队列研究技术指导原则（试行）》等指导原则，从患者需求的角度出发，对抗肿瘤药物的临床研发提出建议，以期指导医药企业在研发过程中，落实以临床价值为导向、以患者为核心的研发理念，促进了抗肿瘤药物科学有序的开发。

在罕见病治疗方面，发布了《罕见疾病药物临床研发技术指导原则》，意在促进更多低发病率疾病为对象的药物研发，展现了药审中心推动我国罕见疾病药物研发的信心和决心，力争将更多原先被市场冷落的罕见疾病药物拉入研发快车道，为边缘化的罕见病患者带来更多希望的曙光。同时针对罕见病药物研发积极性较低的突出问题，促使医药企业围绕尚未满足的临床需求，将罕见病作为创新产品

研发的重要方向之一。而最终目的，是为了推动我国罕见病防治与保障迈上新的台阶，为罕见病患者提供更优质的诊疗服务，保障人民的健康权益。

在真实世界数据方面，发布了《用于产生真实世界证据的真实世界数据指导原则（试行）》，从审评角度明确了用于回答临床科学问题的数据要求，强调了真实世界数据不等同于真实世界证据，为工业界利用真实世界数据支持药物研发提供了科学可行的指导意见。该指导原则的发布，使我国真实世界数据研究在政策监管层面迈向全球第一梯队。

在药品上市后变更方面，发布了《已上市中药药学变更研究技术指导原则（试行）》《已上市化学药品药学变更研究技术指导原则（试行）》《已上市生物制品药学变更研究技术指导原则（试行）》等指导原则，旨在落实药品全生命周期管理，指导我国已上市中药、化学药品和生物制品药学的变更研究，为申请人提供可参考的技术标准。

指导原则的制定与发布进一步完善了药品审评体系，为科学公正的审评决策提供了有力的技术支撑。同时，鼓励科研机构、申请人和行业协会更多地参与药品指导原则编制工作，使药品指导原则体系构建工作形成良性循环，进而更好地推动我国药品指导原则体系更加完善。

第十一章　党风廉政建设见行见效

药审中心以习近平新时代中国特色社会主义思想为指导，增强忠诚拥护"两个确立"，坚定践行"两个维护"的政治自觉，以落实管党治党政治责任的有力成果，为推进药品审评改革创新提供了坚强政治保障。

一是认真开展好党史学习教育。制定《药审中心党委开展党史学习教育实施方案》，召开动员部署大会，成立督导组指导各党支部利用"三会一课"、组织生活会等多种形式推进党史学习教育。

二是积极开展好"我为群众办实事"实践活动。围绕公众和申请人急难愁盼的现实问题，将国家药品监督管理局"药品监管惠企利民十大项目"中涉及药审中心为责任单位的四个项目作为工作重点认真抓好落实，确立了加快推进新冠病毒疫苗审评、鼓励儿童药研发创新、推进审评信息公开、不断优化沟通交流机制、持续提升服务申请人质量等25个办实事项目，不断满足业界和公众诉求。

三是统筹抓好中央、国家药品监督管理局党组巡视整改及违反中央八项规定精神专项治理各项工作，通过建章

立制、优化流程、加强督办等手段协调并推动解决整改过程的难点堵点问题。通过巡视整改不断提升整体工作水平。

四是开展重点任务专项监督。对疫情防控、原辅包关联审评审批、新冠病毒疫苗审评审批等落实情况进行重点监督，推动药品审评制度改革重要工作落地见效。对于审评暂停品种的暂停原因、纳入突破性疗法程序的品种依程序沟通交流执行情况等开展常态监督，着力防范化解风险隐患，压实责任。

五是持续防范和化解廉政风险。落实上级纪检组织关于"行贿受贿一起查"要求，制定药品注册申请人行为合法合规承诺书。组织员工进行利益冲突情况报告，开展员工经商办企业持股清查工作，推动建设清正廉洁的审评审批环境。

六是坚持警示教育常态化。制定年度廉政文化建设方案，每两月编印1期《廉洁审评教育专刊》，每月向全体员工推送廉洁警句，大力营造崇廉尚廉的浓厚氛围。

第十二章　2022年重点工作安排

过去的一年间，药品技术审评工作在鼓励医药创新、维护人民健康和公共卫生安全方面作出了积极的贡献，在保障疫情防控大局和加快医药产业高质量发展中的关键性作用也愈加显著。随着药品审评审批制度改革不断向纵深推进，人民群众对药品质量和安全有着更高的期盼，医药行业对公平、有序、可预期的审评环境的诉求更加强烈，以及在全球公共卫生危机频发、"全球新"药物创新性不断提升等复杂的社会背景下，我国药品审评机构、药品审评能力和药品审评体系现代化方面依然面临着诸多挑战。

一是审评队伍规模与审评任务量匹配失衡。目前，审评队伍力量与每年按时限审评上万件注册申请任务量之间的矛盾依然突出，加班加点审评仍是常态。二是药品审评能力现代化水平仍需全面加强。随着新药研发创新全球化不断提升，新机制、新靶点等"全球新"的药物逐渐增多，创新产品对审评能力的挑战和压力已日渐凸显。三是如何更好地强化药品审评效能、提升为人民服务水平、建立健全现代化药品审评体系的问题变得更加突出。

2022年，药审中心将在国家药品监督管理局党组的坚强领导下，紧密围绕各项重要工作部署，主要开展以下方面的工作。

（一）全力保障新冠病毒疫苗药物审评

服务疫情防控大局，全力保障新冠病毒疫苗扩能、保质量、保供应；严守药物研发安全有效标准，坚持提前介入、研审联动、科学严谨、依法合规，全力以赴推动新冠病毒疫苗和治疗药物上市，持续跟进各技术路线疫苗药物品种研发进展，加快促进重点药物研发创新，督促附条件上市疫苗药物生产企业开展上市后研究；总结固化好的经验做法，优化应急审评工作机制，促进应急审评工作经验转化实施；加强新冠应急审批药物临床试验进展与安全信息监管。

（二）持续深化药品审评审批制度改革

促进医药产业基础性研究，支持鼓励企业在现代医药新技术、新靶点、新机制方面开展创新，促推解决产业创新发展的"卡脖子"问题；坚持鼓励以临床价值为导向的新药好药、罕见病用药、重大传染病用药、公共卫生方面的临床急需药品研发创新；细化优化突破性治疗药物、附条件批准、优先审评审批程序，促进药品高质量发展；支持满足临床需求的儿童用药研发创新，提高儿童用药的安全性和可及性；巩固按时限审评改革成果，完善审评任务管理机制；强化"放管服"意识，提升沟通交流服务质量；

优化药物临床试验默示许可制度；完善专家咨询委员会工作制度；加强药品注册核查检验沟通协调，做好《药品注册核查检验启动工作程序》配套制度落地实施；加强临床试验期间的药物警戒体系建设，提升临床试验信息管理能力；稳步推进eCTD工作，提升电子化管理水平。

（三）加快推动中药审评审批机制改革

完善中药审评审批机制，加快构建以中医药理论、人用经验和临床试验相结合的中药审评体系；推进中药技术指导原则制修订，建立完善符合中药特点的审评体系，促进中药传承创新发展；加快组建古代经典名方中药复方制剂专家审评委员会。

（四）扎实推进仿制药质量和疗效一致性评价

坚持标准不降低，有序推进口服固体制剂、注射剂一致性评价工作；严格评价标准，完善相关技术指导原则体系；优化一致性评价流程，加快参比制剂遴选工作，推进无参比制剂品种梳理及国产创新药自证工作。

（五）全面开展审评体系和审评能力现代化建设

做好药品安全专项整治配合工作；在国家药品监督管理局统一领导下加快推进药品长三角分中心、药品大湾区分中心业务等方面建设；持续推进流程导向科学管理体系建设，完善科学审评体系，规范权力运行，防范各类风险；加强长效机制建设，加快将科学管理体系的建设成果转化为规章制度落地落实，提升审评科学化水平，不断提升审评质量和审评效率；做好疫苗国家监管体系（NRA）评估迎检；推进以临床价值为导向的指导原则建设，推进ICH指导原则转化实施，促进国内行业监管与国际标准接轨；推进监管科学课题研究；加强法务工作，提升职工法律意识和依法决策水平；充实审评力量，优化专业结构，加强审评队伍建设；加强业务培训，探索完善培训考核与评价机制。

（六）驰而不息强化党风廉政建设

持之以恒学深悟透做实习近平新时代中国特色社会主义思想，认真学习党的二十大精神，深刻认识"两个确立"的决定性意义，坚决贯彻习近平总书记的重要讲话、重要指示精神，不断增强"四个意识"，坚定"四个自信"，做到"两个维护"；认真贯彻党中央、国务院重大决策部署，巩固落实中央八项规定精神；持续推进"不敢腐、不能腐、不想腐"体制机制建设；做好防范利益冲突工作；丰富新闻宣传方式，打造系统化宣传格局，弘扬药品审评审批制　度改革成果。

结　语

行之力则知愈进，知之深则行愈达。2022 年药审中心将继续以习近平新时代中国特色社会主义思想为指导，认真贯彻落实习近平总书记重要指示批示、党的十九大和历次全会精神，深刻领会"两个确立"的决定性意义，增强"四个意识"，坚定"四个自信"，坚决做到"两个维护"，以革故鼎新的勇气、坚忍不拔的定力，抓好"十四五"药品安全及高质量发展规划的贯彻落实，全面加强党的建设，纵深推进全面从严治党，持续深化药品审评审批制度改革，深入开展药品安全专项整治行动，不断加大审评队伍建设管理力度，扎实做好新冠病毒疫苗药物应急审评工作，大力支持中医药传承创新发展，有序推进仿制药质量和疗效一致性评价，不断提升药品审评体系和审评能力现代化水平，全力服务疫情防控工作大局，切实保障人民群众用药安全有效可及。

以初心，致创新。做好药品审评工作使命光荣、责任重大。药审中心将更加紧密团结在以习近平同志为核心的党中央周围，把握大势、抢占先机，肩负起新时代赋予的重任，心怀"国之大者"，以不负人民的实际行动奋力开创药品审评事业新局面，加快建设科学、高效、权威、公众信赖的药品审评机构，以优异成绩迎接党的二十大胜利召开，为守护人民生命健康和建设社会主义现代化国家、实现中华民族伟大复兴的中国梦作出新的更大贡献！

附件

本书得到凯西医药（上海）有限公司
和浙江博锐生物制药有限公司的大力支持，在此谨表谢忱！